Cummings

Otolaryngology

Head and Neck Surgery (6th Edition)

Cummings

耳鼻咽喉头颈外科学（原书第 6 版）

第四分册（下）
头颈外科学与肿瘤学

Volume IV：Head and Neck Surgery and Oncology

原　著　[美] Paul W. Flint　　　　　[美] Bruce H. Haughey

　　　　[英] Valerie J. Lund　　　　 [美] John K. Niparko

　　　　[美] K. Thomas Robbins　　 [美] J. Regan Thomas

　　　　[美] Marci M. Lesperance

主　译　王海波　徐　伟

中国科学技术出版社

·北　京·

图书在版编目（CIP）数据

Cummings 耳鼻咽喉头颈外科学：原书第 6 版 . 第四分册 , 头颈外科学与肿瘤学 . 下卷 /（美）保罗·W. 弗林特 (Paul W. Flint) 等原著；王海波 , 徐伟主译 . —北京：中国科学技术出版社 , 2022.6

书名原文：Cummings Otolaryngology–Head and Neck Surgery, 6e

ISBN 978-7-5046-8800-2

Ⅰ . ① C… Ⅱ . ①保… ②王… ③徐… Ⅲ . ①头部—外科学②颈—外科学③头颈部肿瘤—外科学 Ⅳ . ① R762 ② R6

中国版本图书馆 CIP 数据核字 (2020) 第 182632 号

著作权合同登记号：01-2018-7560

Elsevier (Singapore) Pte Ltd.

3 Killiney Road, #08–01 Winsland House I, Singapore 239519

Tel: (65) 6349–0200; Fax: (65) 6733–1817

Cummings Otolaryngology–Head and Neck Surgery, 6e

Copyright © 2015 by Saunders, an imprint of Elsevier Inc.

Copyright © 2010, 2005, 1998, 1993, 1986 by Mosby, Inc.

ISBN-13: 978-1-4557-4696-5

This Translation of Cummings Otolaryngology–Head and Neck Surgery, 6e by Paul W. Flint, Bruce H. Haughey, Valerie J. Lund, John K. Niparko, K. Thomas Robbins, J. Regan Thomas and Marci M. Lesperance was undertaken by China Science and Technology Press and is published by arrangement with Elsevier (Singapore) Pte Ltd.

Cummings Otolaryngology, 6/E by Paul W. Flint, Bruce H. Haughey, Valerie J. Lund, John K. Niparko, K. Thomas Robbins, J. Regan Thomas and Marci M. Lesperance 由中国科学技术出版社进行翻译，并根据中国科学技术出版社与爱思唯尔（新加坡）私人有限公司的协议约定出版。

Cummings 耳鼻咽喉头颈外科学（原书第 6 版）：第四分册 头颈外科学与肿瘤学（下卷）（王海波　徐伟，译）

ISBN: 978-7-5046-8800-2

Copyright © 2022 by Elsevier (Singapore) Pte Ltd. and China Science and Technology Press

目　录

第二篇　唾液腺

第三篇　口　腔

第四篇　咽与食管

第五篇　喉

第六篇 颈 部

第七篇　甲状腺、甲状旁腺

Cummings
Otolaryngology
Head and Neck Surgery (6th Edition)
Volume IV : Head and Neck Surgery and Oncology

Cummings
耳鼻咽喉头颈外科学（原书第 6 版）
第四分册　头颈外科学与肿瘤学

第五篇
喉

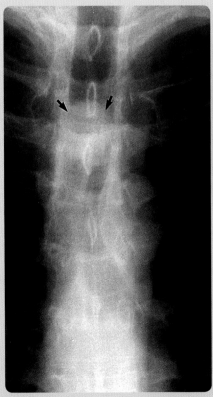

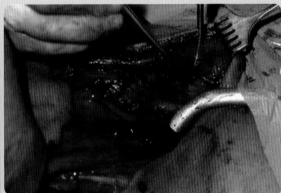

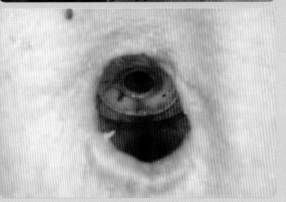

## 第32章

喉的影像诊断
Diagnostic Imaging of the Larynx

Matthew S. Parsons　Robert P. Stachecki　Franz J. Wippold II　著

孙立新　李金燕　葛晓乾　译

要点

1. 计算机断层扫描（CT）及磁共振成像已成为占位性病变及外伤性改变的检查方法。它们和喉镜检查相互补充，可为制订治疗计划提供更多的信息。
2. 分析断层扫描图像时，对正常解剖结构的理解是非常有必要的。
3. 可以通过影像检查明确一些炎症性疾病如喉炎、会厌炎、咽后脓肿的诊断。
4. 轴位断层扫描对于声带麻痹患者的评估是极有价值的。
5. 对于喉癌患者，轴位断层扫描可提供有关深层结构受累的重要信息，比如声门旁间隙、软骨及淋巴结等。
6. 正电子发射体层成像联合 CT 及对比增强 CT 检查目前已用于临床治疗后的影像学评估。PET/CT 是最佳的用于肿瘤分期及检测进展期头颈部鳞状细胞癌的工具。
7. 对于喉外伤患者，轴位断层扫描是简便又快速的诊断方法，可评估软骨受损的范围、邻近软组织结构的改变及气道窘迫的程度。
8. X 线片及 CT 在评估喉、气管及食管局部异物时非常有价值。

放射科医师在评估儿童及成人上气道异常方面扮演了重要的角色，他们提供的独特而有价值的诊断性信息，可直接影响患者的治疗。计算机断层扫描（CT）及磁共振成像（MRI）已成为占位性病变及外伤性改变的检查方法。它们和喉镜检查相互补充，可为制订治疗计划提供更多的信息。

一、正常气道

（一）技术

X 线片仍然是一种有效而廉价的筛查急性气道梗阻的工具，除极其罕见的情况外，气道 X 线片检查应当包括咽部及喉气管的前后位及侧位摄影。配合的患者应当在直立位吸气时完成检查，因为平卧位可能加重急性呼吸道梗阻的症状。尽管传统的软组织成像技术通常已足够，高千伏放大技术及选择性过滤可更清晰地显示气道及空气 - 软组织分界。当 X 线片不足以得出诊断结果时，或许需要行食管钡餐透视来辅助诊断。声带运动及吞咽异常、血管压迹、肿物或透光的异物最好通过上述方法检查。轴位断层扫描也可用于慢性气道疾病的诊断。

（二）解剖

通过侧位成像可非常好地辨认舌、腺样体、扁桃体、会厌、杓会厌皱襞、梨状窝、喉室及声门下气管（图 32-1A）。而气道前后位成像主要用来检查声门及声门下区（图 32-1B）。在平静吸气时，声带外展，上气道的宽度几乎与气管相同。

在发"e"音时，声带内收，缩小声门区。然而，声门下区变窄应当认为是异常。

与成人不同，儿童的气道变异很大。因此在尝试辨认病理性改变时，对正常气道解剖的了解是必要的。影像学检查时需要受检者处于合适的体位。气道侧位成像需要尽可能在颈部伸展深吸气时进行，若检查时处于呼气相或受检查颈部向前屈曲，图像中儿童正常的咽后软组织可向前突出，可造成咽后肿物的假象（图 32-2）。

儿童腺样体及扁桃体的形态及成人软骨不规则的骨化可对气道的影像学评估造成影响。在新生儿及婴儿，扁桃体及腺样体组织通常比较稀疏，6 月龄儿童的淋巴组织可在影像上辨认。6 个月后，扁桃体及腺样体组织在形态上变异很大，有时可突至鼻咽及口咽部，通常提示为病理性的软组织肿块。在大多数情况下，这些结构即使已经很大，也属正常，通常在 X 线片或断层扫描时偶然发现，有时也与气道梗阻有关（图 32-3）。在

7—10 岁时，腺样体体积最大，之后逐渐萎缩。在大多数情况下，腺样体的评估都比较主观，也可通过腺样体 / 鼻咽比值来客观评价腺样体的大小[1]。最终判定扁桃体或腺样体组织是否引起症状需要依靠临床诊断，而非影像学检查。

颈部的软骨也可能影响影像诊断。在某些特定个体中，正常甲状软骨和环状软骨的钙化可能不规则或不完全，可能造成异物或肿瘤破坏的假象。正常的钙化偶尔可见于老年人，但是原则上，幼年儿童仅有舌骨可钙化，任何其他的不透 X 射线的结构都可认为是异常的。

断层扫描也可显示气道，气道在轴位上影像特征变异很大，这取决于成像的层面。在会厌及杓会厌皱襞层面，气道可变窄，呈泪滴形；在声带层面，气道可呈现为椭圆形。声门裂，即指声带层面的气道。声门裂的膜间部（嗓音区声门）由声带腹侧的 60% 构成，而背侧的软骨间区（呼吸区声门）由杓状软骨之间的部分构成。在环状

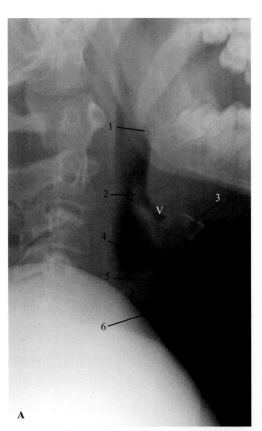

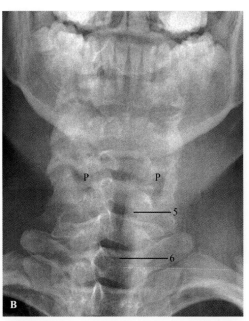

▲ 图 32-1　14 岁患者的正常上气道影像，下列结构可清晰显示腭扁桃体（1）、会厌（2）、舌骨体（3）、杓会厌皱襞（4）、喉室（5）、声门下气道（6）、会厌谷（V）和梨状窝（P）

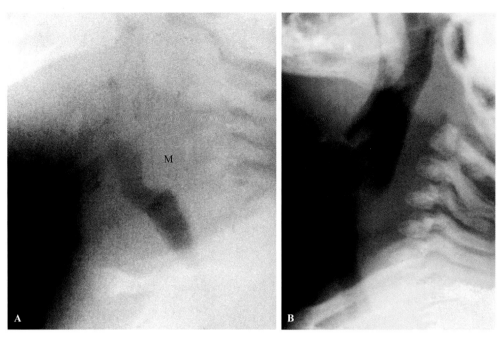

▲ 图 32-2　假性咽后肿物

A. 本例为儿童，检查提示咽后肿物，检查时颈屈曲，气道仅部分扩张；B. 重复检查，吸气相，颈部伸展，显示为正常的咽后组织

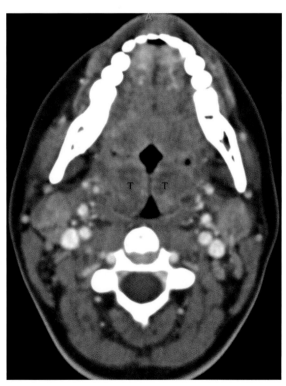

▲ 图 32-3　扁桃体炎

CT 显示双侧扁桃体（T）增大

软骨下方，气道呈圆形。后方的气管膜部可能比较扁平，正常食管组织有时可使气道的轮廓影出现挤压。当发现气道内的结节状投射影或不对称的气管壁增厚时，应警惕声门下肿瘤侵犯。多排CT（MDCT）成像可通过计算机进行气道管腔的三维重建，称为仿真内镜技术。利用这项技术可以进行无创性的诊断性检查，且没有额外的辐射及花费（图 32-4）[2]。最近的一项研究显示，在监测及定位原发肿瘤方面，直接喉镜和仿真内镜有极佳的相关性[3]。但是仿真内镜更适合检测声门下、前联合及后联合侵犯，而直接喉镜更适合检查黏膜表面的异常及声带固定。直接喉镜目前仍然是检查的金标准。

二、喉炎症性疾病

（一）会厌炎

会厌炎是由流感嗜血杆菌引起的会厌部炎症。整个声门上区都可被累及，会厌及杓会厌襞是最常受累的部位。在影像检查中，正常的会厌为扁平结构，发生炎症时可水肿、增大及增厚。水肿可蔓延至会厌谷，但极少累及咽后壁，下咽及梨状窝可呈轻中度扩张。气道其余结构大多正常，尽管＞25%的儿童患者会出现声门下狭窄。会厌的改变可在侧位X线片上清晰显示（图32-5）。需要避免对患者进行过多的处理，否则可能导致喉痉挛。一般不需要进行断层扫描。

其他各种异常情况，如异物或烧伤刺激、会

厌囊肿或肿瘤（如淋巴瘤等）、肉芽肿性疾病（如结节病、结核病、韦氏肉芽肿）及血管神经性水肿，也可引起会厌增大。故影像学特征需要同患者的临床病史相结合（图32-6）。欧米伽会厌是发生在儿童的一种正常解剖变异，表现为会厌扁平、竖直，类似于希腊字母Ω，可被误诊为会厌炎。一个重要的鉴别要点是没有杓会厌皱襞的增厚等水肿性改变。

（二）喉炎

喉炎是一种声门下区的炎症，通常由1型副流感病毒引起，一般发生于年幼的儿童。通常不需要常规行影像学检查，但是对于病情复杂的患者，需要进行影像学检查以排除其他可导致喘鸣的疾病。正位X线检查对于诊断最有帮助（图32-7）。声门下气道对称性狭窄或铅笔样改变是主要的影像学特点。与先天性声门下狭窄不同，声门下区狭窄的部分并不是一成不变的，随着呼气运动，狭窄的情况可能会改善。尽管也可观察到狭窄，但颈部侧位X线检查的价值不大。有时也可观察到下咽部气道扩张，但会厌及杓会厌皱襞一

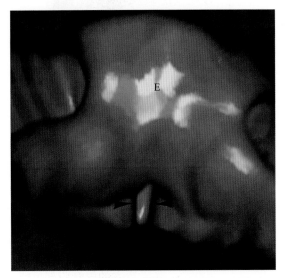

▲ 图 32-4 容积再现三维成像显示正常的会厌及声带，原始图像数据来自多排螺旋 CT
由 Dr. Elizabeth McFarland 提供

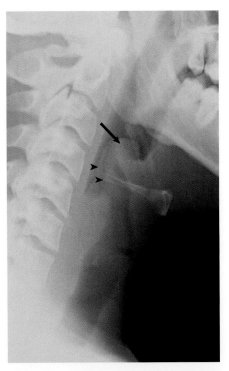

▲ 图 32-5 会厌炎，可见明显增厚的会厌（箭）及杓会厌皱襞（箭头）

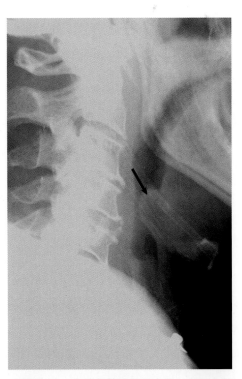

▲ 图 32-6 会厌血管神经性水肿，可见会厌明显增大（箭）

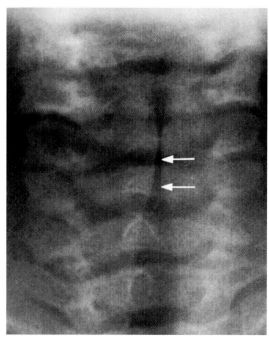

▲ 图 32-7　喉炎

正位 X 线检查显示典型的漏斗样声门下狭窄（箭）

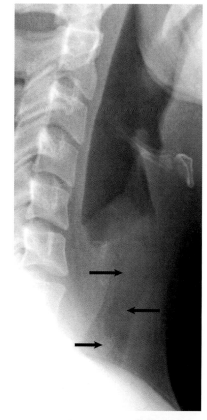

A

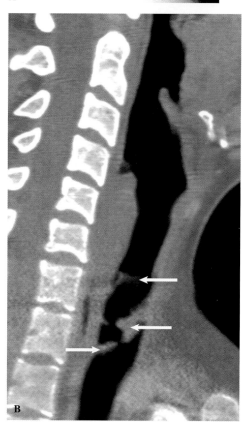

B

▲ 图 32-8　膜性喉炎

A. X 线检查可见声门下气道多发不规则的膜样物质（黑箭）；

B. 矢状位 CT 重建证实了这些膜样物质（白箭）

般都是正常的。

膜性或细菌性及病毒性喉炎引起的症状类似，然而，膜性喉炎的特点是喉、气管及支气管的弥漫性炎症，影像学检查可见声门下狭窄及多发的气管软组织赘生物样改变（图 32-8）。这些腔内的病变可被误诊为异物，故需要结合临床做出诊断。

（三）咽后脓肿

咽后间隙位于喉后方，颈深筋膜中层及深层之间，它起自颅底，延伸至纵隔，是颈部疾病扩散至胸部的通道。咽后脓肿继发于上呼吸道感染患者的咽后淋巴结的化脓性炎症，或者为咽部或上段食管异物穿孔所致。若脓肿压迫喉部及上段气管，则可出现上气道梗阻症状。

颈部侧位软组织 X 线检查可见咽后间隙增厚，位置固定，气道向前移位，正常的脊柱弯曲发生改变，有时脓肿腔内可见气泡（图 32-9）。自第 2 颈椎前缘至咽后壁，咽后间隙的厚度一般不超过 7mm，在第 6 颈椎水平，儿童咽后间隙的厚度不超过 14mm，成人则不超过 22mm[4]。透视或钡对比剂食管造影可用于进一步明确诊断。

CT 及 MRI 在评估咽后间隙方面非常具有优越性。化脓性淋巴结病变多位于舌骨上区，不越过中线。随着感染扩展至淋巴结外，整个咽后间隙均可增厚。之后炎症极易发展至舌骨下区。病变的整个过程在治疗前都可通过 CT 或 MRI 显示。脓肿一般 CT 表现为低密度，在 MRI T_1WI 可表现为低信号，在 T_2WI 可表现为高信号，反映了液化的情况（图 32-10）。静脉内注射（IV）对比剂后可发现环形强化。通过 CT 区分脓肿及淋巴结炎比较困难，因为它们都可表现为炎性包块中的低密度区。一些学者主张应用超声评估。若在包块中发现气泡或异物，则更有可能是咽后脓肿。

咽后软组织的增厚也可能由以下原因所致：颈髓外伤导致的出血及水肿、淋巴结病变（淋巴瘤，结核）或咽后肿瘤（囊性水瘤，神经母细胞瘤，血管瘤，咽后甲状腺肿，恶性肿瘤）。影像学的发现需要与临床病史相结合。

三、喉软骨软化

喉软骨软化或先天性喉软化是常见的可引起新生儿及婴儿吸气性喘鸣的疾病。喉镜检查可发现会厌软弱无力，杓会厌皱襞或整个喉腔在吸气时可发生塌陷。其最合适的影像学检查是透视。受检者吸气时，可发现下咽部过度扩张，伴杓会厌皱襞及会厌的塌陷，有时也可发现声门下区狭窄。喉镜及影像学检查主要用来排除其他可引起先天性喘鸣的疾病（如囊肿、喉蹼、肿瘤等）、对于大多数儿童患者，症状可在 1 岁左右消退。

四、声带麻痹

任何累及迷走神经或喉返神经的病变，且病变位于自颈静脉孔至神经入喉处之间时，即有可能导致声带麻痹。约 75% 的患者为单侧麻痹；约 90% 的声带麻痹是周围性的，只有 10% 是由病变累及中枢神经系统或迷走神经穿出颈静脉孔前受累所致。中枢性麻痹一般伴有其他脑神经病变。周围性麻痹可反映出喉返神经走行较长且弯曲不定的特点。一个重要的特点是左侧喉返神经勾绕主动脉弓，而右侧喉返神经勾绕锁骨下动脉。特

异性的病因包括肿瘤（36%）、术后并发症［如甲状腺及甲状旁腺手术（25%）］、炎症（13%）。还有部分患者为特发性。先天性中枢神经异常通常与儿童声带麻痹相关[5]。尽管喉癌也可引起声带麻痹，但多是侵犯甲杓肌所致，局部肿瘤累及喉返神经及喉上神经的情况极少。尽管 X 线片、透视及 CT 都可评估声带运动状态，但目前仍最常

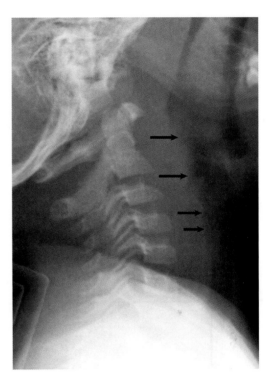

▲ 图 32-9 咽后脓肿
椎前软组织显著肿胀，气道向前移位（箭）

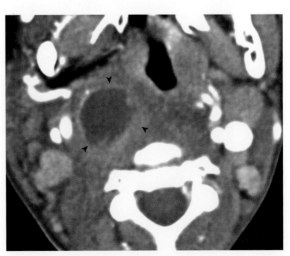

▲ 图 32-10 咽后脓肿
颈部增强 CT 显示右侧咽后间隙内液体积聚（箭头）

通过喉镜来诊断异常声带运动（图32-11）。然而，对于肿瘤导致声带麻痹的患者，影像学检查可显示肿瘤的范围及其与邻近软骨结构的关系。对于单纯的声带麻痹情况，影像学评估需要显示整个迷走神经的走行，自颅底至肺门（图32-12）。CT最适用于评估颈部及胸部，MRI适合评估颅底。声带麻痹的影像学特点包括声带位于旁正中位，杓状软骨向前内侧移位，同侧梨状窝扩张，甲状软骨倾斜，以及喉室扩张。

五、喉部良性肿物

喉部良性肿物可引起呼吸道梗阻症状。症状及影像学特点取决于病变的位置及范围。CT是最常用于筛查的影像学方法。

尽管在成人极其罕见，声门下血管瘤却是新生儿及婴儿最常见的喉及上气管肿瘤。典型病变常表现为边界清楚的肿块，位于声门下气道的侧壁及后壁（图32-13），声门下多可见偏心性狭窄，但也可表现为环周狭窄。在皮肤及身体的其他部位也可发现血管瘤。

鳞状上皮乳头状瘤是儿童最常见的喉部肿瘤。也可发生于成人，其影像学表现取决于病变的位置及范围。对于乳头状瘤患者，一般可在声门及气管内发现单发或多发的腔内软组织结节（图32-14）。由于乳头状瘤可扩展至支气管及肺间质，故在定义病变范围时，胸部CT检查是非常重要的。其可表现为局限性的肺不张，空气滞留或肺炎；有时也可表现为孤立的肺部结节，最终可发生空泡化，导致多发的囊性病变。

喉气囊肿是由喉室小囊的异常扩张所致，20%的喉部黏膜下病变为该类疾病，25%的患者为双侧病变。尽管喉气囊肿一般不产生症状，病灶较大时也可导致气道梗阻及声带麻痹。病变位于声门旁间隙、未扩展至甲状软骨外者为喉内型，喉镜检查表现为杓会厌皱襞质软、局限性的凸起，可被误诊为黏膜下肿瘤。若病变突破至甲舌膜，表现为颈侧弯起时，则为喉外型。大多数病例包含上述两种特点，称为混合型。影像学检查可发

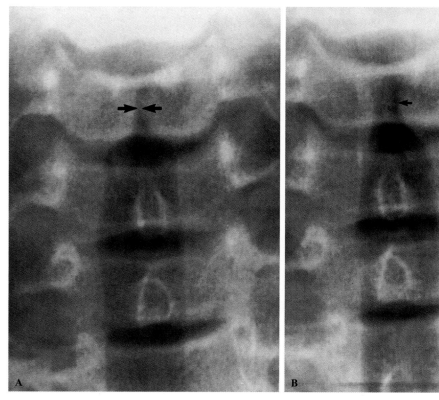

▲ 图 32-11 左侧声带麻痹

A. 发声时，两侧声带均处于旁正中位（箭）；B. 吸气时，左侧声带仍处旁正中位（箭），而右侧声带已外展

现病变表现为边界清晰的含气结构（图 32-15）。进行改良的 Valsalva 动作可更清晰地显示病变。喉黏液囊肿是包含液体的喉囊肿，是由喉室小囊的开口堵塞所致，常表现为软组织肿物。此类病变一般都是良性的，但 5%～29% 的病例与喉室癌有关 [6]。囊性病变，例如囊腺瘤偶尔可表现为类似于喉囊肿的外观。

CT 检查有助于显示含气体及含液体的喉囊肿（图 32-16 和图 32-17）。若肿物表现为软组织

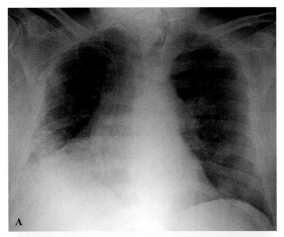
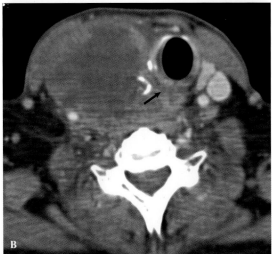

▲ 图 32-12 继发于鳞状细胞癌的声带麻痹
A. 胸部正位 X 线检查显示纵隔及肺门淋巴结肿大，右肺下叶可见圆形转移灶，右侧甲状腺可见转移性肿物，使气管向左移位；B. CT 证实右侧甲状腺肿物内坏死，侵犯右侧气管食管沟（箭），而右侧喉返神经走行其中

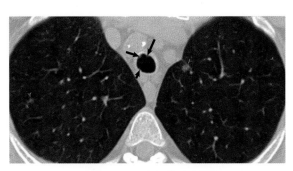

▲ 图 32-14 喉气管乳头状瘤
CT 显示声门下气道多发形态各异的结节（黑箭），同时可见肺多发结节（箭头）

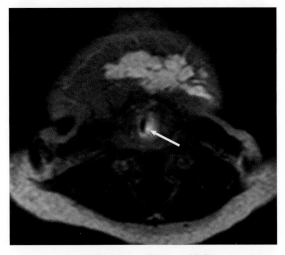

▲ 图 32-13 声门下血管瘤
对比增强 T_1WI 脂肪抑制图像显示声门下气道侧方软组织影（箭）

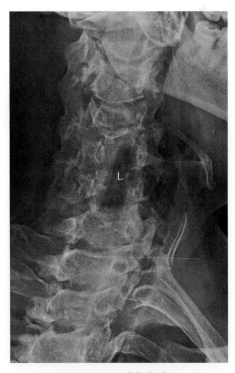

▲ 图 32-15 喉气囊肿
斜位 X 线检查显示左侧喉室增大（L）

密度，是因其含有黏液或脓性物质，此时与肿瘤区分较为困难，但结合喉镜检查显示的病变位置、光滑的外观及正常的黏膜等特点，有助于诊断喉囊肿。CT 也有助于显示喉囊肿的喉外部分，而后者通常不易在体格检查中发现。若囊肿明显强化则提示感染。喉囊肿来源于喉内，应与颈侧的甲状舌管囊肿相鉴别。

先天性喉囊肿是引起婴儿气道梗阻的罕见疾病，最常起源于会厌或杓会厌皱襞。气道 X 线片可显示软组织病变，大小不等，可侵犯气道或使其移位。

六、喉癌

几乎所有的黏膜肿瘤可通过直接检查及活组织检查确诊，影像学检查则提供了深部结构受累的重要信息，如声门旁间隙、软骨及淋巴结。CT 已被证实可用于评估喉癌，而且对于大多数患者来说，CT 所显示的病变范围要超过初始喉镜所显示的病变范围。CT 断层扫描图像可显示喉深部结构及软骨框架。

与 CT 相比，MRI 可提供更为优越的颈部解剖信息[7]，MRI 的优点包括极佳的软组织对比度，多维显示技术可提供冠状位、轴位及矢状位的解剖信息，而 CT 一般只能局限于轴位成像。

MDCT 可提供多维重建数据，但这些数据都是来源于轴位扫描。MRI 检查无电离辐射，且不会受因射束硬化、医用汞合金、低射束穿透导致的人为误差的困扰。MRI 也存在局限性，其扫描速度低于 CT，因此呼吸、颈动脉搏动、吞咽等行为均可导致人为误差[8]，尤其在检查喉癌患者时必须要考虑到这些，因为喉癌患者大多年龄较大，可能合并多种疾病（如慢性阻塞性肺疾病）。通过

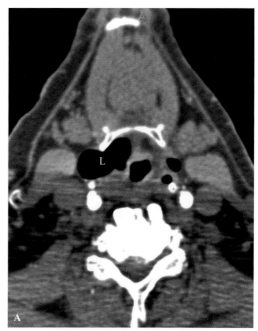

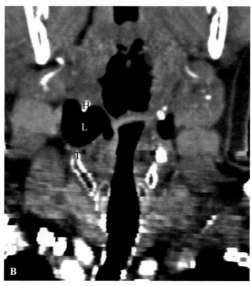

▲ 图 32-17　复合型喉囊肿

A. CT 显示右侧哑铃状喉囊肿（L），包含喉内及喉外部分，左侧可见较小的喉囊肿；B. 冠状位 CT 重建显示右侧复合型喉囊肿（L），突出甲舌膜，同时可见舌骨（H）及甲状软骨（L）

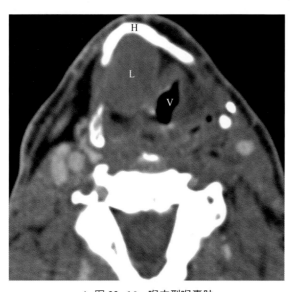

▲ 图 32-16　喉内型喉囊肿

CT 显示右侧声门旁间隙内充满液体的喉囊肿（L），挤压喉前庭（V），同时可见舌骨（H）

MRI 不能很好地区分皮质骨及钙化。而且，对于置入心脏起搏器、金属耳蜗及颅内动脉瘤夹的患者，MRI 检查是禁忌的[9]。同时，与 MRI 相比，CT 应用更为广泛，易于重复检查，且检查费用较低。

在选择放化疗、喉功能保留手术及全喉切除等治疗方案时，需要对肿瘤的范围做出精确的评估。CT 及 MRI 都是可用的无创性检查方法，可显示喉部的三维解剖结构，而这是喉镜检查所不能的。临床不易察觉的肿瘤黏膜下扩展及软骨破坏情况可通过影像检查进行评估。因为不同影像检查存在不同的优势及缺点，故需要根据患者的情况选择检查方法。而且，影像检查不能代替喉镜，而是作为喉镜检查的补充。尽管影像学检查可显示进展期的黏膜异常，但微小的黏膜病变及内在的运动异常仍最好通过喉镜检查。肿瘤在 CT 上可显示为增生的软组织密度影，并使正常喉部解剖的对称性发生改变。同样，喉部异常在 MRI 上也表现为不对称改变。MRI 优秀的软组织对比度提供了额外的信息。在 T_1WI 图像上，脂肪表现为高信号，可明显地与黏膜及肌肉组织区分开来。淋巴结及浸润性肿瘤的信号要略低于脂肪信号，可清晰地在 T_1WI 图像上显示。在 T_2WI 图像上，肌肉信号要低于黏膜、脂肪及大部分肿瘤的信号，故可显示黏膜及肌肉内的肿瘤。CT 及 MRI 都不具有组织学特异性，出血、水肿、炎症、纤维化也可产生类似的表现，故检查结果需要同临床病史相关联，且应当在喉镜活检前或者在活组织检查后 > 48h 进行，以免与活检后的水肿及出血相混淆。

（一）技术

螺旋 CT 应用多探测器技术及容积测定数据，在大多数医疗中心已广泛代替传统的动态 CT（逐层获取）[7, 10]。螺旋 CT 在患者平静呼吸时即可对组织进行快速扫描，受患者动作影响的程度较传统 CT 小，尽管成像时噪声相对较大[11]。薄层扫描可提供特定部位的解剖信息，如前联合等。而且对螺旋扫描容积数据可进行多平面及三维重建[12, 13]。与传统 CT 相比，螺旋 CT 对比增强扫描对比剂的剂量更少[14]，静脉注射碘对比剂后可区分未强化的淋巴结与强化的血管。影像应当在患者缓慢吸气时获得，因为若在呼吸暂停时成像，声带内收可能导致气道显示为狭窄的状态。成像时做某些动作有助于更好地显示特定的解剖结构，长发"i"音可更好地对喉室及杓会厌皱襞成像[15]。改良的 Valsalva 动作可引起下咽部的扩张，能够更清晰地显示梨状窝及环后区[16]，有时发音及改良的 Valsalva 动作也可扩张梨状窝，可改善杓会厌皱襞区的成像。

三维 CT 目前被应用于放疗方案的制订，其数据来源于传统的轴位 CT 扫描，通过特定的计算机软件可追踪特定的解剖结构，重建成三维的线性图表，描述肿瘤的范围及周围重要的毗邻结构，从而进一步选择最优的放疗区域。这种技术可避免将无关的周围结构包含在放疗野内，如涎腺[17, 18]。

MRI 技术取决于扫描类型及可应用的软件及硬件。表面线圈是获取足够喉部成像的关键。矢状位、冠状位及轴位 T_1WI 可很好地显示解剖关系。轴位 T_1WI 及 T_2WI 可进一步显示组织的信号特点，层厚一般为 3～5mm。梯度时间调零、流空补偿、心脏门控及预饱和脉冲可有效减少行为误差。快速自旋回波 T_2 加权技术已代替传统的自旋回波技术，可减少成像所需的时间。

尽管很多病变被脂肪组织包绕，可能导致边界模糊不清，钆增强成像可更好地显示病变的边缘[19]。一个潜在的缺点是上呼吸消化道黏膜也可增强，可能会掩盖小的黏膜病变。脂肪抑制技术通过选择性减少 T_1WI 中脂肪组织的高信号，可更清晰地显示包被在脂肪组织中病变。钆增强、脂肪抑制 T_1WI 适用于显示淋巴结病变，成像应用的对比剂一般都可被患者耐受，但是有一种情况有必要引起注意，注射钆类对比剂有引起肾性系统纤维化（NSF）的风险。目前认为这种纤维化疾病与游离的、未螯合的钆元素有关，而后者的毒性很高。NSF 可引起皮肤及皮下组织的硬化，心脏、肺及肌肉组织也可受累，病变继续发展可导致痉挛甚至死亡。NSF 可引起急性及慢性肾衰竭，与高剂量及多次钆暴露有关。目前，建议对患者进行筛查，评估患者发生 NSF 的风险，计算患者的肾小球滤过率，行透析的患者应排除在外[20]。

脂肪抑制也可造成一些误差，如颅底区空气 - 骨界面信号丢失，空气 - 脂肪界面脂肪抑制失败，而后者可导致异常的高信号。此外，一些技术可能带来误导，因为一些非脂肪组织的 T_1WI 信号类似于脂肪，如蛋白液、高铁血红素、增强显著的软组织，其信号也可被抑制[21]。通过应用改良的 Dixon 技术，可进行独特的脂肪抑制，即使在空气 - 组织界面或组织 - 组织界面也可达到抑制脂肪的目的，而且相对于标准的脂肪饱和技术，这项技术也不易受到磁场不均匀的影响[22]。

MRI 技术及其应用，如磁化传递，改善了病变与周围组织之间的对比度[23, 24]。通过重建算法可同步三维重建获得肿瘤及包被在其周围的软组织的范围。将二维的信息转换成三维模型，便于检查者挑选合适的显示深度。

扩散加权成像（DWI）是一项新技术，可用于评估喉部恶性肿瘤，基于组织中水分子的运动来确定组织的特点。表面扩散系数（ADC）是一个描述水分子扩散程度的量化指标。一般来说，喉部恶性病变的 ADC 值要低于良性病变[25]。同时，DWI 也可用于鉴别鳞状细胞癌及淋巴瘤，因为后者的 ADC 值要低于前者。对于喉癌的患者，一个正常大小的淋巴结若 ADC 值较低，则更有可能为恶性病变[25, 26]。ADC 值也可用于预测及检测治疗的敏感性及监测肿瘤复发。治疗前若组织的 ADC 值较低，则预示其对放化疗的反应性较高。复发的肿瘤同样具有较低的 ADC 值，而正常组织及手术后的组织并无这种表现[26]。

CT 及 MR 灌注成像是另两种在评估喉癌方面非常有意义的检查。这两种方式都可描述组织的灌注参数，如血容量（BV）、平均通过时间、血流速度（BF）及毛细血管渗透压（CP）等。利用这些参数可区分良性及恶性病变，预测治疗的敏感性及监测肿瘤复发。与周边正常组织相比，鳞状细胞癌的 BV、BF 及 CP 值更高，而平均传递时间更短。转移淋巴结也可表现为上述参数的升高，具有高 BV 及 BF 值的肿瘤倾向于对放疗及化疗敏感，而这种倾向不依赖于肿瘤 T 分期及体积。血

流速度可用于区分复发肿瘤及治疗后的改变，但由于存在重叠性，故降低了该参数的特异性[27]。

正电子发射体层成像（PET）联合 CT（PET-CT）可同步获取 PET 及 CT 的信息，这种融合成像的优点在于既有较高的敏感性，又可获得良好的解剖学信息（图 32-18）。在检测头颈部恶性肿瘤方面，PET-CT 的诊断准确性要超过单纯 PET 或 CT 检查，而且 PET-CT 是最适用于肿瘤分期、检测肿瘤的影像学检查手段。PET-CT 常用于全身成像，可检测远处转移及第二原发肿瘤[28]。PET-CT 还可提供侵袭性肿瘤的生物学行为方面的信息。有学者认为，若原发肿瘤的标准摄取值 < 8，则患者的生存期更长，发生局部复发的概率较低[29, 30]。PET-CT 也可用于寻找原发不明的恶性肿瘤，约 25% 的患者可通过这项技术发现原发肿瘤[26]。相对于 CT 或 MRI，PET-CT 可以更早发现肿瘤复发，特别是对于放化疗后 2~3 个月的患者。其阴性结果排除病变残留的准确率可达 98%。然而 PET-CT 亦有其局限性，如感染、术后的炎症、放疗后黏膜炎、黏膜溃疡、正

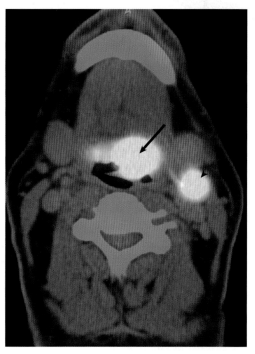

▲ 图 32-18 颈部 PET-CT 显示左侧舌根部代谢活性升高（箭），同时可见转移淋巴结（箭头）

常的褐色脂肪及放疗导致的软骨坏死都可造成假阳性的情况[31]。某些囊性病变或体积较小的肿瘤（直径 < 5mm）也可出现假阴性。未来通过提升 PET-CT 的分辨率或许可以发现较小的病变。PET-MR 已经被开发出来，其在评估喉癌方面有较高的应用价值。

（二）正常解剖

对喉部扫描图像（如 CT 或 MRI）的正确理解基于对喉部正常解剖结构的认识（图 32-19 至图 32-26）[32]。正常结构有时会表现出某种程度的不对称，此时需要仔细辨认，避免出现错误的理解。

喉部的框架结构包括会厌软骨、杓状软骨、甲状软骨及环状软骨。位于杓状软骨且被杓会厌皱襞包被的是小角软骨。舌骨被认为是舌结构的一部分，其与喉部的关系非常重要。舌骨及喉软

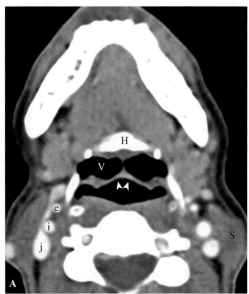

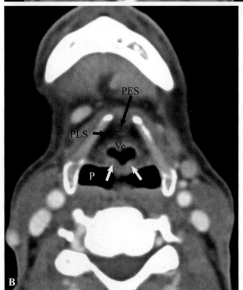

▲ 图 32-19 静脉注射对比剂后，CT 显示正常声门上区解剖
A. 两侧含气的会厌谷（V）被会厌前方的中间的舌会厌皱襞（白箭头）分开，同时可见颈内静脉（j）、颈内动脉（i）、颈外动脉（e）、胸锁乳突肌（S）及舌骨（H）；B. 较图 A 向下 8mm 层面，前方可见含有脂肪的会厌前间隙（PES），脂肪组织向后外侧延伸至声门旁间隙（PLS），杓会厌皱襞（白箭）将梨状窝（P）及喉前庭（Ve）分隔开来

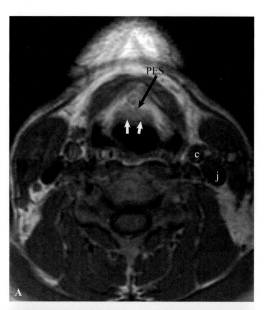

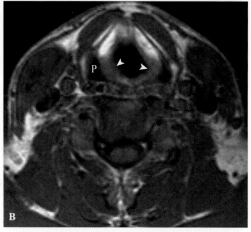

▲ 图 32-20 MRI 显示正常声门上区解剖
A. 会厌（白箭）前方可见含有脂肪的会厌前间隙（PES），黑箭示 PES，同时可见颈内动脉（e）及颈内静脉（j）；在该序列中，脂肪的信号要高于会厌或肌肉。B. 较图 A 向下 5mm 层面，梨状窝（P）位于杓会厌皱襞（白箭头）外侧

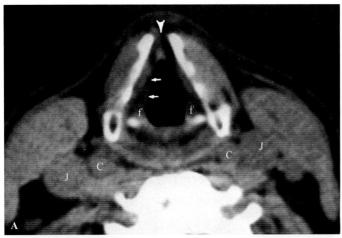

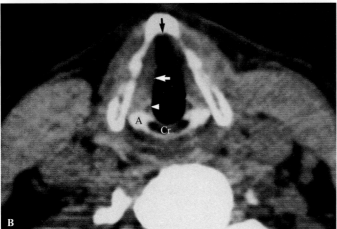

◀ 图 32-21　CT 显示正常声带及室带解剖

A. 在杓状软骨足突（f）水平，室带（箭）位于有脂肪的声门旁间隙的内侧，甲状软骨上切迹（箭头）位于甲状软骨之间前方。甲状软骨未完全钙化，这是正常的变异，不是软骨破坏。同时可见颈内动脉（C）及颈内静脉（J）。B. 向下 4mm，于杓状软骨（A）声带突（前头）水平可见声带（白箭），位于环状软骨（Cr）上缘的上外方. 甲状软骨板相互连接，向前形成喉结（黑箭），前联合处的软组织，厚度一般不大于 2mm

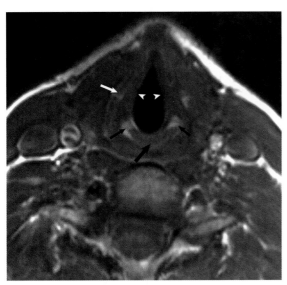

▲ 图 32-22　MRI 显示正常的声带

声带（白箭头）呈软组织信号，因其含有骨髓，杓状软骨（小黑箭）及甲状软骨板（白箭）为高信号同时可见环状软骨上半部分（大黑箭）

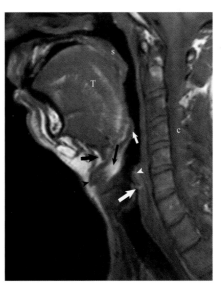

▲ 图 32-23　磁共振显示正常的正中矢状位解剖

可见会厌（白箭）、含脂肪的会厌前间隙（黑箭）、带状肌（黑箭头）、环状软骨及肌肉（白箭头）、舌骨（粗黑箭）、环状软骨（粗白箭）；同时可见软腭（s）、舌（T）及脊髓（c）

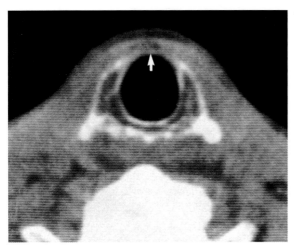

▲ 图 32-24 **CT 显示正常的声门下区解剖**
环状软骨几乎是完整的，除了前方的环甲膜区域（箭），应注意声门下气道紧贴环状软骨

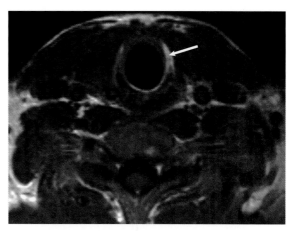

▲ 图 32-25 **MRI 显示正常的声门下区解剖**
可见含有脂肪的环状软骨包绕气道（箭）

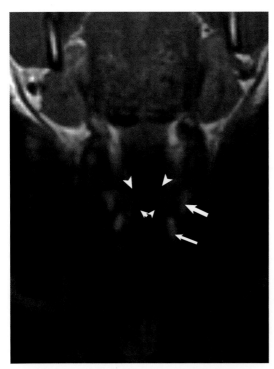

▲ 图 32-26 **MRI 显示正常的冠状位解剖**
可见环状软骨（小白箭），甲状软骨（大白箭），声带（小白箭头）及喉前庭（大白箭头）

骨的独特外形使得它们在 CT 或 MRI 中易于定位。软骨的矿物质沉积差异很大，特别是甲状软骨的钙化可能不规则或不完全，与肿瘤侵犯非常相似。喉软骨骨化或钙化的部分在 MRI 中表现为低信号，较 CT 更加难以辨认。不会钙化的软骨，如会厌软骨，在 T_1 加权序列中表现为中等信号，而

髓腔中的脂肪组织表现为高信号。

喉部的软组织结构包括杓会厌皱襞、声带及室带。杓会厌皱襞构成了梨状窝的内侧壁，起自会厌顶部，延伸至杓状软骨的头端（图 32-19 和图 32-20）。尽管在吸气时杓会厌皱襞可能表现为不对称，在行改良的 Valsalva 动作或呼气时，两侧扩张的梨状窝是对称的。

梨状窝是位于两侧的含气结构，膨胀后可突至侧方的声门旁间隙（图 32-19 和图 32-20）。在平静呼吸时呈轻度塌陷，但是在做 Valsalva 动作或呼气时可扩张。扫描时两侧梨状窝通常是不对称的。

在平静吸气时声带呈外展位，呈三角形，后部较宽阔，厚度约为 9mm（图 32-21 和图 32-22）。当甲状软骨、杓状软骨及环状软骨显示在同一轴位像时，即是声带平面。后联合位于两侧杓状软骨声带突之间。另一重要的区域位于甲杓间隙，该间隙位于声带平面，杓状软骨与甲状软骨之间。前方前联合处，两侧声带交会并附着于甲状软骨板，厚度约为 1mm，在前联合及后联合处，可见的软组织厚度非常小，一般为 1~2mm。声带内收时，前联合及后联合处的软组织可呈假性增厚，螺旋 CT 的快速扫描可观察声带的运动状态。

室带表现为增厚的带状软组织结构，位于杓状软骨"足"状突出现的平面（图 32-21）。与声带及前联合区域相反的是，在甲状软骨板后方，

室带前端表现为正常的软组织增厚，是由于甲状会厌韧带嵌入的原因。仅在 10% 的人群中，轴位扫描可辨认分隔室带及声带的喉室。在 MRI 中，冠状位扫描可辨认喉室。

软组织结构（会厌前间隙及声门旁间隙）位于喉内深面，因其主要由脂肪组织构成，CT 扫描可清晰辨认。因此，其密度要低于声带或肿瘤（图 32-19）。在 MRI 中，这些间隙在 T_1 加权成像呈相对高信号，反映其脂肪构成。MRI 在评估会厌前间隙方面非常有价值（图 32-19 及图 32-23），在矢状位扫描中，会厌前间隙形似金字塔；在轴位扫描中，会厌前间隙呈 C 形。冠状位成像在显示声门旁间隙方面优于轴位成像[33]。

喉部的气道在不同的表面呈现不同的外形。喉前庭或声门上区呈椭圆形，侧方狭长。在声带平面，气道的前后径增大。声门下区呈圆形，在气管平面，气道的后界扁平，环状软骨环的出现则提示声门下区的平面，在这个区域，无论 CT 或 MRI，在环状软骨内表面和气道之间都观察不到软组织（图 32-24 至图 32-26）。

在甲状软骨板的后外侧可清晰辨认颈静脉及颈动脉，右侧颈静脉通常较左侧粗大，在影像检查及体格检查时偶尔会与淋巴结病变相混淆。在这种情况下，静脉注射对比剂后行 CT 检查可改善正常血管结构的辨识度。颈静脉及颈动脉中快速流动的血液缺失 MRI 信号，易与软组织结构区分[34]。

（三）声门区肿瘤

局限于一侧活动正常声带的恶性肿瘤可通过放疗、激光切除、声带切除或部分喉切除治疗，在这种情况下，影像检查通常表现为正常，或表现为非特异的局部或弥漫性的声带增厚（图 32-27）。若声带固定于中线，影像检查常发现肿瘤的深部浸润。CT 并不能区分声带位于旁正中位是由于麻痹或肿瘤的直接累及所致。MRI 有助于分辨这些情况，因其软组织的对比度较好。然而，其信号特点通常是非特异性的。CT 偶尔可显示声带固定或者喉肿物是继发于原来的隐匿性外伤所致，有时也可显示为喉肿瘤较临床怀疑的范围小。

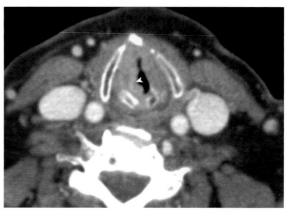

▲ 图 32-27　CT 显示局限性的声带癌

右侧声带弥漫性增厚（箭头）。其下方更多图像显示无声门下侵犯

声门区肿瘤可向前、向后、向下发展，也可向两侧发展累及声门旁间隙。影像学检查的意义在于评估前联合、后联合、声门旁、声门下、环状软骨及甲状软骨的情况。CT 及 MRI 均可显示这些区域被肿瘤累及的情况。若对侧声带受累的范围＞ 30%，则甲状软骨明显已受到侵犯。若已证实声门下区受侵，则部分喉切除术是禁忌的。

肿瘤可向前侵犯前联合，向后侵犯杓状软骨、后联合及环杓关节（图 32-28）。在轴位成像中，若在前联合处可辨认出邻近甲状软骨的气体影，则可提示肿瘤未侵犯[12]。若前联合处的软组织厚度＞ 1mm，则提示肿瘤侵犯。到达前联合的肿瘤可侵犯甲状软骨，会厌前间隙，对侧声带或声门下区。有时不同的呼吸时相可产生不同的声带形态，注意不要误诊为肿瘤。到达后联合的肿瘤可导致杓状软骨表面的软组织增厚，也可导致杓状软骨的移位或旋转。

影像学检查也可显示肿瘤侵犯声门旁间隙的情况，尽管在声带平面甲状软骨板内侧的脂肪密度影较菲薄，但是在室带层面，声门旁间隙的厚度则较宽，因此在这个层面可容易辨认声门旁间隙的受累情况。CT 可能不易明确室带是否受累，但喉镜检查可明确。冠状位 MRI 也有助于评估声门旁间隙情况。

CT 及 MRI 都可显示软骨受侵的情况，尽管都存在局限性[35-37]。因为正常的甲状软骨可能会有不规则的钙化及骨化，故只有肿瘤侵犯非常明

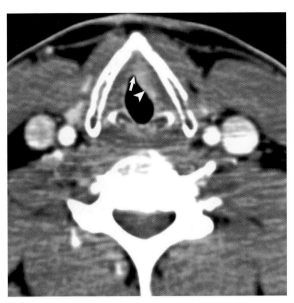

▲ 图 32-28　CT 显示声带癌累及前联合
左侧声带肿瘤（箭头）向前累及前联合（箭）

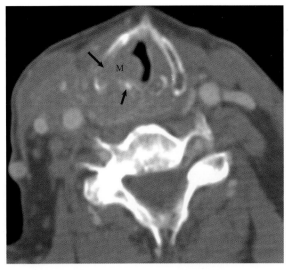

▲ 图 32-29　CT 显示甲状软骨破坏
较大的喉部软组织肿物（M）破坏甲状软骨翼板及后方的环状软骨（箭）

显时才可明确软骨受累。软骨破坏缺失及髓内的肿瘤是软骨受累的特征性表现。在 CT 图像中，软骨破坏表现为软骨呈节段性，侧方可见软组织密度的肿瘤（图 32-29）。也可表现为甲状软骨异常弯曲。因为其对称性，环状软骨的硬化或破坏更易在 CT 检查中显示。骨化的软骨易被肿瘤侵犯，可能是因为血管增生的原因，而未骨化的软骨周围完整的软骨膜则是肿瘤侵犯的屏障[38]。软骨的硬化提示肿瘤侵犯的特异性较低，对甲状软骨来说，特异度为 40%，对于环状软骨及杓状软骨，敏感度分别为 76% 及 79%[33]。软骨内的密度增高更有可能是继发于软骨膜炎的原因。非肿瘤导致的软骨硬化包括类风湿关节炎及多软骨炎。然而，这些情况一般伴随喉痛、吸气困难、杓状软骨半脱位，且无肿块的存在。

有学者认为，MRI 较 CT 可更好地发现软骨受累[39, 40]。在 MRI 检查中，皮质骨和致密的钙化在 T_1 及 T_2 加权像中无信号，然而，骨髓内的脂肪在 T_1 加权像中表现为高信号，脂肪组织的受累则使信号降低，故可同非硬化的软骨区分（图 32-30）[19, 36, 41]。约 10% 的正常甲状软骨可表现为局灶的信号改变，若伴有与之相关的肿块，则可进一步明确诊断，特别是肿块的体积 > 5cm³ 时[42]。除此之外，无论骨化或非骨化的软骨，其

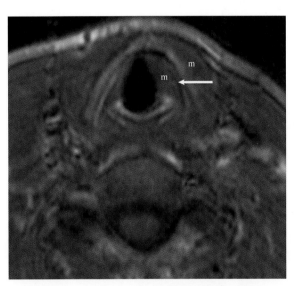

▲ 图 32-30　T_1 加权 MRI 显示甲状软骨受累
声门型喉癌（m）侵犯左侧甲状软骨板，受累的甲状软骨板失去了其高信号表现（箭）

髓腔在 MRI 中都不会增强。若影像检查比较模糊，则需要进行活检以明确是否需要根治性手术。

（四）声门下区肿瘤

声门下区肿瘤的影像学诊断依靠判断肿瘤同声带平面的关系（图 32-31）。外生性肿瘤可使气道扭曲（图 32-32）。若肿瘤的范围自声带下表面开始向尾侧发展，前方 > 1cm，后方 > 6mm，则提示需要进行全喉切除。然而，声门下区肿瘤同

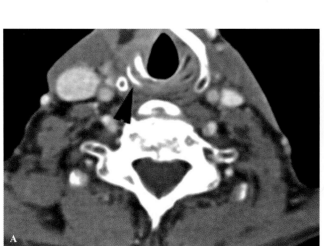
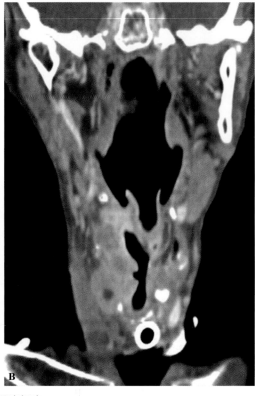

▲ 图 32-31　CT 显示贯声门癌

A. 坏死性肿瘤侵犯右侧甲状软骨板，右侧环状软骨硬化（黑箭头），提示肿瘤浸润，环状软骨周围的黏膜增厚，向下延伸，提示声门下受累；B. 冠状位重建显示肿瘤的上下范围

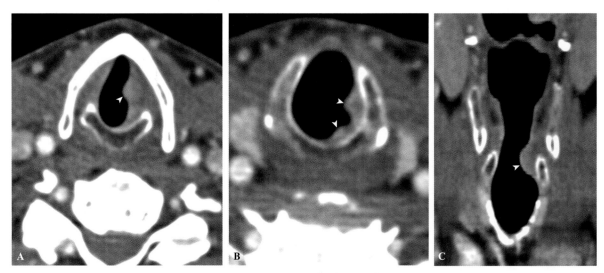

▲ 图 32-32　CT 显示肿瘤声门下区进展范围

A. 在声带水平，在声带中部可见结节状软组织密度影（箭头）；B. 肿瘤在声门下区的范围（箭头）；C. 冠状位 CT 重建显示肿瘤在声门下区的范围（箭头）

环状软骨的关系更为重要，因为环状软骨是喉体的支撑。CT 或 MRI 检查中，在环状软骨和气道之间，不应当有可测量的软组织厚度。在 MRI 检查中，冠状位成像可追踪肿瘤在弹性圆锥下方的范围。

（五）声门上区肿瘤

进行声门上区肿瘤的分期时，影像学检查极为重要，在约 20% 的患者中，影像检查提示的肿瘤范围会超过临床评估的范围。会厌癌可表现为会厌侧缘的增厚或较大的软组织肿块（图 32-33 和图 32-34）。会厌局限性的肿瘤可行放疗或声门上喉切除来治疗。然而，若肿瘤侵犯会厌前间隙，单纯放疗是不够的。会厌癌侵犯会厌前间隙在临床上难以判断，而 CT 及 MRI 则有助于评估会厌前间隙及声门旁间隙，因浸润的肿瘤通常会取代该区域原有的脂肪组织（图 32-35 和图 32-36）[19, 43]。矢状位 T₁ 加权 MRI 图像在会厌前间隙的显示方面有重要价值[44]。在声带不对称受累时，轴位成像有独特的意义。当声门上区肿瘤侵犯喉室时，则最适合应用冠状位成像。CT 及 MRI 也可显示肿瘤对前联合区域的侵犯，而肿瘤侵犯舌根时则适合行矢状位 MRI。

杓会厌皱襞肿瘤可表现为杓会厌皱襞的增厚，

检查时发音或行改良的 Valsalva 动作有助于清晰成像（图 32-37）。螺旋 CT 快速成像是最理想的功能成像方式。患者发音时获得的 CT 图像可见梨状窝的扩张，杓会厌皱襞纤细，有助于确认肿瘤。若肿瘤向前侵犯越过中线，则难以判定肿瘤是起源于杓会厌皱襞还是会厌。

相对于喉内的肿瘤，梨状窝肿瘤的侵袭性更强，更易侵犯甲状软骨，可累及声带及室带，杓会厌皱襞及会厌前间隙。CT 及 MRI 可显示肿瘤于甲状软骨及环状软骨之间侵犯喉外的情况。这种情况通常只见于梨状窝肿瘤（图 32-38）。

除应用影像学进行肿瘤分期外，一些量化工

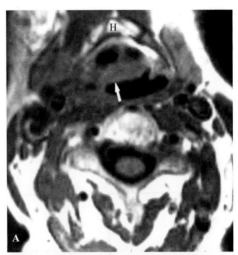

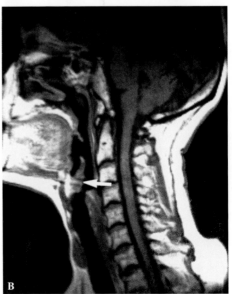

▲ 图 32-34　MRI 显示会厌癌
A. 在舌骨（H）水平，肿瘤导致会厌右侧缘增厚（箭）；B. 矢状位图像显示肿瘤导致会厌结节状增厚（箭）

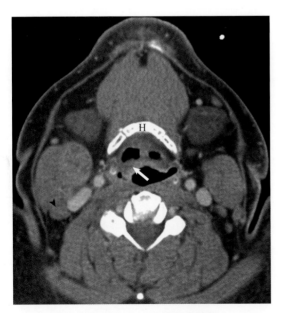

▲ 图 32-33　CT 显示会厌癌
在舌骨（H）水平，肿瘤导致会厌右侧缘增厚（箭），应注意颈部 Ⅱ A 及 Ⅲ 区转移的淋巴结（箭头）

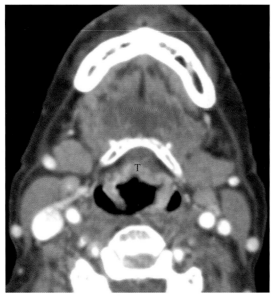

▲ 图 32-35 CT 显示声门上喉癌

肿瘤（T）浸润会厌前间隙

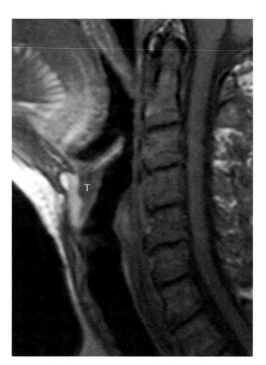

▲ 图 32-36 MRI 显示声门上喉癌

肿物（T）使会厌增厚并侵犯会厌前间隙

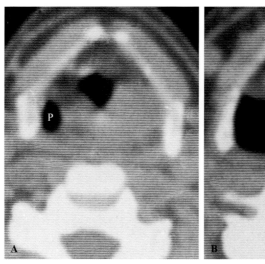
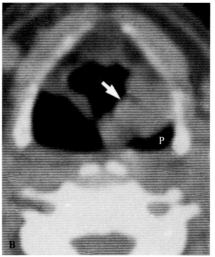

▲ 图 32-37 CT 显示杓会厌皱襞肿瘤

A. 左侧杓会厌皱襞及梨状窝未能显示，可见右侧梨状窝（P）；B. 患者进行改良的 Valsalva 动作时，CT 检查可清晰显示肿瘤累及左侧杓会厌皱襞（箭），压缩左侧梨状窝（P）

具也具有一定价值。应用 CT 计算肿瘤的体积可预测手术或放疗后的局部控制率[45, 46]。

（六）跨声门肿瘤

跨声门肿瘤可跨越喉室累及声门上、声门及声门下区（图 32-38），表现为经黏膜发展，也可为黏膜下浸润。跨声门肿瘤更易导致甲状软骨破坏及喉外侵犯，但临床表现通常不明显。冠状位 MRI 较轴位成像更易显示肿瘤的发展情况，MRI 也可有效显示椎前间隙的受累情况[47]。

（七）淋巴结

多数 CT 检查可辨认的肿大淋巴结都可被临床触诊到，但偶尔也会有被 CT 检出但体格检查

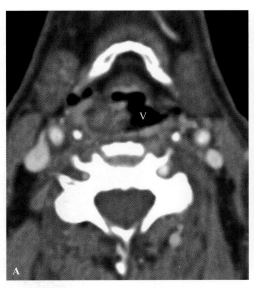 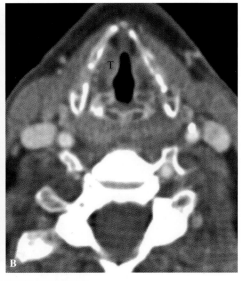

▲ 图 32-38　CT 显示跨声门的梨状窝癌

A. 肿瘤来源于右侧梨状窝，致使喉前庭（V）向左侧移位；B. 肿瘤向下侵犯声带（T）

却无法发现的淋巴结。MRI 及超声检查也是用于评估淋巴结的有效方法[48, 49]，但并没有某个单一的特点可提示为恶性淋巴结，因此需要将一些异常的特征整合起来分析，而非单独分析。一些提示恶性的影像学特征包括：淋巴结局部坏死、包膜外侵犯、成串分布、圆形外观及体积增大[27]。理解淋巴结转移的特点有助于评估喉癌，如声门上喉癌通常转移至 Ⅱ、Ⅲ 区颈静脉二腹肌链，而局限于声门区的肿瘤极少发生淋巴结转移，但若肿瘤侵及声门区以外，Ⅲ 区淋巴结则是最易发生转移的区域。声门下区肿瘤易转移至气管前及气管旁淋巴结，也可转移至位于环甲膜前方的 Delphian 淋巴。影像检查也有助于辨认肿大淋巴结或肿瘤同周边血管的关系（图 32-39）。若肿瘤已完全包绕或侵犯血管，则行挽救性手术的可能性较低。了解颈部血管的情况可避免将血管误认为淋巴结[34]。

（八）治疗后的喉部情况

对于曾接受放疗或手术的患者来说，体格检查往往比较困难，因为喉部正常的解剖结构及周围的软组织结构已发生改变。CT 可显示手术后的喉部解剖结构（图 32-40），配合喉镜检查可发现复发肿瘤。目前并没有相关的指南来介绍喉部治疗后的影像检查方式及间隔，而一些学者建议联

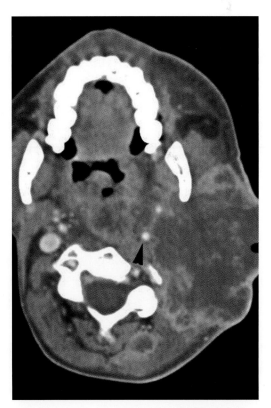

▲ 图 32-39　CT 显示喉癌及颈部淋巴结转移

巨大的坏死性的颈部及咽后转移淋巴结包绕左侧颈内动脉

合应用 PET-CT 及增强 CT 检查[50]。

对于先前曾行垂直半喉切除的患者，喉内复发的肿瘤可表现为对侧声带的增厚，术后新声门区的突出，声门下区的肿块或颈部肿块。对于行

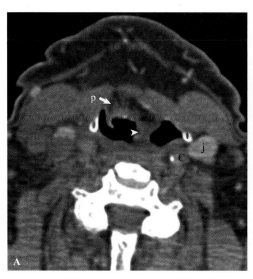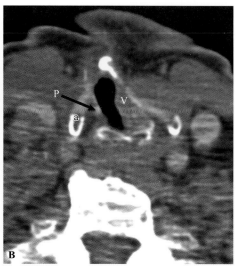

▲ 图 32-40　CT 显示右侧垂直半喉切除后正常的喉部解剖

A. 甲状软骨上角水平，白箭头指示非手术侧残留的杓会厌皱襞；同时可见甲状软骨上角（t）、颈动脉（C）及颈内静脉（j）；白箭标记的 p 提示会厌前间隙内的脂肪成分减少。B. 声门水平，气道向右侧正常倾斜，可见残留的右侧甲状软骨板（a），残留的左侧声带（V）；黑箭标记的 P 提示手术制造的假性声带

声门上喉次全切术的患者，复发通常表现为咽部或喉内气腔的肿物影、邻近软组织间隙消失、软骨破坏或淋巴结肿大。对于接受全喉切除术的患者，复发通常表现为毗邻新咽且累及颈内静脉淋巴结链或血管神经束的肿块、上纵隔肿块、气管壁增厚以及气管造口周围软组织的增厚等。颈部根治性清扫术后出现的颈部结节状肿物并不常见，一旦出现则提示肿瘤的可能。有时脓肿或肉芽肿也可出现类似于肿瘤复发的情况，需要引起注意。

无论哪种手术方式，在影像检查中，出血及水肿往往在术后早期出现，一般持续 4～6 周，因此，至少应当在术后 1 个月后检查，最佳时间是术后 6～8 周，避免出现混淆。建议术后第一个 3年内每 4～6 个月进行一次检查，之后每年进行一次检查，除非出现恶化，需要立即进行处理。

一般来说，只要肿瘤切缘是阴性的，术后 2 个月内出现的复发不常见。随着时间推移，组织的轮廓逐渐清晰，但较术前影像相比，仍表现为比较模糊。在 CT 检查中，瘢痕组织的密度较低，若未行活检，则难以同纤维组织区分。MRI 则难以区分复发肿瘤同水肿、放射性坏死及炎性病变。在 T_2 加权图像中，纤维化一般表现为低密度，而复发肿瘤则为高密度。任何软组织密度影若出现生长的迹象，则是肿瘤复发的另一特征，而瘢痕组织则表现为比较稳定或会随时间逐渐消失。放疗也可出现颈部影像学的改变[51]，大涎腺及小涎腺一般对放疗尤其敏感，放疗剂量为 1000～2000cGy 时即可出现黏膜炎症，在 CT 检查中，大涎腺呈强化表现，最终会萎缩。3D 放疗将腮腺屏蔽，可改善治疗后的口腔干燥症状[18]。当放疗剂量为 6500～7000cGy 时皮下脂肪可增厚，并可出现软组织密度的线状条纹，皮肤组织也可出现增厚。当放疗剂量到达 7000cGy 时，极易出现皮肤溃疡。当放疗剂量超过 7000cGy 时，咽壁及杓会厌皱襞可出现增厚，同时声门旁间隙及会厌前间隙的密度增高[44]。高剂量的放射治疗可削弱软骨及软骨膜，导致软骨坏死及塌陷。CT 难以区分软骨坏死与肿瘤复发，软组织可增厚，而软骨可扭曲或中断。放疗后，软骨容易感染，活检时可见软骨膜炎[52]。

其他器官也可被颈部的放疗所影响。邻近骨骼的骨髓组织在 T_1 加权像中可能表现为高信号，这时因为治疗后骨髓组织脂肪浸润的原因，下颌骨可能会发展为放射性骨坏死，少数情况下，放疗后的骨组织可能出现肉瘤。放射性骨坏死也包括放疗后骨组织失去活力的情况，这是由于血管损伤所致，并可直接损伤因口腔黏膜干燥及龋齿而扩增的成骨细胞。受累的骨组织出现局灶性去矿化、骨小梁紊乱、皮质骨增厚、不规则的硬化，偶尔也出现病理性骨折。骨膜反应并不常见，一旦出现则提示感染。

颈动脉破裂是危及生命的并发症，死亡率高，通过血管造影及血管介入技术可明确诊断及治疗。

在影像学上区分放疗后改变和肿瘤复发较为困难[53]，喉内的水肿既可是对称的，也可能是不对称的。因此并没有肿瘤复发的诊断标准[44]。肿瘤残留在 MRI 上常表现为持续的高信号，而根治后其信号强度随着纤维化的发展一般会消失。然而，水肿、淋巴结增生、感染、出血也可出现类似的非特异的混淆的信号。区分纤维化及早期肿瘤复发通常需要活检。原发病变全部或近乎全部消失是放疗有效的最好标准，残留病变超过初始病变的 50% 通常提示治疗失败。相关的软组织生长提示肿瘤复发。在钡对比剂增强咽部成像中，新生的局灶性肿块及溃疡则支持肿瘤复发的诊断。其他检查方法，如 PET-CT，在监测肿瘤复发方面可能优于传统的断层显像[44]。这些信息有助于进一步明确诊断及活检。放疗后肉瘤非常少见，通常会有持续数十年的潜伏期。由于患者年龄、长期吸烟导致的多系统损害及肿瘤复发等原因，肉瘤通常并不常见。

七、喉外伤

喉外伤常常是由于颈前区钝挫伤所致。常见的机制是外力将喉部挤压至颈椎，约 50% 的患者可发生甲状软骨骨折。环杓关节也可发生脱位，环状软骨也可发生骨折。因为其结构特点，通常是多部位受累，但会厌则极少被累及[54]。出血及水肿可扩展至声门旁及会厌前间隙，对未发生移位的骨折可行保守治疗，但发生移位或粉碎性的骨折则需要手术[55, 56]。

断层成像可对软骨外伤、软组织改变（如出血及水肿）及气道受压的程度进行快速地评估（图 32-41 和图 32-42），尽管传统的正位及侧位片也可提供有用的信息，仍推荐应用 CT 检查急性的外伤患者，因其可快速显示钙化的软骨及软组织损伤。螺旋成像最适合用于这种情况，因其

数秒钟即可完成对颈部完整的检查。结合静脉对比剂的应用，可通过原始的 CT 数据进行颈动脉及椎动脉的三维重建，称为 CT 血管成像。CT 可用来检查声门上区明显肿胀的患者，对这样的患者一般无法行喉镜检查。CT 可准确分辨甲状软骨及环状软骨的横行及纵行骨折、杓状软骨脱位、环杓关节的紊乱及气道内血肿。有时甲状软骨切迹可被误认为是骨折，尽管连续断层成像一般可做出正确的诊断。MRI 扫描并不能很好显示钙化的软骨，因此在急性喉外伤的初步评估方面并无价值。随着患者情况的稳定，MRI 可用于评估邻近的软组织损伤及脊髓损伤。

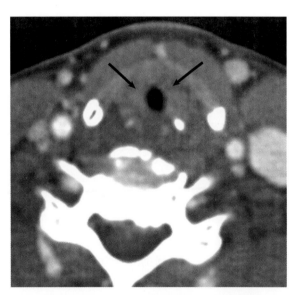

▲ 图 32-41 CT 显示软组织肿胀，软骨完整
可见双侧声门旁间隙组织增厚，压缩气道（箭）。双侧甲状软骨翼板完整

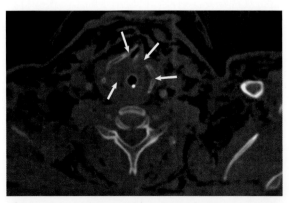

▲ 图 32-42 CT 显示甲状软骨及环状软骨骨折（箭），同时可见颈部广泛的皮下气肿

咽部穿孔是一种罕见的因气管插管导致的并发症，外伤后插管可导致严重的软组织损伤及气肿及杓状软骨脱位。影像检查可发现咽后软组织或前纵隔的气体影，口服对比剂有助于明确影像学诊断，包括随后可发生的假性憩室。

八、异物

急性或反复的气道疾病应考虑到喉、气管或食管异物的可能，尤其是对于儿童。不透射线的物体易被发现（图 32-43）。应用 X 线片技术，包括高千伏成像，可被射线穿透的异物有时也可被辨认。吸入性异物的影像学特点差异很大，取决于位置及气管梗阻的程度。有时，喉软骨或茎突舌骨韧带的钙化易与吸入性异物混淆（图 32-44）。

对于可疑吸入性异物的患者，当上气道检查正常时，需要进行吸气 - 呼气相胸部 X 线片或卧位胸部 X 线片检查，可显示局灶的肺气肿，这是由于支气管异物导致的。对于不能配合的患者，应用荧光内镜检查横膈膜及纵隔的呼吸运动有助于明确是否存在空气潴留。

吞咽的食管上段异物可加压喉气管的后壁，从而导致气道梗阻症状。气道受压最好通过侧位 X 线检查。食管钡剂造影可发现隐匿性的食管异物，尽管 CT 也是可用的辅助检查方法（图 32-45）。若异物穿透食管壁，可导致咽后脓肿，也可引起邻近气道的受压。

各种合成材料也可用于植入喉部及颈部。为使声带内移，硅橡胶植入物、Gore-Tex 植入物、脂肪及特氟龙注射液都已应用于临床。这些材料都有特征性的 CT 表现。因为特氟龙可引起炎症反应（特氟龙肉芽肿），这时需要注意警惕误诊为肿瘤[57]。支架可保证喉狭窄患者气道的通畅，发音管及瓣也有助喉切除术后患者通过食管发音。气管造口套管一般插入喉狭窄患者、气道梗阻者及喉切除患者的颈中部区域[52]，这些材料有时在影像检查中显示比较明显，对于没有描述既往手术史的患者，这些材料不应被误认为是肿瘤或外伤性异物。

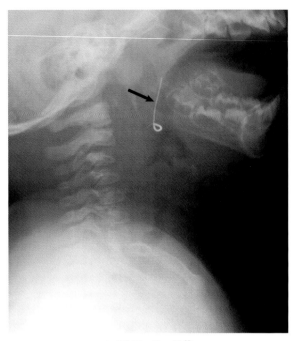

▲ 图 32-43　异物
口咽部可见金属丝

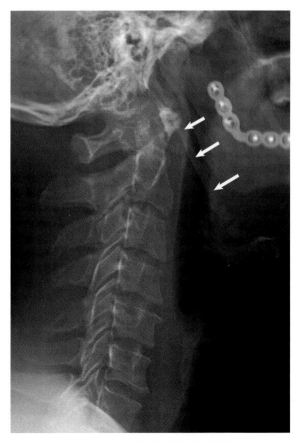

▲ 图 32-44　茎突舌骨韧带（箭）
其钙化的表现可类似异物

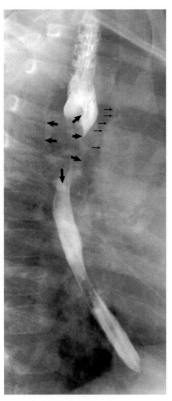

▲ 图 32-45　儿童食管异物伴气管食管瘘，修复术后吞咽困难

食管钡造影侧位片显示食物团块位于上端食管（大箭），挤压气管后壁（小箭）

推 荐 阅 读

Barnstetter BF, Weissman JL: Normal anatomy of the neck with CT and MR imaging correlation. *Radiol Clin North Am* 38: 925, 2000.

Baugnon KL, Beitler JJ: Pitfalls in the staging of cancer of the laryngeal squamous cell carcinoma. *Neuroimaging Clin North Am* 23: 81–105, 2013.

Escott EJ, Branstetter BF: It's not a cervical lymph node, it's a vein: CT and MR imaging findings in the veins of the head and neck. *Radiographics* 26: 1501–1515, 2006.

Fernandes R, Gopalan P, Spyridakou C, et al: Predictive indicators for thyroid cartilage involvement in carcinoma of the larynx seen on spiral computed tomography scans. *J Laryngol Otol* 120: 857–860, 2006.

Glastonbury CM, et al: *Specialty imaging: head and neck cancer* , 2012, Lippincott Williams & Wilkins.

Gor DM, Langer JE, Loevner LA: Imaging of cervical lymph nodes in head and neck cancer: the basics. *Radiol Clin North Am* 44: 101–110, viii, 2006.

Hermans R: Staging of laryngeal and hypopharyngeal cancer: value of imaging studies. *Eur Radiol* 16: 2386–2400, 2006.

Hermans R: *Head and neck cancer imaging* , Heidelberg, 2012, Springer.

Hsu WC, Loevner LA, Karpati R, et al: Accuracy of magnetic resonance imaging in predicting absence of fixation of head and neck cancer to the prevertebral space. *Head Neck* 27: 95–100, 2005.

Hudgins PA, Gussack GS: MR imaging in the management of extracranial malignant tumors of the head and neck. *Am J Roentgenol* 159: 161, 1992.

Ljumanovic R, Langendijk JA, van Wattingen M, et al: MR imaging predictors of local control of glottic squamous cell carcinoma treated with radiation alone. *Radiology* 244: 205–212, 2007.

Mukherji SK, Mancuso AA, Kotzur IM, et al: Radiologic appearance of the irradiated larynx. Part I. Expected changes. *Radiology* 193: 141, 1994.

Mukherji SK, Mancuso AA, Kotzur IM, et al: Radiologic appearance of the irradiated larynx. Part II. Primary site response. *Radiology* 193: 149, 1994.

Wippold FJ, 2nd: Head and neck imaging: the role of CT and MRI. *J Magn Reson Imaging* 25: 453–465, 2007.

Yousem DM, Tufano RP: Laryngeal imaging. *Magn Reson Imaging Clin North Am* 10: 451, 2002.

Zinreich SJ: Imaging in laryngeal cancer: computed tomography, magnetic resonance imaging, positron emission tomography. *Otolaryngol Clin North Am* 35: 971, 2002.

第33章

喉恶性肿瘤
Malignant Tumors of the Larynx

William B. Armstrong　David E. Vokes　Sunil P. Verma　著

崔　鹏　译

要点

1. 鳞状细胞癌（SCC）在喉恶性肿瘤中占 85%～95%。
2. 吸烟及饮酒是最重要的两种导致喉癌发生的高危因素。
3. 在美国，SCC 最常发生于声门区，其次是声门上区，声门下区较少见。
4. 通过应用喉功能保留手术（部分喉切除术）、放疗或放化疗等手段，部分经过筛选的病例可保留喉功能。
5. 早期（Ⅰ期及Ⅱ期）声门型喉癌一般可通过单一的治疗手段处理，如手术或放疗。
6. 进展期（Ⅲ期及Ⅳ期）喉癌一般需要综合治疗。
7. 内镜下部分喉切除（经口激光显微外科手术）的肿瘤学疗效与开放性部分喉切除术类似，但术后功能方面的并发症较少。
8. 全喉切除术是外科治疗进展期喉癌的标准术式。
9. 在器官保留方面，同步放化疗是目前治疗进展期喉癌最有效的非手术治疗方法。
10. 病变的分期是评估预后重要的因素，淋巴结分期的重要性要比肿瘤分期更显著。

喉癌是上呼吸道第二常见的恶性肿瘤，仅在美国，每年约有超过 11 000 例新发病例[1]。尽管发生在喉部的恶性肿瘤病理类型众多，但其中 85%～95% 为来源于喉鳞状上皮的鳞状细胞癌[2]。成功诊治喉癌需要准确的诊断、分期、患者意愿的评估、合适的个体化治疗选择及术后密切的随访。随着手术方式的不断发展、放疗手段的进步及新化疗药物的出现，喉癌的治疗方式已不断扩展及细化。然而这些治疗方式仍然有较高的并发症发生率，对患者的发音质量、气道的完整性及吞咽等有较大的影响。在最近几十年中，各种保留喉的解剖及功能的治疗方式不断改进，如放疗、喉功能保留性手术及放化疗等。这些技术已成为头颈肿瘤学专家手中重要的工具。本章将聚焦于喉癌诊断、评估及治疗的原则。非鳞状细胞癌所占的比例相对较少，但仍然是重要的组成部分，亦于本章中详述。关于手术方面的细节将在随后的章节中讨论。

一、解剖学及组织胚胎学

具备详尽的喉部组织胚胎学及解剖学知识对于了解喉癌扩散的方式及临床表现非常必要。肿瘤在喉内的侵犯方式受韧带、结缔组织膜及喉部软骨的影响。这些结构限制了肿瘤的扩散，而喉内的软组织间隙为肿瘤侵犯提供了途径。喉部 3 个分区的淋巴引流不同，因此，根据原发肿瘤位置的不同，局部淋巴结转移的风险、对侧转移的可能性及前哨淋巴结的位置均不同。肿瘤行为的这些特点可通过喉部的胚胎发育来解释。

（一）组织胚胎学

喉部的胚胎发育是喉癌侵袭转移的解剖基础。声门上区起源于由第三及第四鳃弓发育而来的口咽原基。声门区及声门下区起源于由第六鳃弓发育而来的气管支气管原基形成的侧沟融合而成。由其胚胎学可以推测出喉部具有双重的血供及淋巴引流。声门上区的血供来自喉上动脉，其淋巴引流沿喉上血管至颈动脉鞘，并进一步引流至Ⅱ及Ⅲ区颈深淋巴结。声门区及声门下区的血供来源于喉下动脉；同样，其淋巴引流沿该血管引流至喉旁及气管旁淋巴结（Ⅵ区），并进一步引流至Ⅳ区颈深淋巴结[3]。

声门区由成对的结构在中线融合而成。其淋巴引流是单侧的，且声门区淋巴组织稀少；因此声门型喉癌发生深部浸润后才有可能侵及淋巴管。这些胚胎学因素可作为解释声门型喉癌发生淋巴结转移概率较低及倾向单侧转移的原因。而声门上区并非是中线融合形成的结构，其淋巴引流是双侧的，这些胚胎学因素解释了为何声门上型喉癌双侧淋巴结转移概率较高[4]。Pressman 发现在声门上区注射染料后，其下界是室带的下缘，喉室阻碍了染料的向下流动，从而形成了一个解剖屏障[5]。

（二）解剖学

对喉部解剖的完整描述已超出了本章的范围，故本章的讨论主要局限于喉部屏障、间隙及淋巴引流等方面。喉部的框架由3块不成对的软骨（会厌软骨、甲状软骨及环状软骨）及成对的杓状软骨构成。喉的上界由会厌尖部、侧缘及杓会厌皱襞的上缘构成；前上界由舌骨上会厌的舌面及舌会厌韧带构成，后者为会厌前间隙的上界。喉部的前界在声门上区水平为甲舌膜及甲状软骨，在声门水平为甲状软骨，在声门下水平为环甲膜及环状软骨的前弓。喉的下界为环状软骨下缘的水平面。喉部的后外侧界为杓会厌皱襞的喉面、杓状软骨、杓间区及环状软骨板表面的黏膜。

喉部分为三个亚区：声门上区、声门区和声门下区（图33-1）。这样的分区反映了喉部的胚胎学及解剖屏障等一系列特点，而通过肿瘤/淋巴结/转移（TNM）分期系统可进一步将声门

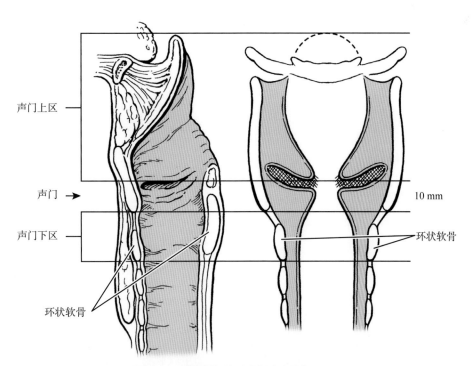

声门上区

声门

声门下区

环状软骨

10 mm

环状软骨

▲ 图33-1　按解剖部位对喉部病变进行分类

上区及声门区分成更多亚区，其中 T 分期见框 33-1）。声门上区的组成包括舌骨上及舌骨下会厌（舌面及喉面）、杓会厌皱襞的喉面、杓状软骨及室带。舌骨上及舌骨下会厌的分界线是舌骨的水平面。这个分界比较重要，因为舌骨下会厌与前方的会厌前间隙关系比较密切，而舌骨上会厌则无这种位置关系。声门上区的下界是喉室侧缘与声带上缘交界处的水平面。声门区的组成包括声带（上表面及下表面）、前联合及后联合。声门区的下界大概位于声门上区下界下方 1cm 处的水平面。声门下区由声门区下界开始向下延伸至环状软骨下缘，未再分成其他亚区[6]。

喉部 3 个分区的黏膜是不同的，声门上区的黏膜主要是假复层柱状上皮，仅在会厌侧缘及杓会厌皱襞的边缘为复层鳞状上皮。声门上区的黏膜有丰富的黏液腺及淋巴管。声带具有独特的结构：复层鳞状上皮覆盖在具有 3 层结构的固有层之上，固有层可进一步分为浅层、中层及深层。固有层的中层及深层构成声韧带，声韧带是弹性圆锥的上界，并与声带肌关系密切。声门区淋巴管稀少。声门下区由假复层柱状上皮覆盖，紧贴环状软骨及环甲膜[7]。

喉部的软骨、舌会厌韧带、甲舌膜、方形膜、弹性圆锥、前联合及环甲膜形成了阻碍肿瘤扩散的天然屏障，而在喉内，会厌前间隙及声门旁间隙则提供了肿瘤侵袭的途径（图 33-2）。会厌前间隙的前界是甲状软骨及甲舌膜，上界为舌骨、舌会厌韧带及会厌谷，后界为会厌软骨的前方及甲状会厌韧带。在其两侧，会厌前间隙同声门旁间隙互相沟通。会厌前间隙包含脂肪及有间隙的组织[7]，极易被肿瘤侵犯。因会厌软骨含有大量的细孔样结构，起源于舌骨下会厌的肿瘤可直接通过该细孔样结构扩散。在其上方，舌会厌韧带是阻止肿瘤侵犯舌根的屏障（图 33-3）。会厌前间隙的淋巴引流通过甲舌膜至双侧颈部淋巴结，主要位于 II 区及 III 区（图 33-4）[5]。声门上肿瘤累及会厌前间隙为 T_3 期病变。

声门旁间隙位于声带及室带的两侧，向外延伸至甲状软骨板（图 33-5）。其内侧界自上而下分别是方形膜、喉室及弹性圆锥；外侧界的前方

框 33-1 **TUMOR–NODE–METASTASIS SYSTEM FOR THE LARYNX (EPITHELIAL MALIGNANCIES)**

Primary Tumor (T)
T_x: Primary tumor cannot be assessed
T_0: No evidence of primary tumor
Tis: Carcinoma in situ

Supraglottis
T_1: Tumor limited to one subsite of supraglottis with normal vocal cord mobility
T_2: Tumor invades mucosa of more than one adjacent subsite of supraglottis or glottis or region outside the supraglottis (e.g.,mucosa of base of tongue, vallecula, medial wall of piriform sinus)without fixation of the larynx
T_3: Tumor limited to larynx with vocal cord fixation and/or invades any of the following: postcricoid area, preepiglottic space, paraglottic space, and/or inner cortex of thyroid cartilage
T_{4a}: Moderately advanced local disease
Tumor invades through the thyroid cartilage and/or invades tissues beyond the larynx (e.g., trachea, soft tissues of neck including deep extrinsic muscle of the tongue, strap muscles, thyroid, or esophagus)
T_{4b}: Very advanced local disease
Tumor invades prevertebral space, encases carotid artery, or invades mediastinal structures

Glottis
T_1: Tumor limited to the vocal cord(s) with normal mobility; may involve anterior or posterior commissure
T_{1a}: Tumor limited to one vocal cord
T_{1b}: Tumor involves both vocal cords
T_2: Tumor extends to supraglottis and/or subglottis and/or with impaired vocal cord mobility
T_3: Tumor limited to the larynx with vocal cord fixation and/or invasion of paraglottic space and/or inner cortex of the thyroid cartilage
T_{4a}: Moderately advanced local disease
Tumor invades through the outer cortex of the thyroid cartilage and/or invades tissues beyond the larynx (e.g., trachea, soft tissues of neck including deep extrinsic muscle of the tongue, strap muscles, thyroid, or esophagus)
T_{4b}: Very advanced local disease
Tumor invades prevertebral space, encases carotid artery, or invades mediastinal structures

Subglottis
T_1: Tumor limited to the subglottis
T_2: Tumor extends to vocal cord(s) with normal or impaired mobility
T_3: Tumor limited to larynx with vocal cord fixation
T_{4a}: Moderately advanced local disease
Tumor invades cricoid or thyroid cartilage and/or invades tissues beyond the larynx (e.g., trachea, soft tissues of neck including deep extrinsic muscles of the tongue, strap muscles, thyroid, or esophagus)
T_{4b}: TVery advanced local disease
Tumor invades prevertebral space, encases carotid artery, or invades mediastinal structures

From Edge SB, Byrd DR, Compton CC, et al, eds: *AJCC cancer staging manual*, ed 7. New York: Springer; 2010:57-67.

为甲状软骨，后方为梨状窝内侧壁黏膜，下外侧界为环甲膜[8]。两侧的声门旁间隙与前方的会厌前间隙互相沟通（图 33-2），肿瘤可通过该途径

Cummings 耳鼻咽喉头颈外科学（原书第 6 版）

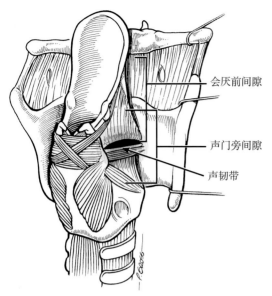

▲ 图 33-2　喉部的后斜面观，显示会厌前间隙及声门旁间隙

引自 Myers EN, Suen JY, Myers JN, Hanna EYN. *Cancer of the head and neck,* ed 4. Philadelphia: WB Saunders; 2003.

扩展。声门上肿瘤及声门肿瘤累及声门旁间隙均为 T_3 期病变，该间隙内的肿瘤可累及喉部分区的任何一个分区（图 33-6）。

　　喉功能保留手术正是基于喉部分区的理论，这得益于 Frazer[4]、Pressman 及其同事[5]、Tucker 及 Smith[9] 等学者的工作。Pressman 及同事们[5] 发现这些由胚胎发育衍生来的分界可用于解释为何声门上区的实质性肿瘤不会穿过喉室侵犯声带。黏膜下注射活性染料及放射性同位素实验发现，注射后声门上区的下界为室带下缘，喉室构成了阻止染料向下流动的解剖学屏障，因此其可被确认为是阻碍肿瘤扩展的屏障。通过对动物、尸体及全喉切除标本的研究，Tucker 和 Smith[9] 认为喉内的弹性组织屏障可用于解释上述染料实验的发现。尽管这些研究确认了喉部分界的存在，临床声门上区肿瘤侵犯声门（或者相反）的情况也确实并不多见，但是并没有真正意义上的分隔声门上区及声门区的解剖学屏障存在。

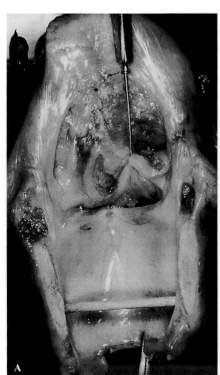
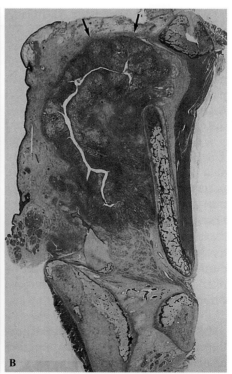

▲ 图 33-3　A. 全喉切除标本，起源于室带的声门上喉癌，深部侵犯；B. 矢状切面显示肿瘤已充满会厌前间隙，但未穿透舌会厌韧带（箭）

引自 Zeitels SM, Kirchner JA. Hyoepiglottic ligament in supraglottic cancer. *Ann Otol Rhinol Laryngol* 1995;104:770.

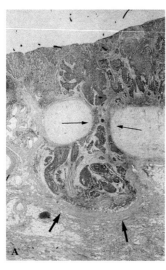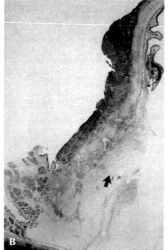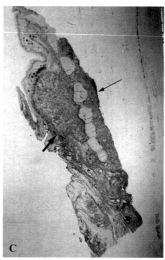

▲ 图 33-4　组织学切片

A. 会厌喉面的肿瘤穿过正常的会厌窗孔（细箭）进入会厌前间隙。围绕进展的肿瘤产生了一个典型的假性纤维弹性囊壁（粗箭；HE，40×）。B. 可见舌会厌韧带下方的不典型会厌癌，并未穿透会厌进入会厌前间隙（箭；HE，10×）。C. 起源于会厌喉面的鳞状细胞癌（细箭），穿透会厌软骨的窗孔累及会厌前间隙（粗箭；HE，1×）（引自 Zeitels SM, Vaughan CW. Endoscopic management of early supraglottic cancer. *Ann Otol Rhinol Laryngol* 1990;99:951.）

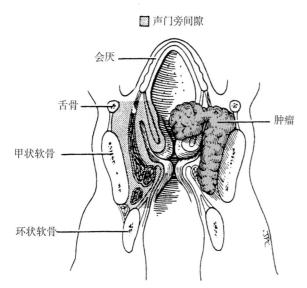

▲ 图 33-5　位于喉黏膜及喉软骨框架之间的声门旁间隙
引自 Myers EN, Alvi A. Management of carcinoma of the supraglottic larynx: evolution, current concepts, and future trends. *Laryngoscope* 1996;106:561.

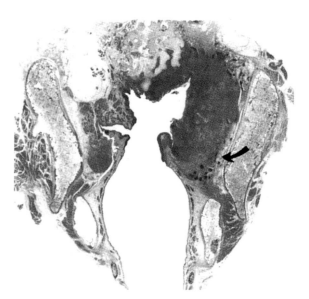

▲ 图 33-6　T₃ 期声门上型喉癌，经声门旁间隙侵犯声门区
侵犯的范围到达喉室底部（箭），伴声门旁间隙增宽（HE，冠状切面）（引自 Weinstein GS, Laccourreye O, Brasnu D, Tucker J, Montone K. Reconsidering a paradigm: the spread of supraglottic carcinoma to the glottis. *Laryngoscope* 1995;105:1131.）

（三）跨声门型喉癌

　　跨声门型喉癌是喉肿瘤的一个重要的亚型，具有高度恶性的生物学行为，淋巴结转移的风险亦较高。跨声门这个名词由 McGavran 及同事们在 1961 年第一次提出 [10]，但并没有被美国肿瘤联合会（AJCC）的分期系统采用。Kirchner 及同事们将其定义为垂直穿过喉室的肿瘤 [11]。LeRoux-Rober 可能第一次描述了这类肿瘤 [12]，推测肿瘤来源于喉室，是唯一一种可侵犯声门上区及声门下区的肿瘤。Kirchner 及同事们曾指出跨声门的肿瘤并不一定起源于喉室[13]，肿瘤呈现跨声门表现可通过以下四种途径：①直接穿过喉室；②穿过前联合；③通过声门旁间隙扩散；④沿着喉室后方的杓状软骨扩展[11, 14]。其并不能预测深部浸润的可能：Kirchner 通过对 50 例跨声门肿瘤的全喉标本的研究发现，8 例肿瘤沿杓状软骨侵犯的患者并未出现喉软骨的侵犯[11]；该研究同时发现，若跨声门肿瘤直径 > 2cm，约 50% 的病例出现喉框架结构的侵犯，30% 的病例可出现颈淋巴结转移，若原发肿瘤直径 > 4cm，55% 的病例出现淋巴结转移[11]。

（四）前联合

前联合是声门区的一部分，两侧声带于该处交汇。前联合腱约 1mm 宽，自声韧带至甲状软骨内板中份的纤维组织长度约 10mm。该处的甲状软骨缺少软骨膜[14]，声带同甲状软骨直接相连。Kirchner 曾研究分析肿瘤沿前联合侵犯的相关因素[15]，指出前联合腱形成了阻碍肿瘤侵犯的坚固屏障。肿瘤由一侧声带侵犯对侧声带时，并不一定出现深部侵犯。前联合处的甲状软骨侵犯或喉外侵犯一般均伴有明显的声门上区或声门下区扩散，肿瘤向上可侵犯会厌柄根部及会厌前间隙，向下可侵犯声门下区、甲状软骨及环甲膜。甲状软骨的下方易骨化，而骨化的软骨与正常软骨不同，其并不是阻碍肿瘤侵犯的一个坚固屏障[16]。

二、喉部恶性肿瘤的分类

尽管大多数的喉部恶性肿瘤来源于鳞状上皮，仍有一小部分肿瘤起源于喉部的其他组织。由于这些肿瘤的生物学行为并不相同，故准确的组织学诊断非常重要。为了将组织学命名标准化，WHO 公布了喉部肿瘤的组织学分类[17]，该分类系统见框 33-2。喉部的非鳞状细胞癌将单独在本章中描述。

三、分期

为了将恶性肿瘤分期，AJCC 和 UICC（国际肿瘤控制联盟）应用由 Pierre Denoix 于 1943 年提出的 TNM 系统[6, 18]。TNM 系统包括原发肿瘤的范围（T）、区域淋巴结是否转移及范围（N）及是否有远处转移（M）。根据 2002 年版 AJCC/UICC 喉鳞状上皮恶性肿瘤的 TNM 系统（框 33-3）可将不同 T、N、M 期肿瘤分组，具体描述见表 33-1。对某个肿瘤可进行临床分期，描述为 cTNM 或 TNM，也可为病理学分期，描述为 pTNM。临床分期是基于治疗前对患者的评估，包括体格检查获得的信息，如内镜、影像学检查及活检等。

喉部 TNM 分期系统仅被用于鳞状上皮源性恶性肿瘤，非鳞状上皮源性肿瘤，如来源于淋巴组织、软组织、软骨或骨组织的肿瘤并未包含其中，对这类肿瘤可通过与其组织病理学相关的系统进行分期（如喉淋巴瘤可通过淋巴瘤的 TNM 系统分期）。

声门型肿瘤的 T 分期需要额外说明。T_2 期声门型肿瘤所包括的病变类型较广，其中既包括声带活动正常者，亦包括声带活动受限者。因为目前已有研究发现，T_2 期声门型肿瘤伴声带活动受限者，其放疗的局部控制率要低于声带活动正常者。因此，许多学者已将 T_2 期病变进一步细分为 T_{2a}：声带活动正常及 T_{2b}：声带活动受限[19]。这一划分目前尚未整合到 AJCC/UICC 的 TNM 分期系统中。

四、喉部癌前病变及原位癌

WHO[17] 将喉部癌前病变分为增生、角化，以及轻、中、重度不典型增生和原位癌（CIS）。极早期的病变可表现为角化过度或角化不全，并未出现细胞的异型性或不典型增生。鳞状细胞不典型增生是一类癌前病变，表现为细胞的异型性、正常成熟的丢失等。轻度不典型增生的细胞异常范围较小，局限于上皮层底部 1/3；中度不典型增生的异常细胞更多，累及上皮层的 2/3。原位癌是上皮内的新生物，可表现为整个鳞状上皮层均为肿瘤细胞，不伴有基底膜的破坏及基质的侵犯（图 33-7）[17]。重度不典型增生与原位癌是不同的病变，但在临床上，它们的生物学行为相似，常被归为同一病变[20]；而在主观上对它们的病理学解释及诊断差异较大[21, 22]。

随着不典型增生程度的逐渐加重，发生恶性转化的概率也逐渐增加。最近的一篇综述指

框 33-2　喉部肿物的鉴别诊断		
非肿瘤性病变	血管瘤	恶性副神经瘤
潴留囊肿	淋巴管瘤	恶性软组织肿瘤
喉囊肿/囊状囊肿	颗粒细胞瘤	纤维肉瘤
异位甲状腺	副神经节瘤	恶性组织细胞瘤
声带息肉	炎性肌纤维母细胞瘤	脂肪肉瘤
声带突肉芽肿	骨及软骨来源	平滑肌肉瘤
传染性病变	软骨瘤	视网膜母细胞瘤
结核	大细胞瘤	血管肉瘤
念珠菌病	**癌前病变**	卡波西肉瘤
组织胞浆菌病	鳞状上皮不典型增生	恶性血管外皮细胞瘤
炎症	原位癌	恶性神经鞘瘤
韦氏肉芽肿	**原发喉恶性肿瘤**	腺泡状软组织肉瘤
异物肉芽肿	上皮来源	滑膜肉瘤
复发性多软骨炎	鳞状细胞癌（SCC）	尤因肉瘤
假上皮瘤样增生	疣状癌	骨及软骨恶性肿瘤
鳞状上皮增生	梭形细胞癌	软骨肉瘤
角化症	腺样鳞状细胞癌	骨肉瘤
坏死性涎腺化生	基底细胞样鳞状细胞癌	血液系统来源肿瘤
软骨化生	透明细胞癌	淋巴瘤
淀粉样变	腺棘癌	髓外浆细胞瘤
朗格汉斯细胞组织细胞增生症	大细胞癌	**继发性喉恶性肿瘤**
窦组织细胞增生症	淋巴上皮癌	相邻的原发部位
良性肿瘤	恶性涎腺肿瘤	下咽
上皮来源	腺癌	口咽
乳头状瘤	腺泡细胞癌	甲状腺
多形性腺瘤	黏液表皮样癌	远处的原发部位
瘤性乳头状囊腺瘤	腺样囊性癌	肾脏
非上皮来源	癌在多形性腺瘤中	皮肤（黑色素瘤）
软组织来源	上皮-肌上皮癌	乳腺
脂肪瘤	涎腺导管癌	肺
施万细胞瘤	神经内分泌肿瘤	前列腺
神经纤维瘤	类癌	胃肠道
平滑肌瘤	不典型类癌	
横纹肌瘤	小细胞癌	

出，30% 的不典型增生病例会逐渐发展成为侵袭性癌，并最终需要进行全喉切除术[23]。因为某些表现为轻度不典型增生的病变，甚至未表现为不典型增生的病变，也可发展成为侵袭性癌，因此对于所有的喉部癌前病变患者，长期的随访是必要的。Isenberg 在一篇关于喉白斑的综述中指出，不伴有不典型增生、合并轻中度不典型增生、合并重度不典型增生/原位癌的病变，其发生恶性转化的概率分别为 3.8%、10.1% 和 18.1%[24]。恶性转化是一个多阶段的过程，需要数年才能完成。Blackwell 等曾报道一例患者，从最初活检发现癌

前病变至进展为侵袭性癌的时间间隔为 3.9 年[25]。在一项包含 1000 例喉角化症的大样本研究中，患者发生恶性转化所需的平均时间为 3.1 年[26]。早期病变的潜伏期相对较长，约 7% 的病变需要 >10 年的时间才能转化为侵袭性癌。

　　某个癌前病变的外观并不能预测其组织学特点，即使喉镜检查也不能区分癌前病变与恶性病变[27]。活检是诊断的金标准，而获得足够的标本量是非常重要的，因为不充分的活检可能导致错误的诊断。

　　辅助技术的发展提高了临床医师辨认病变及

框 33-3 TUMOR/NODE/METASTASIS SYSTEM FOR THE LARYNX (EPITHELIAL MALIGNANCIES)

Primary Tumor (T)

T_x: Primary tumor cannot be assessed

T_0: No evidence of primary tumor

Tis: Carcinoma in situ

Supraglottis

T_1: Tumor limited to one subsite of supraglottis with normal vocal cord mobility

T_2: Tumor invades mucosa of more than one adjacent subsite of supraglottis or glottis or region outside the supraglottis (e.g.,mucosa of base of tongue, vallecula, medial wall of piriform sinus)without fi xation of the larynx

T_3: Tumor limited to larynx with vocal cord fi xation and/ or invasion of the postcricoid area, preepiglottic tissues, or paraglottic space with or without minor thyroid cartilage erosion (e.g., inner cortex)

T_{4a}: Tumor invades through the thyroid cartilage and/or invades tissues beyond the larynx (e.g., trachea; soft tissues of neck, including deep extrinsic muscles of the tongue; strap muscles; thyroid; or esophagus)

T_{4b}: Tumor invades prevertebral space, encases carotid artery, or invades mediastinal structures

Glottis

T_1: Tumor limited to the vocal cords; may involve anterior or posterior commissure; normal vocal cord mobility

T_{1a}: Tumor limited to one vocal cord

T_{1b}: Tumor involves both vocal cords

T_2: Tumor extends to supraglottis and/or subglottis or impairs vocal cord mobility

T_3: Tumor limited to the larynx with vocal cord fi xation and/ or invades paraglottic space and/or causes minor thyroid cartilage erosion (e.g.,inner cortex)

T_{4a}: Tumor invades through the thyroid cartilage and/or invades tissues beyond the larynx, (e.g., trachea; soft tissues of neck, including deep extrinsic muscles of the tongue, strap muscles, thyroid, or esophagus)

T_{4b}: Tumor invades prevertebral space, encases carotid artery, or invades mediastinal structures

Subglottis

T_1: Tumor limited to the subglottis

T_2: Tumor extends to vocal cords with normal or impaired mobility

T_3: Tumor limited to larynx with vocal cord fi xation

T_{4a}: Tumor invades cricoid or thyroid cartilage and/or invades tissues beyond larynx (e.g., trachea; soft tissues of neck, including deep extrinsic muscles of the tongue, strap muscles, thyroid, or esophagus)

T_{4b}: Tumor invades prevertebral space, encases carotid artery, or invades mediastinal structures

Regional Lymph Nodes (N)

N_x: Regional lymph nodes cannot be assessed

N_0: No regional lymph node metastasis

N_1: Metastasis in a single ipsilateral lymph node, < 3 cm in greatest dimension

N_2: Metastasis in a single ipsilateral lymph node, > 3 cm but not > 6 cm in greatest dimension, or in multiple ipsilateral lymph nodes, none> 6 cm in greatest dimension or in bilateral or contralateral lymph nodes, none > 6 cm in greatest dimension

N_{2a}: Metastasis in a single ipsilateral lymph node, > 3 cm but not > 6 cm in greatest dimension

N_{2b}: Metastasis in multiple ipsilateral lymph nodes, none > 6 cm in greatest dimension

N_{2c}: Metastasis in bilateral or contralateral lymph nodes, none > 6 cm in greatest dimension

N_3: Metastasis in a lymph node > 6 cm in greatest dimension

Distant Metastasis (M)

M_X: Distant metastasis cannot be assessed

M_0: No distant metastasis

M_1: Distant metastasis

From Edge SB, Byrd DR, Compton CC, et al, eds: *AJCC cancer staging manual*, ed 7. New York: Springer; 2010:57–62.

取得活检的能力。目前已研发出某些活性染料，如甲苯胺蓝、亚甲蓝等，可用作辅助诊断手段 [28, 29]。Lundgren 曾应用甲苯胺蓝检测不典型增生及恶性病变 [29]，发现其敏感度为 91%，但特异度仅有 52%。接触式内镜可将病变扩大 50～60 倍，辅以亚甲蓝染色，可提供一定的组织学信息及血管状态 [30]。然而，这种观察仅局限于黏膜表面下方 150～200μm，不足以辨认较深的病变。对于特殊设备的需求及对经验的较高要求，限制了该项技术的广泛应用。

人体组织含有许多化合物，当其暴露于蓝光时可以发出荧光。而异常组织发出的不同荧光可以用来诊断恶性病变。局限性包括检查瘢痕、过度角化及炎症病变时会出现假阳性及假阴性 [31]。应用 5- 氨基乙酰丙酸（5-ALA）诱导产生的自发性荧光有潜在的诊断价值，5-ALA 可选择性诱导

肿瘤组织中原卟啉IX的积聚。检查前 1～2h 应用喷雾的方式喷洒于组织表面，然后应用短波可见光（375～440nm）诱导产生荧光，原卟啉IX产生的荧光呈红色。在一项包含 16 例患者可疑或确诊为喉恶性肿瘤的研究中，应用内镜检查 5-ALA 诱导的荧光，其敏感度可达 95%，特异度为 80% [28]。

在一项包含 56 例患者的前瞻性研究中发现，自发荧光及 5-ALA 诱导荧光在区分增生，轻、中、重度不典型增生，原位癌及侵袭性癌方面具有类似的敏感度（94% 和 97%）及特异度（82% 和 64%）[32]。自发荧光在诊断瘢痕方面准确性不高，而 5-ALA 诱导荧光在发现炎症病变时会出现假阳性。

目前已有自发荧光及接触式内镜联合应用方面的探索。Arens 及同事们在一项包含 83 例患者的飞行研究中发现 [33]，在诊断过度角化、不典型

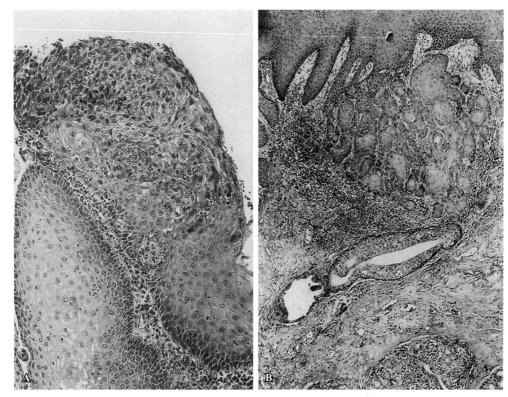

▲ 图 33-7　在侵袭的早期，分化较好的鳞状细胞形成不规则的癌巢，浸润固有层，引发炎症反应，可见鳞状上皮化生的腺体

A. 原位癌；B. 微侵袭癌（引自 Ferlito A, Carbone A, Rinaldo A, et al. "Early" cancer of the larynx: the concept as defined by clinicians, pathologists, and biologists. *Ann Otolaryngol* 1996; 105: 245.）

增生及侵袭性病变时，这种联合应用的结论同组织学检查结论的一致性为 88%。在诊断炎症及瘢痕时可能导致病变被高估，而诊断过度角化病变时则可能被低估。

目前的非侵入性诊断方法并不能有效地区分癌前病变及侵袭性鳞状细胞癌。可视及显微图像的局限性是不能通过窥及上皮下的结构来评估黏膜下的构造。红外光增加了组织的穿透性，可提供黏膜下组织的信息。光学相关断层扫描（OCT）是一种新的正在探索中的诊断技术，它利用接近红外波长的光线来产生体内组织的断层影像，进而检测黏膜及黏膜下的构造，可达到组织学水平的分辨率 [33a, 33b]。在喉部，利用 OCT 可清晰辨认基底膜是否被肿瘤侵犯，并可辨认肿瘤边缘 [33c]（图 33-8）。OCT 已经被用来评估术中的情况，指示经口激光切除的范围，来保证足够的切缘 [33d]。其最大的缺点是穿透的深度不够（＜ 2mm），限制了其在大块肿瘤病变中的应用。然而，OCT 仍

然是潜在的诊断喉癌诊断的有用工具，可诊断较小的黏膜病变，指导活检及外科切除，监测喉部术后的情况等 [33c, 33d]。

（一）癌前病变的治疗

癌前病变的治疗原则是根除病变的同时，保留声音质量及喉功能。准确诊断是至关重要的，与病变相关的一系列因素以及患者因素，会影响治疗方案的制订（表 32-2）。

过度增生及不典型增生可通过喉显微外科技术切除，术后需要密切的随访，因为其复发及恶性转化的风险。原位癌可通过手术或放疗治疗。手术方式为喉显微外科切除，手术治疗成功的关键是高倍的放大、精细的显微外科器械、细致切除整个病变的同时保留固有层。CO_2 激光在精确切除方面非常有用，尽管会导致固有层的热损伤。声带剥离术是将包括病变在内的声带黏膜切除，自声带突向前但不越过前联合。声带剥离术

表 33-1　Anatomic Stage and Prognostic Groups

Stage	T	N	M
0	T_{IS}	N_0	M_0
I	T_1	N_0	M_0
II	T_2	N_0	M_0
III	T_3	N_0	M_0
	T_1	N_1	M_0
	T_2	N_1	M_0
	T_3	N_1	M_0
IVA	T_{4a}	N_0	M_0
	T_{4a}	N_1	M_0
	T_1	N_2	M_0
	T_2	N_2	M_0
	T_3	N_2	M_0
	T_{4a}	N_2	M_0
IVB	T_{4b}	Any N	M_0
	Any T	N_3	M_0
IVC	Any T	Any N	M_1

From Edge SB, Byrd DR, Compton CC, et al, eds: *AJCC cancer staging manual*, 7th ed. New York: Springer; 2010:57–67.

表 33-2　喉部癌前病变治疗时需要考虑的因素

患者因素	肿瘤因素
一般状况 / 并发症	病变范围 单侧 vs. 双侧 前联合受累 侵犯声门区以外 局部 vs. 弥漫性病变
嗓音需求	既往治疗 既往手术史 既往放疗史
戒烟、戒酒及抗反流治疗的依从性	
患者选择	

由于引起瘢痕的风险高，已被其他的显微外科手术所取代。外科医师提供切除标本行病理检查，必要时可多次重复治疗，绝大多数病例可保留声音质量。与放疗相比，手术切除原位癌后复发的概率较高；据报道，首次切除后复发率大约为 20%[23]。通过再次手术切除后，最终可达到等同于放疗的极佳的局部控制率[34, 35]。外科治疗尤其适用于病变局限、可信赖且能长期随访的患者。

放疗同样是治疗原位癌的有效手段。最近的一篇综述分析了有关原位癌放疗的 16 项研究，发现局部控制率为 93.5%[23]。放疗尤其适用于：手术切除后多次复发的患者；弥漫性病变，已超出声带范围；不能长期随访的患者；不能耐受全身麻醉、一般情况差的患者。放疗后一般可保留较好的声音质量[36, 37]。放疗最主要的缺点是若放疗区内肿瘤复发或新发肿瘤，则不能再次放疗。成功治疗癌前病变还需要患者戒除烟酒及抗反流治疗。

（二）癌前病变的门诊治疗

在最近的几年中，门诊处理癌前病变已日趋常见，主要为光动力治疗（PDT）和光纤激光系统，后者包括脉冲染色激光器（PDL）及脉冲钾钛酰磷酸酯激光器（KTP）。

585nm PDL 和 532nm 脉冲 KTP 激光器是在门诊应用最广泛的 2 种治疗喉上皮病变的设备，可以治疗的上皮病变包括白斑、角化及不典型增生。Franco 及同事们曾在一项研究中报道，在手术室全身麻醉下应用 PDL 治疗不典型增生[38]。在绝大多数病例中，病变可被切除并行组织学检查，且效果显著：81% 的患者的病变缩小 < 70%。该团队随后的研究再次证实了应用可弯曲内镜行 PDL 治疗不典型增生的疗效[39]。Koufman 及同事们[40] 研究发现，64% 的患不典型增生的患者（16/25）在随访期内不再需要进一步治疗。Franco[41] 也报道了使用 PDL 治疗发育不良的丰富经验。Zeitels 等随后将脉冲 KTP 激光器用于门诊治疗[42]，指出与 PDL 相比，脉冲 KTP 系统的优点为直径更小、可信赖度更高、病变内部能量吸收的更加完全以及止血效果更好。

激光的能量可优先被氧合血红蛋白吸收，进一步导致病变下方的血管破坏[42]，并可在显微镜下观察到上皮细胞间的桥粒连接被破坏，上皮细胞自基底膜上分离[43]。除了一些显著的优点（可避免全身麻醉、费用较低、疗效显著，患者更易接受）外，这类激光对周围的组织影响较小，瘢痕相对罕见。同时可行双侧病变同步治疗及前联合周围病变治疗，发生喉蹼的风险较小[40]。

针对喉部病变，尤其是不典型增生，门诊治疗最大的争议是不能获得可行病理学检查的标本，故不能行肿瘤范围及切缘的精确评估[40, 42]。可在手术室内取得活检标本，并可同时行激光治疗。潜在的并发症包括病变显露困难、患者耐受性差等，但这类问题出现的可能性较小[40]。未来需要更多的长期随访研究来进一步证实其疗效。

PDT利用了一些可优先被不典型增生或恶性肿瘤细胞摄取的非毒性化学物质，这类光敏的化学物质可被特定频率的光所激活，光敏物质激活后在有氧的条件下可导致细胞死亡[44]。一系列介质已用于头颈部病变的治疗，包括5-ALA、卟菲尔钠、血卟啉衍生物及替莫泊芬等。在美国，一些光敏物质已被FDA批准应用，但目前尚未注明可用于头颈部恶性肿瘤。在欧盟，替莫泊芬已被批准用于早期头颈癌。目前大约已有1500例头颈鳞状细胞癌病例应用PDT治疗。Biel曾报道115例Tis至T_2期喉鳞状细胞癌患者应用卟菲尔钠PDT治疗[44]，平均随访91个月，5年生存率为91%，所有的复发病例均成功挽救。

PDT有一些非常有用的特点：可在门诊实施，可重复，对治疗声音影响小，未观察到声带瘢痕[44]。因其光敏性可持续4周，需要采取仔细的避光措施。因为不能取得病理标本，故需仔细检测肿瘤是否已消除。PDT尤其适用于弥漫性的不典型增生及原位癌，Schweitzer曾报道10例既往曾接受放疗的喉弥漫性原位癌患者[45]，应用PDT治疗后的局部控制率为80%。但目前该技术仅在小范围内开展，并未广泛应用。

五、喉癌的化学预防

癌变是一个多阶段积累，遗传性损伤的过程，最终的结局是发展成为恶性肿瘤[46, 47]。在肿瘤形成的早期采取阻止或逆转措施，可显著影响癌前病变发展成为癌，或者影响第二原发癌的形成[48, 49]。化学预防是指通过应用特定的化学物质来逆转、抑制或预防侵袭性癌的形成[50]。已有较

多研究证实，低脂饮食、多摄入果蔬及纤维性食物可有效防止一系列肿瘤的形成[51, 52]。

对于口腔白斑，13-顺式维A酸（13-cRA）的研究较为深入[53, 54]。在一项随机的有安慰剂对照的研究中，13-cRA具有显著的治疗口腔癌前病变的效果。1986年，在第一项13-cRA的人体试验中，Hong及同事们发现[54]，实验组口腔黏膜白斑对13-cRA的反应率为67%，而安慰剂组仅有10%。然而，13-cRA仍有显著的不良反应，在治疗结束后3个月内，有半数的患者会复发。为了改善疗效及减少毒性，该研究团队进行了包含13-cRA、E族维生素及干扰素的多试剂研究，50%的喉部病变患者（7/14）在12个月后达到完全缓解。随后的生物学标志物研究发现，喉部病变的染色体多样性程度较低，对这3种药剂的敏感性较高。同时发现不伴有异常p53积聚的病例对治疗的反应性更高，这可能反映了病变尚未处于进展期。

还有一系列其他药剂同样具有潜在的对头颈癌的预防作用，包括绿茶多酚类、环氧酶-2抑制药、姜黄素及蛋白酶抑制药等[50]，需要进一步的研究来证实其最终的疗效。

六、喉鳞状细胞癌

鳞状细胞癌是喉部最常见的恶性肿瘤，约占所有喉部恶性肿瘤的85%～95%[2, 55]。该肿瘤起源于复层鳞状上皮，或是由呼吸上皮经鳞状上皮化生而来。喉部三个分区（声门上区、声门区及声门下区）的喉癌发生率根据种族不同而存在差异。在美国、加拿大、英格兰及瑞典，声门型喉癌较声门上喉癌更常见，但是在法国、意大利、西班牙、芬兰及荷兰，情况则正好相反。在日本，声门型喉癌与声门上型喉癌有基本相同的发病率。在所有种族中，原发声门下的鳞状细胞癌均罕见[2]。在一项包含美国大约16 000例喉癌病例的综述中，原发于声门区的肿瘤所占比例为51%，声门上区为33%，声门下区为2%；未能准确归类者占14%[56]。

七、流行病学

2007年美国约有11 300例喉癌患者，其中死

亡者约为 3660 例。男 / 女发病比例为 3.8：1 [1]，并没有显著的种族偏向性 [57]。其流行病学及高危因素基本与其他头颈癌相同；90% 的患者发病年龄在 40 岁左右，85%～95% 的肿瘤为鳞状细胞癌。男性发病率较高是因为其更易暴露于一些高危因素，而不是存在内在的性别偏向性。随着在过去 60 年中女性吸烟者的增多，男女性发病比例已从 15：1 缩小至约 4：1。

（一）高危因素

1. 吸烟及饮酒

烟酒嗜好是喉癌两大主要的高危因素。国际肿瘤研究中心证实已有足够的证据表明烟酒嗜好与头颈癌的发生有关。其风险性与嗜好烟酒的程度及持续时间有关。戒除 20 年后，发生喉癌的风险会下降，但并未降至基线水平。暴露于不同类型烟草的发病风险存在差异（如雪茄 vs. 香烟，过滤型 vs. 非过滤型），但是最主要的因素是消耗烟草的数量及持续时间。烟草和酒精在致癌方面的作用是协同的 [58, 60]，根据发病部位的不同，烟草和酒精各自的作用比例亦不同。嗜酒是声门上喉癌的高危因素，而吸烟与声门型喉癌显著相关。

2. 喉咽反流

喉部的慢性刺激目前已被认为是喉癌的危险因素，可能是非吸烟饮酒者发生喉癌的一个相关因素。对于喉咽反流致癌的关注始于 20 世纪 80 年代 [61, 62]。难以评价喉咽反流与喉癌是否存在因果联系或仅仅是偶然事件。一项大规模的针对退伍军人的病例对照研究表明，喉咽反流是独立于烟酒之外的与咽喉癌相关的中度危险因素 [63]。通过对喉咽反流及喉癌的相关性研究进行综述发现，并不能确定喉咽反流与喉癌的关系 [64]。喉咽反流可能是一个偶然因素，一个协同的致癌因子，也可能是独立的风险因素。碱性胆汁反流亦可能是一个风险因素，一项研究表明，与对照组相比，行胃切除的患者患喉癌的风险更高 [65]。暴露于石棉的致癌作用目前尚有争议，在 1999 年发表的一篇 Meta 分析指出，暴露于石棉与喉癌之间的存在较小的相关性 [66]。

3. 其他毒素

职业性的毒素暴露是另一个喉癌的高危因素。不熟练的手工业者患喉癌的风险相对较高，同时这类患者摄取烟酒的程度及暴露于毒素的程度往往更高 [67-69]。有众多的物质是喉癌的高危因素，包括柴油废气、石棉、有机溶剂、硫酸、芥子气、矿物油、金属粉尘、沥青、木质粉尘、岩石粉尘、水泥粉尘等，但是将上述任何一种毒素同喉癌联系起来均难度较大，因这类研究均缺少动力，且易受到复杂变量的干扰 [70]。

4. 人乳头状瘤病毒

人乳头状瘤病毒（HPV）在很长时间以前即被认为是女性宫颈癌的诱发因素，目前亦被认为是口咽鳞状细胞癌的诱发因素 [71]。HPV 与头颈其他肿瘤的相关性尚未确定。最近的一项系统性的综述分析了 41 篇检测喉癌组织 HPV DNA 的文献，发现在 1712 例喉癌病例中，HPV DNA 的加权分布率为 23.6%（95% CI 18.7%～29.3%）[72]，略高于喉腔鳞状细胞癌中 HPV DNA 的加权分布率，后者为 20.2%（95% CI：16.0%～25.2%）[72]。HPV 的状态同喉癌的预后并无显著的相关性。然而，HPV 感染同喉癌的发病风险之间有显著相关性，总体优势比值为 5.39（95% CI 3.25～8.94）[78]。尽管在喉癌组织中可检测到 HPV 的多个亚型 [74, 75]，HPV 16 是喉癌组织中最常见的亚型 [72, 78]。

5. 基因易感性

绝大多数吸烟者会最终死于吸烟，但仅有少数群体会发生癌变。基因易感性在头颈癌的发生发展方面有重要的作用，但这种风险性尚未被清晰的阐明。流行病学研究可将头颈癌及其他肿瘤的高危因素分层，而且目前已有生物学标记方面的研究来辨认同肿瘤相关的分子水平的变化。这些实验为肿瘤的基因易感性研究提供了生物学标志物，可以提供预后及治疗敏感性方面的信息 [79]。DNA 修复酶的多态性亦同头颈癌的发生显著有关。这类研究有助于理解肿瘤的发病机制，但是目前还不能指导临床医师制订个体化治疗方案。

一些家族性肿瘤的发现让肿瘤的基因易感性再次引起注意 [80]。仅有一小部分的头颈肿瘤来源于家族性综合征（如着色性干皮病）；然而，头颈癌方面的研究表明，肿瘤患者的家族成员有相对较高的肿瘤发病率。Copper 及同事们发现癌症患者其兄弟姐妹患呼吸道肿瘤的风险是常人的 14.6 倍[81]，其第一代亲属患肿瘤的总体风险是常人的 3.5 倍。个体对暴露于致癌物的耐受性差异很大，与其相关的因素包括避免前致癌物激活的能力、活性致癌物的失活、DNA 损伤的修复及免疫监视等。这些因素随不同的个体差异较大，仍缺乏足够的认识。

6. 饮食

已有证据表明饮食因素与头颈癌的发生有关[82, 83]。多摄入水果、蔬菜，减少肉类及脂肪的摄取可降低头颈癌、结肠癌及心血管病的发生率。然而，这些益处可能需要 20 年甚至更长的时间才能获得。目前这些流行病学方面的观察尚未带来肿瘤控制项目的进展[84, 85]。

（二）第二原发癌

头颈鳞状细胞癌最大的单一危险因素是先前曾患头颈鳞状细胞癌。患头颈鳞状细胞癌之后每年发生第二原发癌的概率为 1%～7%，且这种风险至少持续 10 年[53, 86-88]。发生第二原发癌的累积风险概率至少为 20%，吸烟、饮酒者的风险更高。Ⅰ 期或 Ⅱ 期头颈鳞状细胞癌的患者死于第二原发癌的可能性要超过死于原来肿瘤的可能性。第二原发癌主要发生于头颈部，但也有相当一部分发生于食管或肺。第二原发肿瘤可能是在初始肿瘤确诊后 6 个月内发生的，称为同时性第二原发癌；初始肿瘤确诊 6 个月以后发生的，称为异时性第二原发癌。在一项包含 875 例头颈鳞状细胞癌患者的研究中，发现有 207 例在肿瘤确诊后 5 年内并发第二原发癌[89]，而且在这类群体中，31% 的患者发生第三原发肿瘤，10% 的患者合并第四原发恶性肿瘤。对于喉癌，同时性及异时性第二原发癌主要发生于肺。喉癌患者出现的孤立性的肺部恶性病变更有可能是第二原发癌，而非喉转移性肿瘤，因此肺部孤立性结节在确诊前应首先考虑为第二原发癌[88]。部分第二原发癌可能与先前的放疗相关[7]。Slaughter 及同事们检查了头颈癌组织周边的正常结构后发现[90]，肿瘤组织周边肉

眼观正常的组织中已出现一些类似肿瘤的组织学改变，并进一步提出"局域癌变"的概念。随着对头颈肿瘤形成方面理解的不断深入，对这种现象已有分子水平的解释[46, 91]。Bedi 及同事们[91]检测了 X 染色体的失活情况，并进行了 DNA 分析，评估女性多发头颈癌患者 3 号染色体及 9 号染色体长臂的等位基因缺失情况，研究发现初始肿瘤及第二原发肿瘤均起源于同一克隆。Califano 等亦发现[46]，肿瘤周边的组织和癌前病变组织的基因改变是相同的。多原发肿瘤一般不经历多次转化，而是经单一转换后，产生的细胞获得了生长方面的优势，并进一步在黏膜下扩展。肿瘤可能将基因方面的改变不断积累，并最终获得额外的恶性特征，使其虽然在位置上偏离原有肿瘤，却在基因方面同原有肿瘤有关联[91]。

八、分子生物学

喉鳞状细胞癌的分子生物学特点类似于头颈其他部位的鳞状细胞癌。肿瘤的形成是一个需要许多年的长期的积累过程。需要多个基因的变化才能恶性转化，一般来说至少需要 6～12 个不同基因的突变。理解头颈癌的分子生物学特点有助于解决以下几方面的问题：预测肿瘤的发生、衡量预防性介质的作用、辨认治疗靶点以及预测患者对放疗或化疗的敏感性等。头颈癌的分子生物学在本分册第 3 章讨论。

九、病理学

鳞状细胞癌的标志是鳞状上皮分化，其特点是角化珠的细胞间桥的形成[17]。鳞状细胞癌根据组织学表现可分为三类：①高分化鳞状细胞癌类似于正常鳞状上皮，含有基底样细胞及鳞状上皮细胞，伴角化及细胞间桥，核染色质多，形态不规则（多态性），细胞核 / 质比减小，不典型有丝分裂少见；②中分化鳞状细胞癌角化相对较少，更多的是不典型有丝分裂及核多态性，同样可见细胞间桥；③低分化鳞状细胞癌角化及细胞间桥均极少，不典型有丝分裂极为常见[17, 55]。这种组织学分级具有预后价值，然而这种分级却是主观性的，样本的误差也会影响分级的结果。

鳞状细胞癌破坏鳞状上皮的基底膜并侵犯下方的组织（图 33-8），肿瘤组织与周围正常组织的交界面，根据肿瘤侵犯方式的不同，可分为推进式和浸润式，前者的特点是可见清晰的推进式边缘，后者的特点是边缘模糊，肿瘤组织常呈"舌"样突入周围正常组织，往往预后较差[92]。若整个上皮层细胞均呈鳞状细胞癌改变而基底膜完整时，则称为原位癌。当肿瘤组织局灶性侵犯基底膜深层时则称为微浸润癌[17]。

鳞状细胞癌常可见一些上皮细胞的标志物表达，如细胞角蛋白及鳞状细胞膜抗原[55]，这类标志物可通过免疫组织化学法检测，常常用来鉴别鳞状细胞癌及其他相似组织学特点的恶性肿瘤。

鳞状细胞癌的病理诊断通常比较明确，但是有两类病变却难以与其相鉴别。第一类是假上皮瘤样增生，其特点是鳞状上皮呈过度增生，在组织学上与鳞状细胞癌类似。它一般是慢性辐射、外伤、感染或大细胞肿瘤后的继发性改变。上皮层并不表现恶性的特点，然而若活检标本切面不恰当时，其表皮突的延长与鳞状细胞癌的特点非常相似。因此正确的活检取材及细致的检查通常可鉴别假上皮瘤样增生及鳞状细胞癌，且免疫染色亦有助于鉴别诊断[17, 93]。

第二类难以与鳞状细胞癌相鉴别的病变是坏死性涎腺化生，其通常被认为是涎腺梗阻的结果。该病变在喉部极为罕见，仅有少量病例被报道[94]，可能是喉部缺血或外伤后导致，其特点是浆液腺的导管及腺泡呈鳞状上皮化生，常常与鳞状细胞癌或肌上皮癌相混淆。这类病变通常可以自发性消退。需要免疫组织化学方法区分坏死性涎腺化生和鳞状细胞癌及其他非鳞状细胞癌性恶性肿瘤，后者包括肌上皮癌、神经内分泌癌、恶性黑色素瘤和淋巴瘤[17, 95]。

十、临床表现

喉鳞状细胞癌的症状取决于原发肿瘤的部位。声门型喉癌的典型症状是病变早期即出现构音困难，因为即使较小的病变也可引起声带振动特点的改变。因此声门型喉癌患者通常可在病变的早期即就诊于医疗机构，但若早期症状被忽视或合并其他疾病，患者出现呼吸困难及喘息症状时，病变往往已为进展期。肿瘤可在很长一段时间内仍局限在声门区，这时由于喉部天然屏障（韧带、膜、软骨）的存在及声门区淋巴组织相对稀少的原因。声门上区肿瘤也可出现构音困难症状，这可能是由于声带共振改变的原因，也可引起吞咽障碍、吞咽疼痛、耳痛、喘息、呼吸困难及痰中带血等症状。声门上喉癌患者可因颈部淋巴结转移而无明显咽部症状首诊。声门上区肿瘤必须发展至足够大才可引起梗阻症状，而这时往往已出现双侧颈淋巴结转移。声门下区喉癌患者就诊时通常已为进展期病变，呼吸困难及喘息是最主要的症状。因为声门下喉癌呈渐进性发展，病变隐匿，有时可被误诊为哮喘或其他肺部疾病[96, 97]。

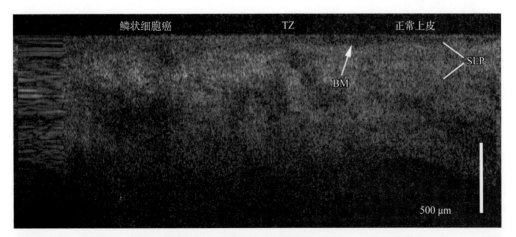

▲ 图 33-8 复发期 T_2 声门型喉癌患者，放疗后的光学相关层析成像，正常上皮位于右侧，在中间部分可见正常上皮与癌灶之间的过渡区（**TZ**）。基底膜（**BM**）位于左侧，但未能显示

喉部检查可发现肿瘤常表现为溃疡性、外生性、无蒂或息肉样病变，然而原发于喉室小囊的鳞状细胞癌罕见，其早期的上皮改变可能无法窥及，因为病变位于声门旁间隙[98]。前庭襞饱满可能是唯一的体征，在这种情况下需要在前庭襞处行深部活检才能明确诊断。隐匿性喉癌的第二个临床体征就是喉气囊肿。目前认为喉鳞状细胞癌与喉气囊肿之间有一定的联系[99]，对于喉气囊肿的患者，需要在直接喉镜下应用角度内镜行喉室部位的活检以排除肿瘤。

（一）颈淋巴结转移

喉癌颈淋巴结转移的发生率及涉及的颈部淋巴结分区根据原发肿瘤部位的不同而存在差异（图 33-9）。声门上区淋巴网络丰富，故声门上喉癌发生局域淋巴结转移的风险最高，包括临床显性转移及隐匿性转移。声门上喉癌 T_1、T_2、T_3 及 T_4 期病变发生病理学诊断明确的颈淋巴结转移的概率分别为 10%、29%、38% 及 57%[100]。对于所有的 T 分期病变，声门上喉癌发生隐匿性颈淋巴结转移（cN_0，pN+）的概率为 12%～40%[101-104]。T 分期越高，发生隐匿性颈淋巴结转移的概率越大：T_1 期为 0～14%，T_2 期为 20%～21%，T_3 期为 28%～35%，T_4 期为 40%～75%[102-105]。声门上喉癌多转移至颈部 II、III、IV 区淋巴结，I 区及 V 区转移少见，除非已有其他分区淋巴结转移[106, 107]。声门上喉癌双侧颈淋巴结转移比较常见，特别是位于中线及两侧的病变[100, 108]。因此对于声门上喉癌 N_0 及 N_1 期患者，手术治疗应包括双侧选择性颈清扫（II～IV区），而对于 N_2 及 N_3 期患者，须行全颈清扫（I～V区）。

声门型喉癌发生颈部转移的风险较低：在一项包含 910 例患者的研究中，声门型喉癌发生病理诊断明确的颈部转移的概率为 5.9%，隐匿性转移的概率为 18%[109]。区域淋巴结转移的概率与 T 分级相关。在该研究中同时发现，T_1 期病变发现颈部淋巴结转移的概率为 0.1%（仅 1 例），T_2 为 5%，T_3 为 18%，T_4 为 32%[109]。声门型喉癌发生颈部转移的高危区域为 II、III、IV 区及 VI 区，喉前、气管前及气管旁淋巴结。双侧及对侧颈部转移罕见。

原发的声门下型喉癌比较罕见，对该类型肿瘤临床描述是基于对小部分患者的研究。气管旁淋巴结（VI区）是最易发生转移的区域，其中包括对侧及双侧转移。一般不转移至 III、IV 及 V 区。尽管声门下喉癌侵袭性强，预后较差，但颈部淋巴结转移概率偏低，为 4%～27%[97, 110]。然而 Harrison 曾报道切除的气管旁淋巴结有 50% 可发现转移癌[111]，上纵隔淋巴结转移比较常见（可达 46%），常被认为是远处转移[112]。

（二）远处转移

喉癌的远处转移不仅包括血行转移至远处脏器，还包括转移至颈部以外的淋巴结[55]。最常见的远处血行转移的部位是肺，其次是肝脏及骨骼（肋骨、椎体及颅骨）。远处淋巴结转移最

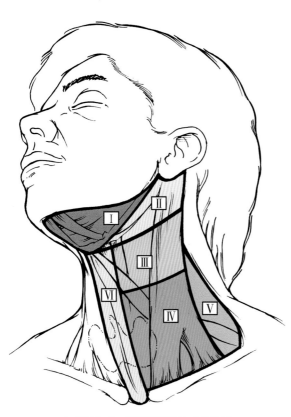

▲ 图 33-9　颈部淋巴结的 6 个分区

常见的部位是上纵隔[113]，但并不表现在病变的早期。出现远处转移的患者几乎均已出现不同程度的局部转移。远处转移的风险根据原发肿瘤部位的不同而存在差异，声门型喉癌发生远处转移的概率为 3.1%～8.8%，而声门上型喉癌则为 3.7%～15%[113-117]，与声门型喉癌相比，声门上型喉癌出现远处转移的风险较高。声门下型喉癌出现远处转移的风险尚不确定，因为原发声门下型的肿瘤极为少见。然而 Spector 及同事们曾报道，14.3% 的声门下型喉癌出现远处转移[113]。同远处转移相关的临床及病理因素包括进展期原发肿瘤，特别是 T_4 期病变；颈部淋巴结转移，特别是 N_2 及 N_3 期病变；颈部转移持续的时间、淋巴结分区及包膜外侵犯；局部复发[113, 117, 118]。经淋巴系统转移至皮肤是进展期病变的标志，类似于远处转移，预后较差[119]。

十一、诊断及评估

鳞状细胞癌的临床诊断通常建立在喉部检查的基础上，需要通过全面的评估，包括体格检查、纤维喉镜、全身麻醉下内镜检查、活检及影学检查等，才能明确诊断及肿瘤的分期。

（一）病史及体格检查

病史的采集包括目前的症状及上呼吸消化道相关的症状，对于提示即将发生气道梗阻的症状需特别注意，如喘息及呼吸困难。其他的信息包括导致喉癌高危因素的接触史（主要是烟酒）、药物治疗史及并发疾病如心血管疾病、肺部疾病或肾脏疾病等，这些并发疾病可能会对后续的治疗有重要的影响。

对于可疑喉癌的患者，需要进行详细的头颈部检查进行初始的评估来决定是否需要立即干预（例如针对较大的梗阻性病变患者的呼吸挽救）。随后的评估即是明确原发肿瘤的位置及范围、颈部淋巴结触诊以及上呼吸消化道其他部位的检查以排除同步的第二原发癌。

对于喉部病变，间接喉镜检查可以提供极佳的三维图像。然而获得的镜像无法记录，下咽部无法完全窥清，而且对于不能耐受检查的患者，

间接喉镜无法彻底检查喉部。可弯曲纤维喉镜及远端芯片喉镜可以在检查的同时，记录图像及视频资料。频闪喉镜可以用来记录声带微小病变，评估治疗前后黏膜波的情况。然而，喉镜检查不能鉴别上皮内病变及浸润性癌，也不能评估声带癌侵犯的深度[120]。

对于喉癌患者，要特别注意原发肿瘤的部位，累及的亚区，周围组织的侵犯情况，声带活动状态（正常、受限或固定），气道开放的程度。可在门诊或手术室经口、经纤维喉镜或直接喉镜取得活检标本。需触诊舌根及喉部的框架结构来评估喉外侵犯的情况，并触诊颈部淋巴结。

（二）影像学检查

影像学检查是喉癌检查方法中重要的组成部分[121]。应当在行内镜检查及活检前行影像学检查，以避免潜在的水肿及活检带来的干扰。影像学检查所获得的信息可以同内镜检查的结果整合，提示手术医师关注局部深层组织，这些深层组织往往在内镜下外观正常，但需行活检进一步明确。断层扫描如 CT 或 MRI 等，可提供喉部肿瘤最有用的信息。

CT 是最常应用的评估喉癌的影像学检查方法，尽管在部分情况下 MRI 可能更具优势[121]。CT 在评估骨性结构（如软骨骨化及钙化）等方面要优于 MRI，而 MRI 更适用于检查软骨受侵及区分软组织和肿瘤。与 CT 相比，喉部 MRI 的缺点包括：成像的时间较长，这可能导致运动伪影；空间分辨率较低；检测骨质破坏的能力弱；费用较高[122]。对于体内有起搏器或其他磁性异物的患者，MRI 检查是禁忌的，且常常出现假阳性，这是因为 MRI 不能清晰区分肿瘤及炎症反应[123]。

CT 检查需包括标准的颈部扫描以评估喉外结构及颈部淋巴结，并且需行喉部薄层扫描以便于多维重建[124]。轴位图像需平行于声带平面，以便于准确评估肿瘤的位置及范围[121]。经静脉对比增强扫描是非常重要的，因为肿瘤组织在增强扫描时可显著强化，显影更为清晰，且颈部增强扫描可以区分淋巴结及血管。MRI 钆对比增强 T_1 加权像（T_1WI）可以更清晰显示病变组织，但部分

学者发现增强扫描并不能获得喉部肿瘤更多的信息[125, 126]。特殊的 MRI 序列（如脂肪抑制序列）也可提供有用的信息，特别是检查声门旁间隙及会厌前间隙病变时[121]。

正电了发射体层成像（PET）应用放射性标记的葡萄糖（[18]F- 氟代脱氧葡萄糖，FDG）区分恶性肿瘤及其他炎症病变[127]。PET 联合 CT（PET-CT）在头颈部检查中具有特殊的价值，可以提供可疑病变的精确解剖定位[128]。PET 在肿瘤分期、检查局部及远处转移、不明原发癌的诊断、检查同步第二原发癌、病变残留或复发的诊断等方面有潜在的应用价值[129]。随着检查技术的不断改进及对其认识的不断深入，PET 正在广泛地被应用于头颈部检查。

影像学检查在喉鳞状细胞癌的分期方面具有重要作用，因为常规临床及内镜检查不能充分评估原发肿瘤的深部侵犯情况。肿瘤的某些特点与分期密切相关，必须通过影像检查，这些特点包括会厌前间隙、声门旁间隙、甲状软骨或环状软骨、喉外结构、椎前间隙、纵隔及颈动脉鞘的受累情况[6]。

会厌前间隙侵犯的 CT 表现是会厌前间隙内的脂肪组织消失，代之以中度强化的团块影[124]。典型 MRI 表现：T_1WI 显示肿瘤呈低至中等信号，而 T_2WI 显示肿瘤为高信号，T_1WI 增强扫描呈明显强化[124]。在诊断会厌前间隙及舌根受侵的诊断方面，MRI 比 CT 具有更高的敏感性[130]。甲状软骨及环状软骨受侵的影像学表现取决于软骨骨化的程度。尽管在显示骨性结构及钙化方面 CT 优于 MRI，但MRI 更适合检测喉软骨是否受侵[122, 123, 131]。MRI 对于检测软骨侵犯有高度的敏感性，其阴性预测值可信度极高。然而，MRI 并不适用来鉴别炎症与肿瘤，其特异性较低，阳性预测值的可信度约为 70%[122, 123, 131]。在诊断软骨侵犯方面，CT 与 MRI 相比敏感性较低，若 CT 显示喉外侵犯、硬化、骨质破坏及溶解，则提示软骨侵犯[132]。MRI 在检测声门下肿瘤侵犯环状软骨方面优于 CT[133]。准确诊断软骨侵犯非常重要，因为这常常提示病变已为 T_3 或 T_{4a} 期，往往意味着对放疗敏感性差、局部控制率低，以及放射性软骨坏死风险较高[123, 134]。

在准确评估颈部淋巴结及检测远处转移方面，影像学检查同样具有重要的作用。一项研究发现，在检测喉癌的颈部转移方面，CT 及 MRI 优于临床体检及超声检查，且二者的价值相似。然而，超声引导下的细针穿刺及 PET 的诊断准确性最高[135]。PET 目前并未广泛应用于喉癌治疗前的评估，因为 PET 不能显示解剖结构的细节。但通过 PET-CT 检查可以处理这个问题，未来可能在这方面得到广泛应用[136]。目前缺乏一种检查手段可以检测到微小病变，临床医师必须知晓，颈部影像检查表现为阴性时，临床上仍有隐匿性转移的可能。

肺部是喉癌最常转移的部位，而且也是第二原发肿瘤最常发生的部位，需要进行胸部 X 线检查或胸部 CT 检查以排除肺部病变。对于原发肿瘤已处于进展期及低位颈部转移的患者，PET-CT 有助于发现远处转移或第二原发肿瘤及调整治疗方案[136]。

（三）内镜检查

若无禁忌证，对所有可疑喉癌的患者需在全身麻醉下行内镜检查。临床医师可应用直接喉镜细致的检查喉部，并可取得活检病变行组织学检查。应用角度内镜可有助于检查会厌喉面的黏膜、前联合、喉室及声带下表面。若术前检查发现声带活动异常，应触诊声带及杓状软骨，明确是否为杓状软骨固定或声带肌受侵造成的声带运动障碍。口咽及下咽部的侵犯可通过舌根部触诊及咽部内镜观察，并触诊颈部淋巴结的状态。完整的检查资料应以照片、视频及原发肿瘤示意图的方式记录。食管镜可用来排除食管的第二原发肿瘤，若术前胸部影像检查未见异常，则不需常规行支气管镜检查[137]。原发肿瘤及任何可疑部位的活检可明确肿瘤的组织学类型及病变范围。

行直接喉镜检查时，应留意就诊时肿瘤已堵塞气道的患者。时刻保持气道安全至关重要。对于严重气道梗阻的患者，必要时可在局部麻醉下行气管切开。可应用杯状钳、微切割钻或 CO_2 激光对梗阻气道的肿瘤行减瘤术，以避免气管切开，并可保证气道的完整性，便于充分进行肿瘤的评估及分期[138]。若气管切开不可避免，可行高位切开以便于在后期的切除中保留足够的气管。对接受气管切开的患者一般均须进一步手术治疗，因为喉部结构大多已明显破坏。需要气管切开的梗阻性喉癌的典型治疗措施是在活检冰冻切片明确诊断后行急诊全喉切除。然而，相对于先气管切开后行全喉切除，急诊全喉切除并不具有生存率方面的优势，也没有与患者商讨的时间，也无法进行术前心理及营养方面的准备[138, 139]。气管切开并未增加造口肿瘤复发的风险。造口复发同局部进展期病变密切相关，特别是声门下侵犯的肿瘤[139-142]。

十二、鉴别诊断

喉鳞状细胞癌的鉴别诊断包括与非肿瘤性疾病、良性肿瘤、癌前病变及非鳞状细胞癌的恶性肿瘤的鉴别（框33-2）。

十三、鳞状细胞癌的治疗

喉癌的治疗目的：①治愈患者；②保留喉的功能；③减少治疗相关的并发症。一个有功能的喉结构可使患者以可被理解的言语与他人交流、在吞咽足够的营养物质的同时不存在误吸、经口或经鼻呼吸而不需要气管造口或佩戴气管套管。

制订治疗方案前需要获得以下重要的信息：①肿瘤的组织学诊断；②肿瘤起源的部位；③疾病的分期（TNM分期）。不可低估准确分期的重要性，因此对患者的充分评估是必要的。

目前有多种治疗喉癌的方案。手术和放疗在很久以前就是两种最重要的治疗手段。在过去的30年中，随着喉功能保留手术（部分喉切除术）及放化疗（CRT）的发展，目前又出现了更多的治疗方式，而放化疗可作为新辅助疗法或同步疗法。一般来说，早期喉癌（Ⅰ期或Ⅱ期病变）可应用单一的治疗手段，如手术或放疗，进展期病变（Ⅲ期及Ⅳ期病变）需应用综合治疗。包括手术+放疗或放化疗、放化疗或放疗+手术挽救。治疗方式的选择（如进展期病变需首先采用哪种治疗方式）需要细致考虑多个因素后再做决定，这些因素包括患者因素、疾病因素、医疗机构的因素等（框33-4）。对于早期病变，声音质量、吞咽功能、治疗持续的时间及患者的倾向性是影响治疗方案选择的最主要的因素。

框33-4　喉癌治疗后的预后因素

患者因素
　年龄
　并发症及一般状况
　行动能力
　职业
　嗓音需求
　顺应性及可靠性（针对治疗及随访）
　吸烟状态
　营养状态
　与治疗中心的距离
　患者偏好
肿瘤因素
　组织学诊断
　原发肿瘤位置
　分期
　组织学特点
　　切缘
　　包膜外侵犯
　　神经侵犯
　　血管淋巴管侵犯
医疗机构因素
　外科经验
　肿瘤学经验

随后的关于治疗方式的概述着重强调方案的制定及选择。后续的章节将分别讲述早期声门型喉癌的治疗（第34章）、经口显微外科激光手术（第35章）、喉功能保留手术（第36章）、全喉切除术（第37章）、喉癌及下咽癌的放疗（第38章）及全喉切除后的言语恢复（第39章）。

十四、声门型喉鳞状细胞癌的治疗

（一）早期声门型喉癌的治疗

早期声门型喉癌为Ⅰ期或Ⅱ期病变（如T_1N_0或T_2N_0），可行放疗或手术治疗，不需要行选择性颈清扫[143]。T_1声门型喉癌行放疗后，其5年局部控制率为81%~90%。喉功能保留率为90%~95%[144-146]。对于声带活动正常的T_2病变，放疗能达到的局部控制率为64%~87%，喉功能保留率为75%~87%[144, 147, 148]。放疗的效果可能被高估了，因为活检时病变已被切除。在一项包含60例早期声门型喉癌患者的研究中，Stutsman和McGavran发现，在12例患者的病理切片中未发现肿瘤组织[149]。

早期声门型喉癌手术治疗的目的之一也是为了保留喉功能，手术通常被称为喉功能保留手术或部分喉切除术。传统上这类手术通常选择颈外入路；声带切除及垂直半喉切除是两类经典的早期声门型喉癌的开放性手术方式。声带切除术是经喉裂开切除患侧声带。垂直半喉切除同时切除患侧的室带及声带，向外至甲状软骨膜。甲状软骨板也可被切除，切除后周边的软组织可向内侧塌陷重建声门区；若保留甲状软骨板，可将带状肌等软组织移位至软骨板内侧重建声门区。垂直半喉切除的改良式式，如扩大垂直半喉切除术，可扩大切除前联合、对侧声带、杓状软骨、声门上、下结构。据报道，开放性手术的肿瘤学疗效为：局部控制率为90%～98%，喉功能保留率为93%～98%[151, 152]。

在过去的30年中，与开放性手术相比，内镜入路手术已经可以完成同样的切除，同时不伴有喉框架结构扰动。Ambrosch对经口激光显微外科手术（TLM）方面的文献进行综述指出[153]，对于Tis至T_2病变，TLM的局部控制率为80%～94%，喉功能保留率则> 94%[154]。若由经验丰富的医师实施手术，局部控制率及喉功能保留率可达到和开放性手术同样的效果[154]。与开放性手术相比，TLM的优点是可避免气管切开、住院时间较短、费用较低、术后吞咽困难的发生率较低[153]。

声带中份1/3的病变无论经TLM、开放性声带切除或放疗均能达到最佳的效果，手术切除的局部控制率可达100%，放疗的局部控制率为95%[155]。放疗失败可能是因未能发现的深部组织侵犯所致。手术切除后的残留或复发病变可再次手术切除或放疗。尽管单纯放疗也可达到较好的效果，但是对于复发肿瘤或第二原发肿瘤，无法再次行放疗。放疗后的复发肿瘤一般无法行功能保留性手术。

伴声带活动受限的T_2期声门型喉癌需要引起特别的注意。虽然其被TNM系统归类为T_2期病变，但是较侵犯声门上或声门下的T_2期病变相比，其预后较差。声带活动受限可能是肿瘤体积较大或肿瘤深部侵犯所致。放疗的效果相对较差，可能是肿瘤体积的原因。Fein和Dickens曾

指出[144, 156]，在< 15mm的肿瘤中，有4%的肿瘤会在放疗后复发；而对于体积较大但仍是同一分期的肿瘤，尽管仅单侧声带受侵，仍有26%的肿瘤会在放疗后复发。T_2期肿瘤放疗后的局部控制失败率为30%，手术挽救后的局部控制率可达94%[19, 157]。Harwood及DeBoer曾指出[19]，在T_2期病变中，声带活动受限者的局部控制率较低，故建议根据声带活动度，将T_2期进一步分为T_{2a}期及T_{2b}期。在他们的研究中，T_{2a}期病变局部控制率为70%，而T_{2b}期病变仅为51%。McLaughin及同事指出，T_{2a}期病变及T_{2b}期病变肿瘤的复发率分别为11%及26%[158]。

手术及放疗后的声音质量均受肿瘤的范围及侵犯深度的影响。小的浅表性病变无论手术治疗或放疗均能达到极佳的声音治疗。伴声带肌受累的较深的病变无论采用何种治疗，声音质量均较差，而且放疗的肿瘤控制率亦较低。手术治疗可对肿瘤范围有更好的评估，在某些时候可能导致肿瘤分期上调[159]。

（二）早期声门型喉癌累及前联合

前联合受累同手术治疗及放疗的局部控制率下降相关[160, 161]，但这个观点一直存在争议。其局部控制率低有一些其他方面的解释。有一种假说认为在肿瘤–空气交界处，放疗的有效剂量会下降。高剂量分割放疗（> 2Gy）可解决这个问题。前联合处同时也是难以术前评估的区域，不易辨认是否存在深部侵犯，而这可能导致病变被低估或治疗强度不足。前联合腱附着处软骨膜缺失会增加肿瘤侵犯软骨的风险。Kirchner及Carter通过对喉癌侵犯前联合的全喉切除标本的研究发现[162]，前联合腱是阻挡肿瘤侵犯的坚固屏障，发生于此处的深部侵犯仅见于已有声门上或声门下组织受侵的情况下。肿瘤发展越过前联合并不会导致深部侵犯的风险增加。Kirchner指出，声门上结构受累使得肿瘤可进一步侵犯会厌前间隙，而声门下侵犯可使肿瘤进一步侵犯甲状软骨及环甲膜。

额侧垂直半喉切除术治疗前联合受累的T_1期病变可达80%～90%的局部控制率[163, 164]。环状软

骨上喉部分切除术（SCPL）是一种更复杂的术式，可切除前联合及声带前 2/3。Laccorreye 及其同事曾报道[165]，应用该术式治疗前联合受累的 T_1 期及 T_2 期病变，5 年局部控制率为 98%。Bron 及其同事曾报道 45 例未接受其他治疗的前联合受累的喉癌患者[166]，应用 SCPL 治疗后的局部控制率为 94.5%。尽管肿瘤学疗效显著，但声音质量显著下降。

早期研究报道，应用 TLM 治疗声门型喉癌时，前联合受侵是治疗禁忌。Krespi 和 Meltzer 曾报道，前联合处病变治疗失败的概率较高[167]，可能是该处在手术时显露困难所致。随着对该处解剖结构理解的不断深入及手术器械、技术的不断改进，治疗效果也显著提高[168, 169]。Pearson 及 Salassa 曾报道 39 例前联合受侵的病例[161]，发现 17 例 pT_1 期及 pT_{2a} 期患者中无局部复发者；多数（19/22）进展期前联合受累的病例（pT_{2b} 期、pT_3 期及 pT_4 期）可在内镜下完成手术。Steiner 及同事们曾报道 263 例早期声门型喉癌病例治疗 10 年后的结果[154]，发现局部控制率及喉功能保留率有轻度的下降，而 5 年生存率尚可。对于前联合未受侵及受侵的 T_{1a} 期病变，局部控制率分别为 90% 及 84%，喉功能保留率分别为 99% 和 93%，在 T_{1b} 期及 T_{2a} 期病变中也发现了类似的结果。

（三）进展期声门型喉癌的治疗

进展期病变（Ⅲ期或Ⅳ期）一般伴随着声带固定、软骨侵犯、跨声门侵犯、声门下侵犯、喉框架结构的侵犯、喉外侵犯、淋巴结转移及远处转移，这些特点往往提示预后不良。T_3 期及 T_4 期病变的治疗选择目前仍有争议，主要由于肿瘤的异质性，而且缺少针对这类病变的手术和放疗的对照研究[170]。T_3 期及 T_4 期肿瘤将在本章节单独讨论。T_3 期声门型喉癌比较特殊，因为尽管 T 分期较高，其发生淋巴结转移的概率仍较低。而且，T_3 期病变包含的范围较广，既可能是较小的侵犯声带肌致声带固定的肿瘤，也可能是较大的跨声门型肿瘤。T_3 期肿瘤的体积及跨声门侵犯一般可提示肿瘤的侵袭性及淋巴结转移的概率较高，对治疗的反应较差。肿瘤直径 > 1.5cm、声门下侵犯、侧颈淋巴结转移、气管前或气管旁淋巴结转移一般预示存在治疗失败的可能[171, 172]。

T_3 期肿瘤的传统治疗方式为单纯全喉切除。对一些经过筛选的病例也可行开放的垂直半喉切除或其他范围更大的部分喉切除术。Kirchner 及 Som 曾报道[173]，开放性部分喉切除术患者的 2 年生存率为 60%，治疗失败主要原因在于肿瘤向喉体下方扩展。Biller 及 Lawson 曾报道，部分喉切除术患者的 2 年绝对无肿瘤控制率为 73%（若声门下侵犯 > 5mm，则扩大切除部分环状软骨）[174]。Pearson 及同事们曾应用喉近全切术（NTL）治疗不适合行其他喉功能保留手术的肿瘤患者[175]；该术式保留一个杓状软骨及部分环状软骨，用来制作一个从气管分流的发音管道。患者仍需依赖气管切开呼吸，应用该发音结构发声。

放疗治疗 T_3 期肿瘤的局部控制率约为 50%[176]，低于手术的疗效。对于 T_3 期肿瘤，放疗后声带运动的恢复意味着对治疗敏感。在一项包含 14 例 T_{2b} 期及 T_3 期喉癌患者的研究中，5 例声带活动未恢复的患者均出现肿瘤复发，而 9 例声带活动恢复的患者未出现复发[177]。肿瘤的体积可用来预测放疗的敏感性，较大的肿瘤一般放疗效果较差[178]。对于可行部分喉切除的较小的 T_3 期病变，放疗可作为不愿行手术的患者的治疗方式。尽管手术切除的局部控制率一般要优于放疗[179, 180]。一天 2 次的增强放疗及调强放疗有助于改善局部控制率[181]。有关放疗的内容将在本分册第 38 章进一步讨论。对于体积较大的 T_3 期肿瘤，或者不适合行喉功能保留手术的肿瘤，全喉切除或放化疗是推荐的治疗方案。

一般来说，T_4 期声门型喉癌不适合行喉功能保留性手术，其治疗方案包括全喉切除，术后放疗或放化疗；喉近全切术；对于体积比较小、伴局限性软骨破坏的肿瘤，为了保留喉功能也可直接行放化疗。对于部分声门下侵犯较局限及杓间区未受累的病例，也可考虑行喉近全切术[182]。近年来，应用 TLM 治疗 T_3 期及 T_4 期喉癌取得了令人鼓舞的效果，有经验的手术医师可将该其作为保留喉功能的手术方式来治疗某些经选择的病例[183]。

T_4 期声门型喉癌行放疗后的局部控制率较低。

一篇著名的关于喉癌放疗的综述曾报道，25 例 T_4N_0 期声门型喉癌患者行放疗后，仅有 2 例存活 > 5 年 [184]。对于不能耐受或不愿行同步放化疗及全喉切除的患者，放疗或许也是一个提供局部控制的机会。一些新药物如西妥昔单抗等，可以提高部分患者放疗的疗效，带来的毒性也在可接受的范围内 [185]。

尽管试图避免全喉切除的努力是值得的，但放疗仍然会造成显著的局部组织破坏、瘢痕及持续性水肿。因此，虽然保留了喉部结构，但患者可能会遗留气道狭窄、声音质量较差、吞咽困难和（或）误吸等情况。若将放疗作为首次治疗的手段，密切随访十分必要 [186]，因为放疗的效果依赖于残留及复发病变的早期发现，但由于喉部放疗后已形成瘢痕，故对于早期诊断来说这是个挑战 [187]。为获得准确诊断而行的深部活检可导致或加重放疗性软骨坏死，PET 扫描有助于解决这个问题，其可用来监测肿瘤复发 [188]。

对经过筛选的 T_{4a} 期肿瘤可考虑行非手术性器官保留临床试验（将在后文中讨论）。对 T_{4a} 期肿瘤行器官保留治疗的成功率要低于 T_3 期肿瘤，因为软骨坏死一般预示着治疗敏感性较差。在对比同步放化疗、诱导化疗 + 放疗及单纯放疗疗效的美国肿瘤放射治疗协作组（RTOG）91–11 试验中，这类患者是被排除在外的 [189]。

T_4 期病变患者行全喉切除术时，若出现甲状腺触诊异常、原发声门下的肿瘤或声门型肿瘤累及声门下 > 1cm，则建议同时行甲状腺部分切除或次全切除 [190]。若喉前淋巴结（Delphian 淋巴结）阳性或出现软骨破坏，则提示甲状腺受侵可能，3%～8% 的切除的甲状腺组织中可发现癌灶。

（四）声门型喉癌的颈部治疗

声门型喉癌发生淋巴结转移的风险低于声门上或声门下型喉癌，这时因为声门区淋巴组织稀少，局限于声门区的肿瘤几乎不会转移至局部淋巴结。若确实发生转移，则转移的高危区域为喉前、气管前、气管旁淋巴结及颈深上、中、下组淋巴结（Ⅱ、Ⅲ及Ⅳ区）。

T_1 期及 T_2 期声门型喉癌的隐匿性淋巴结转移并不常见，故对于 N_0 分期一般不需要行选择性颈清扫 [191]。T_3 期声门型喉癌的颈部处理有较多争议。一般来说，T_3 期声门型肿瘤的隐匿性淋巴结转移不太常见，除非是肿瘤跨声门侵犯，后者发生隐匿性淋巴结转移的概率较高 [192]。2003 年一项美国全国范围内对耳鼻喉科医师的调查报告指出，87% 的医师会对 T_3N_0 的声门型喉癌患者的颈部进行处理，而 90% 的医师会对 T_4N_0 声门型喉癌患者的颈部进行处理 [193]。T_4 期声门型喉癌发生隐性淋巴结转移的概率较高，约为 20%，故对于该类患者，建议同时治疗颈部。若行手术治疗原发肿瘤，则建议行同侧的选择性颈清扫，包括气管旁淋巴结及颈部 Ⅱ～Ⅳ 区淋巴结。根据颈部淋巴结的病理情况，决定是否进行后续的放疗或放化疗 [194, 195]。若对原发肿瘤行放疗，则需将中央区及同侧颈部包含在放疗野内。

对于所有的 T 分期病变，若合并临床阳性的淋巴结，则需要进行更激进的治疗，治疗方式取决于原发肿瘤的处理。若行手术，则需行同侧全颈清扫，并根据病理诊断决定后续治疗。

若为多个淋巴结转移、包膜外侵犯、喉外侵犯、神经及淋巴管侵犯，则建议行术后放疗。近期两项研究表明，应用铂类药物的同步放化疗可改善局部控制率 [196, 197]。Cooper 及同事们发现，应用铂类药物的同步放化疗可使局部控制率提高 10%（82% vs. 72%）[196]，尽管急性Ⅲ级甚至更高级别的不良反应的发生率上升了 43%（34% vs. 77%）。Bernier 及同事观察到，应用铂类药物的同步放化疗可使 5 年无进展生存率上升 11%，但是亦伴随着较高的急性不良反应发生率 [197]。通过对这两项研究结果的综合分析发现，包膜外侵犯及显微镜下切缘阳性是术后化疗的主要高危因素 [198]，而化疗可增加放疗的疗效，但是合并 ≥ 2 个转移淋巴结的患者并未从化疗中获益。

同步放化疗可改善局部控制率，故若手术切除标本病理诊断提示不良，则可将化疗作为放疗的辅助手段。但是这需要仔细评估患者能否耐受治疗。治疗成功的关键在于治疗体系的完整性，不存在明显的治疗中断 [199-202]。最近的一项研究表明，年龄 > 70 岁的患者，若行放疗 + 卡铂的同步放化疗治疗，出现并发症的概率较高。

十五、声门上型喉鳞状细胞癌的治疗

声门上型喉癌发生颈部淋巴结转移的概率显著高于声门型喉癌，因此颈部淋巴结的处理是声门上喉癌治疗计划中的重要组成部分。与其他头颈癌类似，声门上型喉癌局部淋巴结的状态（N分期）是影响患者生存的最重要的预测因素。目前声门上型喉癌的治疗有多种方式，特别是对于早期原发肿瘤（T_1期及T_2期）。早期病变（Ⅰ期及Ⅱ期）多采用单一手段治疗，而进展期病变（Ⅲ期及Ⅳ期）多采用综合治疗。

Sessions 及同事们曾报道[204]，653 例声门上型喉癌接受除化疗以外的其他各种治疗措施后，所有分期病变的总体 5 年疾病特异性生存率为66%，Ⅰ期、Ⅱ期、Ⅲ期和Ⅳ期病变的 5 年疾病特异性生存率分别为 77%、74%、64% 和 50%，并没有哪一种治疗方式能够明显地改善生存率。接受开放性部分喉切除的患者，其喉功能保留率为 86%，而接受放疗的患者其喉功能保留率为73%。在另一项大样本（903 例患者）研究中，对Ⅰ期、Ⅱ期、Ⅲ期和Ⅳ期病变行功能保留性手术后，其未经校正的实际 5 年生存率分别为 84%、81%、76% 和 55%[205]。

需要着重强调的一点是，在美国喉癌患者的生存率在过去的 20～30 年中已经下降。Hoffman及同事们通过对国家癌症数据库的资料进行分析后发现[56]，在 10 年间声门上喉癌的 5 年相对生存率已经从 52.2%（1985—1987 年）下降至 47.3%（1994—1996 年）。生存率下降最显著的主要为T_1N_0 和 T_2N_0 的肿瘤患者，T_3N_0 的肿瘤患者的生存率下降的幅度略小，但仍较显著。他们认为，在这段时期内，治疗模式已经发生了改变，放疗及放化疗治疗的频率显著增加；并推断早期声门上喉癌患者生存率的下降是因为原发肿瘤及颈部的治疗已经不再激进的缘故。

（一）早期声门上型喉癌的治疗

对于早期声门上型喉癌，2 种常用的治疗方式为声门上喉部分切除术（SGPL）及放疗。对早期声门上型喉癌及部分 T_3 期肿瘤可通过开放性手术或经口激光手术完成声门上喉部分切除。

经典的开放性声门上喉部分切除术（OSGL）由 Alonso 于 1947 年首次提出[206]，并在随后由Ogura 及 Som 进一步改良[207, 208]。OSGL 的肿瘤学疗效的基础在于声门上区的胚胎发育是独立于声门区及声门下区的，尽管实际上并没有解剖结构的屏障[209]，在大多数情况下，声门上型喉癌都局限于声门上区。OSGL 切除了喉室底部以上所有的声门上结构，保留了双侧声带、双侧杓状软骨、舌根及舌骨（图 33-10）。其手术适应证为T_1 期、T_2 期及部分经选择的 T_3 期声门上区肿瘤。合并会厌前间隙侵犯的 T_3 期肿瘤，若无跨声门侵犯及声带运动受限，也可行 OSGL。OSGL 的禁忌证包括一般情况较差或存在并发症（如高龄、肺部疾病、神经系统疾病、已有吞咽困难及误吸症状等），声门区受累，声带活动受限或固定，甲

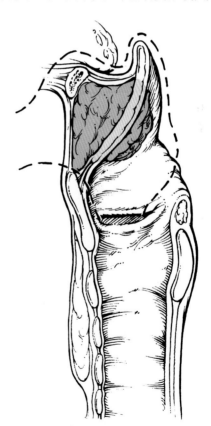

▲ 图 33-10　开放性声门上喉切除术示意图，整个声门旁间隙切除

改编自 Som ML. Conservation surgery for carcinoma of the supraglottis. *J Laryngol Otol* 1970;84:657.

Cummings

耳鼻咽喉头颈外科学（原书第6版）

状软骨或环状软骨侵犯，舌根受累且距轮廓乳头 < 1cm，舌肌受累[210]。OSGL 术后并发症非常明显，术后几乎所有患者均会出现不同程度的误吸。因此，仔细筛选患者对于治疗的成功非常重要。接受 OSGL 的患者必须具备良好的肺功能，可以耐受术后的误吸。若会厌舌面、舌根或一侧杓状软骨受累，则需行切除范围的更广泛的扩大 OSGL 术[210]。

OSGL 的肿瘤学疗效及功能效果已有较多文献报道。因为该术式破坏了咽肌、带状肌及咽喉部的感觉神经支配，吞咽功能会显著受到影响，特别是在术后早期。对所有患者均应行气管切开以保证气道的安全，避免低位气道受到误吸的影响。Suarez 及同事们曾报道[211]，约 10% 的患者会因慢性误吸而需要进行全喉切除。高龄（＞65 岁）是难治性误吸的主要的危险因素。另有 24% 的患者需要进行永久性气管造口。Bron 及同事们曾指出，约有 1/4 的患者会在术后早期出现误吸[212]，从术后至正常经口饮食所需的时间约为 16 天，至拔管的时间为 17d。

OSGL 在治疗早期声门上喉癌方面具有极佳的局部控制率，为 80%~100%[213-218]。Bron 及同事们曾报道[212]，对 T_1~T_3 期声门上型喉癌患者进行 OSGL 治疗，其 5 年局部控制率、局部区域控制率及总生存率分别为 92.5%、90% 及 92%。约 30% 的患者接受了辅助放疗，主要是切缘阳性及淋巴结病理诊断不良的患者。若出现软骨侵犯或喉外侵犯（如 pT_4 期），则局部控制率及生存率均较差。Suarez 及同事们曾报道，193 例行 OSGL 及颈清扫的声门上型喉癌患者[218]，过半数接受了辅助放疗。T_1 期及 T_2 期肿瘤的局部控制率分别为 98% 及 91%，但放疗并未改善总生存率。在 Bocca 的研究中[214]，537 例声门上型喉癌患者（主要为 T_2 期）中，Ⅰ期及Ⅱ期病变的局部控制率分别为 94% 和 82%，5 年总生存率为 78%。

Robbins 及同事们曾报道，对 139 例 T_2 期及 T_3 期声门上型喉癌患者[216]，若技术方面可行即行 OSGL 术（OSGL 组），若不可行则采取放疗（放疗组）或全喉切除术（全喉切除组）；OSGL 组及全喉切除组的 3 年局部控制率分别为 100%

和 91%。初始行放疗的患者其局部控制率为 69%，行挽救性全喉切除后局部控制率可提高至 85%；OSGL 组、全喉切除组及放疗组的 5 年生存率分别为 89%、78% 及 70%。

声门上型喉癌的经口激光显微外科手术（TLM）由 Vaughan 于 1978 年首次提出[219]，目前已成为可替代 OSGL 治疗声门上喉癌的一种选择。TLM 的手术适应证类似于 OSGL（如 T_1 期、T_2 期及部分经过筛选的 T_3 期肿瘤），尽管有些机构会应用 TLM 治疗更为进展的病变，如 T_4 期肿瘤[220, 221]。TLM 的手术禁忌证较少，仅包括肿瘤暴露不充分、肿瘤已侵犯颈部血管、切除范围广泛术后可能严重误吸（如广泛舌根受累）等[221]。颈清扫的适应证并没有因 TLM 的出现而发生变化，在切除原发肿瘤的同时可能需要进行双侧清扫，也可分期进行，在 TLM 数周后再行颈清扫[222]。TLM 的局部控制率类似于 OSGL，然而其功能方面的并发症却较少，因为喉外肌、咽肌、喉部的框架结构及喉上神经均被完整保留[223]。TLM 在功能方面的优势包括可避免行气管切开、术后吞咽功能影响较小，以及咽瘘的发生率较低等[220, 224]。

Ambrosch 及同事们曾于 1998 年报道了应用 TLM 治疗早期声门上喉癌的经验[220]，其中仅有 4% 的患者接受了辅助放疗，96% 的患者接受单纯 TLM；手术切除时均未行气管切开，仅 1 例因术后误吸行暂时气管切开；平均应用鼻饲管的时间为 6d，术后总体的吞咽功能良好。肿瘤学疗效类似于 OSGL：T_1 期和 T_2 期肿瘤的 5 年局部控制率分别为 100% 及 89%，T_2 期肿瘤经二次 TLM 或 OSGL 挽救后最终的局部控制率为 97%，总体的 5 年生存率为 76%。

在 Iro 及同事们的一项研究中[225]，包含接受 TLM 治疗的 141 例声门上型喉癌患者，主要为 T_1 期和 T_2 期，其中 ＞50% 的患者接受了颈清扫手术，45% 的患者接受了辅助放疗，13% 的患者在治疗期间需行气管切开，9% 的患者需行永久气管造瘘；需要进行永久气管造口的患者除 1 例外均为 T_4 期肿瘤，需要进行舌根的广泛切除。Ⅰ、Ⅱ、Ⅲ和Ⅳ期病变患者的 5 年局部控制率分别为 86%、75%、75% 及 78%，5 年无病生存率为 66%（Ⅰ、

Ⅱ期病变为 75%，Ⅲ和Ⅳ期病变为 56%）。

Motta 及同事们曾报道 124 例 T₁~T₃ 声门上型喉癌患者[226]，均接受 TLM 切除，颈淋巴结为阴性，发现 T₁ 期、T₂ 期和 T₃ 期病变的局部控制率分别为 82%、63% 和 77%。喉功能保留率分别为 89%、85% 和 95%，总生存率分别为 91%、88% 和 81%。Rudert 等曾进行一项应用 TLM 治疗进展期声门上喉癌的研究[227]，其中多数患者（24/34）接受了放疗，近 20% 的患者需行气管切开；T₁ 期、T₂ 期、T₃ 期和 T₄ 期肿瘤的局部控制率分别为 100%、75%、78% 和 37%，Ⅰ、Ⅱ期病变患者的总生存率为 71%，Ⅲ和Ⅳ期病变患者的总生存率为 50%。

Peretti 及同事们曾对比分析 T₁ 期和 T₂ 期声门上型喉癌患者在 TLM 和 OSGL 后的功能效果[223]，TLM 组中有 14% 的患者需行暂时性气管切开，而 OSGL 组 100% 的患者均需行气管切开，拔管的平均时间为 35 天；2 组患者中均无须行永久气管造口者，TLM 组中 21% 的患者术后需行鼻饲管进食，平均需应用 5d，而 OSGL 组 100% 的患者均需行鼻饲管进食，平均需应用 19 天，2 组患者均无永久应用鼻饲管者；TLM 组患者的平均住院时间为 11d，而 OSGL 组为 26d；术后声音质量方面 2 组并无显著性差异。

经口切除也可通过机器人技术来完成。有学者曾报道，应用经口机器人手术（TORS）治疗声门上喉癌，取得了与 TLM 相似的肿瘤学疗效及功能效果[228-230]。术者显露肿瘤及置入器械行 TORS 的能力受到狭窄术野的限制，TORS 的广泛应用需要未来进一步的微型化及改良设计，以改善手术的显露及入路。

辅助放疗在 TLM 治疗方面的作用尚不明确，在一些研究中，高达 94% 的患者在 TLM 术后都会接受辅助放疗[231]。

Zeitels 及同事们曾指出[232]，位于某些解剖亚区的小的 T₁ 期或 T₂ 期病变（舌骨上会厌、杓会厌皱襞、前庭襞）可行内镜下 TLM 切除，而不需要进行放疗。但是对于较大的病变（T₂ 期、T₃ 期），则建议内镜切除后行辅助放疗，若行 TLM 的患者其手术切除标本未获得阴性切缘，放疗后局部控制失败的概率较高，表明放疗不能控制原发部位的残存肿瘤。Davis 及同事们提出，TLM 是一种新的辅助治疗手段[233]，应用 TLM 切除所有原发部位肿瘤并获得阴性切缘，随后行放疗控制微小的残留病灶。应用这种治疗模式处理 T₂ 期声门上型喉癌，对颈部淋巴结阳性的患者行 TLM 及颈清扫，83% 的患者接受了辅助放疗。超过 1/3 的患者为会厌前间隙受累的 T₃ 期病变，单纯手术组的局部控制率为 100%，综合治疗组的局部控制率为 97%，淋巴结阴性、接受颈部放疗的患者的区域控制率为 96%，淋巴结阳性、接受颈部手术 + 放疗的患者其区域控制率为 91%；TLM/RT 组的总生存率为 63%，而单纯 TLM 组的总生存率为 50%，因为该组发生非肿瘤相关死亡的概率偏高；3% 的患者需永久行鼻饲饮食，但无永久气管造口者；术后至可经口进食所需的平均时间为 14d。

与手术相比，放疗的局部控制率偏低，特别是对于大块病变，故 Agrawal 及同事建议应用 TLM 行减瘤术或许可以改善放疗的疗效[231]。在一项前瞻性研究中，T₁N₀ 期和 T₂N₁ 期声门上型喉癌经 TLM+ 辅助放疗后，3 年局部控制率为 97%，其中仅 1 例复发，接受挽救性全喉切除术；患者总生存率为 88%。但与其他研究相比，功能效果偏低，可能是因辅助放疗的原因；21% 的患者吞咽障碍持续的时间较长（3~10 个月），9% 的患者需永久经鼻饲管进食。但参与研究的部分学者并不建议对所有患者应用放疗，其更倾向于将手术作为主要的治疗模式。

对于不适合喉部分切除术的喉肿瘤患者，放疗在其治疗体系中扮演了重要的角色，这部分患者往往不能耐受手术，或不愿意行手术治疗。一般来说，对于早期声门上型喉癌，手术切除较放疗可以带来更高的局部控制率[234]；对于进展期肿瘤，单纯放疗的效果比手术（联合辅助放疗）或同步放化疗的效果差，但是对于不适合行同步放化疗而又想保留喉的患者来说，放疗可作为单一的治疗方法。但放疗也存在并发症，包括吞咽障碍、误吸、喉水肿、软骨坏死等，这些并发症导致患者需行气管切开或全喉切除[234]。

Harwood 曾报道 T_1N_0 期、T_2N_0 期、T_3N_0 期和 T_4N_0 期肿瘤行放疗后的初始局部控制率分别为 70%、68% 和 54%[235]。Mendenhall 及其同事对 209 例声门上型喉癌患者进行放疗[234]，结果显示 T_1 期、T_2 期、T_3 期和 T_4 期病变的局部控制率分别为 100%、85%、64% 和 36%，复发的患者通过全喉切除或 OSGL 挽救后最终的局部控制率分别为 100%、88%、81% 和 57%。Ⅰ 期、Ⅱ 期、Ⅲ 期、$Ⅳ_a$ 期和 $Ⅳ_b$ 期病变的特定原因生存率分别为 100%、92%、75%、47% 和 32%。肿瘤体积（$< 6cm^3$）及声带运动状况是预测局部控制率的显著指标。Hinerman 及同事们曾对 274 例声门上喉癌患者行放疗，伴或不伴颈清扫[236]，T_1 期、T_2 期、T_3 期及 T_4 期病变放疗后 5 年局部控制率分别为 100%、86%、62% 和 62%。Ⅰ 期、Ⅱ 期、Ⅲ 期、$Ⅳ_a$ 期和 $Ⅳ_b$ 期病变的特定原因生存率分别为 100%、93%、81%、50% 和 49%。

Spriano 及同事对 166 例 Ⅰ 期和 Ⅱ 期声门上型喉癌患者进行研究，比较放疗与部分喉切除 + 颈清扫的疗效[237]，手术组较放疗组有较好的 5 年无病生存率，分别为 88% 和 76%；手术治疗失败后再次行手术挽救的有效率为 66%，而放疗失败后行手术挽救的有效率为 50%。改良的分割疗法也曾被应用于治疗声门上型喉癌，一些报道曾指出，较每日 1 次的放疗，每日 2 次的超分割放疗可提高局部控制率[238-240]。

（二）进展期声门上型喉癌的治疗

进展期声门上型喉癌（如 T_3 或 T_4 期病变）的传统治疗方式为全喉切除，双侧颈清扫及术后放疗。然而，为了改善患者的生存质量，喉功能保留目前也是喉癌治疗的一个重要目标[241]。目前对于这类进展期病变的治疗方式包括手术切除（全喉切除或对经选择的病例行部分喉切除）+ 双侧颈清扫 + 辅助放疗或同步放化疗，以及同步放化疗 + 手术切除[242]。

美国退伍军人事务部喉癌研究组发表于 1991 年的研究报道是进展期喉癌非手术器官保留治疗及化疗的发展中一个里程碑[243]，其中约 2/3 的患者（208/332）为声门上型喉癌，大多数肿瘤为 T_3

期病变。关于进展期喉癌非手术治疗方面研究的设计及结果将在本章的后半部分讲述。

另一个重要的探索进展期喉癌非手术治疗的实验是头颈协作组于 2003 年报道的研究（RTOG 91–11）[199]，其中 ≥ 2/3 的患者（356/518）为声门上肿瘤，体积较大、侵犯舌根 > 1cm，或者侵透软骨的 T_4 期肿瘤被排除在研究范围之外；同步放化疗组的局部控制率（78%）及喉功能保留率（88%）明显高于诱导化疗组及单纯放疗组。这项研究的结果使得同步放化疗成为进展期喉癌（T_2 期、T_3 期及体积较小、无明显软骨破坏的 T_4 期肿瘤）非手术器官功能保留治疗的标准治疗方法。器官保留非手术治疗的内容将在后文中进一步讨论。

进展期原发肿瘤的治疗传统上可通过全喉切除，尽管这仍然是目前最常应用的方式，喉功能保留性手术，如 OSGL、扩大 OSGL，环状软骨上喉部分切除（SCPL）或 TLM 也可用来处理某些经选择的病例。SCPL 由 Majer 及 Rieder 于 1959 年首次提出[244]，其为一种器官保留性外科手术，目的在于保留喉的功能，同时又不需要任何形式的气管造口，可作为放疗后挽救性治疗的主要方法[245]。该术式切除了双侧声带、室带、声门旁间隙，整个甲状软骨板及会厌，保留舌骨及环状软骨。一个杓状软骨可被切除，但至少要保留一个完整的环杓单元，便于术后功能的恢复。肿瘤切除后，将舌骨、舌根同环状软骨紧密吻合来关闭喉腔，称之为环状软骨 – 舌骨吻合（CHP）。SCPL+CHP 术式可用于经过筛选的 T_2 期、T_3 期及 T_4 期声门上型喉癌及跨声门型喉癌：T_2 期病变，声门、前联合或喉室底部受累，或声带运动障碍，故不适合行 OSGL；T_3 期跨声门型及声门上型喉癌，声带固定和（或）声门旁间隙受侵；T_4 期跨声门型及声门上型喉癌，甲状软骨局灶性破坏，无软骨外膜受侵及喉外侵犯[244]。该术式的禁忌证包括一般状况差、肺功能不良、环杓关节受侵、后联合受侵、声门下受侵、舌骨受侵、甲状软骨外膜受侵和喉外侵犯[210, 246]。

SCPL+CHP 手术的肿瘤学疗效极佳，5 年生存率为 67%～95%，局部控制率为 88%～95%[244, 247]。复发病变可行全喉切除处理。一般来说，SCPL 术后喉功能恢复较好，所有患者早期需行气管切开及鼻饲饮食[245, 248]，但对于绝大多数患者来说都是暂时性的。偶尔会因难治性的误吸而行全喉切除术[166, 245]。SCPL最主要的缺点是声音质量较差[244]。

综上所述，T_3期或T_{4a}期声门上型肿瘤，若无广泛舌根受侵及软骨破坏，为了保留喉功能，可行非手术器官功能保留治疗（同步放化疗），或是针对一些经过筛选的病例行喉功能保留手术（联合辅助放疗）。手术治疗后可行辅助放疗或同步放化疗，全喉切除可作为手术或非手术器官保留治疗失败后的挽救措施。对于广泛软骨破坏及喉外侵犯的T_4期肿瘤，建议将全喉切除作为首次治疗的措施。

（三）声门上喉癌的颈部治疗

声门上喉癌有较高的临床阳性及隐匿性局域淋巴结转移的发生率，通常转移至Ⅱ、Ⅲ和Ⅳ区，发生双侧转移的频率亦较高。除T_1期病变外，对于所有的颈部临床阴性的声门上型喉癌，均建议行选择性治疗。是否采用手术或放疗治疗颈部取决于肿瘤原发部位的处理。对于早期病变（T_1期和T_2期病变），可采用单一的治疗方法，如单纯手术或放疗来治疗原发肿瘤及颈部。通过部分喉切除治疗原发肿瘤后，颈部仍需行淋巴结清扫术。对于进展期肿瘤（T_3期和T_4期），通常采用综合治疗。非手术器官保留治疗，如同步放化疗或放疗，可作为首次治疗的方法，将原发部位和（或）颈部的手术治疗作为挽救的方式。Alpert及其同事曾应用放疗治疗颈部淋巴结阴性的喉癌患者[249]：对于N_0期病变的患者，双侧颈部均行放疗；对于单侧颈部淋巴结转移的患者，转移侧行颈清扫手术，对侧行放疗，该研究发现颈部淋巴结临床阴性侧仅有3%出现治疗失败。

N_0期声门上喉癌颈部的标准治疗方式为双侧Ⅱ～Ⅳ区择区性颈清扫。有部分研究指出，若Ⅱ～Ⅳ区出现临床明显的淋巴结转移，Ⅰ区和Ⅴ区也出现转移的情况比较少见；但若侧颈部为隐匿性转移，则Ⅰ区和Ⅴ区不会出现转移[100, 250, 251]。对于N_0期及N_1期病变，择区性清扫（Ⅱ～Ⅳ区）同全颈清扫（Ⅰ～Ⅴ区）的效果相同[252]。进一步

研究发现，N_0期声门型和声门上型喉癌转移至Ⅱ$_b$亚区及Ⅴ区的情况非常少见，因此Ferlito及同事们建议对于这类患者可以行Ⅱ$_a$及Ⅲ区的超选择性清扫[107]。但需要注意的是，有一项研究的结果是与上述发现不同的，该研究发现cN_0期声门上型喉癌患者出现Ⅰ区隐匿性转移的概率为82%[104]，57例患者在就诊时为cN_0期，其中有34例接受了择区性颈清扫，其余23例则继续观察。在接受颈清扫的患者中，30%的患者（10例）颈部淋巴结组织学检查为阳性；而接受继续观察的患者中，30%（7例）颈部淋巴结组织学检查为阳性。在这17例颈部淋巴结临床阴性而病理阳性的患者中，82%的患者（14/17）出现Ⅰ区转移（下颌下三角），100%的患者出现Ⅱ区转移。

临床对颈部淋巴结阳性患者的处理争议较少。若手术为首次的治疗方式，则对于N_1期病变来说，颈部淋巴结择区清扫（Ⅱ～Ⅳ区）与全颈清扫的效果相似。但是对于广泛转移的病变（N_2期和N_3期），需行全颈清扫[252, 253]。有研究报道，双侧颈清扫可将声门上型喉癌手术治疗后局部控制失败的概率从20%下降至8%[254]，未行清扫的对侧颈部往往是复发的主要部位。若病理诊断提示不良，则需行辅助放疗。不良因素包括多个淋巴结受累、包膜外侵犯或软组织受累[205, 214, 255]。

总之，对于声门上喉癌N_0期和N_1期病变来说，通常行双侧择区性颈清扫（Ⅱ～Ⅳ区）。对于N_2期及N_3期病变，颈部淋巴结阳性侧需行全颈清扫，若对侧颈部淋巴结为阴性，可行择区清扫。若首次治疗为非手术，则需将双侧颈部均包含在放疗野内。

十六、声门下型喉鳞状细胞癌

声门下型喉癌的治疗通常需要全喉切除和术后放疗。因为喉框架结构通常已被侵犯，若行部分喉切除，切除部分环状软骨后，喉部的重建比较困难。通常需要同时切除同侧的甲状腺及气管旁淋巴结（图33-11）。有时可能出现远端气管侵犯，这需要切除部分低位气管及胸部柄。肿瘤也可累及后方的颈段食管，对于出现淋巴结转移及喉外侵犯的患者，术后放疗需将上纵隔包括在内；或

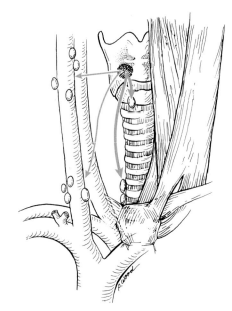

▲ 图 33-11　原发声门下肿瘤淋巴结转移的路径：沿黏膜下淋巴管至气管旁淋巴结，并可沿颈内静脉中、下淋巴链扩散

者行同步放化疗，以减少造口处复发的可能性[97]。

尽管治疗方法广泛，但是声门下型喉癌的预后仍很差。Vermund 曾报道[184]，声门下型喉癌患者放疗及手术治疗生存率分别为 36% 和 42%。Stell 及 Tobin 报道，声门下型喉癌的病死率为 44%[256]。在最近的一项研究中，Garas 和 McGuirt 报道 15 例声门下喉癌患者[97]，其 3 年生存率为 25%，多数患者就诊时已为进展期病变。对早期病变可考虑行放疗，但相关的资料较少。

十七、非手术器官保留治疗

20 世纪 80 年代前后，一系列的研究发现，进展期头颈癌术后放疗开始前若加行化疗，可使肿瘤完全消退的概率明显增加，且与生存期延长显著相关[257-259]。通过肿瘤对化疗的敏感性可预测其放疗的敏感性。然而，这些反应性的提高并没有转化成为生存率的增加[260]。

这些早期的研究给美国退伍军人事务部喉癌研究组 1991 年的研究提供了理论基础[243]。第一个大数据的前瞻性随机研究证实了化疗的疗效，并提出进一步筛选合适的患者可有效避免全喉切除。这个多中心的研究报道了 332 例之前未经治疗的Ⅲ期和Ⅳ期喉癌患者，患者被

随机分为诱导化疗 + 放疗组和手术 + 放疗组（图 33-12）。第一组患者先接受两个周期的诱导化疗：对治疗不敏感者立即行全喉切除术，敏感者接受 3 个周期的化疗后再行放疗，若有病变残留则行挽救性全喉切除术（图 33-12），该组患者的喉功能保留率为 64%，但仅有 39% 的患者的喉功能是完整的；两组的 2 年生存率均为 68%。之后的随访研究发现，5 年后喉功能保留率下降了10%，两组的生存率无明显差异[261]。

为了进一步明确化疗和放疗对喉功能保留的作用，同时也为了明确同步放化疗是否可作为放疗敏感性的指标，以便进一步提高器官功能保留的可能性，头颈协作组进行了一项前瞻性随机研究[189]，将 518 例患者随机分为 3 个治疗组：诱导化疗 + 放疗组、同步放化疗组、单纯放疗组（图 33-13），先前未行治疗的Ⅲ期和Ⅳ期声门型及声门上型患者被纳入该研究，这组患者若进行手术治疗则需行全喉切除。T₁期肿瘤、体积较大伴软骨破坏的 T₄ 期肿瘤、突破甲状软骨的肿瘤或广泛舌根受累者被排除在研究范围之外。2 年后，同步放化疗组的喉功能保留率为 88%，而诱导化疗 + 放疗组及放疗组分别为 75% 和 70%。3 组的总生存率比较相似，为 54%～56%。同步放化疗组较高的喉功能保留率也伴随着更高的不良反应的发生率，为 82%，而诱导化疗 + 放疗组及放疗组分别为 81% 和 62%。在非手术治疗失败的患者中，全喉切除可挽救大约 3/4 的患者。

Adelstein 及同事们比较了放疗和同步放化疗治疗Ⅲ期及Ⅳ期喉癌的情况[262]，并观察到两组无复发间期有显著差异（51% vs. 62%），但 2 组的

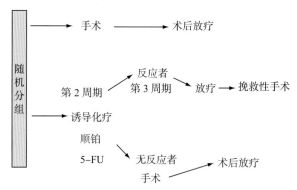

▲ 图 33-12　欧洲癌症研究与治疗联合会的治疗模式图

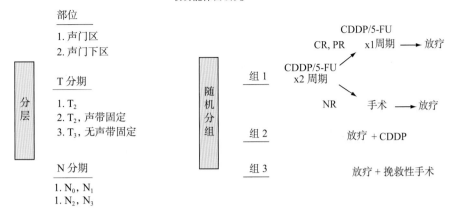

▲ 图 33-13　美国国家癌症学会喉功能保留研究的模式图

5 年总生存率比较接近（48% vs. 50%），作者认为这是由于非肿瘤相关性死亡及挽救性手术的原因。大多数有关头颈部同步放化疗的研究都没有特别关注喉癌，其中也没有大量的喉癌患者[242]。最近 Urba 及同事再次研究了诱导化疗的作用[263]。应用一个周期的化疗来筛选进展期喉癌患者，这些患者进一步接受同步放化疗，其 3 年特定原因生存率及总生存率分别为 87% 及 85%，喉功能保留率为 70%。

尽管这些研究的结果是令人鼓舞的，非手术器官保留治疗仍有较多缺点，特别是其毒性，这是在制定治疗计划时必须要考虑到的因素。在 RTOG 91-11 研究中，与其他两组相比，同步放化疗组出现的急性毒性反应更为频繁且严重。这些急性毒性反应包括化疗相关不良反应（如白细胞减少、恶心及呕吐等）及严重的放射性黏膜炎[189]。同步放化疗组早期或晚期严重毒性反应的总发生率为 82%。3 组患者的言语能力无显著差异，2 年后有 3%~8% 的患者出现中重度言语损害。然而，吞咽障碍的发生率较高。行同步放化疗的患者中，有 26% 的患者在治疗 1 年后会出现吞咽障碍。治疗 2 年后，3 组患者吞咽障碍的发生率无明显差异，但有 15% 的行同步放化疗的患者报告仍有进行性的吞咽障碍。若患者行非手术治疗后出现病变复发或残留、软骨坏死或难治性误吸，需行手术治疗（通常是全喉切除术）时，先前的放疗及同步放化疗也会给患者及手术医师带来许多问题。在 RTOG 91-11 随后的研究中，Weber 及

同事们指出，器官保留治疗后行全喉切除的并发症在可接受范围之内[264]，但是他们也注意到高达 30% 的患者会出现咽瘘，同步放化疗组出现咽瘘的概率最高，但 3 组间的差异并不显著。

在制订非手术器官保留治疗方案时必须依据 2 个重要的原则：①若考虑应用新辅助化疗或同步放化疗，一旦患者治疗失败，在生存率不受影响的前提下，必须行挽救性全喉切除术[265]；②同步放化疗的成功依靠的是治疗计划完成的完整性。若因毒性等原因出现治疗的中断，则放疗的效果会显著下降[266]。因为非手术治疗有显著的毒性及死亡率（2%~4%），若在治疗过程中患者合并其他疾病、获得的社会支持较少，则患者完成整个治疗计划及获益的可能性较小。

这类经过外部密切监督的非手术喉功能保留治疗临床试验的成功也受到了质疑。Hoffman 及同事们注意到，在 1985—2001 年间[56]，进展期声门型喉癌、早期及 $T_3N_0M_0$ 期声门上型喉癌患者的生存率出现了显著的下降。而就在这同一时期，非手术喉功能保留治疗的应用出现了明显的增加。近期，Chen 及 Halpern 通过美国国家癌症数据库分析了 7019 例喉癌患者的资料[267]，发现对于 IV 期喉癌，较同步放化疗相比，全喉切除同患者生存率提高显著相关。

非手术喉功能保留治疗后颈部的处理

在所有的喉功能保留治疗策略中，颈部及原发灶既要同时处理，亦需单独对待。若原发灶及

颈部都对治疗有完全的反应，则肿瘤专家们并不是都同意再对颈部进行处理。传统上，在放疗或同步放化疗完成后，若在颈部发现任何的残留病灶（临床体检或影像学评估），均需行颈清扫术[243]。在VA研究的早期阶段，有106例患者接受了诱导化疗+放疗，其中46例患者为 N_2 期和 N_3 期病变[243]。在这46例患者中，18例患者（39%）对治疗表现为完全反应，16例患者（35%）为部分反应，12例患者（26%）对治疗无反应。在对治疗完全反应的患者中，50%的患者为 N_2 期，33%的患者为 N_3 期。这些数据表明初始淋巴结的大小同治疗的反应无直接关联。在这18例颈部获得完全反应的患者中，5例患者最终接受了颈清扫术。在28例未获得完全反应的患者中，19例接受了颈清扫术。若颈部复发迟发出现，则生存率较低（< 30%）。若颈部对综合治疗反应较差，行挽救性手术后仍预后很差。

之后的同步放化疗应将关注点放在颈部转移方面，并警惕一个问题。对同步放化疗有完全反应的患者行常规的颈清扫手术后，仍有一定概率阳性转移的证据，据报道发生率为14%～39%[268]。而对治疗未获得完全反应的患者其颈清扫术后的标本中，大多数不能发现肿瘤的病理证据[269, 270]。进一步的研究发现，若患者行同步放化疗未再行颈清扫术，其颈部复发率也较低（0%～6%）[271]。可以这样假设：病理检查发现肿瘤的标本中，肿瘤细胞已失去活力，但尚未被机体完全清除。对治疗结束后仍有肿瘤存在的鼻咽癌患者的研究发现，若患者对治疗表现为完全反应，治疗结束后每2周即行一次活检，至术后12周仍有可能发现肿瘤阳性的证据[272]。治疗后每3个月即行一次PET检查来评估疗效，若PET检查结果为阴性则可认定不存在病变残留。对于 N_1 期及 N_2 期病变，PET检查可预测患者经治疗后能否避免行颈清扫术。

十八、复发鳞状细胞癌的治疗

大概有2/3的喉癌复发病例可行挽救性治疗，因此密切随访及对任何潜在的复发进行彻底检查至关重要。放疗或同步放化疗治疗失败后可进一步行手术挽救，手术治疗失败后可再次行手术、放疗或同步放化疗挽救。

复发（或残留）病变的检测比较有挑战性，而且自从非手术器官保留治疗出现后，这种检测也日趋重要。因为炎症、水肿、纤维化或瘢痕的存在，放疗或同步放化疗之后的喉部状态难以评估。复发病变导致的症状根据原发肿瘤的位置及复发肿瘤的特点不同而差异较大。局部复发的特点包括：持续性水肿、声带增厚、声带运动障碍、声带固定、白斑、团块状病变或溃疡等[273]。复发的肿瘤可能位于黏膜下，可能需行深部活检，浅表的活检可能仅取到上皮组织，导致诊断错误。对放疗后的喉部行深部活检时有可能导致感染、软骨膜炎或放射性软骨坏死的可能[274]。复发病变须同放疗导致的水肿、软骨膜炎或软骨坏死等情况相鉴别，因为这些疾病的临床表现比较相似，活检仍然是诊断复发病变的金标准。

已有研究报道，非手术器官保留治疗后行PET检查可成功区分喉软骨坏死与残余或复发病变，这可避免不必要的活检[188, 275]。PET诊断喉部复发或残留肿瘤的敏感度及特异度分别为80%和81%，而CT为58%和100%[276]。在另一项研究中发现，PET诊断复发肿瘤的准确率要优于CT及临床检查，分别为79%、61%和43%[277]。目前PET在诊断复发肿瘤领域的应用价值仍在评估中，而且有一项前瞻性的研究正在进行，该研究的目的是比较PET+直接喉镜活检同PET检查阳性+直接喉镜活检之间的差异[278]。

超过一半的复发肿瘤患者为 T_3 或 T_4 期跨声门型肿瘤[279]。复发喉癌的标准治疗方式为全喉切除。然而，应用部分喉切除术治疗复发喉癌已有几十年的历史，尤其适用于放疗后失败的早期病变。Som曾于20世纪50年代报道应将开放入路手术（喉裂开术）作为放疗后失败后的挽救治疗[280]。在1970年，Biller及同事们提出挽救性部分喉切除术的排除标准[281]：声门下侵犯 > 5mm，软骨侵犯，对侧声带受累，杓状软骨受累（声带突除外），声带固定及同原发部位无关联的复发。Ballantyne及Fletcher曾报道78例早期声门癌放疗后复发的病例[273]，发现75%的病例可行挽救性治疗，其中 85% 的患者行全喉切除术，其余患者则行部分喉切除术。最近来自该机构的研究发现，尽管存在各种喉功能保留性手术方式，如 TLM 和 SCPL，70% 的早期复发性声门癌（T_1 期及 T_2 期）仍需行全喉切除术[282]。

因此喉功能保留手术仅适用于少部分早期复发的病例。在过去的 50 年中，有许多学者报道了开放性部分喉切除术的疗效[280, 281, 283, 284]。最近的一项研究表明，SCPL 手术具有非常好的肿瘤学疗效[245, 285, 286]。TLM 可有效应用于早期的复发病例，对于部分经选择的进展期病例，需要有经验的外科医师实施手术[282, 287-289]。

非手术器官保留治疗目前已非常广泛，逐渐成为喉癌的主要治疗方法[56]。然而手术治疗仍然扮演了重要的角色，而且对于原发部位或颈部复发或残留病变、放射性软骨坏死、难治性误吸、喉狭窄及咽食管狭窄等来说，手术治疗仍是重要的治疗手段。这些放疗作用于喉部软组织带来的功能方面的不良反应，显著减少了组织的血供，并造成了纤维化[290, 291]。尽管增加化疗可改善治疗的效果，但是同时也增加了这类不良反应的发生率及严重程度[189, 264]。且放疗或同步放化疗后的患者行手术治疗后，有很高的术后并发症的发生率。Weber 及同事们在 RTOG 91-11 中即观察到行挽救性手术的患者术后伤口愈合不良，而且有较高的咽瘘的发生率[264]。尽管同步放化疗组患者出现咽瘘的概率较高（30%），但是差异并不显著。手术时间同术后并发症的发生率之间并无关联。

Davidson 及同事们增报道 88 例单纯放疗后接受挽救性手术的患者[292]，5 年生存率为 35%，生存率同原发肿瘤的 TNM 分期及复发肿瘤确诊的时间无明显关联，接受咽切除术的患者出现手术并发症的概率最高（48%），27% 的患者出现咽瘘。Sassler 及同事们研究了非手术器官保留治疗后再次行手术治疗的患者的情况[293]，发现总体并发症的发生率为 61%。治疗后 1 年内行手术发生并发症的概率为 77%，治疗后超过 1 年再行手术，发生并发症的概率只有 20%。这项结论与 Davidson 及其同事的研究结果相反。在后者的研究及其他文献中可以发现[292]，手术进入咽腔时，手术并发症发生的概率显著增加。仅行颈清扫术而不进入上呼吸消化道时，出现并发症的概率很低。Sassler 观察到咽瘘的发生率为 50%，咽瘘愈合需要平均 7.7 个月的时间。放疗或同步放化疗失败行全喉切除或全喉咽切除后灵活运用游离组织移植修复可减少咽瘘发生的概率及咽瘘持续的时间，并减少了狭窄发生的概率及依赖鼻饲管进食的持续时间[294, 295]。

对于非手术器官保留治疗后再次行手术的患者来说，伤口感染、延迟愈合及瘘的形成并不是完全归因于放疗或同步放化疗，也可能是营养不良、代谢异常及其他并发症的结果。因此当这类患者需行手术治疗时，他们的营养状态、甲状腺功能及总体的一般状况必须提前纠正到最佳状态。

造口复发

全喉切除后气管造口周围复发是一个不良的信号。造口复发通常比较隐匿，当病变已非常广泛时有可能才被发现。瘘口复发可能是因气管旁淋巴结受累、甲状腺受累、术中肿瘤细胞种植或声门下受侵、气管切除范围不够所致。声门下喉癌患者最易出现造口复发[296, 297]。

造口复发的治疗有较多并发症，难以成功。因此预防造口复发非常重要。当出现造口复发的风险较高时（如原发声门下肿瘤、声门型喉癌累及声门下范围较广或 T_4 期声门型喉癌），同侧的甲状腺腺叶需要一同切除，同时清扫双侧的气管旁淋巴结；需行辅助放疗，放疗野需将上纵隔包含在内。Rubin 及同事们曾报道，多数的造口复发都是来源于原发声门下的肿瘤（12/15）[142]。

Sisson 首次施行了造口复发肿瘤的局部扩大切除及纵隔清扫[298]，并将造口复发肿瘤分为 4 类（图 33-14）。造口复发的手术治疗有显著的并发症的发生率及死亡率，这些并发症包括大血管损伤、纵隔炎、低钙血症及瘘。不建议对 III 期及 IV 期造口复发肿瘤进行激进的治疗，因为这类患者的预后非常差[299]。Sisson 指出，进展期头颈癌纵隔控制失败是一个影响治疗效果的非常重要的因素[298]，对于 T_4 期声门及声门下型喉癌，若出现淋巴结转移，则需行纵隔镜检查。

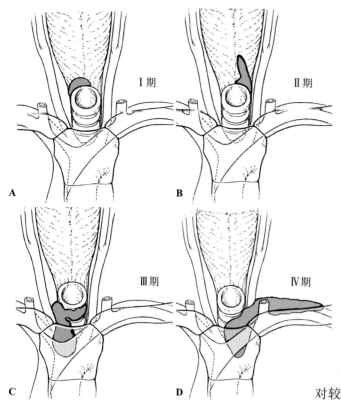

◀图 33-14 造口复发

A. Ⅰ期；B. Ⅱ期；C. Ⅲ期；D. Ⅳ期（引自 Sisson GA. Ogura memorial lecture: mediastinal dissection. *Laryngoscope*1989;99:1264.）

十九、预后及预后指标

喉癌的 5 年相对生存率为 64%，声门上型、声门型和声门下型喉癌的 5 年相对生存率分别为 47%、79%、30%～50% [56, 110]。喉癌患者的预后受各种因素影响，这些因素可分为疾病因素及患者因素。

（一）疾病因素

1. 临床特征

喉癌患者最重要的预后指标是临床分期。随着 T 分期或 N 分期的增高，患者生存率显著下降[300, 301]。在预测生存率方面，N 分期的重要性高于 T 分期[302]。淋巴结阴性的患者其总生存率明显高于淋巴结阳性的患者[301]。在出现颈部转移的患者中，组织学检查发现包膜外侵犯是一个不良的预后信号，可显著降低生存率[303, 304]。发生远处转移的患者预后差，5 年生存率不足 10% [113]。肿瘤的原发部位是影响预后的第二大因素，声门型喉癌预后最好，声门下型喉癌预后最差[56, 110]。

喉部肿瘤体积较大时，放疗的局部控制率相对较差[305, 306]。声带固定将喉癌的分期提升至 T_3 期，但是声带运动受限也是一个重要的临床特点。T_2 期肿瘤伴声带运动受限时，放疗的局部控制率会下降。Harwood 及 DeBoer 建议将 T_2 期肿瘤进一步分为 T_{2a}（声带运动正常）期和 T_{2b}（声带运动受限）期[19]。最近的一项研究曾发现，14 例 T_{2b} 及 T_3 期肿瘤患者行放疗（伴或不伴化疗）后声带运动未能恢复，均出现局部复发，而声带运动恢复的患者无 1 例出现复发。

2. 影像学特点

许多研究致力于探索原发肿瘤影像学特点是否能够预测肿瘤治疗的效果，特别是放疗及同步放化疗的疗效。若 CT 或 MRI 检查发现特定部位或结构受侵（如前联合、会厌前间隙或喉软骨），甚至肿瘤接近甲状软骨，基于这些发现可预测局部控制情况[307-311]。通过 CT、MR 或 PET 检查衡量的肿瘤体积，也是一个可信赖的预测局部控制的指标，尽管它并不总是一个独立的预测因子[311-314]。PET 检查是最能准确衡量肿瘤体积的方法，而 CT 及 MRI 则可能高估肿瘤范围[315]。其他可通过 PET 获得的潜在的预后因素：原发肿瘤的高 FDG 摄取率与其较差的局部控制率及无疾病生存率相关[316, 317]。目前并没有基于 CT、MRI 及 PET 的可预测局部控制的标准[121]。

3. 组织学特点

已有研究报道，一些肿瘤组织学的特点可预测预后。最重要的就是颈部转移淋巴结的包膜外侵犯，这与头颈鳞状细胞癌生存率降低显著相关，也包括喉癌[303, 304]。肿瘤的组织学类型也比较重要，一些变种鳞状细胞癌的生物学行为不同于典型鳞状细胞癌。疣状癌同典型鳞状细胞癌相比，侵袭性较低，预后较好，但是腺鳞状细胞癌却正好相反。这将在后文中详细讨论。

肿瘤的组织学分级（高、中、低分化）[318, 319]、侵犯的方式（推进式边缘及浸润性边缘）[92, 320]、是否合并神经或血管侵犯[321]，也可影响局部控制率及生存率。

开放性喉部分切除术后若原发肿瘤的切缘为阳性，则发生局部复发的风险明显增加[322, 323]。尽管肿瘤外科最重要的原则是原发肿瘤的完整切除，但是有报道指出，行内镜激光切除时，有时切缘即使非常贴近肿瘤也不会影响局部控制率[324]。

DNA 倍数的预后意义目前尚有争议，但是在喉癌中已经被证实是淋巴结转移的标志，并可预测放疗后的总生存率[325]。非整倍体肿瘤放疗后发生局部复发的概率偏高[326]。然而也有学者指出尚未发现 DNA 倍数是显著的预后因子的证据[326]。

（二）患者因素

还有一些独立于疾病分期或组织学特征的其他因素可影响喉癌的预后。患者本身的一些因素已被证实具有重要的预测价值，包括伴随疾病（身体一般状况）、年龄及活动能力。可通过一系列经过验证的量表来衡量患者的伴随疾病状况，如华盛顿大学头颈伴随疾病指数。该指数专用于头颈肿瘤患者[318]，而且伴随疾病的情况是喉癌患者独立的预后因子[328, 329]。高龄（> 65 岁）和头颈肿瘤较差的预后显著相关，包括喉癌[301, 318]。患者的活动状态可通过卡氏活动状态量表衡量，较高的活动状态可提示较好的预后[330, 331]。性别的预后意义仍有争议[318, 330]，一些报道指出性别的差异并不显著，但另一些报道发现女性喉癌患者预后较差[332, 333]。对于接受放疗的喉癌患者来说，

正常的血红蛋白水平同生存率提高相关[334]。

（三）预后的分子标志物

临床医师及科研工作者同样都在寻找一些分子标志物，利用这些标志物可筛选具有不良预后因素的患者，从而进行更激进、更为有效的治疗。人类癌症最常见的突变基因，如 TP53，它在喉癌中预后意义尚未确定[335-337]。喉癌组织中表皮生长受体（EGFR）表达增高同放疗抵抗及局部控制率低相关[338]，因此肿瘤 EGFR 水平或许可以预测放疗及化疗敏感性。血管内皮生长因子阳性率同喉癌患者放疗后的生存率相关[339]。据报道，细胞周期素 D_1 及 D_3 过表达也可预测患者的无疾病生存率，通过检测患者细胞周期素 D_1 和 D_3 过表达水平可将患者分为不同的预后组，两种周期素均过表达的患者组预后最差[340]。一些上皮分化的标志物，如 2 型环氧酶（COX-2）和半乳凝素，也具有一定的预后价值。COX-2 表达低的喉癌同更为侵袭性的生物学行为相关，而半乳凝素低表达则同总生存率改善相关[337]。目前关于分子标志物的许多相关研究数据相互冲突，尚未出现一个可信赖应用于临床的预后标志物。

（四）随访

喉癌治疗后的随访有以下目的：①发现复发病变；②发现第二原发肿瘤；③协助吞咽及言语功能恢复；④保证摄取足够的营养；⑤治疗任何可能出现的治疗不良反应，如慢性疼痛等。前两项目前或许不如其他目标重要。在一项喉癌治疗后的随访研究中，Ritoe 及同事们报道[341]，仅有 2% 的患者在常规复查中发现无症状的复发肿瘤，而将复发肿瘤的监测作为随访的一部分并不能使这类患者获益。作者在之后的第二项研究中发现[342]，治疗后应用胸部拍片筛查肺癌，并不能提高诊断为肺癌患者的生存率。

美国国家综合癌症网建议，治疗后第一年内应当每 1～3 个月进行一次体格检查；第二年每 2～4 个月；第三年每 4～6 个月，第四、五年及以后每年每 6～12 个月进行一次体格检查。对于有放疗史及接受开放性喉手术的患者[343]，每 6～12 个月即需行甲状腺功能检查，因为放疗或扩大的喉

部手术及甲状腺手术可降低甲状腺的功能。甲状腺功能低下可能在治疗后数年才会出现，症状通常较轻，无明显特异性。治疗后出现情绪沮丧或易昏睡的患者即可能出现甲状腺功能低下。放疗后出现甲状腺功能低下的发生率为 20%，喉及单侧甲状腺腺叶切除术后出现甲状腺功能低下的发生率为 50%，两者均存在时甲状腺功能低下的发生率为 65%（框 33-4）[344]。

二十、鳞状细胞癌的变异类型

（一）疣状癌

疣状癌是鳞状细胞癌的一种变异类型，其特点是分化良好的角化上皮呈明显外生性生长，呈现推进式边缘。这类肿瘤生长缓慢，但也可引起广泛的局部组织破坏[17]。喉部是头颈部疣状癌第二好发的部位，绝大多数疣状癌都发生在声带[345]。HPV，尤其是 HPV 16 和 HPV 18 亚型，同部分这类的肿瘤相关，但这种关联的显著性尚未确定[346]。

疣状癌的组织学特点肿瘤组织呈现增厚的乳头状凸起，根部内陷，由分化良好的鳞状上皮构成，伴有显著的角化及菲薄的纤维血管核心（图 33-15）。鳞状上皮缺少恶性的细胞学特征，这可同典型的鳞状细胞癌相鉴别[347]，肿瘤的边缘为推进式，而非浸润式。浅表的活检可能导致疣状癌的组织学特征缺失，患者通常需要反复多次活检才能确诊。肿瘤周围的炎症反应比较明显，患者可因反应性淋巴结炎就诊，但是疣状癌并不发生转移[348]。而疣状癌的另一种变异型，含有典型鳞状细胞癌的癌巢，可能发生颈淋巴结转移[349]。

因疣状癌较典型鳞状细胞癌相比对放疗的敏感性弱，推荐的治疗方式为功能保留性手术切除[350]。与手术相比，放疗后发生病变复发或残留的风险较高，但放疗适用于广泛的病变（若需手术仅能行全喉切除），或行手术的风险很高时。在一项大样本的研究中，挽救性手术一般均可成功。过去曾认为，放疗可导致疣状癌发生退行性转化，但是目前认为那其实是误诊为疣状癌的变异性肿瘤。因单纯的疣状癌不发生转移，故不建议行颈清扫术。但是对于可能发生转移的疣状癌的变异类型，应当按典型鳞状细胞癌处理。总体上疣状癌的预后

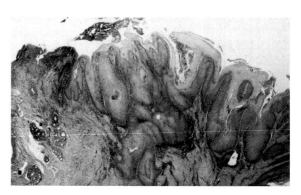

▲ 图 33-15　喉疣状癌的显微照片
过度角化、乳头瘤样增生及棒状表皮突（HE，25×）（引自 Fliss DM, NobleTopham SE, McLachlin M, et al. Laryngeal verrucous carcinoma: a clinicopathologic study and detection of human papillomavirus using polymerase chain reaction. *Laryngoscope* 1994; 104: 147.）

非常好，5 年生存率约为 90%。

（二）基底细胞样鳞状细胞癌

基底细胞样鳞状细胞癌（basaloid squamous cell carcinoma, BSCC）比较少见，是鳞状细胞癌中恶性程度很高的变异类型[353]，声门上区及梨状窝区是其最好发的部位。BSCC 同时具有基底细胞及鳞状细胞两种成分。基底细胞样成分更为多见，含有较小的细胞，核染色质较多，胞质成分稀少，呈分叶状分布[354]。鳞状上皮成分一般呈原位癌或侵袭性癌，这样的特点将 BSCC 同腺样囊性癌区分开来。肿瘤基质呈透明样变，含有囊样的空泡，可能含有黏液样物质，这有助于区分 BSCC 及典型鳞状细胞癌[355]。

BSCC 患者就诊时多已为晚期，颈部及远处转移常见[353]。治疗包括根治性切除及颈清扫，需行术后放疗或同步放化疗[353, 356]。目前认为 BSCC 的侵袭性高于典型鳞状细胞癌，预后较差，但也有学者提出不同的意见[33, 356-358]。

（三）梭形细胞癌

梭形细胞癌（spindle cell carcinoma, SPCC）又称为肉瘤样癌、癌肉瘤或假性肉瘤，是一种双相的肿瘤，表面为鳞状细胞成分，可表现为原位癌或侵袭性癌，下方的主要成分为恶性梭形细胞[17, 359]。SPCC 的组织学来源仍有争议，目前的证据表明它是一种上皮来源发生间质分化的肿瘤[360]。SPCC 是

一种少见的肿瘤，有报道称其可在放疗后出现，但并不认为放疗是主要的病因。与典型鳞状细胞癌一样，SPCC 与嗜好烟酒密切相关[359]。多数 SPCC 表现为声门区的息肉样病变。颈淋巴结转移比较常见（25%），其次为远处转移（5%～15%）[360]。SPCC 的诊断比较困难，特别是当鳞状上皮成分比较小或活检未能取材到肿瘤成分时。SPCC 可被误诊为肉瘤，如纤维肉瘤或恶性纤维组织细胞瘤，或反应性及良性梭形细胞增生，如结节性筋膜炎[359, 360]。

推荐将手术作为梭形细胞癌的首次治疗方式，因单纯放疗无效。手术的范围（部分喉切除 vs. 全喉切除、颈清扫）与相同分期的典型鳞状细胞癌的治疗相似，常需术后放疗[359, 361, 362]。SPCC 的临床行为类似于鳞状细胞癌，病变部位及分期是影响预后的主要因素，患者 5 年生存率为 63%～94%[359]。

（四）腺鳞状细胞癌

腺鳞状细胞癌是一种罕见的肿瘤，同时具有鳞状细胞癌及腺癌的组织学特征[17]。在上呼吸消化道中，喉部是最好发的部位[363]。腺鳞状细胞癌起源于具有多重分化能力的表面上皮的基底细胞，包含两种组织学完全不同的成分[364]。鳞状细胞成分来源于表面上皮，是主要的组成部分，可表现为重度不典型增生、原位癌或侵袭性癌。腺癌成分位于肿瘤的深层[363]。腺鳞状细胞癌可被误诊为黏液表皮样癌，但是后者缺少黏膜的成分[364]。

腺鳞状细胞癌是一种高度恶性的肿瘤，比典型鳞状细胞癌更具侵袭性。约 2/3 的患者会出现颈部转移，23% 的患者出现远处转移[365]。建议行全喉切除手术＋颈清扫，但预后较差。接近半数的患者会出现局部复发，5 年生存率为 15%～25%[364-366]。

（五）棘状鳞状细胞癌

棘状鳞状细胞癌，也可被称为腺样鳞状细胞癌，是鳞状细胞癌的另一种少见的变异型，其特征是肿瘤的棘层细胞松解后形成假腺管样的腔隙[17]，但并无真正的腺管形成及黏液分泌[367]。在头颈部，棘状鳞状细胞癌最常好发于暴露于日光下的皮肤，偶尔见于声门上区[368, 369]。免疫组织化学染色及黏液染色对于其诊断非常重要，棘

状鳞状细胞癌有时可同腺鳞状细胞癌、血管肉瘤、小涎腺样肿瘤（腺样囊性癌、黏液表皮样癌）相混淆[367]。其治疗及预后同典型鳞状细胞癌类似，但有学者认为棘状鳞状细胞癌更具有侵袭性[367, 368, 370]。

（六）乳头状鳞状细胞癌

乳头状鳞状细胞癌是一种少见的鳞状细胞癌的变异型，即可表现为原位癌，也可表现为侵袭性癌[371]，其特征是呈外生性乳头状生长，肿瘤内核为纤维血管样的基质，覆盖鳞状上皮，上皮可呈现重度不典型增生、有丝分裂活性增强及层次丢失[17]。其典型的异常细胞改变有助于和疣状癌相鉴别，后者肿瘤细胞的恶性特征缺失或极少。鉴别诊断还包括鳞状上皮乳头状瘤及外生性鳞状细胞癌。病变全层的活检可明确诊断[371]。与典型鳞状细胞癌类似，烟酒嗜好是导致该肿瘤发病的高危因素。乳头状鳞状细胞癌可能来源于乳头状瘤，但 HPV 的致病性尚未确定，因为 HPV 在乳头状鳞状细胞癌的检出率低于 50%[372, 373]。乳头状鳞状细胞癌好发于声门上区[371, 374]，可发生颈淋巴结转移，但极少发生远处转移[371]。其治疗类似于典型鳞状细胞癌，预后相对较好[373-375]，但也有学者持不同观点[376]。

二十一、其他少见的喉部恶性肿瘤

尽管绝大多数喉恶性肿瘤为鳞状细胞癌，仍有其他一些不同组织类型的恶性肿瘤可能发生在喉部，既可为原发肿瘤，也可为继发性肿瘤。这类肿瘤数量较少，因此这类肿瘤的治疗多来源于病例报道。

（一）恶性涎腺样肿瘤

喉部具有许多小的腺体，位于黏膜下，多集中于喉室小囊、声门上区（前庭襞、杓会厌皱襞、会厌根部）及声门下区前方[377]。喉部涎腺样肿瘤罕见，占喉部肿瘤的比例不足 1%[378]。多数涎腺样肿瘤是恶性的，如黏液表皮样癌或腺样囊性癌[379]。因这类病变一般位于黏膜下，早期不易察觉，发现时肿瘤多已较大[380]。涎腺样肿瘤的临床表现同鳞状细胞癌并没有显著的差异[378]。因相

关的病例数较少，这类肿瘤的推荐治疗方案尚未明确。

1. 黏液表皮样癌

黏液表皮样癌（mucoepidermoid carcinoma, MEC）是一种恶性上皮来源肿瘤，肿瘤成分包含鳞状细胞、黏液分泌细胞及中间细胞[17]。这类少见的肿瘤占恶性涎腺样肿瘤的1/3，目前认为它来源于黏液腺的夹层导管[381,382]。MEC可分为低级别及高级别，其分型与生存率显著相关[378]。高级别肿瘤有时通过HE染色难以同鳞状细胞癌区分，需要黏液染色才能确诊。MEC明显好发于男性，且以声门上区常见[378,379]，特别是会厌。大约半数患者就诊时或最终都会出现颈部转移[339]。

手术（部分或全喉切除术）是涎腺样恶性肿瘤主要的治疗方式，包括MEC[380,381,383,384]。淋巴结阳性者需行颈清扫术，但对N0期病变是否需行颈清扫尚有争议。一些学者建议仅对高级别MEC患者行选择性颈清扫[384,385]；然而，另有学者建议考虑该肿瘤局部转移率高，故对所有MEC患者均需行颈清扫[381]。术后放疗的效果尚未明确。术后放疗的指征包括：切缘较近、病理证实颈部转移及高级别MEC[381,384,385]。局部控制率及生存率取决于疾病的分期及组织学分级[378]。据报道，低级别MEC患者5年生存率＞95%，而高级别MEC的5年生存率＜30%[386]。

2. 腺样囊性癌

腺样囊性癌（adenoid cystic carcinoma, ACC）是一类特殊的腺癌，肿瘤组织主要由较小的、独特的基底样细胞构成，这类细胞形成管状、条索状或致密的实质结构，周边及实质内穿插着透明样或黏液样物质，形成筛状或花边状结构[17]。与MEC类似，ACC临床较少见，占涎腺样恶性肿瘤的1/3[379]，目前认为ACC来源于终末导管复合体的夹层导管细胞，可分为三种亚型：筛孔型、管状型及实质性[378]。ACC易沿神经侵犯，故疼痛可能是主要的症状[384]。

与其他喉恶性肿瘤不同，女性及男性均可发病[378]。多数肿瘤发生于声门下（60%），其次是声门上区（35%），偶有发生于声门区的病例报道[379]。ACC表面覆盖黏膜，肿瘤主体位于声门下，可呈

溃疡性改变[378]。ACC具有独特的生物学行为：呈浸润性生长，沿神经侵犯，易血行转移[378]。颈部淋巴结转移少见，常见晚期复发及远处转移[380]。

ACC的主要治疗方式为手术。可行部分喉切除，但是需注意的是，ACC可沿黏膜下浸润，功能保留性手术可能导致切除不全及切缘阳性，因此，一些学者建议对ACC患者行全喉切除[384]；然而，其他学者认为对于较小的边界清楚的肿瘤，若完整切除后可获得阴性切缘，也可行部分喉切除术[380]。另一种观念为，根治性切除有时可避免，因其对远处转移并没有作用，而远处转移往往在初始治疗数年后才出现[381]。局部淋巴结转移率较低，故仅出现临床阳性淋巴结时需行颈清扫[380,387]。

ACC对放疗并不敏感，然而对于病理证实颈淋巴结转移及切缘甚近者，可行术后放疗[384,388,389]。快中子放疗可能对ACC更加有效，但是因其对正常组织的不良反应，故应用较局限[390]。ACC有晚期复发的倾向，且易出现远处转移[380]。

（二）神经内分泌肿瘤

神经内分泌肿瘤是发生在喉部除鳞状细胞癌外的第二大常见恶性肿瘤[391]，它代表了一组不同的肿瘤，可具有良性或恶性的生物学行为及临床过程。WHO将喉部神经内分泌肿瘤分为以下几种类型：典型类癌、非典型类癌、小细胞癌、神经内分泌型及副神经节瘤[392]。其中非典型类癌是最常见的类型（54%），其次是小细胞癌、神经内分泌型（28%）、副神经节瘤（12%）、典型类癌（7%）[391]。喉室及声门下区黏膜含有神经内分泌细胞，目前认为该细胞是典型类癌、不典型类癌及神经内分泌型小细胞癌的来源[393]。然而，有学者持不同观点，并指出这类肿瘤实际上起源于黏液腺及鳞状上皮具有多重分化能力的干细胞[394]。副神经节瘤起源于喉部的副神经节。

神经内分泌肿瘤的临床表现同喉鳞状细胞癌并无显著差别，症状取决于肿瘤的原发部位。然而，有报道指出，典型类癌、不典型类癌及小细胞癌可能出现相关的副肿瘤综合征[391]。

1. 典型类癌

喉部的典型类癌（typical carcinoid, TC），常被

称为类癌，是一种低度恶性上皮来源的肿瘤，由圆形及梭形细胞构成，伴神经内分泌分化。这是喉部 NET 最少见的肿瘤，男性较女性易发病[392]，呈声门上区黏膜下或息肉样病变[395]。

TC 对放疗及化疗均不敏感[391]。对于较小的原发肿瘤，可行喉功能保留手术完整切除病变，因其颈部转移的风险较低，故无须行颈清扫术[391]。

尽管 TC 是一类低度恶性的肿瘤，但仍有大约 1/3 的患者会出现远处转移[396,397]。据报道，5 年生存率为 48%[398]，但这可能要比实际预想的生存率低，因为其中可能有被误诊为类癌的非典型类癌的存在[391]。

2. 非典型类癌

非典型类癌是喉部最常见的神经内分泌肿瘤。在组织学上，非典型类癌由类癌的大细胞分化而来，这类细胞有丝分裂活跃，伴有坏死、不典型增生及多态性，并出现血管及淋巴管侵犯[392]。非典型类癌具有类癌的一些特征：好发于男性，呈黏膜下或息肉样病变，多位于声门上区[399]。免疫组化染色对于非典型类癌的诊断非常重要，因其可被误诊为类癌、副神经节瘤、恶性黑色素瘤或甲状腺髓样癌[392]。非典型类癌是一类侵袭性较高的肿瘤，可发生局部及远处转移[400]。一项研究发现，43% 的患者可出现颈部转移，2/3 的患者可出现远处转移。转移情况的评估对于非典型类癌的治疗非常重要。检查时应当包括完整皮肤的检查，因其可转移至皮肤及皮下组织[391]。

非典型类癌的推荐治疗方案为手术治疗，可行部分喉或全喉切除，取决于原发肿瘤的大小及部位，并需行双侧颈清扫（包括 N_0 期患者）[391,401]。可行开放入路或内镜手术行部分喉切除[402]。非典型类癌是一种对放疗不敏感的肿瘤，但近期有研究报道，该肿瘤对辅助放疗及同步放化疗有反应，并建议对于局部扩展、多发淋巴结转移及包膜外侵犯的肿瘤进行辅助放疗[403]。非典型类癌预后较差，在一项研究中，患者 5 年和 10 年生存率分别为 48% 和 30%[400]，而随后的一项研究显示患者 5 年生存率为 46%[398]。

3. 小细胞癌，神经内分泌型

神经内分泌型小细胞癌（SCCNET）是第二位最常见的神经内分泌肿瘤，也是恶性程度最高的一种[399]。与典型及非典型类癌相似，神经内分泌型小细胞癌好发于男性，常见于声门上区[392]。就诊时约 50% 的患者会伴有颈淋巴结转移，高达 90% 的患者会出现远处转移[404]。神经内分泌型小细胞癌的预后非常差：有研究报道，患者 2 年及 5 年生存率分别为 16% 及 5%[405]，另一项研究报道，5 年生存率为 7.7%[396]。因为其广泛转移的风险极高，故一般不建议行手术治疗[391]。放疗联合多种药物化疗是主要的治疗方式，治疗方案与肺小细胞癌类似[391,405]。

4. 副神经节瘤

喉副神经节瘤是一种神经内分泌肿瘤，起源于喉上或喉下神经节[399]。除转移性的喉副神经节瘤外[406]，这类肿瘤是良性的。

喉副神经节瘤是第三大常见的喉部神经内分泌肿瘤，更好发于女性，可能同其他部位的副神经节瘤相关，故可称为家族性副神经瘤病[406,407]。大部分副神经节瘤发生于声门上区，特别是杓会厌皱襞，目前认为其来源于喉上神经节[399]。肿瘤呈边界清楚的褐色或红色黏膜下肿物。活检可能导致严重的血肿。故术前的诊断需依靠 CT 或 MRI，联合奥曲肽扫描，尽量避免活检[408]。

保留喉功能的手术切除是治疗副神经节瘤的推荐治疗方案。建议行咽侧切开、甲状软骨板侧切或喉裂开入路，切除肿瘤前尽量控制出血[408,409]。曾有研究报道，可应用经口 CO_2 激光成功切除声门上区副神经节瘤。但多数学者不建议应用这种方法，因止血的难度较大，且增加了复发的风险[407,410]。对声门下副神经节瘤可行功能保留性手术，如环状软骨裂开，但一般均需要全喉切除[407,411]。因副神经节瘤不发生颈部转移，故不建议行颈清扫[407]。若喉副神经节瘤同时伴有颈部包块，则应高度怀疑颈动脉体副神经瘤或另一种喉部神经内分泌肿瘤，如非典型类癌[391]。副神经节瘤对放疗有反应，但并非完全敏感[412]。喉部副神经节瘤预后良好[406]。

（三）软组织、骨及软骨恶性肿瘤（肉瘤）

恶性肿瘤也可起源于喉部的结缔组织。纤维肉瘤过去曾被认为是喉部最常见的肉瘤，但随着病理技术的发展，尤其是免疫组织化学法，目前已证实过去曾被诊断为纤维肉瘤的肿瘤实际上诊断是错误的，这类肿瘤应当是其他类型的恶性肿瘤，如梭形细胞癌（鳞状细胞癌的变异型）[413, 414]。纤维肉瘤可能是放疗后的并发症[415]。

1. 软骨肉瘤

喉部的软骨肉瘤比较罕见，确实最常见的非上皮来源的喉肿瘤，占所有喉肿瘤的 0.1%～1%[416]。这类肿瘤好发于 50—80 岁的成年人，男女发病率比值为 3∶1～4∶1[416]。软骨肉瘤常起源于骨化的透明软骨，环状软骨是喉部软骨肉瘤最好发的部位，尤其是环状软骨的后端及后外侧区域，因这些区域最先发生骨化[417]。甲状软骨及会厌软骨发病均比较罕见[418]。软骨肉瘤由新生的透明软骨构成，可分为低级别、中级别及高级别病变，还存在一种去分化的类型[419]。大多数软骨肉瘤为低级别病变，生长缓慢，为无痛性进展。高级别病变及去分化型转移的风险较高，预后较差[417]。

患软骨肉瘤患者就诊时临床表现多为呼吸困难、喘息、构音困难或吞咽困难。颈部可触及包块，症状发展比较隐匿。体检可发现黏膜下包块、声门下气道狭窄、声带活动不良或杓状软骨间距增宽[420]。CT 是最有效的检查及评估软骨肉瘤的方法，通过 MRI 可获得额外的诊断信息[421]。通过直接喉镜可获得活检行组织学检查，应用 CO_2 激光可获得足够的活检样本[422]。有时即使经过彻底的检查也难以从临床、影像学或组织学上区分软骨瘤及软骨肉瘤。近期研究报道，许多软骨瘤实际上被误诊，其应当是低级别软骨肉瘤[419, 422]。在已发表的有关喉软骨肉瘤的大样本研究中，大多数软骨肉瘤在组织学上都与软骨瘤有关，故认为软骨肉瘤可能是软骨瘤经过恶性转化而来[417]。

软骨肉瘤的治疗方法是手术治疗：对于低级别病变可行部分喉切除，而对于高级别病变及去分化型则需行全喉切除。针对环状软骨肉瘤的喉功能保留手术具有挑战性，因为环状软骨部分切除或全切后会带来功能方面的后遗症。但已有研究报道了开放入路或内镜入路行环状软骨部分切除及全切术[422-424]。喉部修复可通过应用假体、局部组织瓣、甲状软骨-气管吻合及游离瓣的方法修复[424, 425]。曾有研究将放疗应用于少数患者，

但其中长期随访到的患者仅有 2 例[426, 427]。化疗对于软骨肉瘤无效。软骨肉瘤预后较好，患者 5 年生存率为 90%[422]。局部复发可通过全喉切除或更为保守的内镜下减瘤术解决[422, 428]。

2. 恶性纤维组织细胞瘤

恶性纤维组织细胞瘤是最常见的软组织肉瘤，但在喉部极为罕见[414]。先前的放疗史可能是其诱发因素[429, 430]。该肿瘤宏观上表现为无蒂的息肉样病变，通常发生于声门区[431]。在组织学检查中有时可将梭形细胞癌误诊为恶性纤维组织细胞瘤，故需行合适的免疫组织化学法来明确诊断[413]。恶性纤维组织细胞瘤对放疗无效，通常需行手术治疗[413, 431-433]。出现颈部淋巴结转移时需行颈清扫术[434]。尽管该肿瘤具有侵袭性的生物学行为，但预后差异较大。

3. 脂肪肉瘤

原发喉部的脂肪肉瘤极为罕见，通常发生于 > 40 岁的男性，就诊时的主要症状为气管梗阻[414]。该肿瘤好发于声门上区，从未在声门下区发现过该类肿瘤[435]。大多数为低级别肿瘤，呈无痛性发展，故有时可被误诊为脂肪瘤，经多次治疗复发后才被诊断为脂肪肉瘤[436]。CT 和 MRI 有助于区分脂肪瘤及脂肪肉瘤[435]。局部扩大切除是主要的治疗方法，因为简单的内镜下切除有较高的复发率，可行咽侧切开后行喉部分切除术[437]。一般不需要进行颈清扫术，因其不转移至颈部淋巴结[413]。放疗及化疗的效果目前尚不确定。该肿瘤的预后较好，患者 5 年生存率为 90%[414]。

4. 卡波西肉瘤

卡波西肉瘤（kaposi sarcoma, KS）是一种血管内皮细胞肿瘤，来源尚未确定[438]。一些学者认为 KS 是一种反应性现象，由 $CD4^+$ 阳性淋巴细胞或病毒释放的抗原成分刺激血管增生，特别是人类免疫缺陷病毒[439]。KS 可分为三种亚型，并影响不同的人群：①经典型，主要影响地中海区域人种和犹太人种；②地方性亚型，主要影响非洲赤道附近人种；③流行性亚型，主要影响免疫缺陷人群，如患获得性免疫缺陷综合征的人群。喉部 KS 极为罕见[438]，声门上区，尤其是会厌是常见发病部位[413]。宏观上，肿瘤呈紫红色，斑点状、结节

状或带蒂[438]。手术及药物均可应用于治疗 KS，局部治疗包括手术切除（包括经口显微外科手术）[438]、放疗及瘤体内注射长春花碱[440, 441]；全身化疗及应用干扰素免疫治疗也曾被报道[438, 442]，通常应用联合疗法。尽管有时可发生气道梗阻症状，需行气管切开，但喉部 KS 一般不会危及生命。因此其治疗的目标是减轻疼痛、出血、呼吸困难、构音困难和吞咽困难等症状[438, 439]。

（四）恶性血液及淋巴源性肿瘤

喉部血液及淋巴源性肿瘤并不常见，既可为原发肿瘤，也可能与播散性疾病有关[443]。喉部髓外浆细胞瘤较淋巴瘤更为常见[444]。

1. 髓外浆细胞瘤

浆细胞肿瘤是一种由可产生抗体的 B 细胞构成的肿瘤，通常广泛累及骨髓（多发性骨髓瘤），但是也可为骨髓的孤立性病变，称为髓样浆细胞瘤；若发生在骨骼，则称为骨孤立性浆细胞瘤；若发生在软组织而无骨髓受累，则称为髓外浆细胞瘤（extramedullary plasmacytoma, EMP）[445]。一般来说，EMP 患者并不会合并多发性骨髓瘤，故 EMP 的诊断需要联合血液科医师会诊，以排除多发性骨髓瘤。EMP 占浆细胞肿瘤的比例不到 5%[419]，但 > 80% 的 EMP 均发生在头颈部，发生于喉部者仅占 5%。仅在 1996 年即有大约 90 例被报道[446]。喉部 EMP 更常见于男性，男女发病比例为 3∶1，最常好发于 50—70 岁的成年人。

患者常常因声嘶、呼吸困难或异物感就诊[447, 448]。吞咽困难、喘息及疼痛多提示侵袭性病变[446]。喉部 EMP 可呈息肉样或无蒂的黏膜下肿块，最常发生于声门上区，特别是会厌部[445]。声带及声门下区 EMP 比较少见[447, 448]。足够的活检样本量对于诊断非常重要，因为病变多位于黏膜下，必须行深部活检才能取材到病变组织[449]，标本必须新鲜送检，以便行合适的检查。免疫组织化学法、流式细胞法及免疫表型检测对于 EMP 的诊断是必要的。淀粉样变性是一个非常重要的鉴别诊断，因为其与浆细胞浸润相关（免疫组织化学检查呈多克隆）。高达 40% 的 EMP 活检时可发现淀粉样变性[445]。

喉部 EMP 的治疗包括单纯手术、手术联合放疗及单纯放疗[445]。功能保留性手术，如 TLM，可用来治疗较小的、位于易显露区域的病变，如会厌部[450, 451]。由于 EMP 对放疗敏感，多数患者会选择放疗[445, 448]。颈部淋巴结应被包括在放疗野内，以减少局部控制失败的风险[448]。EMP 患者预后较好，局部控制失败率 < 10%[445]。然而，仍有 16%～32% 的患者会进展成为多发性骨髓瘤，因此长期的随访非常重要[448]。

2. 淋巴瘤

喉部原发非霍奇金淋巴瘤同样比较少见，目前文献报道的病例数不足 100 例[452]。继发于局部淋巴结的喉部淋巴瘤相对常见[419]。大多数原发于喉部的非霍奇金淋巴瘤为 B 细胞淋巴瘤，大部分为弥漫大 B 细胞淋巴瘤及黏膜相关淋巴组织类型的结外边缘区 B 细胞淋巴瘤[453-455]。

喉淋巴瘤患者多因构音困难、异物感或气道梗阻症状就诊[454]。因喉淋巴瘤来源于黏膜下聚集的淋巴细胞，故通常表现为黏膜下包块，表面黏膜无明显溃疡，通常发生于声门上区，尤其是构会厌襞。足够的活检样本量对于诊断非常重要，必须行深部活检才能取材到病变组织，标本必须新鲜送检，以便行合适的检查。免疫组织化学法、流式细胞法及免疫表型检测对于淋巴瘤的诊断及分型是必要的。一旦确诊为淋巴瘤，需要联合血液科医师会诊。需行一系列系统的检查，如血液检查、骨髓活检、影像检查等，来进行疾病的分期。多数原发喉非霍奇金淋巴瘤的患者就诊时都为早期病变（Ann Arbor 分期为ⅠE 或ⅡE）[453-455]。

喉部淋巴瘤的治疗主要为放疗或化疗或二者结合，取决于病变的组织学类型。局部放疗是最常见的针对喉部非霍奇金淋巴瘤的治疗[454, 455]。应用利妥昔单抗、环磷酰胺、盐酸阿霉素、长春新碱和泼尼松等药物进行化疗（称为 R-CHOP 方案）也曾成功用于治疗淋巴瘤，特别是弥漫大 B 细胞淋巴瘤[453, 456]。

（五）喉部黏膜恶性黑色素瘤

头颈多数黑色素瘤都是皮肤来源的。上呼吸消化道黏膜恶性黑色素瘤占所有黑色素瘤的 0.5%～3%，其中仅有 4%～7% 发生于喉部。引起原发喉部的黏膜恶性黑色素瘤（primary mucosal malignant melanoma of the larynr, PMMML）是极为罕见的。好发于男性，高峰发病年龄为60—70岁。多数黑色素瘤发生在白种人，但黑种人也可受累[457]。

PMMML可能是由喉内的黑色素细胞或黑色素细胞病变（如黑素沉着病、痣、雀斑等）发生恶性转化而来[458, 459]。喉内黑色素细胞多位于上皮的基底层、黏膜下基质或黏膜下的小腺体。PMMML的病因尚未明确，吸烟可能是其发病的诱因[460]。

声门上区是PMMML最常发生的部位，而声门下区PMMML鲜见报道[457]。肿瘤的外观较为多样，可呈结节状、无蒂或息肉样。肿瘤的颜色也差异较大，可表现为黑色、褐色、紫红色、棕褐色、苍白色或白色[459]。免疫组织化学法是诊断的关键，在多形性、上皮样或梭形肿瘤细胞的背景中若检测到S-100蛋白或人黑色素瘤45蛋白表达为阳性，则可诊断为黑色素瘤[461]。然而，在组织学检查中，PMMML的表现与皮肤黑色素瘤相似，但皮肤黑色素瘤是最容易转移至喉部的恶性肿瘤。因此需行彻底的皮肤检查，寻找可能的皮肤原发灶以决定喉部病变是否为转移性病变，并进一步行颈部、胸部、腹部及盆腔影像学检查，以寻找其他的转移性病变[459]。

PMMML的推荐治疗方法是局部扩大切除术，可考虑行部分喉切除或全喉切除术，伴淋巴结转移时可行颈清扫术[462, 463]。需进一步行辅助放疗，并推荐应用高剂量[461, 462]。患PMMML的患者预后很差，5年生存率不足20%[459, 460]。局部复发的概率较低，但局部转移及远处转移的概率较高[464]。评价皮肤黑色素瘤预后的标准（如侵犯深度、肿瘤厚度及溃疡）并不适用于PMMML[457]。

（六）生物学行为未确定的肿瘤

有两类并不常见的肿瘤需要引起特别的注意，因为它们被划分为"交界性"病变，生物学行为尚未确定。这两类肿瘤是炎性肌纤维母细胞瘤（IMT）及大细胞肿瘤。

IMT的特征及病因目前尚有争议。它最初被认为是一种良性、非肿瘤性增生性病变，可通过功能保留性手术及激素治疗[465, 466]。然而，随后的基因组学研究表明，IMT是一种肿瘤性病变，具有良性的生物学行为[467, 468]。喉部尤其是声门区是头颈部IMT最常发生的部位。肿瘤组织由肌成纤维细胞、炎性细胞及胶原构成。这类肿瘤通常不具有侵袭性，但亦有从内脏病变转移而来的IMT的报道。治疗方法是功能保留性外科切除[467, 468]。

大细胞肿瘤是一类少见的肿瘤，肿瘤组织由多核的破骨细胞样大细胞及单核细胞构成，起源于甲状软骨、环状软骨或会厌软骨[469]。肿瘤具有侵袭性，可出现局部破坏，但尚未有发生转移的相关报道。完整的外科切除是推荐的治疗方法，可行部分喉切除或全喉切除[470]。需注意的是大细胞肿瘤不同于大细胞癌，后者是一种极为少见的未分化癌，预后较差。大细胞肿瘤的组织学来源尚未明确[471]。

二十二、喉部继发性肿瘤

喉部继发性肿瘤是原发于身体其他部位肿瘤扩散累及喉部所致。这类病变可能是喉邻近部位的肿瘤的直接侵犯（如甲状腺、口咽部、下咽部、颈段食管或气管的肿瘤），也可能是远处部位肿瘤血行播散而来，后者实际上是转移性的喉肿瘤。

（一）邻近部位肿瘤累及喉部

喉部可被起源于邻近组织的恶性肿瘤直接侵犯，预后一般较差，一些肿瘤的T分期较高可以反映这一点，如口咽癌（累及喉部 =T_{4a}），下咽癌（半喉固定 =T_3；甲状软骨或环状软骨受侵 =T_{4a}），颈段食管癌（累及喉部 =T_4）及甲状腺癌（累及喉部 =T_{4a}）。这些原发部位肿瘤的治疗将在相关的各个章节谈论。

简单介绍一下甲状腺癌累及喉部的治疗。目前最佳治疗方案仍有争议，分化较好的甲状腺癌如乳头状癌，发生喉部侵犯的概率为1%～2%[472, 473]，喉内侵犯则提示预后较差[473]。甲状腺未分化癌侵犯喉部更为常见，但这类患者的预后很差，因此治疗一般都是姑息性的。

对于分化良好的甲状腺癌，手术是主要的治疗方式，而且手术在甲状腺腺体外病变的治疗中也扮演了重要角色。目前普遍认为肉眼残留病变同预后较差相关[473, 474]，因此肿瘤的完整切除是治疗的主要目的。当存在上呼吸消化道侵犯时，手术的范围目前仍有争议。喉部受侵的治疗包括切削术、部分喉切除术或全喉切除术。若喉部受侵的范围很局限可考虑采用切削术，但若肿瘤已突破喉腔，单纯切削术可能导致肿瘤残留。McCaffrey 和 Lipton 建议[473, 475]，当肿瘤侵犯软骨的厚度未达全层时可考虑采用切削术，若已侵犯软骨全层或突破至腔内，则需完整切除。若环状软骨受累范围不足一半时，可考虑行环状软骨 - 气管切除；若环状软骨广泛受累则需行全喉切除。单侧甲状软骨或声门旁间隙受累时，可考虑行部分喉切除，如垂直半喉切除术。分化较好的甲状腺癌发生腺体外侵犯时，建议行术后放射性碘治疗或放疗[476]。

（二）喉部的转移性病变

喉部的转移性肿瘤比较罕见，仅占喉部肿瘤的 0.09%～0.4%[443, 477]。Ferlito 于 1993 年回顾性分析了 134 例喉部转移性病变的资料[443]，其中多数都是皮肤恶性黑色素瘤或皮肤癌转移；可转移至喉部的肿瘤，按发生率排序，依次为皮肤恶性黑色素瘤（34%）、肾细胞癌（16%），以及乳腺癌、肺癌、前列腺癌、结肠癌、胃癌、卵巢癌（均＜10%）。转移至喉部的血行途径即可为体循环，也可通过椎旁静脉丛。转移至喉部的肿瘤非常罕见，因为喉部本身是位于循环系统终末部位的小器官，并未接受大量的血流[477]。因其血供比较丰富，声门上区最常被累及（35%～40%），其次是声门下区（10%～20%）及声门区（5%～10%）。常见多个亚区的转移。

Klerinsasser 曾观察到两种类型的转移[478]：①黏膜下软组织转移，通常累及前庭襞及杓会厌襞；②软骨框架转移，常累及环状软骨及甲状软骨。软骨受累的区域通常是软骨骨化区域的骨髓腔。黑色素瘤及肾癌常常转移至软组织，而乳腺癌及肺癌常转移至软骨。

喉部的转移性病变通常反映了肿瘤的广泛播撒，预后很差。治疗一般都是姑息性的，气管切开是最常应用的支持性治疗。然而，若喉转移性肿瘤为孤立性的，也可考虑行手术治疗，取决于原发肿瘤的生物学行为、喉部病变导致的症状及患者的一般状况[443]。目前已有这类患者行手术治疗后生存期延长的报道[479, 480]。手术方式包括开放性或内镜下部分喉切除术和全喉切除术[443, 481]。

推荐阅读

Barnes L, Eveson JW, Reichart P, et al: *World Health Organization classification of tumours: pathology and genetics of head and neck tumours* , Lyon, 2005, IARC Press.

Bernier J, Cooper JS, Pajak TF, et al: Defi ning risk levels in locally advanced head and neck cancers: a comparative analysis of concurrent postoperative radiation plus chemotherapy trials of the EORTC (#22931) and RTOG (#9501). *Head Neck* 27: 843–850, 2005.

Bernier J, Domenenge C, Ozsahin M, et al: Postoperative irradiation with or without concomitant chemotherapy for locally advanced head and neck cancer. *N Engl J Med* 350: 1945–1952, 2004.

Cooper JS, Pajak TF, Forastiere AA, et al: Postoperative concurrent radiotherapy and chemotherapy for high–risk squamous cell carcinoma of the head and neck. *N Engl J Med* 350: 1937–1944, 2004.

The Department of Veterans Affairs Laryngeal Cancer Study Group: Induction chemotherapy plus radiation compared with surgery plus radiation in patients with advanced laryngeal cancer. *N Engl J Med* 324: 1685–1690, 1991.

Ferlito A, editor: *Neoplasms of the larynx* , London, 1993, Churchill Livingstone.

Forastiere AA, Goepfert H, Maor M, et al: Concurrent chemotherapy and radiotherapy for organ preservation in advanced laryngeal cancer. *N Engl J Med* 349: 2091–2098, 2003.

Greene FL, Page DL, Fleming ID, et al: *AJCC cancer staging manual,* ed 6, New York, 2002, Springer.

Hoffman HT, Porter K, Karnell LH, et al: Laryngeal cancer in the United States: changes in demographics, patterns of care, and survival. *Laryngoscope* 116 (Suppl 111): 1–13, 2006.

Kirchner JA, Carter D: Intralaryngeal barriers to the spread of cancer. *Acta Otolaryngol* 103: 503–513, 1987.

Kleinsasser O: *Tumors of the larynx and hypopharynx* , New York, 1988, Thieme.

Pfister DG, Laurie SA, Weinstein GS, et al: American Society of Clinical Oncology clinical practice guideline for the use of larynx–preservation strategies in the treatment of laryngeal cancer. *J Clin Oncol* 24: 3693–3704, 2006.

Shanmugaratnam K, Sobin LH, editors: *Histological typing of tumours of the upper respiratory tract and ear* , ed 2, Berlin, 1991, Springer–Verlag.

Steiner W, Ambrosch P: *Endoscopic laser surgery of the upper aerodigestive tract* , New York, 2000, Thieme.

Weinstein GS, Laccourreye O, Brasnu D, et al: *Organ preservation surgery for laryngeal cancer* , San Diego, 1999, Singular.

第34章

早期声门型喉癌的处理
Management of Early Glottic Cancer

Henry T. Hoffman　Michael P. Gailey　Nitin A. Pagedar　Carryn Anderson　著

崔　鹏　译

要点

1. 早期声门型喉癌通常表现为发音困难及与之相关的声带病变。

2. 喉白斑是一种白色的黏膜病变，基于其临床特征，尚不能对其进行特异性诊断。

3. 活检是喉白斑标准治疗方案中非常重要的环节，基于病变不典型增生的程度，活检可评价其是否为恶性病变或评估发生恶性转化的风险。

4. 越来越多的文献报道表明，活检确诊为喉白斑的患者，经随访3年后可发现，不伴有不典型增生的患者发生恶性转化的概率为4%，轻/中度不典型增生者为10%，重度不典型增生/原位癌者为18%。

5. 约50%的喉癌发生在声门区，95%的喉恶性肿瘤均为鳞状细胞癌。

6. 若声带癌分期为：0期，$TisN_0M_0$；1期，$T_1N_0M_0$或2期，$T_2N_0M_0$，可认为是"早期"病变。

7. Tis代表原位癌（0期），许多病理学家认为Tis与重度不典型增生的意义是相同的，也可称为鳞状上皮内瘤变3级。

8. 根据声带的活动度（T_1：正常，T_2：受限）及声门区外侵犯的范围（T_{1a}：单侧声带受累，T_{1b}：双侧声带受累，T_2：声门上或声门下受累），可将早期侵袭性声带癌分为Ⅰ期及Ⅱ期。

9. T_1N_0期及T_2N_0期声门型喉癌的5年相对生存率分别为90%及75%。

10. 第二原发癌（头颈部、肺）是早期声门型喉癌患者死亡的主要原因。

11. 声门型喉癌的诊断依靠喉镜及活检。可通过CT及MRI检查评估软骨及声门旁间隙侵犯的程度。对于较小的位于声带膜部中份的肿瘤，并不需要太多先进的检查。

12. 在北美地区，放疗是最常应用的治疗早期声带癌的有效方法。

13. 对于保留喉功能的患者来说，放疗可带来最好的声音质量。需要密切随访，以发现早期的复发或残留病变，获得最佳的治疗时机及挽救性喉功能保留手术的机会。

14. 除放疗外，其他保留喉功能的治疗包括开放性喉功能保留手术及经口内镜手术，经口内镜入路既可行切除，也可行消融。后者包括光动力及光纤激光治疗。

15. 需要患者（作为被告知的对象）参与到治疗决策中来，要让患者理解以下2个被广泛接受的概念：手术最终保留喉功能的概率很高，而放疗可提供较好的声音质量。

16. 推荐每年应用低剂量胸部CT检查进行筛查，替代过去常规采用的胸部X线片检查。

一、概述

早期声门癌及癌前病变的定义

早期喉癌的定义一直存在争议。一些学者简单地从治疗方面来描述喉癌。若病变可通过部分喉切除、内镜切除或单纯放疗解决，则认为是早期病变[2]。另有学者则将Ⅰ期及Ⅱ期病变定义为早期，将Ⅲ期及Ⅳ期病变定义为晚期。因为是肿瘤的范围而非生长的速度决定了分期，故对于局部病变，较早期的称谓更为准确[3]。同样，进展期病变的称谓较晚期病变更为合适[4]。任何 $T_1N_0M_0$ 期病变，均可准确称之为局部病变。任何淋巴结转移阳性、而无远处转移的病变，则可称之为区域性或局部进展，而任何 M_1 期病变，无论 T 分期如何，均可称之为广泛播散性病变[5]。我们依然遵循传统，将低级别病变（0、Ⅰ 和 Ⅱ 期病变）称为早期，而将较高级别的病变（Ⅲ期和Ⅳ期）称为晚期。

区分癌前病变及早期侵袭性癌有时比较困难，几乎均需活检才能明确其生长方式。曾有一例无吸烟史的患者出现声门区弥漫性原位癌（CIS），患者以声嘶起病，就诊前已有 1 年病史，其病变由轻中度不典型增生发展为原位癌，进一步发展为侵袭性癌（初始治疗为放疗）（图 34-1）[6]。

二、诊断

（一）内镜影像

早期声门型喉癌的初步评估需要进行喉部的检查。经鼻可弯曲喉镜的广泛应用可充分弥补间接喉镜检查的不足，并可将主要的喉部病变可视化。尽管"可弯曲纤维喉镜"一直沿用，但实际上远端芯片摄影机目前已获得广泛应用，已基本代替了纤维可视喉镜，然而后者并不能普遍提供清晰的影像资料。

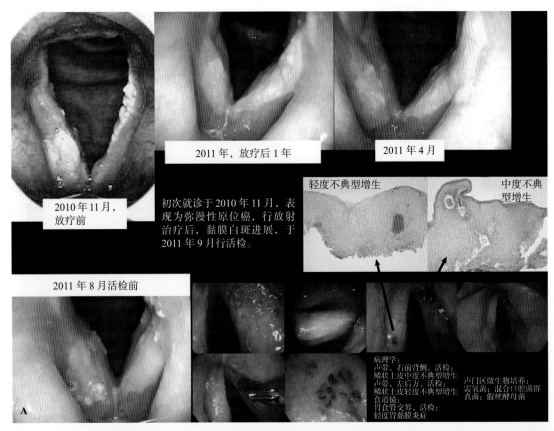

2011 年，放疗后 1 年

2011 年 4 月

轻度不典型增生　　中度不典型增生

2010 年 11 月，放疗前

初次就诊于 2010 年 11 月，表现为弥漫性原位癌，行放射治疗后，黏膜白斑进展，于 2011 年 9 月行活检。

2011 年 8 月活检前

病理学：
声带，右前背侧，活检：鳞状上皮中度不典型增生
声带，左后方，活检：鳞状上皮轻度不典型增生
食道镜
胃食管交界，活检：轻度胃黏膜炎症

声门区微生物培养：
需氧菌：混合口腔菌群
真菌：假丝酵母菌

▲ 图 34-1　A. 67 岁非吸烟患者，声嘶病史 1 年，活检标本显示可见重度不典型增生及原位癌。病变广泛，累及双侧声带。需要进行治疗方面的讨论后选择的治疗方案是放疗。随访发现疾病进展，重复活检提示轻中度不典型增生，细菌培养结果为念珠菌

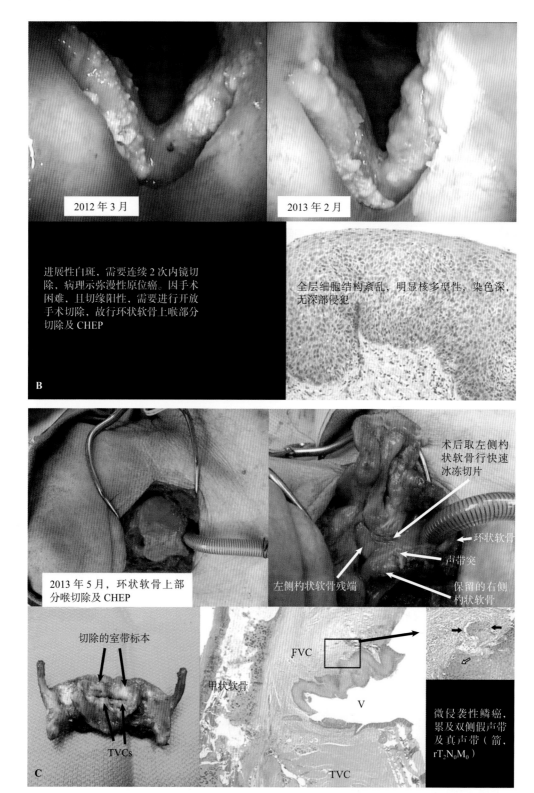

2012 年 3 月

2013 年 2 月

进展性白斑，需要连续 2 次内镜切除，病理示弥漫性原位癌。因手术困难，且切缘阳性，需要进行开放手术切除，故行环状软骨上喉部分切除及 CHEP

全层细胞结构紊乱，明显核多型性，染色深，无深部侵犯

B

2013 年 5 月，环状软骨上部分喉切除及 CHEP

术后取左侧杓状软骨行快速冰冻切片

左侧杓状软骨残端

环状软骨

声带突

保留的右侧杓状软骨

切除的室带标本

TVCs

甲状软骨

FVC

V

TVC

微侵袭性鳞癌，累及双侧假声带及真声带（箭，rT$_2$N$_0$M$_0$）

C

▲ 图 34-1（续）　**B.** 进行抗真菌治疗后继续随访仍发现进展，病变累及假声带，随后连续的内镜切除未能成功获取阴性切缘。**C.** 行开放性声门上喉切除术，最终切缘阴性，真声带和假声带均发现微侵袭癌

TVC. 真声带；FVC. 假声带（引自 Hoffman HT, ed: Iowa Head and Neck Protocols. Laryngeal leukoplakia progression to invasive squamous cell carcinoma 2009 to 2013. Available at https://wiki.uiowa.edu/display/protocols/Laryngeal+leukoplakia+progression+to+invasive+squamous+cell+carcinoma+2009+to+2013. ）

通过视频内镜及频闪内镜可进一步将声门区病变的检查精细化。目前在多数医疗机构，应用硬质或可弯曲内镜永久记录喉癌病变的视频资料已成为标准的操作。通过参考原始病变的视频资料，可改善患者的远期护理质量。

随着手术型经鼻内镜的发展，可应用这类设备进一步评估喉及气管的情况 [7-10]。这些经改良的器械可附加一些组件，用来吸引、活检或滴注麻醉药物等，进一步扩展了可在诊室进行的喉部操作（图 34-2A）。尽管对于大多数可疑的恶性病变来说，直接喉镜仍然是评估肿瘤及取得活检标本的最合适的方式，但是对于某些经选择的病例，也可在诊室进行活检操作（图 34-2B 和 C）。

当频闪喉镜最初作为临床常用的检查方法时，曾引发广泛关注。基于声带鳞状上皮在频闪观测仪下的外观改变，频闪喉镜可区分侵袭性癌与上皮不典型增生 [11, 12]。但随后 Colden 及同事们指出 [13]，频闪喉镜既不能有效区分侵袭性癌与不典型增生，也不能评估肿瘤侵犯的深度。这些学者同时也指出，频闪喉镜下相对正常的黏膜波一般提示病变比较表浅，尚未广泛累及下方的声韧带。

随诊技术的进步，目前已经可以在行直接喉镜检查的同时行体格检查及生物学分析。通过鲁氏碘液及甲苯胺蓝可将喉部组织染色，进而可以区分黏膜及肿瘤 [14, 15]。但这种方法并未获得显著的效果，故尚未被广泛应用。荧光肿瘤标志物，如四环素及血卟啉衍生物，易被肿瘤细胞吸收，当暴露于紫外线时可发出红色荧光 [16]，故可用来区分肿瘤与周边黏膜。但由于会增加额外的花费及手术时间，同时也存在皮肤光敏感性的问题，故限制了该技术的应用。目前已有应用自发荧光喉镜的报道。Zargi 及同事们应用肺部荧光内镜系统评估了喉部病变 [17]。他们初期的工作发现，当暴露于蓝光或紫光时，正常组织及肿瘤组织发出的自体荧光的密度不同。但是他们同时也指出，该技术仍存在不足，需要进一步完善。

Stone 及同事们曾报道 [18]，生物组织本身发出的荧光可能会妨碍区分正常组织及肿瘤组织的光谱分析。他们采取了一些措施来抵消组织本身荧光的影响，将组织暴露于单色激光，可分析组织发出的独特的光谱特征。近期由 Caffier 及同事们发表于 2013 年的文献报道 [19]，手术显微喉镜＋组织病理学检查与自体荧光纤维可视内镜＋硬质频闪喉镜相比，后者并未表现出更为明显的诊断价值。诊断及治疗的金标准依然是显微喉镜＋组织病理学检查及显微外科手术。

在诊室及手术室中，光的波长被过滤后产生的窄带光可提供额外的病变评估信息。窄带成像可使微小的血管异常更加突出，从而有助于区分正常与异常组织，并有助于行活检操作（图 34-3）。

目前还有许多的治疗措施正在论证中，这些措施的目的在于开发一种新的无创性方法，从而早期检测癌变及癌前病变。例如，通过光学相关断层扫描可以利用红外光进行喉部鳞状上皮的断层扫描，并能够获得较高的分辨率。这项技术目前已得到广泛认可，将其作为较小的鳞状上皮病变的诊断工具，并指导病变切除及监测喉部治疗后的状况 [20-23]。除了可将光作为媒介用来评估声带肿物的性质及范围外，一些新式的设备也已经出现。行直接喉镜检查时可同时进行内镜超声，

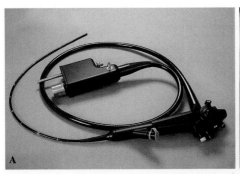
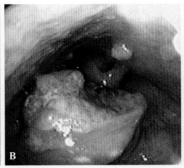
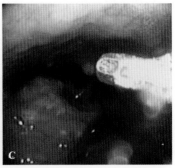

▲ 图 34-2　A. 经鼻食管镜；B. 经鼻食管镜下口咽及下咽影像；C. 应用活检钳取材咽后壁病变

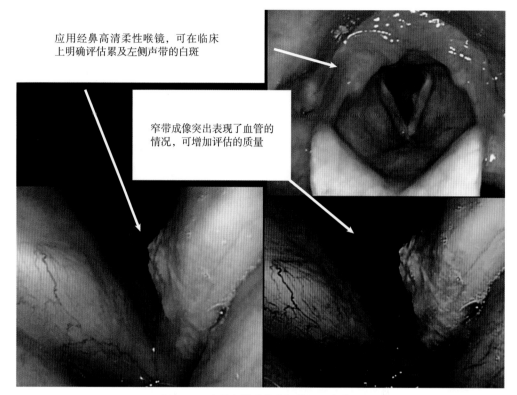

应用经鼻高清柔性喉镜，可在临床上明确评估累及左侧声带的白斑

窄带成像突出表现了血管的情况，可增加评估的质量

▲ 图 34-3 应用窄带成像在门诊评估声带白斑

引自 Hoffman HT, ed: Iowa Head and Neck Protocols. Narrow-band imaging of vocal cord leukoplakia flexible transnasal videolaryngoscopy. Available at https://wiki.uiowa.edu/display/protocols/Narrow+band+imaging+of+vocal+cord+leukoplakia+flexible+transnasal+videolaryngoscopy.

用来评估肿瘤浸润的程度[24]。目前，这些方法尚不能取代直接显微喉镜 + 活检，后者依然是诊断的标准方法。

（二）影像学、支气管镜及食管镜

1. 胸部 X 线检查及胸部计算机断层扫描

胸部 X 线片或胸部 CT 可有效评估声带癌患者的肺部情况，检测是否同时伴有肺部疾病，并可筛查肺部的第二原发癌。早期声门型喉癌发生远处转移至肺的情况非常罕见，故在治疗前行胸部影像学检查并不是为了寻找肺转移灶。既往认为，由于喉癌患者合并较高的肺部第二原发癌的发病率，故在随访过程中，每年进行一次胸部 X 线检查是非常有必要的[25]。

随着低剂量 CT（LDCT）在肺癌筛查方面的应用进展，美国预防服务工作组已将其作为新的推荐检查方案。工作组通过系统性的研究发现，对无症状的高危肺癌人群行 LDCT 检查，可显著减低肺癌的死亡率（20%）及总死亡率（6.7%）[26]。

LDCT 改良的方面包括放射剂量的减少及计算机辅助诊断方面的改进[27]。近期美国宣布可将 LDCT 作为高危人群筛查的推荐方案。高危人群包括：50 岁的吸烟者，吸烟量 20 包 / 年；家族性吸烟史；氡接触史。另一项公布的指南指出，55—74 岁人群，若目前或既往为吸烟者，吸烟量为 30 包 / 年，是最适合行 LDCT 筛查的人群。另一项指南亦推荐将 LDCT 作为肺癌幸存者的筛查手段，因这类人群发生第二处原发肺癌的概率很高。对于肺部结节诊治策略的改进也推动 LDCT 的发展。一项已经发表的研究报道，对于低危肺部结节者（癌可能性＜ 10%），可考虑行间断性的重复 CT 检查，而对于中危组（10%～60%），可行 PET-CT 检查，对于高危组（＞ 60%）则需行手术[28]。

这些研究报告进一步支持将 LDCT 作为患早期声门型喉癌的吸烟患者的评估手段，以取代胸部 X 线片。早在这些研究之前，一个欧洲的研究团队在 2012 年发表的指南中指出，胸部 CT 筛查可作为早期喉癌的评估手段[29]。他们发现无论胸部X线片，还是纤支镜检查均不能作为早期评估的方法。他们同样也指出，对于既往曾有慢性酒精中毒史的喉癌患者来说，治疗前常规应用可弯曲内镜筛查食管具有重要的价值，且对下咽癌及口咽癌患者具有更显著的意义。另外，该团队的研究者还指出了硬质食管镜的不足，并认为窄带成像技术"非常具有潜力，但是仍需进一步论证"（图34-4）。

2. 磁共振成像及计算机体层扫描

在我们的机构中，对于大多数的早期喉癌患者，均可通过体检、内镜及薄层CT来评估声门旁间隙受累的情况，并可进一步评估是否存在甲状软骨的侵犯。MRI和CT在评估早期声门型喉癌中的作用目前仍在评价中[30]。这些先进的影像技术用于评估表浅的声带肿瘤的价值仍有疑问。某些经过筛选的伴有前联合受累的 T_1 期病变或许最合适行CT或MRI检查，因为可发现会厌前间隙或甲状软骨板是否受累。MRI或CT最常应用

在 T_2 期病变的评估中，不仅有助于评估肿瘤的范围，还可识别肿瘤的体积。一些学者指出，通过应用CT或MRI评估 T_2 期病变的肿瘤体积后，可预测放疗的疗效。然而也有其他学者的研究并未发现肿瘤体积在预测放疗疗效方面的作用[31]。

Wenig及同事们指出[32]，随着全喉切除在喉癌治疗中的应用日趋减少，几乎所有病例均需行术前MRI检查。若肿瘤已累及整个声带或前联合或出现声带麻痹，则建议行MRI检查。对于仅有非常浅表的 T_1 期病变且声带活动正常者，可不必行 MRI 检查，因 MRI 并不能检测出这类病变的范围。这个结论与Steiner和Ambrosch的看法完全相反[33]。他们认为这些先进的检查令人忧虑，而且人为因素比较突出。他们发现喉癌手术前的影像检查意义不大，认为最准确评估肿瘤范围的时机是内镜激光显微外科切除时。

行喉部影像检查时，究竟是CT还是MRI更能提供有用的信息，这个问题仍在争议之中[34]。随着CT扫描速度的增加，CT检查的优势日趋突

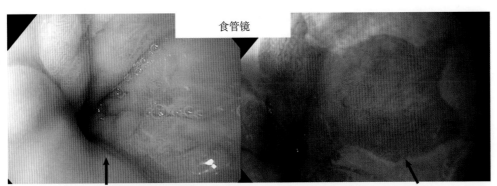

食管镜

应用柔性食管镜结合窄带成像显示正常的胃食管交界处，有助于直接行活检，同时显示反流性改变，无 Barrett 化生

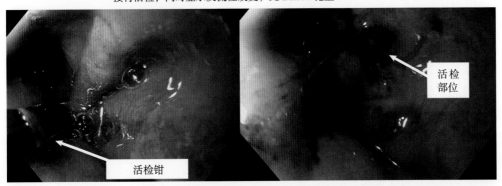

活检部位

活检钳

▲ 图 34-4 食管镜联合窄带成像可更好地显示胃食管交界处的异常并指导活检

引自 Hoffman HT, ed: Iowa Head and Neck Protocols. Esophagoscopy with narrow-band imaging (NBI)for reflux esophagitis.Available at https ://wiki.uiowa.edu/display/protocols/Esophagoscopy+with+narrow+band+imaging+%28NBI%29+for+Reflux +Esophagitis .

出。Stadler 及同事们曾于 2002 年报道[35]，高速螺旋 CT 扫描单次操作即可完整评估整个喉部结构。患者检查时做改良的 Valsalva 动作，或者发出 "e" 音时，即可进行这种快速的喉部成像。这种功能性成像的结果可与安静呼吸时的非功能成像结果相对照，且其与术后病理结果、显微喉镜检查结果相关。尽管该研究的样本量较少，作者依然认为功能性的 CT 扫描可更准确地评估肿瘤范围。Joshi 及同事们于 2012 年发表的文献结果亦显示 CT 扫描优于 MRI[36]。

3. 正电子发射断层成像

正电子发射断层成像（PET）的作用一直备受推崇。应用 [18]F 脱氧葡萄糖（FDG）–PET 扫描可以有效检测肿瘤治疗结束后的亚临床复发或残留病变[37]。Terhaard 及同事们提出了一种算法[38]，根据喉癌及下咽癌患者治疗后的随访情况，强调了 PET 的应用价值。一项前瞻性研究，基于 75 例喉癌及下咽癌患者的 109 次 PET 扫描的结果，分析得出的结论是若可疑为放疗后复发，FDG–PET 扫描应当作为首选的检查方法。该研究的另一项结论是，对于大多数 T_1 和 T_2 期声门型喉癌患者来说，若 PET 扫描的结果为阴性，则不需要再行活检。若扫描结果为阳性而活检为阴性，而且随访过程中再次扫描若显示 FDG 摄取减少，则复发的可能性较小。尽管如此，在评估复发情况时，内镜检查及活检仍然是最重要的方法。

PET 检查也存在较多不足。多数学者建议 PET 检查应当在治疗结束至少 3 个月后进行，因为若放疗结束后马上行 PET 检查常会出现假阳性的结果[39]。假阳性的出现可能是因为感染、放射性坏死或会厌谷唾液潴留的缘故[40,41]。可通过某些药物来替代 FDG，从而弥补这些不足。1–（1-[11]C）酪氨酸（TYR）–PET 扫描已经应用于许多肿瘤的检查。据报道，TYR–PET 成像可分析蛋白合成活性，从而成功检测喉癌复发[42]。Funk 于 2012 年系统综述了 PET 在头颈鳞状细胞癌中的应用[43]，并发现 PET 在评估早期头颈鳞状细胞癌（Ⅰ期和Ⅱ期）方面存在较多不足，认为对于颈部淋巴结临床阴性的病例，PET–CT 检查对治疗方案的制订并没有帮助。

三、背景

根据美国国家癌症数据库及美国国家癌症中心流行病监测计划数据库的统计数据，可以了解目前美国喉癌的人口统计学情况及处置情况[44]。通过对这些数据的分析可发现，鳞状细胞癌是喉癌中最主要的组织学类型，占所有喉癌的 93%（图 34-5）。本章节主要关注喉鳞状细胞癌（包括疣状癌亚型）[45,46]。

喉癌最好发于声门区（图 34-6）。

（一）病因学

喉鳞状细胞癌与烟酒嗜好显著相关。随着女性吸烟者的不断增加，女性喉癌患者所占的比例也不断升高。其他与喉癌的发生相关的因素包括被动吸烟、胃食管反流对喉部的慢性刺激及病毒感染[47-51]。

胃酸反流已被证实是导致喉及咽部恶性肿瘤的高危因素[52,53]。近期 Galli 及同事们发现，碱性反流同样也是喉癌的致癌因素[54]。他们的研究显示，有超出预期的相当一部分喉咽癌的发生与胃切除术后的胃酸缺乏及碱性反流有关。他们的结

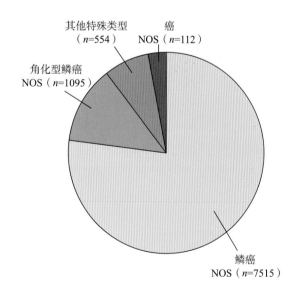

▲ 图 34-5　2000 年美国国家癌症数据库中诊断为喉癌的组织学类型

NOS. 未有特殊说明（数据引自 National Cancer Database Benchmark Report: Histology of Laryngeal Cancer in the U.S. in 2000. Copyright Commission on Cancer, American College of Surgeons. Chicago, 2002, NCDB Benchmark Reports, v1.1.）

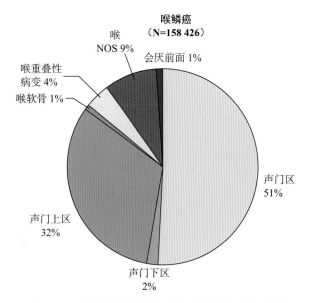

喉鳞癌
（N=158 426）

声门区 51%
声门上区 32%
声门下区 2%
会厌前面 1%
喉软骨 1%
喉重叠性病变 4%
喉 NOS 9%

▲ 图 34-6 喉鳞状细胞癌的分布（根据美国国家癌症数据库），在美国，声门型喉癌约占所有喉癌的 **50%**

引自 Hoffman HT, Porter K, Karnell LH, et al: Laryngeal cancer in the United States: changes in demographics, patterns of care, and survival. *Laryngoscope* 2006;116(9 Pt 2 Suppl 111):1-13.

论是，对于胃切除术后的患者，需定期进行上呼吸消化道的内镜检查，因这类患者出现咽喉部异常及肿瘤的可能性较高。他们同时发现，在胃酸分泌系统完整的喉癌患者中，通过 24h pH 检查，81% 的患者可出现异常的胃酸反流。

人乳头状瘤病毒（HPV）已被证实与头颈癌相关，其中 HPV16 为最显著的致癌亚型[55-57]。已有研究证实，HPV 感染可导致喉癌的发生，但这种相关性不如 HPV 与口咽癌及口腔癌的相关性显著[58, 59]。有研究表明，HPV 相关性上呼吸消化道肿瘤的生物学行为不同于非 HPV 相关性肿瘤，前者的预后相对较好[60]。

暴露于致癌因素的差异或基因易感性或许可以解释世界范围内喉癌分布的不同。在美国，声门型喉癌的数量显著超过声门上型喉癌，两者比值约为 2∶1[61]。而法国的情况则刚好相反。在芬兰，1986—1995 年与 1976—1985 年相比，声门上喉癌的发病率有所下降，而声门型喉癌的发病率则上升[62]。在之前的 10 年间，声门上喉癌较声门型喉癌常见，两者数量之比约为 1.4∶1；而在之后的 10 年里，声门型喉癌的数量则更为

显著，声门型及声门上型喉癌的数量之比约为 2∶1。这种改变的原因目前尚不清楚。Brenner 及同事发现[63]，在以色列地区，人们对酒类的需求较低，而医疗资源丰富，故喉癌患者就诊时多数为早期，总体预后要好于其他国家。

（二）分期

目前被广泛接受的肿瘤分期系统是由美国癌症分期及最终结果报告联合委员会于 1959 年制定，目前已被美国癌症联合委员会（AJCC）提倡使用[64]。这个分期系统于 1977 年第一次出版在《癌症分期手册》中[65]，并于 2010 年整理出版成为第七版 ACJJ 分期手册，并最终发展成为现在的分期系统[66]。该版对第五版及第六版中头颈部分做了修正，主要针对进展期喉癌。尽管 0 期、Ⅰ期和Ⅱ期喉癌的定义未发生改变，但第六版及第七版中对于 T_3 期病变定义的修改，已经影响了我们对传统 T_1 和 T_2 期病变的理解。

各种版本的分期手册均未改变喉部解剖的定义及各个亚区之间的分界。声门区主要是指声带，包括前联合及后联合。但在后联合区域却无法明确区分声门区、声门上区（杓状软骨）下咽（环后区）的界限[67]。声门区上界更准确的定义为喉室顶端的水平面，其下界大概是在声带平面下方 1cm 的水平面。

声门型喉癌主要根据声带活动的程度来分期（表 34-1）[68]。肿瘤局限于声带且声带活动正常者为 T_1 期，根据对侧声带受侵的程度可将 T_1 期再次分组。肿瘤局限于单侧声带时为 T_{1a} 期，病变累及前联合及双侧声带，呈马蹄形改变，声带活动正常者则为 T_{1b} 期。在 AJCC 所有版本的分期手册中，T_4 期的定义是"肿瘤侵犯突破甲状软骨板"，在临床工作中，需要将任何程度的声带癌导致的甲状软骨受侵归为 T_4 期。临床上明显的Ⅰ期声门型喉癌（$T_1N_0M_0$）若出现"邻近软骨的微小侵犯"，即可重新归类为Ⅳ期（$T_4N_0M_0$）[69]。而修改后的分期手册则将甲状软骨受侵（软骨内侧受侵，尚未累及全层）归为 T_3 而非 T_4。

根据定义，T_2 期病变应满足以下标准：声带活动受限，或跨声门侵犯累及声门上区或声门下

表 34-1 原发声门型喉癌的分期（T）

T_x	原发肿瘤不能确定
T_0	无原发肿瘤的证据
Tis	原位癌
T_1	肿瘤局限于声带，声带活动正常，可累及前联合或后联合
T_{1a}	肿瘤局限于一侧声带
T_{1b}	肿瘤累及双侧声带
T_2	肿瘤累及声门上或声门下区，或声带活动受限
T_3	肿瘤局限于喉内，声带固定和（或）累及声门旁间隙和（或）甲状软骨内面骨质
T_{4a}	中度局部晚期病变，肿瘤侵透甲状软骨和（或）侵及喉外组织（如气管、颈部软组织，包括舌外肌深层、带状肌、甲状腺或食管）
T_{4b}	非常局部晚期病变，肿瘤侵犯椎前间隙，包绕颈动脉，或侵犯纵隔结构

引自 Edge S, et al: *AJCC cancer staging manual*, ed 7, New York, 2010, Springer Verlag.

区。尽管 AJCC 分期系统并未区分这 2 个标准，但有学者建议将 T_2 进一步分为 T_{2a} 和 T_{2b} 期。T_{2a} 期病变无声带运动受限，但病变范围要超过 T_1 期肿瘤，肿瘤经声门旁间隙累及声门上区或声门下区。T_{2b} 期病变已引起声带运动受限，但尚未引起声带固定。修改后的分期系统将 T_3 定义为声带固定或声门旁间隙受侵。这种说明有助于解决声带运动受限及声带固定之间差异的争议。若杓状软骨仍活动，但声带因声门旁间隙受侵而固定，这类肿瘤应当归为 T_3 期。

声门旁间隙的概念仍需进一步阐明[54, 70-72]。Berman 定义了声门旁间隙的界限[72a]。

1. 前外侧界：甲状软骨。
2. 下内侧界：弹性圆锥。
3. 内界：喉室及方形膜。
4. 后界：梨状窝[54]。

但是这种定义仍不能说明甲杓肌的部分或全部是否为声门旁间隙的组成部分[73]。Weinstein 及同事们[74]将声门旁间隙的内侧界定义为，在声带平面，其内界为弹性圆锥的外侧；在声门上区水平，其内界为方形膜的外侧。按照这个定义，甲杓肌应当为声门旁间隙的一部分。其他学者认为，在声门区水平，声门旁间隙即是喉内肌深面脂肪组织。根据修正后的 AJCC 肿瘤分期，若喉内肌深面的脂肪组织受累，则应认定是声门旁间隙侵犯（T_3 期）。若环杓侧肌或甲杓肌部分受累引起声带运动受限，而无声门旁间隙受侵时，应当考虑为 T_2 期病变。

原位癌归为 Tis 期。声带上皮癌前病变的准确分类受到诸多因素的限制，如评估的主观性及缺少专门的术语等。一些病理学家将重度不典型增生及原位癌区别对待，而另一些学者将其归为Ⅲ型上皮内瘤变[75-77]。喉不典型增生可分为轻度、中度、重度或原位癌，这种分类来源于宫颈癌前病变的分类方法。上呼吸道角化的不典型增生病变较宫颈不典型增生更为常见，也更难以分类。来源于这两处解剖部位的原位癌其生物学行为完全不同，故难以将宫颈病变的概念转换到喉部[78]。尽管在病理学范畴，原位癌及高级别不典型增生在描述异常喉部上皮改变时是同等的概念，但是一些临床医师在治疗高级别不典型增生时相对保守。

喉癌原发肿瘤 - 区域淋巴结 - 远处转移分期（TNM 分期）与头颈部其他部位黏膜肿瘤的分期方法相同（表 34-2），尽管这个分期系统进行了修正，第六版系统将Ⅳ期进一步分为ⅣA、ⅣB 及ⅣC 期，早期声门型喉癌的分期仍未发生改变（0、Ⅰ及Ⅱ期）。

对 SEER 数据的分析显示，截至 2017 年 7 月 31 日，声门型喉癌的总发病率于 1981 年达到顶峰（图 34-7），在随后的几十年间，其发病率呈下降趋势。在此期间，早期（T_1 和 T_2 期）无转移及淋巴结阴性的喉癌占多数。

Hoffman 及同事们于 2006 年发表的有关 NCDB 的数据分析已与 2013 年 7 月的美国外科医师学会 NCDB 数据链接整合（图 34-8）[78a]。分析发现，在过去的 25 年中，喉癌的初始治疗模式已发生了显著的变化。尽管放疗作为单一的治疗模式仍是喉癌最常应用的治疗方法，2001—2010 年，放化疗已成为第二大常见的喉癌治疗方式。

表 34-2　喉癌分期分组

0 期	Tis	N_0	M_0
I 期	T_1	N_0	M_0
II 期	T_2	N_0	M_0
III 期	T_3	N_0	M_0
	T_1、T_2 或 T_3	N_1	M_0
IVA 期	T_{4a}	N_0、N_1、N_2	M_0
	T_{1a}、T_{2a}、T_{3a} 或 T_{4a}	N_2	M_0
IVB 期	T_{4b}	任何 N	M_0
	任何 T	N_3	M_0
IVC 期	任何 T	任何 N	M_1

引自 Edge S, et al: *AJCC cancer staging manual*, ed 7, New York, 2010, Springer Verlag.

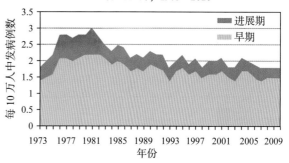

早期及进展期喉癌的发病率
（SEER-9），1973—2010

▲ 图 34-7　美国喉癌发病率的变化，突出了喉癌早期发现的优势

引自 Surveillance, Epidemiology, and End Results (SEER) Program SEER*Stat Database.

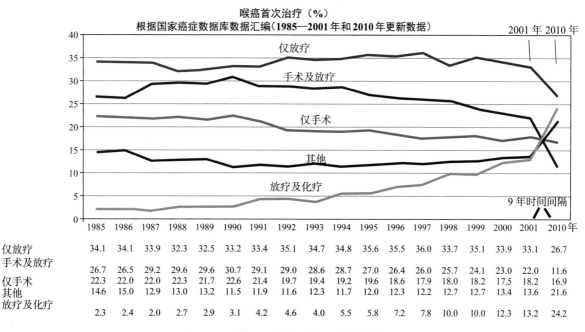

喉癌首次治疗（%）
根据国家癌症数据库数据汇编（**1985—2001 年和 2010 年更新数据**）

	1985	1986	1987	1988	1989	1990	1991	1992	1993	1994	1995	1996	1997	1998	1999	2000	2001	2010年
仅放疗	34.1	34.1	33.9	32.3	32.5	33.2	33.4	35.1	34.7	34.8	35.6	35.5	36.0	33.7	35.1	33.9	33.1	26.7
手术及放疗	26.7	26.5	29.2	29.6	29.6	30.7	29.1	29.0	28.6	28.7	27.0	26.4	26.0	25.7	24.1	23.0	22.0	11.6
仅手术	22.3	22.0	22.0	22.3	21.7	22.6	21.4	19.7	19.4	19.2	19.6	18.6	17.9	18.0	18.2	17.5	18.2	16.9
其他	14.6	15.0	12.9	13.0	13.2	11.5	11.9	11.6	12.3	11.7	12.0	12.3	12.2	12.7	12.7	13.4	13.6	21.6
放疗及化疗	2.3	2.4	2.0	2.7	2.9	3.1	4.2	4.6	4.0	5.5	5.8	7.2	7.8	10.0	10.0	12.3	13.2	24.2

▲ 图 34-8　喉鳞状细胞癌主要的治疗模式

"其他"指"未知、非肿瘤相关的治疗"或其他综合治疗，如放化疗 + 手术、化疗 + 手术 [引自 Hoffman HT, Porter K, Karnell LH, et al: Laryngeal cancer in the United States: changes in demographics, patterns of care, and survival. *Laryngoscope* 2006;116(Suppl 111):1-13 with 2010 update from NCDB datalinks, accessed July 30, 2013.]

根据 NCDB 的资料，下方图表列举的数据显示，在 2010 年确诊的喉癌患者中，临床对不同分期及不同部位的肿瘤分别采取了不同侧重的治疗方式（图 34-9）。

根据 NCDB 的数据链接，可分析美国 2003—2005 年确诊喉癌病例的生存率[79]。计算生存率时将任何原因导致的死亡作为结束的时间点，可发现生存率并不与原有的喉癌直接相关（图 34-10）。

更多特异性的生存分析主要关注于不同 TNM 分期的声门型喉癌。将实际观察到的生存率与预期生存率对比，可得到相对生存率，并按照性别、年龄及种族分别计算（图 34-11）。

在美国，对确诊早期喉癌患者进行的生存率评估，数据一般来自 SEER 数据资料集，时间跨度接近 40 年。可进行实际生存率（任何原因导致的死亡）与预期生存率的比较，从而观察肿瘤对生存率的影响。肿瘤确诊时，预期生存率是由与患者相同年龄、性别及种族的正常人群的预期寿命决定的（图 34-12）。

喉癌，所有地区 (NCDB 2010)

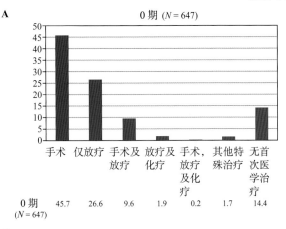

A 0 期 (N = 647)

0 期 (N = 647)	手术	仅放疗	手术及放疗	放疗及化疗	手术放疗及化疗	其他特殊治疗	无首次医学治疗
	45.7	26.6	9.6	1.9	0.2	1.7	14.4

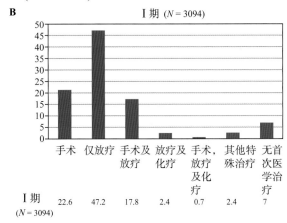

B Ⅰ 期 (N = 3094)

Ⅰ 期 (N = 3094)	手术	仅放疗	手术及放疗	放疗及化疗	手术放疗及化疗	其他特殊治疗	无首次医学治疗
	22.6	47.2	17.8	2.4	0.7	2.4	7

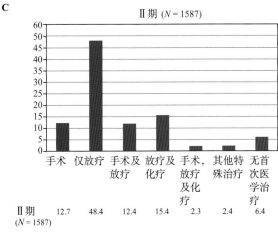

C Ⅱ 期 (N = 1587)

Ⅱ 期 (N = 1587)	手术	仅放疗	手术及放疗	放疗及化疗	手术放疗及化疗	其他特殊治疗	无首次医学治疗
	12.7	48.4	12.4	15.4	2.3	2.4	6.4

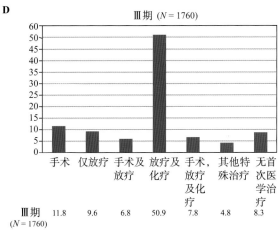

D Ⅲ 期 (N = 1760)

Ⅲ 期 (N = 1760)	手术	仅放疗	手术及放疗	放疗及化疗	手术放疗及化疗	其他特殊治疗	无首次医学治疗
	11.8	9.6	6.8	50.9	7.8	4.8	8.3

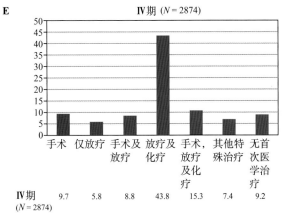

E Ⅳ 期 (N = 2874)

Ⅳ 期 (N = 2874)	手术	仅放疗	手术及放疗	放疗及化疗	手术放疗及化疗	其他特殊治疗	无首次医学治疗
	9.7	5.8	8.8	43.8	15.3	7.4	9.2

▲ 图 34-9　2010 年美国喉癌首次治疗大样本分析示，0 期病变最常见的治疗为手术（**A**），Ⅰ和Ⅱ期为放疗（**B** 和 **C**），Ⅲ和Ⅳ期为放化疗（**D** 和 **E**）。NCDB. 国家癌症数据库

引自 National Cancer Database Commission on Cancer. American College of Surgeons. Benchmark Reports. Available at www.facs.org/cancer/ncdb/.

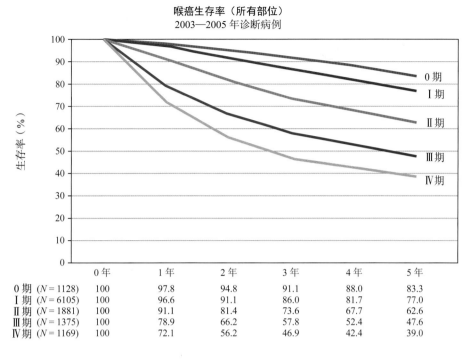

▲ 图 34-10　在美国喉癌患者的生存率与分期有关

数据为 1343 个程序（引自 National Cancer Database Commission on Cancer. American College of Surgeons. Benchmark Reports. Available at www.facs.org/cancer/ncdb/. Accessed July 30, 2013.）

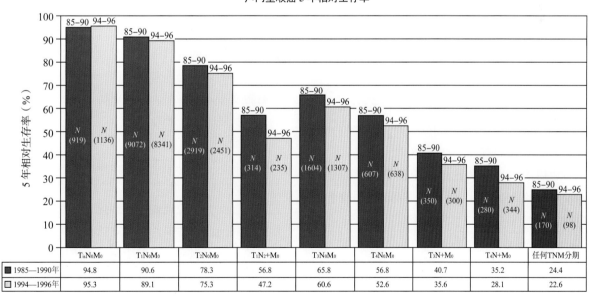

▲ 图 34-11　声门型喉鳞状细胞癌患者的 5 年相对生存率，1985—1990 年与 1994—1996 年比较

晚期任何 TNM 分期 + 分类病例数最少（N=98），早期 $T_1N_0M_0$ 分类病例数最多（N=9072）[引自 Hoffman HT, Porter K, Karnell LH, et al: Laryngeal cancer in the United States: changes in demographics, patterns of care, and survival. *Laryngoscope* 2006;116(Suppl 111):1-13.]

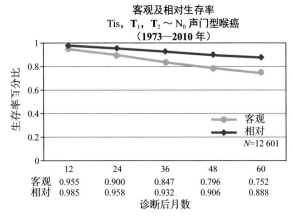

▲ 图 34-12　早期声门型喉癌患者的相对生存率

引自 Surveillance, Epidemiology,and End Results (SEER) Program SEER*Stat Database.

诊断后月数	12	24	36	48	60
客观	0.955	0.900	0.847	0.796	0.752
相对	0.985	0.958	0.932	0.906	0.888

表 34-3　声门型喉癌的手术类型

手术类型	适应证
显微喉镜声带部分切除	声带中份白斑，原位癌，微侵袭癌
声带切除术（内镜）	T_1，声带中份肿瘤
声带切除术（喉裂开）	T_1，声带中份肿瘤
额侧喉部分切除术	T_1 病变累及前联合
半喉切除术	T_1/T_2，累及杓状软骨（前联合未受累）
喉部分切除及会厌成形术	T_1/T_2，累及前联合（杓状软骨未受累）
喉次全切及环舌会厌吻合	T_{1b}/T_2，双声带前端受累，可能需切除一侧杓状软骨

四、治疗

早期声门型喉癌理想的治疗方案应当是根治肿瘤，保存正常的发音功能，不损害吞咽及呼吸功能，且在出现复发时，仍有治疗的机会。但这些目标往往无法全部达到，故通常需要采取妥协的办法。治疗方案的制订应基于患者的期望，而患者需要被告知各种治疗方案的不足。外科医师需要了解各种治疗的优缺点，并告知患者临床推荐的治疗方案。最理想的方式是，患者既咨询外科医师，同时也咨询放疗科医师，从不同的角度了解治疗的整个过程。美国国家综合癌症网络（NCCN）头颈肿瘤临床指南指出，对于早期（Tis、T_1、T_2）无转移及淋巴结阴性的声门型喉癌，手术及放疗都是可接受的治疗策略[80]。

随后的内容会关注于特定的手术、放疗技术及总体的处理原则，并着重强调治疗对嗓音的影响。

（一）手术

不同的医师对各种特定手术或放疗适应证的看法均不相同。选择治疗方案的基本原则基于病变的范围，见表 34-3。对每一例患者，治疗方案的制定都需要考虑各种因素，不仅是肿瘤的解剖范围。一般来说，手术治疗早期声门型喉癌可获得较高的总治愈率及喉功能保留率。

（二）内镜切除

原发、浅表的 T_1 期肿瘤，其组织病理学特征是不伴有固有层的侵犯[81]。内镜切除这类病变可获得清晰的切缘，且不会损害深面的声韧带及声带肌[82]。然而，并不是所有的 T_1 期病变都可以进行浅表的切除，20% 的 T_1 期肿瘤即使出现声韧带受侵，声带运动也可表现正常[83]。原位癌理论上不会突破基底膜，可在进行完整切除的同时不破坏声韧带结构。对 1467 例接受激光显微外科切除手术的患者的资料进行研究发现，首次切除时获得干净的切缘是非常重要的，有残留病变的患者行再次手术切除后，即使获得干净的切缘，其局部控制率也会显著的下降[84]。

活检

一般来说，对于声带不连续的病变，最好进行切除式的活检，而非小的、碎片状的随机活检。若病理证实为原位癌或微浸润癌，则切除式的活检能达到治愈的效果。切除式活检也可避免发生取材错误，因为在不典型增生的上皮中可能存在较小区域的浸润性癌。若需行放疗，则需判断活检时切除的范围。在保证活检的样本量已足够满足病理诊断的需要时，活检的范围应尽量缩小，这样对放疗后嗓音质量的影响较小。有必要与患者讨论一下治疗方案，权衡保守性活检及激进性活检的利弊。白斑病变内镜下切除的视频已可在线获取[85]。

（三）消融治疗

1. 光学性血管分解治疗

光动力治疗（photodynamic therapy, PDT）及激光治疗的拥护者支持对癌前病变及浅表癌进行消融治疗。无论采用何种治疗方式，早期声门型喉癌的治愈率均较高，故 Friedman 及同事认为治疗关注的重点应当从生存率转移至发音功能的保留及发音质量[86]。这些学者报道了许多肿瘤消融的病例，应用磷酸氧钛钾激光行光学消融治疗，在显微镜下可观察到清晰的肿瘤组织及声门区软组织的边界。尽管应用这项技术无法对切除的标本行病理检查及确认切缘，该研究团队仍然认为"这项新技术并未降低肿瘤性疾病的控制率"[87]。但是他们也认为，为了确保无可争议的效果，需要进行大宗病例的研究及长期的随访。

2. 光动力治疗

光动力治疗（PDT）作为肿瘤消融治疗的途径之一，在有氧条件下，应用光激活光敏性介质，而这些介质可被肿瘤细胞选择性吸收。目前推断肿瘤细胞的死亡是通过数个不同的机制发生的，包括暴露于氧自由基后，可引起肿瘤细胞的直接损伤。也有研究报道，PDT 导致的肿瘤组织破坏是因为肿瘤内部的微血管发生萎缩或塌陷，并激活固有免疫及获得性免疫反应[88]。肿瘤细胞较正常细胞更易摄取光敏性介质，从而导致更明显的毒性[89]。

Biel 在 2010 年发现，尽管目前 PDT 仅对某些经选择的肿瘤有效[90]，但随着更多肿瘤特异性的光敏介质及改进的光学传输系统的出现，PDT的疗效进一步提高。Biel 曾报道，已有超过 1500例头颈癌患者接受了 PDT，应用的光敏介质包括光卟啉、血卟啉、氨基乙酰丙酸及 Foscan。他同时发现对于早期喉癌（Tis、T_1、T_2），PDT 与传统治疗的效果相同，并报道了 171 例早期喉癌患者的治疗效果，持续性的完全反应率为 89%，而发生皮肤光过敏并发症的情况罕见。

3. 激光切除

内镜激光切除的内容将在本分册第 35 章讲述。

（四）开放性部分喉切除术

开放性部分喉切除术的内容将在本分册第 6章讲述。

（五）嗓音的注意事项

讨论各种早期喉癌的治疗方案时都会面临 2 个问题：若追求声音质量，则放疗的优势比较明显；若追求最终的喉功能保留，则手术的优势显著[91]。

Cragle 及 Brandenburg 曾报道[92]，手术治疗早期声门型喉癌可获得放疗后等同的声音质量，研究人员评估了 11 例行激光声带切除的患者及 20 例行放疗的患者的嗓音资料，发现两组的嗓音情况类似，均表现为发音时间最高值的下降，伴有震颤及信号 / 噪声比值的增加。

多数学者认为，对于早期声门型喉癌，与手术相比，放疗后患者的声音质量较好[93-97]。与手术不同的是，放疗并不需要去除肿瘤周边的正常组织以获得切缘。然而，放疗引起的肿瘤坏死或纤维化可导致声带体积的缩小，也可引起明显的声带破坏。

Ton-Van 及同事们曾评估 356 例早期声门型喉癌的患者资料[98]，认为与手术相比，放疗带来的声音质量无可争议的更良好。但研究人员也指出，接受手术治疗的患者其喉功能保留率为 92%，而放疗的患者为 81%，这是因为主要应用全喉切除行手术挽救的缘故。作者建议，若患者可安全的耐受全身麻醉，则可将手术作为主要的治疗模式；但若患者宁愿承担喉功能丧失的风险，仍要求较高的声音质量，则不建议行手术[98]。

对于大多数喉癌患者来说，在选择治疗方案时，声音质量并不是一个需要慎重考虑的因素，发音可满足日常交流的需要即可。言语的可理解性可能是一个更有意义的评价标准，而不是声学或空气动力学指标。Schuller 及同事们以问卷的方式调查了 75 例因喉癌行手术治疗的患者，发现 88% 的被调查者均对术后的声音质量满意[99]。

大多数部分喉切除术后的患者其声带运动的情况类似于声带麻痹患者的声门闭合不全。Leeper 及同事们评估了 6 例行垂直半喉切除的患者资料[100]，发现尽管相互之间存在较大的差异，但患者术后总体的趋势：①声门闭合不全；②声门上区结构的振动（前庭襞、杓状软骨）；③跨声门气流平均值下降，伴发音时间最大值的减少。

声带重新获得正常的外观及功能的能力取决于肿瘤及切除的范围。Benninger 及同事们分析了与早期声门型喉癌放疗后的声音治疗及复发情况相关联的指标，发现若放疗前的活检取材范围较大，在放疗后可能出现较差的声音治疗[101]。

与之相反的是，最近 Hillel 及同事们近期研究发现[102]，内镜下行包括声韧带在内的更激进的切除可能使术后的愈合反应更加活跃，这是因为切除后引起声带闭合不全，产生呼吸样发音，可能刺激声带组织增生来填补缺损。他们分析发现，在早期声门型喉癌的治疗中，与保留声韧带相比，包含声韧带的声带切除可带来更好的发音质量。他们推断，被包裹的声带肌肉会在声韧带切除后释放出来，进而增生肥大来填补缺损。另一假设认为，活跃的肉芽反应可能进一步引起胶原重塑，从而填补缺损。该研究结论具有逻辑性，他们认为包含声韧带的声带切除尽管目前看上去比较激进，但可以考虑作为严重声带瘢痕的治疗方案。

（六）放疗

放疗是早期声门型喉癌的有效治疗方法。目前已有较多的放疗与手术的疗效比较方面的研究，但一般都未关注各种放疗或手术方式之间的差异[103]。在放疗的过程中，影响肿瘤控制包括以下因素：①分割的范围；②放疗的总剂量；③治疗持续的时间；④放射传递的方法[104-108]。Rudoltz 及同事们认为[105]，应用放疗治疗早期声门型喉癌时，治疗持续的时间是显著影响局部控制及生存率的因素，在 46 天内完成治疗的患者其局部控制率要好于需要更长时间治疗的患者（图 34-13）。将放疗剂量分割至至少 2Gy/d、每周 5 次的方式也可改善局部控制率[104, 109]。Yamazaki 及同事们将 T_1 声门型喉癌随机分为 2 组[110]：2Gy/d，总剂量 60～66Gy 组；2.25Gy/d，总剂量 56.25～63Gy 组。他们发现后者的 5 年局部控制率要显著优于前者（92% vs. 77%，*P*=0.004；图 34-14）。该研究受争议的地方在于标准组异常低的局部控制率，而众多的回顾性研究已证实低剂量分

割放疗可带来极佳的肿瘤控制率[111-113]。Rudoltz 及同事们于 1993 年报道[105]，高剂量分割放疗的价值主要在于可将治疗周期缩短。

需要权衡加速分割放疗及低剂量分割放疗带来的收益及其潜在的并发症的风险。Hlinlak 及同事们在一项Ⅲ期临床实验中[115]，比较了加速分割放疗组（33 次分割，总剂量 66Gy，持续 38d）与

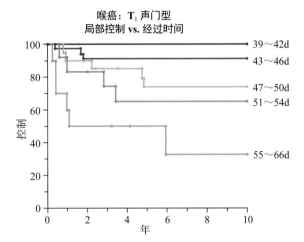

▲ 图 34-13　T_1 声门型喉癌：局部控制 vs. 放疗时间

对于接受放疗的 T_1 声门型鳞癌的患者，局部控制与放疗时间呈函数关系 (引自 Rudoltz MS, Benammar A, Mohiuddin M: Prognostic factors for local control and survival in T_1 squamous cell carcinoma of the glottis. *Int J Radiat Oncol Biol Phys* 1993;26:768)

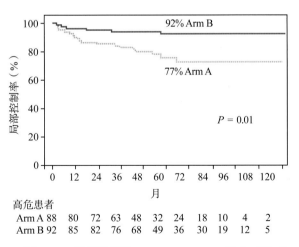

▲ 图 34-14　随机被分至 60 ～ 66Gy，2Gy/d 组（A 臂）的 T_1 声门型喉癌患者的局部控制率显著优于 56.25 ～ 63Gy，2.25Gy/d 组（B 臂）

引自 Yamazaki H, Nishiyama K, Tanaka E, et al: Radiotherapy for early glottic carcinoma($T_1N_0M_0$): results of prospective randomized study of radiation fraction size and overall treatment time. *Int J Radiat Oncol Biol Phys* 2006; 64: 77.

常规分割放疗组（33 次分割，总剂量 66Gy，持续 45d）的治疗情况。1995—1998 年间接受治疗的 395 例 $T_1 \sim T_3$ 期淋巴结阴性的声门型及声门上型喉癌患者被纳入该研究。在治疗 1～2 个月后，加速分割放疗组可观察到更多的急性并发症（急性黏膜炎、疼痛、吞咽困难）。治疗 4 个月后，两组间的毒性反应已基本类似（皮肤毛细血管扩张除外）。尽管据报道两组的无疾病生存期无显著差异，研究团队发现治疗时间缩短 1 周可使治疗获益增加 3%～5%（$P=0.37$）。他们建议未来可将治疗周期进一步缩短，并将并发症控制在可接受范围内，尤其适用于放疗野比较小时（如 T_1 和 T_2 期肿瘤）。Laskar 及同事曾对一部分 T_1 期患者行低分割放疗[116]，每次分割剂量为 3.3Gy、3.43Gy、2.5Gy，23.4% 的患者出现持续性喉水肿症状，且放疗区域超过 36cm^2 时，发生水肿的风险明显增加。

对一例 $T_1N_0M_0$ 期左声带鳞状细胞癌的患者的纵向研究发现，完成 63Gy 的放疗后，应用该放疗剂量可出现预期的黏膜炎及皮肤改变，但治疗后的声音质量显著优于活检前[106a]，活检并未影响声音质量（图 34-15A），治疗方案为不间断的总剂量为 63Gy 的放疗（图 34-15B）。在放疗的最后一天经鼻内镜检查发现，黏膜炎的范围包括声带及咽部，炎症可在 2 个月后消退，咽喉部功能基本稳定，伴轻度发音障碍（图 34-15C）。皮肤改变需要应用局部激素治疗，并在随后的几年内逐步改善（图 34-15D）。放疗 15 个月后，喉部的外观比较阴暗，伴有瘢痕形成，但左侧声带（肿瘤侧）整体轮廓比较光滑，对侧声带可见扩张毛细血管（图 34-15 E）。

在对早期声门型喉癌行放疗时需要考虑的另一个问题是应用的技术。靶向治疗的目标是肿瘤本身，而不需要关注隐匿转移。对于比较大的 T_2 期病变，传统的技术是在体格检查的基础上，在设计边长 4～6cm 的正方形区域进行，并应用 ^{60}Go 或 4mV 直线加速器。治疗野的上界为甲状软骨切迹，下界为环状软骨下缘。后界需根据肿瘤的后界决定，前界为颈前皮肤。根据体表的解剖标志进行仔细的定位是准确靶向的关键。应用普通 X 线片进行模拟治疗，侧位 X 线片中可清晰显示软骨的解剖结构，从而可确定合适的目标靶位。

尽管上述方法简单而常用，但是因为治疗野设计错误导致的肿瘤覆盖不充分，或者患者的软组织解剖结构存在变异，这些因素都会导致放射剂量的丢失。有研究报道，目前应用比较多的高能量照射束（6mV）同较高的治疗失败率相关，原因是缺少足够的放射剂量[117, 118]。随着以 CT 为基础的模拟治疗的出现，可以更好地评估肿瘤的范围及喉、颈部的解剖结构。对比增强薄层 CT 可补充体格检查在肿瘤定位方面的不足，可有效改善肿瘤的局部控制率，尤其是针对 T_2 期病变的患者[119]。目前也可进行针对空气界面的复杂的修正，保证剂量的均匀性及准确性。这些新技术提升了治疗的成功率，但是仍然依赖于每日治疗准确性及可重复性的确认[120, 121]。

对目前这些先进技术的支持来源于荷兰的一项研究。该研究评估了 1050 例患者，这些患者为 T_1 和 T_2 期淋巴结阴性且无转移的声门型喉癌，并接受传统的放射治疗，5 次分割放疗 / 周（1985—1997 年）。之后的治疗模式为加速分割放疗（1997—2011 年），6 次 / 周。总剂量均为 66Gy，33 次分割放疗，每次 2Gy[111]。加速分割放疗组患者的 10 年局部控制率为 87%，而传统治疗组为 81%。同时影响生存率及嗓音质量的最重要的因素是患者是否继续吸烟。

早期声门型喉癌放疗失败的患者大多表现为局部复发而不是区域或远处转移[123]。而放疗失败后，可应用部分喉切除术或内镜激光手术行挽救性治疗，这进一步增加了放疗作为初始治疗手段的治疗成功率[124-129]。采用哪种具体的喉功能保留手术来挽救放疗失败取决于多种因素：随访的密度、如何早期辨认顽固性病变、患者的期望值、存在的并发症、医师的治疗理念等。不同的治疗理念可能引起挽救性部分喉切除术成功率的差异。

Toma 及同事们认为[130]，早期声门型喉癌放疗失败后仍可行部分喉切除术，除非肿瘤已经侵犯以下结构：①杓状软骨，声带突除外；②对侧声带前半；③声门下，前方超过 10mm，后方超过 5mm；④甲状软骨或环状软骨。他们应用这个

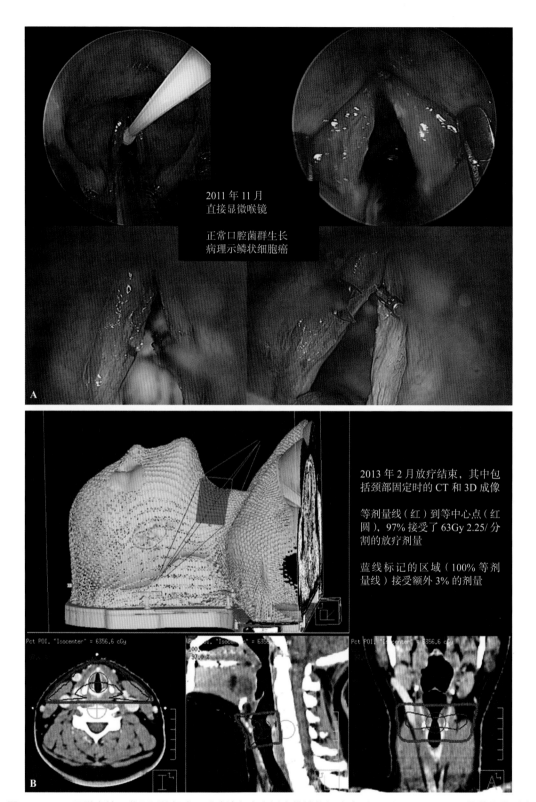

2011 年 11 月
直接显微喉镜

正常口腔菌群生长
病理示鳞状细胞癌

2013 年 2 月放疗结束，其中包括颈部固定时的 CT 和 3D 成像

等剂量线（红）到等中心点（红圆），97% 接受了 63Gy 2.25/ 分割的放疗剂量

蓝线标记的区域（100% 等剂量线）接受额外 3% 的剂量

▲ 图 34-15 A. 显微喉镜下获取活检标本，明确诊断为左侧声带鳞状细胞癌（SCC），$T_1N_0M_0$，活检前的鉴别诊断包括慢性喉炎（由反流性及烟酒刺激引起）、乳头状瘤等。活检标本真菌培养为阴性。B. 放疗计划

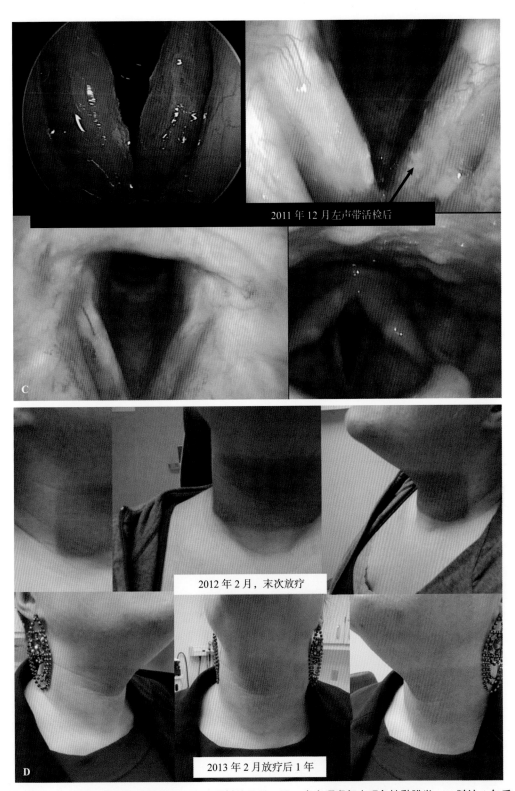

▲ 图 34-15（续）　**C.**门诊经鼻纤维喉镜显示，在外照射的最后一天，患者咽喉部出现急性黏膜炎。**D.**随访 1 年后，检查显示慢性喉炎，治疗结束 15 个月后，症状改善。放疗期间出现症状性皮肤变化，需要短期局部应用激素治疗。放疗引起的外观变化可逐渐改善

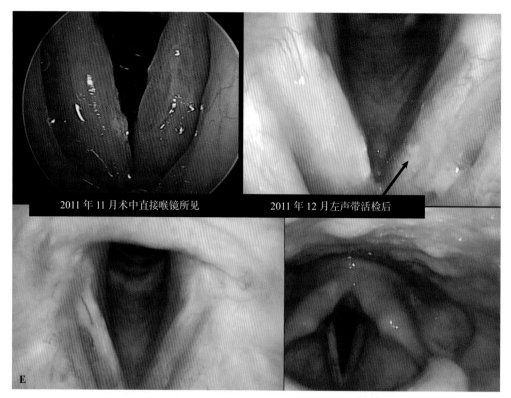

2011 年 11 月术中直接喉镜所见　　2011 年 12 月左声带活检后

E

▲ 图 34-15（续）　E. 门诊直接喉镜获取的一系列喉镜图像显示活检及随后的放疗对声带的影响，应注意放疗引起的毛细血管扩张

引自 Hoffman HT, ed: Iowa Head and Neck Protocols. Laryngeal leukoplakia progression to invasive squamous cell carcinoma 2009 to 2013. Available at https://wiki.uiowa.edu/display/protocols/Laryngeal+leukoplakia+progression+to+invasive+squamous+cell+carcinoma+2009+to+2013.

标准在 1989—1998 年治疗了 19 例 T_1 和 T_2 期放疗后复发的声门型喉癌患者，有 3 例患者治疗失败（复发），但均成功地施行挽救性全喉切除。这个标准可作为一般的指南，但不适用于所有的病例，这是基于以下原因：①由于解剖差异的存在，病变向声门下前方进展超过 10mm 不一定是绝对的禁忌证；②相对于女性，男性的喉体较大，这也是应用该标准时需要考虑的问题。

　　除此之外，Toma 及同事们并没有提及环状软骨上喉切除术在放疗失败后挽救治疗中的作用。Laccourreye 及同事们曾成功应用环状软骨上喉切除治疗 12 例放疗失败的患者[131]。他们指出该术式主要的禁忌证是同侧构状软骨固定、环状软骨受侵、喉外侵犯、声门下侵犯至环状软骨。

（七）化疗

　　传统手术或放疗对早期声门型喉癌的治愈率很高，故化疗的作用并未获得显著的支持。此外，

过去的经验认为，上呼吸消化道的侵袭性肿瘤不能被单纯化疗控制[132]。Laccourreye 及同事曾报道[133]，部分早期声门型喉癌患者应用铂类药物诱导化疗后获得了临床完全反应，并未再接受进一步的治疗。尽管在这部分患者中，有 1/3 的患者发生局部复发，但没有一例复发的患者最终是死于喉癌或丧失喉功能。这项发现引发了应用化疗治疗早期声门型喉癌的兴趣，目前已经在进行相关的前瞻性研究。Al Mamgani 及同事们认为[111]，T_{2b} 型声门型喉癌的预后相对较差，因此对于这类患者，可进行对比分析放化疗与手术治疗疗效的临床试验。

（八）治疗后的随访

　　NCCN 指南推荐对治疗后的头颈癌患者进行随访，而且并不是特指声门型喉癌[135]。NCCN 指南是基于复发的风险、第二原发癌的出现及治疗相关不良反应而制订的。该指南建议随访的间隔

时间逐渐增加：治疗后第 1 年（每 1~3 个月）、第 2 年（每 2~6 个月）、第 3~5 年（每 4~8 个月）、5 年后（每 12 个月）。对于进展期声门型喉癌（T_3、T_4、N_2、N_3），则推荐治疗后行影像学检查评估原发灶及颈部情况。若颈部已经行放疗，则推荐每 6~12 个月进行一次促甲状腺激素水平的检查。同时需要劝告患者停止吸烟及饮酒，并进行言语、听力及吞咽功能恢复的评估。

值得注意的是，目前的指南特别指出，绝大多数的复发是由患者报告的。这个现象提示，对患者进行有关复发特征的教育，在发现早期复发方面的意义要大于常规的临床随访。Cooney 及 Poulsen 在一项回顾性研究中 [136]，对 302 例 II~IV 期头颈鳞状细胞癌治疗后随访 5 年的情况进行分析指出，对于进展期头颈鳞状细胞癌的患者，常规的随访在评估治疗效果及提供情绪支持方面的作用要大于改善预后。其他大数据的研究也支持这个论点 [137]。Boysen 及同事们亦指出 [138, 139]，密切的随访监测及临床再评估并不能改善预后，但对于部分具有较好挽救方法的患者，如早期声门型喉癌患者，密切的随访可使他们获益。需要特别指出的是，接受放射治疗的早期声门型喉癌患者预后较好。另有学者发现，对这类患者进行密切的监测随访，可早期发现复发，并可进一步行功能保留性手术，从而避免全喉切除。

NCCN 指南推荐，在临床需要时，可在随访过程中行胸部影像学检查，并建议读者参照肺癌筛查的指南以获得更多的信息 [135]。具有头颈癌病史，如声门型喉癌或其他吸烟相关的癌症，被认为是肺癌的危险因素，若患者具有 50 年或更长时间的吸烟史，吸烟量为 20 包 / 年或更多，则发生肺部第二原发癌的风险较高。因此，指南推荐，对于声门型喉癌患者，若吸烟史 ≥ 55 年，吸烟量 ≥ 20 包 / 年，需要行低剂量 CT 检查。

NCCN 指南推荐对高危患者进行肺癌的筛查。这类高危患者包括所有吸烟史 ≥ 50 年、吸烟量 ≥ 20 包 / 年的声门型喉癌患者。若最初的 LDCT 检查无可疑的发现，则每年均需要行 LDCT 检查，持续 2 年。但也有学者认为，合适的筛查持续的时间及年龄并不确定。

五、治疗方式的选择

（一）原位癌

Isenberg 及同事们回顾性分析了已发表文献中记载的 2188 例白斑活检标本的资料，发现无不典型增生者占 53.6%，轻中度不典型增生者占 33.5%，重度不典型增生或原位癌者占 15.2%。随访 3 年后发现，无不典型增生者、轻中度不典型增生、重度不典型增生或原位癌者发展成为侵袭性鳞状细胞癌的比例分别为 3.7%、10.1% 和 18.1%。

制定最佳的原位癌（$TisN_0M_0$）治疗方案需要临床医师及病理学家之间密切的互动。在评价一个活检标本时，由于倾向性的不同，不同的病理学家可能会将同一病变诊断为 3 级上皮内瘤变、重度不典型增生或原位癌 [141]。尽管在病理学上重度不典型增生与原位癌是同等的概念，但相对于重度不典型增生，临床上处理原位癌往往更加激进。尽管放疗可作为治疗原位癌的一个选择，但却不作为重度不典型增生的治疗方案。区分原位癌和反应性病变具有难度，Westra 及同事们曾报道 3 例由外院转来诊断为 $TisN_0M_0$ 的病例 [142]，经再次会诊后，最终诊断为反应性不典型增生。

放疗在治疗 $TisN_0M_0$ 期病变中的作用一直存在争议。若内镜下切除可行，则通常将手术作为常规的治疗方式 [143]。多次切除后的持续性病变，或多个解剖部位广泛受累，可作为放疗的适应证 [144]。影响放疗的因素包括多次内镜切除的必要性、治疗的花费、声音质量的考虑、患者随访的依从性、患者年龄和并发症等 [145, 146]。

（二）侵袭性鳞状细胞癌

由于多种治疗方式的存在，故制订最合适的早期声门型喉癌（T_1 或 T_2，N_0M_0）的治疗方案是比较困难的。Hinerman 及同事们提出了一个简单的概念化方式 [147]，指出过去在佛罗里达大学，放疗是"所有未经治疗的 T_1 和 T_2 声带癌的治疗方案"。后来这些学者更倾向于经口激光切除局限的、位于声带中 1/3 的 T_1 期病变，认为对于这类患者，预计手术切除可保留声音质量。

尽管 NCDB 对喉癌的调查表明，放疗是治疗 T₁ 及 T₂ 期喉癌最常应用的方案，目前已经有许多成熟的观点认为可将手术作为初始治疗手段[148]。Morris 及同事们对大量的文献进行复习后指出[149]，对于 T₁ 期声门型喉癌的原发肿瘤部位，手术治疗（声带切除）的总失败率为 8.6%，而放疗的总失败率为 16.7%[150]。更多的支持性证据来源于对 T₂ 期声门型喉癌的手术治疗的研究。Howell-Burke 及同事们于 1990 年报道[151]，在 M.D.Anderson 癌症中心，行放疗的 T₂ 期声门型喉癌患者仅有 74% 保留了喉功能。一些学者认为，相对于手术治疗，T₂ 期声门型喉癌患者行放疗后丧失喉功能的风险较高[152]。

一篇发表于 2013 年的以循证为基础的综述指出，1996—2011 年，并无精心设计的前瞻性随机对照实验来比较手术与放疗的疗效[153]。手术与放疗在局部控制及生存率方面并没有显著的统计学差异。然而，研究人员同时指出，多项研究（5 项）发现初始手术治疗的喉功能保留率较高，但也有 1 项研究持相反观点[154]。其他目前的循证性综述表明，各种治疗手段带来的生存率均比较类似，故推荐要综合各种因素来制订治疗方案，决策时需要将患者置于重要的地位[155]。

在制定治疗方案时，放疗的晚期毒性也是需要告知患者的重要内容。近期研究表明，接受放疗的早期声门型喉癌患者发生致命性脑血管意外的风险略高于手术的患者，15 年累计发病率分别为 2.8% 和 1.5%（P=0.024）[156]。现代的放疗技术，包括避开颈动脉的调强放疗（IMRT），已经被用来进行临床试验，评估肿瘤控制及对颈动脉的影响[157]。但 IMRT 的潜在优势并不能抵消肿瘤复发的风险，肿瘤复发可能因靶区误差、器官运动或剂量不一致所致[158]。尽管极其罕见（1%～2%），治疗 10～20 年后，需要将放疗本身导致的恶性病变与患者的总生存率进行权衡。

Barthel 及 Esclamado 回顾性分析了于 1986—1994 年 45 例在克利夫兰诊所行放疗的早期声门型喉癌患者的资料[160]，指出 T₁ 和 T₂ 期病变的局部控制率分别为 87.5% 和 75%，与既往研究报道相符。在 9 例复发的病例中，6 例被认为可行部分喉切除。在这 6 例患者中（均行放疗），仅有 1 例成功的应用部分喉切除挽救。T₂ 期声门型喉癌或许更适合应用手术治疗，因为这类肿瘤放疗后复发的概率较高，只能依靠全喉切除来挽救。

一项由 Jorgenson 及同事们进行的研究提供了非常具有价值的观点[161]。该研究包括了 1965—1998 年在同一中心治疗的 1005 例丹麦患者，因为放疗是主要的治疗理念，故 99% 的患者初始治疗均为放疗（先前曾行治疗者除外），也使得该研究在治疗选择方面存在极小的偏向性。Jorgenson 及同事们发现[161]，在该地区 133 万人口中有稳定的患者基数，且随访条件较好（仅 3 例患者失访），故使得该研究具有极佳的可信性。312 例行放疗的 T₁ 期声门型喉癌患者的 5 年局部区域控制率为 88%，若辅以手术治疗，则 5 年的疾病特异性生存率为 99%。233 例行放疗的 T₂ 期声门型喉癌的 5 年局部区域控制率为 67.4%，辅以手术治疗后，5 年疾病特异性生存率为 88.4%。该研究中 T₂ 期声门型喉癌的复发率较高（1/3），其最终的喉功能保留率为 80%；而 Chevalier 及同事报道[162]，将环状软骨上喉部分切除作为初始治疗，器官保留率可达到 95%。基于这些数据，Jorgenson 及同事提出了这样一个问题：为何不把环状软骨上喉切除术作为 T₂ 期声门型喉癌的标准治疗方式？他们指出，Chevalier 及同事所报道的一部分数据具有一定的选择偏向性，而放疗后的声音质量要优于环状软骨上喉切除术。因为这个原因，他们并没有改变治疗理念，仍将放疗作为 T₂ 期声门型喉癌的标准治疗模式。他们同样观察到，改良的放疗技术、放疗失败后行挽救性手术切除均可有效降低全喉切除的必要性[131]。

Motamed 及同事们回顾性分析了所有早期声门型喉癌局部放疗失败后接受挽救性喉功能保留手术的患者的资料指出[163]，对 1/3 的放疗后复发病例可行局灶性治疗。在这类患者中，开放性手术的喉功能保留率为 77%，而内镜激光显微外科手术的喉功能保留率为 65%。这种更倾向于手术的治疗趋势不仅是由于复发病灶位于黏膜下、呈弥漫性分布及早期发现困难的原因，更反映了治疗理念的转变。

目前正在进行的研究将注意力集中在将AJCC 或 UICC 的 TNM 分期作为影响选择治疗方式的重要因素。有学者指出，早期声门型喉癌的某些特征是独立于这个分期系统之外的，或可有助于评价放疗的治愈率[164]。有必要单独区分不包括在该分区系统的特殊病变类型（前联合受累或肿瘤体积较大），并将某些 T_2 期病变的特征单独对待（声带活动受限或声门下受累）。许多学者认为，对具有该类特征的患者适合首先行手术治疗[165]。

一般来说，无论采取何种治疗方式，早期声门型喉癌患者的生存率都较高。在一项包含 410 例行放疗的患者的研究中，Franchin 及同事们发现，第二原发癌是主要的致死原因[166]。发生第二原发癌的患者大多数为发生头颈肿瘤后再发生肺癌，10 年生存率为 32%；而未发生第二原发癌的患者 10 年生存率为 77%。在一项包含 240 例行放疗的早期声门型喉癌的研究中，Holland 及同事们发现，随访 6 年后，28% 的患者发生第二原发癌，中位生存期为 14 个月[167]。

喉功能保留手术，无论是开放式或内镜，都是可重复的，然而放疗在大多数情况下只能应用一次。放疗常作为初始治疗，也可将手术作为初始治疗，而将放疗作为头颈部更为致命的第二原发癌的治疗手段。头颈部第二原发癌就诊时往往已为进展期，或病变发生在手术禁忌的部位。

前联合曾经被认为是阻止肿瘤进展的屏障，也有人认为是肿瘤早期侵犯喉部框架的途径，这形成了一个矛盾的情况[168]。Shvero 及同事们建议对起源于该处的肿瘤行手术治疗[169]，因为如若行放疗则局部复发的风险较高，且易发生远处转移。他们指出，该部位肿瘤的生物学行为远不同于其他的早期声门型喉癌[170]。另有学者认为，前联合肿瘤放疗失败率较高的原因在于剂量的问题[171, 172]。不同的患者其前联合至皮肤的距离差异很大，这种差异及甲状软骨的厚度被认为可影响该区域放疗剂量的一致性。

Maheshwar 和 Gaffney 回顾性分析了 1989—1996 年 53 例 T_1 期声门型喉癌患者的资料[173]，对患者共行 30 次分割放疗，6 周，剂量为 63Gy。他们报道总的局部区域复发率为 20.8%。前联合

受累者的复发率为 57.1%，显著高于仅声带前端受累而前联合未受累者（15.8%）。他们认为缺少治疗前的 CT 影像，导致了这样不良的结果。若没有这个先进的影像检查，前联合肿瘤的分期可能被低估，而实际上肿瘤可能已经侵犯软骨，或肿瘤的范围被隐藏了。Maheshwar 及 Gaffney 在研究中报道，他们已经注意到前联合处放疗剂量不足的问题[173]，故在治疗时在前联合处放置蜡质的球体，这个方法尤其适用于可疑前联合受累且体型消瘦的患者，特别是应用 CT 行三维适形时提示前联合放疗剂量不足时。

T_{2b} 期及声门下侵犯的肿瘤往往范围较大，这可能是导致放疗效果不佳的原因[174, 175]。许多学者建议对于这类"早期"的范围较大的肿瘤，手术治疗的效果要优于放疗。但精准放疗联合挽救性部分喉切除是否能获得同等的喉功能保留率仍存在争议[83]。

若将放疗作为主要的治疗方式。另一个要关注的问题是治疗后缺少准确的组织学标本。从喉功能保留手术的早期阶段开始，约有 20% 经活检证实的病例在切除时未发现病变残留[176]。这样的病例无论放疗及手术都能获得较好的效果。一项世界范围的系统性文献综述确认了 3 项随机的临床实验，这些实验的目的是为了比较 Ⅰ 期及 Ⅱ 期声门型喉癌行放疗或手术的疗效[177]。有一项实验因为病例数不足而被排除[178]，另一项实验被排除是因为放疗剂量及随机性不足[179]。其中最有相关性的随机临床实验是始于 1979 年的东欧的一项多中心研究，该研究涉及 234 例早期喉癌患者。经病变部位（声门或声门下区）及肿瘤分期（T_1 或 T_2）[180] 分层筛选后，被随机分配为开放手术组、放疗组及放疗＋化疗组。研究发现，T_1 期肿瘤手术治疗后的 5 年生存率为 100%，放疗后为 91.7%。T_2 期肿瘤手术后的 5 年生存率为 97.4%，放疗后为 88.8%。尽管手术组的生存率较高，但无显著的统计学差异。手术组 5 年无疾病生存率为 78.7%，而放疗组为 60.1%，差异有统计学意义（P=0.036）。在随后的研究中，Dey 及同事们质疑了该研究结果的准确性，他们认为该研究中的患者在随机分组前，其肿瘤分期并不准确[177]，

因此放疗方案可能并不是最佳的，故导致了较差的预后。他们认为，若比较这些治疗方式的获益及代价，结果仍然是不确定的。

一项为了评估各种治疗理念、针对加拿大及美国人的数据调查发现，目前的实践都是基于单中心的报告[181]。该调查的学者们认为，很难指出哪种治疗方式更具有优势，因为由于各种根深蒂固的观念的存在，不可能开展随机性的实验，来比较手术治疗与非手术治疗的疗效[177]。

六、总结

早期声门型喉癌治疗方案的选择需要与患者认真讨论后决定。理想状况下，患者应与放疗医师及有喉功能保留手术经验（开放性或内镜手术）的外科医师共同讨论。放疗后密切随访，必要时进行挽救性手术，其治愈率同手术治疗的治愈率类似，对于保留喉的患者来说，前者更有可能提供较好的声音质量。放疗主要的缺点是治疗周期较长，挽救性全喉切除的概率高，治疗的重复性差，尤其是发生头颈部第二原发肿瘤时。早期喉癌最常见的致死原因为第二原发肿瘤。较放疗相比，手术治疗前联合受累的 T_1 期肿瘤、体积较大的肿瘤及 T_2 期肿瘤可带来更高的喉功能保留率。手术治疗主要的局限性包括需要全身麻醉、声音质量较差，但喉功能保留率较高。在推荐某个治疗方案时，需要考虑潜在的吞咽障碍及其他并发症。密切随访有助于早期发现第二原发肿瘤，且如若考虑应用喉功能保留手术治疗某些经选择的早期复发病例，密切随访也是非常重要的。

推 荐 阅 读

Ambrosch P, Kron M, Steiner W: Carbon dioxide laser microsurgery for early supraglottic carcinoma. *Ann Otol Rhinol Laryngol* 107 (8): 680–689, 1998.

American Cancer Society: Facts and figures. Available at http://www.cancer.org/research/cancerfactsstatistics/index.

Commission on Cancer, American College of Surgeons. *NCDB benchmark reports*, Vol 1. Chicago, 2002, American College of Surgeons.

Franchin G, Minatel E, Gobitti C, et al: Radiotherapy for patients with early stage glottic carcinoma. *Cancer* 98: 765–772, 2003.

Hoffman HT, Buatti J: Update on the endoscopic management of laryngeal cancer. *Curr Opin Otolaryngol Head Neck Surg* 12 (6): 525–531, 2004.

Hoffman HT, Porter K, Karnell LH, et al: Laryngeal cancer in the United States: changes in demographics, patterns of care, and survival. *Laryngoscope* 116 (9 Pt 2 Suppl 111): 1–13, 2006.

Jackel MC, Ambrosch P, Alexios M, et al: Impact of re-resection for inadequate margins on the prognosis of upper aerodigestive tract cancer treated by laser microsurgery. *Laryngoscope* 117 (2): 350–356, 2007.

Kennedy JT, Paddle PM, Cook BJ, et al: Voice outcomes following transoral laser microsurgery for early glottic squamous cell carcinoma. *J Laryngol Otol* 20: 1–5, 2007.

Laccourreye O, Laccourreye H, El-Sawy M, et al: Supracricoid partial laryngectomy with cricohyoidoepiglottopexy. In Weinstein G, Laccourreye O, Brasnu D, et al, editors: *Organ preservation surgery for laryngeal cancer*, San Diego, 2000, Singular Thomson Learning.

Lydiatt WM, Shah JP, Hoffman HT: AJCC stage groupings for head and neck cancer: should we look at alternatives? A report of the Head and Neck Sites Task Force. *Head Neck* 23: 607–612, 2001.

McWorter AJ, Hoffman HT: Transoral laser microsurgery for laryngeal malignancies. *Curr Probl Cancer* 29 (4): 180–189, 2005.

Mork J, Lie KA, Glattre E, et al: Human papilloma virus infection as a risk factor for squamous-cell carcinoma of the head and neck. *N Engl J Med* 344: 1125–1131, 2001.

Motamed M, Laccourreye O, Bradley P: Salvage conservation laryngeal surgery after irradiation failure for early laryngeal cancer. *Larygoscope* 116 (3): 451–455, 2006.

Remacle M, Eckel HE, Anteonelli A, et al: Endoscopic cordectomy: a proposal for a classification by the working committee: European Laryngological Society. *Eur Arch Otorhinolaryngol* 257: 227–231, 2000.

Steiner W, Ambrosch P: The role of the phoniatrician in laser surgery of the larynx. In Steiner W, Ambrosch P, editors: *Endoscopic laser surgery of the upper aerodigestive tract*, New York, 2000, Thieme, pp 124–129.

von Leden H: The history of phonosurgery. In Ford CN, Bless DM, editors: *Phonosurgery: assessment and surgical management of voice disorders*, New York, 1991, Raven Press, pp 3–24.

Ward PH, Hanson DG: Reflux as an etiological factor of carcinoma of the laryngopharynx. *Laryngoscope* 98: 1195, 1988.

Weinstein GS, Laccourreye O, Brasnu D, et al: Laryngeal anatomy: surgical and clinical implications. In Weinstein GS, Brasnu D, Laccourreye H, editors: *Organ preservation surgery for laryngeal cancer*, San Diego, 2000, Singular, pp 18–21.

进展期喉癌的经口激光显微切除

Transsoral Laser Microresection of Advanced Laryngeal Tumors

## 第 35 章

Michael L. Hinni　David G. Lott　著

崔　鹏　译

要点

1. 经口激光显微外科（transoral laser microsurgery, TLM）能够切除各种体积大小的肿瘤，限制性在于显露的程度及功能的影像，并不在于肿瘤的范围及 T 分期。

2. 肿瘤的分块切除可以精细地描述肿瘤范围，与整块切除相比，或许可改善局部控制率，并进一步将较大的肿瘤进行内镜下切除，因为物理体积的限制，故不能做到整块切除。

3. TLM 有许多功能性的优点，包括气管造瘘的概率较小，不存在瘘的可能，以及早期即可恢复吞咽和感觉功能。

4. TLM 可替代传统的喉功能保留手术。

5. TLM 可很好地同 MDT 策略兼容。

一、名词及定义

经口激光显微外科（TLM）是一种手术方式，可处理口腔、咽、喉的原发肿瘤。切除的工具一般是二氧化碳（CO_2）激光束，显微镜传输手术视野，上呼吸消化道的自然腔道提供了手术入路。区分 TLM 和开放性手术的两个特点是：创面可一期愈合；肿瘤可被分成可处理的数个单位（原位）[1, 2]。

TLM 很明显是一种功能保留策略，并不是一种重建的手段。"分块"切除是 TLM 的特色，也是争议的关键。肿瘤的横切面为 TLM 提供了重要的诊断维度，而更大作用则是利用了正常组织同肿瘤组织在视觉外观上的差异。安全的 TLM 需要两个条件，即足够的显露和完整的标本。

TLM 是一种切除手段，而非气化。标本是有意义的冰冻切缘的基础，单个标本可能很小，但是整合起来，切除组织的体积等同于开放手术获取的标本体积。

在很多方面，经口激光显微外科是一个有误导性的名字，这是因为显微外科并不是完全经口 - 仍需要开放手术处理颈部淋巴结。TLM 也不是完全依赖激光，也需依靠内镜下烧灼、血管夹闭，有时也需要钝性及锐性的分离。最后，TLM 也不完全就是外科手术，有时也需要放射治疗（颈部适应证，不能弥补切缘的不足）。

TLM 的目的是通过对患者的选择及卓越的技术来改善治疗效果及功能，目标是达到开放手术的治愈率，获得类似放疗达到的组织及功能保留，同时保证较低的并发症及治疗花费。

进展期，当其应用于"进展期喉肿瘤"时，也是一个容易混淆的概念，在激光手术的范畴中，它曾经的意思是任何大于 T_{1a} 声门型喉癌的肿瘤，传统的意义是肿瘤已导致声带固定，而分期系统则提示了另外的含义：颈部淋巴结阳性。可以明确的是喉癌不是一种疾病，而是包含多种疾病。某个进展期的病例能否行 TLM 取决于"进展期"的含义是什么。本章节将关注具体的分类及其具体的治疗。

是癌吗？激光手术可处理组织学范围内的所有类型，但是本章节仅仅关注恶性程度最高的类型，侵袭性鳞状细胞癌。Ljubjana 分类法是国际上广泛接受的关于上皮增生性病变的分类法[3]。其中典型的良性病变，如单纯性增生、棘皮症占了显著的部分。其次为异常增生，以基底部的增生为主要特点。不典型增生即异型增生或异型性。最后是原位癌，即完整基底膜表面细胞源性的新生物。这些都可被激光切除，但 TLM 是一种更高级策略，用于处理更复杂的病变，如上皮下浸润的肿瘤（侵袭性鳞状细胞癌）。

是不是 TLM？欧洲喉科学会制订了详尽的激光声带切除的分类方法[4]，分五种类型：①上皮下；②声韧带下；③跨声带肌；④全切；⑤扩大声带切除（图 35-1）。前三种方式可通过激光精细地完整切除标本。TLM 目前也可用于处理后两种类型。

哪些部位受侵？在多学科共同制订理论上的喉癌解剖分型（声门区，声门上区及声门下区）前，外科医师将临床表现纳入到分类标准中，将喉癌分为喉内型及喉外型，这种分类方式持续了近 50 年[5]。喉内型是喉"内部区域"的肿瘤，主要是局限于声门区，生长缓慢，逐渐会出现颈部淋巴结转移[6]。TLM 可处理绝大多数这种类型的肿瘤。喉外型多数是声门上型喉癌，起源于喉入口处或与下咽交接处，转移率较高，也更致命。TLM 可处理局部病变，但不能处理转移灶。

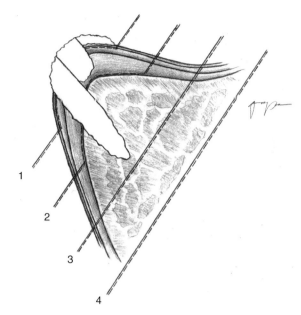

▲ 图 35-1　欧洲喉科学会声带切除分类
1. 上皮下；2. 韧带下；3. 跨肌层；4. 全部。未展示扩展的声带切除术。注意肿瘤浸润的范围及声带切除类型的关系（引自 Remacle M, Eckel HE, Antonelli A, et al. Endoscopic cordectomy: a proposal for a classififi cation by the Working Committee, European Laryngological Society. Eur Arch Otorhinolaryngol 2000;257:227-231. Original art by Alpen Patel, MD.）

目前官方的分类方式是声门型、声门上型和声门下型。跨声门型的定义是覆盖喉室的肿瘤。但是在喉前部，声门型及声门下型喉癌的生物学行为类似[7]。声门下型喉癌有时实际上是声门型喉癌向下发展。声门区的高度目前仍有争议（5～10mm），声门区后方或许应当排除在声门之外（即不包括后联合），但这些区域都在 TLM 可处理的范围之内。

在讨论肿瘤的局部范围时，临床医师通常将其简化为"早期"及"晚期"喉癌，这是根据传统的分类方式描述的，主要依据声带的运动情况。在这种情况下，TLM 主要是早期喉癌的治疗方法，而非晚期。

肿瘤 / 淋巴结 / 转移（TNM）分期系统应用 T_X、Tis、T_1（在声门区有 a，b 两个亚型）、T_2、T_3、T_{4a} 和 T_{4b} 来定义局部肿瘤[8]。三个区域一共包括 18 个类型，这只是用来描述局部病变（T）。淋巴结的情况可分为 7 种类型，转移可分为 3 种类型，故一共可出现超过 300 种类型。某些肿瘤是适合行 TLM 的，但无法确定"晚期"的范围。分期系统将其归纳为 1、2、3、4 期，主要根据淋巴结的情况。若出现颈部淋巴结转移，即使原发灶很小，也为 3 期或 4 期病变。

喉癌的分期同任何治疗都没有关联，其局限性也很显著。TNM 分期将历史因素排除在外，如年龄、既往治疗史、生活习惯、职业、症状持续的时间、出现几种症状、文化程度、宗教信仰、距离医疗机构的路程等，也未考虑并发症的情况。症状严重性评分及并发症程度都可提升 TLM 的准确度[9]。TNM 分期同样忽略了疾病的某些特性（如外生性或内生性、角化型或溃疡型、肥胖或恶病质、喘息、用力呼气容积、射血分数、血红蛋白水平、蛋白水平、血糖水平、肝功能）。这些 TNM 分期系统的局限性也给治疗带来了挑战。

临床医师需要理解在 TLM 领域中"晚期"的意义。将晚期病变同较高的 TNM 分期联系起来并无明显意义，特别是若患者为 T_1 或 T_2 病变时（若 T_2 期肿瘤为 3 期病变，则提示出现颈部淋巴结转移）。例如，在 2002 年美国癌症联合会（AJCC）喉癌分期系统中，3 期病变包括 T_1、T_2 或 T_3 N_1（或 T_3 N_0），N_1 定义为单个淋巴结 < 3cm。AJCC 也列举出ⅣA 期病变包括 T_1、T_2、T_3 或 T_{4a} N_2（或 T_{4a} N_1 或 N_2），N_{2a} 定义为同侧单个淋巴结，直径为 3~6cm；N_{2b} 定义为同侧多个淋巴结，直径 < 6cm；N_{3c} 定义为双侧或对侧淋巴结转移，直径 < 6cm。

本章节主要讨论局部病变的 TLM 治疗，因此需要对局部病变进行区分，便于明确哪种情况适合行 TLM。

二、局部喉癌的 5 种类型

从外科医师的角度，局部喉癌可归结于 5 种"类型"，对功能都有不同程度的影响，治疗的难易程度也互不相同。病情的严重程度决定了局部切除的范围及对患者的影响，如对嗓音、吞咽及呼吸功能的影响。这并不意味着手术是唯一的治疗手段；相反，这只是确认是否可以行手术来治疗局部病变，特别是当患者需要对各种治疗模式做出选择时。每种"类型"都可被 5 种经典的切

除方式之一所处理，根据病变的严重程度，治疗的范围可由喉镜下活检上升到全喉切除。每种切除方式都去除了一个常规的组织块，从一个结节到全喉，每种切除方式都有一项技术。我们有一项已发表的结果，记录了每种切除方式的局部控制率。预期的功能结果从正常的声音，吞咽和呼吸，到气管食管穿刺（TEP）发音和经造口呼吸。这五种类型可被称为非常早期、早期、中期、晚期或非常晚期。

1. 非常早期的癌是外生性的位于声带中份的 T_{1a} 期肿瘤，治疗方式包括经口切除或消融来切除病变，并行活检。包括单个组织的上皮下声带切除术，声韧带下局部声带切除术[4]，和跨声带肌声带中份切除术。

2. 早期癌包括两种亚型，即声门型及声门上型。

(1) 早期声门型喉癌包括 T_{1a}、T_{1b} 和 T_{2a} 期声带癌，标准的开放式手术可为垂直部分喉切除术或半喉切除术[10-13]（符合欧洲喉科学会指出的全声带切除及扩大声带切除术的概念）[10]。

(2) 早期声门上型喉癌为 T_1 期病变，适合行声门上喉切除术[1, 14, 15]。

3. 中期癌是指可行环状软骨上喉切除术的肿瘤[16, 17]，包括 T_2 期声门癌（进展至声门上区）、T_3 声门癌（经前联合侵犯甲状软骨，声带运动仍存在）、T_2 声门上喉癌（向下发展累及声带）和 T_3 声门上喉癌（累及会厌前间隙）[18, 20]。

4. 晚期癌是指 T_3 期声门癌（单侧声带固定，侵犯声门旁间隙或甲状软骨翼板），这是标准的类型，因其为侧方病变，需行喉近全切除术[21]。一侧声带运动受限即符合侵袭性 T_{2b} 声门型喉癌。同样，晚期喉癌也包括 T_2 声门上型喉癌累及会厌谷或梨状窝内侧壁；T_3 声门上型喉癌，单侧声带固定，声门旁间隙受侵，或累及甲状软骨翼板。

5. 非常晚期喉癌包括双侧 T_3 声门型喉癌，累及双侧喉室；T_3 声门上型喉癌，累及环后区；T_{4a} 声门或声门上型喉癌，侵犯喉外结构–带状肌、甲状腺、舌、气管或食管。最少的切除范围是全喉切除术（T_{4b} 意味着无法手术切除）。T_{4b} 是指出现远处转移，在未经治疗的患者中，这种情况实

际上很少。比如直接侵犯椎前间隙、纵隔结构或包绕颈动脉。

三、缩略语

读者应当了解一些用于喉癌治疗方面的缩微词。环舌会厌吻合术（CHEP），环舌吻合术（CHP）是环状软骨上喉部分切除术（SCPL）的重建方式[22-24]。水平式声门上喉切除术（HSL）是另一种术式。近全喉切除术（NTL）[25, 26]，前额侧垂直式喉切除术（VPL）加会厌成形术，SCPL及NTL都曾被称为喉次全切术[27-30]。气管食管穿刺及气管食管假体都称为TEP[31, 32]，VPL包括垂直前额及额侧部分喉切除及半喉切除术[10, 11, 33, 34]。

四、早期、中期及晚期喉癌的激光手术及经口激光显微外科手术

在喉癌治疗方面，激光手术并不是新出现的。Davis及其同事、Jako及其同事、Strong及Vaughan及其同事等学者在1970—1980年都曾应用激光治疗部分经选择的肿瘤[35-38]。

在1980—1990年，Motta、Steiner及其他学者提出了新的概念[39-41]：原位切除肿瘤。若浸润性肿瘤可以安全的分块切除，即可在原位评估肿瘤的深度。这样扩大切除就成为可能，就像Mohs的化学性切除（Mohs成功治疗了许多部位的肿瘤，不仅仅皮肤）[42]。临床医师能够"沿着肿瘤"，就是说，针对每一个患者设计切除方式。若肿瘤可被分成可处理的单元，早期、中期甚至部分晚期肿瘤都可行这种术式。

当然，在激光出现以前，经口声带切除就已经有了显著的效果。悬吊系统及显微镜而非激光是关键，[43-46]。激光带来的成本有待证实，例如新设备的花费、设置的时间、手术室的调整、热损伤的风险、维护问题、麻醉问题、更多的吸引及过滤、重新培训的需求及资质，但激光带来的效果则相当可观：可感知的显微器械的反馈、切除偏僻区域的能力、无毛发的手术区域、未炭化的病理标本、手术室空间、不受妨碍的显微镜及较气化相比更精确的切除路径。

在1980—1990年的德国，内镜激光手术治

疗超过T_{1a}的声门型喉癌的经验得到持续的积累[40, 41, 47-51]。关注术区显露、止血、重建、切缘及伤口愈合的传统学者提出了另外的问题，最大的关注点还是肿瘤的切除。Steiner原位切除了肿瘤 - 通过显微镜！其宣称的优点是肿瘤深度的可确定性及可视化。怀疑者是如何反应的？第一，内镜中的烟雾会影响术区的显露及手术的效率；第二，放弃了方向感，违背了整块切除的原则，并没有实验室证据证明这是安全的。

另外的关注点则使这种讨论更加热烈。切除声门上区组织后，并没有任何的重建。如果术者未能修复声门区和舌根之间的空隙，开放性的声门上喉切除导致误吸[15, 52, 53]。应用激光行SCPL后，并没有行环舌吻合，但这在开放性SCPL中是必需的[19, 24]。还有其他激光并未解决的问题（例如出血部位超过2mm，骨化的软骨，颈淋巴结）。

除此之外，关于手术入路这个显著的问题仍然比较棘手。巨大的舌体、小下颌、包被的牙齿、牙关紧闭及其他问题仍有待解决，即使是对于经验丰富的手术者。非常早期的声带中份的T_{1a}肿瘤容易处理，但是其他肿瘤则需要更大范围的显露。某些肿瘤过大以至于无法经内镜取出。越来越多"激光喉镜"的出现反而提高了质疑的声音，认为手术入路问题仍未能解决。

另一个挑战是病理科的质量控制。在肿瘤手术中，阴性切缘是必需的。若激光切除的标本被气化了，病理学家就无法检查切缘。即使激光切除了标本，切缘恐怕也被碳化。若被切成数个小块，则切缘将没有意义。

在北美地区的实践中，这些考虑的因素延缓了TLM的发展，即使已经有了许多先驱性的工作，纽黑兰、费城及多伦多的整个器官连续切片研究[54-57]；美国光学协会的Strong及其同事于1965年进行的CO_2激光的研究[58]；Strong、Jako、Vaughan、Davis、Ossoff等学者进行的关于临床病理学的先驱性工作等[35-38,59,60]。但是德国的中心已经开始进行这项技术需要的所有的辅助性喉科器械的合作研发。他们的经验已远远超出了之前提到的各种问题，并继续追踪结果，持续报道其经验[41]。

在 1966 年，我们开始更密切地研究这项工作，并随后采取了许多步骤将 TLM 纳入我们的实践中，这一努力为喉癌的处理和初始的治疗选择提供了新的视角。

五、经口激光显微外科的理论基础

TLM 确实违背了外科肿瘤学的一句历史悠久的格言：整块切除。一个典型的声门区或声门上区肿瘤（超过 T_1）可能是被分成 3～6 块去除的。

整块切除一直是一种谨慎的策略，以避免在伤口上发现存活的恶性细胞。当手术刀穿过肿瘤时，显露的肿瘤将会存活。有活力的癌细胞可能附着在刀刃上，没有任何东西可以阻止外科医生无意中把看不见的肿瘤转移到伤口附近的一个部位。如果看不见的细胞种植确实发生在开放性手术中，而伤口是闭合的，那么肿瘤怎么可能不会复发呢？在传统的开放手术中，这就是肿瘤要被周围正常、未被破坏的组织包裹的原因，避免肿瘤接触手术刀或剪刀，以期避免将恶性肿瘤细胞种植。

重新思考激光微切除的这一系列事件后，面临一个新的问题：物理转移的设备是什么？癌细胞不能黏附在一束光上；因此，没有任何物理载体可以移植肿瘤。而且，在 TLM 中使用了抓钳、吸引及烧灼，这些都可以做到。但是假设没有撕裂样本，暴露的癌细胞是如何存活的呢？激光能量暴露的细胞是被热凝固的，因此是没有活力的。最后，在 TLM 的范例中，伤口没有闭合。一个看不见的癌细胞落在一层菲薄的凝结物上，而不是在一个健康的组织表面，这一层会逐渐脱落，而不是孵育。

这些都是理论上的原因，我们推断激光手术可以在没有整块切除的情况下进行局部癌症切除。是否有实验室或临床数据？ Werner 及同事的研究表明（对于 CO_2 激光切口）[61]，在激光手术后，伤口边缘的淋巴血管立即被密封，持续至术后 10d。还有 20 年的欧洲临床数据[62-65]。自 20 世纪 80 年代初以来，Steiner[41] 和他的同事们一直在从事 TLM[64-67]。他们发现局部复发率低（2%～10%），生存率很高，而并发症发生率较低。在 10 年多的随访中，他们没有看到晚期颈部或远处转移的

增加。TLM 的治愈率与开放性功能保留手术报道的最佳结果相同。换句话说，开放性手术遵循的整块切除的原则，但治愈率较 TLM 并没有增加；TLM 进行激光分块切除肿瘤，但是局部的失败率和传统的开放性功能保留手术的失败率一样低。

如果肿瘤的切除可以安全地完成——它不是自动的，护理仍然是重要的——有一种很有吸引力的新技术来确定癌症侵犯的深度，然后再去做切除手术。如果外科医生的判断有误差，切口过于接近肿瘤，那么这只是另一种形式的肿瘤切除。切除的范围可以逐渐增加，只是需要时间而已。

如果肿瘤可以在原位被分开，肿瘤本身就不再是阻挡外科医生视野的一个因素。完全切除总是需要显露肿瘤的整个黏膜边缘。现在，这个目标可以用一种不同的观点来实现，不受肿瘤体积的限制。

如果肿瘤可以被切成数块，喉镜的内径并不能限制肿瘤切除的大小。限制的因素主要是每一步的术区暴露及外科医生对肿瘤定位的关注。Mohs 成功地原位切除了肿瘤，且对肿瘤定位的关注并未受到影响[42]。

在这一章的后面，我们总结的 TLM 结果和其他学者报道的一样[67]。我们已经记录了原发部位较低的失败发生率，并报道了死亡的最终原因。我们的结论是，患者主要的死亡原因是晚期的颈部复发、远处的转移、第二原发肿瘤和严重的基础疾病，而对原发性肿瘤的过度治疗是不当的。在现代，生活质量日益突出。在一些相关的疾病中，如下咽癌（TLM 也能很好地治疗梨状窝癌）[68]，5 年生存率在几十年内保持在 15%～30% 之间。积极的联合治疗（化疗、放疗和根治性手术）并没有改善预后这种较差的预后。同样，如果可以通过功能保留性激光手术获得局部控制率，那么支持彻底消融的争论显然会衰退。

六、经口激光显微外科手术同开放性功能保留手术的比较

开放手术到达喉内肿瘤的入路是从它的"盲区"开始的。外科医生最初不能看到原发肿瘤，直到他 / 她打开颈部，分开筋膜，分离带状肌，

打开喉部框架，并在由局部解剖学确定的关键点处进入腔内。一旦显露出来，区域的边缘并不是激光手术的切缘。区域内部的结构在手术中需要重新定位，而不是保持一个固定的位置。肿瘤的边缘是微小的，不放大，头灯是被照亮的，而不是显微镜的超光。为了安全性和再现性，开放式操作是有章可循的。例如，声门上喉切除术切除了声带上方的结构，产生了可预测的创面，需要进行特征性的重建，并且可以重复应用于许多声门上型喉癌患者，尽管每个人都有独特的解剖结构、术前准备及略有不同的肿瘤特征。因为颈部会被切开，也决定了颈淋巴结清扫。颈清扫与主要的切口是连续的，所以必须采取措施来防止咽瘘。由于喉部的框架结构被提升到舌部，而且会肿胀，为了维持气道安全需要一个临时的气管切开术。声门上喉切除术支持的是整块切除的手术原则，但这是由手术刀而不是癌症所决定的。但那是对于大体解剖学来说的，而不是显微解剖学和微病理学。开放式的喉切除术为重建提供了必要的条件，但开放性手术也必须重建。

通过经口入路治疗喉癌，TLM 无须进行解剖即可进行手术入路。喉框架结构依然继续支持着气道。在声门上区的 TLM 中，气管切开术通常是不必要的。带状肌依然保留着对吞咽功能的作用。通过内镜，术者在切口的起始部就直面真正的原发病变部位。喉镜可使术野稳定，放大的倍率和充足的照明可显露重要的微小结构（如切缘的异常增生），由于涉及颈部，也不存在喉部和颈部切口的贯通，因此也不存在咽瘘的可能。

通过 TLM 可以继续进行疾病的诊断[69]。无论局部肿瘤的范围如何，显微镜和激光都可追踪，放大后的组织外观有了新的意义。一些肿瘤可改变黏膜的血管模式。较深的侵袭性肿瘤往往显得苍白且形态异常，并且组织收缩时失去了其精细的一致性，肿瘤可能是硬的或软的（软性结构可进展为易碎性和出血）。在肿瘤之外，可预期的超微结构是横纹肌、脂肪、浆黏液腺、纤维软骨膜、（骨化的）软骨或骨。脂肪组织呈黄色和分叶状；黏液腺为苍白及分叶状，但有更明显的血管结构。肌肉呈条纹状，纤维组织呈白色及干燥的外观。

骨化的软骨和骨碳化成多米诺骨牌般的外表，深面的带状肌疏松且含有缝隙。

TLM 实际上是各种治疗方式的联合。肿瘤被移出喉，局部微血管环境仍然存在，这提供了术后放疗的最佳环境。另外，完整的显微镜下三维切除也极大地减少了阳性切缘的概率。

在 TLM 后的几周内，喉内的创面需要二期愈合（很多方面类似于扁桃体窝）。喉部的框架结构保持不变，故避免了狭窄的产生。该激光切除术造成的热损伤是比较表浅的，而电烧灼的创面则较深。因为没有转移局部皮瓣修复，所以没有包被残留肿瘤的可能。再次内镜复查对于评估原发部位是有意义的。

几个月后，持续性肉芽的生长往往需要内镜下去除，以改善嗓音质量。随访期间的喉镜检查可去除小的，骨化的软骨死骨，后者有时可在激光切除喉部框架结构后出现。重新上皮化似乎提示恢复，但并不能完全消除所有复发风险，即使复查喉镜获得阴性结果也不能排除晚期复发。声门前区瘢痕可能会隐藏残余肿瘤，如果及时发现，这仍然是可以挽救的，可通过简单的激光切除解决，推荐行 TLM 之前同患者讨论复查的意愿。

七、经口激光显微外科手术的设备及技术

（一）设备

我们使用落地式 CO_2 激光控制台，可以产生 1～50W 的输出光束或 20W 的手持式纤维中空 CO_2 激光束，特别是对于早期肿瘤，我们使用脉冲钛氧钾磷酸盐（KTP）激光。手持式 CO_2 和 KTP 激光装置可进行一些成角度的切除。可以使用脉冲和连续两种模式。脉冲模式产生最快的汽化和最少的相邻热损伤；最少的碳化，因此最好清楚地识别切割表面的纹理。然而，任何比微动脉粗的血管都可出现，而且出血必须应用电凝控制。低功率脉冲模式（2～3W）是切除声门黏膜的理想选择。外科医生可以控制切口，缓慢操作，避免附带的热损失，尤其是意想不到的前连合热损伤，并且还通过暂停避免产生意外的深"洞"。对于大多数正常的喉部切口，我们使用连续模式，

大约 6W 的功率，该设置提供了优良的止血功能，但没有足够的碳化来干扰病理学家。在脉冲模式下，多数黏膜出血会比较多，而连续模式下可产生较多的组织凝固（50～100μm）。

喉部手术的整体功率范围很广：1W（聚焦，脉冲模式，用于声带黏膜的精细切割）至 20W（散焦，连续模式，用于气化易碎坏死的肿瘤核心）。

除了模式和功率，还有四个变量，即速度、焦点、靶组织和出血都可影响治疗效果。

- 速度：外科医生移动光束的速度很重要，因为热传导需要一些时间。

- 焦点：使光束散焦可产生一种表浅的电凝效果，但是调高了功率，特别是对于广泛向前发展的病变。散焦降低了功率的密度。

- 目标组织：正常组织（潮湿且未变湿润）的切割效果最好。湿润的组织（液体可见）切割的缓慢，首先会产生沸腾导致的热产物。

- 出血：流动的血液阻止了激光手术。在继续切除前需要应用电凝控制出血。出血的组织被覆盖在扩大的黑色碳化球下面。矛盾的是，设定为最少炭化的激光束因为电凝的需要可能产生最大的碳化。

铰接臂将激光束同显微镜镜身相连，从这里我们通过 712 显微操纵器（ESC Sharplan，Norwood，MA）上的 Acuspot 操纵杆指挥它。这个显微操纵器的框架上配有一个万向的半镀银的镜子，通过它可以看到目标并可通过它来操纵激光。微操纵器的框架需要尽量狭小。任何超过显微镜主体宽度的物体都会同器械的置入冲突（22～23cm 长）。原发部位流畅的操作和止血需要有一个沿着显微镜、清晰的入路，以便于应用抓钳及吸引电凝管。

如果优先采用中空的 Omni-Guide CO_2 纤维，则可以从显微镜中移除显微操纵器，以获得更大的视野，并增加了工作空间。该公司可以提供直线和有角度的引入载体。有时，我们需要同时使用显微操纵器（精确无抖动的工作）和纤维。

二氧化碳切割光束是在 10 600nm（远超出红外）是不可见的。可见光的波长为 400nm（紫色）至 700nm（红色）。外科医生可以观察到目标上的红点，它是由集聚的 632.8nm（可见红色）红氦氖（HeNe）光束产生的。摄像机安装在显微镜上，如显微耳科，监视器显示出手术野，所以手术室护士也可以参与和帮助。

最重要的是，激光显微切割需要在直接喉镜检查方面具备精湛的技艺。这在很大程度上来自于经验，但其中一部分也是来自对喉镜的理解。纤细的管状内镜可很好地解决显露困难的问题。舌是不易压缩的，它有滑动的行为，受到下颌骨弓形的限制，它只可被扭曲。无论喉镜接触舌的哪个部位，都可通过强大的压力使其变形，便于形成一个到达前联合的直线路径。内镜越纤细，便可以更大程度地下沉到舌体中，而舌体也可更多地向两侧挤压。

一个纤细、竖直的卵圆形器械，如 Hollinger 前联合喉镜，可较好地解决前方显露困难的问题。但是对于手术显微镜并列的双光学路径来说，纤细的单筒的喉镜比较狭窄。Dedo 前联合喉镜克服了这些缺点，它提供的宽度刚刚可以容纳手术显微镜的光学路径。Zeitels Endocraft（Rrovidence，RI）喉镜保留了这些优点 [70]，而且增加了一个有用的增强型尖端，适用于声门区的手术：小斜面。钝性尖端更适合在室带旁固定，而常规尖端实际上覆盖了前联合，尤其是在镜身足够接近室带时。目前已经有一些改良的措施，可提供额外的光源及吸引装置。激光产生的烟雾是在 TLM 手术中比较麻烦的问题，故合适的吸引装置是必要的。

Steiner 及同事曾开发了一种特殊的 TLM 所需的喉镜 [66, 67]。他们的标准的用于成人激光手术的喉镜具有圆顶状的断面，尖端为唇形结构，并整合了吸引装置。对于比较大的肿瘤，扩张式喉镜最合适。我们认为不可缺少的两种喉镜是 Weerda 扩张式手术喉镜（8588L）和 Weerda/Rudert 扩张式声门上喉镜（8588E）。这类器械比较宽大，独立可调节，可配置较大的吸引管。侧方可将舌体推开，进镜时对周围组织的损伤较小。

最好的会厌谷喉镜应该是 Lindholm 设备（8587A）。对于显露困难以及需要显露声门下结构的情况时，必备的激光喉镜是 Steiner 设备，特点是长而纤细。声门下喉镜（8661DN）的半圆顶形状可下沉至舌体中，手柄可整合吸引设备。扁平的声门下喉镜（8661E）可越过突出的门齿，而且无须单独的吸引装置。

我们通过制作一个定制的薄金属片，一种热塑性的物质，可被安装到一个坚硬稳定的帽状结构中，从而可分散5～6颗牙齿上面的压力。有时我们提供外来的反压力，通过一条带子对喉体提供向下的压力。

对于烟雾的排出，最好是尽可能多地使用吸引装置：喉镜上的吸引器管、手柄上的吸引器管、绝缘电凝器的吸引装置，以及单独的专用吸引装置。对于每个吸引装置都有单独的吸引管道，而且还需要专门的吸引血液的管道。我们推荐应用简单的吸引管用于清除及轻柔的组织抓持，应用绝缘的吸引电凝器处理活动性出血。绝缘的吸引电凝器可有多种直径。绝缘的特性可以防止同内镜接触后产生火花。要避免吸引导致的损伤，更严重的是避免吸附住脆弱的标本并将其撕裂。我们建议每次都至少需要3条独立的吸引管道。

较大的血管有时不能单纯依靠电凝烧灼。绝缘的鳄口钳可夹持住出血处并电凝。应用绝缘的控制侧方的血管蒂。可应用绝缘的 MicroFrance（Medtronics，Minneapolis，MN）CE 0459 双极电凝（专用的22.5cm）控制进入声门上区的侧方的血管蒂。可应用钛夹处理恒定的动脉，如喉上动脉及前方的环甲动脉。对于未行气管切开的患者

来说，迟发性出血是比较危险的并发症，因此外科医师必须避免出现这类情况。

Bouchayer 网状钳（8662 R 或 L）可很好地夹持小的声带标本，处理较大的标本时，一般的喉显微器械过于精细。应用模块 8662EL、FL、GL 或 HL（L 代表吸引管道）可获得稳定的肿瘤夹持。

只有在显微操纵器稳定的情况下才能做到可控切除。一个稳如磐石的显微镜架，例如 Universal S3，可以很好地搭配我们的 Zeiss OPMI 111（Carl Zeiss，Oberkochen，德国）。它允许悬挂系统的有效故障和重新定向，这使操作者有机会在每种情况下多次快速重建不同的稳定有利位置。再加上手术台前端可以控制检查床的高度和调整倾斜度，操作者也可以反复重新建立最佳视线。

（二）技术

为了改善内镜下前联合区域的暴露，术者可用激光切除室带（如室带下游离缘或喉室上唇）。然而，这可能影响室带对发音的作用。

不要完全依赖病理学家，要研究围绕肿瘤的黏膜边缘。在判断一个错误的阴性切缘时，手术医师往往比病理学家更有优势。病理学家只能看到切缘的几个部位，一个卷边的切缘，伴有空洞及塌陷的血管网。手术者可以在非常好的照明下，通过牵拉及血管形态，判断新鲜的切缘。

一旦进入到黏膜下层，需要按照有序的方法

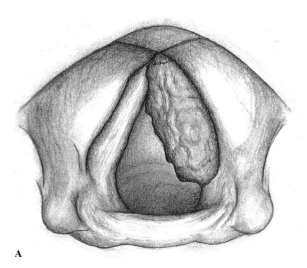
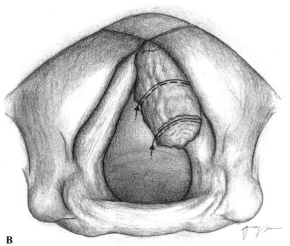

▲ 图 35-2　声门癌的经口激光显微外科切除
A. 完整的肿瘤；B. 肿瘤每次切除一块，保证每块肿瘤切缘阴性

追踪肿瘤：应用断层解剖的知识，应用望远镜检查肿瘤以外的区域，应用激光一次性切除一块组织，保持稳定的方向。应用器械触诊代替手指触诊，应用抓钳牵拉肿瘤，在改变张力及视野前要结束该区域的操作。

对于需要分块切除的喉癌来说，TLM 的策略是一次切除一个完整的组织块（图 35-2）。根据这个观点，需要在健康组织的边缘切开，将所有的肿瘤组织移除。肿瘤切除的范围定义了组织分离的平面，可以考虑应用染料标记。该平面是下一次切除需要"捕获"的重点，这样才能达到连续切除的目的。像魔方那样，随着每一个肿瘤亚单元的移除，邻近的组织结构也愈发清晰。

在切除每一个亚单元时，有如下三条基本的原则。

(1) 持续定位肿瘤的位置，识别哪些是已经完成的，哪些是需要进一步暴露的，以及哪些是需要继续处理的。

(2) 为病理学家定位切除的肿瘤标本。

(3) 标记肿瘤的深切缘及周切缘，切缘应当是阴性的。

当应用 TLM 处理中晚期肿瘤时，一些患者可能同时伴随明显的声门下病变，常常会存在显露困难。最有效的措施是应用小号的气管插管、合适的内镜、头端 - 尾端的切除顺序及调整喉体的位置。应用喉镜上抬甲状软骨、下压环状软骨可使喉体倾斜。多数声门下喉癌的患者同时都有声门区病变，首先切除声门区病变，声门下区的显露自然就会改善。当肿瘤向下延伸至甲状软骨下缘时，需要在切除中包含软骨切缘。当激光向前切除穿过甲状软骨下缘时，有时会遇到 Delphian 淋巴结。切除环甲膜周围的软组织是一种确认喉外淋巴结受累的方法，后者通常意味着需要处理颈部淋巴结 [70]。Delphian 淋巴结的切除及病理学检查应当作为声门下病变切除的常规步骤。

TLM 不仅仅是已有技术的合并，更不是强迫我们重新认识喉部的解剖——"彻底地"学习它。将 TLM 引入实践的耳鼻喉科医师应当观察别人如何去做，去学习这门课程，去训练助手及护士。如果设备允许，新鲜的冰冻尸体解剖有很多优点。

学习的目标有区分舌骨大角和甲状软骨上角，区分会厌前间隙和喉室周围的腺体，了解喉上动脉及其主要的分支 [26]，弹性圆锥的形态及附着，颈部其他部位的特点。

如果需要单独取活检，则利用这个机会去评估 TLM 的准备工作及设备，评估显露是否充分。当需要从学习和观察过渡到实践和应用时，从一些小的肿瘤开始，挑选无齿的患者，因为显露得比较容易，然后开始你的工作。

八、磷酸氧钛钾激光显微手术的发展

TLM 最大的优势是最大限度地保留了非肿瘤组织，从而大大提高了术后完整功能保留的可能，也提供了重建所需要的组织。喉组织的保留极为重要，1mm 的组织切除即可导致功能的改变。

早在 20 世纪 80 年代，Anderson 及同事就设想对皮肤的血管性病变进行选择性的光热分解治疗 [71-73]，随后开发出两种激光：585nm 脉冲染料激光和 532nm 磷酸氧钛钾激光（KTP）。它们的波长可以精确地靶向确定氧合血红蛋白的吸收峰值（541～571nm）。在脉冲模式时，激光的能力主要集中在血管，而基本不影响邻近的血管外软组织。同样，若目的是加热血管外的恶性软组织，可将激光调整至更大的功率或者是采用连续模式。逐渐的，固态脉冲 KTP 激光被证实更加通用、精确、可靠及有效 [74-76]。

激光技术的应用从皮肤血管病变过渡到喉部是基于对肿瘤生长方式的理解。在 1966 年，Jako 和 Kleinsasser 第一次描述了异常新生血管的概念。随后在 1971 年，Folkman 提出了肿瘤血管生成的概念 [78, 79]。肿瘤血管生成对于生长在相对血管稀疏的声带上的肿瘤尤其重要。了解组织保留对喉整体功能的重要性后，使用血管溶解激光消融肿瘤，保留邻近的正常组织是下一个合理的步骤。

光学血管溶解激光治疗喉部病变的概念第一次提出是在 20 世纪 90 年代晚期，这些激光的选择性应用可以最大限度地保留声带的超微结构，可使功能改善 [80, 81]。光学血管溶解已被证实可有效地治疗一些喉部病变，如乳头瘤样增生 [82, 87]、异型增

生 [80, 88—90]、微血管瘤及早期声门癌 [81, 91, 92]。对于癌前病变和上皮恶性病变，这些激光有不同的用途。首先，光学溶解的独特的能力可消融脉管系统，且不改变上皮结构。这可有效地将恶性上皮同固有层浅层分离 [80, 88, 89,]，进行精确地微瓣切除 [88]。其次，相反地，激光可消融病变内及病变旁的微循环，从而可使病变消失 [93]。最后，血管溶解激光可用于肿瘤切除，类似 CO_2 激光。

在 2008 年，Zeitels 及同事第一次描述了应用血管溶解激光治疗早期声门型喉癌 [92]。最初研究包含 22 例早期声门型喉癌患者（T_1 13 例，T_2 9 例）。平均随访时间 27 个月，期间无患者复发。在这个初始研究中，声带功能的客观评价指标提示术后功能有显著的改善，尽管一半的患者都是双侧病变 [92]。麻省总医院的团队后来报道了进一步的成功，且样本数更大，随访时间更长 [94]。他们同时也报道，对 90 例患者进行声带功能的客观评价后，也获得了非常好的治疗效果 [95]。最后，他们报道，对于放疗失败的患者，行挽救性 KTP 激光手术后，也取得了不错的效果 [96]。

KTP 激光的多样性及选择性使得其成为处理头颈部病变时的一个非常有吸引力的选择，同前所述，KTP 激光尤其适用于早期声门型喉癌。然而，它也可用于处理更为晚期的头颈肿瘤。这种激光可采取脉冲或连续模式。脉冲模式使能量传递的时间小于组织的热松弛时间，这样可以使组织在脉冲的间隙冷却。因此，相对于连续模式，血管外的软组织受到的热损伤降低了。这对于声带的消融是非常理想的，因为最大限度地保留声带各层的超微结构是至关重要的。而且，在脉冲模式时，激光穿透的深度较浅，邻近组织吸收的能量也显著减少了。肿瘤组织和正常组织对激光能量的吸收是不同的，故可清晰地辨认肿瘤的边缘，必要时可行冰冻切片确认。连续模式也可用于传统的切除方式，类似 CO_2 激光进行直线切除。然而，由于产生的热量会逐渐增加，故应用连续模式时，需要外置的冷却系统。

我们中心应用的是 532nm 脉冲 KTP 激光（Aura XP；American Medical System，Minnetonka，MN）（图 35-3）。对于大多数累及声带的病变，可应用 0.3mm 光纤，将激光设定为 30～35W，脉冲间隔 15ms，重复率 2Hz。对于声门上及声门下区病变，能量的输出可根据需要增加，便于更快的消融。然而，能量设定得越高，传递到周围组织的热量就越多。应用连续模式时，我们通常将激光设定为 2～10W，以减少热损伤。

很多喉部的病理改变，如乳头状瘤、白斑和癌，本质就是容易复发，因此，往往都需要多次治疗，这意味着患者需要多次全身麻醉及承受多次手术的风险。同 CO_2 激光不同，血管溶解激光应用细玻璃光纤传导，这类微小、可弯曲的光纤最适合用来穿过可弯曲喉镜的管道，作者的经验是，所有这类患者首先需要进手术室，进行精确的治疗。之后在门诊进行随访及处理小灶的复发。

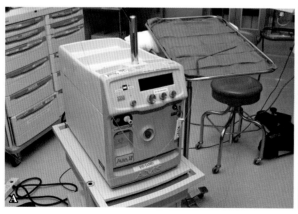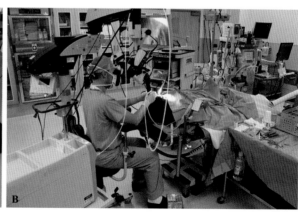

▲ 图 35-3　经口激光显微外科手术室的配置

A. 532nm 脉冲 KTP 激光（Aura XP；American Medical System,Minnetonka，MN）；B. 应用绿光 KTP 激光进行经口激光显微外科手术

较手术室的治疗相比，门诊治疗相对不那么精确，我们推荐外科医师刚开始处理这类病变时，需要从手术室治疗开始，逐渐过渡到门诊。

九、病理学问题

TLM 基本上是一个人的手术，但并不是一个医生自己独立进行的手术。一个有兴趣、热情并参与其中的病理医师是必不可少的同伴。众多的组织标本意味着需要相互的理解及沟通。连续切片技术适用于单个组织标本（如 T_{1a} 声门型喉癌标本），但是在 TLM 的病例中，通常有多个标本，故连续切片是不合适的 [2]。

当一个肿瘤被原位分成数块时，并不是所有的切开边缘都是切缘。作者概述了一种方法去标记切缘（Davidson 标记系统）。另一种方法是在创面上另外再取切缘。标本很容易被扭曲，当标本到达唇端时往往定位较困难，如果你想让病理科医师去研究原始标本，就要在标本离体前标记切缘。在复杂的切除过程中，标记分离的位置，这样就可以比较容易地在随后的过程中进行追踪。病理科医师要做的就是去评估整个送检的标本：是或否？是不是肿瘤？术者的责任是避免三种错误：①取样的问题；②沟通的问题；③确认的问题。取样的问题是将没有活力的标本送检，然后让病理医师去决定邻近的、仍然在患者体内的有活力的组织会发生什么。沟通的问题是要告知病理医师关键的信息，如患者之前是否曾行放疗。确认的问题是追溯活检标本的来源，应用血管夹、示意图、图表及不同颜色等，去命名标本，并确保你和细胞病理学医师共享相同的名字。

十、经口激光显微外科与喉癌的五种临床分类

（一）非常早期喉癌

非常早期的喉癌一般呈外生性生长，仅仅对下方的固有层有少量的浸润。这类肿瘤是激光消融及功能性激光手术的理想适应证。肿瘤的光学消融可以最大限度地保留固有层，这可以充分保留声带的柔韧性、声门的闭合功能及嗓音功能。即使这类技术不可行，也应当采用嗓音功能保留

性切除手术。显著的不可逆的声带损伤一般是由深部活检或声带剥脱时未注意声带的显微结构造成的，这类技术目前已无应用价值。活检时应当遵循嗓音外科的原则，通过嗓音外科切除式活检，TLM 或光学消融达到完整切除肿瘤的目的。

（二）早期喉癌

早期喉癌包含两种类型，基本上就是未经治疗的 T_{1b}、T_{2a} 声门型喉癌及 T_1 声门上型喉癌：①按过去的治疗方式需要行开放性垂直部分喉切除的声门型喉癌病例；②需行声门上喉切除的声门上喉癌病例。

TLM 完全可以达到甚至超过对早期喉癌的治疗预期效果。

- KTP 激光治疗可以获得较好的嗓音效果。
- 治愈率与开放性手术（垂直及声门上部分喉切除）相同，但是并发症及功能的丧失情况却明显减少 [67]。
- TLM 不需要暂时性的气管切开，因此住院时间可缩短至 3d，花费也较少 [97, 98]。
- 在嗓音效果方面，放疗治疗早期喉癌的效果可能胜过开放性垂直部分喉切除（VPL），但是仅仅在保证治愈率的前提下。TLM 可到达同 VPL 相同的高治愈率，但是提供了更好的声音质量 [99]。TLM 最大的优势在于治疗的效果、仅仅需要一次治疗以及完成的速度 – 直接喉镜活检完成后即结束治疗，而这才是放疗的开始。
- 在防止误吸方面，放疗或许要胜过开放性声门上喉切除（HSL），但是却失去了治疗的效果。较 HSL，TLM 更好地保留了吞咽功能 [100]，且同放疗不同的是，它也没有影响味觉。
- 在一生中，高达 25% 的喉癌患者会发生第二原发癌 [101]。半数发生在上呼吸消化道。适合行 TLM 的患者也需要针对第二原发癌进行治疗，如放疗和激光手术。对于曾接受放疗的患者，实际上缩小了对放疗区域的手术选择范围。

早期喉癌的 TLM 的进行从全麻插管开始，

应用小号的适用于激光的气管插管。为了避免创伤，尝试自己去做。我们的插管有两个水囊，设定激光为最小焦点（0.25mm），连续模式。如果你是激光外科医师的初学者，可考虑将功率调整为3W，若你想更快地进行，可将功率增加，进行喉镜的暴露及视频图像的调整，应用湿毛巾保护患者的面部。

对于早期声门型喉癌，应用激光和吸引器的牵拉，描绘肿瘤的切缘。然后将病变细分成前 - 中部分及后部分[66]。确认甲构肌的浸润深度及对构状软骨的受累程度，然后应用激光切除病变后部。重新悬吊喉镜，切除前 - 中之间的肿瘤。切除中份的组织，这样剩下的标本都在前方。行冰冻切片确认切除的深度。最后，重新调整喉镜，切除前方的组织。应用 Bouchayer 钳牵拉可很好地保证前联合区域的切除。

在前联合癌的患者中，因为病变的原因，发音质量通常比较差。TLM 治疗前联合癌后，声音质量通常也不会更差[97]。然而机制是不同的。前联合区域的广泛切除将声门区变成了钥匙孔样的外形，也使甲状软骨内面裸露。甲状软骨内面的愈合会产生薄层的黏膜或瘢痕组织，然后逐渐僵硬，这会导致声嘶。而且，完整的甲状软骨会导致声门前部缝隙的产生，这可导致气息声。

在一些病例中，可通过嗓音外科（如甲状软骨植入[102]）缩小声门区的缝隙来减少气息声。僵硬导致的声嘶的改善需要未来技术的发展。目前主要的策略是保留未受累的组织，避免正常组织发生干燥（较放疗相比，TLM 保留了腺体结构）。

对于早期局限于声门上区的肿瘤，声门区及双侧构状软骨都是未受累及的。在中线垂直裂开会厌软骨[103, 104]，即使切开了肿瘤。辨认舌骨，然后切开会厌谷，显露更多的舌骨组织。沿甲舌膜向下，辨认甲状软骨上缘。通过绝缘的抓钳或双极电凝镊控制两侧的喉上血管蒂。在大多数病例中，应用2～3个血管夹夹住喉上动脉内支是非常重要的。由近及远，先切除舌骨上组织，再切除舌骨下组织。在甲状软骨板上缘平面以上一般不会伤及声门区。在这个平面以下，随着两侧舌

骨上组织的切除，手术入路及视野会显著改善。切除室带时，要利用带角度的吸引器保护套来保护声带。将"挡板"伸入喉室或前联合的上方。在所有的声门上喉癌病例中，术者都要切除所有的会厌前间隙组织。

（三）中期喉癌

中期喉癌是指需要行开放性 SCPL 的喉肿瘤。大多数中期声门型及声门上型喉癌可行激光显微切除，开放性 SCPL 或放疗 + 挽救性手术。放疗 + 挽救手术的问题是中期喉癌放疗失败后不能通过功能保留性手术治愈。SCPL 可带来非常好的局部控制率[24, 105]，但是在患者的选择及手术的操作方面有非常多的细节。SCPL 限制了很多功能，或许是外科医师进行的最复杂的开放性切除手术，同时也需要进行吞咽及气道功能的恢复。

经验表明，TLM 也适用于中期喉癌。当前联合病变较大，不适合行垂直部分喉切除，但是全喉或近全喉切除又活动性过强时[97]，TLM 提供了一个合理的切除方案。我们建议，对于中晚期肿瘤，要取得实质性的切缘，尽量避免气化的方式。在功能的结果方面，TLM 可达到开放性 SCPL 的效果，而其并发症同 TLM 治疗早期喉癌的并发症类似，但明显要比 SCPL 少[106]。与 SCPL 相比，TLM 的适应证的选择范围也更为宽广，因其在术中诊断方面有明显优势。

中期喉癌的充分显露要比早期喉癌略有难度。相对比较困难的方面是定位及连续性。先从早期喉癌开始做起，掌握显露的要点，然后逐渐过渡到中期喉癌。中期的前联合癌一般都会侵犯甲状软骨，但构状软骨一般未受累及。当然，喉前部的切除可以包括甲状软骨及声门下区的大块组织。骨化的喉框架结构可通过加热变性，并利用 Jackson 喉剪描述内镜切除的轮廓。

若一侧的声门活动完全受限，则在 TLM 手术中需要寻找圆锥外的肿瘤。需要注意的是，一旦肿瘤向外侵犯弹性圆锥，肿瘤就可以向下突破环甲三角侵犯喉外[107]。环甲三角的下界是甲状软骨板下缘，外界是环甲韧带，内界是环甲肌内侧缘。扩展至喉外的中期肿瘤可通过 TLM 处理。然而，

在术者的早期经验中，颈部入路，行标准的喉近全切术或许更好，切除范围包括带状肌及甲状腺叶及峡部[108]。喉近全切术的代价是行永久性气管切开，更适用于复发性肿瘤。

TLM 也可处理 T_2 声门上型肿瘤，如侵犯声门区或梨状窝内侧壁的声门上喉癌。曾经，对于这类病例，全喉切除术是合理的治疗方式，因为肿瘤已超出声门上区的范围。这也是为什么 SCPL 是一个真正的进步。当 TLM 可以处理 T_2 声门上喉癌时，TLM 就是更进一步的发展。接受 TLM 的患者也同时额外获得了持续诊断的益处，经放大及稳定的喉显露，一些小的未曾预期到的肿瘤也可被发现和切除[109]，如红斑及角化，而这些就是未来新发肿瘤的来源。

TLM 治疗中期喉癌的风险是喉狭窄。最大限度地保留喉内黏膜及环状软骨可以防止狭窄的产生。提前应用抗酸药物抑制反流也有一定作用。如果 TLM 术中要切除一侧杓状软骨，则需行气管切开术。

对于中期肿瘤，TLM 或许提供了最为合理的切除方式。但是造成的创面仍然会产生肉芽及收缩。开放性 SCPL 需要牢固的环舌吻合[110]。TLM 喉的吞咽功能的恢复意味着环杓单元的抬高是通过其他方式完成的。或许是因为保留了带状肌的缘故，没有舌骨上组织的切除，也没有围绕舌骨的缝合。

TLM 治疗中期喉癌导致瘘的风险是不存在的，因为颈清扫术区同原发部位并不相通。

（四）晚期喉癌

晚期喉癌是指具有以下两个基本特征的声门型、声门上型、跨声门型、杓会厌皱襞甚至梨状窝内侧壁的肿瘤：①浸润声门旁间隙、导致一侧声带活动受限；②明显侧方侵犯浸润半喉。

喉近全切除术可处理这样的肿瘤[108]，这种术式是一个完整的声门上喉切除加上扩大的半喉，包括一侧完整的声门旁间隙及邻近的结构、甲状腺腺叶及峡部、半个环状软骨、杓状软骨、梨状窝、前联合及声门下区。然而，对侧的大部分声带也会被切除。接受 NTL 的患者保留了肺启动的

发音，一种无须假体的经气管 - 咽瘘的发音，但是需要永久气管造瘘。

当具备以下特点时，则不属于非常晚期的肿瘤。

(1) 大部分声门下环状软骨内的黏膜，尤其是健侧的黏膜未受肿瘤侵犯。

(2) 对侧喉室无肿瘤。

(3) 对侧声带只有浅层黏膜及最前方的声带肌层受累。

(4) 后联合及环后区无肿瘤。

为了辨认晚期喉癌的患者，必须鉴别及排除非常晚期的肿瘤，因为后者行 NTL 是不安全的。非常晚期肿瘤意味着唯一的治疗措施是全喉切除，推荐的发音策略是 TEP。典型的非常晚期的肿瘤是中线及双侧病变，而非侧方。例如以下情况。

(1) 巨大的声门及声门下马蹄形肿瘤，双侧喉室及声带肌受累。

(2) 明显的声门下肿瘤，两侧均侵犯环状软骨，通常表现为气道梗阻。

(3) 后联合及环后区肿瘤，双侧环杓关节均受累。

NTL 是最合理的治疗晚期喉癌的开放性手术方法，但是需要非常专业的侧方喉切除。难点在于切入管腔时既不能遇到肿瘤，也不能牺牲未来的发音功能，在许多患者中，在喉内的管腔里描绘肿瘤切除的轮廓更加容易，激光切除就是理想的方法。更多声门下的黏膜可以保留。偶尔可发现双侧杓状软骨均未受侵犯，这就意味着肿瘤是中期而非晚期，这就有了很大的优势，不需要行永久气管造瘘（图 35-4 至图 35-6）[111]。

（五）非常晚期喉癌

非常晚期的肿瘤不是 TLM 的适应证。例外的情况是处理紧急的肿瘤导致的气道梗阻[111]。

十一、激光显微切除与颈清扫

颈部淋巴结需要开放性手术或术后放疗进行治疗。我们可以在进行 TLM 处理原发部位时同时进行颈清扫手术，但是在内镜激光手术中，实际上并不应该这么做，因为颈部已经被"干扰"（接

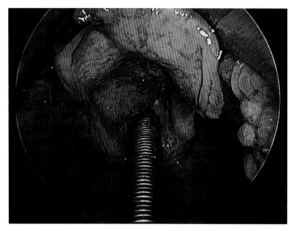

▲ 图 35-4　T₄ 跨声门型鳞状细胞癌（软骨侵犯）

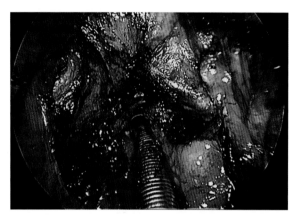

▲ 图 35-5　经口激光显微外科广泛切除，切除左侧及前份甲状软骨，双侧声带，声门上结构及会厌前间隙及部分带状肌，但保留环状软骨环及后方的两侧杓状软骨

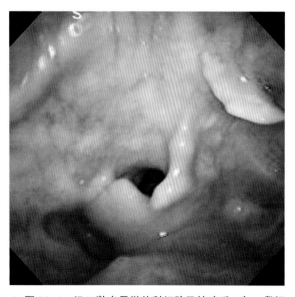

▲ 图 35-6　经口激光显微外科切除及放疗后 1 年，鼻饲管已移除，未行气管切开

近原发部位）。更好的时机是数周以后。一个未经证实的假说认为越晚越好，因为淋巴结发生微转移需要时间。更合理的理由是，有严重并发症的患者需要经历原发部位手术后恢复，或者老年患者行声门上喉切除后需要恢复吞咽功能，或者等待病理医师出具关于肿瘤侵袭性的报告。因为 TLM 后进行二次干预是可行的，这时或许是进行颈部手术最好的时机。对于不能耐受并发症的患者，分次单独处理原发灶及颈部可显著降低咽瘘的发生率。

十二、完全激光显微切除及放疗

毫无疑问 TLM 可以非常好地处理原发肿瘤，但是掌握 TLM 的外科医师并不经常处理初始治疗是放疗的患者。过半前联合受累的患者考虑激光手术时都曾经接受过其他治疗[97]，因此外科医师需要去面对放疗后复发、进一步寻求 TLM 治疗的患者。

先前的放疗增加了 TLM 治疗的复杂性，也增加了因延迟愈合导致的并发症的风险，同时也降低了临床判断的准确性及术前影像的特异性。放疗后复发肿瘤一般位于黏膜下，有时是不连续的[112]，这些因素都增加了 TLM 治疗的难度。但是，如果已经开始进行 TLM，放大的作用可以显示病变扩展的不典型性，但是放大也有其风险：容易导致切缘过近。

在一项关于前联合肿瘤的研究中[97]，16 例中期喉癌的患者中有 5 例接受了术后放疗。适应证是可疑颈部病变，而不是原发部位切缘阳性。切缘阳性是进一步手术的适应证，而不是放疗。

TLM 为我们提供了一种方法，可以切除原发肿瘤的同时又不干扰颈部。TLM 治疗后，术后放疗面对的颈部没有被开放手术干扰其微循环。若切缘是阴性的，在进行颈部放疗时，放疗范围是否要包含原发部位是有争议的。接受 TLM 的患者的恢复同接受开放手术的患者一样快，更重要的是，发生并发症，如坏死、瘘、颈部感染的风险显著减少了。因此，对于综合治疗来说，TLM 或许是更为合理的切除方式。接受 TLM 治疗后，术后的放疗也不可能延迟。

十三、发声效果及外科嗓音重建

之前曾讨论过，早期喉癌手术治疗及放疗的肿瘤学疗效是类似的。因此临床医师在评估治疗效果时，嗓音质量的保留是一个主要的参数。发音效果主要取决于声门闭合的能力及声带的柔韧性。对于声门型喉癌患者，对侧声带的各层显微结构是非常重要的。

不同的治疗方式对声带的影像是不同的，但是任何治疗都会导致肿瘤区域组织及柔韧性的丢失。放疗对于双侧声带的影像是等效的，这不仅导致患侧声带柔韧性的下降，同样也会影响健侧声带及前庭襞。激光消融及 TLM 切除可避免这样的附带伤害，但是因为分析切缘的原因，会导致患者声带更多的组织丢失。

很多研究都尝试去比较两种治疗方式的发音效果，但是结论相互冲突。功能方面的研究提示，异常发声的发生率差异很大，放疗后为14%～92%，激光手术后为 17%～70%[113-119]。最近的一项综述发现，内镜手术和放疗在局部控制率、总生存率、疾病特异性生存率及术后嗓音治疗方面无显著差异。该综述也同时指出，相对于初始行放疗的患者，初始行内镜激光手术的患者的喉功能保留率要高[120]。这些不一致的结果可能是因为各种可导致术后发音质量的变量所致。术前的治疗计划、术者的经验、肿瘤医师的经验、肿瘤大小、受累的结构、患者人群及患者的期望值只是一部分决定发音的因素。

从术者的角度来看，同患者对发音满意度最相关的因素是如何处理他们对发音的期望值。对于患者来说，重要的是要了解任何对于声带的治疗措施，都会导致发音的变化。对于某些肿瘤的患者，治疗实际上是改善了其发音质量。许多患者都会出现持续性甚至严重的发音质量下降。

一些新的嗓音外科重建技术可以改善患者最终的发音质量[121, 124]。目前有许多可行的重建方法，详细的内容并不在本章节要讨论的范围内，但是对于重建概念的理解是非常重要的，简要讨论一下这些概念及基本的重建技术。

重申一下，发音质量主要取决于声门的闭合及声带的柔韧性。目前声带柔韧性的恢复是非常困难的，因此重建主要关注于重新创造新声门的瓣膜来保证闭合。不恰当的 Valsalva 动作可以导致声门下区压力及气流的增加，并导致声学的不稳定性（jitter 及 shimmer）及声门上区肌肉张力变化。声门区功能的恢复有助于改善这些情况。一旦声门可闭合，影响发音质量的决定性因素就变成了残余声带及对侧声带的柔韧性及其他任何同患者发音习惯有关的功能性因素。采取哪种重建方式取决于肿瘤切除的位置及范围。

（一）固有层浅层

若切除的范围局限于固有层浅层，一般不需要进行嗓音外科重建。声带的顺应性可维持声门的闭合及空气动力学的稳定。例如，声门下区压力的增加可克服柔韧性损伤造成的不足。

（二）声韧带

声韧带的切除会不可避免地造成声带上皮柔韧性的丢失，进而造成声学、空气动力学等方面的缺陷。一般来说，只需要切除声韧带的患者，声带会逐渐恢复成笔直、光滑的边缘，因此不需要进行嗓音功能的重建。若术后声带边缘出现缺失，则需要通过嗓音外科进行内移。在这种情况下，任何内移方式都会奏效。我们一般应用脂肪注射或喉成形（甲状软骨成型）内移[121, 123]。

（三）声门旁肌肉

声带肌的切除可导致新生声带的凹陷，这可导致发音时空气动力学方面的不足。这类患者最适合接受嗓音外科重建。有一项研究表明[124]，接受嗓音重建的患者，术后发音功能的指标，如平均声压强值（SPL）、嗓音质量相关指标、SPL 最大范围、声门下压力、SPL 与压力比值等，都有显著改善。大多数患者最终都能恢复正常发音功能。

在这组患者中，声门功能的恢复是通过脂肪注射扩大声门旁间隙或喉成形内移完成的。对于小的凹陷性缺损，脂肪注射也可作为单纯内移的方法。如果大部分声门旁间隙组织被切除，最好是应用脂肪扩大声门旁间隙。

（四）Broyles 韧带

单侧前联合腱的切除会导致前方产生永久性钥匙孔样异常外形。软组织纤维化并不能填补该缺损（图 35-7）。这种缺损导致严重的空气动力学缺陷及声学的不稳定，因为新生的上皮直接附着于甲状软骨板，并没有空间进行脂肪注射或喉成形术进行传统的内移。

Zeitels 发明了前联合喉成形术以修复这种缺损[123]。这个手术步骤包括沿中线垂直行喉裂开，同侧的甲状软骨板自前方脱位以填补前方的钥匙孔形缺损。在这个研究中[124]，所有接受这种修复的患者都有显著的声音质量及空气动力学方面的改善。

十四、发声治疗

声带解剖结构发生改变的患者几乎都会产生代偿性的功能性发音机制以便于交流。一般来说，这可表现为声门区及声门上区肌肉张力增高，以弥补声门区功能的不足。常见的是患者完全依赖前庭襞的震动发声。在进行修复及完成声门闭合后，这种代偿机制反而是有害的。因此，为了发音的整体改善，对于所有患者，除了强调结构成分外，还需要强调发音的功能成分。

重建后的发音治疗主要关注于减少声带功能亢进、增强声带挟带。可根据患者发音的需要量身定制治疗方案，并可根据患者的具体情况进行个性化治疗，对术后发音治疗效果进行统计分析可发现，平均语音障碍指数、抖音及颤音的百分比都会显著的改善。这些获益会在治疗开始后不久就可显现，并可持续至随访超过 1 年[125]。

十五、经口激光显微切除的并发症

激光散射的一个并发症是不必要的灼伤。咽部或喉部黏膜针尖样的灼伤并不罕见，因为光束可轻松地穿透气管插管的气囊。灼伤面部皮肤，或者更为严重的眼或气道灼伤非常罕见，但具有潜在的破坏性。可使用小的湿润的毛巾来覆盖靶区以外的区域，并应用带角度的吸引保护器保护声带。喉镜就位后，应用湿润的毛巾覆盖患者的面部及眼睛。显微镜会保护术者的眼睛不受伤害，但手术室的其他所有人员也需要保护性的眼镜。将激光踏板只给术者使用，而将电凝踏板只给助手使用。控制气道内的氧气浓度（低于 30%），并使用双气囊含盐水的气管插管，以保证密封和传送氧气至远端气道。

长时间的内镜下的舌体移位可引起明显的，甚至是严重的舌挫伤、肿胀及随后的吞咽困难，伴或不伴有长期的舌感觉异常。牙列不齐的患者进行困难插管或强力的喉镜悬吊后可导致牙齿破碎或松动。重新固定喉镜时可导致保护黏膜的海绵发生移位至视线之外；动脉性出血可大量地进入喉腔，特别是近期服用血小板抑制药的患者。所有的这些并发症都会威胁气道——肿胀、异物或血液。

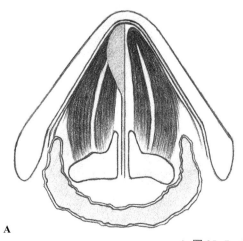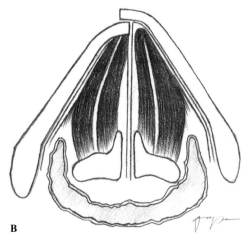

▲ 图 35-7　前联合喉成形术
A. 声门区前方钥匙孔样缺损；B. 使同侧甲状软骨翼板半脱位，将前方缺损区内移

许多接受 TLM 的患者不需要行气管切开。然而，对于中晚期病例，需要考虑到这种可能性，因为气管切开的意义是不同的。以下是一些潜在的适应证。

- 显露困难、耗时较长的病例，因长时间对舌根的压迫，出现了预期的水肿。
- 缺少气道保护时，出现声门上区严重的出血。
- 气管插管妨碍暴露，特别是处理声门下区时。
- 肺功能较差的患者，需要气囊防止误吸。

突然的继发性出血，在没有气管切开的情况下，是 TLM 最大的风险[126]。最好的治疗措施是避免：永远不要依赖电凝去控制明显的动脉出血，如喉上动脉。也不要依赖一般的牙护具去保护牙齿。术者需要尽可能地去控制手术时间，以避免长时间对舌的压迫。学会调整激光的功率及在合适的位置聚焦。长时间的手术有导致组织血流停滞及深静脉血栓的风险，需要定时重新调整，对于除非常早期喉癌的患者，都要采取抗血栓治疗的策略。

TLM 给重建带来了困难，但实际上，创面二期愈合是优势。我们最终在门诊随访观察到的是创面都是在原有的黏膜的基础上恢复，而非通过植皮、局部皮瓣等。这样有助于监测局部复发。二期愈合的步骤包括收缩及肉芽组织形成，但是保留的喉框架结构可有效地阻止收缩，故狭窄并不常见。要留意反流的患者，反流可延迟愈合的过程，因其可导致纤维性狭窄，故可提前给予质子泵抑制药治疗。创面旷置可带来两个额外的益处：相对于开放后手术重建，游离的肿瘤细胞会脱落于相对不适合定植的表面；而且在将来，便于在复查时发现持续存在的病变。

只要软骨的内表面在 TLM 后裸露，肉芽的形成则不可避免。小的死骨会使肉芽一直存在。在前联合，广泛地切除可产生圆形、开放的声门区缺损，可引起气息声。缺损的壁由菲薄的、直接附着于软骨的黏膜构成，组织僵硬可导致声嘶。预防的措施包括保留合适的黏膜[124]，去除被激光热导致变性的软骨。气息声的治疗取决于术者的

嗓音外科手术的经验。组织僵硬目前对治疗耐受。

TLM 也带来新的问题。在培训及设备方面，医疗机构需要花费更多。细胞技术员及冰冻切片病理专家的需求也会增加。一些患者需要复查的喉镜，一部分患者甚至需要多个。其他的患者需行嗓音外科手术（图 35-8A 和 B）。一些患者将会接受术后放疗，但是其适应证同开放手术相同，故并不是额外的代价。TLM 需要患者进行更多的耗时更长的奔波。尽管有这些额外的成本，TLM 还是降低了相当多的治疗花费[97, 98]。然而不幸的是，实际上患者在接受 TLM 治疗前就已经因为前期治疗失败而花费了很多费用。如果 TLM 接受了广泛的认可，并作为初始的治疗手段，费用削减的潜力可能进一步提高。

对于住院医师来说，相对于开放手术，TLM 是一项更难的技能。它更像是一个人从头至尾完成的手术，不能像开放手术或耳科医师在实验室处理颞骨那样，可以进行经验的分享。TLM 需要喉外科医师在病例选择方面有新的判断，在喉内镜方面要有更熟练的技能，便于进行合适的显露。还有其他需要掌握的方面，如复查的直接喉镜，新的嗓音外科方式，以及并发症的处理。

十六、TLM 的禁忌证

颈部方面侵犯的肿瘤（如大血管、食管、甲状腺）是 TLM 的绝对禁忌证。在以下情况时，不建议进行 TLM：①不可切除的肿瘤；②需要重建的晚期肿瘤；③局部扩大切除后，患者会出现功能障碍，如严重的持续性误吸或继发性狭窄；④患者并发症严重。在姑息治疗方面，TLM 并不是很有效的办法。对于颈部为 N_3 病变或出现远处转移的患者，TLM 通常是无效的。声带固定（非受限）是一个相对禁忌证，同时也包括放疗后复发的肿瘤。

TLM 有可能吸引更多有不切实际期望的患者，如放化疗失败的晚期或非常晚期的喉癌患者，以及主要系统出现并发症的患者，他们期望避免开放性手术。有时寻找 TLM 的患者建立了太多的信心在"激光神话"中，而否认了他或她的现实困境。TLM 不能修复因肿瘤、放疗或以前的手

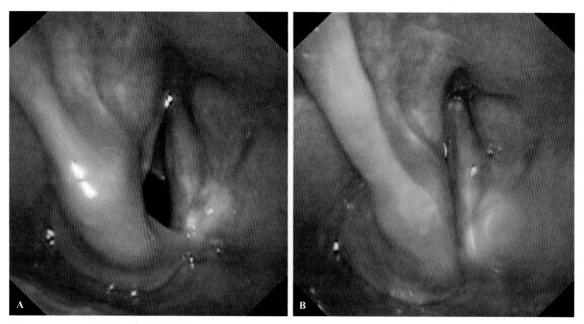

▲ 图 35-8　A. T₃ 期病变（右侧声带固定，需切除右侧杓状软骨）行经口激光显微外科切除及外科嗓音重建手术，声门开放相；B. 声门闭合相。患者未应用鼻饲管

术而失去的功能或组织，也不能恢复目前因肿瘤受损的组织，它不能润滑，不会逆转软组织或软骨坏死，也不会改善水肿、疼痛及放疗后的软组织硬化。

十七、TLM 的效果

经过开放手术或放疗后，在原发部位再次出现的肿瘤即为局部病变持续或复发。在 TLM 治疗过程中，复查通常是计划中的二期治疗，复查时发现的可行激光切除的残留肿瘤不应当被列为复发或病变持续。

在我们最近发表的关于 TLM 治疗进展期喉癌的文章中 [128]，统计了 117 例患者的治疗效果，将结果同 RTOG 91-11 研究中的同步放化疗组及单纯放疗组的结果进行了比较 [127]。总的疾病分期及 T 分期是类似的，而 TLM 组中 T₂ 病变的患者较少（8% vs. 12%）。在 TLM 组中，治疗结束 2 年后，保留完整喉结构的患者比例为 92%。2 年的局部控制率和局部区域控制率为 82% 和 77%，2 年的无疾病生存率和总生存率分别为 68% 和 75%。经 K-M 分析后，5 年局部控制率、局部区域控制率、无疾病生存率和总生存率分别为 74%，68%，58% 和 55%。大部分患者都没有接受辅助放疗。这些

结果要优于已发表的 RTOG 91-11 实验的结果 [128]。我们认为对于一些经选择的进展期喉癌，TLM 伴或不伴辅助放疗是一项有效的治疗方法。

在另一项已经发表的文章中，统计了 38 例之前未行治疗的声门上喉癌的患者。进展期患者 2 年和 5 年局部控制率都是 97% [128a]，局部区域控制率分别是 94% 和 86%，观测到的无复发生存率分别为 80% 及 74%，2 年和 5 年总生存率分别为 85% 和 61%。

十八、格丁根团队的结果

Wolfgang Steiner 于 1993 年首次关注了 TLM，之后是德国基尔的 Heinrich Rudert，然后我们尝试去模仿这些技术。随着时间的推移，Steiner 及同事在欧洲耳鼻喉联合会上报道了一项关于 TLM 的综合性研究 [128b]。因为许多北美的喉科学家对其并不熟悉，同时我们超过 1000 例 TLM 的病例的经验也同这些先驱性工作一致，故我们尝试去总结一下 Steiner 的数据。

Steiner 的报道是基于 1979—1986 年在埃尔朗根 - 纽伦堡以及 1986—1993 年在格丁根的 606 例患者的资料，在埃尔朗根最后一例入组是在 1994 年 1 月，在格丁根最后一例入组是在 1995 年 12

月。合并同时第二原发癌的患者被排除。606 例
患者中，360 例为早期声门型喉癌，43 例为早期
声门上喉癌，147 例为进展期声门型喉癌，56 例
为进展期声门上型喉癌，病理学 T 分期分别为原
位癌（pTis），45 例；pT_1，228 例，pT_2，231 例，
pT_3，69 例；pT_4，33 例。同预想的一样，Tis 及
T_{1a} 期病变效果非常好，而且不需进一步的评价。

将 Steiner 的声门型喉癌的病例进一步划分可
发现，非常早期喉癌为 236 例（pTis 及 pT_{1a}），早
期喉癌为 124 例（pT_{1b} 及 pT_{2a}）。早期喉癌患者中
有 18 例复发（15%）。在 26 例 pT_{1b} 声门型喉癌患
者中，5 例发生复发。98 例 pT_{2a} 声门型喉癌患者
中，13 例发生复发。综合以上数据，在 360 例行
TLM 的患者中有 35 例发生复发。在这 35 例复发
的患者中，有 5 例是在初始治疗 5 年后再次出现
肿瘤，故有可能为第二原发肿瘤。

在这 35 例患者中，27 例接受了挽救性功能
手术，主要是 TLM。8 例患者行喉切除。在上述
360 例患者中，2 例死于声门型喉癌（0.6%），6
例发生颈部转移，其中 3 例发生在原发灶已控制
的情况下，而另 3 例同时出现原发灶复发。在随
访中发现，23 例患者出现第二原发癌，16 例患者
死于第二原发癌。整个入组患者中，最常见的死
因是中途发生的疾病，有 64 例患者是这种情况。
非常早期喉癌患者的 5 年 K-M 生存率为 87%，
早期喉癌患者为 83%。360 例接受 TLM 的患者中，
有 352 例保留了发音功能（97.8%）。评估的满意
度为 90%。1 例患者发生术后出血，无一例行气
管切开。

Steiner 报道了 43 例之前未行治疗的声门上喉
癌的患者。其中 18 例患者应用 TLM 处理原发灶。
23 例同时接受了颈部开放性手术。2 例接受了术
后放疗。按照我们的临床定义去重新划分，无非
常早期的肿瘤，10 例为早期，33 例为中期。只有
4 例发生局部复发或 5 年内发生第二原发癌，其
中 3 例接受了挽救性功能手术，1 例为开放性声
门上喉切除，2 例为经口激光切除，没有患者丧
失喉功能。5 例患者死于原发肿瘤，其中 1 例拒
绝治疗其局部复发病变，1 例为颈部未能控制，3
例为远处转移。除此之外，另有 5 例患者发生第

二原发癌，其中 2 例因此死亡。6 例患者死于中
途发生的疾病，其中 1 例患者死因不明。同声门
型喉癌一样，中途发生的疾病取代喉癌成为主要
的死因，5 年 K-M 总生存率为 73%。

在 43 例行声门上激光切除的患者中，36 例
需要鼻饲管。1 例在激光术中行气管切开，1 例
术后行气管切开。2 例呼吸困难的需行辅助呼吸，
其中 1 例行暂时性气管切开，另一例行激光手术
解决。2 例误吸的患者需要治疗，1 例行气管切开
应用气囊套管，另一例接受保守治疗。2 例患者
发生出血，1 例通过保守治疗处理，另一例返回
手术室止血。

TLM 可用于处理 T_{2b} 及以上的声门型喉癌，
如 Steiner 报道中的 147 例患者。这其中包括 93
例 pT_{2b}，40 例 pT_3 和 14 例 pT_4 声门型喉癌。按照
我们的临床定义，这包括 93 例早 – 中期和 54 例
中 – 晚期。根据 TNM 分期，90 例为 2 期，38 例
为 3 期，19 例为 4 期。在 147 例声门型喉癌患者
中，95 例应用激光处理原发灶，32 例应用 TLM
处理原发灶的同时，颈部行开放性手术。另有 3
例接受了 TLM 及放疗，8 例接受了 TLM，颈部
手术及放疗。在这所有患者中，40 例接受了颈清
扫，主要是 2~3 区的择区性清扫。20 例患者术
后接受放疗。

在上述 147 例患者中，45 例发生局部复发，
其中也可能是第二原发。5 年 K-M 生存率为
59%。经过 40 个月的随访发现复发的规律为：93
例早 – 中期患者中的 28 例，以及 54 例中 – 晚期
患者中的 17 例发生复发。7 例复发的患者同时发
生颈部转移，1 例发生颈部转移而无原发灶复发，
3 例患者发生远处转移。

在这 45 例复发患者中，21 例接受全喉切除，
其中 8 例行术后放疗。4 例患者行垂直部分喉切
除。10 例行挽救性 TLM 手术，另有 6 例行挽救
性 TLM 手术及放疗。仅有 4 例复发患者行姑息性
治疗。93 例早 – 中期患者中的 13 例以及 54 例中 –
晚期患者中的 12 例死于原发肿瘤，故共有 25 例
患者死于原发肿瘤，这其中有 11 例死于局部复发
或局部区域复发。1 例死于区域复发，13 例死于
远处转移。14 例发生第二原发癌，仅 1 例发生于

Cummings

耳鼻咽喉头颈外科学（原书第6版）

头颈部。10 例死于第二原发癌，29 例死于中途发生的疾病。同样，中途发生的疾病也是这部分患者的主要死因。

Steiner 的报道中还包括 56 例更高 TNM 分期的声门上型喉癌。1 例为 pT_1 局部病变，7 例为 pT_2 病变，29 例为 pT_3 病变，19 例为 pT_4 病变，共有 48 例为 pT_3 或 pT_4 期声门上型喉癌。8 例只接受了 TNM 手术，2 例接受了 TLM 及放疗，47 例同时接受了颈部手术，主要是 2～3 区的择区性颈清扫。26 例只接受了颈部手术，21 例同时接受了术后放疗。在所有的 56 例患者中，22 例行术后放疗，11 例发生局部复发或第二原发，11 例发生颈部转移，其中 6 例合并原发灶复发，3 例同时出现远处转移。

没有 1 例复发的患者通过开放性部分喉切除术来挽救。3 例行放疗挽救，6 例接受了全喉切除，其中 2 例行术后放疗。2 例复发的患者仅接受姑息性治疗。这些原发灶接受 TLM 治疗的进展期声门上喉癌患者的 5 年 K–M 总生存率为 50%。

在 Steiner 的 1996 年的研究中，包含有 48 例 pT_3 或 pT_4 的声门上喉癌患者。这里患者的并发症有：3 例发生早期狭窄，1 例行激光治疗，2 例接受永久气管造瘘。5 例患者为严重误吸，其中 3 例行全喉切除，1 例接受暂时性气管切开，1 例行鼻饲饮食。4 例患者发生出血，并在全麻下行内镜止血。

在这些患者中，出现 11 例复发或第二原发的病例。6 例患者行喉切除（2 例行术后放疗）。9 例出现第二原发，4 例发生在头颈部，其中 7 例因此死亡。6 例死于中途发生的疾病。在 13 例因声门上喉癌死亡的患者中，4 例死于局部复发，5 例死于区域复发，4 例死于远处转移。我们注意到，若 TLM 不能控制局部病变（pT_3 或 pT_4 的声门上喉癌），超过半数的患者需行喉切除（6/11）。中途发生的疾病、第二原发癌及局部晚期的病变是主要的死因。

Steiner 同样报道了 TLM 处理梨状窝癌的情况。在 103 例之前未经治疗的下咽癌患者中，主要为梨状窝癌，63 例患者为 pT_2 病变，14 例为 pT_3 病变，60% 的患者被证实有颈淋巴结转移。同时合并第二原发癌、非常晚期的颈部病变（N_3）及远处转移的患者被排除。所有患者都接受了 TLM 治疗，75% 的患者同时行颈部手术，50% 的患者接受术后放疗。在这 103 例患者中，93 例患者得到局部控制。仅有 10 例患者在之后的 44 个月随访中出现复发。5 年 K–M 生存率同声门上喉癌相同（1 或 2 期病变为 69.2%，3 或 4 期病变为 52.5%），这也证实了 Krishaber 的经典的"内生性"及"外生性"的分类法。再次激光手术、开放手术及放疗被用来处理治疗失败的情况。18 例患者死于梨状窝癌，主要的死因是中途发生的疾病（16 例，15.5%）及第二原发癌（16 例第二原发癌中的 13 例死亡，总数的 12.6%）。

十九、结论

TLM 它具有肿瘤学方面的优势，其在诊断方面的特点有助于精确的判断肿瘤范围。患者接受的不是最大范围的切除，而是最合理的切除。沿肿瘤切除的治疗策略降低了治疗不足的风险，切缘边界周围的组织不需要同时切除，这样就保留了局部的微循环，这就为辅助放疗创造了合适的条件。而且，TLM 制造了开放性的术区，这样就不存在包埋残留肿瘤的可能，也有助于随访。

TLM 提供了有意义的功能方面的优势：气管切开的需求更少，没有吻合口瘘，没有毁容的风险，疼痛感轻微（护士的观察），可以进行早期吞咽，过度治疗的可能性小。它同样具有一定的社会经济学优势，包括减少了花费及住院时间，再次治疗的可能小（对于局部控制）。TLM 是一种可重复的治疗，而放疗不是。对于第二原发癌，接受 TLM 治疗的患者，之后的任何治疗都是可行的。

随着 TLM 的出现，一些事情发生了变化，而有些方面仍保持原样，例如在手术室所花费的时间：我们需要花费和开放手术同样的时间去进行经口切除，更多的时间会花费在切除和冰冻切片上，经口入路及结束的时间减少了。颈清扫的适应证及操作方式仍保持原样，放疗的适应证同原来相同，同样需要娴熟的麻醉技术及术后护理。

在美国，曾经有一种观点认为不应当进行TLM手术，因为它违背了肿瘤外科的原则：它切开了肿瘤，烧灼了切缘，二期愈合代替了精妙的重建技术。现在 TLM 已受到了越来越多的关注，整块切除可作为一种不将肿瘤播散至创面的策略，而 TLM 是达到这个目的的另一种策略。最后的结局是病理医师可以更好地审视切除的标本，而且有更多的标本可供研究，而表面的凝固层不过是一些细胞，开放性手术中的标本也可因电凝产生这样的情况。二期愈合不再被认为是缺点，因为 TLM 已经筛选了患者，对于这些患者，二期愈合是最好的结果。

当然，并不是所有的改变都是进步。激光手术会（或应当）产生奇迹的预言——因为激光技术新颖、简便、快捷且出血少——明显是夸张了。TLM 是对技术要求很高的干预手段，切除方式复杂，并没有节省时间。出血仍会出现，会导致激光手术中断，因此电凝及血管夹仍然是必要的。激光手术同样需要探索新的设备，接受新的安全方面的调整措施。肿瘤学疗效方面的实验室证据仍然滞后，但可能仅仅是动物实验方面的证据较晚，因其在人体应用方面已被报道有极佳的治愈率[66, 67, 103]。生活质量方面的结果已准备形成文书。TNM 系统仍然保持着其价值，但是我们相信有更好的理念去指导治疗方案的选择。一些学者认为在美国，多中心协作的临床实验支持了其他的治疗模式，而非 TLM[127, 129]。但是根据我们的经验，我们认为经选择的进展期的患者可以通过 TLM 治疗，也可获得同等甚至更好的肿瘤控制及功能方面的效果。只要对治疗有帮助，TLM 并没有排斥放疗和化疗。直接喉镜检查及活检完成后才能进行放疗，而这正好是行激光手术的最佳时机。

软骨受累及声门下侵犯曾经被认为是 TLM 的禁忌证，但实际上并非如此。甲状软骨受累时，切缘并非无法获取。激光切除杓状软骨曾被认为可引起不可避免的无法耐受的误吸，但实际上这种说法言过其实了。声门下的切除是一个挑战，但是随着特殊技术和内镜的出现，显露方面的缺点可被克服[70, 130]。

TLM 是治疗喉癌非常合适的方法，因为鳞状细胞癌起源于上皮，经口入路可接触到上皮。内镜下肿瘤必须可显露，但并不是需要在一个视野内完全显露。肿瘤必须被完全切除，同时获得阴性切缘，但是并不是需要整块切除。切除后的创面的二期愈合需要时间及合适的条件，同时需要足够的支持以抵抗狭窄，但并不需要一期缝合。T分期本身并没有排斥 TLM，在一项累及前联合的喉癌的研究中[97]，一些经选择的 pT_{2b} 病例、小部分 pT_3 和 pT_4 前联合肿瘤病例都可成功的通过经口激光切除治疗，这使我们关注进展期的肿瘤[128]。

对于非常早期的喉癌，支撑显微喉镜下激光切除活检被认为是很好的"TLM 始祖"。可能的话，可以避免 6 周的放疗。

对于早期声门型喉癌，在我们的实际工作中，TLM 已经取代了传统的垂直及水平部分喉切除术。对于早期声门上型喉癌同样也是这样。由于最基本的前提是至少保留一个活动的杓状软骨，因此 TLM 基本上已将传统的水平式声门上喉切除术退出历史舞台了。

TLM 挑战了环状软骨上喉部分切除术的地位，且取代了部分喉及下咽切除术[131]。喉癌延伸至框架结构外是 TLM 的禁忌证，但是在某些不太确定的病例中，可在治疗过程中做出决定，因为内镜手术可随时转变为开放手术。需要重建的病例是 TLM 的相对禁忌证，但是类似 SCPL 和 HSL 术中垂直式的吻合方式在 TLM 中是不必要的。

对于进展期喉癌，TLM 同样具有一定的地位。但是为了防止误吸，双侧杓状软骨复合体结构必须完全或部分保留。对于非常晚期的肿瘤，TLM 没有应用价值，除非是根治性手术前用来缓解气道梗阻。

经口激光显微外科手术是一项很明确的可以用于治疗喉鳞状细胞癌的方法。其优点是可以应用手术显微镜、激光及先进的器械来提供最合理的肿瘤切除方案、最少的正常组织切除。由于气管切开的概率较小、住院时间短、对其他的治疗没有妨碍，激光切除可将"光刀"和内镜的优势同肿瘤的实际情况结合起来。对于许多患者，经口激光显微外科手术可提供最佳的治疗效果及生活质量。

二十、注解：本章节使用的临床分类

"早期"和"晚期"是比较古老的命名，用于区分声带是否固定。固定意味着肿瘤进展和全喉切除。早期意味着肿瘤体积小，放疗的效果比较乐观，而进展期则意味着放疗通常会失败，往往需要手术。放疗有时也会有好的效果，可避免全喉切除。

一些早期肿瘤非常局限，可行活检切除治愈，这类肿瘤则被归为非常早期。

传统的外科医师认为，有些声带固定的患者，可能不需要行全喉切除。这类患者依然归类为晚期。但是那些所有人都认为需要行全喉切除的患者则为非常晚期。

因此喉癌的临床分类逐渐发展并可分为四个阶段：①非常早期；②早期；③晚期；④非常晚期。早期肿瘤可行传统的功能保留性手术，如垂直及水平部分喉切除术。晚期则定义为单侧肿瘤已侵犯声门旁间隙，但对侧仍有足够的有神经支配的喉组织，可以发音。声带固定的晚期病例可行喉近全切术。因此，一些喉癌的治疗方式就在声门上喉切除及喉近全切术之间，这可被归类为中期肿瘤（早期与晚期之间），这类肿瘤患者非常适合行环状软骨上喉部分切除术。

推 荐 阅 读

Ambrosch P: The role of laser microsurgery in the treatment of laryngeal cancer. *Curr Opin Otolaryngol Head Neck Surg* 15: 82–88, 2007.

Bernal-Sprekelsen M, Vilaseca-González I, Blanch-Alejandro J-L: Predictive values for aspiration after endoscopic laser resections of malignant tumors of the hypopharynx and larynx. *Head Neck* 26: 103–110, 2004.

Brandenburg J: Laser cordotomy vs. radiation therapy: an objective cost analysis. *Ann Otol Rhinol Laryngol* 110: 312–318, 2001.

Christiansen H, Hermann RM, Martin A, et al: Long-term follow-up after transoral laser microsurgery and adjuvant radiotherapy for advanced recurrent squamous cell carcinoma of the head and neck. *Int J Radiation Oncology Biol Phys* 65: 1067–1074, 2006.

Davis RK, Shapshay SM, Strong MS, et al: Transoral partial supraglottic resection using the CO_2 laser. *Laryngoscope* 93: 429–432, 1983.

Eckel HE, Thumfart WF: Laser surgery for the treatment of larynx carcinomas: indications, techniques, and preliminary results. *Ann Otol Rhinol Laryngol* 101: 113–118, 1992.

Forastiere AA, Goepfert H, Maor M, et al: Concurrent chemotherapy and radiotherapy for organ preservation in advanced laryngeal cancer. (Published comment appears in *N Engl J Med* 2004; 350:1049–1053) *N Engl J Med* 349: 2091–2098, 2003.

Grant DG, Salassa JR, Hinni ML, et al: Transoral laser microsurgery for carcinoma of the supraglottic larynx. *Otolaryngol Head Neck Surg* 136: 900–906, 2007.

Grant DG, Salassa JR, Hinni ML, et al: Transoral laser microsurgery for untreated glottic carcinoma. *Otolaryngol Head Neck Surg* 137: 482–486, 2007.

Hinni ML, Ferlito A, Brandwein-Gensler MS, et al: Surgical margins in head and neck cancer: a contemporary review. *Head Neck* 35: 1362–1370, 2013.

Hinni ML, Salassa JR, Grant DG, et al: Transoral laser microsurgery for advanced laryngeal cancer. *Arch Otolaryngol Head Neck Surg* 133: 1198–1204, 2007.

Hinni ML, Zarka MA, Hoxworth JM: Margin mapping in transoral surgery for head and neck cancer. *Laryngoscope* 123 (5): 1190–1198, 2013.

Hoffman HT, Porter K, Karnell LH, et al: Laryngeal cancer in the United States: changes in demographics, patterns of care, and survival. *Laryngoscope* 116 (9 Pt 2 Suppl 111): 1–13, 2006.

Iro H, Waldfahrer R, Attendorf-Hofmann A, et al: Transoral laser surgery of supraglottic cancer. *Arch Otolaryngol Head Neck Surg* 124: 1245–1250, 1998.

Kirchner J: One hundred laryngeal cancers studied by serial section. *Ann Otol Rhinol Laryngol* 78: 678–709, 1969.

Pearson BW, Salassa JR: Transoral laser microresection for cancer of the larynx involving the anterior commissure. *Laryngoscope* 113: 1104–1112, 2003.

Rudert HH: Laser surgery for carcinomas of the larynx and hypopharynx. In Panje WR, Herberhold C, editors: *Neck*, New York, 1998, Thieme Medical Publishers, pp 355–370.

Rudert HH, Werner JA, Höt S: Transoral carbon dioxide laser resection of supraglottic carcinoma. *Ann Otol Rhinol Laryngol* 108: 819–827, 1999.

Shapshay SM: Newer methods of cancer treatment: laser therapy for the cancer patient. In DeVita VT, Jr, Hellman S, Rosenberg SA, editors: *Cancer principles and practice of oncology*, ed 2, Philadelphia, 1985, Lippincott.

Steiner W: Results of curative laser microsurgery of laryngeal carcinomas. *Am J Otolaryngol* 14: 116–121, 1993.

Steiner W, Ambrosch P: *Endoscopic laser surgery of the upper aerodigestive tract with special emphasis on cancer surgery*, Stuttgart, Germany, 2000, Georg Thieme Verlag.

Steiner W, Ambrosch P: Laser Microsurgery for laryngeal carcinoma. In Steiner W, Ambrosch P, editors: *Endoscopic laser surgery of the upper aerodigestive tract*, New York, 2000, Georg Thieme Verlag, pp 47–82.

Steiner W, Ambrosch P, Uhlig P, et al: CO_2 laser microsurgery for hypopharyngeal carcinoma. In *European Congress of the European Federation of Oto-Rhino-Laryngological Societies "EUFOS,"* ed 3, Budapest (Hungary), 1996, Monduzzi Editore S.p.A. Bologna.

Strong MS, Jako GJ: Laser surgery in the larynx: early clinical experience with continuous CO_2 laser. *Ann Otol Rhinol Laryngol* 81: 791–798, 1972.

Zeitels SM, Burns JA, Lopez-Guerra G, et al: Photoangiolytic laser treatment of early glottic cancer: a new management strategy. *Ann Otol Rhinol Laryngol Suppl* 199: 3–24, 2008.

喉功能保留手术
Conservation Laryngeal Surgery

Steven M. Sperry　Gregory S. Weinstein　Ollivier Laccourreye　著

崔 鹏 译

第 36 章

要点

1. 为了达到肿瘤学方面及功能方面的效果，需要把握四项原则：局部控制；肿瘤三维结构的精确评估；环杓关节是喉功能的基本单元；切除部分正常的黏膜以达到预期的功能效果。

2. 内镜检查对于喉功能保留手术的制订至关重要，需区分声带固定及杓状软骨固定，因后者往往意味着环杓关节受侵，是喉功能保留手术的禁忌证。

3. 患者在喉功能保留手术后往往需经历不同程度的误吸，故需评估患者总体的身体状况，一般不需常规行肺功能检查，若患者的日常生活比较活跃，可行走两层楼梯而不出现喘息症状，即适合行喉功能保留手术。

4. 针对声门型喉癌的开放性器官保留手术包括垂直部分喉切除术（VPL）及环状软骨上喉部分切除 + 环状软骨 – 舌骨 – 会厌吻合术（SCPL-CHEP）。

5. 经典的垂直部分喉切除术及其扩展术式均沿同一入路，即垂直切开甲状软骨及声门旁间隙，沿狭窄的暴露空隙"盲"进入喉内。

6. VPL 的功能性效果取决于切除的范围及修复的方式，修复方式包括重叠式喉成型、带状肌瓣和会厌喉成形术等。

7. T_1 期的声门型喉癌行 VPL 术可达到极佳的效果，但是对于进展期 T_2、T_3 和 T_4 的声门型喉癌，需避免应用该术式。

8. SCPL-CHEP 主要应用于经选择的 T_2 和 T_3 期声门型喉癌，其局部控制率可超过 90%，但因该术式并未将会厌整体切除，故对于跨声门型喉癌，可采用环状软骨上喉部分切除 + 环状软骨 – 舌骨吻合术（SCPL-CHP）。

9. 对于所有行 SCPL-CHEP 的病例，其功能性效果是可预测的，因其切除的范围及修复方式均相同，吞咽困难较罕见。

10. 声门上型喉癌的器官保留手术方式包括声门上喉部分切除和 SCPL-CHP。

11. 对于 T_1 和 T_2 期声门上喉癌，声门上喉部分切除可取得极佳的肿瘤学效果，其局部控制率可超过 90%，但是对于进展期病变，其效果差异极大。

12. 声门上喉部分切除术后的嗓音评估结果较好，但是预计会伴随一定程度的吞咽困难，其扩展术式可能带来更加明显的吞咽症状。

13. 声门上型喉癌累及声门区或会厌前间隙，伴声带活动受限或甲状软骨局灶性侵犯时，可行 SCPL-CHP。

14. SCPL-CHP 的肿瘤学效果归因于双侧声门旁间隙、会厌前间隙及甲状软骨的整体切除。

15. SCPL 的禁忌证：①声门下侵犯，前方超过 10mm，后方超过 5mm；②杓状软骨固定；③会厌前间隙大范围受累，累及会厌谷；④累及咽侧壁、舌根、环后区及杓间区；⑤环状软骨侵犯。

16. 除开放性手术及经口激光手术外，声门上型和声门型喉癌的治疗还包括经口机器人手术。

若手术适应证明确，目前有一些开放性的手术方法，既可以控制喉部肿瘤，同时亦可保留喉部功能。喉功能保留手术在历史上来源于"器官保留"技术，Billroth 于 1874 年完成了第一例喉恶性肿瘤的半喉切除术[1]。早在保留整体喉结构的非手术治疗方式出现之前，创新性手术方式已经开始应用，既可达到肿瘤的局部控制，同时可保留部分喉结构来维持喉功能[2]。本章节对经选择的声门型、跨声门型和声门上型喉癌的开放性喉功能保留手术进行了综述，这类手术保留了言语及吞咽的生理性功能，不需永久性的气管造瘘。当代的头颈外科医师必须对保留器官的手术及非手术治疗策略有综合性理解，这样才能对喉癌患者进行综合治疗。

尽管距喉功能保留手术的起源已超过 1 个世纪，但是在 20 世纪后半程，该类手术依然局限于垂直半喉切除及声门上喉切除。这种局限性使得医师逐渐对这类手术失去兴趣，而化疗及放疗逐渐成为进展期喉癌的主要治疗手段。之后，在 20 世纪的最后 10 年间，环状软骨上喉部分切除开始在美国出现，进而是内镜激光切除，手术治疗从而再次兴起。目前喉癌的器官保留性手术逐渐成为 21 世纪喉癌治疗的一项标准。

若回顾一下历史，这类手术最初在美国之外的地区发展并被引进，抗生素及麻醉技术的改进促进了喉功能保留手术的发展[3]。德国学者 Billroth 第一次描述了垂直半喉切除术[1]，该术式并进一步在欧洲流行并在美国得到进一步改进[4-7]。法国外科医师 Huet 于 1938 年描述一种保留甲状软骨上半部分的声门上部分喉切除手术[8]，之后乌拉圭外科医师 Alonso 将该术式进一步延伸[9, 10]，将声门上结构连同甲状软骨上半部分一并切除，进而定义了声门上喉部分切除术的概念，之后该术式在欧洲及美国开始流行[5, 11-13]。环状软骨上喉部分切除由奥地利学者 Majer 和 Reider 于 1959 年第一次提出[14]，之后该术后开始在欧洲盛行[15, 16]，并在 1990 年前后开始在美国各个医疗机构开展[17]。

垂直性部分喉切除术是最初的一种手术方式，通过甲状软骨垂直切开入喉，最主要的范例即是垂直半喉切除术。另外一种手术方式是水平性喉部分切除术，通过甲状软骨的横行水平性切开入喉。在 1960—1980 年，有一些改革性的学者报道了众多关于这两类基本术式的一些延伸方式，尝试处理范围较广的病变[18-23]。这类报道的特点包括三个方面：①病例数量相对较少；②局部控制率差异较大；③采取了复杂的修复方式，如软骨及黏膜翻转瓣等，效果亦差异较大[18-25]。这些差异的存在，使得外科医师最容易接受的，仍然是标准的垂直及声门上部分喉切除术。若这类术式不能解决较大的病变时，最常见的解决方式是全喉切除，并进一步引起无喉发音领域的发展[26, 27]。

在欧洲的许多国家，喉切除并气管造瘘被认为是不祥的，需要尽可能地避免。Majer 和 Reider[14]、Labayle 和 Bismuth[15] 报道了一种新的水平性部分喉切除术式[14, 15]，该术式将整个甲状软骨板、声带、室带、会厌及会厌前间隙一并切除。修复方式为将环状软骨和舌骨固定（CHP），或将环状软骨同残余会厌及舌骨固定（CHEP）。该术式即为目前众所周知的环状软骨上喉部分切除术（SCPL），该术式将会厌前间隙、声门旁间隙及周围的软骨、软组织整体切除，带来了非常高的类似于全喉切除术后的局部控制率，特别是针对声门、声门上及跨声门型喉癌，同时可维持言语及吞咽功能，亦不需气管造瘘。1970—1990 年，欧洲的许多医疗中心都开展了该术式，均取得了相同的、极佳的局部控制率及手术效果 [16, 28-37]。

一、喉功能保留手术的现状

虽然喉部功能保护性手术起源于 19 世纪，但在 21 世纪的护理标准规定，当 VPL、声门上喉切除术或 SCPL 作为特定患者的替代方法时，应与患者讨论选择。在大多数情况下，喉癌的诊断由耳鼻咽喉 - 头颈外科医师完成，所以医师往往会先就其治疗方案向患者提供建议。护理标准要求，根据文献建议与患者讨论器官保留的手术和非手术方法。在作者看来，一种情况是医生可能会从经济效益角度考虑，因为如果不做这些手术，患者会被送去做放射治疗，但这可能并不符合患者的最佳利益。或者说，诊断喉癌的医生并不具备提供所有手术和非手术选择的专业知识，应根据患者的需要和愿望将患者分为手术和非手术两种类型。

可以用自由组织重建手术做一个类比。如果患者有严重的颌骨癌，从肿瘤学和功能学角度来看，最好的选择是游离皮瓣，我们不会给患者行小型手术或化疗和放疗。患者将被送到一个在游离皮瓣手术方面有特殊专长的外科医师那里。这是很有可能的，因为在过去的 20 年里，曾出现了一批头颈部亚专科医师，他们对进行游离皮瓣手术有着特殊的兴趣和专长。事实上，在过去的 10 年里，我们在美国也看到了喉癌器官保存手术领域的类似现象。在我们看来，类似的情况下，一些头颈外科医师在喉癌的开放式和内镜下治疗方法有独到的专业认知。

本章的重点是向耳鼻咽喉 - 头颈外科医师介绍这些技术。这些信息很重要，因为一般耳鼻咽喉 - 头颈外科医师有责任了解全部开放式和内镜下器官保存手术方法的适应证，或掌握进行这些手术的专业知识，或将患者介绍给具有这种特殊专业知识的外科医师 [38]。

在 1970—1980 年，声门上喉切除术后的功能

及肿瘤学效果开始在美国报道，确立了这项技术在声门上喉癌治疗中的地位 [39-41]。之后至 1990 年间，因为非手术治疗策略及内镜激光手术的出现，VPL 在声门型喉癌治疗中的地位被重新审视 [3, 42]。在 20 世纪 90 年代，SCPL 被引入美国的多个医疗机构，获得的效果同欧洲类似 [17, 43, 44]。SCPL 的出现，将喉功能保留手术的范围进一步扩展 [3]。

目前，喉功能保留手术已重新在美国开始盛行。有许多因素进一步刺激了这类手术的发展，包括：①对喉癌三维结构的更清晰认识，这得益于众多的临床病理学研究及影像放射学的进展；②众多的长期随访及预后分析研究；③新技术的发展。今天，有一系列的手术方式，外科医师可针对经选择的病例，采取不同的手术方法，取得可预计的局部控制率，维持言语及吞咽功能，而不需行气管造瘘。一些器官保留的原则已经明确，外科医师必须遵守以取得最佳的肿瘤学及功能效果。喉功能保留手术是精细的外科手术 [45]，为了确保最佳的肿瘤学效果及功能，外科医师需牢固的掌握喉癌的临床评估，充分掌握外科技术，对病变的准确分期需要对喉静态及动态解剖结构的深入认识，并了解肿瘤同解剖结构的关联。

二、喉部解剖、生理及肿瘤的进展

早有学者就指出，喉功能保留手术的效果取决于是否完全掌握手术相关解剖结构的知识，以及对特定部位肿瘤生物学行为的理解 [11]。关于喉恶性肿瘤发展的三维立体结构大多来源于全喉切除标本的临床病理学研究，这构成了施行喉功能保留手术的外科医师的知识基础。

可从以下几个方面去理解喉的解剖结构：喉的框架、结缔组织屏障及其间的间隙，包括脂肪、肌肉、脉管、神经等结构的软组织。喉的框架（图 36-1）主要由甲状软骨构成，后下方通过下角同环状软骨的后外侧构成滑液关节。自甲状软骨上角至舌骨最外侧缘为一增厚的腱膜，前方为一切迹。侧方的甲状软骨板各有一斜线横过，为带状肌的附着点。肿瘤侵犯甲状软骨板更易发生于软骨骨化的区域 [46]。肿瘤对骨化区域的侵犯是因破骨细胞增生 [47]、沿胶原纤维扩展 [48] 及局部

Cummings

耳鼻咽喉头颈外科学（原书第6版）

血管化[49] 的缘故。甲状软骨最常见的受累部位是在前角[50]，其他常见的部位是环甲膜附着处及甲杓肌前端起始部[48]。软骨膜是极佳的阻止肿瘤侵犯的屏障，肿瘤一旦进入软骨，可在完整软骨膜的后方累及整个软骨，这就排除了经软骨切除的可能[51]。Nakayama 及 Brandenburg 指出有部分临床分期为 T_3 的病例其全喉切除标本在分析时实际上已有软骨侵犯[52]。他们进一步指出对于声门型喉癌 T_3 期病例，只要符合任何以下 2 种特点，即为软骨侵犯：软骨明显骨化；肿瘤超过 2cm；前联合受侵。

环状软骨是气道唯一的完整的环形软骨，其环状结构的保留及重建是喉功能保留手术术后拔管的关键。杓状软骨坐落于环状软骨之上，两者构成滑液关节。杓状软骨肌突位于其后外侧，声带突是声带腱的起始部，向前连于甲状软骨。环状软骨最易被肿瘤累及的部位是其后上缘，而杓状软骨最易受累的部位是在其关节囊的附着处[53]。

会厌软骨表面有众多的小窗孔样结构，起于同甲状软骨的腱性连接，其最下端称为会厌柄部，由此向上呈扇形展开，其上端位于舌骨平面上方。位于舌骨下方的会厌癌可逐渐沿会厌上的窗孔扩展[49, 54]，但是舌骨几乎不被声门上肿瘤累及。Kirchner 曾报道[55]，在 55 例行全喉切除的声门上型喉癌患者中，未发现舌骨受侵的病例，但是有

两例肿瘤已达舌骨骨膜，其中一例在甲舌膜可触及肿瘤，另一例累及会厌谷。Timon 及同时曾报道[56]，在 172 例声门上喉癌患者中，仅有 4 例发现舌骨受累，其共同特点是会厌谷黏膜受累。保留舌骨可有助手术后吞咽功能的恢复。这几位学者指出，若会厌谷黏膜未受累，黏膜下亦未触及肿瘤，可考虑术中保留舌骨[55, 56]。

在喉部的立体结构中，有众多的增厚的纤维组织穿行其中。目前对这些知识的了解来自于 Tucker、Kirchner 和 Smith 等学者的先驱性工作[57-59]，他们研究了全喉标本切片及解剖结构。弹性圆锥（图 36-2）自声带沿两侧向下至环状软骨，它提供了阻止早期声门型喉癌侵犯的暂时性屏障，但是最终当肿瘤较大时，弹性圆锥为肿瘤向声门下及喉外侵犯提供了门户[60]。在后方，弹性圆锥连接杓状软骨并为杓状软骨及声韧带提供稳定性支持。声韧带实际上是弹性圆锥增厚形成，它在前方于前联合腱处连于甲状软骨[61]。尽管前联合腱处缺少软骨膜，该处的韧带构成了同软骨相连的致密纤维组织，并发出分支连于上方的甲状会厌韧带。Kirchner 及 Carter 曾指出[60]，前联合腱是致密纤维组织的附着点，早期声门型喉癌累及前联合者进一步侵犯甲状软骨的情况极为罕见。然而，对于较大的肿瘤，前联合腱确实为肿瘤向上下侵犯软骨提供门户。弹性圆锥的前上、

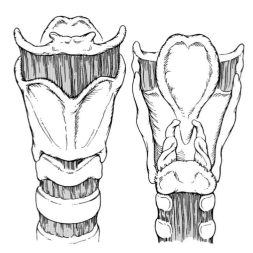

▲ 图 36-1　喉部的框架结构。前面观（左）及后面观（右）

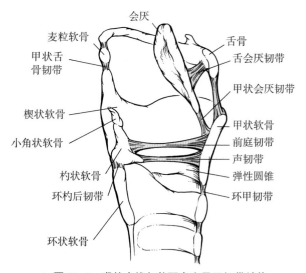

▲ 图 36-2　喉的中线矢状面突出显示韧带结构

会厌
麦粒软骨
甲状舌骨韧带
舌骨
舌会厌韧带
甲状会厌韧带
楔状软骨
小角状软骨
甲状软骨
前庭韧带
声韧带
杓状软骨
弹性圆锥
环杓后韧带
环甲韧带
环状软骨

下方增厚，称为环甲韧带，但是却未向两侧增厚延伸，故并未沿环状软骨形成环形屏障作用[50]。这同甲舌膜不同，甲舌膜在甲状软骨及舌骨间形成了完整的环状帘形结构（图36-3）。肿瘤单纯经甲舌膜侵犯喉外的情形极为少见，多数一般是经甲状软骨上半侵出喉外[50]。方形膜（图36-4）自后方起自杓状软骨顶端，沿会厌侧缘向前延伸，并向下延伸呈帘状，下方末端纤维组织增厚，前方连于会厌柄部，后方连于杓状软骨下方。最近，

Zeitels 和 Kirchner 指出[62]，舌会厌韧带是阻止肿瘤侵犯的屏障，当声门上肿瘤局限于喉内时，舌会厌韧带可阻止肿瘤侵犯舌根及舌骨上会厌。

喉的框架及纤维组织屏障将喉内划分成数个间隙。最上方的间隙为会厌前间隙（图36-5），内充满脂肪并有血管及淋巴管穿过[63]。Kirchner及 Carter 指出肿瘤可侵犯会厌前间隙[60]，形成一个"推进式边缘"，在肿瘤到达会厌前间隙的弹性组织膜后可完全被包裹在间隙内，这为声门上喉

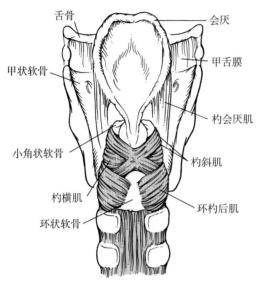

▲ 图36-3 喉部的正中矢状位显示，突出韧带结构

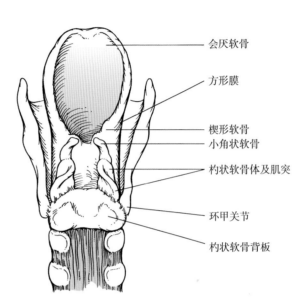

▲ 图36-4 四边形喉软骨结构薄膜（后视图）

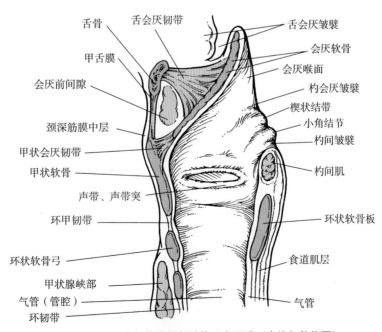

▲ 图36-5 喉部软骨解剖结构及方形膜（中线矢状位图）

手术保留舌骨提供了肿瘤学的安全依据。该间隙的边界为上方是会厌谷黏膜及舌骨，前方为甲舌膜及甲状软骨，后方为会厌。其后外侧为两侧的声门旁间隙[64]。

声门旁间隙位于喉的两侧（图 36-6），上方以方形膜为界，下方以弹性圆锥为界。上起自杓会厌皱襞，该处为其顶点，声门旁间隙构成了声带及室带的实体，其内部为甲杓肌、喉室及喉室小囊。下方沿弹性圆锥向下至环状软骨顶端。前方毗邻会厌前间隙及甲状软骨前 1/3，其后外侧界为梨状窝内侧壁黏膜。声门旁间隙在侧方跨越了声门上区、声门区及声门下区，同屏障的作用不同，声门旁间隙因喉室的挤压形成了漏斗状结构，正是该漏斗状的结构在不同程度上阻碍了肿瘤的扩展[65]。另外一个间隙为 Reinke 间隙，它实际上是声带黏膜下方潜在的间隙，并不具备屏障的作用。

声门上喉癌的生物学行为受周围软组织、结缔组织屏障及喉框架结构的影响（图 36-7）。Kirchner 在对全喉切除标本的研究发现[57]，覆盖于会厌表面的声门上型喉癌易通过会厌软骨上的窗孔结构侵犯会厌前间隙。另有学者发现[54]，这些窗孔结构内的管状腺体提供了肿瘤向会厌前间隙侵犯的通道。过去曾认为胚胎融合的区域在一定程度上可阻止肿瘤自声门上区向下侵犯至声门区，最近的一项研究发现，声门上型喉癌累及声门区的比例为 20%～54%[65]。这项研究表明室带下方的肿瘤常常经声门旁间隙累及声门区[65]。

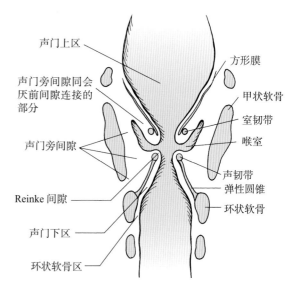

▲ 图 36-7　喉内的结缔组织屏障

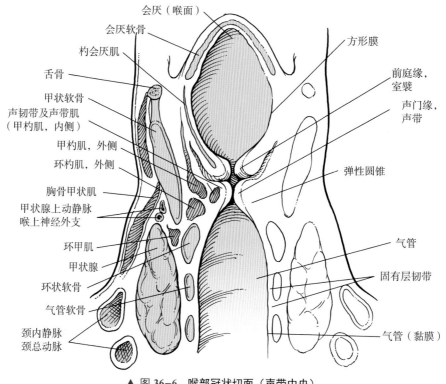

▲ 图 36-6　喉部冠状切面（声带中央）

声门区喉癌最常发生于声带前 1/3 及后 2/3 的接合部，可逐渐经 Reinke 间隙侵犯深部组织。早期研究通过黏膜下注射染料及放射性同位素发现，声门上区与声门区之间存在屏障[66]。Welsh 及同事指出，随着注射染料的增多，这些屏障的作用会逐渐减弱[53]。故对于早期病变，弹性圆锥可阻止肿瘤进展，但随病变逐渐增大，其屏障作用亦会逐渐丧失[67]。

声门上区的感觉由喉上神经支配，而声门区及声门下区由喉返神经支配，这些神经对于术后功能的恢复有重要的作用[68]，故在喉功能保留手术中，两侧的喉上神经、喉返神经及舌下神经的主干均需尽可能保留。

某些特定的喉生理功能同喉功能保留手术的正确实施有显著的相关性。Hirano 及同事在对正常全喉标本的研究发现[69]，成人气道的 50%～65% 位于声门后方直至两侧声带突之间平面，他们推断喉腔的后半部分为呼吸性气道，而前半部分为发音性气道。这是因为控制声门开关的肌肉在发音及吞咽时改变了声带突的位置。杓状软骨在呼吸时开放气道，在吞咽及发音时关闭气道，声带提供了发音时的声音质量，因此，丧失一侧或两侧声带可导致声嘶，但是至少保留一个杓状软骨及完整的环状软骨环即可足够维持言语及吞咽的需要，而不需气管造瘘[70-75]。

三、器官保留性手术的原则

头颈外科医师必须严格遵守特定的核心原则来决定患者是否适合行喉功能保留性手术。SCPL 术式的出现使我们的注意力由声带转移到环杓关节这个必需的喉功能单元上来。器官保留手术的原则可以和当前的非手术器官保留治疗方式相比较，便于医师做出理性的治疗决定[76]。遵守这些原则可以使外科医师在手术治疗一系列声门型、声门上型及跨声门型喉癌时可取得肿瘤学及功能的最佳效果。

（一）第一原则：局部控制

局部控制是最重要的原则。声门及声门上型喉癌放疗或手术后局部控制失败会显著降低生存率[77]。有众多的因素导致复发肿瘤的早期诊断可能较困难，因手术改变了喉部的正常解剖结构，而一些症状如疼痛加剧、持续性耳痛、吞咽困难，既可能是肿瘤复发的表现，也可能是治疗后的反应。需要反复的内镜检查及活检。CT、MRI 及 PET-CT 可有助诊断肿瘤复发及残留。行器官保留性喉手术的必要条件是：顺利完成肿瘤切除，同时能达到等同于全喉切除的局部控制率。

（二）第二原则：精确评估肿瘤的三维立体结构

该原则的含义是准确地预测肿瘤范围。对喉部解剖及功能的综合理解是非常必要的。若在术中不能精确地评估肿瘤范围，常常会导致需行全喉切除，然而实际上另外一种喉功能保留术式往往是可行的。

（三）第三原则：环杓单元是最基本的喉功能单元

环杓单元包括一个杓状软骨、环状软骨、相关的肌肉、喉上神经及喉返神经。器官保留性喉手术需保留至少一个环杓单元。这对大多数主要行 VPL 及声门上喉切除的医师来说是个外来概念。按照喉癌的 T 分期，外科医师关注的是声带而非环杓关节。而对头颈外科医师来说需要将注意力由声带转移到环杓关节上来，这样才能灵活运用各种喉功能保留手术，这是因为环杓单元而非声带维持着生理性的言语及吞咽功能，尤其是在 SCPL 术后。

（四）第四原则：切除部分正常黏膜以取得预期的功能效果

这个原则可能看上去违反常理，因为讨论的是"保留性"的喉手术，但是我们保留的是喉的功能，而不是保留所有未被肿瘤累及的组织。部分正常的组织需要被切除才能达到较好的言语及吞咽功能。外科医师在进行器官保留性手术、选择一种可靠的并基于发音及吞咽功能的重建方式时应当感到轻松，特别是和非手术治疗的方式相比较时。单纯基于肿瘤的范围及干净切缘的切除常常导致重建复杂，术者也会忧虑对功能的影响。

更好的方式是进行标准的切除，获得已知的相同的功能效果。

四、术前评估

术前评估包括原发部位的肿瘤学评估、区域淋巴结及可疑远处的转移，除此之外，还包括患者耐受手术及术后治疗的能力。最后，患者及家属的理解、精神状态、术后功能恢复的意愿等亦需评估。

（一）原发部位的临床评估

在进行喉部检查前，医师需倾听患者的言语及呼吸以评估气道损害的程度及发音质量。影响发音部的声门型喉癌可引起声嘶；声门上喉癌一般位于声带上方，肿瘤增大时可引起似口中含物般的声音。声门上喉癌引起声嘶往往意味着杓状软骨受侵或声门区受侵导致的声带运动损害。随后应触诊双侧颈部的淋巴结，并触诊甲状软骨观察是否形态正常，同时观察甲状软骨上方及下方的区域，甲舌膜水平的肿块可能意味着会厌前间隙广泛受累。环甲膜水平的肿块一般是喉前淋巴结肿大，这提示声门下侵犯的可能[78]。间接喉镜及可视纤维喉镜可用来评估喉部及周围结构。需要评估的因素有气道损害程度、外生性还是内生性、浅表扩散还是深部浸润，受累的黏膜结构、杓状软骨及声带的运动及喉外侵犯情况等。

对喉运动情况的临床评估有助于了解喉内肿瘤的三维立体情况、声带而非杓状软骨的运动情况，对于制定整个器官的治疗（如全喉切除或放疗等）方案来说已足够。已有多位学者指出杓状软骨、声带的运动情况对于制定喉功能保留性手术的方案来说非常重要[79,80]，特别是声带本身已固定的情况下。声带的运动情况可通过喉镜下观察患者发音及深呼吸情况，而杓状软骨运动情况最好是通过观察患者轻咳嗽来判断。

声门型喉癌及声门上型喉癌对声带及杓状软骨的运动有不同的影响作用，声门型喉癌造成的声带运动损害可能是浅表甲杓肌受侵或者声带表面大块的外生性肿瘤所致[67]。Hirano等学者研究了声门型喉癌甲杓肌受侵犯的程度，发现声带固

定时甲杓肌受累的深度更深[81]。目前已有较多研究表明伴声带固定的声门型喉癌一般是由于甲杓肌受侵范围较广所致[81-83]。在一些患者中，肿瘤向声门下侵犯累及环状软骨[82]，或向侧方侵犯累及甲状软骨导致声带固定，并可累及环杓侧肌及环杓关节[83]。Hirano等认为，声门上型喉癌侵犯甲杓肌的可能性较小，Montgomery[84]和Iwai[85]认为，更有可能是杓状软骨受侵导致的声带运动受损。Brasnu及其同事[86]发现通过研究全喉切除标本发现杓状软骨运动损害有两种情况[85,86]，假性固定及真性固定，肿瘤的"重力作用"可引起杓状软骨假性固定，而真性固定一般是肿瘤侵犯喉内肌或环杓关节所致，需要细致地观察来区分（图36-8）。若声门上型喉癌出现杓状软骨运动不良，但是仍有声带活动时，这一般是假性固定[86]。这对喉功能保留手术方案的制定非常重要。杓状软骨假性固定时出现环杓关节及肌肉受侵的可能性非常小，而杓状软骨真性固定的患者中有2/3会出现上述结构受侵。我们发现在外生性声门上型喉癌患者中，应用可视纤维喉镜来观察声带运动非常有用，因为喉镜的末端可以越过病变去观察下方的情况。在制定喉功能保留手术时，细致地评估声带及杓状软骨的运动情况非常有必要，这可以有助于了解哪些结构已受累，并可进一步调整及改进手术方案。

对原发肿瘤检查的最后一项是全麻直接喉镜检查。直接喉镜可以取得活检标本，可应用手术显微镜或硬质内镜对喉内情况及周围结构进行全面的检查评估。应用内镜手术器械对病变及周围

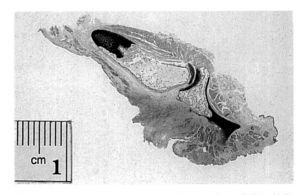

▲ 图 36-8　环杓关节水平的整个切面，提示声带及杓状软骨固定时环杓关节的受侵情况

组织的触诊可得到关于黏膜下侵犯的信息。在声门上型喉癌中，通过对口底及会厌谷的触及，可以了解该区域黏膜下进展的情况。

临床评估结束后，手术医师应当对肿瘤的范围有了清晰的认识，也应当分析出哪种手术或非手术治疗方式更适合该患者。

（二）原发部位的影像学评估

尽管影像学检查在临床评估前就已经频繁地应用，这些检查最合适的用途是用来证实喉镜下的发现及临床发现深部浸润的证据。这是因为单纯影像学检查存在局限性，有时会低估或高估肿瘤的实际情况，尤其是在检查小或者浅表的病变时，CT[87]或MRI可能不能发现异常，这时因为这些检查方法对浅表的黏膜病变并不敏感。另外，当大的外生性病变向气道扩展时，它可能贴近邻近的结构，如梨状窝、舌根、口底、咽侧壁或喉室等，这时扫描检查时就可能错误地提示所有的黏膜均被累及。在这种情况下，内镜检查就体现了更大的优势[88]。有时肿瘤组织和周围正常组织呈现等密度（CT）或等强度（MRI），这可能导致低估或高估肿瘤的实际情况，这时，影像科医师应当同外科医师协同去辨认。

有时肿瘤会沿黏膜下累及声门下区，这时MRI较CT更易发现该区域的肿瘤侵犯、继发性增厚或不对称。冠状位 T_1 加权MRI扫描在发现黏膜下跨声门病变时尤其有优势。环杓关节区域最适合应用轴位扫描，CT检查发现的骨质硬化改变多提示软骨或软骨膜受侵[88, 90]。矢状位MRI在评估会厌前间隙受侵方面有一定的敏感性及特异性[91]。因为喉软骨的钙化并非均匀同步，始于20岁左右，故CT检查所发现的钙化缺失并不能意味着肿瘤侵犯[92]。MRI在评价软骨侵犯方面有较高的敏感性，特别是采用脂肪抑制钆增强扫描时，但是其特异性相对低，因为炎症及软骨炎也有类似特征。Kirchner指出声门型喉癌侵犯甲状软骨翼板时，最常发生的部位是其下缘[93]，而孤立的甲状软骨上缘处的可疑病变可能是随机钙化的缘故。Kikinis及同事指出，MRI在评估肿瘤侵犯软骨方面有较大优势[94]。PET目前在肿瘤分期及头颈肿瘤筛查方面非常受欢迎[95]，其在器官保留手术方面的作用正在深入研究。

（三）肿瘤分期

目前习惯将喉分为三个独立的部分来进行肿瘤分期。声门上区的下界是喉室的外侧，尽管声门上区向上延伸至会厌尖部，会厌谷黏膜却属于口咽范围。声门区始于喉室的外侧，向下延伸约1cm。声门下区始于声门区下缘，向下延伸至环状软骨下缘。尽管这种分类方法比较主观，却为肿瘤分期及比较治疗方法及预后提供可能[96]。但是目前的T分期系统不能精确地为喉功能保留手术提供指导，对于任何一个T分期及任何部位的肿瘤，施行喉功能保留手术都是可能的。

制定喉功能保留手术时还需考虑到T分期之外的一些因素。包括精确的黏膜受累范围、浸润深度、声带及杓状软骨的运动等。手术医师需要更详细地描述肿瘤，而不仅仅局限于T分期，这样才能合理地施行喉功能保留手术。

（四）总体的临床评估

患者能否耐受全麻是施行喉功能保留手术的重要因素。患者严重的系统性疾病会显著影响伤口的愈合，且患者的肺功能储备需耐受术后的问题。故在全麻手术前需要评估麻醉相关的危险因素。预示不良的系统性疾病包括严重的营养不良、器官移植相关的治疗、糖尿病及胃食管反流。

肺功能损害程度同喉功能是否保留手术的相关性目前仍存争议。真正的问题是在术后早期，患者如何能够更好地耐受误吸及呛咳[97]。术后误吸的程度同手术方式有关，保留杓状软骨的垂直半喉切除术对吞咽功能影响极小，然而扩展的声门上喉切除术可能会导致吞咽困难及误吸[98]。一些学者主张需要常规行肺功能检查[99]，而另外一些学者主张实际性的评价措施[1, 97]，如走两层楼梯，观察是否有气短症状。经皮胃造瘘适合需要长期不能经口进食的患者[100]。我们很少行肺功能检查，除非会诊要求或麻醉师为了全麻需要。若患者合并慢性阻塞性肺疾病，但是却可以行走两层楼梯而未出现喘息症状，且日常生活较活跃，需同患者讨论获益性、风险及替代的手术方案。

若肺功能提示严重的活动受限，术后发生并发症甚至死亡的概率较高，则不推荐行喉功能保留性手术。在实际工作中，任何一位手术医师均需清楚他们所掌握的手术的局限性。在这样的情况下，实际上很少有患者会因难治性误吸而需功能性喉切除。

在病例的选择方面，患者对问题的理解以及主动参与到术后恢复过程的能力是重要的因素。年龄因素经常被讨论，一些学者对施行部分喉切除的患者年龄有严格的要求[101]，而其他学者主张患者的生物学年龄及总体状况要比实际骨龄重要[1, 100, 102]。除此之外，喉功能保留手术是一项团队协作的活动，若患者及家人只是"置身事外"，而非主动参与到恢复的过程中来，患者可能出现各种各样的并发症。在我们的机构中，对患者意愿的评估及恢复能力的评估是联合言语病理师、耳鼻喉科医师、患者及家人一起参与的。患者及家人需要知晓在恢复的过程中有大量的工作。部分患者可能选择非手术治疗措施甚至全喉切除，以避免进行术后的吞咽功能锻炼。

对于各种分期的喉癌，均有众多的非手术的喉功能策略，任何手术及非手术治疗方法均存在后遗症、风险、并发症，这些需要和控制恶性肿瘤的能力权衡。对于患者、家人及医生来说，有两个重要的中心问题：①生活质量；②控制肿瘤。临床医师需要仔细权衡各种因素，然后才能有针对性提供治疗方案。尽管可能习惯应用自己的价值观去判断哪种治疗更对患者有利，临床医师有道德及法律上的责任去告知患者风险、益处及其他的替代治疗方案。

五、手术方式

本部分仅讨论开放性手术方式，其功能目标是维持言语及吞咽功能而不需永久气管造瘘。另有其他替代的治疗方式，如内镜手术或非手术治疗等，这些内容将在其他章节讲述。实际上开放性手术并不是孤立的，它同其他替代治疗方法仍有联系。故临床医师仍需要对内镜手术、放疗等治疗有充分的理解，这样才能对喉癌的治疗有综合性的认识。主要手术方式的分类通过一系列文献综述来概述，这些文献分别分析了各种手术的肿瘤学效果、基本的手术技术、手术的关键点、切除的范围、预期的功能效果及并发症。

（一）适应证及禁忌证

文献中所介绍的每个特定的手术方式的适应证是随着时代而变化的，取决于技术发展位于哪个时代。当一项技术首次被提出时，大多数外科医师在其应用方面都持保守态度。随后，一些先驱者会根据自己本身的手术技能及解剖学知识，谨慎地将这项技术扩展，但一般没有长期的肿瘤学疗效方面的随访[103, 104]。根据 Daly 的观点，技术发展的最后一个时期是根据已知的结果进行再评估，并最终接受这项技术[105]。在这最后的时期到来以前，某个手术方式的适应证通常是狭隘的。文献指出的适应证及禁忌证通常是没有帮助的，因为外科医师通常会应用某项技术去处理更广泛范围内的肿瘤。为了解决这个问题，对于每种手术方式，我们都提供了大量的文献综述，其范围包括肿瘤学疗效、功能效果及并发症。外科医师可根据这些信息指导患者关注风险、获益及替代手术方案等问题。

（二）声门型喉癌的喉功能保留手术

1. 垂直部分喉切除术

所有的垂直部分喉切除术（VPL）均遵循相同的入路，包括甲状软骨板及声门旁间隙的垂直切开。切除的范围取决于术前及术中对肿瘤范围的评估。尽管该类术式提供了有效快捷的进入喉内的方式，其共同的特点是：通过狭窄的暴露"盲"入喉[106]，切开处可能距离原发肿瘤过近或过远。在施行该术式时需考虑到这点。

2. 垂直半喉切除术

(1) 肿瘤学疗效：根据英语文献报道，从 T 分期来看，T_1 病变的局部复发率为 4%～11%，在 7 项相关研究中，有 6 项研究报道局部控制率可超过 90%（表 36-1）。在一项包含 248 例患者的大样本研究中，作者发现当肿瘤局限于声带而无前联合受侵时，局部控制率为 93%（104/112）[106]。同样在该研究中，合并前联合侵犯而无声带运动损害及声门区外进展时，局部未控率为 25%

（8/32）。当前联合受累时，最易复发的部位位于声门下。另一项研究发现，在 58 例前联合受累的患者中，14%（8/58）的患者术后病变未控，其中 7 例患者声门下复发[107]。故当前联合被肿瘤侵犯时，声门下需要更广阔的切缘。另外可预示局部控制不良的因素为声门区外扩展或声带运动损害。

表 36-1 T_1 声门型喉癌行垂直半喉切除后的局部复发率

参考文献	年份	T_1 (n)	LR (%)
Mohr 等 [108]	1983	25	2 (8)
Liu 等 [115]	1986	24	1 (4)
Rothfield 等 [209]	1989	54	2 (4)
Laccourreye 等 [106]	1991	146	16 (11)
Thomas 等 [210]	1994	94	8 (9)
Apostolopoulus 等 [211]	2002	28	2 (7)
Brumund 等 [111]	2005	232	20 (9)

LR. 局部复发

在所有文献记载中，Mohr 所报道的 T_2 声门型喉癌行扩展垂直部分喉切除的局部控制率是最高的[108]。但是他们仅入组了声带活动受限的 T_2 期病变，排除了侵犯喉室及声门下侵犯超过 5mm 的病例，因这两者的局部未控率很高。声门下侵犯往往意味着环状软骨可能受侵，而标准的垂直喉部分切除术中并未将环状软骨切除[109]。病变沿喉室侵犯声门上区，提示手术医师甲状软骨受侵的可能，这可能是这类患者局部复发的原因。应用垂直部分喉切除术处理声门型 T_2 期病变有一定难度，因其局部未控率较高，据文献报道可超过 14%（表 36-2）[41, 106, 110, 111]。声带运动受损的主要原因是声门旁间隙及声带肌不同程度的受累，这应该是局部复发的原因。在一项包含 204 例 T_2N_0 声门型喉癌患者的对照研究中，垂直部分喉切除同 SCPL 相比较，10 年局部控制率分别为 69% vs. 95%，10 年总生存率分别为 46% vs. 66%。这表明在处理 T_2 声门型喉癌方面，SCPL 更有优势[112]。

表 36-2 T_2 声门型喉癌行垂直半喉切除后的局部复发率

参考文献	年份	T_2 (n)	LR (%)
Bailey and Calcaterra [114]	1971	18	3 (17)
Biller 等 [212]	1971	58	3 (5)
Kirchner and Som [107]	1975	58	8 (14)
Som [41]	1975	104	25 (24)
Mohr 等 [108]	1983	27	1 (4)
Liu 等 [115]	1986	14	2 (14)
Laccourreye 等 [106]	1991	102	26 (26)
Johnson 等 [110]	1993	31	7 (23)
Apostolopoulos 等 [211]	2002	14	2 (14)
Brumund 等 [111]	2005	35	12 (31)

LR. 局部复发

应用 VPL 治疗 T_3 声门型喉癌的局部未控率差异较大，为 11%～46%。在 6 项研究中，有 4 项报道局部未控率超过 36%。这可能与实际病变范围被低估，甲状软骨受侵有关，而在垂直部分喉手术中，甲状软骨一般仅被切除一部分。

表 36-3 T_3 声门型喉癌行垂直半喉切除后的局部复发率

参考文献	年份	T_3 (n)	LR (%)
Kirchner and Som [82]	1971	22	9 (41)
Som [41]	1975	26	11 (42)
Lesinski 等 [80]	1976	18	3 (17)
Mendenhall 等 [213]	1984	13	6 (46)
Biller and Lawson [79]	1986	11	4 (36)
Kessler 等 [214]	1987	27	3 (11)

LR. 局部复发

作者的分析揭示，在处理 T_1 声门型喉癌，病变仅累及声带膜部时，垂直半喉切除的肿瘤学疗效非常好，但一旦病变累及前联合、侵出声门区外或声带运动损害，需慎重应用该术式。对于进展期 T_2 病变，所有的 T_3 及 T_4 病变，不推荐应用垂直部分喉切除术。

(2) 手术方式：常规行气管切开，行皮肤横行切口，需远离气管切开处。沿中线从环状软骨表面分离带状肌，至甲状软骨上缘。若可行的话，我们建议在声带外侧的甲状软骨行开窗，便于行重叠式喉成形术。以刀片沿中线分离甲状软骨外骨膜至其上下缘。甲状软骨切开有多种方式，可保留全部甲状软骨，亦可将甲状软骨翼板完全切除 [114]。我们的方式为在声带平面的甲状软骨外侧做开窗标记，开窗处下缘大概位于甲状软骨下缘上方 5mm，开窗切除的部分高度大约为 1.5cm [115]，自中线向后至甲状软骨后缘。以手术刀、钻孔器或电锯于中线切开甲状软骨，并于中线切开环甲膜。

这时应用 12 号刀片轻柔地切开前联合，分离室带及声带至会厌根部，看清肿瘤范围，于前后切口之间将肿瘤及软组织切除。

修复的方式有多种，包括声门区旷置、保留甲状软骨的带状肌瓣或皮瓣等。在重叠式喉成形术中，我们应用包含上半甲状软骨及内侧室带的复合瓣（图 36-9）[115]，而室带有血供及神经支配，可被重叠后的甲状软骨固定。上方甲状软骨的嵌入可以保证黏膜面向内，较不修复相比，术后发音质量较好 [115]。

(3) 扩展术式：已经有一系列标准手术的扩展术式。

(4) 额侧垂直半喉切除术：该术式适用于前联合及对侧声带前端受侵的病例。这时需在受累较轻侧的甲状软骨板行切开，以便于切除前联合处的甲状软骨、前联合及对侧的部分声带。即使这样，较前联合未受侵的 T$_1$ 期病例，5 年局部控制

率分别为 75% vs. 96%。

(5) 后外侧垂直半喉切除：该术式适用于肿瘤向后侵犯累及同侧杓状软骨黏膜的病例。甲状软骨切开的方式同标准的垂直喉切除，改良的方面是切除的范围向后延伸，包括同侧的部分或全部杓状软骨及黏膜。

(6) 扩展的垂直半喉切除：通过垂直入路可进行一系列扩展术式，其共同特点是切除同侧整个半喉，可同时切除环状软骨上半部分，修复的方式有带状肌修复或梨状窝黏膜前移等。

(7) 功能性疗效：术后会有不同程度的持续性声嘶，这取决于修复方式的不同，应用邻近的室带瓣覆盖声门往往声音质量较好。Hirano 及同事对比了不同修复方法后的发音质量 [116]，指出黏膜瓣修复后的嗓音功能预后是最好的，但是该报道未评估重叠式喉成形术。Blaugrund 及同事指出声门上结构会对术后的嗓音质量有影响 [117]，尤其是杓状软骨是否被切除。慢性吞咽困难同手术方式相关性不显著，92% 的患者会在术后 1 个月内恢复正常饮食。扩展的垂直喉切除是否对言语及吞咽功能有影响，目前尚未有明确的文献报道。

(8) 手术关键要点

• 同声带切除术类似，始终需要将会厌根部缝合固定于原来位置。这样会厌不会下垂，从而不会妨碍术后对声门区的观察。

• 同样类似声带切除术，将前联合缝合于对侧甲状软骨外骨膜的前端，这样声带将保持正常的位置，声韧带也会有一定的张力。

(9) 并发症：不常见，一些伤口并发症，如水肿、血肿可能会发生，瘘不常见。扩展术式可能有相对较高的并发症发生概率，包括延迟拔管、狭窄、远期的吞咽困难等。持续性的气道水肿可考虑观察或内镜激光手术。

3. 会厌喉成形术

(1) 肿瘤学疗效：该术式由捷克外科医生 Sedlacek 第一次提出 [118]，随后由前南斯拉夫学者 Kambic 及其同事一步报道 [119]，并随后由 Tucker 及同事在美国推广 [120]。会厌喉成形术实际上是修复手术，通过切开会厌下方，并拉向前下外侧来修复垂直喉切除后的喉部缺损。入喉的入路通

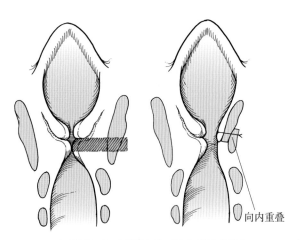

向内重叠

▲ 图 36-9　重建技术：重叠式喉成形术

过两处甲状软骨垂直切开完成，一处在受累较广侧的甲状软骨后缘前方，另一侧可在甲状软骨板的任何位置。Tucker 及同事报道过关于该术式的一系列病例，通过 2 年的短时间随访发现，4 例 T_{1a}、8 例 T_{1b} 及 11 例 T_3 患者均未出现局部复发，8 例 T_2 期患者中有 1 例复发。作者指出，若病变向声门下前方侵犯超过 6mm，有 50% 的概率复发[121]。

(2) 手术方式：首先行气管切开，沿中线分离带状肌及甲状软骨外骨膜。在受累较重侧的甲状软骨后缘前方 3～4mm 垂直切开，受累轻的一侧切口可向前移，横行切开环甲膜，切除受累较轻侧的声门旁间隙组织，病变侧可切除杓状软骨，但必须保留杓状软骨后方的黏膜。于会厌谷水平切开会厌，但勿切透黏膜（图 36-10），将会厌拉向下方，同环甲膜及环状软骨吻合，外侧同甲状软骨残端缝合，于中线缝合外骨膜及带状肌。

(3) 手术要点

- 至少保留一个有功能的杓状软骨，切除时勿损伤环杓关节。
- 经舌会厌韧带从会厌前方切除会厌前间隙，便于会厌可以充分地下拉。
- 避免黏膜内缝合，且需无张力缝合。

(4) 扩展术式：Guerrier 及同事曾报道了一种会厌喉成形术，这种术式结合了 SCPL-CHEP 的特点，应用会厌瓣及环状软骨-舌骨吻合。

(5) 功能性疗效：Tucker 及其同事在最初的研

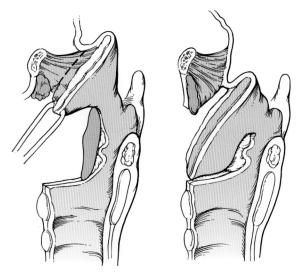

▲ 图 36-10 会厌喉成形术：下拉会厌

究中提到，所有的术后患者均在拔管后 1～18d 内进食，尽管切除一侧杓状软骨时可能会出现暂时的吞咽困难。另有学者曾指出会出现术后误吸及呼吸样发音，可能同术后喉腔前后径增加有关[122]。Nong 及其同事针对该问题改良了手术方式，通过利用一些喉内组织瓣去重建喉部来减少误吸[123]。

(6) 并发症：经报道的并发症有延迟拔管、术后误吸及轻度呼吸道梗阻等。

（三）水平性部分喉切除术

该术式因其横行或水平性进入喉腔而得名。切口距离肿瘤较远，从而可以安全进入喉内，有学者亦将其称为声门上部分喉切除术，该术式主要用来处理声门上型喉癌。在过去的 20 年中，SCPL-CHEP 作为另一种处理声门型喉癌的水平式切除方法也很快发展起来。

环状软骨上喉部分切除及环状软骨-舌骨-会厌吻合术

(1) 肿瘤学疗效：该术式可以将双声带、室带、整个甲状软骨、双侧声门旁间隙一并切除，最多只能切除一个杓状软骨。既可保留发音及吞咽功能，亦不需永久性气管造瘘。该术式主要用来治疗经选择的 T_2 及 T_3 期声门型喉癌，亦有报道可处理 T_{1b} 及部分 T_4 期声门型喉癌[176, 180]。该术式在 20 世纪 70 年代开始在欧洲广泛应用，早期的研究发现了其显著的局部控制率：9 例声门型喉癌（1 例 T_{1a}，8 例 T_{1b}）术后无 1 例局部复发，T_2 期病变的局部复发率为 4.5%（3/67）[124]，经选择的 T_3 期病变局部复发率为 10%（2/20）[125]。Piquet 和 Chevalier 报道，在 104 例 T_2 和 T_3 期之前未经治疗声门型喉癌患者中，该术式的局部复发率为 5%，尽管未按照 T 分期来单独分析。Laccourreye 及同事在一项回顾性研究中分析了声门型 T_2 病变的 10 年随访情况，他们指出同 VPL 相比，SCPL-CHEP 的局部控制率、喉功能保留率及生存率要显著高于前者。一个重要的原因就是术中整个甲状软骨及双侧声门旁间隙的完整切除。

随着该术式的不断成熟及其在全世界范围内的广泛应用，已有大量的数据证实，SCPL-CHEP

治疗声门型喉癌可取得非常高的局部控制率（表36-4）。Thomas 及其同事进行了一项系统性的综述[126]，分析了 1980—2009 年的关于开放性喉部分切除术的英语文献，从中得到了 17 项关于 SCPL 局部控制率的研究，得到的结论是：5 年的局部控制率为 83%～97%，在 1400 例患者中，平均局部控制率为 93%。其中 60% 为 T_2 期病变，23% 为 T_3 期病变，大约 50% 的患者接受的是 CEHP 及 CHP[127]。就在最近，有一项来自美国的大样本研究，96 例患者在宾夕法尼亚大学接受了 CHEP 治疗，其总体 5 年生存率为 94%，其中有部分还是放疗后挽救手术。除外这部分患者后，有 54 例患者接受的是首次手术治疗，其 5 年局部控制率为 98%。其中 2/3 为 CHEP，1/3 为 CHP。在 37 例声门型喉癌接受 CEHP 作为首次治疗的患者中，5 年局部控制率为 97%，喉功能保留率为 95%，疾病特异性生存率为 89%，总生存率为 77%。

跨声门型喉癌是指累及喉室的肿瘤，通常同时累及室带及声带。其准确的起源尚未明确[128]。

应用扩展的垂直半喉切除术或声门上喉部分切除术治疗跨声门进展的肿瘤，局部未控率为 23%（7/30）[129]。我们倾向于应用 CHP 治疗跨声门型喉癌，因为 CHEP 并未将声门上结构切除。

（2）手术方式：行 U 形切口，随后进行的气管切开亦位于该切口中，向上翻起皮瓣至舌骨上大约 2cm，保留深面的带状肌，沿甲状软骨板上缘横行切断胸骨舌骨肌及甲状舌骨肌，将胸骨舌骨肌向下掀起，暴露胸骨甲状肌，这时一般会有血管自肌肉深层穿出，需结扎切断。沿甲状软骨板下缘仔细地切断胸骨甲状肌，注意勿损伤深面的甲状腺。沿甲状软骨板后缘及上缘切断咽缩肌，于两侧甲状软骨内侧分离梨状窝黏膜，松动环甲关节，注意保护喉返神经。切断并结扎甲状腺峡部，以手指钝性分离颈段气管至隆突水平。于环状软骨上缘横行切开环甲膜，将气管插管自上方移出，并在环甲膜切开处重新移入。经会厌根部切入喉内，此时入喉处在室带上方且可保留大部分的会厌。

喉内的切除自健侧开始，于室带及杓状软骨

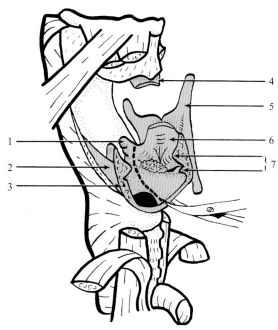

▲ 图 36-11 环状软骨上喉部分切除及环舌会厌吻合，肿瘤的显露
1. 杓状软骨；2. 甲状软骨内软骨膜；3. 声带突；4. 会厌下切缘；5. 甲状软骨；6. 会厌柄部；7. 室带及声带

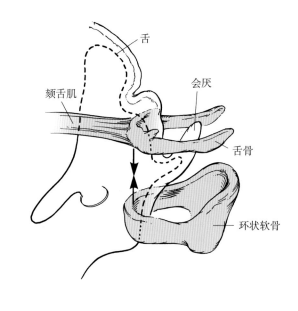

▲ 图 36-12 环状软骨上喉部分切除及环舌会厌吻合，利用环状软骨、会厌、舌骨及舌根重建喉功能

表 36-4 环状软骨上喉部分切除术后声门癌的局部复发

参考文献	国　家	年份	病例数（n）	T₁（%）	T₂（%）	T₃（%）	T₄（%）	LR（%）
Laccourreye 等 [72]	法国	1990	36	25	72	0	3	5.5
Piquet and Chevalier [47]	法国	1991	104	0	74	26	0	5.6
Laccourreye 等 [124]	法国	1994	67	0	100	0	0	6
Laccourreye 等 [125]	法国	1996	20	0	0	100	0	10.8
Chevalier 等 [215]	法国	1997	112	0	80	20	0	5
Crampette 等 [216]	法国	1999	81	72	28	0	0	7
Lima 等 [171]	巴西	2001	27	0	41	59	0	4
Karasalihoglu 等 [217]	土耳其	2004	25	32	64	4	0	12
Gallo 等 [175]	意大利	2005	73	26	66	8	0	7.5*
Laudadio 等 [176]	意大利	2006	187	26	43	26	5	6.8*
Lima 等 [177]	巴西	2006	43	0	0	98	2	15
Farrag 等 [178]	美国	2007	18	4	71	25	0*	0
Nakayama 等 [179]	日本	2008	29	6	36	44	6	0
Sun 等 [180]	韩国	2009	46	17	41	22	19	13
Page 等 [218]	法国	2013	291	24	44	32	0	6
Sperry 等 [127]	美国	2013	37	3	54	43	0	3

＊报告的为整个系列，未具体至会厌固定术

LR. 局部复发

交界处切开，向下至喉室后方并进一步至声带突，需注意勿切入环杓关节，继续延续切口至环状软骨上缘，改变方向沿环甲肌向前同先前的环甲膜切口相连，此时喉腔呈翻页样开放（图 36-11）。患侧的切口可在喉室后方，或切除部分及全部的杓状软骨。沿声门下黏膜切开，向后并向上直至杓状软骨水平。杓后黏膜需要保留，用来覆盖环杓关节区域。这样该处可形成一隆起，连同邻近的剩余的杓状软骨一起可关闭喉口。

修复时，先将杓状软骨前移，于声带突上方进针将其缝合固定于环状软骨前外侧，避免杓状软骨后下垂。以3针0号线将环状软骨和舌骨吻合，第1针于中线沿黏膜下包绕整个环状软骨，随后于会厌软骨下缘穿过，这样当缝线拉紧时，会厌黏膜将紧贴环状软骨的黏膜。然后缝针穿过会厌前间隙的脂肪、舌骨，并穿过舌根深层

（图 36-12）。先将两侧的缝线拉紧，将气管维持于术后正常的水平，最后将中间的缝线打结，第二层缝合带状肌。置入弯曲的气管套管，分两层缝合关闭颈部皮肤。需注意将气管切开处上方的皮下组织缝至带状肌，这样可将气管切开处同颈部术区隔离开。

(3) 手术要点

• 将颈部皮肤掀起至舌骨上方大概2cm，这样可避免皮肤缝合后的局部皱缩。

• 松动环甲关节时注意勿损伤喉返神经。

• 行杓状软骨前方垂直切开时，注意勿切入环杓关节。

• 需切除一侧杓状软骨时，始终保留同侧的小角状软骨及杓后黏膜，并将黏膜拉向前方的环状软骨。

• 缝合舌根部的3根缝线需穿入舌根深层，

针距 1cm。

- 精确校准舌骨及环状软骨的位置可减少术后吞咽困难的风险。
- 缝线穿过会厌时，需注意避免造成术后会厌的扭转，这可能导致气道梗阻症状。
- 轻柔地触诊食管上端的括约肌，评估是否存在张力亢进，若无胃食管反流，必要时可行环咽肌切断。
- 分离的甲状软骨内骨膜在缝合时需拉向前方，可使梨状窝黏膜基本位于正常的位置。
- 行气管切开时可上提气管，使术后气管切开处同颈部切口位于同一水平。

(4) 扩展术式：包括可切除一侧杓状软骨。声门下前方侵犯时可切除环状软骨前弓[130]，将舌骨同第 1、2 气管环吻合或行气管 – 舌骨 – 会厌吻合术。

(5) 功能疗效：术后中期可能会出现短暂的吞咽困难，但是远期的吞咽困难较罕见。浏览文献的结论是移除鼻胃管的时间一般为术后 9～50d，平均带管时间是 2～3 周（表 36–5）。因无法耐受误吸而需行全喉切除者较罕见，文献中报道其比例为 0%～3.8%。Benito 及同事观察了 457 例行 CHEP 患者的术后误吸情况[132]，应用多因素分析发现，高龄、行 CHP 术式、杓状软骨切除、梨状窝黏膜位置改变是导致术后误吸的独立预测因子。一般来说，年龄超过 70 岁的患者有更高的概率发生术后误吸，尤其是同时行 CHP 或切除一侧杓状软骨时。然后，即使是在这样高危的患者群组中，患者若行 CHEP 术式，也极少有可能会

出现远期的误吸，吞咽功能基本可恢复正常。年龄本身并不是导致术后功能不良的高危因素，也不是 SCPL 的禁忌证，但是需结合其他术前因素综合考虑，如肺功能、计划切除的范围及放疗史等[133-135]。

SCPL 术后的嗓音会比较嘶哑、低沉。曾经有针对声音质量的前瞻性研究，发现术后 6 个月后，患者言语参数及每分钟说出的字数已基本类似于常人，尽管平均的基础频率较常人低且宽[136]。除此之外，发音不良相关参数增加的程度提示了发音时新声门的关闭存在难度。SCPL 术后的频闪喉镜检查发现，在杓状软骨和会厌、舌根之间形成了新的黏膜波，若双侧杓状软骨均存在，则它们之间亦产生黏膜波[137]。

(6) 并发症：据报道最常见的并发症为误吸（8%），伤口感染（4%）及喉气囊肿形成（3%）[138]。吻合口裂开分离极少见（＜1%），需要重返手术室再次行吻合[139]。喉狭窄的情况包括术后因呼吸困难而不能拔管或者拔管后再次气管切开，其发生概率大概为 3%[140]。需注意的是，若患者可疑为喉狭窄，需排除局部复发的可能，因呼吸困难是局部复发最常见的体征[141]。

（四）声门上型喉癌的喉功能保留手术

在大多数医疗机构中，声门上型喉癌的处理包括手术及非手术治疗。表 36–6 列举了一系列声门上型喉癌大样本研究中的治疗情况，包括部分喉切除、全喉切除及单纯放疗[143]。首次手术治疗的患者比例为 47%～90% 不等，而全喉切

表 36–5　环状软骨上喉部分切除 – 环舌会厌吻合术后的功能效果

参考文献	病例数（n）	鼻饲时间（d）	功能性喉切除术（%）
Guerrier 等[29]	58	9～50	1（1.7）
Vigneau 等[37]	52	19*	2（3.8）
Traissac and Verhulst[170]	97	10～33	1（1.0）
Piquet and Chevalier[47]	104	21～45	0
Laccourreye 等[135]	190	9～40（16*）	1（0.5）
Pech[34]	17	10～40	0

*. 平均时长

除的比例为 42%~66%。尽管许多手术方面的研究表明包含所有 T 分期肿瘤的总体局部复发率不到 5%[39, 40, 97, 144, 145]（表 36-6），大多数首次手术治疗的患者仍接受了全喉切除。功能保留性手术的选择为：对于经选择的 T_1 及 T_2 期声门上型喉癌，可行标准的声门上部分喉切除；对于部分高选择性的 T_3 及 T_4 病变，可考虑行其扩展术式（表 36-7）[146]。

（五）水平性部分喉切除术

1. 声门上喉切除术

（1）肿瘤学疗效：分析美国的声门上喉切除相关文献后发现，局部复发率为 0%~12.8%。8 项研究中有 7 项表明，局部控制率为 90% 或更高[5, 39, 40, 97, 144, 147-149]。若按照 T 分期来分析局部复发率，可发现 T_1 及 T_2 期病变的局部控制率均较高，而 T_3 及 T_4 病变的局部控制率则差异较大，T_3 期病变的局部复发率最高可达 75%，而 T_4 期病变的局部复发率最高为 67%（表 36-8）。尚不能明确哪一类 T_3 或 T_4 期病变的患者有最高的局部复发率，因此，对于部分 T_3 及 T_4 期病变，需谨慎行声门上喉部分切除术。Lee 及同事指出中期声门上型喉癌，行声门上部分喉切除后放疗可改善局部控制率，但是这样可能导致术后功能不良。但是对于 T_1 及 T_2 期病变，声门上喉切除术可带来极佳的肿瘤学疗效。我们最近的研究发现，声门上型喉癌累及喉室或伴有声带运动障碍时，多已出现声门区受累。这表明，声门上型肿瘤累及室带水平以下，或伴有声带运动障碍时是声门上水平喉切除的禁忌证。

（2）手术方式：行颈部围裙性切口，该切口同气管切开处位于同一水平线，常规行双侧改良性颈清扫。在非扩大的声门上喉切除术中，双侧的喉上神经主干均应保留。分离甲状软骨上缘处带状肌之间的筋膜，并进一步向下分离，切断结扎甲状腺峡部，在甲状软骨上缘处分离胸骨舌骨肌及甲状舌骨肌，勿损伤外侧的喉上神经。于甲状软骨后缘及上缘切断咽缩肌，直至甲状软骨上角顶端，沿甲状软骨上缘向下分离软骨膜，至甲状软骨中份，以便于前联合上方横行切开甲状软骨，分离未受累侧的梨状窝黏膜，但患侧的梨状窝黏膜需一并切除。随后行气管切开。之后的操作取决于肿瘤局限于喉内或者已侵犯会厌谷。

下面开始介绍针对 T_1 及 T_2 期声门上型喉癌的标准步骤。若肿瘤未累及会厌谷，会厌谷黏膜下触诊亦未触及肿瘤，可考虑保留舌骨，并应用

表 36-6　声门上喉癌的治疗策略

参考文献	时　期	手术例数（n）	部分喉切除例数（n）	全喉切除例数（n）	初始放疗例数（n）	手术比例（%）	全喉切除比例（%）
Zamora 等[143]	1952—1985 年	445	258	187	75	86	42
DeSanto[39]	1971—1980 年	227	103	124	24	90	55
Lee 等[40]	1974—1987 年	190	65	125	211	47	66
Lutz 等[97]	1975—1986 年	202	72	130	99	67	64

表 36-7　声门上喉癌手术治疗后的局部复发率

参考文献	部分喉切除例数（n）	部分喉切除后局部复发（%）	全喉切除（n）	全喉切除后局部复发（%）	总体局部复发比例（%）
DeSanto[39]	103	3	124	6	4
Coates 等[144]	40	1	117	4	3
Lee 等[40]	65	0	125	—	0
Lutz 等[97]	72	1	130	3	2

表 36-8　局部复发与肿瘤分期（声门上喉切除术后）

参考文献	T$_1$		T$_2$		T$_3$		T$_4$	
	个数(n)	LR	个数(n)	LR	个数(n)	LR	个数(n)	LR
Bocca 等[146]	59	5（9%）	296	38（13%）	46	8（17%）	28	7（25%）
Burstein and Calcaterra[147]	3	0（0%）	20	3（15%）	16	1（6%）	1	0（0%）
Lee 等[40]	3	0（0%）	32	0（0%）	21	0（0%）	4	0（0%）
Alonso[9]	167	16（10%）	—	—	42	19（45%）	22	13（59%）
Spaulding 等[149]	4	0（0%）	16	0（0%）	4	3（75%）	9	6（67%）
Herranz-Gonzáles 等[102]	37	3（8%）	55	2（4%）	8	0（0%）	10	1（10%）

LR. 局部复发

电刀在舌骨下方将其轮廓化。在合适的位置应用电锯横行切开甲状软骨，经会厌谷入路，以 Allis 钳拉出会厌，紧贴会厌进行切除，保留双侧杓状软骨。于双侧杓状软骨前方自上而下切开，内侧切开喉腔黏膜，外侧切开甲状软骨（图 36-13），切口向下至喉室水平，这时横行切开喉室，标本即被移除，并行快速冰冻切片检查。

修复时先将残留的室带或喉室侧壁黏膜缝至相应水平的甲状软骨外软骨膜，缝合后前联合应当处于原来正常的位置。文献已报道过众多不同的关闭喉腔及喉成形的方式[55, 150, 151]，我们采用类似于 SCPL 关闭喉腔的方法，其原则是保证黏膜同黏膜对位关闭，使舌根组织突出，恰好位于喉中央入口的上方。同 SCPL 术中使用 1-0 缝线，第一针穿透甲状软骨，注意保持于黏膜下，避免伤及前联合。向上包绕舌骨至舌根深层组织。另外两针分别位于两侧 1cm 处，先拉紧两侧缝线，中央处缝线打结，然后打结固定两侧缝线（图 36-14）。将外骨膜、带状肌同舌骨上肌群缝合，最后缝合皮瓣，同样注意将气管切开处同颈部术区隔离。

(3) 手术要点

- 勿切断喉上神经主干。在颈清扫术中常规辨认喉上神经内外支有助于避免其损伤（图 36-15）。切除颈动脉前方的脂肪组织，上至舌下神经下方，内侧至喉上神经外侧。甲状腺上动脉走行其中，可将其分别在近端及远端切断，同时需切除喉体附近的淋

巴组织。这些步骤完成后有助于双侧喉上神经主干的保留。

- 若未受肿瘤累及，将梨状窝上端同甲状软骨内面分离。
- 杓状软骨上端应当保留，除非被肿瘤直接侵犯。
- 肿瘤侵犯会厌谷或舌根时不应保留舌骨。
- 必要时可切除舌骨大角。
- 缝合舌根时需避免伤及舌下神经及舌动脉。

(4) 扩展术式：有两种基本的声门上切除术的扩展术式，切除一侧杓状软骨或梨状窝上半，以

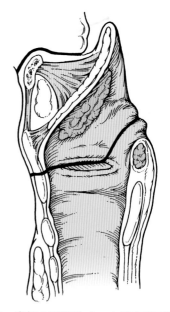

▲ 图 36-13　声门上喉切除术，上至室带下缘、喉室水平，后方至杓状软骨前

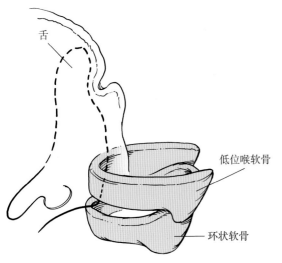

▲ 图 36-14　声门上喉切除术。将甲状软骨下半缝合至舌根完成喉成形术

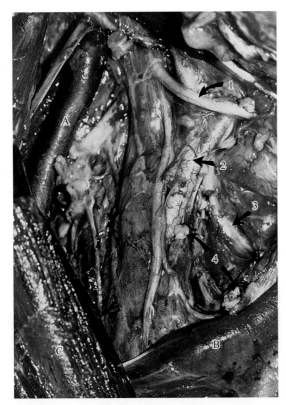

▲ 图 36-15　改良根治性颈清扫时切除喉上淋巴结，显露喉上神经

A. 颈内静脉；B. 肩胛舌骨肌；C. 胸锁乳突肌；1. 舌下神经；2. 颈动脉；3. 喉上神经；4. 切断的甲状腺上动脉

及切除部分舌根组织，通过对标准术式的适当修改可实现这两类扩展术式。

（5）声门上型喉癌累及杓状软骨、杓会厌皱襞或梨状窝内侧壁：轮廓化舌骨，游离舌骨侧角（如

果需切除）。分离未受累侧的甲状软骨板内软骨膜，于健侧会厌谷入喉，若会厌谷已受累，则在下方经甲状软骨切开入喉。于健侧杓状软骨前方切开，向下穿过室带，在患侧声带水平切除同侧的梨状窝上半部分。若咽会厌皱襞受累，则需切除同侧的扁桃体后弓及部分舌根以获得充足的切缘，单侧扁桃体后弓及舌根切除后，在关闭时该处需单独缝合，注意后移舌根。

（6）声门上型喉癌累及舌根：下方经甲状软骨切开入喉，勿轮廓化舌骨，必要时需游离第Ⅻ对脑神经。于舌骨上方切开，直视下切除部分舌根组织，保留至少2cm的切缘。切线需距离轮廓乳头后方至少1cm，便于术后功能的恢复。黏膜下缝合舌根关闭术腔。

（7）功能性效果：尽管声门上喉切除术后放疗后会有不同程度的发音质量问题，患者在术后拔管后的最初3周内，显微频闪喉镜可发现正常的声带振动及正常的振幅。有研究报道87%的患者发音正常或者有轻度的气息声，67%的患者无声嘶或有轻度的声嘶[152]。

术区的恢复及稳定可能需要数月的时间，尽管文献中提及，可以用患者拔除鼻饲管的时间来衡量吞咽功能恢复的情况。Hirano及同事指出84%的患者（32/38）可在术后30d内移除鼻胃管[153]，然而其他患者需要带管超过3个月，放疗后的患者可能需要的时间更长，鼻饲管的使用时间同杓状软骨切除的程度及室带切除的不对称性显著相关，而舌骨及舌根的切除同吞咽功能的恢复程度并不相关。Flores及同事亦指出杓状软骨的切除同术后吞咽功能差有关，而舌骨及舌根的切除并未加重法症状。尽管Flores等学者并未发现切除一侧或两侧喉上神经同吞咽功能的关系，但是有趣的是，在他们的研究中，所有9例吞咽功能差的患者均至少切除了一侧喉上神经，而并无保留双侧喉上神经的患者作为对照。尽管学者Padovan亦同意保留杓状软骨对术后吞咽功能的恢复非常重要，他的团队也强调，保留双侧喉上神经可使术后吞咽功能逐步恢复。颈清扫术后该神经可被辨认，若梨状窝未受侵犯，双侧喉上神经喉内、外支主干均能保留。Staple及Ogura的

研究发现[154]，36 例患者行声门上喉切除后，舌下神经导致的舌神经运动受损可引起显著的误吸。

吞咽功能受损同扩大的声门上喉切除术式有关。检索文献可发现术后有一些较严重的并发症，包括永久胃造瘘、功能性全喉切除及吸入性肺炎导致死亡等（表 36-9）。较扩展术式相比，典型的声门上喉切除的患者需行功能性全喉切除的可能性较小[155]。

（8）并发症：据报道声门上喉切除术后瘘的发生率为 0%～12.5%。其他并发症包括吸入性肺炎（0%～10.8%）[156]、不能拔管（0%～5.5%）及气管皮肤瘘等。

2. 环状软骨上喉切除及环状软骨 – 舌骨吻合术

（1）肿瘤学疗效：声门上型喉癌可通过侵犯前联合、喉室、会厌前间隙或局限性甲状软骨破坏累及声门区，这时并不适合行声门上喉切除，这时通常可通过 SCPL-CHP 治疗。这类病变并不少见，有研究表明声门上型喉癌累及声门区的发生率在 20%～54%[65]。当声门上型喉癌出现声带运动受限或扩展至喉室时，需考虑声门区侵犯的可能。声门上型喉癌行 SCPL 治疗后的肿瘤学疗效归因于双侧声门旁间隙、会厌前间隙及整个甲状软骨的整体切除。其手术禁忌证包括以下几种类型：①声门下进展，前方超过 10mm，后方超过 5mm，因这种情况下环状软骨受侵的可能性较大；②杓状软骨固定；③会厌前间隙广泛侵犯累

及会厌谷；④咽侧壁、会厌谷、舌根、环后区及杓间区受侵；⑤环状软骨侵犯[72]。

在一项针对经选择的声门上型喉癌的研究中，Laccourreye 及同事发现在 68 例患者中（T_1，1；T_2，40；T_3，26；T_4，1）[73]，经过 18 个月的短期随访后未发现局部复发者，并在随后的研究中报道 19 例会厌前间隙侵犯的病理，经 5 年的随访发现局部控制率为 94.7%。Chevalier 及 Piquet 报道 61 例行 SCPL-CHP 的声门上喉癌患者[158]，发现局部复发率为 3.3%（2/61）。在全世界范围内的 9 项研究中，均报道局部复发率低于 10%（表 36-10）。在美国的研究中，Sperry 及同事报道接受首次手术治疗的 17 例声门上型及跨声门型患者[127]，发现 5 年局部控制率为 100%，局部区域控制率为 88%，喉功能保留率为 100%，疾病特异性生存率为 86%，总生存率为 71%。半数患者伴淋巴结转移，18% 的患者为 T_2 期病变，71% 为 T_3 期病变，76% 为进展期病变（Ⅲ期或Ⅳ期）。

（2）手术方式：手术入路及步骤大部分同 SCPL-CHEP 相同，只是本术式将整个会厌及会厌前间隙切除[73]。颈部行 U 形切口，随后进行的气管切开同样位于该切线内。向上翻起皮瓣至舌骨上方 2cm，显露下方的带状肌。切口向两侧延伸至乳突尖部，便于行双侧改良型颈清扫术。沿甲状软骨上半由内向外切断胸骨舌骨肌及甲状舌骨肌，向下分离甲状舌骨，同 SCPL-CHEP 术中

表 36-9 声门上喉切除术后的不良结果 *

参考文献	病例数（n）	永久胃造瘘 n（%）	肺炎导致死亡 n（%）	功能性喉切除 n（%）
Herranz-Gonzáles[102]	110	0	0	1（0.9）
Soo 等[155]	78	0	0	0
Hirano 等[153]	38	0	0	3（7.9）
Burstein and Calcaterra[147]	40	0	0	1（2.5）
Flores 等[100]	46	4（8.7）	2（4.4）	5（10.9）
Lee 等[40]	60	1（1.7）	1（1.7）	3（5.0）
Beckhardt 等[99]	49	2（4.1）	1（2.0）	4（8.2）
Spaulding 等[149]	33	0	0	1（3.0）

此表包括报告功能性结果的手术。*. 包括所有为慢性误吸做的喉切除术

所见相同，可见一血管自肌肉深层传出，需结扎切断。沿甲状软骨下缘切断胸骨甲状肌，注意勿损伤下方的甲状腺，一旦损伤可导致出血，术腔模糊。沿甲状软骨后方及侧上方切断咽缩肌，于软骨板内面分离双侧梨状窝黏膜。松解双侧的环杓关节，注意保护喉返神经，勿扰动甲状软骨下角后方及外侧的区域。结扎切断甲状腺峡部，以手指钝性分离颈段及纵隔气管。沿甲状软骨上缘行环甲膜切开，将上方的气管插管拔出后重新于此处插管。这时，不同于SCPL-CHEP，需将整个会厌及会厌前间隙切除，为了达到这一点，将已切断的胸骨舌骨肌及甲状舌骨肌上端自甲舌膜剥离，以电刀沿舌骨下缘切除会厌前间隙上半部分，打开会厌谷，以Allis钳牵拉会厌向外，将切口向下延伸便于整个会厌前间隙的切除，适当偏向内侧，以保证喉上神经喉内支主干的完整性，切口延续至梨状窝前方，保持切口后方黏膜的完整性。

喉内切口自健侧开始。于室带及杓状软骨连接处切开，向下至喉室后方并穿过声带突，勿损伤环杓关节。于环状软骨上方，沿环甲肌将切口同之前的环甲膜切开处连接。此时，喉腔已向前呈翻页样开放并可直视病变（图36-16）。患侧的

切口可自喉室后方开始，或者切除部分或全部的杓状软骨。切开声门下黏膜，向后并向上至杓状软骨。杓后黏膜需保留，便于修复时覆盖于环杓关节区域。若杓后黏膜未能保留，则患者术后的吞咽障碍会较重。

修复时先将杓状软骨前倾后，缝合固定于环状软骨弓前外侧，这样可避免术后杓状软骨向后脱垂。环状软骨同舌骨的吻合通过在中央缝合3针0号线完成。第一针于声门下中线处穿过黏膜下完全包绕环状软骨，向上包绕舌骨后穿过舌根深层。手指触及舌根部并将其向后推移，使舌根部术后向后突出覆盖于喉口上方，在拉紧该缝线时，先将两侧的缝线拉紧，使气管处于术后正常的位置（图36-17），并使气管切开处恰好位于颈部切口。保持两侧缝线的张力后，中央处的缝线打结固定，随后打结两侧缝线。关闭带状肌，放置弯曲的气管套管。分两侧缝合关闭皮肤，注意将气管切开处同颈部术区隔离。

（3）手术要点：同SCPL-CHEP。

（4）扩展术式：同SCPL-CHEP，可切除一侧杓状软骨。

（5）功能性效果：分析回顾全世界的文献资料，结果表明鼻饲管的应用时间差异较大，

表36-10　贯声门癌或声门上喉癌行环状软骨上喉切除及环舌吻合术后的局部复发率

参考文献	国家	年份	样本量	T_1(%)	T_2(%)	T_3(%)	T_4(%)	LR(%)
Laccourreye 等[73]	法国	1990	68	1	59	38	1	0
Chevalier and Piquet[158]	法国	1994	61	3	67	23	7	3.3
Laccourreye 等[222]	法国	1998	44	0	0	93	7	8.3
Schwaab 等[219]	法国	2001	146	1	60	36	3	4
Karasalihoglu 等[217]	土耳其	2004	43	0	67	21	12	9
Gallo 等[175]	意大利	2005	180	4	55	32	8	7.5*
Akbas 等[220]	土耳其	2005	46	24	43	33	0	4
Laudadio 等[176]	意大利	2006	19	0	32	47	21	6.8*
Topaloğlu 等[221]	土耳其	2012	44	0	39	61	0	2
Sperry 等[127]	美国	2013	17	6	18	71	6	0

*. 报告为整个系列，未局限于舌骨固定术

LR. 局部复发

为 13～365d（表 36–11）[157]。一般来说，行 CHP 的患者发现明显误吸的风险要高于 CHEP 者[132]。其他可加重误吸的因素有年龄、杓状软骨切除、梨状窝位置改变、舌下神经损伤等。因无法处理的误吸可需行功能性全喉切除者的比例为 0%～12%（表 36–11）。在一项包含至少 65 例

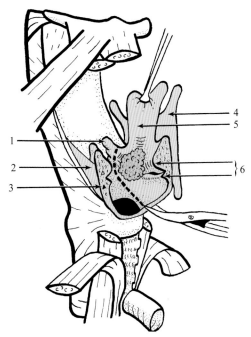

▲ 图 36–16 环状软骨上喉切除及环舌吻合术，显露肿瘤
1. 杓状软骨；2. 甲状软骨外软骨膜；3. 声带突；4. 甲状软骨；5. 会厌；6. 室带及声带

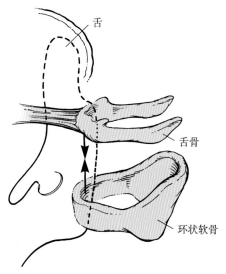

▲ 图 36–17 环状软骨上喉切除及环舌吻合术，应用环状软骨、舌骨及舌根行喉成形术

患者的研究中，需行功能性全喉切除术的比例不超过 5%[224]。CHP 切除杓状软骨后吞咽障碍更常见[158]。术后吞咽功能的恢复取决于术前患者的选择、术中采用的手术技术及术后正确的功能锻炼[159]。

有一项研究比较了 14 例行 CHP 的患者同正常发音者的音长及频率[160]，该研究发现尽管手术组的平均频率也在正常范围，但是其振动、闪烁、最大振幅时间等方面均低于正常组。该研究的作者将其归因于大范围切除术后形成的新声门区发音时有气体漏出的缘故。

(6) 并发症：同 CHEP 类似。其中文献报道过的极为少见的并发症包括吻合口裂开[139]、严重胃食管反流造成的肺炎[117]、放射性软骨坏死及声门区狭窄[157]。

六、行器官保留手术的声门型及声门上型喉癌的范围

喉器官保留性手术基于 3 个基本的原则：手术医师需要：①对有手术适应证患者的准确评估；②能够准确地评价肿瘤的起源及范围；③对现有手术方式及术前因素有合适的理解。图 36–18 和图 36–19 分别是声门型及声门上型各种病变的图解，图解下方列举了一些对喉功能保留手术有重要作用的临床因素。图解从左到右依次代表病变由小到大。空白的图解便于手术医师在特定的区域描绘病变，从而制订合适的手术方案。这是一个有用的教学工具，便于理解喉癌器官保留手术的概念。

（一）手术中向全喉切除的转换

准确的术前分期是非常重要的，这可避免术中临时改变术式而行全喉切除术。这些工作包括表面扩展及浸润深度的预测。一般来说，术中导致需转换成全喉切除主要的问题就是，术中切缘太近，需要再扩大切除周边结构，而这些结构对术后喉功能的恢复有重要的作用。对全喉切除标本的研究发现，病变的周边通常被一些微侵袭灶、原位癌及不典型增生所包绕[109]。术前评估深部浸润最好的方式是通过对活动度的观察、直接

表 36-11 环状软骨上喉切除及环舌吻合术后的功能效果

研　究	病例数（n）	鼻饲时间（d）	功能性喉切除
Labayle and Dahan [31]	101	?	3（3.0%）
Piquet 等 [16]	72	?	3（4.2%）
Alajmo 等 [101]	17	?	1（5.9%）
Botazzi [28]	21	20～365	2（9.5%）
Pech 等 [34]	32	33*	2（6.3%）
Prades 等 [36]	29	30*	1（3.5%）
Marandas 等 [32]	57	34*	4（7.0%）
Junien-Lavillauroy 等 [30]	37	33*	4（10.8%）
Naudo [224]	124	13～60（22*）	3（2.4%）
Traissac and Verhulst [170]	25	20～56	3（12.0%）
Maurice 等 [33]	43	17～120	1（2.3%）

*. 平均时间

喉镜下的触诊及影像学检查来完善，而评估其表面范围的方式是间接喉镜或内镜。去评估病变周边的异常改变可能较困难，因为这类改变通常很微小，难以在肉眼甚至在显微镜下观察到。若在重要的区域观察到细微的颗粒样变化或红斑，可能影响预期的喉功能保留手术时，需同时在显微镜下活检。外观正常的黏膜一般不需要行随机活检，因为活检后的表面破损可能干扰之后的精确切除。

在处理声门上型喉癌时，最容易导致术式改变为全喉切除的因素是声门区是否侵犯。过去曾认为声门上型喉癌极少累及声门区。但是最近通过对全喉切除标本的研究以及检索文献发现，声门上型喉癌累及声门区的发生率为20%～54% [65]，最常通过侵犯声门旁间隙侵犯声门区。术者若仍坚持原有的假设，则有可能在手术时将至少25%的患者术式更改为全喉切除 [13]。

声门型喉癌若侵犯环杓关节，则手术方式可能更改为全喉切除。关节的固定意味着关节囊、关节本身或周围的肌肉受侵 [161]。这需要细致充分地评估，避免在施行 VPL 或 SCPL 时将术式临时更换为全喉切除。

避免术中更改术式的最好办法是术前制定合适的计划。目前有一系列喉功能保留的手术方式，能达到同样的功能性及肿瘤学的效果。我们不提倡在术中为了避免全喉切除，而将一种喉功能保留性手术更改为另一种功能保留性手术，这样会带来较差的肿瘤学及功能方面的效果。与之相反，为了避免术中临时行全喉切除，术前即需指定合适的手术方式来保证安全切缘。然而，术者需一定要告知患者在少见的情况下，手术方式可能更改为全喉切除，并需征得其理解及同意。若患者不能接受，则不适合行喉功能保留性手术。

所有接受喉功能保留性手术的患者均需同意可能存在的全喉切除术，而术前的充分准备有助于减少这种可能性。若患者不能接受这种可能性，或术者感觉全喉切除的可能性较大，则需建议患者行其他的器官保留性治疗策略。

（二）目前喉癌器官保留治疗的现状

1991 年退伍军人事务部喉癌研究组进行了一项实验 [162]，比较了诱导化疗（顺铂＋氟尿嘧啶）＋放疗同手术（全喉切除）＋放疗在治疗进展期

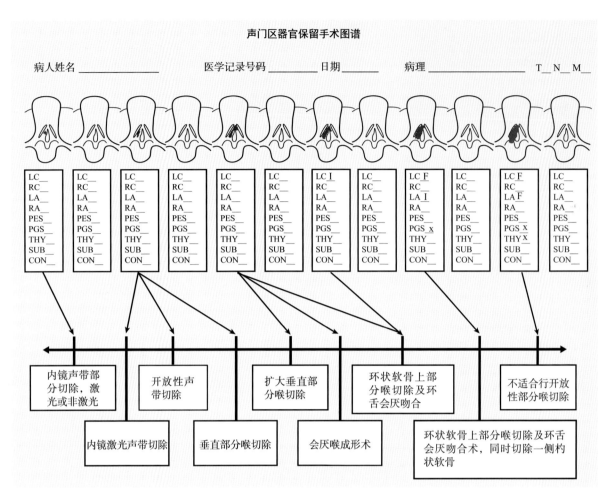

▲ 图 36-18　声门区器官保留手术图谱

图表的顶端是一系列喉的图解，下方附带了文字描述。图表的底层是可应用的器官保留手术的范围。由左至右分别代表了肿瘤最小累及 - 最大累及的范围。活动度的描述以"空白"代表活动正常，I 代表活动受限，F 表示固定，x 表示会厌前间隙、声门旁间隙、甲状软骨受累以及一些禁忌证。LC. 左声带活动度；RC. 右声带活动度；LA. 左杓状软骨活动度；RA. 右杓状软骨活动度；PES. 会厌前间隙受累；PGS. 声门旁间隙受累；THY. 早期甲状软骨受侵的影像学证据；SUB. 声门下受侵超过 1cm；CON. 禁忌证（引自 Weinstein GS, Laccourreye O, Brasnu D, et al: *Organ preservation surgery for laryngeal cancer,* San Diego, 2000, Singular Publishing Group.）

喉癌方面的效果，结论是诱导化疗 + 放疗可保留喉功能，而且不影响生存率。这使得进展期喉癌患者有了除全喉切除以外其他的治疗选择。最近，肿瘤放射治疗组实验 91-11 评估了化疗和放疗在喉功能保留方面的作用[163]，结论是在 Ⅲ、Ⅳ 期喉癌患者（未侵犯舌根及软骨的 T_2，T_3 或 T_4 病变）的喉功能保留方面，同步放化疗要优于诱导化疗 + 放疗及单纯放疗。该研究指出放疗及顺铂同步化疗是先前提到的进展期喉癌患者的标准治疗方案。

然而，该研究未能认识到在过去的几十年中，器官保留性手术已经被广泛地接受[127, 164-169]。对于相同分期（T_2，T_3 及经选择的 T_4）的病变，手术治疗是除同步放化疗以外的治疗方法。肿瘤放射治疗组实验 91-11 中的患者大部分为 T_3 期病变，之前对于该类病变的唯一治疗方法是全喉切除，随着器官保留性手术（特别是 SCPL）在世界范围内的被广泛认可，此类患者可以接受器官保留性手术，也能达到和同步放化疗同样的肿瘤学及功能方面的疗效[38, 127, 135, 170-181]。

所有关注喉癌的医师均有义务去了解目前所有的治疗方案。正确的疾病分期是绝对必要的，这需要对喉的动态功能的充分理解，这种理解目前仅能通过对喉部的直接检查来实现。治疗方案

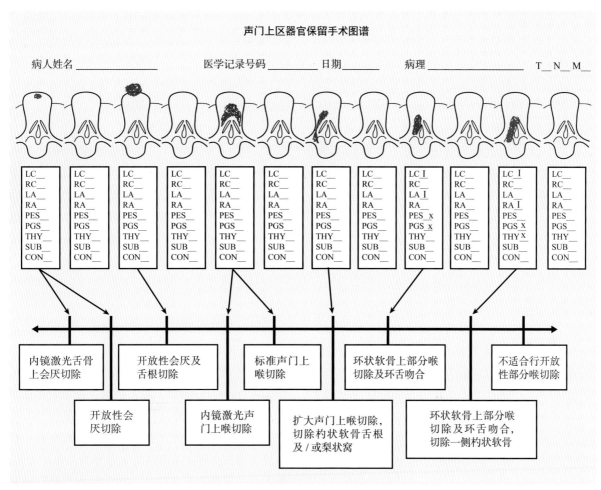

▲ 图 36-19　声门上区器官保留手术图谱

图表的顶端是一系列喉的图解，下方附带了文字描述。图表的底层是可应用的器官保留手术的范围。由左至右分别代表了肿瘤最小累及最大累及的范围。活动度的描述以"空白"代表活动正常，I 代表活动受限，F 表示固定，x 表示会厌前间隙、声门旁间隙、甲状软骨受累以及一些禁忌证。LC. 左声带活动度；RC. 右声带活动度；LA. 左杓状软骨活动度；RA. 右杓状软骨活动度；PES. 会厌前间隙受累；PGS. 声门旁间隙受累；THY. 早期甲状软骨受侵的影像学证据；SUB. 声门下受侵超过 1cm；CON. 禁忌证（引自 Weinstein GS, Laccourreye O, Brasnu D, et al: *Organ preservation surgery for laryngeal cancer*, San Diego, 2000, Singular Publishing Group.）

需包括针对该肿瘤的所有的治疗方式，然后再根据患者的需要及意愿去筛选，最终的方案需对患者有益，而不能主观去排除某些方案。

（三）喉功能保留手术和放疗

器官保留治疗中手术和非手术有着本质的区别。从事非手术治疗的临床医师的观念是，在治疗较大的恶性肿瘤时，许多患者将来会复发。因此必要时需行挽救手术，通常是全喉切除。这种治疗手段的优势是对于未复发的患者，整个喉部被完整保留下来，功能效果达到最大化。而从事手术治疗的临床医师其观念恰好相反，在处理恶

性进展期病变时，手术的目的是最大限度地达到局部控制，切除喉部分结构，功能方面的丧失包括声门区切除后的持续性声嘶，或声门上结构切除后的暂时性吞咽障碍，但是远期的吞咽困难比较罕见。对于整个患者群体来说，可接受的喉功能丧失换来的是局部复发的发生率及死亡率的下降。而对于从事非手术治疗的医师来说，只要能保留喉的解剖结构，局部复发是可以接受的。

尽管喉功能保留性手术的功能性效果已有较多文献报道，但是对于中 - 晚期病变，器官保留性的非手术治疗的相关功能效果则研究较少，在未来的研究中，必须关注声音质量、远期的吞咽

障碍、肠外营养的依赖、是否需行气管切开等相关指标，以明确解剖结构的保留是否保证了功能的改善。

挽救性的喉功能保留手术已有较多文献报道。因为治疗后水肿、红斑、喉运动的改变等因素，喉癌放疗失败的早期诊断通常比较困难[182]。这常常导致复发诊断的延迟，进一步导致原本可行喉功能保留手术的患者最终需行全喉切除术[183]。有文献报道，在放疗前原本可行垂直半喉切除的声门型喉癌患者，放疗失败后，若病变并未扩大，仍可行该术式，术后局部控制率为83.3%（15/18）[184]。在 DeSanto 及其同事的研究中发现[145]，声门上型喉癌患者放疗失败后，80%的患者（24/30）理论上在放疗前可行声门上喉切除术，但在放疗失败后实际上仅有30%的患者（9/30）接受了喉功能保留性手术。类似的还有另外的两项研究亦指出，早期喉癌首次放疗后复发的患者人群中，仅有1/3的患者仍可行挽救性的喉功能保留手术[185, 186]。Sorensen 及同事报道[187]，声门上型喉癌放疗失败后行声门上喉切除术的效果很差，无论是肿瘤学方面还是功能方面，故推荐行全喉切除术。Motamed 等总结了一系列共包含 462 例患者的放疗失败后行 VPL 的相关研究[188]，发现其平均的局部控制率为77%。Lavey 及同事检索一系列文献后指出[189]，放疗失败后，若出现以下情况：①肿瘤累及杓状软骨；②声门下侵犯，前方超过 10mm，后方超过 5mm；③侵犯甲状软骨及环状软骨，应当禁忌行 VPL。Shaw 指出声门上喉切除应当作为放疗失败后的禁忌[190]，除非：①原发肿瘤较小；②复发的肿瘤位于前方；③肿瘤从未累及前联合。

对于较大的放疗失败后的复发肿瘤，SCPL+CHEP 或 CHP 是另外一种挽救性治疗方式，据报道其局部控制率为83.3%[191]。Paleri 及同事总结了 8 项相关研究[192]，发现在行挽救性 SCPL 的 149 例患者中，局部控制率为70%～100%，平均约为94%。Pellini 等报道一项多中心的研究[193]，78 例患者因放疗后复发行挽救性 SCPL 手术，5 年的无病生存期为95.5%，这组病例包含 T_1（33%）、T_2（23%）、T_3（29%）及 T_4（14%）病变。

Sperry 及同事报道 39 例因放疗失败而行挽救性 SCPL 的患者[127]，其 5 年局部控制率为89%，其中 55% 的患者为 T_1 期病变，29% 为 T_2 病变。最终的局部控制率为100%，因为有 4 例患者再次复发后成功行挽救性全喉切除术。

看上去 SCPL 似乎最合适用于处理早期（T_1 和 T_2）放疗失败的声门型喉癌。整个甲状软骨及内容物被整体切除，可同时切除声门下区前方的黏膜，这使得该术式在处理前联合处复发病变时非常有吸引力。SCPL 手术后的生活质量也优于其他手术方式[172]。在大多数情况下，处理复发癌的手术方式一般是全喉切除，而 SCPL 可作为精心选择的复发肿瘤患者的一个其他治疗选择。

异时第二原发癌的处理同样是一个重要的治疗方面。Roberts 及同事报道，发现声门型喉癌 10 年间[194]，平均每年发生第二原发恶性肿瘤的风险约为3.1%。71% 的第二原发癌发生在上消化道或肺。Laccoureye 等报道[223]，声门型喉癌患者成功行部分喉切除后，发生第二原发癌的风险随年数呈线性增长，每年递增的概率约为2%，而在吸烟患者中，风险会显著增加。25% 的第二原发癌发生在肺，42% 位于上消化道，35% 位于其他位置，10 年生存率为20.4%。临床医师需要在制订原发肿瘤的治疗方案时，需要考虑未来第二原发肿瘤的处理。

七、术后的处理

尽管不同医疗机构术后处理的方式均不相同，中心性的话题都是气管套管的拔除及吞咽功能的恢复。本部分重点讨论我们处理这些问题的方式。首先我们在术后尽可能早地将气管套管放气，若不需依赖呼吸机，则术后第 1 天即更换该套管。其次是早期拔管。我们曾尝试在术后 3～5d 拔管。但是若合并喉水肿或唾液潴留，则需延长气管切开的时间。一般来说，行 VPL 或 SCPL 的患者术后拔管的时间要早于行声门上喉切除术者。在拔管、瘘口关闭及可吞咽唾液前，患者不进行吞咽功能的锻炼。拔管前行喉镜检查以观察喉部状况，若出现任何气道的问题需立即重新置管。尽管喘鸣是气道梗阻最常出现的征兆，其他体征诸如烦躁、出汗等也需引起注意，即使未闻及喘鸣。最后，言语病理师处于言语及吞咽功能恢复的中心地位，需术后早期向其咨询。

八、未来的发展

除开放性手术外，经口激光显微外科手术（TLM）也是被广泛接受的喉功能保留手术。TLM 治疗声门型及声门上型喉癌的效果已有较多报道，该手术的支持者提出其优点为：器官及功能保留较好、避免行气管切开、并发症少、住院时间短等[195-197]。然而，TLM 的局限性在于用直线视角观察术野，可能导致所切除肿瘤不能充分暴露。

应用达·芬奇机器人手术系统进行人体模型经口手术的临床前实验表明，应用开口器显露喉及咽部可能要比喉镜更有优势[198, 199]。达·芬奇机器人手术系统包括一个含有 3 只手臂的机器系统，放置于患者旁。两只手臂位于设备侧方，中间的手臂为内镜摄像头。术者在独立的操作间控制装置，装置可提供 3D 视角，并将术者手部的运动传递给机器人手臂。机器臂应用"手腕"式装置，可进行 7°~90° 的关节运动。这给术者提供了充分的灵活性及精确性。除此之外，还可应用 0° 内镜及 30° 内镜以显露术区。Weinstein 及同事最先报道了经口机器人手术（TORS）治疗声门型及声门上型喉癌的效果[200, 202]。他们指出，该术式的优点是极佳的显露程度、出血量极少、手术时间短等。在一项多中心包含 177 例患者的前瞻性研究中，15% 的患者接受了 TORS 行部分喉切除[203]，该研究进一步证实了 TORS 的可操作性、安全性及获得阴性切缘的能力。随着临床经验的不断积累，TORS 治疗声门上及声门切除不断地展现各种优势，如可视性好、手术时间短、出血量少及极佳的预后等。一个法国的团队报道了应用 TORS 治疗 84 例喉癌患者的经验[204]，他们指出 TLM 仅适用 30% 的患者，其余的患者仍需开放性手术。有 6 例患者术中因暴露困难需更改为开放性手术。有两项小样本的研究曾分别报道，应用 TORS 行声门上喉切除的患者，局部复发率分别

为 0% 和 11%[205, 206]。随着经验的不断积累，TORS 有潜力成为喉功能保留手术范围内的重要组成部分。

九、总结

Forastiere 及同事在 2003 年报道其比较同步放化疗及其他非手术治疗方法处理进展期喉癌的前瞻性研究时就指出[163]："放疗及同步顺铂化疗应当作为本研究中希望保留喉功能的患者的标准治疗，喉切除术应当仅作为挽救性治疗方法，我们相信绝大多数喉癌患者可以通过非手术来治疗"。Weinstein、Myers 和 Shapsay 在给新英格兰医学杂志的编辑的信中对此回应："若早期或进展期喉癌患者可行保留功能的喉部手术，标准的治疗方案是将手术及非手术的器官保留策略同患者讨论，让患者参与制订治疗计划"[207]。在 2006 年，美国临床肿瘤医师协会制定了喉功能保留的实践性指南，该指南的制订由多个学科的医师共同参与，包括肿瘤放疗医师、头颈外科医师、医学肿瘤专家等[208]。指南指出，对于早期及进展期喉癌，手术及非手术治疗均为标准的治疗方法。我们同意该指南的结论，而且本章节的目的就是给从事喉癌诊断及治疗的临床医师提供一个综述，从而去充分地理解器官保留的外科治疗方式。

针对不同的喉癌，目前已有一系列喉功能保留的治疗方法。VPL、声门上喉切除及 SCPL 已在世界范围内被广泛接受，并已确立了其肿瘤学疗效及功能效果。没有一种单一的外科手术是万能的，一个外科医师也仅能用其中部分技术来处理大量的喉癌病例。术前评估肿瘤的三维结构需要准确的理解喉部解剖、喉的生理功能及特定部位肿瘤的生物学行为。成功地进行喉功能保留手术需要术者彻底地了解全喉切除标本相关的资料，同时可以运用各种外科技术来保留喉的功能。喉功能保留手术要达到的功能方面的目标是发音及吞咽，而不需要永久性气管切开。早期的功能方面的后遗症差异较大，但基本上都包括短暂的吞咽障碍及气管切开。被多个医疗机构广泛认可的术式 – 包括 VPL，声门上喉切除及 SCPL，发生严重吞咽障碍、误吸而需行全喉切除的概率较低。

最常见的远期功能后遗症是声嘶。开放性的喉功能保留手术给外科医师提供了重建喉部以达到最佳功能效果的机会。

推荐阅读

Brasnu D, Laccourreye H, Dulmet E, et al: Mobility of the vocal cord and arytenoid in squamous cell carcinoma of the larynx and hypopharynx: an anatomical and clinical comparative study. *Ear Nose Throat J* 69: 324, 1990.

Chevalier D, Piquet JJ: Subtotal laryngectomy with cricohyoidopexy for supraglottic carcinoma: review of 61 cases. *Am J Surg* 168: 472, 1994.

Department of Veterans Affairs Laryngeal Cancer Study Group: Induction chemotherapy plus radiation compared with surgery plus radiation in patients with advanced laryngeal cancer. *N Engl J Med* 324: 1685, 1991.

Forastiere AA, Goepfert H, Maor M, et al: Concurrent chemotherapy and radiotherapy for organ preservation in advanced laryngeal cancer. *N Engl J Med* 349: 2091, 2003.

Herranz-Gonzáles J, Gavilán J, Martínez-Vidal J, et al: Supraglottic laryngectomy: functional and oncologic results. *Ann Otol Rhinol Laryngol* 105: 18, 1996.

Hirano M, Kurita S, Matsuoka H, et al: Vocal fold fixation in laryngeal carcinomas. *Acta Otolaryngol (Stockh)* 111: 449, 1991.

Holsinger FC, Funk E, Roberts DB, et al: Conservation laryngeal surgery versus total laryngectomy for radiation failure in laryngeal cancer. *Head Neck* 28: 779, 2006.

Laccourreye H, Laccourreye O, Weinstein G, et al: Supracricoid laryngectomy with cricohyoidoepiglottopexy: a partial laryngeal procedure for glottic carcinoma. *Ann Otol Rhinol Laryngol* 99: 421, 1990.

Laccourreye H, Laccourreye O, Weinstein G, et al: Supracricoid laryngectomy with cricohyoidopexy: a partial laryngeal procedure for selected supraglottic and transglottic carcinomas. *Laryngoscope* 100: 735, 1990.

Laccourreye O, Weinstein G, Brasnu D, et al: Vertical partial laryngectomy: a critical analysis of local recurrence. *Ann Otol Rhinol Laryngol* 100: 68, 1991.

Laccourreye O, Weinstein G, Naudo P, et al: Supracricoid partial laryngectomy after failed laryngeal radiation therapy. *Laryngoscope* 106: 495, 1996.

Lee NK, Goepfert H, Wendt CD: Supraglottic laryngectomy for intermediate-stage cancer: U.T. MD Anderson Cancer Center experience with combined therapy. *Laryngoscope* 100: 831, 1990.

Motamed M, Laccourreye O, Bradley PJ: Salvage conservation laryngeal surgery after irradiation failure for early laryngeal cancer. *Laryngoscope* 116: 451, 2006.

Nakayama M, Brandenburg JH: Clinical underestimation of laryngeal cancer. *Arch Otolaryngol Head Neck Surg* 119: 950, 1993.

Pfi ster DG, Laurie SA, Weinstein GS, et al: American Society of Clinical Oncology clinical practice guideline for the use of larynx-preservation strategies in the treatment of laryngeal cancer. *J Clin Oncol* 24: 3693, 2006.

Sparano A, Chernock R, Feldman M, et al: Extending the inferior limits of supracricoid partial laryngectomy: a clinicopathological correlation. *Laryngoscope* 115: 297, 2005.

Sperry SM, Rassekh CH, Laccourreye O, et al: Supracricoid partial laryngectomy for primary and recurrent laryngeal cancer. *JAMA Otolaryngol Head Neck Surg* 139: 1226, 2013.

Steiner W, Ambrosch P: *Endoscopic laser surgery of the upper aerodigestive tract* , New York, 2000, Thieme.

Timon CI, Gullane PJ, Brown D, et al: Hyoid bone involvement by squamous cell carcinoma: clinical and pathological features. *Laryngoscope* 102: 515, 1992.

Tufano RP: Organ preservation surgery for laryngeal cancer. *Otolaryngol Clin North Am* 35: 1067, 2002.

Weinstein GS, Laccourreye O, Brasnu D, et al, editors: *Organ preservation surgery for laryngeal cancer*, San Diego, California, 2000, Singular Publishing Group.

Weinstein GS, El Sawy MM, Ruiz C, et al: Laryngeal preservation with supracricoid partial laryngectomy results in improved quality of life when compared with total laryngectomy. *Laryngoscope* 111: 191, 2001.

Weinstein GS, Laccourreye O, Brasnu D, et al: Reconsidering a paradigm: the spread of supraglottic carcinoma to the glottis. *Laryngoscope* 105: 1129, 1995.

Weinstein GS, O'Malley BW, Snyder W, et al: Transoral robotic surgery: supraglottic partial laryngectomy. *Ann Otol Rhinol Laryngol* 116 (1): 19 – 23, 2007.

Zinreich SJ: Imaging in laryngeal cancer: computed tomography, magnetic resonance imaging, positron emission tomography. *Otolaryngol Clin North Am* 35: 971, 2002.

全喉切除及喉咽切除
Total Laryngectomy and Laryngopharyngectomy

Christopher H. Rassekh Bruce H. Haughey 著

崔 鹏 译

## 第 37 章

要点

1. 全喉切除依然是进展期喉癌其他治疗手段的评价标准，对于某些病例来说应当是作为首选的治疗方案。

2. 全喉切除术亦可作为侵犯喉的进展期甲状腺癌、口咽癌或颈部恶性肿瘤的治疗方式。

3. 需行全喉切除而非器官保留治疗的患者的手术管理问题比较复杂。

4. 术前放疗或放化疗的患者术后发生并发症的概率较高，同时需要行较为复杂、耗时较长的挽救性治疗策略。这类患者较未放疗者，咽瘘的发生率高，需行细致的缝合来关闭咽腔。

5. 其他可能提示发生术后并发症的因素包括：切缘阳性、技术缺陷、糖尿病、甲状腺功能低下及营养不良等。

6. 全喉切除术亦可作为因喉功能不全导致的慢性误吸患者的治疗方案。

7. 对于全喉切除后患者来说，吞咽功能的恢复及气管食管发音可以显著改善生活质量。

8. 气管造瘘是全喉切除术的特征，需采取有效的手段来创造及维护气管造口。

9. 全喉咽切除被用来治疗进展期喉及咽、食管癌。

10. 较喉癌相比，下咽癌的预后较差，器官保留率较低。尽管存在争议，手术切除及重建吞咽及言语功能仍是绝大多数患者的主要治疗方案。

11. 全喉咽切除后的缺损修复的关键是游离瓣修复。筋膜皮瓣较内脏瓣优势明显。桡侧前臂游离皮瓣及股前外侧皮瓣最常用来修复环周缺损。

12. 在一些经选择的、甚至是挽救手术病例中，为了避免并发症，局部带蒂皮瓣，如胸大肌皮瓣及锁骨上皮瓣亦可作为游离组织瓣移植的替代方案。

一、全喉切除术

（一）历史发展

尽管目前认为 Patrick Waston 于 1866 年实施了第一例全喉切除术，但是并没有相关记录来证实。之后陆续有学者实施了数例全喉切除术 [1-4]，但是在 1880 年以前，全喉切除的手术死亡率及术后早期死亡率可达 50%。

这样高的死亡率促使德国医师 Gluck 采用两期手术的方式行全喉切除。先行气管切开术，2 周后再行全喉切除及关闭咽腔，并于 19 世纪 90 年代同自己的学生 Sorenson 成功地施行了一例同现代手术方法类似的一期下行式全喉切除术。在 20 世纪前半程，放疗是喉癌治疗的主要的手段，之后，随着手术及麻醉技术的改进、对放疗局限性的认识，使得手术成为主导的治疗手段。在过去的 20 年中，注意力又逐渐集中到器官保留这个领域。对于中期及进展期肿瘤，同步放化疗逐渐成为不适合行器官保留性手术（如经口激光手术或机器人手术）喉癌患者的标准治疗方案[5]。但是全喉切除依然是许多喉癌患者首选的治疗方案，而且随着对同步放化疗及放化疗并发症的潜在可能性的关注，也导致了挽救性全喉切除或全喉咽切除术数量的增加。

（二）全喉切除的适应证

恶性肿瘤

随着器官保留手术的出现[6]，需要行全喉切除的喉癌患者已经减少。器官保留手术包括针对声门上型喉癌及声门型喉癌的特定手术方式，主要的两种手术策略为经口（内镜）入路及开放手术。经口入路手术[7, 8]在本分册第 35 章讲述，开放手术包括传统的垂直性喉部分切除及水平性声门上喉部分切除术。在 20 世纪 90 年代早期，环状软骨上喉部分切除术开始流行。针对声门上及声门型喉癌的环状软骨上喉部分切除 – 环舌骨(会厌）吻合术使得部分喉癌患者既可行手术治疗，又可避免行全喉切除[9]。有关器官保留手术及非手术治疗的内容将分别在本分册第 36 章及 38 章讲述。器官保留性手术亦可在放疗后实施，但是其并发症发生概率相对较高[10-15]。

另一类可以避免行全喉切除术的方式为喉近全切术[16]。因为亦需行气管造瘘，故它并不是严格意义上的器官保留性手术。本质上，它可以被看作是伴有发音瘘口的全喉切除术[17]。在一些地区，非手术治疗已成为喉癌治疗的首选方案，其治疗策略包括精准放疗 + 手术挽救、放疗 + 辅助化疗等。有学者曾行临床试验[18, 19]，将患者随机分为三组，比较单纯放疗、同步放化疗、序贯性化疗 + 放疗三者的治疗效果。其试验结果指出，在局部控制及器官保留方面，同步放化疗要优于其他治疗方式[20]。但是该研究并未包括手术治疗方式，故不能作为治疗的标准。而且，即使行同步放化疗后，仍有相当一部分患者在 5 年内死亡，

或者仍需行全喉切除[21]。因此喉癌的治疗方式仍需继续改进[22]。其他研究表明，同步放化疗及超分割放疗的效果要优于单纯放疗，超分割放疗的效果要优于标准的单纯放疗[23]。目前有正在进行中的临床实验，来分析诱导化疗的效果，可选择对化疗完全或近完全反应的患者进行同步放化疗[24]。目前尚未探索出可信赖的生物标志物来预测哪些患者适合行手术治疗，这同时也是同步放化疗研究方面的热点[25]。因为两种治疗模式的生存率相同，故生活质量就具有了重要的价值。最近有研究表明，放疗后行全喉切除的患者发生并发症的概率更高，如发生咽瘘的风险可达 30%，特别是对于同步化疗的患者[26]。除此之外，有研究表明器官保留治疗策略同生活质量改善相关[27, 28]。这些研究难以进行比较，因为生存者的生活质量可能和已死亡者的生活质量有显著的差别，特别是后者死于原发病变无法控制的局部并发症时。

全喉切除目前依然是进展期喉癌或放疗后挽救性手术的首选治疗方案。全喉切除术的手术适应证至少包括以下几种。

- 进展期肿瘤，伴有软骨破坏或喉外侵犯，通常表现为喉功能不良，如声带麻痹、气道梗阻或严重误吸。这类患者因其喉功能已被破坏，故并不适合行器官保留性手术[29]。
- 构间或双构 / 环构关节受累，通常见于进展期声门上型喉癌。
- 黏膜下环周病变，伴 / 不伴有双侧声带麻痹。
- 声门下侵犯累及环状软骨。
- 放疗、放化疗或喉部分切除术治疗失败。
- 内镜手术失败后的补救性手术。
- 起源或累及环后黏膜的下咽癌，进展期梨状窝癌。
- 巨大颈部转移癌及甲状腺癌（常为复发性）侵犯喉。
- 某些进展期特殊组织学类型肿瘤，不能行经口手术、放疗或化疗者（如腺癌、梭形细胞癌、软组织肉瘤、小涎腺肿瘤、大细胞神经内分泌肿瘤等）。

Cummings 耳鼻咽喉头颈外科学（原书第 6 版）

- 咽部黏膜或舌根切除后，误吸风险较高者。
- 放疗后喉坏死，尽管肿瘤已控制，但抗生素及高压氧治疗仍无效者（这类患者通常疼痛剧烈，常致误吸，且行全喉切除后可发现肿瘤）。
- 严重的不可逆转的误吸，需行全喉切除将气道同进食通道隔离（少见，常可通过其他手段处理）。

（三）患者选择及病情评估

准备施行全喉切除时，患者的情况需要满足以下条件。

- 患者可以耐受全麻，且存在的严重并发症可被认定为相对禁忌证。
- 告知知情同意书的内容，包括对全喉切除的理解及术后的生活状态，如避免游泳等危险的活动、嗅觉缺失等。
- 足够的自理能力，可以完成基本的气管造口维护。

全喉切除患者的病情评估包括麻醉相关的一般状况评估及喉相关的评估，需要完成以下几个方面。

- 患者的既往史及体格检查，特别是任何之前放疗的情况。
- 头颈部详尽的检查，特别是颈部，观察是否有转移灶。
- 恶性的活检证据、肿瘤部位的内镜检查，利用可视内镜及显微内镜可有助于决定是否行全喉切除，并可判断哪些患者有声门下扩展及黏膜下侵犯下咽的情况。
- 应用支气管镜、食管镜、钡餐透视、胸片及胸部CT等检查筛查第二原发癌。
- 筛查转移灶。
- 对于进展期及放疗后复发患者，需行颈部CT检查评估是否有软骨及声门旁间隙侵犯及颈部转移的情况。PET及MRI有时亦可应用。
- 需要仔细评估并处理糖尿病及甲状腺功能低下，因其引起并发症的风险较高。同时需评估营养状况，术后需戒酒。

对于转移的评估将在其他章节讲述，也需要不同的影像学检查。

（四）手术方法

1. 切除

(1) 切口及造口设计：将患者处于合适的体位，并固定头部，手术者及助手位于患者颈部前方以便于实施同时进行的双侧颈清扫。手术前一天同麻醉师共同制定气道麻醉的策略，决定气管插管及切开的时机。若不存在气道梗阻的情况，麻醉师可在麻醉诱导后直接行经口插管，麻醉插管可在随后的气管切开时移除，或留在原位，待手术结束时连同切除的标本一并移除。若合并气道梗阻，或者麻醉插管可能将肿瘤组织移位至远端气道时，可事先在局麻下行气管切开。气管切开的位置可以在颈部切口的中间，或者在其下方2～3cm（图37-1A和B）。前者的优势在于造口比较稳定，同时避免了同颈部术区形成桥梁状的连接，进一步避免了造口的狭窄。后者的优势在于一旦术后咽瘘形成需行开放引流时，气管造口可以远离颈部术区，这种优势更体现在术前放疗的患者中，因其咽瘘的发生率较高，而且在将气管下切缘拉出颈部切口、进行三点式气管造口关闭时，这样的设计也可避免两侧的技术差异。在长瓣切口中，三点式关闭是在造口下缘完成后进行的，延伸的方式如图37-2所示。

尽量横行切开气管，若之前曾行气管切开，则切开的位置需要比原有的气管瘘口低2cm。然后向气管内插入弯曲的带气囊的加强型套管，确认有足够的通气。气囊要放置在手术区中，便于在造瘘时可随时拔出。

(2) 喉体显露及颈清扫：通常采取水平弧形皮肤切开，因为这样同咽腔关闭处的交叉范围最少，且可向两侧扩展以便于行颈清扫术。于颈阔肌深层上下翻起皮瓣，上至舌骨，下至颈段气管。将颈前静脉、喉前淋巴结及带状肌保留在原位。辨认双侧胸锁乳突肌，沿其前缘纵行切开颈部筋膜，上起舌骨，下至锁骨。分离肩胛舌骨肌，辨认外侧胸锁乳突肌、颈动脉鞘及内侧咽、喉部之间的

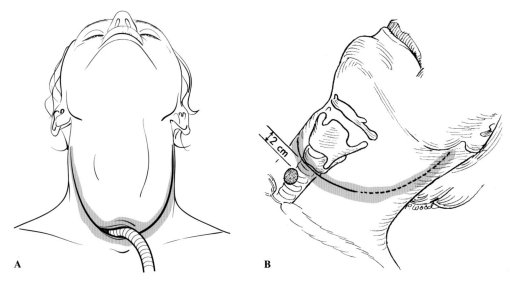

▲ 图 37-1　全喉切除及全喉咽切除的切口原则

A. 长围裙切口（包含气管切开切口），自双侧乳突尖端开始，于中线汇合，约平环状软骨水平，一般位于胸骨切迹上方 2cm；B. 短围裙切口，气管切开处位于切口下方 2～3cm

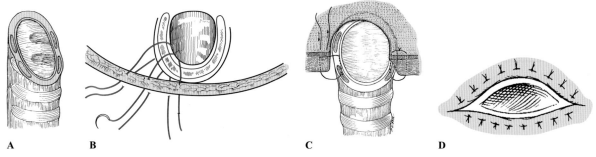

▲ 图 37-2　避免造口狭窄的措施（长瓣切口）

A. 使气管切面呈斜形，保留更多的后壁，采用 V 形切口切开后壁黏膜，避免瘢痕挛缩；B. 从中间向外预置缝线，沿皮肤依次延长，直至气管侧壁，延伸造口前缘；C. 应用周围的皮肤包埋裸露的软骨，褥式缝合，中间使用 2-0 缝线，其余部位使用 3-0 缝线；D. 最终的缝合

疏松结缔组织间隙。行相应的颈清扫术。对于声门上型喉癌，最小的清扫范围应包括双侧 Ⅱ、Ⅲ 区，必要时可扩展至 Ⅳ、Ⅴ，甚至 ⅠB 区，这同样适用于进展期声门型喉癌累及声门上区者。对于 T_3 声门型喉癌，可考虑行同侧颈清扫。对于术前放疗者，仍有证据支持行择区性颈清扫 [30, 31]。一般来说，两侧颈清扫的标本可最后连于甲舌膜区域，便于进行整块的切除。

（3）喉框架的轮廓化：分离带状肌，显露甲状腺（图 37-3A）。甲状腺切除是否应作为全喉切除术的一部分，目前仍存在争议。有文献报道，甲状腺真正被肿瘤侵犯的情况很少 [32]。但是，若声门型或声门下型喉癌出现颈内静脉链淋巴结转移时，则气管旁、咽旁淋巴结及甲状腺极易受累。若出现肿瘤侵犯甲状软骨或环状软骨时，甲状腺也容易被累及。甲状腺最易被侵犯的情况出现在跨声门型喉癌声门下扩展超过 1cm 时 [32-34]。在某些情况下，甲状腺的两侧叶均需切除。需要行甲状腺腺叶切除术时，其上、下极的血管蒂及中静脉均需分离结扎，需保留的腺叶需从喉体由内而外分离出来，同时保留下极血管，进而保留了甲状腺及甲状旁腺的血供。甲状腺上动脉也可同时保留，但不是必要的。若甲状旁腺的血供不能保留，则需将其重新种植到颈部肌肉中。然后，分离结扎颈前静脉，由内向外分离下颌舌骨肌、颏舌骨肌、二腹肌肌腱及舌骨舌肌，游离舌骨上缘（图 37-3B），游离至舌骨小角外侧时，最好应用刀片锐性分离，因电刺激可能损伤舌下神经。当声门上型喉癌累及杓会厌皱襞、梨状窝或会厌谷时，过多的分离舌骨及甲舌膜会导致接近肿瘤的深层，进而导致切缘邻近肿瘤或切缘阳性。若肿瘤未累及梨状窝，将甲状软骨板向前翻转，于其后缘自下而上分离咽缩肌（图 37-3C）。至甲状软骨上角时，辨认喉上动脉，在它穿入甲舌膜前分离结扎。

（4）进入喉内：这时开始进行咽腔的切开及喉体的移除。从肿瘤的对侧切开咽腔，可避免切入肿瘤组织。若肿瘤向上侵犯舌根，则可在甲状软骨板后方行咽侧切开，至少保留 2cm 的安全切缘，自下而上推进至甲舌膜后方及舌骨周围，横断会厌谷及舌根。若肿瘤局限于舌骨平面以下，可直接行舌骨上水平会厌谷入路（图 37-4）。严格维持在这个平面，避免向下过度地牵拉舌骨，进入会厌前间隙。切开黏膜后，辨认会厌尖，以 Allis 钳夹持向前外拉出咽腔，这时可评估喉内肿瘤的情况，决定合适的切除范围（图 37-3D）。

（5）肿瘤的完整切除：沿两侧向下切开，自会厌谷至梨状窝，将咽侧壁和喉体分离，内侧切开黏膜，外侧切开咽缩肌，进一步将喉体向前牵拉，直至梨状窝尖部，显露环后区，约平环状软骨板中份水平横行切开环后区黏膜，使两侧的下行切口相连。进一步从环杓后肌后方钝性剥离，向下分离气管与食管肌层，直至气管切开处。进一步向外游离甲状腺有助于气管的充分显露。气管横断处应当做成前低后高的斜面（图 37-2A），但注意不要切入累及声门下区的肿瘤。气管切缘至少为 1.5～2cm，以防气管瘘口复发[35]。若之前未行气管切开，则可移除口内气管插管并重新经气管横断处插管。另外一种手术方案是若声门下无明显侵犯，在分离甲状腺及甲状软骨板后，可先行气管切开，于肿瘤下界下方 2cm 切入气管，分离食管肌层直至环后环杓后肌处，上方沿杓会厌皱襞切开后，此时标本的蒂部仅位于环后区黏膜，移除标本。咽腔及颈部暂时敷料覆盖，检查肿瘤

起源及切缘情况（图 37-5），并行冰冻切片检查包括舌根、气管及咽部黏膜切缘情况，重点检查气管切缘，因某些黏膜下隐匿性微小肿瘤灶累及气管时，其表面黏膜肉眼观仍正常。随后冲洗术腔，清除血凝块并止血。

（6）一期气管食管穿刺（可选）：如果需要施行一期气管食管穿刺（TEP），可考虑在咽腔关闭之前进行气管造瘘，这样在选择穿刺区域时，气管、食管及皮肤的相对位置会比较精确。将直角钳伸入食管，在预定的穿刺区域，直角钳的尖端顶起气管后壁（图 37-6），进行气管食管穿刺，显露直角钳的尖端，抓住导管，拉入咽腔并进入食管，将其固定在前胸壁的皮肤上。窦道完全上皮化后可置入假体，对于某些患者也可一期置入假体。

（7）常见的手术修正：有时根据肿瘤的侵犯情况，需要适当地修正先前所述的手术方法。常见的修正如宽野喉切除术，切除范围包括喉、甲状腺及颈部受累皮肤（图 37-7）。这种术式适用于肿瘤侵犯喉外软组织时，但是一般需要带蒂游离瓣来修复颈部及气管造瘘。另一种改良是应用直线型 75mm 吻合器来同时完成切除及咽部吻合[36]。这种术式需要充分游离喉体，仅限于局限于喉内、侵犯前联合或声门下的部分病例，并不适合累及梨状窝、杓会厌皱襞或咽会厌皱襞的肿瘤。

2. 修复及重建

咽成形术：咽部的修复可通过直接关闭或皮瓣加固完成，咽部的吻合口可为 T 形或直线型（水平或垂直；图 37-8），根据咽部缺损的形状及周围组织的弹性等因素决定。T 形吻合一般张力较小，只要有足够的咽部黏膜，直接吻合的难度不大[37]。

术者根据自己的习惯，采用间断或连续缝合，单层关闭咽壁，需使黏膜缘内翻入咽腔，可应用可吸收线水平穿过黏膜下完成。有文献报道单纯缝合黏膜即可保证愈合[38, 39]，而缝合咽部肌肉可能会影响后续的气管食管发音及吞咽功能[40]。

若下咽残余黏膜不足以直接关闭时，需应用皮瓣修复来增加新形成的咽腔的周径。Hui 及同事曾研究过下咽残余黏膜的宽度同术后吞咽的关

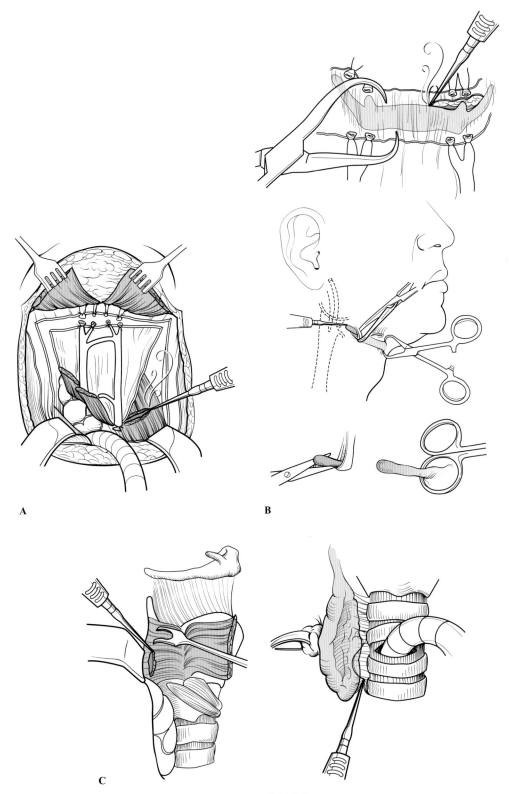

A

B

C

▲ 图 37-3 喉轮廓化

A. 掀起颈阔肌后分离带状肌，在颈清扫时肩胛舌骨肌已被分离，分离胸骨舌骨肌及胸骨甲状肌，显露甲状腺及气管。B. 紧贴舌骨上缘分离舌骨上肌群，在舌骨小角周围避免使用电凝，防止损伤舌下神经。C. 于甲状软骨板侧缘分离咽缩肌，解剖甲状腺。若甲状腺需要切除，则需将其抬起，解剖气管食管沟。若保留甲状腺腺叶，则需要分离峡部，将腺叶同气管食管沟分离。使用电凝解剖有助于减少出血。轮廓化的程度取决于肿瘤的范围。甲状软骨已轮廓化后，喉上神经血管蒂可分离切断，这样切除时可减少出血

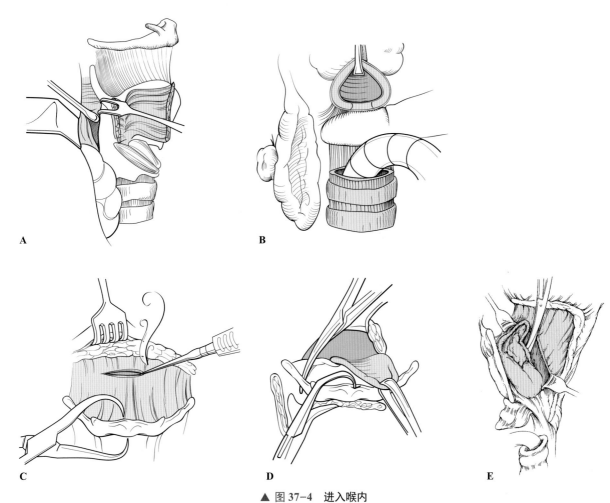

▲ 图 37-4　进入喉内

A. 应用剥离器游离梨状窝及甲状软骨内软骨膜，限于梨状窝未被肿瘤累及时。B. 横断气管，分离切断气管食管间的韧带连接，将气管同上段食管分离，直至环杓后肌水平。若有明显的声门下侵犯，则这个步骤则需延迟进行。C. 沿舌会厌韧带分离，至会厌及会厌谷，避免进入会厌前间隙。D. 于非肿瘤侧进入会厌谷，若会厌未受累，则抓住其尖端。E. 沿咽会厌皱襞延续切口，紧贴杓会厌皱襞切开黏膜，保留梨状窝黏膜。这样喉体仅仅和食管入口前方的黏膜相连，可在直视下切除，保留尽可能多的正常黏膜。若之前未横断气管，这时可进行标本的游离

系，该研究指出，下咽残余黏膜至 1.5cm 宽时仍未引起吞咽困难[41]。修复方式包括肌皮瓣，肌瓣或游离瓣等。

完成咽腔关闭后，可口内注入盐水或过氧化氢来检查吻合处是否有渗漏。

3. 气管造瘘（颈段气管成形术）

（1）长翼法：这种方法将气管造口处于下颈部切口的中央，胸骨切迹的正上方。必要时可能需要切除部分皮肤组织。周围过多的脂肪或肌肉组织需从皮下切除以避免造口狭窄。周边的缝合需要给予气管足够的支持并仔细对位避免软骨暴露。缝合需自中央向两侧展开，皮肤缘的长度要超过

气管软骨缘，便于将气管向外牵拉。另外，避免将气管瘘口缝成圆形，瘘口的下缘应当水平地拉伸使瘘口成为基底较宽的梯形，从而避免环周性或垂直的裂隙样狭窄。

应用图 37-2 总结一下扩大气管造口的三个步骤：①气管断端做成斜面；②延长基底部；③覆盖软骨。

（2）短翼法：在切口设计部分曾讲述，可将气管切开处同颈部切口分开，这时可采用短翼法造瘘。这时需在两个切口之间保留足够的皮肤宽度（约 2cm），同时造口处需切除部分三角形的皮肤以防瘢痕挛缩，这种方式适用于放疗后的患

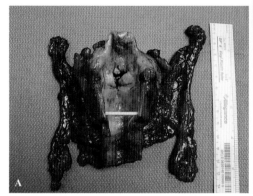

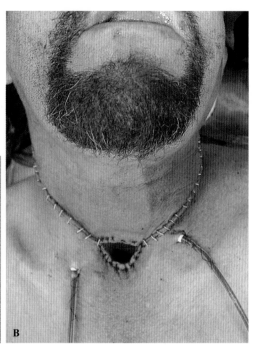

▲ 图 37-5　标本及最后的术区

A. 全喉切除及两侧的颈清扫后的标本；B. 长瓣入路后的最终缝合情况及造口

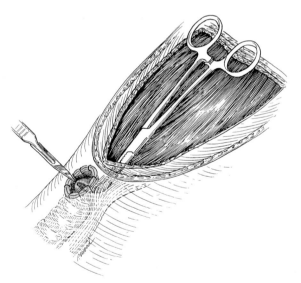

▲ 图 37-6　气管食管穿刺技术

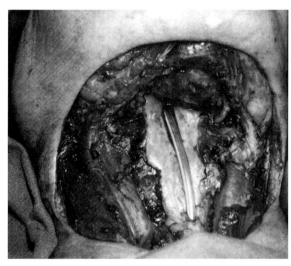

▲ 图 37-7　放疗后复发肿瘤的患者，行宽野喉切除术后缺损。切除范围包括颈部皮肤，甲状腺、胸锁乳突肌及颈部淋巴结

者，因为一旦形成咽瘘，可避免造口同颈部术区相通。

（3）胸锁乳突肌瓣（可选）：全喉切除术后，分离胸锁乳突肌的胸骨端可有助于使气管造口的外观变得平坦。如果没有分离胸骨端，则在气管食管发音开始时，造口容易愈合不良。分离后，

则可以比较容易地将肌肉固定在颈动脉鞘和关闭的咽腔之间的椎前筋膜上，潜在地减少了咽瘘发生的风险。确实发生咽瘘时，也可保护血管，使其不受漏出的唾液的影响。必要时也可将肌肉上端分离，便于充分地游离这个双蒂肌瓣。这个操作可在双侧进行，特别是进行双侧颈清扫时。也可

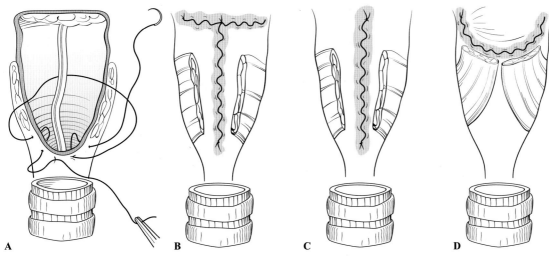

▲ 图 37-8　A. 咽腔关闭的缝合细节；B. T 形吻合；C. 垂直吻合；D. 水平吻合

应用其他皮瓣来降低咽瘘等并发症发生的风险，如带蒂或游离皮瓣。总之，这些都可作为极易发生咽瘘的高危患者和（或）胸锁乳突肌功能不全患者的备选方案[42]，对于放疗后的患者，预防咽瘘常用的皮瓣也将在下面讨论。

（五）术后处理及并发症

除了术后常规护理外，喉切除术后患者的管理还包括重要生命体征的监测、液体的平衡、负压引流量及颈部皮瓣的活力等。一些治疗措施包括辅助通气、气管套管的护理、支气管扩张药的应用、气道湿化、切口护理每天 3 次，出现肠鸣音后可行鼻饲饮食。引流量连续两天 < 25ml/d 时可撤除负压引流，未行放疗的患者可于术后 7d 后经口饮食，而术前曾行放疗的患者一般为术后 12～14d。

1. 早期并发症

早期并发症一般发生于术后住院期间。

(1) 引流失败：引流装置不能维持负压时会影响到术区的恢复，一般伴随着咽腔、皮肤或造口处关闭不严密，需及时处理。

(2) 血肿：尽管较少见，但一旦发现需立即处理，因其影响咽腔的愈合并会压迫气道。需重返手术室，清除血凝块，控制可疑的出血部位，并需重新放置引流，因其原来的引流管道大多已被血凝块堵塞。

(3) 感染：术后 3～5d 后出现术区皮肤的红肿一般提示皮下感染，可同时伴随异味、发热及白细胞升高。需在无菌条件下打开切口，清除脓液并行培养。咽腔及皮肤之间的无效腔置无菌纱布并需反复更换直至愈合。根据脓液培养结果更换抗生素，若渗出持续增加则可疑为咽瘘。若曾行颈清扫术，亦需考虑到乳糜瘘的可能性。

(4) 咽瘘：术前营养状态不良、肿瘤分期较晚、糖尿病、放疗后，以及继发性甲状腺功能低下的患者发生咽瘘的风险较高[26, 35, 43-48]。发生咽瘘时，存留的唾液自咽腔吻合处漏出至皮下并进一步突破皮肤。术区局部红肿、引流液浑浊、脓性或包含唾液多提示咽瘘。

咽瘘一般发生于术后 1～6 周内，根据是否曾行放疗而发生的时间不同。吞咽亚甲蓝或泛影葡胺造影可明确诊断，但需排除肿瘤复发的可能。

初始治疗措施包括咽瘘窦道内置无菌纱条、冲洗、抗生素治疗并避免经口进食，加压包扎通常有效。通过保守治疗使咽瘘由内向外逐渐愈合。若这些措施无效，需行手术修复。带蒂皮瓣（胸大肌、三角肌或背阔肌）修复是较佳的方法。这些皮瓣提供了一个血供良好及抗感染的环境[49]。控制食管反流同样也是治疗咽瘘的重要措施。

(5) 切口裂开：切口裂开同皮肤吻合张力大、放疗后、感染、瘘或局部缺血有关，一般通过切口局部护理治疗。但若颈动脉鞘已显露，需行带血管蒂的肌瓣覆盖。

2. 晚期并发症

(1) 造口狭窄：如果采用先前介绍过的方法造瘘，一般不易造成瘘口狭窄。可通过 V-Y 推进式皮瓣、Z 塑形或"鱼嘴"式瘘口成形术。部分患者需要长期带全喉套管[50]。

(2) 咽 - 食管狭窄：发生咽 - 食管狭窄，需考虑到肿瘤复发的可能。若内镜及活检检查排除肿瘤，可行扩张治疗。若扩张无效，可行皮瓣修复。

挽救性喉切除术后的高并发症发生率促使外科医师应用带血管的组织移植来尽可能地减少短期及长期的并发症，但是尽管如此，咽瘘的发生概率仍较高[51, 52]。而且，发生并发症的高危患者同时也不是游离组织瓣修复的合适候选人。

(3) 甲状腺功能低下：术前或术后放疗伴甲状腺部分切除均可引起[53-55]，需要补充甲状腺素类药物并术后每 1～2 个月行甲状腺功能检查。

3. 功能恢复

吞咽：目前一般推荐术后 7d 开始经口饮食，放疗后患者可推迟至 14d。曾有学者报道喉切除术后 3d 经口饮食并未导致并发症发生概率的增加[56, 57]。但是由于术后水肿的存在，早期进食并未影响住院的时间[58]。一般来说，若患者可以吞咽唾液时，可考虑经口进食。我们的经验是，对于术前曾行放疗的患者，鼻饲的时间需延长，因其发生咽瘘的概率较高。重点关注的不是进食的时间，而是对咽瘘的辨认。对于术后水肿明显、放疗后、合并糖尿病、肾功能不全或接受免疫抑制治疗的患者，需高度警惕咽瘘的可能。需采取各种方法避免切缘阳性，不仅仅是肿瘤控制的需要，同时也是为了避免咽瘘。对于发生咽瘘的高危患者或术后吞咽困难的患者，胃造瘘术可能使其获益。

若吞咽困难严重影响热量及水分摄入，需考虑到咽狭窄、肿瘤复发或舌功能不良。钡餐透视可有助于明确原因[59]。放疗导致的颈部纤维化可能在治疗数月或数年后出现，可导致咽部狭窄，需行常规扩张[60]。神经 - 肌肉麻痹可能因放疗或舌下神经所致。偶尔可出现节段性的咽食管环性痉挛，可考虑注射肉毒杆菌毒素 A 治疗[61, 62]。

4. 言语

(1) 电 - 机械装置：该装置适合患者术后早期、咽腔已愈合后应用。部分患者会作为永久性的交流手段。但是它显著的缺点是发音较单调，为机械样声音，难以理解，且装置较为笨重。

(2) 食管发音：尽管仅有部分患者可掌握食管发音的方法，优秀的食管发音者完全可满足日常发音的需要[63]。主要是通过使气流回流通过咽食管的各个节段，产生振动而发音。咽食管肌肉痉挛、狭窄可能会影响发音效果，可通过肉毒毒素治疗来缓解[59]。

(3) 气管 - 食管发音：这是全喉切除后最常应用的发音方法。其原理是通过外科手段制作一个永久的气管食管瘘口，使呼出气流分流进入咽部，瘘口上方的咽部发生振动从而产生新的声音。有学者制作了假体装置[64, 65]，让气流通过的同时可以避免唾液流入气管。呼气发音时可以用手指堵塞瘘口，或者于瘘口安装阀门。气管食管穿刺（TEP）可在全喉切除时同时或在术区愈合后二期进行，总体上，一期 TEP 被证实更有效率，亦可应用于放疗后的患者[66]。许多医师尝试经 TEP 置入合适的管道行鼻饲。我们的经验是，若患者未行放疗，且对该过程有充分地认识及理解，这种情况下可行一期 TEP。接受过高剂量放疗的患者，伤口并发症的发生概率高，最好是待术区完全恢复后再行 TEP。尤其是声门下喉癌者，造口处需行大剂量放疗，在瘘口愈合前，不适合行人体植入物植入。发声训练开始时，瘘口周围组织及咽部黏膜会随之振动移动，可能会导致水肿。气管 - 食管发音的细节及假体制作将于本分册第 39 章讲述。目前已有在局麻下应用食管镜行 TEP 的报道[67, 68]。然而仍有 TEP 后远期并发症的发生，唾液漏及肉芽增生的问题比较棘手，可能进一步诱发感染。正因为如此，像之前提到的那样，部分医师主张行喉近全切术来保持发音功能[16, 17]。

(4) 人工喉：对于不能进行气管食管发音的患者来说，将一个发音装置安装在义齿上是一个可选的方案[69]。其他的人工喉装置目前正在探索中。

二、全喉咽切除

全喉咽切除包含环周性的咽部切除，其垂直范围上至鼻咽部，下至颈段食管。进展期下咽癌或累及下咽的颈段食管癌是该术式的最佳适应证（图 37-9）。

（一）历史发展

全喉咽切除是全喉切除的合理扩展。Billroth于 1873 年进行了第一例全喉切除术，具有里程碑式意义。之后在 1875 年，von Langenbeck 在切除全喉的同时，切除了大部分的下咽及颈段食管。Czerny 在第一例全喉切除术中曾作为 Billroth的助手，于 1877 年进行了第一例全喉咽切除术。20 世纪 20 年代以前，几乎没有重建的手段，直到 Trotter 提出了从颈部转移皮瓣的概念，先行一期手术重建咽后壁，再行二期手术进行卷筒[70]。Gluck 于 19 世纪晚期也曾提出这个概念，开始应用基底部在侧方的双侧皮瓣[71]。

自从败血症及围术期死亡率显著减少后，人们开始尝试更好的修复手段。多伦多的 Wookey发表了一系列文章[72]，介绍全喉咽切除后，应用单侧皮瓣修复的经验。从那时开始，更为复杂的一期修复手段开始发展。咽及喉部的重建技术一直是标准的治疗方法。

（二）适应证

符合以下特点的下咽癌患者适合行全喉咽切除术。

1. 梨状窝癌

肿瘤向后侵犯咽后壁过中线或侵犯食管入口者需行环周性下咽切除。喉即使未受侵犯，通常也被切除，因其失去了对咽部吞咽功能有效的支持或者已经去神经支配。保留喉的全下咽切除及重建需要患者具备极佳的一般状况，这在下咽癌患者中往往比较少见。出现喉部侵犯，特别是累及环杓后肌出现外展麻痹时，一般均需全喉切除。

某些患者可能适合行喉近全切除术[17]，但是一般均需皮瓣修复下咽。部分经选择的梨状窝癌病例可行环状软骨上部分喉下咽切除术[73]。最近，Steiner 的团队报道了一系列经内镜下咽癌手术并获得较好的预后[74]。任何患者的手术治疗目标都是控制肿瘤，同时恢复呼吸、吞咽及言语功能。通过合适的修复方法，即使是行全喉咽切除的患者亦能达到这个目的[75]。

下咽癌患者的器官保留率较喉癌低，且多需行放化疗。

2. 下咽后壁癌

下咽后壁癌侵犯梨状窝或向下累及低于杓状软骨平面时一般均需全喉咽切除。

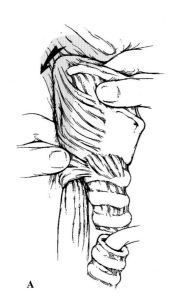
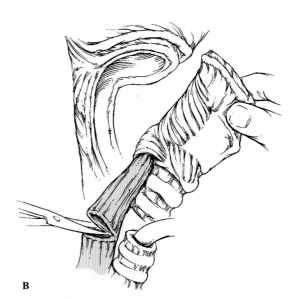

A   **B**

▲ 图 37-9 全喉咽切除

A. 进行咽后清扫；B. 上方及下方环周切开，完成切除

3. 环后癌

环后癌就诊时多已较晚，多已侵犯食管入口，并伴有环杓后肌或环杓关节受累，这类患者一般均需全喉咽切除。

（三）病例选择及病情评估

一般的处理原则同全喉切除术。需要重点关注的方面包括营养状态评估及补充，肿瘤的局部分期及远处转移情况、内镜检查及活检等。必须进行可切除性的评估（颈动脉、椎体受累或颈部大范围转移较常见），随后进行下咽修复所需的供体区域的评估。术前的血钙及甲状腺激素水平作为术后控制的基准线。

（四）手术方式

1. 切除

患者的体位及麻醉均同全喉切除术，但同时需包括某些皮瓣供体区域的准备，如前臂、股前外侧区域或腹部等。通常先进行颈清扫术，合适的动脉，如舌动脉、面动脉、甲状腺上动脉、颈横动脉需要保留备游离瓣移植所需。同样的，颈外静脉、颈前静脉、颈内静脉分支及颈横静脉等亦需保留，除非需行经典的根治性颈清扫术。如果食管的安全切缘平面低于胸廓入口，则需行全食管切除及内脏移位。在这种情况下可能需行纵隔气管造瘘。

切除的初始步骤同全喉切除术，不同的是不仅需游离喉体，需从咽侧至咽后及食管后间隙将咽部及颈段食管作为一个整体分离。这实际上简化了手术方式，因为不再需要分离梨状窝黏膜。沿椎前间隙，从颈动脉内侧钝性分离，注意观察肿瘤是否已侵犯口咽部及椎前筋膜、椎前肌肉及椎体。椎前筋膜对肿瘤侵犯有一定的屏障作用，但是必要时可一并切除。但是有些医师在发现椎前筋膜受侵时往往会终止手术[76]。

喉体、咽部及颈段食管被完全游离后，甲状腺需作为标本的一部分一并被切除。肿瘤对侧的甲状旁腺有时虽然可以保留，但是为了保证气管周围淋巴结被清除干净，该甲状旁腺可能也被切除。如确实无肿瘤侵犯可能，可将其回植到颈部肌肉中，这可有效避免长期的低钙血症。

一般沿肿瘤对侧舌骨上分切入咽腔，有时梨状窝癌可侵犯舌根，在这种情况下，为了获得安全切缘，可行对侧咽侧入路，既可获得充分暴露，亦不影响随后的操作。沿肿瘤上界至少2cm水平横断咽部，这样整个上咽部及喉部已完全游离，之后可在合适水平横断气管及颈段食管。整个手术步骤可总结为：①游离整个包含喉部及咽部的管道；②切断管道上端（舌根及咽侧壁）；③切断管道下端（食管）。如果需行全食管切除，需自上而下钝性分离食管（图37-10），上纵隔转移灶的切除可考虑经胸骨柄切除入路进行（图37-11）。

2. 重建

推荐应用管状皮瓣，如前臂游离皮瓣修复下咽环周缺损（图37-12及图37-13）[77]，亦可考虑应用游离空肠移植。若切除平面低于胸廓入口，则需行内脏移位（胃上提）。但高位咽胃吻合后的患者生活质量较差。下咽重建的详细介绍将于本分册第31章讲述。

（五）术后处理及并发症

1. 术后处理

尽管手术范围要超过全喉切除，但二者术后处理的原则基本相同。术者需重点关注患者肺功能、液体平衡、局部切口的情况、胸部及皮瓣供体区的状况等。术后需定期监测血钙、镁、磷水平，同时需补充钙、镁及骨化三醇。

2. 早期并发症

早期咽瘘较全喉术后更常见，处理措施也更加激进以避免发展成为纵隔炎。当颈部可疑出现瘘或感染时，需广泛开放切口，直接引流分泌物，避免累及颈动脉鞘及血管蒂等。早期咽瘘的形成可能与下咽远端关闭较紧有关，有时可能需要新鲜带血管蒂且未受放疗过的组织修复（如胸大肌或三角肌皮瓣）。

3. 远期并发症

狭窄：狭窄一般发生于重建后吻合口的食管段，因咽部及移植的空肠通常较宽敞。因狭窄导致的吞咽困难有时可在手术或放疗结束后数周甚至数月后发生。

无论是应用皮瓣修复还是内脏修复，狭窄的

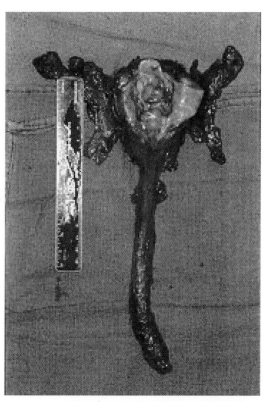

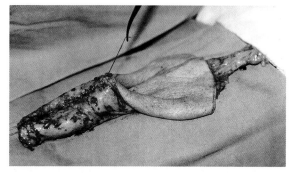

▲ 图 37-12 桡侧前臂皮瓣，转至颈部前先卷成管形。注意近端的皮瓣要有一段横行的去上皮的区域，用于覆盖颈部

▲ 图 37-10 双侧颈清扫、甲状腺切除及全喉咽切除后的整块标本。患者第一处肿瘤位于下咽，第二处肿瘤位于远端食管

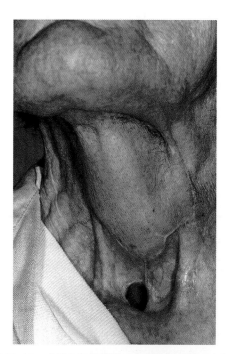

▲ 图 37-13 术后 2 年的情况。患者进食正常，皮岛的顺应性可辅助颈部运动。皮瓣的深面可见新下咽的管状轮廓

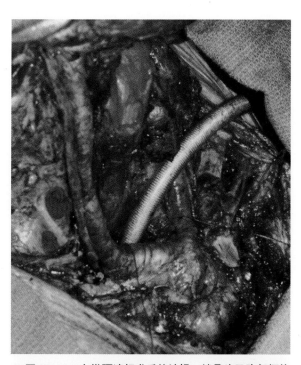

▲ 图 37-11 上纵隔清扫术后的缺损，锁骨头及胸部柄均已切除，所有的淋巴组织均已切除，保留头臂静脉及颈总动脉，通气管进入气管断端

处理原则都是相同的，如反复的扩张治疗等。若扩张治疗无效或不能耐受，可行手术治疗，但需排除肿瘤复发的可能。

在近几十年来，在下咽食管重建方面出现了新的策略，应用唾液分流管联合前臂游离皮瓣修复，取得了不错的效果。另一项创新是扩张后局部应用丝裂霉素 C [78]。

4. 功能性吞咽障碍

游离空肠移植到颈部后仍然保留着自主的蠕动性，故在部分患者吞咽食物恰好和肠管收缩同步时，可能会出现吞咽困难症状[59]。进食反流是胃上提术后常见并发症，常因胃潴留或幽门狭窄引起，而非吻合口狭窄导致。

通常情况下，缓慢进食匀浆类食物可足够维持营养的需要。或许管状皮瓣的被动性会对吞咽有利，但目前尚未有相关的前瞻性对照研究。

（六）功能恢复

吞咽功能的恢复同先前介绍的全喉术后吞咽功能恢复相同。

言语

即使应用内脏、皮瓣或肌皮瓣修复下咽，仍可通过气管 - 消化道造瘘技术获得发音。胃[79]、空肠及皮瓣均可产生振动发音[73]。目前已有应用前臂游离皮瓣修复后发音的嗓音特点分析研究[80]。若窦道同原始切除的部位不相通，则 TEP 是比较安全的主要发音方式。对于某些患者，可以保留一层黏膜，将其缝合于游离或带蒂皮瓣的边缘。若在肿瘤学方面保留黏膜不安全，且皮瓣厚重无法形成完整的管状结构时，肌皮瓣的皮肤可缝合至椎前筋膜，这可以实现水密闭合。一个例子就是当游离瓣失败，使用补救性的皮瓣如胸大肌皮瓣时。这时皮瓣可呈马蹄形同黏膜或筋膜缝合[81]。尽管这样做很困难，但肥胖及消瘦的患者都可通过这种办法重建。在这种情况下，气管食管发音是可行的。虽然在传统上，游离空肠及桡侧前臂游离皮瓣是全喉咽切除（复杂全喉切除）术后最常见的重建方式，但是由于游离空肠及前臂皮瓣供体区的并发症，近来更多的注意力开始集中于股前外侧皮瓣。在优秀的外科团队之间，最佳皮瓣的选择仍有争议[82-84]。

三、总结

这是一篇关于当前全喉切除术及全喉咽切除术的手术适应证、技术及功能恢复的综述。全喉切除及全喉咽切除分别是最有效的治疗进展期喉癌及下咽癌的手段，本章节的内容主要介绍相关的临床、手术及围术期方面的细节，读者可进一步参考其他资料去了解这类手术在肿瘤控制方面的作用。

推荐阅读

Boscolo-Rizzo P, Maronato F, Marchiori C, et al: Long-term quality of life after total laryngectomy and postoperative radiotherapy versus chemoradiotherapy for laryngeal preservation. *Laryngoscope* 11: 12-31, 2007.

Bova R, Goh R, Poulson M, et al: Total pharyngolaryngectomy for squamous cell carcinoma of the hypopharynx: a review. *Laryngoscope* 115: 864-869, 2005.

Chone CT, Gripp FM, Spina AL, et al: Primary versus secondary tracheoesophageal puncture for speech rehabilitation in total laryngectomy: long-term results with indwelling voice prosthesis. *Otolaryngol Head Neck Surg* 133: 89-93, 2005.

Davis GF, Schwartz SR, Veenstra DL, et al: Cost comparison of surgery versus organ preservation for laryngeal cancer. *Arch Otolaryngol Head Neck Surg* 131: 21-26, 2005.

Davis RK, Vincent ME, Shapsay SM, et al: The anatomy and complications of "T" versus vertical closure of the hypopharynx after laryngectomy. *Laryngoscope* 92: 16, 1982.

Debry C, Dupret-Bories A, Vrana NE, et al: Laryngeal replacement with an artificial larynx after total laryngectomy: The possibility of restoring larynx functionality in the future. *Head Neck* 2014. Epub ahead of print.

Farrag TY, Lin FR, Cummings CW, et al: Neck management in patients undergoing postradiotherapy salvage neck surgery for recurrent/persistent laryngeal cancer. *Laryngoscope* 116: 1864-1866, 2006.

Forastiere AA, Goepfert H, Maor M, et al: Concurrent chemotherapy and radiotherapy for organ preservation in advanced laryngeal cancer. *N Engl J Med* 349: 2091, 2003.

Ganly I, Patel SG, Matsuo J, et al: Results of surgical salvage after failure of definitive radiation therapy for early stage squamous cell carcinoma of the larynx. *Arch Otolaryngol Head Neck Surg* 132: 59-66, 2006.

Garcia-Serra A, Amdur RJ, Morris CG, et al: Thyroid function should be monitored following radiotherapy to the low neck. *Am J Clin Oncol* 28: 255-258, 2005.

Hollinger PH: A century of progress of laryngectomies in the northern hemisphere. *Laryngoscope* 85: 322, 1975.

Olson HR, Callaway E: Nonclosure of pharyngeal muscle after laryngectomy. *Ann Otol Rhinol Laryngol* 99: 507, 1990.

Pfister DG, Laurie SA, Weinstein GS, et al: American Society of Clinical Oncology clinical practice guideline for the use of larynx-preservation strategies in the treatment of laryngeal cancer. *J Clin Oncol* 24: 3693-3704, 2006.

Righi PD, Kelley DJ, Ernst R, et al: Evaluation of prevertebral muscle invasion by squamous cell carcinoma. Can computed tomography replace open neck exploration? *Arch Otolaryngol Head Neck Surg* 122: 660, 1996.

Schwarts SR, Yueh B, Maynard C, et al: Predictors of wound complications after laryngectomy: a study of over 2000 patients. *Otolaryngol Head Neck Surg* 131: 61-68, 2004.

Seven H, Calis AB, Turgut S: A randomized controlled trial of early oral feeding in laryngectomized patients. *Laryngoscope* 113: 1076, 2003.

Sewnaik A, van den Brink JL, Wieringa MH, et al: Surgery for recurrent laryngeal carcinoma: partial or total laryngectomy for a better quality of life? *Otolaryngol Head Neck Surg* 132: 95-98, 2005.

Sparano A, Chernock R, Laccourreye O, et al: Predictors of thyroid gland invasion in glottic squamous cell carcinoma. *Laryngoscope* 115: 1247–1250, 2005.

Staton J, Robbins KT, Newman L, et al: Factors predictive of poor functional outcome after chemoradiation for advanced laryngeal cancer. *Otolaryngol Head Neck Surg* 127: 43, 2002.

Stell PM: The first laryngectomy for carcinoma. *Arch Otolaryngol* 98: 293, 1973.

Urba S, Wolf G, Eisbruch A, et al: Single–cycle induction chemotherapy selects patients with advanced laryngeal cancer for combined chemoradiation: a new treatment paradigm. *J Clin Oncol* 24: 593–598, 2006.

Varvares MA, Cheney ML, Gliklich RE, et al: Use of the radial forearm fasciocutaneous free flap and Montgomery salivary bypass tube for pharyngoesophageal reconstruction. *Head Neck* 22: 463, 2000.

Wax MK, Touma BJ, Ramadan HH: Tracheostomal stenosis after laryngectomy: incidence and predisposing factors. *Otolaryngol Head Neck Surg* 113: 242, 1995.

Weber RS, Berkey BA, Forastiere A, et al: Outcome of salvage total laryngectomy following organ preservation therapy: the Radiation Therapy Oncology Group trial 91–11. *J Arch Otolaryngol Head Neck Surg* 129: 44, 2003.

Withrow KP, Rosenthal EL, Gourin CG, et al: Free tissue transfer to manage salvage laryngectomy defects after organ preservation failure. *Laryngoscope* 117: 781–784, 2007.

Wookey H: The surgical treatment of carcinoma of the pharynx and upper esophagus. *Surg Gynecol Obstet* 75: 499, 1942.

第 **38** 章

喉和下咽癌的放疗
Radiation Therapy for Cancer of the Larynx and Hypopharynx

Christopher Lominska　Parvesh Kumar　著

朱 杉 王 茹 译

要点

早期声门及声门上癌（$T_1 \sim T_2$ 期）

1. 明确的放射治疗（RT）相较于一期手术有许多优势，如语音质量高，仅有间接征象时不需要颈清扫。

2. RT 剂量 / 分配（fx）方案和局部控制（LC）率。

① 声门癌：对于 Tis/T_1 期病变，2.1Gy/fx 或 2.25Gy/fx 时为 63Gy，2.0Gy/fx 且 LC 为 85%～95% 时为 66Gy。对于 T_2 期的非巨大肿瘤，2.25cGy/fx 时 65.25Gy，2.0Gy/fx 时 70Gy，或 1.20Gy/fx 每日 2 次时 79.2Gy。对于 T_2 期的巨大肿瘤，2.0Gy/fx 且 LC 为 70%～90% 时 70～74Gy。

② 声门上癌：对于 T_1 期病变，2.0Gy/fx 且 LC 为 90%～100% 时 70Gy。对于 T_2 期病变，2.0Gy/fx 时 70～74Gy，1.2Gy/fx 每日 2 次且 LC 为 70%～90% 时 74.40～76.80Gy。

晚期声门及声门上癌（$T_3 \sim T_4$ 期，N+）

3. 对于肿瘤体积大，进行化学治疗和放射治疗不太可能达到 LC，且语音质量很差以致无法保留声音的患者，以及会厌受损造成吞咽功能不可逆转，且有很高的吸入率的患者，建议行外科治疗。术后放疗加或不加化疗，LC 发生率为 80%～90%，总生存率为 50%～60%。

4. 只有那些有非巨大肿瘤且语音质量及吞咽功能足够好的患者，建议同时进行联合化疗以保留喉部，使 LC 率达到 70%，总生存率达到 50%～60%。

早期下咽癌

5. 早期病变的治疗原则和 RT 剂量 / 分配方案与声门癌相同，只是淋巴结组清扫应涵盖在放射剂量中，T_1 期病变的最终 LC 率为 85%～95%，T_2 期病变的最终 LC 率为 75%～90%。

晚期下咽癌（$T_3 \sim T_4$ 期，N+）

6. 涉及手术和器官保存方法的治疗原则与晚期声门癌相似。

7. 局部控制率（5 年）在 20%～50%，而总生存率在 20%～35%。

人类作为高等生物具有独特的语言交流能力，这一功能的实现其核心器官就是喉。除了发声功能，喉还具有许多重要功能，如吞咽。而喉癌威胁着患者生存和生活质量（QOL），可以说是毁灭性的疾病。美国癌症协会预测2013年将有12 260例患者诊断为喉癌，且有3630例死于该疾病[1]。预测下咽癌发病率较喉癌低，仅2400例新发病例。

喉癌和下咽癌治疗目的的主要有以下两点：治疗癌症，条件允许时保留器官功能以保证生活质量。举例来说，若患者有较大面颈部畸形及功能的损伤，根治性手术切除不是一个最佳选择；另一方面，用于同步放化疗一味提倡"器官保留"，而不注重喉功能性的治疗方式也是不可取的。针对早期喉癌和下咽癌具有治愈的可能性，但针对进展期疾病预后较差：5年生存仅有15%～65%。不同于头颈部其他部位总重量，喉癌的生存率稍有下降。造成这一结果，包括人们更倾向于器官保留治疗方案等原因被研究学者热议。为了使患者得到最佳的护理和预后，包括耳、鼻、咽喉外科；肿瘤放疗科；肿瘤内科；以及护理、营养师、护工、发音和吞咽功能治疗师等辅助人员在内的多学科的参与、合作是完全有必要的。

个体化治疗方案的制订，特别需要注意患者相关因素，如发声和吞咽功能质量、体重丢失、并发症、吸烟史、并发症、年龄、临床表现、血红蛋白水平、肾功能、先前存在的神经功能性疾病、听力下降、家族史及患者对完成治疗的积极性。肿瘤相关因素有体积、局部浸润情况、淋巴结转移情况、肿瘤病理分级。治疗相关因素，即治疗方案的选择需要考虑到可能出现的急、慢性治疗毒副反应，以及对患者生存质量的持续影响。最佳个体化治疗方案的选择要考虑到以上所有因素，才能最终形成一个整体的，以患者为中心的治疗方案。

一、解剖学因素

临床医生需要熟知喉和下咽以下几点基础解剖知识：①特别的肿瘤会影响器官功能而表现为相应症状和体征；②喉和下咽部位肿瘤个体不同，局部浸润、淋巴结转移和远处转移模式不同；③喉和下咽部位肿瘤生长范围决定治疗方案。对于放疗科肿瘤医师，解剖结构是分辨有亚临床浸润风险的范围，与周围重要器官最佳保护的范围的关键。

下咽上界是舌骨，下界是环状软骨，与分子层面分界相一致。下咽分为三个亚区：①双侧梨状窝区；②环后区；③咽后壁及侧壁区。

喉与下咽紧密连接；大约在颈部水平，位于其前方。在解剖学上，喉的范围从会厌尖第3颈椎下缘到环状软骨第6颈椎水平。喉进一步分为声门上型、声门型、声门下型。声门上区包括：①会厌；②杓状会厌皱襞；③甲状软骨；④假声带；⑤气室。声门区由真声带及前后联合共同组成。其中前联合在皮下1cm处——作为放疗计划中重要组织。声门区下界为声带游离缘下5mm或气室尖下1cm水平。甲状软骨被视为侧平面为数字8形的结构，声带附着于此。声门下区从声门到环状软骨下缘。这些解剖边界可在X线片中轻易地显示出来（图38-1）。

从影像学角度，值得注意的是甲状软骨、环状软骨及大部分的杓状软骨都是透明软骨，其是从人类20岁左右开始骨化。会厌、角状软骨和楔形软骨，以及和杓状软骨的顶点和声带突是有弹性软骨组成，其不发生骨化，因此不透过射线。

淋巴引流

肿瘤放疗专家在制订放疗范围时对与骨性结构及手术标识密切相关的颈部淋巴结水平的了解程度是至关重要的。Ⅰ区淋巴结位于舌骨上方，下颌舌骨肌下面，以及前界为颌下腺后部（图38-2）。这部分对应着颏下及颌下三角区。Ⅱ区淋巴结位于颅底至舌骨体下缘，位于颌下腺后缘的后部，胸锁乳突肌（SCM）后界前方。从下颌骨向下到颈动脉分叉处的颈静脉连淋巴结都包含在该淋巴结水平。Ⅲ区淋巴结位于舌骨下缘至环状软骨下缘，同样位于胸锁乳突肌后界的前方，从颈动脉分叉到肩胛舌骨肌对应此区域。Ⅳ区淋巴结位于环状软骨下缘的上方，向下延伸至胸锁关节上方2cm处，位于胸锁乳突肌后界的前

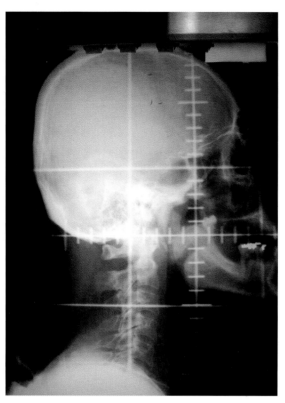

▲ 图 38-1　颈部 X 线片

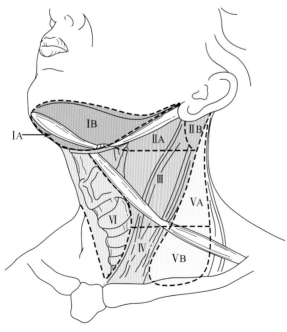

▲ 图 38-2　颈部淋巴结水平

引自 Harish K: Neck dissections: radical to conservative. World J Surg Oncol 2005;3:21.

方，该区域对应的是肩胛舌骨肌到锁骨水平。V区淋巴结位于颅底至锁骨水平，胸锁乳突肌后方区域；这一区域对应的是胸锁乳突肌为前界的，斜方肌为后界，肩胛舌骨肌为上界的颈后三角区。Ⅵ区淋巴结位于舌骨体下缘至胸骨上切迹之间，也是颈动脉之间的前间隔（图 38-2）。美国放射治疗肿瘤协会（RTOG）为颈部 N_0 的定义可参照 www.rtog.org。

二、生物标志物与分子生物学

众所周知，人乳头状瘤病毒（HPV）感染是影响头颈部肿瘤预后的重要因素。HPV 感染可增加口咽癌发病率，但同时口咽癌患者 HPV 阳性预后较好。除口咽癌之外的头颈部肿瘤有关 HPV 感染的较少有文献报道。最近一篇回顾性分析指出，大约有 20% 喉癌患者感染 HPV，但对预后的影响无统计学差异[2]。

另一个在头颈部肿瘤中常见的标志物为表皮生长因子受体（EGFR），是一类酪氨酸激酶受体，其过表达是预后不良的预测因素[3]。针对 EGFR 阳性的单克隆抗体西妥昔单抗靶向治疗已在临床上证实有效[4]，但是小分子酪氨酸激酶受体抑制药鲜有成功靶向治疗方案[5-9]（图 38-3）。

其他预后指标有 AKT、Bcl-xl、NFκB，BAK、p53、Rb、MMP、VEGF、PTEN、cyclinD1，以及 COX-2[7-9]。有关头颈部肿瘤发生发展的阶梯式分子及形态学模型的建立取得进展[9]（图 38-4）。

三、临床表现

（一）声门上型喉癌

声门上型喉癌最常见的临床症状是喉部疼痛或吞咽疼痛感。由于淋巴结转移率高，颈部大肿块常作为声门上型喉癌的首发症状。涉及迷走神经、Arnold 的耳神经以及第 X 对脑神经受侵时会引起单侧耳部牵扯痛。声音嘶哑通常不是早期临床表现，当声带受侵时的表现。晚期表现有消瘦、呼吸困难、口臭、误吸等。

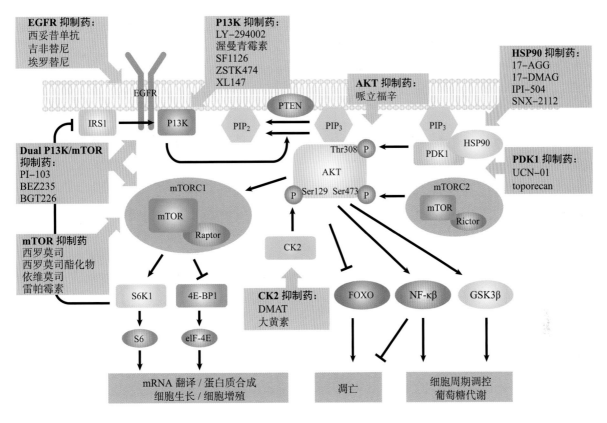

▲ 图 38-3 展示靶向药物针对表皮生长因子受体（EGFR）通路和相关下游通路（PI3k-AKT-mTOR）的作用机制

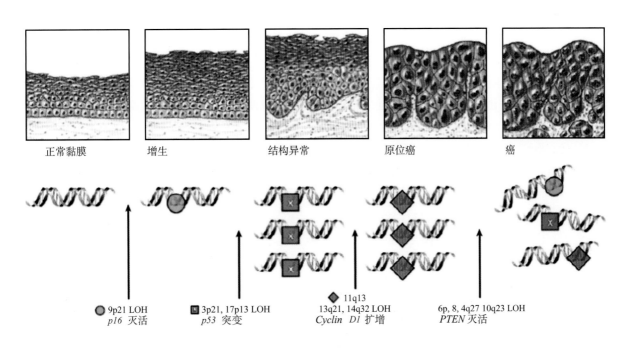

▲ 图 38-4 一个阶梯式的分子和形态学模型展示头颈部肿瘤的发生和发展过程
LOH. 基因杂合性丢失

（二）声门型喉癌

早期声门型喉癌最典型的临床表现为声音嘶哑。晚期临床表现有咽痛、局部软骨受侵后疼痛、耳痛、气道狭窄导致的呼吸困难等。

（三）声门下型喉癌

声门下型喉癌早期症状不典型。随着疾病进展会出现气道狭窄所致呼吸困难，其他较常见临床表现有声音嘶哑、吞咽困难、咯血等。

（四）下咽癌

由于解剖部位原因，下咽癌患者诊断时与头颈部其他部位肿瘤相比分期较晚。典型的临床表现有声音嘶哑、吞咽疼痛和（或）吞咽困难、咽喉疼痛、耳痛、消瘦（下降 20%）、颈部包块。随着疾病进展，患者还会出现咯血，以及由于气道狭窄导致的喘鸣。

四、诊断评估和检查

对怀疑患有喉癌的患者首先应从询问病史及体格检查开始。而体格检查最主要的工具为显微内镜，其可以清楚观察到舌骨下会厌和前联合情况，这些区域单用反光镜很难观察到。一些临床宝贵经验在检查时应特别注意。除了明确肿瘤浸润程度，还应评估声带活动程度，对分期及预后评价有所帮助。诊断声门上型的病变，应仔细检查舌根是否受侵。由于下咽癌常发生远处转移，因此必须进行彻底的全身检查。颈部转移淋巴结需要仔细触诊，确定淋巴结大小、数量、柔韧性（活动、部分固定或固定）以及位置（同侧、双侧或对侧）。

常规实验室检查包括血细胞计数和肝功能检查。若有肝功能检查或血清碱性磷酸酶水平异常，需要进一步检查明确病情，如腹部 CT、骨扫描等。

影像学检查包括胸部 X 线和头颈部强化 CT；若有较高胸部转移危险性的患者也有必要行胸部CT。CT 检查尽可能安排在活检前进行。全喉扫描 CT 应设置为 3mm 层厚。CT 扫描与磁共振相比其有效性仍存在争议。MRI 对评价肿瘤对周围软组织和软骨受侵有较好的显示，而 CT 能够较好对早期骨质受侵和喉部残余正常解剖的评价。MRI 缺点是扫描检查时间长和存在运动尾影。对于有高度远处转移风险的患者，建议进行 FDG-PET 检查，尤其针对下咽癌和有较大淋巴结转移的喉癌患者（N_2/N_3）。

全麻下直接喉镜检查及病理活检是喉癌和下咽癌诊断的重要步骤。针对晚期患者，应进行内镜检查（支气管镜和食管镜检查）以排除第二原发肿瘤。

若有进行放射治疗（RT）的患者还应完善牙科的检查，若有必要应在放疗前进行龋齿拔除。主要是因为放疗后口干症更易使患者发生龋齿，并且建议每天使用含氟牙膏刷牙。与高剂量区（如 > 50Gy）重叠的牙齿剂量及区域需告知牙科医生。主要的牙科操作需在治疗前进行（如拔牙），因为放射后下颌骨愈合功能受损，会增加感染机会及放射性骨坏死的发生。

分期

喉癌和下咽癌分期根据美国癌症联合委员会制定的 TNM 分期系统（第七版和 2010 版分期）。与其他部位肿瘤分期相比，喉癌的 T 分期是根据解剖结构浸润程度而不是病灶大小。下咽癌早期分期是基于肿瘤大小和亚临床部位浸润。喉癌和下咽癌中，无论肿瘤体积大小，任意一侧声带固定则分期为 T_3。声门下区喉癌和下咽癌 T_4 是指甲状腺或甲状软骨受侵或喉组织以外组织受侵。淋巴结分期与其他头颈部恶性肿瘤相同（鼻咽癌除外）。能够看到解剖结构的疾病分期比文字描述的分期更加直观，也有利于患者护理。早期喉癌和下咽癌的直接喉镜图像可见图 38-5。

五、多学科治疗

除了由外科医生、肿瘤放疗科医生、肿瘤内科医生进行疾病评估外，我们建议同时咨询其他方面专家，如营养师；牙医，尤其是下颌骨可能在放射野内时进行放疗前牙科检查；以及语音和吞咽功能训练师，帮助患者从恶性肿瘤和治疗后遗症中恢复组织功能和康复。

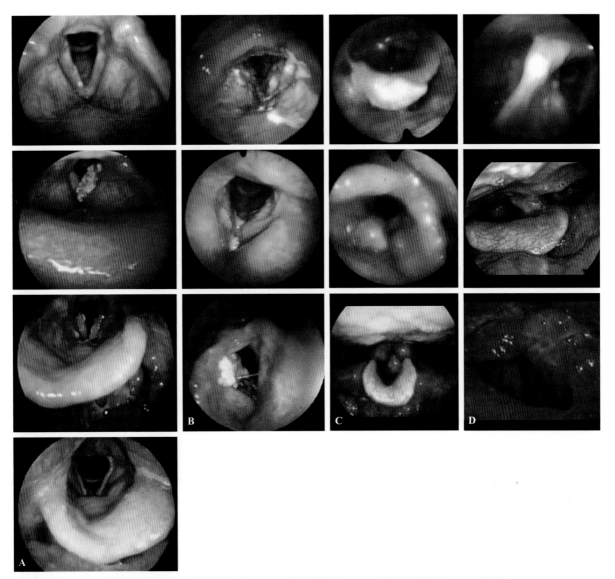

▲ 图 38-5 　**A. T₁ 声门型喉癌；B. T₂ 声门型喉癌；C. T₁ 声门上型喉癌；D. T₁ 下咽癌**

最上行：源于右侧梨状窦侧壁的 T₁ 下咽癌，其外生，体积小，声带活动正常

中间排：由梨状窦引起的外生 T₂ 下咽癌，累及左侧的杓状和杓会厌皱襞，声带活动正常

底部行：源于梨状窦的外生 T₂ 下咽癌

引自 Radiotherapy alone for early stage squamous cell carcinoma of the larynx and hypopharynx. *Int J Radiat Oncol Biol Phys* 2007;69 (2 Suppl):S31-S36

颈部治疗

这一章节没有关于颈部治疗的介绍，在本教材其他部分可以详细查阅。≤ 3cm 的颈部淋巴结可通过单纯放疗或同步放化疗，或挽救性手术治疗。在一些器官保留临床实验中证实（包括 RTOG9111），N₂ 或更大的颈部淋巴结转移灶推荐进行颈部淋巴结清扫术。最新数据表明，患者治疗后 4～8 周的查体和 CT 检查显示疾病完全缓解

（CR）时，颈部复发发生率低，可能会避免颈部手术[10]。放疗或放化疗后 3～4 个月进行正电子发射断层扫描（PET-CT），也可以对颈部有较好的观察。

六、喉癌

（一）早期声门型喉癌（T₁ 或 T₂）

早期喉癌无论行放疗或手术治疗都有较高的

治愈率。没有随即临床实验直接比较放疗和手术的疗效，但一系列发表文献可以看出两者有相似的肿瘤局部控制率。针对患者选择个体化治疗方式需要综合考虑许多因素，如之前手术次数和类型（例如手术剥离、激光切除）、声音音质、病变位置等。举例说明一下，在前联合的区域中的病变接受激光切除手术，可能导致永久性声嘶这一手术后遗症。另一方面，相同的激光切除手术方式治疗声带中部病变，常常使患者具有优良的声音音质，而不需要6～7周的术后RT治疗。通常情况下，根治性放疗的优点包括：①避免手术并发症，如声音音质差（即慢性声嘶）、麻醉风险；②保留补救手术的机会；③治疗亚临床淋巴结转移，而不需要颈淋巴结清扫；④避免误吸的风险和开发部分喉切除术所致的肺部并发症的风险。根治性放疗主要禁忌是可能不按要求完成6～7周的每日放疗，并且放疗具有较高昂的费用[11]。

1. 放疗技术和剂量分割模式

多剂量分割模式已被用于治疗 T_1 和 T_2 期声门癌患者，总剂量等于66～70Gy每天2.0Gy/次（fx），总剂量63Gy每天2.1Gy/fx，或60.75Gy～65.25Gy每天2.25Gy/fx，每周5天[12-14]。在堪萨斯大学医疗中心（University of Kansas Medical Center，KUMC）的肿瘤放射科，Tis/T_1疾病最常见的治疗方式为2.25Gy或2.1Gy/fx至63Gy，而 T_2 疾病则以2.25Gy/fx治疗至65.25Gy。另一个可被接受的替代剂量分割方案是Tis/T_1给予总剂量66Gy，每天2Gy/fx，T_2 给予总量70Gy每天2Gy/fx。治疗早期声门型喉癌单次分割剂量不应小于2.0Gy/fx，是因为RT治疗时间延长，这增强了肿瘤再增殖，并导致肿瘤局控率的下降[15, 16]。研究发现，超分割放疗（如总量79.2Gy，1.2Gy/fx每天两次）在治疗 T_2 病变时由于常规2.0Gy/fx分割[17, 18]。

在KUMC，三维适形放疗（3D-CRT）应用于早期喉癌治疗。患者仰卧位，头过度伸展，根据患者制定面罩固定体位，行定位CT扫描。对于 T_1 和早期 T_2 病变，使用两个小的相对横向区域，通常大小为5～6cm²（图38-6）。这一区域通常从甲状软骨上界延伸至 C_6 椎体的下缘，前界为

声带水平（约 C_4 水平）的皮肤前至少1cm，后界是椎体前缘。如果可能的话在扫描期间，应要求患者做吞咽动作以观测声门的最大延伸范围，以确保该区域在放射野内，因为患者在实际放疗时会有吞咽活动。为制定最佳的治疗方案，通常需要使用楔形物来达到剂量分布均匀性（图38-7）。如果使用较高能量（＞4MV）的光子，则应注意前联合的剂量，并且为达到计划量可能需要推注bolus或楔形物underwedging。Tis和 T_1 患者不需要进行淋巴结引流区预防性照射，因为几乎不发生淋巴结转移。而对于 T_2 病变，如有广泛声门上受侵或声带活动受损时，应考虑预防性第一梯队淋巴结预防性照射（二腹肌以下和中颈或下颈水平的Ⅱ和Ⅲ区淋巴结）。

2. 疗效和预后因素

Tis和 T_1 病变，5年肿瘤局控率为85%～95%（表38-1）。进行挽救手术后，最后5年局部控制率达95%～99%。针对 T_2 声门型喉癌，单次放疗初次治疗后5年局控率在70%～90%（表38-2）。放疗后复发行挽救手术后，最终5年局控率可达80%～95%。最新研究证实针对 T_1 和 T_2 的疣状癌，局部复发后进行成功的挽救手术后局控率大约为70%[19, 20]。

针对早期声门型喉癌的预后因素有以下几点。

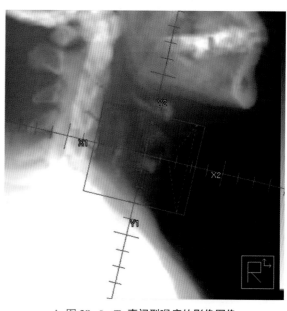

▲ 图 38-6　T_1 声门型喉癌的影像图像

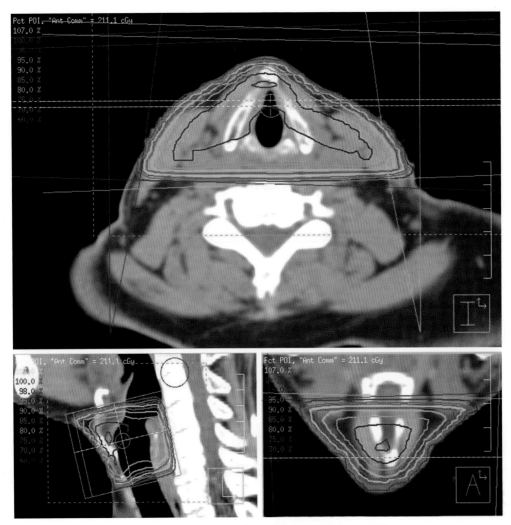

▲ 图 38-7 早期声门型喉癌等剂量曲线轴位 CT 图像

- 受侵声带活动性[21]。
- 前联合是否受侵。
- 总放疗剂量，分割剂量，总治疗时间[22]。
- 肿瘤负荷（相对于亚临床病种的可见病灶）[16]。
- 治疗前血红蛋白水平[23]。
- p53[24] 和 p21[25] 分子标志物。
- 患病期间是否吸烟[26]。
- 男性。
- 组织学类型。
- 是否侵及声门下区。
- 受侵声带活动性。

以往有研究证实前联合受侵时局控率较差。然后随着 3D-CRT 放疗计划的应用，消除了前联合受照射剂量不足这一缺点，这一预后不良因素意义不再显著。小于 2.0Gy 单次分割剂量具有较差的局部控制率，因此不推荐应用。研究表明延长治疗时间大于 42d，继发于肿瘤细胞加速再增殖，导致预后较差[22]。一项纳入 91 例 T_1N_0 声门型喉癌接受根治性放疗的患者，评价两组总治疗时间（≤ 42d vs. > 42d）和单次分割剂量（< 200cGy vs. ≥ 200cGy）不同对肿瘤局控率的影响。通常情况下，每天治疗中断或治疗总时间延长，局控率约降低 1.4%（0.4%~2.5%）。多项研究显示治疗前和（或）治疗后血红蛋白水平降低在早期和进展期喉癌中是预后不良的危险因素[23]。例如 Fox Chase 癌症中心一项纳入 109 例 T_1 或 T_2 期声门型喉癌接受根治性放疗患者的研究证实，多因素分析显示治疗前血红蛋白水平低于或等于 13g/dl，对 2 年局控率和总生存均有独立危险因素（分别是 66% vs. 95%，46% vs. 88%）。

表 38-1　声门型喉癌手术治疗与放射治疗局部控制率

参考文献	患者（n）	初始局部控制率	最终局部控制率
Elman 等（1979）[97]	210（T_{1a}）	94%	98%
	61（T_{1b}）	93%	98%
Fletcher and Hamberger（1974）[98]	332	89%	98%
Mittal 等（1983）[37]	177	83%	96%
Amornmarn 等（1985）[31]	86	92%	99%
Wang（1990）[99]	723	90%	97%
Johansen 等（1990）[100]	358	83%	94%
Akine 等（1991）[101]	154	89%	94%
Le 等（1997）[15]	315	83%	97%
Mendenhall 等（2001）[102]	184	93%	97%
Lee（2002）[103]	85	81%	91%
Cellai 等（2005）[104]	831	83%	93%
Chera 等（2010）[38]	253（T_{1a}）	94%（5 年）	98%（5 年）
	72（T_{1b}）	93%（5 年）	97%（5 年）

表 38-2　T_2 声门型喉癌放射治疗与手术挽救的局部控制率对照研究

参考文献	患者（n）	初始局部控制率	最终局部控制率
Elman 等（1979）[97]	146（T_{2a}）	80%	96%
	82（T_{2b}）	72%	96%
Fletcher and Hamberger（1974）[98]	175	74%	94%
Mittal 等（1983）[37]	327	69%	—
Howell-Burke 等（1990）[33]	114	68%	76%
Amornmarn 等（1985）[31]	34	88%	94%
Karim 等（1987）[78]	156	81%	95%
Wang（1990）[99]	173	69%	86%
Le 等（1997）[15]	83	67%	—
Mendenhall 等（2001）[102]	120	75%	95%
Frata 等（2005）[105]	256	70%	85%
Chera 等（2010）[38]	260	76%（5 年）	95%（5 年）

值得注意的是，研究表明试图通过改善促红细胞生成素以增加血红蛋白水平的治疗方式具有反作用[27, 28]。

3. 放射治疗并发症

由于早期声门癌放疗范围小，患者的放疗副反应较少。常见的急性副反应包括皮肤红斑和（或）色素沉着、脱屑、声音嘶哑、咽喉疼痛和吞咽困难。这些不良反应具有自限性，在治疗开始后 2~4 周出现，通常在治疗完成后 6~8 周内逐渐消退。甲状腺功能减退症是放疗后慢性不良反应，因此患者应在治疗前以及治疗后每 6~12 个月进行甲状腺功能检查。在放疗相关文献中报道，甲状腺功能减退率高达30%～40%[29]。激素替代疗法可以补充甲状腺激素水平。少见但比较严重的放疗慢性不良反应包括：喉头水肿和杓状软骨坏死。喉癌放疗的患者中，放疗后3个月，发生轻度至中度喉头水肿率为15.4%～25%[30]。严重的喉头水肿的发生率为1.5%～4.6%[31-34]。并且发生率与总剂量、放疗范围、单次分割剂量和T分期有关[32, 34, 35]。首先，应当管理患者嗓声；禁止饮酒和吸烟，密切随访检查。当患者存在感染或严重喉头水肿阻塞气道时，应用抗生素和低剂量类固醇激素（如，2mg每日两次口服）。但是，如果喉头水肿是渐进性发展，保守治疗措施效果不佳时，应考虑是局部复发，进行活检检查排除恶性肿瘤的原因。如果活检为阳性，需要积极进行补救手术。放疗后完全喉癌杓状软骨坏死较少见，据报道声门型喉癌其发生率是0.5%～1.8%[31, 36, 37]。

研究证实，应用调强适形放疗（IMRT）可降低颈动脉受累，从而降低动脉粥样硬化发生率[38, 39]。

（二）进展期喉癌（T₃或T₄，Ⅲ或Ⅳ期）

1. 总体考虑：平衡治疗，器官保留和生活质量

对于可切除的局部晚期声门喉癌[即T₃和T₄和（或）N₂和N₃疾病]已经用手术联合术后RT进行治疗。然而，行全喉切除术的主要缺点是语音功能的丧失。在过去的几十年中，已经探索了非手术疗法作为主要方法来实现局部晚期疾病的治愈并保留喉部以维持器官功能。这些治疗方法包括单纯RT或与化疗联合。同步放化疗已逐步成为许多局部晚期喉癌患者的标准治疗方法，其手术治疗需要全喉切除术。对于高度选择的患者，其首选治疗为喉保留术，这是放化疗的替代方法。作者建议在提出治疗方案前进行多学科会诊。声音的质量和吞咽功能都应该进行评估，特别是要行器官保留手术时。

在以下临床治疗中我们首先考虑手术。

- 同步放化疗对于T₄或原发病灶较大的肿瘤不太可能达到局部控制。
- 较差的发音状态与最初非手术治疗的目的相反。
- 会厌发生解剖学的损害，会导致吞咽功能

差，并有很高的误吸率。

2. 主要手术方法：辅助治疗

在KUMC，我们更倾向于根据RTOG 7303试验的结果和辅助治疗的优势，手术为主要治疗方法，联合术后与术前RT[40]。RTOG 7303是一项随机试验，比较术前（50Gy）和术后（60Gy）RT在可手术的晚期声门上喉癌和下咽癌之间的差异。术后组的10年局部控制率明显高于术前组（分别为70%和58%）。此外，术前RT组患者的并发症发生率（9%）高于术后RT组（5%）。根据这项RTOG研究的结果和术后病理信息，术后RT优于术前RT，因为它可以更好地调整放射野体积和总剂量。

虽然全喉切除术后行放疗的患者局部肿瘤控制率相对较高，但一些恶性度较高的疾病仍然不能行单纯RT。随机试验评估了在局部晚期头颈部肿瘤行术后同步放化疗的作用，包括原发性喉部肿瘤。这些研究包括RTOG 9501试验，欧洲癌症研究与治疗组织（EORTC）22931研究和德国ARO 96-3研究（表38-3）[41-44]。这三项随机试验显示，辅助放疗同时加用化疗可改善手术后高危患者的局部控制和无病生存期。在RTOG 9501试验中，459名高危局部晚期头颈部肿瘤患者任何T分期伴有两个或两个以上阳性淋巴结，包膜外侵犯和（或）切缘阳性的疾病，这些患者行单纯RT（分别为2.0Gy/fx时为60～66Gy）或联合顺铂（第1、22、43天，100mg/m²）的同步放化疗。2年局部控制率分别为82%和72%（P=0.01），以及无病生存率分别为35%和25%（P=0.04）。与单纯RT相比，辅助放化疗的效果更好。然而，两组的总体生存率没有统计学差异分别为45%和35%（P=0.19）。在EORTC 22931试验中，将疾病高危因素定义为病理分期为T₃/T₄伴有任意淋巴结分期，或N₂/N₃伴T₁/T₂，或T₁/T₂伴N₀/N₁疾病的患者，同时有切缘阳性，周围神经受侵和（或）脉管栓塞。在EORTC试验中，334名患者被随机分配到单纯RT组（66Gy，2.0Gy/fx）或与顺铂（第1、22、43天，100mg/m²）同步放化疗。5年局部控制率82%和69%（P=0.007），无进展生存率47%和36%（P=0.02）和总生存率分别为53%和40%

表 38-3 头颈部肿瘤术后放化疗后声门试验

研究名称	高危因素	随访	治疗	结 果			P 值
				局部控制率	无病生存率	总生存率	
RTOG 9501[42]	≥ 2 个以上淋巴结阳性	3 年	放疗化疗/放疗	72%	36%	47%	P=0.9
	包膜外侵犯						
	切缘阳性			82%	47%	56%	
EORTC 22931[42]	pT₃/pT₄(除 T₃N₀ 喉癌)	5 年	放疗化疗/放疗	69%	36%	40%	
	pT₁/T₂ 伴 N₂/N₃						
	pT₁/T₂ 和 N₀/N₁ 伴以下任意情况：包膜外侵犯、切缘阳性、侵犯神经、血管栓塞			82%	47%	53%	
German ARO 96-3[44]	≥ 3 个以上阳性淋巴结	5 年	放疗化疗/放疗	72.2%	50.1%（无进展生存率）	48.6%	P=0.11
	包膜外侵犯						
	切缘阳性			88.6%	62.4%	58.1%	

EORTC. 欧洲癌症研究和治疗组织；pT. 肿瘤病理；RTOG. 肿瘤组织的放疗

（P=0.04），接受辅助同步放化疗的患者均优于单纯 RT 的患者。德国 ARO 96-3 试验纳入了 440 例高危因素患者，其中有 3 个及以上累及淋巴结，包膜外侵犯和（或）黏膜切缘阳性，随机分配到单纯 RT 组（66Gy，2.0Gy/fx）或同时使用氟尿嘧啶（5-FU，第 1～5 天和第 29～33 天，600mg/m²）与顺铂（第 1 天至第 5 天和第 29 至 33 天，20mg/m²）同步放化疗组。与其他两项试验一样，与单纯 RT 相比，同步放化疗可改善局部控制率分别为 72% 和 89%，（P=0.002 59）和 5 年无进展生存率分别为 50% 和 62%（P=0.024）；然而，两组在 5 年总生存率方面没有统计学差异分别为 49% 和 58%（P=0.11）。

EORTC 和 RTOG 试验分析结果证明，对于具有包膜外侵或切缘阳性的患者联合化疗，除了有利于局部控制和无病生存期以外，总生存期是获益的[45]。RTOG 试验在 2012 年进行了更新，中位随访时间为 9 年，表明在包膜外侵或切缘阳性患者组中联合化疗可将局部失败率从 33% 降至 22%（P=0.02），并趋向于改善总体生存率 27% 和 20%（P=0.07）[46]。

在 KUMC，局部晚期的喉癌患者术后发现没有

包膜外侵且切缘阴性通常采用单纯 RT（2.0Gy/fx，60Gy）。伴有高危因素局部晚期头颈部肿瘤患者采用顺铂同步化疗（第 1 天，第 22 天和第 43 天 100mg/m²）联合 RT（63～66Gy，2.0Gy/fx）。急性毒性的增加（如黏膜炎、表皮炎、吞咽困难或吞咽痛）与同步放化疗相关，而接受这种治疗的患者需要大量的营养和康复支持。某些高危疾病患者［包括老年人和 KPS 评分和（或）营养状况差的患者］可能无法耐受同步化放疗，因此应考虑单纯 RT。

3. 器官保留方法：放化疗联合治疗

手术治疗的主要缺点是器官功能的丧失。虽然气管食管穿刺等渐进式手术重建技术可以使全喉切除的患者发声，但语音质量并不理想，患者通常对结果表示不满。例如，在一项关于患者选择治疗方案的研究中，20% 的患者会选择维持自己的声音，以牺牲生存率为代价[47]。在过去的几十年中，探索了有关患者保留喉部的治疗方案。

第一项评估喉癌手术与非手术方法的随机研究是退伍军人管理局喉部保留试验[48]。该试验将 332 例Ⅲ期和Ⅳ期（不包括 T₁N₁）病变的患者随

机接受全喉切除术加术后放疗，对比应用 5-FU 和顺铂诱导化疗加根治性放疗（诱导化疗敏感的患者）。非手术组的 2 年喉部保留率为 64%，但两组间总生存率（68%）无差异。值得注意的是，只有少数 T$_4$ 患者被纳入，这限制了这项研究对患者的适用性。

退伍军人管理局的试验确立了非手术选择的可行性。一个连续的试验，头颈部组间喉保留试验（RTOG 9111）是一项 III 期临床试验，将 III 期和 IV 期喉癌患者随机分为单纯 RT 组（35fx，70Gy）；诱导化疗组，顺铂（100mg/m^2，第 1 天和第 22 天）与 5-FU［1000mg/（m^2·d）连续输注 5d，持续两个周期］，然后进行相同标准的 RT；同步放化疗组，顺铂（100mg/m^2，第 1 天、第 22 天和第 43 天的）[49]。同步放化疗组中 5 年喉保留率为 83.6%，诱导化疗组为 70.5%（P=0.0029），而单纯 RT 组为 65.75%（P=0.0018）。诱导化疗组（54.9%）与单纯 RT 组（51%）相比（P=0.0018），同步放化疗组（68.8%）与单纯 RT 组（51%）相比 5 年局部肿瘤控制率也有显著改善（P=0.0005）。三组的 5 年总体生存率相似（同步放化疗组为 54.6%，诱导化疗组为 59.2%，单纯 RT 组为 53.5%）。在同步化放疗组（46.6%）和诱导化疗组（44.6%）之间，无论是喉切除术还是任何原因引起的死亡均构成治疗失败，但是两者均优于单纯 RT 组（33.9%）[50]。因此，在头颈部组间喉保留试验的基础上，同步放化疗被认为是晚期喉癌主要手术方法的可行替代方案。该试验排除了 T$_4$ 原发肿瘤（舌根基部 > 1cm 侵入或侵犯软骨）。作者在 2013 年更新了他们的结果[51]，对于全喉切除术患者 10 年生存率，诱导化疗组（29%）和同步化疗组（23.5%）均优于单纯 RT 组（17%）。对于局部控制率，顺铂同步化疗（65%）优于诱导化疗（49%）和单纯 RT（47%）。最后，虽然有利于诱导化疗的曲线在后期发生分离，但在 5 年或 10 年生存率组间没有显著统计学差异（诱导化疗组为 39%，同步放化疗组为 27.5%，而单纯 RT 组为 31.5%）。然而，RTOG 组间试验通常不包括大的肿瘤肿块或晚期 T$_4$ 病变，因此必须谨慎推敲这些试验的结果，以便对晚期喉癌的主要

非手术治疗（即同步放化疗）提供建议。

同步放化疗患者的局部肿瘤控制和喉保留，是以增加化疗毒性为代价的。与单纯 RT 相比，同步放化疗治疗（急性和迟发反应）的发生率显著高于单纯放疗（61%）[49]。与辅助放化疗一样，这些患者需要良好的一般状况和持续的营养和康复支持。在本文中，我们也参考了作者在 RTOG 9111 中更新的结论，即发现与癌症无关的死亡过多，或在长期治疗中效果不佳，这提高了治疗中致命的可能性，而这些在当前报告系统中还不能检测到。

比较手术与喉保留治疗两者之间 QOL 因素的作用，显示两组总体生活质量评分无统计学差异[52]。放化疗组保留了更好的社交功能，但也报道了口干症的不良表现。手术组在味觉和嗅觉，咳嗽和止痛药使用方面存在较大的问题。从成本效益的角度来看，接受手术加放疗患者的费用比放化疗方案的费用低大约 3000 美元[53]。

4. 器官保留方法：诱导化疗的作用

诱导化疗的作用仍然存在争议，还在研究中。虽然 RTOG 9111 的最新发现表明了诱导化疗可代替同步放化疗，作为患者器官保留的方法，但最新的 Meta 分析证实其使用时的总生存获益最低（2%）[54]。铂 / 氟尿嘧啶（PF）诱导方案效果随着紫杉醇的增加而改善，这已在两项大型随机试验中得到证实：TAX-323 试验比较了 PF 诱导方案与顺铂，氟尿嘧啶和多西紫杉醇（TPF）方案[55]。多西紫杉醇的加用使中位总生存期从 15 个月提高到 19 个月。美国的对照试验 TAX-324，对诱导方案进行了类似的比较，随后进行的放疗中两组同时使用卡铂[56]。TPF 组显示中位总生存期获益（71 个月和 30 个月）和 3 年总生存期获益（62% 和 48%）。器官保留患者的亚组分析也显示喉保留术的生存率也有所提高[57]。

基于这些数据，尽管 TPF 优于 PF，但考虑到约 30% 的患者未能够完成全部放疗，该方案可能会阻碍放疗的完成。此外，在诱导化疗期间有死亡报道[58]。我们再次强调了患者选择的重要性，特别是同步放化疗中。TPF 诱导化疗的优越性尚未证明。DeCIDE 试验［多西他

赛（D）、顺铂（P）、氟尿嘧啶（F）（TPF）]诱导化疗治疗 N_2/N_3 局部晚期头颈部鳞状细胞癌的Ⅲ期随机试验）和 PARADIGM 试验（一项Ⅲ期研究比较了局部晚期头颈部肿瘤的序贯治疗和同步放化疗）均试图比较诱导化疗序贯同步放化疗（两个方案均不同于 TAX323 和 TAX324）与同步放化疗之间的差异，与单纯同步放化疗相比，未证实诱导化疗有益[59, 60]。两项研究都进行缓慢，样本量有限，对照组患者预后好于预期。在 KUMC 中，我们考虑诱导化疗导致放疗开始晚（如延迟拔牙）或巨大的淋巴结，增加远处转移的风险。我们还注意到诱导化疗后方案的变异性：单纯放疗（TAX-323），并联合卡铂（TAX-324），多西紫杉醇/氟尿嘧啶/羟基脲（DeCIDE），多西他赛/卡铂（诱导组），与顺铂（同步放化疗组，PARADIGM）。TEMPLIN试验比较了诱导化疗后行顺铂化疗与西妥昔单抗生物治疗[61]。两组患者的喉保留率和存活率相当。

5. 器官保留方法：将靶向生物制剂与放射治疗相结合

靶向生物制剂并入晚期头颈部癌症的多模式治疗正在进行中。这项试验是一项Ⅲ期多中心随机试验，比较单独使用不同剂量分割方案的放疗（即 35 fx 70Gy，72～76.8Gy，1.2Gy/fx 每日两次，72Gy 时为 42fx（采用局部推量），或放疗与西妥昔单抗同时用于口咽部、下咽部和喉部的Ⅲ期或Ⅳ期非转移性鳞状细胞癌[62]。西妥昔单抗是针对在头颈部鳞状细胞癌中 EGFR 过度表达的单克隆抗体。在本次试验设计中同步放化疗并不是标准治疗方案。这项研究显示单纯放疗组与西妥昔单抗/放疗组 2 年局部控制率（分别为 41% 和 50%）和 3 年总生存率（分别为 45% 和 55%），西妥昔单抗/放疗组有所改善。更新的结果发表于 2012 年，5 年总体生存率仍然改善，46% 比 36%[63]。2 级及以上的痤疮样皮疹发生与西妥昔单抗治疗患者的生存率改善相关。这项试验对喉癌患者的适用性是有限的。参与该试验的大多数（60%）患者原发于口咽部。局部控制获益仅限于原发于口咽的患者，整体存活获益仅限于原发于

口咽行局部推量技术（72Gy，42fx）的患者。靶向生物制剂在放化疗治疗中的作用尚不明确。在 RTOG 0522 试验中，Ⅲ期和Ⅳ期头颈部鳞状细胞癌患者接受放疗（72Gy/42fx 使用加速分割伴调强）和顺铂化疗，联合或不联合西妥昔单抗治疗，研究的初步结果均为阴性[64]。并没有发现生存获益，而且在实验组中黏膜炎和皮肤毒性增加。在 KUMC，能耐受顺铂同步化疗的患者使用顺铂保留器官功能。对于不能耐受顺铂的患者，西妥昔单抗可以作为另一种考虑。

6. 最佳放疗剂量分割方案的选择

与化疗同时使用的最佳放射剂量分割方案仍不清楚。超分割 RT，在相同时间间隔内使用较高剂量的辐射，与标准分次（每日一次）放疗相比，可以实现几乎相同的局部控制，但理论上晚期毒性减少。加速分割 RT（AFX）主要提供与标准分次 RT 相同的总辐射剂量，但时间间隔较短，以改善局部控制，晚期毒性相同。RTOG 0129 将局部晚期头颈部肿瘤（喉和非喉部位）的患者随机分到标准 RT 组（70Gy，35fx，每日一次）或伴有同步推量的顺铂组（AFX-C，72Gy，42fx，1.8Gy/fx，在最后 12fx 期间给予 1.5Gy/fx 的同步推量）和顺铂（每 3 周 100mg/m^2，第 1 组 3 个周期和加速组 2 周期）。AFX-C 的依据 RTOG 9003 试验[65]，这是最大的评价头颈部鳞状细胞癌不同分割剂量的随机临床试验。这是一组四臂临床试验，比较标准放疗（70Gy，35 次，每天一次）和超分割放疗（81.6Gy，7 周，1.2Gy 每次，每日两次），加速分割（67.2Gy，6 周，每次 1.6Gy，每日两次，包括 38.4Gy 后的 2 周休息），AFX-C 方案（每次 1.8Gy，共 72Gy/42fx，在最后 12 次同步推量每次 1.5Gy）。与标准分割组（46.0%）相比，AFX-C 组 2 年的局部控制率最好（54.5%），所以它被选作 RTOG 0129 的实验组。两组的毒性或生存率没有差异[64]。这表明，与常规分割相比，在同步化疗的情况下改变分割方式不能改善预后，或者加速分割可以减少计划中的化疗周期，从三次变为两次。RTOG 0129 的结果得到了（GORTEC）99-02 的证实，该实验还包括一个单纯放疗加速的实

验，并且顺铂同步化疗时加速分割放疗并不能获益[66]。

7. 放射治疗技术：一般原则

近来，随着放射治疗技术的进步，如 3-D CRT 和 IMRT，能获得更好的放射剂量分布，更准确地将辐射剂量递送到肿瘤和正常组织，减少周围危及器官（如脊髓，唾液腺）的剂量，从而减少晚期毒性表现（如口腔干燥症），并且通过增加放射剂量以改善肿瘤的局部控制[67-70]。是否选择使用 3-D CRT、IMRT 或两者结合取决于许多因素，包括头颈部肿瘤范围和肿瘤医师的技术经验。除了早期喉癌，许多机构已经采用 IMRT 治疗大多数头颈部癌症。需要相当多的时间和专业知识，并且必须谨慎使用，因为已经报道了与计划因素有关的治疗失败病例。此外，IMRT 还提出了进一步的挑战，如果使用同步推量技术，如何确定原发肿瘤剂量的热点和累及淋巴结的冷点，尽管没有Ⅲ期随机试验比较有关喉癌治疗的 3D-CRT 与 IMRT 技术，但头颈部癌症中的腮腺保护调强放疗与传统放射治疗（PARSPORT）对比试验成功地证实了 IMRT 在原发咽部肿瘤治疗中达到了腮腺保护[71]。作为一般原则，高剂量的辐射用于原发肿瘤区域和（或）瘤床及所累及的区域淋巴结（即在 2.0Gy/fx，≥ 60Gy），而较低剂量（即 50 ～ 54Gy，2.0Gy/fx）用于颈部淋巴结预防照射或者亚临床病灶（表 38-4）。

8. 放射治疗技术：患者固定和剂量分割方案

患者取仰卧位，用热塑体膜固定。对于接受 3-D CRT 技术的晚期喉癌患者的放疗，使用对穿侧野技术，包括原发性肿瘤和上颈部淋巴结（即"三野"技术；图 38-8A 至 E）。理论上，用"半野"技术来设置上半野和下半野，以便在脊髓交叠区域减少脊髓受量。这种设置，使用一个等中心点，即侧野的下界为前下颈野的上界。尽管如此，在上颈部外侧野的后下方或下颈野的中上部仍然放置一个安全的脊髓保护区，而不会遮盖原发肿瘤任何区域。通常情况下，初始射野的上边界应该适当地覆盖Ⅱ区淋巴结引流区，Ⅱ区淋巴结引流区受侵的时候射野可以延伸到颅底。侧野下界应包括喉部，通常在或低于 C_5 水平（环状软

表 38-4　推荐标准辐射剂量分布方案

高危区域	总剂量（每天 2.0Gy）
原发病灶区和（或）淋巴结区域	≥ 66 ～ 74
切除的原发病灶区和（或）淋巴结区域 *	≥ 60 ～ 70
下一级未累及的淋巴结区域	50 ～ 54

*. 切缘阳性和（或）包膜外侵犯

骨的底部）。指导原则是，所有原发肿瘤侧野下界至少在原发灶边界外 2.0cm。下颈部用单前野照射。这也包括锁骨上和锁骨下区域，并且应该足够覆盖每个锁骨的至少内侧 2/3。剂量递送至上颈部对穿野后达 40Gy（2.0Gy/fx）剂量后，将后边界移动至椎体中部，防止脊髓受较高剂量的辐射，在后颈用电子线补量。通常情况下，在剂量为 50 ～ 54Gy，对穿野的上颈侧野再加一个"补量野 # 1"使剂量增加至 60Gy，原发肿瘤区域和瘤床区域至少外扩 1.5cm 边界。60Gy 后，上颈对侧野进一步缩野，再加一个"补量野 # 2"使照射剂量至 66 ～ 74Gy，并且包括原发肿瘤和黏膜阳性和（或）包膜外侵犯，外扩 1.0cm。下颈部前后野照射应使皮下深度 3cm 处达 50Gy，包括未受累的淋巴结。如果进行紧急气管切开术，切口通常包含在下颈前后野，治疗剂量至少 56Gy，这可以通过给予额外的 6Gy 电子线来实现。

IMRT 用于腮腺保留，用于治疗咽后淋巴结或治疗与颈淋巴结疾病相关的颈侧同侧颅骨（茎突）。如果涉及下颈或锁骨上淋巴结，可用 3-D 技术或电子加强或用全颈 IMRT 治疗。在全颈 IMRT 的治疗中，还应该注意轮廓和评估臂丛神经的剂量[72]。

当声门下入侵广泛时，我们使用 IMRT 治疗以避免在原发肿瘤上方分野。

9. 结果和预后因素

通常，肿瘤局部控制率受原发性肿瘤和淋巴结病变的范围影响，而总体生存率主要受淋巴结分期影响，转移淋巴结是预后指标。T_3 和 T_4 分期的患者根治性放化疗后的局部控制率在 70% ～ 80% 变化（表 38-5）。无论单纯放疗或

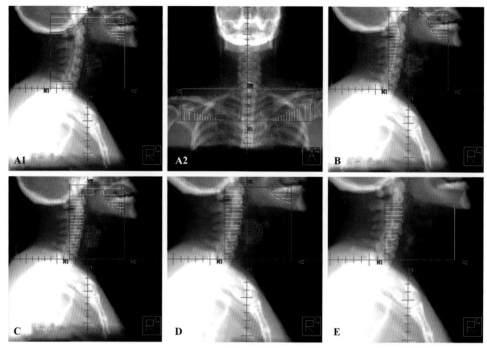

▲ 图 38-8　晚期喉癌的缩野技术的模拟野

A. 初始治疗野的模拟胶片；B. 脊髓野的模拟胶片；C. 加量野的模拟胶片 1；D. 加量野的模拟胶片 2；E. 加量野的模拟胶片 3

放化疗都可使喉保留率达到 50%～75%。全喉切除术后放疗联合或不联合化疗的局部控制率为 70%～88%。Ⅲ 期或 Ⅳ 期疾病的 5 年总生存率为 35%～50%。大多数晚期喉癌患者有吸烟和（或）饮酒史，较低的总体生存率反映了死亡原因。图 38-9 给出了治疗声门癌的治疗方案。

与早期声门型喉癌一样，晚期喉癌患者的预后也受血红蛋白水平，淋巴结分期和治疗天数的影响。例如，在一项对 306 例 Ⅲ～Ⅳ 期声门型或声门上型喉癌症患者的回顾性研究中，van Acht 及其同事 [73] 研究表明，治疗前血红蛋白水平对局部控制率和总生存率均有影响。

10. 放射治疗的并发症

正如我们所考虑的，与早期声门癌相比，晚期声门癌的急性和迟发性不良反应更频繁和严重，这与多种因素有关，包括较大的放射野，较高的总剂量及联合手术和（或）化疗的治疗模式。例如，来自 RTOG 9111 的数据显示，同步放化疗组 77% 的患者发生 3 级或更高急性毒性，而单纯 RT 组仅 47%。此外，在同步化放疗组中，急性和迟发性毒性反应分别为 82%，而单纯放疗组仅为 61%。

常见的急性不良反应包括皮肤红斑和脱屑，口腔黏膜炎和伴味觉改变的口腔干燥症。这些急性不良反应是自限性的，需要对症治疗，目的是维持足够的液体和营养摄入量，以便放疗治疗可以继续进行而不会中断。预防性经口胃管置入术是有争议的。即使置管有利于营养支持，在治疗期间应支持口服摄入。来自放疗的晚期并发症包括误吸，口腔干燥症和颈部纤维化，尤其是手术后的恶化。罕见的迟发性并发症包括下颌骨放射性坏死或杓状软骨坏死和慢性喉头水肿。

（三）早期声门上型癌

用于治疗早期声门癌的一般治疗原则也适用于声门上型癌的治疗，因此本节不再重复。但是，强调一下声门上型癌治疗的独特和突出的特点。与早期声门癌一样，早期 T_1 和 T_2 声门上型癌可以单纯 RT 或采用保守手术（即经口腔激光显微手术，经口腔机器人手术，喉上喉切除术或声门上喉切除术）来达到局部控制和保留声音。然而，与 T_1 声门癌不同，T_1 声门上病变和 T_2 病变需要治疗下一级淋巴结引流区域，因为它们倾向于发

表 38-5 局部晚期喉癌放化疗结果

临床试验	原发肿瘤区域	患者人数 (n)	局部控制率	2 年总生存率	喉保留率
Department of Veteras Affairs Laryngeal Cancer Study Group[48]	喉	332	手术：93%；诱导化疗：80%	双臂试验为 68%	诱导化疗：64%
GETTEC[106]	喉（T3）	68	手术：87.5%；诱导化疗：75%	手术：84%；诱导化疗：69%	诱导化疗：42%
RTOG 91-11[50]	喉	547	放疗 56%；诱导化疗后放疗：61%；同步放化疗：78%	放疗 75%；诱导化疗后放疗：76%；同步放化疗：74%	放疗 70%；诱导化疗后放疗：75%；同步放化疗：88%
RTOG 91-11 Update[51]		515	放疗 51%；诱导化疗后放疗：54.9%；同步放化疗：68.8%	放疗 53.5%；同步放疗：59.2%；同步放化疗：54.6%	放疗 63.8%；同步放化疗：67.5%；同步放化疗：83.6%

GETTEC. 头颈部肿瘤研究小组；RTOG. 肿瘤组织的放疗

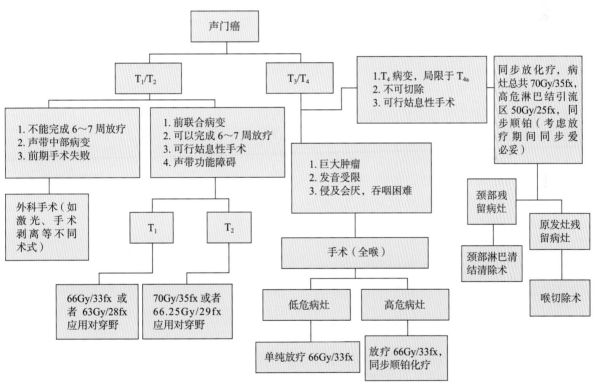

▲ 图 38-9 声门癌的治疗模式

fx. 次数

生亚临床转移，因此在这种情况下口腔干燥症的风险更高，这是使用放疗的潜在缺点。相反，并非所有早期声门上型喉癌的都进行手术治疗。从解剖学的观点来看，在以下情况下，声门上喉切除术有如下禁忌证。

- 少数延伸到梨状窝内侧壁。

- 侵及环后区域的。
- 杓状软骨固定或双侧杓状软骨受累。
- 声带活动受限或固定。
- 侵犯甲状腺或环状软骨。
- 侵及舌骨下会厌或前连合和（或）真声带 5mm 范围内的喉室和（或）延伸至舌

根，累及舌动脉和（或）延伸至舌环状乳头前。

从功能角度来看，肺功能差的患者可能发生吞咽困难及误吸并发症，这种也不适合进行保留手术。

1. 放疗技术和剂量分割方案

如本章前面所述，早期声门上型癌的剂量分割方案与早期声门癌相似。然而，即使 T_1 病变也易发生淋巴结转移，治疗量应该包括所有受累淋巴结引流区和未受累的下一级淋巴结区。

在 KUMC，我们用 2.0Gy/fx，总剂量 70.0Gy 治疗 T_1 分期肿瘤，再次采用缩野技术，最终总剂量达到肿瘤外 2.0cm 边缘的区域。治疗量应包括所有累及的淋巴结和下一级未受累的淋巴结。累及的淋巴结应根据淋巴结的大小采用根治性 RT（即 $\leq$ 1cm，60.0~66.0Gy，> 1~2cm，66Gy，> 2cm，至少为 70Gy，均为 2.0Gy/fx），未受累的淋巴结应以 2.0Gy/fx 治疗至 50Gy。对于 T_2 分期的病变，我们推荐 2.0Gy/fx 时剂量至少 70Gy。一些研究者报道了使用剂量分代方案治疗 T_2 病变。Hinerman 及同事等[74]采用每日两次的超分割方案，总剂量为 74.4~76.8Gy，分次剂量为 1.2Gy/fx，每日分次间隔为 6h。此外，丹麦头颈部癌症组的研究[75]显示加速分割（5~6 次/周）对于局部控制率和保留语音是获益的，并且这些研究结果已在发展中国家发表[76]。我们建议谨慎使用这些替代分割治疗方案，除非放射肿瘤学家有类似的治疗经验，因为这些患者在治疗期间易出现急性毒性反应。

治疗方案的选择取决于多种因素，包括疾病的分期和放射肿瘤医生的治疗经验。在 KUMC 中，3-D CRT 技术的常用于 T_1N_0 病变，而经典的三野技术（如前所述）或 IMRT 用于治疗 T_1 和 $T_2N +$ 疾病。

2. 结果和预后因素

放疗对于 T_1 声门上型喉癌的局部控制效果很好，可达到 88%~100%。对于 T_2 病变，放疗后的局部控制率从 73% 变为 89%（表 38–6）。Ⅰ期和Ⅲ期声门上型喉癌的总生存率为 60%~73%，与早期声门癌的生存率相当。声门型癌的预后因素也适用于声门上型癌。

3. 放射治疗的并发症

与接受放射治疗早期声门型肿瘤患者相比，早期声门上型癌患者不良反应的发生频率较高，这是由于使用了较大的射野。

（四）进展期声门上型癌

晚期声门癌选择治疗方案的一般原则也适用于晚期声门上型癌。我们推荐手术作为主要治疗方案用于瘤体较大的肿瘤，因为同步放化疗的局部控制情况可能较差。语音质量差，不可能通过非手术治疗方法逆转；或会厌破坏导致吞咽功能不可逆转地丧失并且有很高的误吸概率。对于无声带固定的 T_3 病变，声门上型喉癌切除术后加或不加术后放疗要根据疾病的高危因素决定。然而，与声门型病变一样，全喉切除术是治疗更严重的双侧声带受累和气道损伤的首选治疗方法。当手术作为主要的治疗方案时，术后放疗可以减少局部失败的风险。当肿瘤处于或靠近手术切缘或存在软骨受侵时，颈部软组织受累、广泛的声门下浸润、淋巴结转移、包膜外受侵和周围神经、淋巴或血管受侵时需要行术后放疗。术后同步放化疗的适应证包括包膜外受侵、手术切缘阳性、和（或）两个或两个以上淋巴结阳性受累。

同步放化疗对于体积较小，局部晚期声门上型癌患者是一种合理的治疗选择。通常，对于局部晚期声门上型癌，单纯 RT 的结果是不理想的。Harwood 及其同事[77]和 Karim 及其同事[78]分别报道了 T_4 病变的局部控制率分别为 56%（39 例）和 63%（38 例）。

1. 放疗技术和剂量分割方案

晚期声门癌治疗方案的一般原则也适用于晚期声门上型癌。T_3 至 T_4 声门上型癌的标准方案为每日一次的分割放疗技术，2.0Gy/fx 时总剂量至少为 70Gy（关于我们对辐射剂量的建议见表 38–4）。靶区应包括肿瘤区，以及所有累及的区域性淋巴结和未受累的下一级淋巴结。有关剂量推荐的一般原则，请参阅关于晚期声门癌的部分。

表 38-6 早期声门上喉癌放疗后局部控制

临床试验	分期	患者人数（n）	初始放疗的局部控制率
Fletcher (1980)[107]	T_1	24	88%
	T_2	56	79%
Ghossein 等 (1974)[108]	T_1	17	94%
	T_2	64	73%
Wall 等 (1985)[109]	T_1	38	89%
	T_2	132	74%
Wang and Montgomery (1991)[110]	T_1	23	89%
	T_2	79	89%
Nakfoor 等 (1998)[111]	T_1	24	96%
	T_2	73	86%
Skyes 等 (2000)[112]	T_1	65	92%
	T_2	136	81%
Hinerman 等 (2007)[113]	T_1	22	100%
	T_2	125	86%
Johansen 等 (2002)[114]	T_1	154	64%
	T_2	86	62%

表 38-7 晚期声门上癌放疗后的局部控制

临床试验	分期	患者人数（n）	初始放疗的局部控制率
Fletcher (1980)[107]	T_3	29	62%
	T_4	17	47%
Ghossein 等 (1974)[108]	T_3	35	46%*
	T_4	87	52%
Wall 等 (1985)[109]	T_3	50	70%
	T_4	28	46%
Wang and Montgomery (1991)[110] †	T_3	95	71%
	T_4	12	91%
Nakfoor 等 (1998)[111]	T_3	51	76%
	T_4	16	43%
Skyes 等 (2000)[112] ‡	T_3	83	67%
	T_4	47	73%
Hinerman 等 (2007)[113]	T_3	99	62%
	T_4	28	62%

*. 所有患者均有声带固定

†. 每天两次治疗

‡. 全部为 N_0，部分为全喉切除术

2. 结果和预后因素

如前所述，在同步放化疗中，肿瘤局部控制率约为 80%，诱导化疗加放疗为 60%，对于Ⅲ期和Ⅳ期疾病，单纯 RT 为 55%[48, 49]，对于 T_3 和 T_4 病变，单纯放疗的局部控制率分别为 46%～76% 和 43%～91%（表 38-7），大约 2/3 的治疗失败的患者可以通过手术挽救（表 38-8）。整体存活率为 37%～50%。

（五）声门下型癌

原发性声门下型癌很少见。因此，关于声门下型喉癌的放疗数据很少。Paisley 等 [79] 对 43 例单纯 RT 的原发性声门下型癌患者进行回顾性分析。总体而言，单纯 RT 的局部控制率为 56%，进行挽救性手术的最终局部控制率为 81.4%。对于 T 分期患者，T_1、T_2、T_3 和 T_4 病变单纯 RT 的局部控制率分别为 63.6%、66.7%、50% 和 41.7%。通过挽救性手术，T_1、T_2、T_3 和 T_4 病变的最终局部控制率分别提高到 91%、100%、75% 和 58.3%。大多数声门下病变在诊断时相对较晚，主要通过手术和术后放疗来控制。然而，根治性 RT 成为手术治疗声门下型癌患者的另一种替代方案。Ⅰ 期和Ⅱ 期声门下型癌的总生存率为 45%～60%，Ⅲ 期和Ⅳ 期的总生存率为 30%～45%。我们关于早期和晚期声门下型癌的剂量分割的建议与声门型癌相似。

七、下咽癌

（一）总体管理思考

由于下咽部和喉部之间独特的紧密性解剖联系，用于治疗下咽部的主要手术方法通常需要牺牲喉部；因此下咽癌，特别是早期和中期瘤体较小的病变，应尽可能采用根治性放疗进行治疗，无论有无化疗。

（二）早期下咽癌

早期下咽癌可以应用单纯放疗进行有效管理，由于保留喉的优势，这通常是优选的治疗方式。

1. 放疗技术和剂量分割方案

如本章前面和表 38-4 所示，早期下咽癌的

剂量分割方案与早期声门癌的剂量分割方案相似。然而，由于即使是 T_1、T_2 病变也倾向于淋巴结转移，靶区应该包括所有累及的淋巴结区域性和未受累的下一级淋巴结。即使在早期疾病中双侧上下颈部也需要治疗。前面已经描述了用于声门癌的三野技术，但是在下咽部的射野设计之间存在一些细微但重要的差异。因为使用了同一个等中心，所以测得的下界，即下颈野的上界，尽可能低地放置在颈部，而不通过肩部，使疾病的下部分剂量减少。对于咽后壁病变，应将挡脊髓的后野置于椎体的后 1/3 处，而不是将椎体一分为二，以确保肿瘤的足够边缘。同样，IMRT 经常被使用，缩野使用三维适形方法受限制。对于下咽原发肿瘤，咽后淋巴结可选择性覆盖。

与声门型癌一样，使用缩野技术的 T_1 病变治疗最少达到 66Gy，2.0Gy/fx。对于 T_2 病变，最低总剂量达到 70Gy，2.0Gy/fx。

2. 结果和预后因素

一般来说，与喉癌相比，下咽癌的预后较差。T_1 疾病的局部控制率为 74%～89%，T_2 疾病为 58%～82%（表 38-9）[80-82]。使用超分割 RT 可以改善早期疾病的局部控制率。Men-denhall 及其同事[81] 报道 T_2 期梨状窝癌患者每天两次治疗的局部控制率为 94%。Wang 报道了超分割放疗的 T_2 梨状窝癌患者的 5 年局部控制率为 76%。Garden 和同事[80] 报道早期下咽癌的局部控制率为 89%。Ⅰ 期和 Ⅱ 期下咽癌总生存率为 30%～35%。

3. 并发症

即使早期病变也采用大野照射，因此接受放射治疗的早期下咽癌患者所出现的不良反应与晚期喉癌患者相似。

（三）局部进展期下咽癌

与喉癌一样，我们建议进行同步放化疗，仅适用于那些有小或中等体积肿瘤的患者，其言语和吞咽功能尚未受到不可逆转的损害。否则，由于局部失败的风险较高，我们建议采用手术加术后 RT 作为主要治疗方案。Frank 和其同事[83] 的一项分析发现，接受术后 RT 的下咽癌患者的局部失败率仅为 14%，而仅接受手术治疗的患者为

57%，尽管接受联合治疗方案治疗的患者不良反应更为严重。术后 RT 联合化疗的适应证通常包括两个或两个以上相关淋巴结，包膜外侵和（或）手术切缘阳性。

有关这些疾病的语言保留策略也逐渐被关注。EORTC 24891 对下咽癌患者的语言保留进行了研究，该研究表明 35% 的患者诱导化疗后行放疗并不影响生存率，并可以保留喉部[84]。本研究的细节将在一节标题为"结果和预后因素"进行讨论。因此，放化疗联合治疗为晚期肿瘤患者提供了一种替代治疗方案。应用化疗的理论依据为 RTOG 9111 的研究结果。

1. 放疗技术和剂量分割方案

用于治疗晚期声门癌的一般原则也适用于晚期下咽癌。使用的标准为每日一次分次 RT，T_3 和 T_4 下咽癌的总剂量至少 70Gy，2.0Gy/fx（我们推荐的放射剂量见表 38-4）。用于治疗早期下咽癌患者的相同的一般原则也可以应用于晚期患者。

2. 结果和预后因素

如前所述，下咽癌在头颈部癌症中预后最差。Ⅲ 期和 Ⅳ 期患者的 5 年局部控制率为 20%～50%，总生存率为 18%～35%。在 EORTC 24891 研究中，202 例患者被随机分为手术组和术后 RT 组（50～70Gy）或顺铂（第 1 天 100mg/m²）和 5-FU（第 1 天～第 5 天，每天 1000mg/m²）3 个周期一次行诱导化疗，然后 RT（70Gy，2.0Gy/fx，每日 1 次）。手术组（31%）和诱导化疗组（40%）的局部失败率相似。两个治疗组的 5 年生存率无显著差异（手术组为 35%，诱导化疗组为 30%），但化疗组患者的 5 年语言保留为 35%。然而，EORTC 试验中只有 5% 的患者为 T_4 分期。RTOG 9111 研究中推荐同步化放疗或化疗是合理的，依据是 EORTC 数据。

影响喉癌预后的因素也影响下咽癌肿瘤的预后[22, 24, 25, 84, 85]。另外，一些资料显示，环后区的病变局部控制率较差[86]。

3. 并发症

由于晚期下咽癌和喉癌的治疗相似，因此患者会出现相同的并发症。口腔干燥症和食管炎会导致摄入困难，治疗这些患者时特别要

表 38-8 T_3 和 T_4 声门癌：放射治疗和手术治疗的结果

参考文献	分 期	患者人数（n）	初始局部控制率	最终局部控制率
Stewart 等 (1975)[115]	T_3	67	57%	69%
Harwood 等 (1980)[77]	T_3N_0	112	51%	77%
Lustig 等 (1984)[116]	T_3	47	65%	无
Lundgren 等 (1988)[117]	T_3	141	44%	59%
Mendenhall 等 (1988)[12]	T_3	47	62%	81%
Bryant 等 (1995)[118]	T_3	55	55%	无
Pameijer 等 (1997)[119]	T_3	42	62%	无
Hinerman 等 (2007)[113]	T_3, T_4	87%, 22%	78%, 81%	88.5%, 86%

表 38-9 早期下咽癌放疗后的局部控制

参考文献	分 期	患者人数（n）	位 置	初始局部控制率	最终局部控制率
Mendenhall 等 (1993)[81]	T_1	17	梨状窝	88%	94%
	T_2	56	梨状窝	79%	91%
Garden 等 (1996)[80]	T_1	19	任意区域	89%（随访 2 年）	无
	T_2	63	任意区域	77%	无
Amdur 等 (2001)[120]	T_1	19	梨状窝	89%	95%
	T_2	67		82%	91%
Nakamura 等 (2006)[121]	T_1	39	任意区域	74%	87%
	T_2	76	任意区域	58%	74%

关注；此外还有吞咽困难导致误吸和吞咽功能障碍。

4. 疾病复发后的二次放疗

大部分（80%）头颈部癌症的复发发生在治疗后的 2～3 年内，这些患者的预后较差；中位生存时间大约为 6 个月[87]。而且，这些复发大部分是局部的，所以这些患者仍然可以接受"治愈性"的挽救治疗。实际上，高达 10% 的头颈部癌症复发患者可以通过积极治疗获得长期控制。挽救性手术是首选，但在许多情况下，复发性疾病无法切除。其他选择包括支持治疗，姑息性化疗和经筛选后部分患者二次放疗。我们发现，在喉部重叠部分大剂量二次放疗可能会危及气道，造成误

吸和器官功能丧失，因此不应将其视为挽救性手术的替代方法。

头颈部复发癌症患者的管理是复杂的，为每个患者提供个性化的治疗方案时需要考虑多种因素，其中包括从初始治疗完成到复发的时间间隔，患者的功能状态，以及肿瘤可切除性。

RTOG 9610 研究了不能切除的或以往照射野内复发的头颈部肿瘤放疗的有效性和安全性。在这项研究中，86 名患者入组并接受每 4 周放疗，每次 1.5Gy，每日 2 次，间隔至少 6h，总剂量为 60Gy，同时给予 2 周期 5-FU 和羟基脲[88]第 1、8 天放疗。2 年和 5 年总体生存率分别为 15.2% 和 3.8%。17.7% 的患者出现了 Ⅳ 级毒性，并且 7.6%

患者出现了 V 级毒性（死亡）。3 名患者存活 5 年以上。

八、未来治疗方向

（一）替代化疗治疗策略：介入化疗方案

另一种治疗晚期喉癌和下咽癌的方案为使用大剂量顺铂（第 1、8、15 和 22 天用，150mg/m²）动脉化疗和同步 RT（66～74Gy）方案[89]，被称为介入化疗方案，具有针对性的优势，可避免静脉化疗的全身毒性反应，同时对放疗增敏。介入化疗方案已在局部晚期头颈部肿瘤中进行了评估，其中包括 67 例 T₄ 患者的多机构试验[90]。在此 RTOG 试验（9615）中，介入化疗方案方法显示 87% 的患者完全缓解率较高（80%）和可接受的急性毒性。25 个 III 期（24%）和 IV 期（76%）梨状窝癌患者接受介入化疗方案治疗的研究也显示了类似的结果[91]。17 例患者瘤体较大，其中 10 例患者诊断为 T₄ 病变。在中位随访 42 个月内，25 例患者中没有 1 例在原发部位发生局部复发，仅有 1 例患者发生淋巴结局部复发，然后及时行挽救性手术。此外，喉保保留率为 88%。

（二）新兴技术：立体定向放射治疗

立体定向放射治疗是一种使用精确固定，图像引导和多个非共面场的技术，可提供 2～5 倍的大剂量放疗剂量。已经发表了一系列的文章，描述了头颈部的这种技术，包括喉部，其疗效适中，毒性明显低于常规分次反复照射[92-94]。剂量范围通常为 30～40Gy，5～6fx。在喉部进行反复放射时我们应警惕颈动脉破裂（例如，侵犯颈动脉的不可切除的淋巴结的反复放疗）[95, 96]。

推荐阅读

Bernier J, Domenge C, Ozsahin M, et al: Postoperative irradiation with or without concomitant chemotherapy for locally advanced head and neck cancer. *N Engl J Med* 350: 1945, 2004.

Bhalavat RL, Fakih AR, Mistry RC, et al: Radical radiation vs surgery plus post-operative radiation in advanced (resectable) supraglottic larynx and pyriform sinus cancers: a prospective randomized study. *Eur J Surg Oncol* 29: 750, 2003.

Bonner JA, Giralt J, Harari PM, et al: Cetuximab prolongs survival in patients with locoregionally advanced squamous cell carcinoma of head and neck: a phase III study of high dose radiation therapy with or without cetuximab. *J Clin Oncol* 22: 5507, 2004.

Buentzel J, Micke O, Adamietz IA, et al: Intravenous amifostine during chemoradiotherapy for head-and-neck cancer: a randomized placebocontrolled phase III study. *Int J Radiat Oncol Biol Phys* 64: 684, 2006.

Cooper JS, Pajak TF, Forastiere AA, et al: Postoperative concurrent radiotherapy and chemotherapy for high-risk squamous-cell carcinoma of the head and neck. *N Engl J Med* 350: 1937, 2004.

Fietkau R, Lautenschlager C, et al: Post operative concurrent radiochemotherapy versus radiotherapy in high-risk SCCA of the head and neck: results of the German phase III trial ARO 9603. *J Clin Oncol* 24: 5507, 2006.

Forastiere AA, Goepfert H, Maor M, et al: Concurrent chemotherapy and radiotherapy for organ preservation in advanced laryngeal cancer. *N Engl J Med* 349: 2091, 2003.

Forastiere AA, Maor M, Weber RS, et al: Long-term results of Intergroup RTOG 91-11: a phase III trial to preserve the larynx—Induction cisplatin/5-FU and radiation therapy versus concurrent cisplatin and radiation therapy versus radiation therapy. *J Clin Oncol* 24: 5517, 2006.

Fu KK, Pajak TF, Trotti A, et al: A Radiation Therapy Oncology Group (RTOG) phase III randomized study to compare hyperfractionation and two variants of accelerated fractionation to standard fractionation radiotherapy for head and neck squamous cell carcinomas: first report of RTOG 9003. *Int J Radiat Oncol Biol Phys* 48: 7, 2000.

Induction chemotherapy plus radiation compared with surgery plus radiation in patients with advanced laryngeal cancer. The Department of Veterans Affairs Laryngeal Cancer Study Group. *N Engl J Med* 324 (24): 1685 – 1690, 1991.

Kramer S, Gelber RD, Snow JB, et al: Combined radiation therapy and surgery in the management of advanced head and neck cancer: final report of study 73–03 of the Radiation Therapy Oncology Group. *Head Neck Surg* 10: 19, 1987.

Lefebvre JL, Chevalier D, Luboinski B, et al: Larynx preservation in pyriform sinus cancer: preliminary results of a European Organization for Research and Treatment of Cancer phase III trial. EORTC Head and Neck Cancer Cooperative Group. *J Natl Cancer Inst* 88: 890, 1996.

Robbins KT, Kumar P, Harris J, et al: Supradose intra-arterial cisplatin and concurrent radiation therapy for the treatment of stage IV-T₄ head and neck squamous cell carcinoma is feasible and effi cacious in a multi-institutional setting: results of Radiation Therapy Oncology Group Trial 9615. *J Clin Oncol* 23 (7): 1447 – 1454, 2005.

Spencer SA, Harris J, Wheeler RH, et al: Final report of RTOG 9610, a multi-institutional trial of reirradiation and chemotherapy for unresectable recurrent squamous cell carcinoma of the head and neck. *Head Neck* 30: 281, 2008.

喉切除术后的嗓音及言语重建

Vocal and Speech Rehabilitation After Laryngectomy

Frans J.M. Hilgers   Michiel W.M. van den Brekel   著

刘升阳   译

第39章

要点

1. 外科手术嗓音重建是目前在全喉切除术后重建口腔交流的最佳选择，也是喉切除患者发声重建的黄金标准。
2. 对于所有全喉切除并有能力恢复最佳口腔交流的患者来说，可以行外科假体声音恢复。
3. 为了达到最佳效果，手术假体声音恢复需要多学科团队合作，包括内科医生、语言治疗师和肿瘤专科护士。
4. 当稳定的假体声音发展变化时，需要及时临床咨询可能的原因，并对患者进行指导。
5. 假体声音修复中不良事件相对较少，可由经过培训的医生，语言治疗师或肿瘤专科护士直接解决。
6. 采用皮瓣修复咽部的患者仍可采用手术假体植入恢复发声。
7. 上呼吸道雾化吸入可改善肺功能，并可以改善语音质量。
8. 采用鼻腔气流诱导操作能够恢复绝大多数全喉切除术患者的嗅觉。

一、无喉发声的历史

喉切除术后声音恢复的首先方案是手术假体植入。因癌症接受全喉切除术患者中，第一位人工喉患者是由 Billroth 于 1873 年开展。正如 Billroth 的同伴 Gussenbauer 在 1874 年所描述的[1]，这个患者在病房的一侧发声，另一侧的人也能听懂他的声音。当时病房很大，可以容纳 40 张病床，临床效果十分令人震惊。第一个人工喉，类似一个带有咽部延伸的气管切开管（图 39-1），

通过肺部气流驱动讲话。它包括一个防止误吸的阀门，一个充当热量和湿气交换器（HME）的特殊膜，以及一个充当振动音发生器的簧片，后者是第一个版本中唯一无用的部件。因为肺部空气进入咽部本身就会产生黏膜振动，从而产生声音，这实际上可能影响簧片的声音，而导致复声。然而，这种人工喉并没有得到太大的普及，因为在最初的几十年没有适当麻醉和抗生素的时代中，这种装置容易引起伤口不愈合的并发症[2]。Gluck 和 Sörensen 发现，关闭咽部可以显著降低了发

病率和死亡率，并提高生存率[3]，这一发现很长时间降低了研发手术声音装置的兴趣。另一个原因是语音技术的应用，即从食管排出空气引起黏膜振动，从而使咽部能够充当替代音语发生器来发声[4]。

在过去的 30 年中，全喉切除之后的语音康复发生了相当大的变化。直到 20 世纪 70 年代后期，全喉切除术后发声只有三种选择：①食管发音；②电子喉；③通过气管和咽部之间的手术发声。除此之外，也可以选择虽然声音很小但容易理解的唇音和耳语。

在 20 世纪 70 年代末和 80 年代初期，外科手术，例如 Asai、Amatsu 和 Staffieri 描述的手术操作[5-7]，通过创建功能性气管食管瘘以允许气管食管发声，最初很受欢迎，但后来逐渐衰落。主要原因在于，许多头颈专家对许多患者误吸问题感到失望。实质上讲，如果声音很好，饮食的误吸也很明显；当没有误吸时，声音就不会产生或者是非常吃力。因此，这些气管食管手术或多或少地在许多国家被放弃，同时又开始寻求新的办法[8-13]。

医生们在广泛应用人工喉的发展中找到了解决方案，就是手术创建气管食管瘘联合应用单向瓣膜[14]。这些假体保持气管食管穿刺（tracheoesophageal puncture, TEP) 道开放，以允许肺气流进入食管产生咽部振动和声音，并且当肺部空气压力下降时，它们通过自动关闭阀门来防止误吸。在过去的几十年中，这些设备已被证明具有有效性和可靠性[15]。

尽管 Singer 和 Blom 被认为是现代人工喉的发起者[8]，但第一篇关于有用人工喉装置的论文（图 39-2）实际上起源于波兰，在 1972 年，Mozolewski 已经在 24 名患者中发表了他的结果[16]。这本波兰语出版物只有俄语和英语摘要，因此很少受到关注。然而，Mozolewski 和同事仍然在 1975 年 *Laryngoscope* 中发表了他们的喉切除后杓状软骨分流术[17]，作为流行的 Asai 手术的替代方案。随后，他们在 1978 年 5 月的波士顿会议上展示了他们的手术和人工喉方法。在这些初步报告之后，Blom 和 Singer 将人工喉声音康

复装置在世界各地普及应用，并孜孜不倦地指导和教育了众多临床医生。自从 1980 年推出第一台 Blom-Singer 设备以来，开发了等效的单向瓣膜假体，如 Panje、Groningen、Hermann、Traissac、Algaba、Provox、Nijdam 和 VoiceMaster 等，其中几种至今仍在使用[8-13, 18-20]。

二、嗓音和言语生理学

假体声音由肺部驱动，喉部发声也是如此，声音通过咽部黏膜的振动产生。为了更好地理解全喉术后的声音和言语康复，应该掌握正常喉部声音和言语产生的基本原则。为了能够说话，必须有一个空气源，一个声源和一个空腔，从而将声音被转换成可理解的语言。通常，空气源是呼出的肺部空气，众所周知的伯努利效应通过该空气引起喉部黏膜（声源）的振动。这样产生的声音通过声道中的共振器和发音器——口腔、鼻腔和喉腔及相关的肌肉组织转化为可理解的语音；见图 39-3。

在全喉切除之后，尽管舌骨和喉的移除可能改变舌根的位置，但声道或多或少没有变化，这可能会影响语音清晰度（例如，浊音－清音区分的减少）[21]。然而，最明显的变化是用咽喉食管（PE）段替代喉部作为声源，对声音质量有重大影响[22]。在没有任何额外措施的情况下，下呼吸道和咽部的分隔阻止了用于发声的肺部空气的进入。

（一）食管发声

注入食管和（或）胃的空气是潜在的空气源。通过排出气流，可以振动咽段中的黏膜，从而起到声源的作用。这种声音在声道中产生可理解的语音。这就是所谓的食管发音如图 39-4 所示。该方法的一个缺点是可用的空气相对较少（60~80ml），远不及术前肺部的空气运动气流；因此，发声时间很短，为 1~2s，而喉部发声则超过 20s。此外，对许多患者而言，这种技术比较难学，掌握技巧通常需要数月时间。文献中的成功率差别很大，部分原因是对语音质量缺乏统一的标准。只有 40%~60% 以下的患者获得满

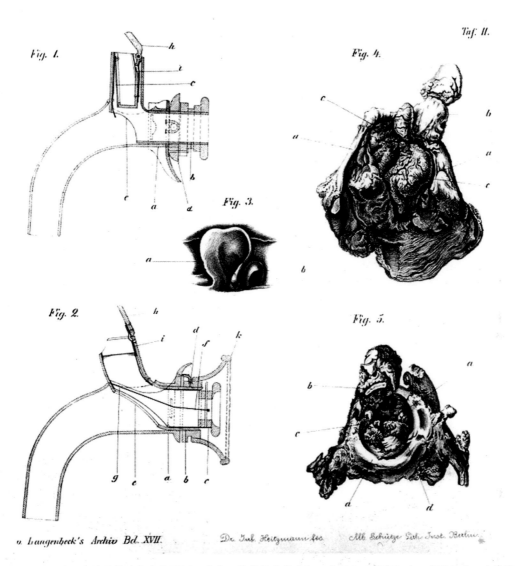

▲ 图 39-1　**Gussenbauer** 的原始论文中的图纸。注意环状软骨内的声门下空间几乎完全阻塞。左边是人工喉的第 1 版和第 2 版。中央为术后视图（注意会厌没有被移除）

引自 Gussenbauer C. Ueber die erste durch Th.Billroth am Menschen ausgefuerte Kehlkopf-Extirpation und die Anwendung eines kuenstlichen Kehlkopfes. *Arch Klin Chir* 1874; 17：343-356.

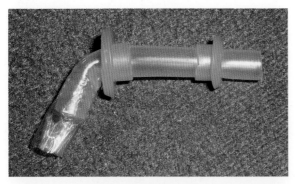

▲ 图 39-2　原始手工制作的留置 **Mozolewski** 人工喉
与今天的人工喉不同，它是插入气管造口上方的咽瘘管（由 Dr. Czeslawa Tarnowska, Szczecin, Poland 提供）

意的发音，只有 10% 的患者有非常好的语音发音效果 [23]。

（二）电子喉发声

另一种方法是使用电子喉发声。该装置产生的振动通过皮肤传向喉部（图 39-5），再经咽及口唇的运动产生语言。其优点是大多数患者很快学会，但这种方法的显著缺点是发音单调，声音类似机器人，且发声时需用手来帮助。

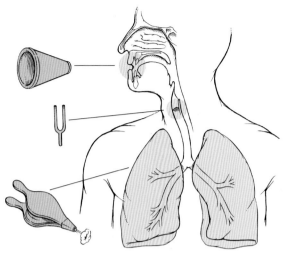

▲ 图 39-3　正常发音需要动力源（肺气流）、声源（带有振动黏膜的声带）和声道，其中发音器将喉部声音转换成可理解的语音

（三）食管气管瘘发声及发音钮假体植入

先前介绍的食管气管瘘发音具有局限性，随着发声假体植入的发展，通过单向瓣膜，使肺部空气从气管进入咽部，且也能防止误吸。通过一个小手术，主要是在喉部切除时或是在术后，创建 TEP 瘘并植入该装置。在气管造口关闭后，使肺部空气能够成为产生声音的动力，在这种情况下，咽部的黏膜振动而产生声音（图 39-6）[24-26]。即使经过咽喉切除和重建手术，这方法也是可行的，而食管发音在这些情况下几乎很难成功[27]。口腔交流的恢复非常快（在大多数情况下，2 周内就能发声），且成功率很高（在 90% 的程度上），这种康复技术已成为全喉切除之后的言语恢复的首选方法[28, 29]。气管食管发音的动力是肺，因此也最接近正常的喉部语音[30]。

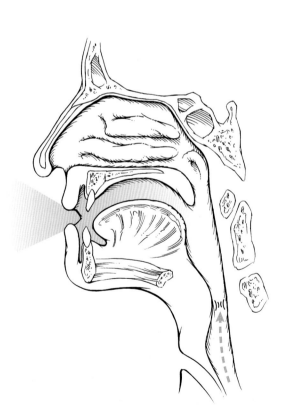

▲ 图 39-4　食管发音

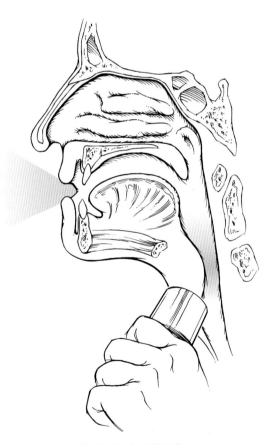

▲ 图 39-5　电子喉发音

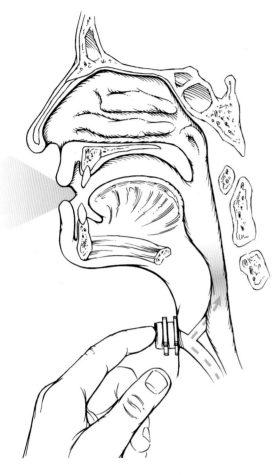

▲ 图 39-6 假体声音康复

虚线表示肺部空气；通过堵塞造口，空气通过假体进入咽食管段，在声道中产生黏膜振动发出语音（© 2008Johns Hopkins University 版权所有，仅用于医学用途）

即使在患有慢性阻塞性肺病的患者中，仍然有良好的发声效果[31]。如前所述，声音是通过肺部气流使咽部黏膜振动产生的[24-26]，因此，喉切除术后新的声音在解剖和生理上没有性别差异[25]。这意味着男女声音在基频方面没有差异，大约为100Hz。因此，女性的声音往往听起来低沉，而男性的声音效果更好[26, 32]，这也是未来要解决的问题[33]。咽既具有发音功能又具有吞咽功能。因此，在假体植入手术中要考虑对吞咽功能（如误吸）的影响。

三、发声假体

内置和非内置假体

发声假体的类型有内置型和非内置型，在美国市场上可以买到的第一批发声假体是非内置型（Blom-Singer 鸭嘴形和低阻力的发声假体）[8, 9]，而在欧洲商用的第一款发声假体是内置型装置（图 39-7）[10, 16]。

非内置型发声假体患者可以摘除和替换，而内置型发声假体则不能，并且必须由经验丰富的临床医生替换。发声假体装置超过使用周期时需要更换，其时间主要由发生误吸或假体气流阻力增加来决定。由于内置设备具有更坚固的结构，因此它们的寿命通常比非内置设备的寿命长。此外，内置装置优点在于装置灵巧，日常维护方便，只需要用刷子和（或）冲洗装置进行内部清洁，无须定期更换假体。即使随着年龄的增长和（或）一般健康状况的下降，仍然能有（假体）声音[15, 34]。内置发声假体的明显缺点是患者需要在医院请临床医生进行更换。非内置设备只需要患者定期咨询医生即可。澳大利亚报道，约20%患者经历过装置移位并误吸入气管的并发症问题[35]。此外，与内置装置一样，定期检查气管食管瘘孔区域非常必要，因为能早发现局部增生、感染和气管食管沟瘘等异常情况。无论使用何种假体都需要进行肿瘤学随访。因此，欧洲的大部分地区，从一开始就偏好内置设备[10, 13, 15, 36]。欧洲最广泛使用的内置发声假体有各种型号[13, 37, 38]，见图39-8至图39-10。

美国发音假体的演变更多的是由言语病理师（SLP）驱动，而在欧洲，它通常由头颈专家和言语病理学家合作。在美国，多选择插入橡胶导管以支撑瘘口，伤口愈合后再二期植入假体。这种方法的缺点是导管刺激气管食管瘘，易导致瘘管水肿和扩大。所以在 10d 后安装时需使用较长的发声假体。随后在术后数月水肿消退后，再不断缩短发声假体的长度。在欧洲，发声假体术后立即与气管食管瘘匹配[10]，可以避免再次匹配，并且假体长度的估计更准确，约 8mm。在喉切除术时 I 期通过气管食管瘘插入（进食）导管的优点在于避免经鼻咽和鼻腔插管。通常，在 10～12d 后移除胃管放置假体时，患者能够恢复经口进食。对一些先前接受过放射治疗的患者来说，在

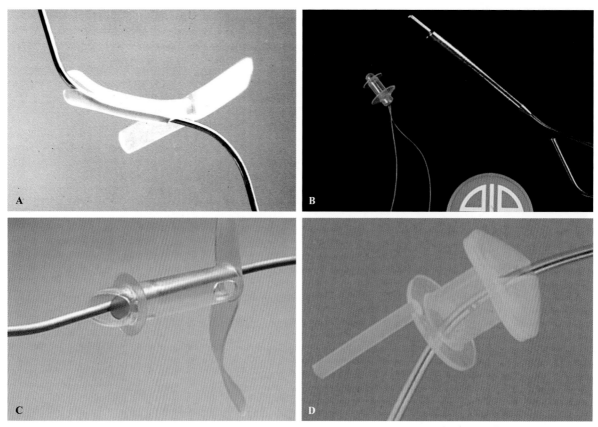

▲ 图 39-7　A. 初始阶段 Blom-Singer 发音钮植入装置，没有保留固定的轮边；B. 后来的低阻型带有轮边；C. Panje 假体，有保留轮边和安全带；D. Indwelling Groningen 假体，在气管食管穿刺时（当时或随后）插入，也具有非常坚固的轮边 – 阀组合进行固定

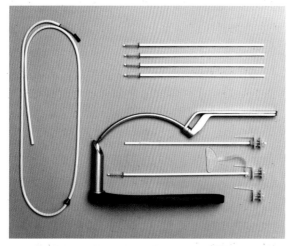

▲ 图 39-8　Provox 语音康复系统（Atos Medical, Hörby, Sweden）。左，咽部保护器，用于气管 - 食管穿刺（TEP）手术。顶部，4 种管径（4、5、6、8 和 10mm）的发音假体。用于 TEP 的底部，套管针和套管；用于内部清洁的刷子；用于在通过假体泄漏的情况下临时闭塞假体的塞子；TEP 手术期间逆行插入或用于假体置换的一次性导丝（Provox 和 Provox 2）

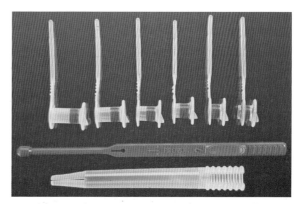

▲ 图 39-9　Provox 2 顺序更换系统有 5 种不同管径（4、5、6、8、10、12.5 和 15mm）和带插入器的加载管
由瑞典 Hörby 的 Atos Medical 提供

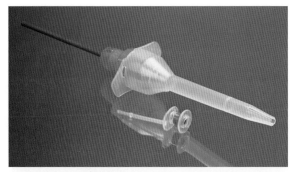

▲ 图 39-10　带有智能插入器的 Provox Vega 发音假体

可在 6 种不同的型号（4、6、8、10、12.5 和 15mm）中进行顺行更换。智能插入器拆卸后，显示带有自动折叠装置和预装的 Provox Vega 语音假体的插入器销；图为装载管。除了欧洲首选的标准 22.5F 直径外，Provox Vega 还有 20F 和 17F 直径，尺寸相同（由瑞典 Hörby 的 Atos Medical 提供）

术后插入发声假体比较困难，但是大多数患者可以耐受。然而，据报道，在喉切除术时立即安装假体的替代方法令人非常满意，并发症发生率低，最近 Blom-Singer 留置发声假体也证实了这一点[13, 34, 39-42]。此外，应考虑患者在取出饲管后立即开始发声的心理需求。一些中心建议先经口进食，不进行发声，无放疗史的患者喉切除术后恢复很快，在 24～48h 内，立即开始经口进食，而不是讲话，这是早期康复的要求[43]。术中立即放置的方法在美国越来越受欢迎，使得言语病理师主要负责全喉切除后的语音和言语康复工作。

四、手术方面

（一）无喉发声的注意事项

与任何其他外科手术和假体植入手术一样，无喉发声植入手术也要考虑适应证和并发症。为使全喉切除术后患者能获得良好口头交流，需要充分评估。因为许多喉切除术后预后非常好，其中许多人还能生存很久，在随访中，医疗人员需关注患者的生活质量，以及处理在植入发声器后随时间可能出现的意外情况。

（二）全喉切除术的标准

有关全喉切除的适应证和手术，请参阅本分册第 37 章。以下仅讨论发声假体植入的康复问题。

（三）外科技术和改进

目前重建全喉切除术后恢复经口交谈的首选方法是假体植入手术。主要的声音钮假体，在气管食管穿刺和全喉切除术中立即插入发声假体是目前许多有经验的医学专业人员的首选方法[14, 42, 44]。随着完全一次性 Seldinger 型 TEP 仪器的出现，使操作更加容易并且创伤小[45]。因为当插入发声假体时，患者仍处于全身麻醉状态，并且不需要在气管食管瘘口置入鼻饲管，因为该装置能固定并堵塞住气管食管瘘口[46]，气管食管造口绝大多数均可在 I 期手术时植入，只要食管在气管水平仍然完好无损即使必须重建鼻咽也可以[27]。只有当近端食管切除，例如在胃上提手术时，TEP 手术多延迟 4～5 周进行[27]。待伤口愈合后和术后放疗前进行置入 TEP。

利用目前可用的设备，如果可用并且负担得起[47-50]，可以应用 47 ～ 50 个 VP，可不考虑关闭咽腔的方法和咽缩肌缺损的程度。在 TL 完成后对手术进行一些改进，可以避免或减轻喉切除术后的问题，例如 PE 段的张力过高和造口的轮廓欠佳。

用于优化假体植入效果的标准 TL 技术的改进包括以下方面：①食管上括约肌的小范围切开以防止 PE 节段的高张力性；②在皮瓣中进行单独造口缝合气管以使造瘘口稳定；③切除胸锁乳突肌的胸骨头附着以防止造口位置过低；④无张力的咽黏膜关闭（T形）以防止憩室形成。

1. 咽食管高张力的预防

咽食管段吻合张力过高，咽腔加固过于紧密是导致假体或食管发音不流畅的最常见原因[51, 52]，主要是因为咽食管段的咽缩肌张力过大。在这种情况下，空气膨胀后，通过咽食管段的阻力增大，影响黏膜振动及发音。尽管文献中描述了几种外科治疗方法，我们认为预防这一问题的最佳选择是在患者的食管近端上括约肌（环咽肌）前位进行一个短的切开，除非术中探查已发现这部分肌肉已完全松弛[53]。图 39-11 在切开和植入假体后，术者仍可按其个人偏好关闭咽腔（黏膜及咽缩肌）。

2. 制作最佳形状的造口

患者最好是造口大小将有一个与气管直径相同，或只是稍微狭窄一点，以便容易安入 VP，并避免应用套管将气孔固定以充分呼吸。瘘口狭窄的原因可能是由于感染和牵引导致气管与皮肤裂开；环形切除最后一个软骨环，降低其内部稳定性；或气管皮肤缝合处收缩。一种可靠的技术是将气管缝合到下方皮瓣，制作一个单独的开窗，其大小应当和气管的形状及直径大致相同，而头侧的气管环要保持完整。图 39-12 [54] 形成稳定瘘口最重要的一点在于，气管软骨中的胶原纤维分布方式为外部紧密平行，内部松散混合，软骨起到"弹簧"的作用以扩大气管 [55]。如果切断软骨，弹性力量消失，气管塌陷，导致瘘口变小。将皮肤缝合到气管黏膜，并覆盖裸露的气管软骨，这对于预防局部感染和纤维化很重要。颅侧的小皮瓣（8～10mm）非常重要，即使是在放疗的患者身上，也很少发生破损。这项技术的优点是避免形成伤口的 T 形吻合。有时气管必须向下切除，导致长度不够，需要皮瓣成形造口。但即使在这些情况下，只要有最后一个完整的气管"环"，也有可能在手术后拔管。术后无须置入气管套管，可减轻气管和造口的刺激性，减少咳嗽和牵拉，伤口愈合也得到改善。

3. 预防造口过低

深部瘘口不利于以后应用依赖于造口周围附着的假体置入，如 HMES 或自动口语阀（ASV）。有时造口过深不可避免，比如四个以上的气管软骨被切除。然而，大多数造口过深是由胸骨锁乳突肌（SCM）的胸骨头突出引起的。因此，解决方案是在术中缝合皮肤前切断胸锁乳突肌在胸骨处的附着，这可使造口周围的区域平整，使外部设备的连接更加容易，且不影响其功能（图39-13）。

（四）关闭咽部黏膜

仔细关闭咽黏膜很重要，以防止出现咽瘘。重要的是应避免吻合张力过大，不适宜采用完全垂直或水平的吻合方式。为避免张力过高，吻合口应为 T 形，其水平和垂直线的长度可变（图

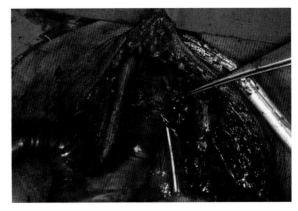

▲ 图 39-11　环咽肌切开术。为防止咽食管段高张力而进行环状咽肌切开术

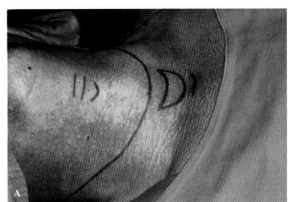

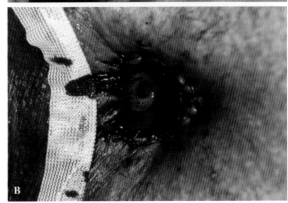

▲ 图 39-12　在皮瓣下做一个单独的孔形成匣气孔，随后进行细致的皮肤 - 黏膜缝合以覆盖完整的气管软骨

A. 标记（从左至右）舌骨轮廓、甲状腺切迹、改良 Gluck-Sörensen 切口、皮瓣下气孔、胸骨上切迹；B. 完成造口，初步安装留置发音假体（A. 标记切口；B. 造口完成）

39-14）。可采用在吻合口 T 形交叉处加固缝合黏膜下组织，以减少成瘘的风险。这种缝合方式也避免了假腔形成，而在完全垂直缝合作为标准方式时，更容易出现无效腔形成。

五、术后护理

（一）营养支持

术后护理主要涉及气管造口护理和鼻饲护理。即使在术后第 2 天，尽早取出导管开始进食流质似乎可行，并不增加瘘的发生率[43]。术后 8d，大部分软固体进食，也可以正常饮食。

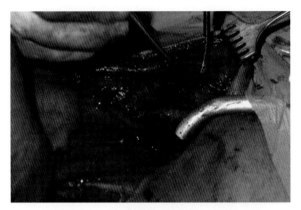

▲ 图 39-13　切断左侧胸锁乳突肌的胸骨附着

（二）肺部护理

肺护理包括在术后立即应用加温加湿的雾化吸入治疗（HME）。早期使用 HME 可以避免外部加湿器发出噪声，同时患者可以很容易地适应 HME 的呼吸阻力，而这阻力通常低于正常上呼吸道的呼吸阻力[56]（图 39-15）。一项随机试验表明，比较外部加湿器和立即使用 HME 进行的常规护理，在患者术后住院期间，痰液的产生及吸痰的需求显著降低，此外，护理时间和日常费用显著减少，患者和护理人员使用 HME 的依从性和满意度显著提高。

（三）发音假体的二期植入

发音假体装置的二期植入是一种简单内镜技术，有时需预防应用抗生素在食管发音失败的患者，可能是因为张力过高，需要额外的治疗，例如用肉毒杆菌毒素注射或环咽肌切开术。

有几个问题需要注意，如果患者食管发音失

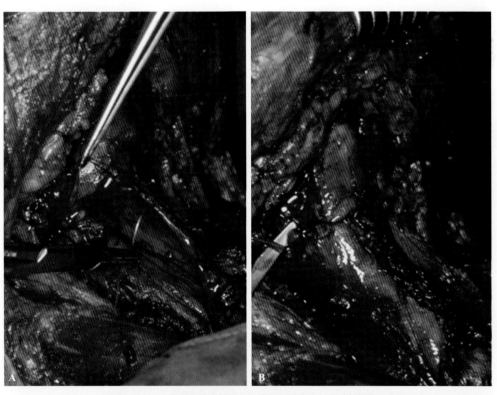

▲ 图 39-14　黏膜和缩窄性咽部肌肉呈 T 形吻合，以避免假腔形成
A. 第一层（黏膜）封闭；B. 以收缩肌为最后一层完成咽闭合，图示完整的咽丛分支（图左）

败，导致失败的原因可能是咽食管段的张力过高[51]。这意味着医疗专业人员和患者必须预见到进一步的治疗，才能实现流畅的发声。就内镜技术而言，在使用标准的硬性食管镜时，确保气管内穿刺高度（距黏膜皮肤边界不低于 10mm）非常重要。该位置最便于患者用刷子和（或）清洁设备进行日常维护和门诊医疗专业人员进行更换。

此外，应使用锋利的套管针进行穿刺，不建议使用刀片切开，因为这可能导致 TEP 的窦道过宽。同样，对于二期的 TEP 植入，使用一次性 TEP 装置使得操作变得简单且创伤较小[45]。对于初次 TEP 植入来说，假体的长度仍是最长 8mm，尽管更多的时候都是在使用 10mm 的假体。因为发音假体可即刻安装，在操作后患者即可恢复日常饮食，同时即可开始发音及言语的恢复。最后，为了避免局部感染，同所有污染的头颈部手术一

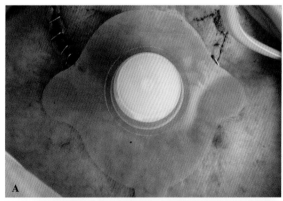
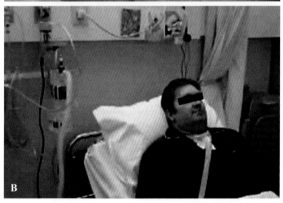

▲ 图 39-15　在气管造口周围水胶体黏合剂 (A) 中使用热和湿气交换器 (HME) 是卫生的，对愈合切口安全，而且明显比外部加湿器 (B) 噪声更小。大多数 HME 通过气孔可以保留 60% 的额外水分损失，经气管造口呼吸 24h 可损失 500ml 水分，比正常鼻子呼吸多

样，在应用 TEP 期间，需要使用广谱抗生素。

（四）语音康复及放射治疗

放疗剂量达到一般的 70Gy（7 周）或相当剂量，以及计划性术后放疗都不是 TEP 及假体植入的禁忌证。对于放化疗后复发、需行挽救性全喉切除或者需要术后放疗的进展期疾病的患者，一些外科医师不愿施行 TEP。在放疗失败的患者中，发生咽瘘等并发症的风险会升高，这也是外科医生不愿行 TEP 的原因。然而，文献提示，这种"有控制的瘘"并不会增加伤口并发症的风险，是安全的[15, 34, 40, 42]。唯一需要注意的是，对于放疗的患者，TEP 应在放疗后的不良反应消退 6 周以后进行。

六、假体的替代及维护

（一）适应证

发音假体有使用期限，发生植入处咽分泌物漏出是更换设备的最常见原因。

硅橡胶语音假体，无论品牌，均有有限的使用期限，尽管假体有效期的差异很大。在文献中，西方的设备平均寿命为 4～6 个月，地中海地区和美国的设备寿命更长（10～18 个月）[15, 34, 41, 57-66]。然而，更重要的是要看设备寿命的中位值，这是临床实践的更好反映，而平均值是受少数假体寿命异常长的患者的影响，有时甚至会达到 11.5 年并不可靠[15]。

更换的主要原因是液体通过发音假体泄漏，这表明单向阀闭合不严。尽管患者可以暂时在假体上使用塞子防止误吸，但最终还是需要更换。更换操作简单，可在门诊进行[37, 38, 67]。硅树脂瓣膜开始泄漏的主要原因是细菌和念珠菌组成的生物膜在瓣膜上生长，使其关闭不严[68]。限制这种念珠菌生长的措施存在争议，例如使用抗真菌药物（如制霉菌素、氟康唑），但临床证据支持不足[69, 70]。一个更好的选择是检查患者的饮食，并建议食用益生菌，如某些酸奶，这在体外和体内研究中已被证明有效[71-74]。

早期假体植入失败的第二个原因是呼吸和吞咽导致食管内压力过低而导致瓣膜意外打开。尤

其是在呼吸过程中，胸腔内及食管内都会产生真空 / 负压。通常情况下不会有影响，因为闭合的食管括约肌阻止空气吸入食管。但是，在括约肌的下方有一个发音假体，阀门打开后空气被吸入。因此，这些患者经常抱怨异常的吞气。阀门意外开启可能与延迟关闭并发，更容易导致泄漏。增加阀门的气流阻力可以解决，但会产生声音问题。特别针对这个问题开发的发音假体，不仅消除了念珠菌生长干扰阀门问题，而且，通过创建阀门消除了由于压力过低导致阀门意外打开的问题[75]。聚四氟乙烯类材料不利于对念珠菌生长，内置磁铁可抵消食管内的压力。该装置似乎为假丝酵母和负压相关的假体使用期限短提供了一个良好的解决方案。在一组中位数为 21d 后需要更换标准发音假体的患者中，插入改良装置产生的中位数寿命为 336d[76]。美国进行的一项研究中，可证实该装置的使用期限更长也更经济[77]。

框 39-1　一期行发音假体置入的利弊

- 气管食管穿刺术 (TEP) 配合即刻逆行发音假体 (VP) 可稳定气管食管管壁并降低其分离的风险
- VP 的气管和食管凸缘能防止唾液和胃液通过 TEP 管道渗漏
- VP 对气管吻合口和 TEP 的刺激性比较小
- 术后，与使用饲养管支架植入 TEP 不同，插管和（或）热湿交换器不会受阻
- 患者通过护理人员和其他相关临床医生（言语病理学家、外科医生等）较早地熟悉护理
- 避免在术后早期安装 VP，因为吻合口仍然疼痛，而且患者的精神和身体状况尚未达到最佳状态
- 术后 10d 左右开始发声时，关注的焦点是发声本身，而不是 VP 的配对，这在心理上对患者是鼓舞的
- 术后放疗没有禁忌证，而且大多数患者在开始放疗前就已经形成了可用的嗓音
- 第一次 VP 置换通常是在几个月后，伤口愈合完成，手术水肿消退，患者的身体和精神状态通常会更好
- 同样采用这种方法，言语语言病理学家在多学科康复团队中保持主导地位
- 早期 VP 置入的唯一相对缺点是在术后早期需要使用鼻胃管喂养

与延迟 VP 佩戴一样，在术后放疗阶段会出现暂时性的嗓音恶化。这时语言病理学家的安抚作用很重要，因为大多数患者可以保留有用的声音，而且大多数人的声音会恢复到原来的质量。在这段艰难的治疗期间，能够用声音进行交流的优势超过了与其质量相关的任何劣势

阀门本身的内部堵塞并不多见，而堵塞主要是由于黏膜对阀门功能的干扰造成的。这一问题和假体置换的其他适应证，如装置周围的渗漏和局部的 TEP 窦道问题一起讨论。

1. 经假体渗漏的置换

如果假体有渗漏往往需要更换，应仔细检查装置的适当长度。如果用刷子或冲洗装置清洗阀门不能解决渗漏问题，则需要更换假体[37, 65-67]。

在更换过程中，即使没有假体周围渗漏的迹象也要检查装置的长度是否合适。在气管轮边处用止血钳轻轻拉动，可以很容易地评估长度是否仍然合适，装置能前后移动 2～3mm 较合适，且意味着 TEP 窦道的黏膜没有受到气管轮边的压迫。移动超过 3mm 的是将假体缩小一级（例如，从 8mm 降至 6mm）的指征。应注意不要安装过紧，这可能导致黏膜上凸缘压力过大，从而导致水肿，甚至组织坏死。对于需要频繁更换的患者，可以考虑应用活性瓣膜几周到 2 个月。

2. 经假体周围渗漏的置换术

假体周围渗漏通常是术后水肿消退和 TEP 束缩短的结果，可通过缩小 VP 解决。

VP-TEP 瘘道不一致会导致假体周围渗漏。在大多数情况下，假体周围渗漏是由于 TE 的厚度自然减小导致。手术水肿和组织炎症的消退使 TEP 束变短，进而导致曾经很合适的 VP 显得有些过长了。这导致 VP 在 TEP 束内发生活塞式运动，造成液体从装置周围渗漏。由于水肿和炎症消退是正常愈合过程的一部分，只需插入较短的 VP 即可解决，因此并不认为这是一种并发症[15]。如前所述，为防止过度狭窄，临床医师应避免一次缩小过多的长度。

（二）非留置发音假体

非留置发音假体与留置类型相比，并发症较少，主要并发症是假体从 TEP 窦道中脱出。因为大多数非留置假体患者能够自行更换设备，因此在自我护理阀门泄漏方面有优势。如果从 TEP 窦道中取出后的假体经清洗不能解决经假体的渗漏问题，则可以丢弃该装置并插入一个新的假体。

然而，在家庭中，TEP 窦道的问题并不总是容易判断的。因此，在应用非留置假体时，患者咨询的一个重要方面是指导他们在声音质量发生变化时咨询言语病理师或头颈外科医师。解决这些问题的方法基本上与下一节所述的植入式假体的护理方法相同。

七、假体的故障排除

约 1/3 的患者可发生不良反应，但只有 10% 的与不良反应处理需要更换假体。医疗机构应有处理所有已知不良反应的方案和流程，并指导患者及时进行处理。

与任何外科和假体植入方法一样，必须考虑并发症和不良事件。然而，大多数问题可以通过常规诊断解决方案来解决。其发生率相对较常见，大约有 1/3 的患者偶尔会有问题 [15, 78]。然而，有研究表明，318 例患者中，只有 10.7% 随访超过 5 年，需要进行假体置换以处理不良事件管理 [15]。有放疗史的患者并发症发生率较高，但不会达到禁止使用假体的程度。相反，假声恢复在大多数患者中是成功的。重要的是，任何治疗全喉切除患者的医疗机构都有一个全面、处理已知并发症和不良反应的方案。

如果负责这一患者组的临床医生熟悉这一方案，那么处理这些偶尔出现的问题并不复杂。重要的是要指导患者，一旦他们发现自己的声音发生变化，就应立即寻求临床关注，不要等待太久。问题越早被发现，就越容易纠正。

（一）并发症与 TEP 窦道相关并发症的特别注意事项

一般认为，TEP 窦道相关并发症与假体直径相关；也就是说，20 和 22.5 号假体的并发症发生率高于 16 号假体 [79]。然而，这一假设并非基于系统的临床回顾或 Meta 分析。几项回顾性分析和 Meta 分析显示，VP 直径与 TEP 窦道相关并发症无关，而与其他并发症因素相关 [80-83]。主要因素是放疗、手术切除范围、术前营养不良、术后咽部狭窄和反流。在咽部狭窄的情况下，液体在狭窄处的流速要高得多，增加了液体被挤压到假体周围并导

致渗漏的机会 [81]。有效的解决办法是扩张，甚至需要手术进行咽部重建。最近发现反流与 TEP 处狭窄、TEP 处增生肥大和肉芽形成都有关联 [84-87]。根据临床经验，与 TEP 相关的问题的患者应该考虑有反流症状，可使用质子泵抑制药进行适当的治疗，并持续数月以评估结果。

（二）TEP 侧壁萎缩或扩大的研究

大约 18% 的患者会出现瘘口侧壁萎缩，约 3% 的患者需要更换假体。大约 6% 的患者需要暂时性 TEP 关闭，有研究报道，318 名患者中有 1 人需永久性关闭 [15]。有研究表明，放疗对假声康复的结果没有显著影响 [15, 40, 61, 88-90]，但与随访期间并发症发生率较高相关，包括萎缩 [15]。气管食管组织逐渐变薄是一种自然发生的过程，在少数病例中还会导致 TEP 窦道缩短，以至于最短的假体（4 或 4.5mm 长）仍然太长，无法确保 TEP 的完全密封。如果 TEP 窦道也变宽，萎缩问题就变得更加难以处理。压力性坏死或 TEP 通过切口造成的，也可能导致 TEP 造口过大。

以上原因多可以通过技术改进避免。如果使用的 VP 的直径为 16～20 号，则可以通过插入更宽的直径假体（分别为 20 或 22.5 号）来解决，更换最宽直径的假体（22.5 号）不是最佳选择，如前一节所述，假体直径与 TEP 窦道并发症没有直接关系，这种型号升级是解决较小直径假体植入后假体周围渗漏的最简单的首选 [80-83]。

（三）解决造口周围组织萎缩和假体周围渗漏的方法

若不能用较短和（或）较宽直径假体更换解决假体周围渗漏，其他方法包括收缩、垫圈、荷包线缝合、增大和手术闭合。

如果侧壁厚度小于 4mm，则 4mm 或 4.5mm 的假体很有可能无法充分密封 TEP 窦道以防止假体周围渗漏。若最终无法通过更换型号解决，则少数患者需行 TEP 关闭手术。

1. 收缩

缩口造口是一个有效的选择，但已很少应用，因为它对患者来说很麻烦。移除假体后使 TEP 窦

道收缩几天是有效的，但需要鼻饲饮食，并通常需要一个带气囊的气管套管来防止误吸。因此，最好选择硅胶垫圈。

2. 硅橡胶垫圈

这种薄硅酮磁盘是用特制的设备制成（外径 18mm，内径 7.5mm，厚度 0.5mm）。在两个止血钳的帮助下，垫圈可以很容易地定位在气管翼状轮边的后面和假体的轴周围，这个动作类似于通过扣眼拉一个按钮。垫圈通过表面张力黏附在黏膜上，因此其厚度不应超过 0.5mm（图 39-16），该方法效果可靠且容易操作，可解决大多数"周围泄漏"的情况，通过对 32 名患者进行 3 年临床研究发现[91]。在医生指导下，一个合格肿瘤科护士即可执行操作。如果使用垫圈不能解决假体周围的渗漏问题，患者需要考虑其他措施。

3. 荷包线缝合

如果组织萎缩不重，TEP 窦道不太宽，使用 3-0 非创伤性 Vicryl 的荷包线缝合是一种有效而快速的解决方案。取出假体后，缝合线从 12 点钟位置开始，针在黏膜下穿入，距离 TEP 窦道边缘 1~2mm，直到达到 6 点钟位置。接下来，针在 6 点钟位置插入，并在另一侧黏膜下穿入，直到达到 12 点钟位置（图 39-17）。有时分三段缝合更容易（即从 12 点钟到 4 点钟，从 4 点钟到 8 点钟，从 8 点钟到 12 点钟）。放置缝合线后，插入一个新的发音假体，轻轻收紧缝合线，将黏膜拉向假体中心位置。这种手术在短期效果良好，如果缝线自行降解，可以起到增强组织瘢痕固定的作用，从而长期解决问题。但是，如果重复此过程一次或两次没有预期的效果，则应考虑进行另外的治疗。此方法的改进，用 Prolene 不可吸收线，将缝合线埋在黏膜下，似乎可以提高这种缝合方法的效率，已有文献报道其长期效果较好[92]。

4. 侧壁的加固

用不可降解的产品（如生物成形术）永久性增强侧壁是非常成功的，并已有文献报道[93, 94]。注射自体脂肪或 GAX 胶原也能达到同样的效果，但生物成形术可能远期效果更好，且临床应用中更安全[95, 96]。另一种选择是使用粒细胞 - 巨噬细胞集落刺激因子诱导无菌炎症以增宽 TEP

窦道[97]。

5. 气管食管穿刺关闭和再次气管食管穿刺

如果之前提到的所有措施都失败了，或者当 TEP 太宽，缺少组织，无法在假体周围收紧或增宽侧壁时，TEP 关闭可能是唯一的解决方案。由于大多数 TEP 窦道在一段时间（＞ 6 个月）后完全上皮化，因此必须将其分成三个组织层进行松解和缝合[98]。最好从上方分离 TEP 窦道，将食管和气管分离至 TEP 窦道底部，切开窦道，将食管侧分两层闭合，气管侧缝合一层，并将皮肤分层闭合。如果组织纤维化明显，可以考虑在气管和食管之间松动胸锁乳突肌的胸骨头，或者可以使用筋膜移植来加固食管和气管缝合线[98]。一般来说，6 周后可再进行气管食管穿刺及假体植入。

必须强调的是，局部 TEP 闭合不成功，特别是在试图通过相对狭窄的气管造口时，可能会导致 TEP 进一步意外的扩大，并且这些病例很难治疗[99]。这些较大的 TEP 窦道不能通过简单的切开和缝合以及一些组织加固来闭合。必须进行组织瓣移植修复（例如，胸大肌筋膜瓣，有时用组织胶固定的分离式皮肤移植来覆盖气管侧）。如果食管侧不能一期闭合，可以将黏膜缝合到胸大肌皮瓣的筋膜上，缺损黏膜通过再次上皮化修复。皮瓣上的皮肤岛通常太大，很少需要进行更广泛的手术（例如，前臂桡侧游离皮瓣或胃上提）。对于这些情况，没有标准的程序，往往需要因人而异，制订个性化方案[99]。

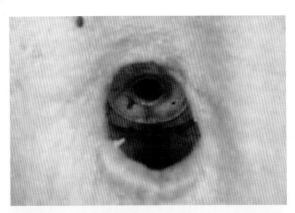

▲ 图 39-16 在语音假体后用一个薄（0.5mm）硅胶垫圈，以阻止周围泄漏的假体萎缩或形成瘢痕化的食管瘘

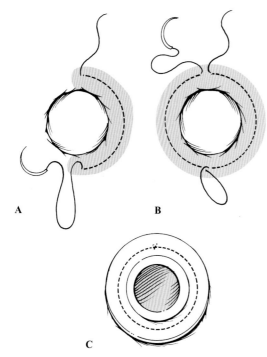

▲ 图 39-17　荷包缝合

在 12 点钟处开始进行的 Vicryl 缝合，在 6 点钟出针（A），并再次插入，在另一边回到 12 点钟处（B），插入一个新的假体后，缝合轻轻收紧缝线，将组织拉向假体轴，防止进一步泄漏（C），缝线可自发降解，组织瘢痕增强（© 2008 Johns Hopkins University 版权所有，仅用于医学用途）

（四）气管食管穿刺窦道瘢痕形成

如果窦道不是穿刺形成的，如用套管针和套管，而是通过垂直切口制作的，则最常见的情况是 TEP 窦道瘢痕化。这可能导致 TEP 窦道无法形成完全的圆形，而一侧出现收缩。患者抱怨假体周围的渗漏总是来自该部位（例如，泄漏发生在 11 点钟位置）。在这种情况下，以上修复方法同样适用：首先可以尝试应用一个垫圈[91]，或一个荷包线缝合，然后是组织加固，后者的方法更容易使用，因为大多数情况下只需要加固小的回缩瘢痕区域。永久性闭合并不常见，因为大多数情况下，TEP 窦道没有明显的萎缩。

（五）气管食管穿刺窦道的感染

可以用广谱抗生素治疗 TEP 感染，而无须去除 VP；确保装置在肿胀的 TEP 窦道中足够长，如果需要，可以插入更长的假体。局部感染偶有发生（约 10% 的患者），治疗也不复杂。因为局部感染会导致组织肿胀，应注意限制黏膜上缘的压力。

如果假体最初安装得很好，在感染的情况下，必须用更长的设备替换它。通常情况下，患者必须至少增大两个尺寸甚至更多（如 6～10mm），以便在感染、肿胀的 TEP 管道中进行适当的安装。在局部感染的情况下，应避免临时取出假体，因为这很可能导致 TEP 永久关闭，使患者在一段时间内无法说话。广谱抗生素治疗可解决大多数情况的感染。由于肿胀消退，假体最终会由于太长导致假体周围渗漏；但这个过程可能需要几个月，到那时，可再进行假体替换。

（六）气管食管穿刺窦道的增生

有两种形式的 TEP 窦道组织增生：前壁组织增生和后壁组织增生。

1. 前壁组织增生

前壁组织增生主要由纤维组织或肉芽状黏膜组成，可能导致气管翼缘完全过度生长。这种类型的肥大主要见于需要气管插管的患者，该插管可以对发音假体施加压力；或者在假体太短的情况下向内收缩。显然，假体应大小正确，应避免使用气管插管；或考虑进行气管造口扩大术以避免气管插管[100]。有时有必要切除过度肥大的组织，因为它将假体推向气管腔远端。可以使用电刀或（激光）切除术。

2. 后壁组织增生或食管袋

后壁组织增生，或食管袋的形成，导致毛刷清洁时声音异常和轻微出血；一旦确诊，插入较长的假体使袋内多余的组织挤至瘘道外侧即可轻松纠正。这种现象有时被错误地称为"壁分离"，在日常生活不容易被发现，导致诊断延误。这些患者通常会抱怨他们的声音异常，或者在清洁假体的内部时在刷子上蘸上一些血，这可以稍微向前推，而且可能看起来过长。通常情况下，一个明显的食管袋的形成与假体背面黏膜过度生长是同时的。此时通过仔细检查 TEP 窦道、通过假体管腔使用薄（柔性）内镜或在移除假体后（通常可以直接看到）很容易诊断。解决方案也很简单：插入一个较长的 VP，通常至少两倍长，它将多余的组织包在套管轮边之间；这将立即恢复患者的声音，并将多余组织推出重新形成瘘。在大多数情况下，假体的顺行插入是可以完成的，但更好的做法是使装置倒置，即将完整的假体推入食管，然后用止血钳将气管轮边原位拉动，以确保食管轮边在背面的正确定位（图 39-18）。只有在很少的情况下，传统的逆行插入法必须应用，极少数须在全身麻醉下进行（只有当 TEP 窦道不能进行非创伤性探查时）。

（七）假体部分挤压

太短的假体会导致食管壁的压迫坏死，应尽量避免。如果出现假性通道，这通常可以通过插入足够长的假体来修复缺陷并覆盖假性通道来解决。

最大风险的并发症是（部分）假体被挤出。这种不良反应多发生在假体太短的情况下，因对周围组织压力过大，导致局部坏死。假体太短的情况通常与降低型号过于迅速或局部感染有关。通常将短的 VP 替换为较长的型号，即可以解决问题。新插入的合适的假体的长度能够覆盖增厚的 TEP 窦道和假通道，从而实现局部组织自行愈合。有时需要切除一些多余的组织，以确保搭配新的更长的假体。一个疗程的广谱抗生素应该应用。偶尔假体在排出时也有被吸入的危险。

如果假体移位，患者无法指出其位置，则必须检查是否已向气管或食管移位。在这种情况下，必须对气管进行内镜检查，如果未发现假体，则必须进行放射线检查［胸部和（或）腹部检查］。如果假体被困在支气管中，必须用内镜取出。如果该装置位于消化道内，大多数情况下可自行排出。

（八）与假体无关的问题

咽食管段高张力

咽食管段高张力是导致假体语言不流畅重要原因，使用肉毒杆菌毒素化学性麻痹神经去神经化是首选的治疗方法。如前所述，全喉切除术中食管括约肌切开术是有效的预防措施。然而，如果高张力仍然存在，并且语言训练不能解决这个问题，需要进一步治疗。最简单和最不具侵入性的选择是用肉毒杆菌毒素 A 进行化学去神经治疗[101, 102]，通过视频荧光镜正确识别高张力段，在皮肤上标记该段，然后在咽缩肌区注射 100μm 肉毒杆菌，最好使用空心肌电图针[101, 102]。该方法的优点在于，一旦取得了良好的效果，可持续很长时间，一旦患者发出了流利的语言，通过生物反馈，其效果将保持不变。应用利多卡因注射若出现类似效果，则可对高张力诊断进行预判。文献报道 13 例高张力患者中，4 例患者在利多卡因诊断注射后可立即和永久性的流利讲话效果良好。由于肉毒杆菌的应用，外科切开术目前已很少应用[103]，但它仍然是一种可能的备选方法。应注意的是对咽缩肌和环咽肌进行切开时，避免形成咽瘘，尤其是在放射治疗患者中更容易出现[104-106]。

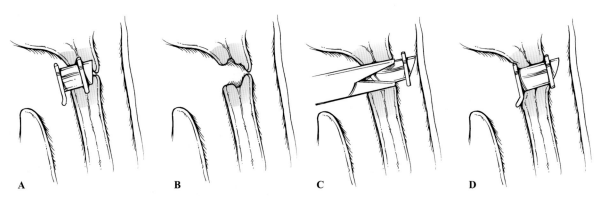

▲ 图 39-18　食管袋里治疗。取出假体，插入足够长的假体，使袋部平滑

A. 语音假体，后黏膜过度生长；B. 食管的口袋；C. 插入和超调新的、较长的语音假体；D. 声音假体原位矫正，也包括多余的食管组织（© 2008 Johns Hopkins University 版权所有，仅用于医学用途）

（九）咽食管段低张力

咽食管段的张力过低可导致低语、无声的声音；外科治疗可采用胸锁乳突肌外侧加固，增加内部压力，限制扩张的咽食管段过度膨胀。

由于患者不能发出良好的声音，而且只有低声的或无声的声音，所以咽食管段的低张力可引起患者情绪不安。大多数情况下，患者的声音由于过低而无法检测到音调。原因在于咽完全无神经支配。这就是为什么咽丛神经切除术曾经作为预防咽食管段高张力的一种常用手段[107]。目前，只有通过应用一些外部压力（数字压力带或特殊压力方式）才能解决这个问题[51]。在外科治疗上，可以使用胸锁乳突肌肌肉来加固缝合咽腔，创建一个内部压力带，患者临床应用效果好[108]。语音质量明显改善，特别是最大发声时间和动态范围的增加。

八、发音和言语治疗

许多国家的喉切除术后语音和康复是言语病理学家（SLP）的研究领域，但需要再次强调的是，只有在言语病理师和头颈外科医师之间进行合作才能取得最佳效果。尤其是在康复过程发展不顺利的情况下，所有团队成员之间的密切协作可以更快、更好地解决问题。如果临床经验评估不能得出诊断和解决方案，可应用频闪喉镜进一步分析可能的发声问题[26, 53, 109]。对于那些想要对头颈部癌症患者，特别是全喉切除术患者的康复更深入研究的人员，推荐 Doyle 和 Keith[110]及 Ward 和 van As Brooks[111] 的书籍。关于喉切除术后声音和言语的感知和声学研究的一些读物可以在 van As Brooks[112] 及其同事、Jongmans 和 Schouwenburg 合作的出版物中找到。

九、肺部护理与康复

呼吸道的加温加湿功能是喉切除患者康复的一个重要组成部分，不仅可以恢复（部分）肺生理功能，而且可以优化发声优化。

（一）概述

全喉切除术后的康复需要的不仅仅是语音恢复[113]，肺康复是术后综合康复方案的重要组成部分。由于全喉切除会显著干扰正常肺生理功能[114]。上下气道的断开会对吸入空气的调温、加湿和过滤产生影响，另外，由于喉切除后屏气功能的丧失，呼吸阻力也会降低[115]，理论上这对肺生理学有负面影响[116-118]。气管内微环境测量表明，在全喉切除之后，尤其是在吸气结束时，温度（28℃）和相对湿度（70%～80%）严重低于正常生理值。因此，许多喉切除术患者都有呼吸系统问题，其中最明显的症状是不由自主的咳嗽、痰量过多、用力呼气和呼吸困难[119]。这些症状多在术后最初6个月内出现并发展，随时间延长可趋于稳定[120]。经常，在寒冷和潮湿的季节，呼吸症状更加明显[121]。此外，这些问题可能会对日常生活产生严重影响，包括疲劳和睡眠问题增加、声音质量下降、社会交往中断和精神疾病加剧[119]。

此外，喉切除术患者的肺功能也可能受到物理性损害。肺功能评估技术需要特别注意：不应使用气管内带气囊套管进行测试，而应使用气管外装置[122]。如果使用带气囊的气套套管，则流量回路受套管内径的影响，套管内径小于气管内径，从而导致结果偏倚。气管外连接装置时使用外部口周黏合剂附着。肺功能研究表明，喉癌患者的肺功能值明显低于年龄、性别、地域和种族调整后的正常人群的预测值[31]。

（二）热湿交换器

治疗方面

为恢复失去的鼻功能，可采用热湿润交换器[123]。通过特殊的口周黏合剂将这些装置置于气管造口上方（图 39-19），在寒冷（4℃）、室温（23℃）和炎热（38℃）环境条件下的气管微环境测量研究中，标准热湿润交换显著增加气管内绝对湿度，并可在整个呼吸过程中将相对湿度恢复到正常生理水平[117, 124, 125]，但是，仅在在寒冷条件下，气管内温度可显著升高，而在室温条件下（高达38℃），热湿润交换器内的气管内温度降低[117, 124, 125]。在38℃温度降低近4℃时，可以认为是有益的，因为在这种环境条件下可达到冷却空气的作用。在正常室温条件下，温度的升高会更好，因为较热的空气含有更多的水，从而使湿度更接近生理水平。研究表明热容量可影响加温加湿效果，对标准热容量进行了重新设计。新一代热湿润交换器在室温条件下（23℃）不再容易受到温度下降的影响，可进一步提高了水交换能力[126]。鼻 / 口和气管造口之间的生理湿度差距可接近正常[127]。

在许多临床试验中，无论是Ⅱ期还是随机Ⅲ期的研究都证实，热湿润交换器对呼吸问题有积极影响（即恢复气管内湿度）[123, 128-132]。各种临床研究的结果表明，定期使用热湿润交换器可显著改善喉切除患者的呼吸和相关的心理社会问题。平均每日痰量、清洁造口和刺激性咳痰的频率显著降低。因此，日常生活中各方面，疲劳感、不适和睡眠问题都得到改善。同时出现，热湿润交换器的使用也对声音质量产生了积极的影响。热湿润交换远期效果也较稳定，且随着时间的推移，吸气流量值也得到了显著的改善[128]。

十、预防方面

临床研究表明，常规使用者和非使用者组的肺部症状，在术后 3 个月和 6 个月时，热湿润交换器可以预防或减轻全喉切除后呼吸系统症状的发展或严重程度[120]。长期使用热湿润交换器似乎也可以预防或显著降低肺部感染。英国进行的一项随机研究[133]，与目前的临床经验相吻合，在北欧如荷兰地区冬季经常遇到严重的气管炎，而在诸如荷兰等地区，这种严重的气管炎似乎已经是过去的一种疾病应用。

由此可见，对于有Ⅰ级证据的喉切除术患者，唯一有效的非药物治疗方法是定期使用热湿润交换器。所有参与喉切除术患者治疗的临床医师都必须了解全喉切除带来的肺部生理学的深刻变化，并积极处理其他难以控制的肺部问题。

（一）适应性方面

更专业化系统的发展减少了造口周附着和发声所需的造口封闭的问题，从而提高了适应性[134-136]。这些特殊设备的另一个优点是人工语音更好理解，因最大发声时间更长，动态响度更

广[30, 135]。目前，为优化热湿润交换器和自动发声阀在造口周的附着严密性，仍需进一步改进。

（二）术后早期护理

另一个新的改进是使用造口周胶黏剂，从术后第一天开始应用热湿润交换器，即使还未缝线，外科技术改进可一个稳定的气管造口，不需要置入套管支撑，胶体黏合剂可以很容易地粘在口周皮肤上（图 39-20）。此外，当患者仍然需要戴管来保持造口开放时，可以同时应用热湿润交换器的装置[137]。这不再需要额外的外部加湿装置，且根据当地保险情况，也更经济有效。这种方法还有其他的优点：患者尽早获得最佳的瘘口护理，避免了嘈杂的外部加湿装置，患者可尽早习惯了热湿润交换（设备的气流阻力低，适应性强），咳嗽时痰液减少[56]。如前所述，最近的一项随机试验表明，使用热湿润交换器组，痰液的产生及吸痰的需求显著降低，此外，护理时间和日常费用显著减少，患者和护理人员使用的依从性和满意度显著提高。

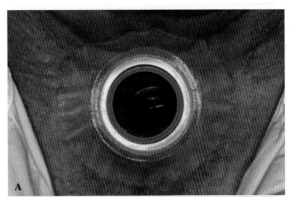
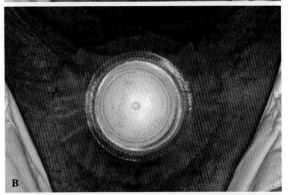

▲ 图 39-19　使用口周黏附剂（A）与热和湿气交换器（B）进行肺复健，最好连续使用，以获得最佳效果和肺功能

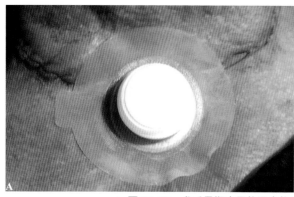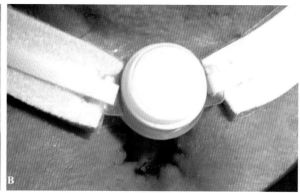

▲ 图 39-20　术后早期应用热湿交换器，使用胶体黏合剂 (A) 或特殊套管 (B)

另一个优点是在术后立即使用这种热湿润交换器，可以使声音恢复提前。通常患者不太愿意进行言语治疗，因为很难密闭尚未愈合的瘘口，强行堵塞会有点疼痛。通过应用热湿润交换器，患者可以在语言治疗开始，不必对愈合的瘘口施加过大的压力。

（三）避免用手辅助发音

假体发声的一个缺点是患者需要用手指堵住气孔。这不仅会导致一只手不舒服，而且还会增加患者残疾的可见度（图 39-21）。当患者使用热湿润交换器时[138-141]，情况仍然如此[142, 143]。使用同时具有成热湿润交换器的气管内固定功能装置可避免用手辅助发音，使发声更自然[136, 137, 144, 145]。

（四）肺部康复的小结

使用热湿交换器可有效减少手术的肺部并发症及相关的社会心理问题。在白天和夜间连续使用热湿润交换，可获得更好的肺康复效果。采用专用胶黏剂，可术后早期应用，提高了早期肺部功能恢复和发声功能。术后早期应用也提高了使用热湿润交换器的短期和长期依从性，使用热湿润交换和自动阀的组合，使患者造口闭塞更加方便。必须再次强调的是，热湿润交换器是一种医疗设备，应该通过医疗规范的咨询来获得最佳结果。

十一、嗅觉恢复

（一）概述

嗅觉的丧失似乎是全喉切除不可避免的并发

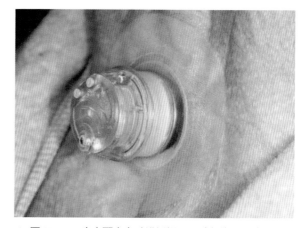

▲ 图 39-21　患者配有自动讲话阀，可避免使用手辅助讲话

症[23]。手术使上下气道断开，导致鼻气流缺失，仅能通过颈部气管造口呼吸。因此，气味分子不到达鼻腔嗅觉感受区域，尽管嗅觉系统功能是完整的（图 39-22）。（这是因为嗅觉要么是被动的，要么是主动的：被动的嗅觉是正常鼻呼吸的结果；通过鼻子吸入，气味分子可以到达鼻腔上部的嗅区上皮黏膜，并激发嗅觉刺激。这通常伴随着活跃的嗅觉动作以识别气味及其来源。全喉术后，被动嗅觉基本消失，只有少数患者具有主动嗅觉的能力。）

多年来，临床研究一直在探讨，却没有找到解决方法。实际上，大多数患者似乎接受了这一点，可能是由于手术前了解到缺乏有效的恢复方法[23, 146]，多数患者术后并没有过多抱怨嗅觉丧失，[147]。

口腔与喉气管造瘘建立的旁路装置是一种有效的仪器，可以证明如果有鼻腔气流的话，嗅觉功能仍然是完整的[148-151]。这个设备包括一个口器、一根管子，以及管子与气道造口连接器（图

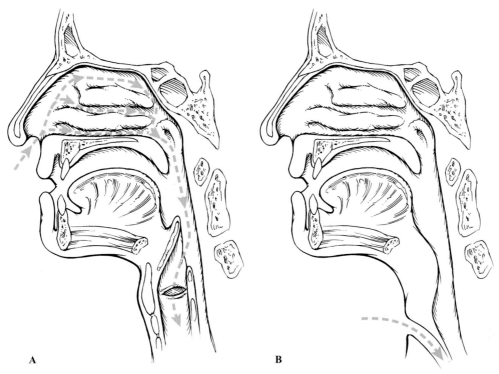

A　　　　　　　　　　　　**B**

▲ 图 39-22　**A. 正常鼻呼吸和被动嗅觉。B. 没有鼻气流的经口呼吸导致嗅觉丧失**

39-23）。通过将嘴与造口连接，然后通过鼻子吸气时，鼻腔气流得到提升。这可以用来进行气味测试，而且可以证明在大多数喉切除术患者中，嗅觉是完整的。然而，该方法在临床并无广泛应用。

（二）康复技术

在一项对 63 名患者的队列研究中，根据两项气味测试和标准化调查问卷，发现超过 2/3 的喉切除术患者处于异常状态（无嗅觉）[146]。对一项或两项气味测试（气味测试）有一定嗅觉的患者进行仔细观察后发现，他们积极使用面部肌肉的频率明显高于无嗅觉者。而且，大多数嗅觉者都是无意识地使用他们的嗅觉技术，且都是自己发现的。通过对观察到的面部肌肉运动的分析，得出的结论是，某些运动实际上会诱发鼻腔气流，使气味分子再次到达嗅区上皮黏膜。改进这些观察到的动作导致了鼻腔气流诱导动作（NAIM）的概念，即所谓的礼貌性打哈欠技术[152]。当嘴唇密闭时，这种技术会使口腔体积迅速增加（图 39-24）。由于口腔的扩张，潜在的真空必须

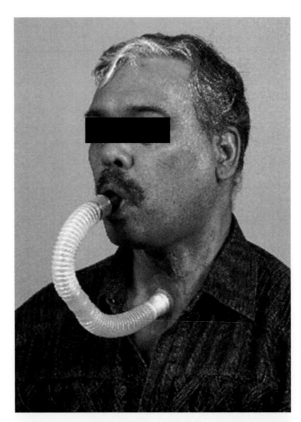

▲ 图 39-23　口腔与气管造口旁路连接，通过鼻子呼吸导致鼻腔气流，促进嗅觉产生

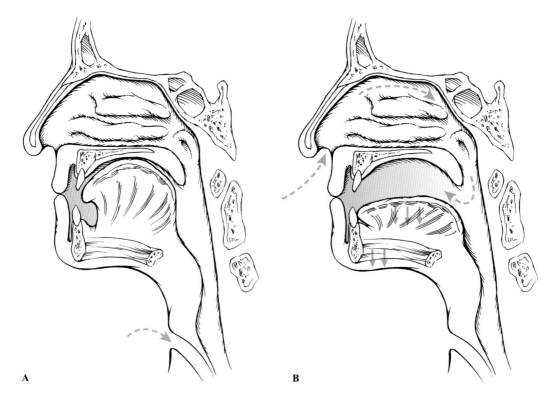

A　　　　　　　　　　　　　**B**

▲ 图 39-24　全喉切除术后鼻气流诱导术或礼貌哈欠技术用于嗅觉康复的示意图

被填满，结果是通过鼻腔的气流通过快速重复这一过程，产生了一种泵送效果，使足够的气流通过鼻腔来产生气味。

NAIM 的有效性在一项干预性研究中得到证实，随后在一项随访研究中得到证实[152, 153]。大约一半的患者在大约半小时的训练后即能够再次闻到气味。此外，在这一组患者中，25% 的患者已经能够用个人技术闻到气味，这表明他们的病情有所改善；之后，在语言病理学家的指导下，他们能够更好地启动鼻腔气流。同时，更长、更强化的康复期可进一步增加长期嗅觉康复的结果[154-159]。

（三）嗅觉康复的结论

喉切除术患者的嗅觉康复应成为康复计划的一个组成部分，和语音康复以及肺康复一样，同样值得关注。对于头颈外科医师来说，在随访全喉切除患者时应该了解，这个曾经看似无法解决的问题现在可以被言语病理师有效地修复。NAIM，或者礼貌的打呵欠技术，可较好地解决

这个令人不安的问题，不仅在嗅觉上，而且在味觉上也可以有明显的改善，从而改善了患者的生活质量。

十二、全喉切除术后的生活质量

在任何肿瘤治疗中，不仅要解决疾病的各种控制率，包括局部、区域和远处转移，而且要研究治疗对生活质量的影响。特别是对于像全喉切除这样的手术方式，在有效治疗肿瘤的同时，术后长期随访时要考虑患者的生活质量。临床医生越来越不愿接受像全喉切除这样的器官切除的根治性，而倾向于器官保留的放化疗（CRT）治疗。然而，器官保存仍然不是功能保存的同义词，CRT 并不总是能改善功能结果，特别是在晚期喉癌中[162, 163]。有证据表明 CRT 降低了长期治愈率[164-166]。

由于目前所有的喉切除术后康复选择都可用，因此非常重要的是仔细权衡各种治疗选择的优缺点。Koch 在一篇综述中详细讨论了喉切除术与 CRT 患者的生活质量问题，指出气管食管穿刺使

大多数必须接受全喉切除治疗的患者都能获得高质量的语音恢复。尽管这些患者中如果不面临危及生命的情况，没有一个自愿选择全喉切除。在术后追求更好的生活质量，在治疗和康复后获得更好的声音功能（比放化疗患者）是十分重要的。尽管还远远不够完美，但气管食管穿刺发音假体植入手术为全喉切除患者提供了更好的生活质量。同时应关注肺和嗅觉康复，使喉切除后综合康复更加系统，以全面提高和维持患者术后的生活质量。

推荐阅读

Ackerstaff AH, Fuller D, Irvin M, et al: Multi-center study assessing effects of heat and moisture exchanger use on respiratory symptoms and voice quality in laryngectomized individuals. *Otolaryngol Head Neck Surg* 129: 705–712, 2003.

Chen AY, Halpern M: Factors predictive of survival in advanced laryngeal cancer. *Arch Otolaryngol Head Neck Surg* 133 (12): 1270–1276, 2007.

Doyle PC, Keith RL: *Contemporary considerations in the treatment and rehabilitation of head and neck cancer: voice, speech and swallowing*, Austin, 2005, Pro Ed, pp 1–794.

Graville DJ, Palmer AD, Andersen PE, et al: Determining the efficacy and cost-effectiveness of the ActiValve: results of a long-term prospective trial. *Laryngoscope* 121 (4): 769–776, 2011.

Hilgers FJ, van Dam FS, Keyzers S, et al: Rehabilitation of olfaction after laryngectomy by means of a nasal airflow-inducing maneuver: the "polite yawning" technique. *Arch Otolaryngol Head Neck Surg* 126 (6): 726–732, 2000.

Hilgers FJM, Aaronson NK, Ackerstaff AH, et al: The influence of a heat and moisture exchanger (HME) on the respiratory symptoms after total laryngectomy. *Clin Otolaryngol* 16: 152–156, 1991.

Hilgers FJM, Balm AJM, Tan IB, et al: *A practical guide to postlaryngectomy rehabilitation, including the Provox system*, Amsterdam, 2003, The Netherlands Cancer Institute/Antoni van Leeuwenhoek Hospital.

Hilgers FJM, Polak MF, Van As CJ, et al: *Olfaction regained, using the polite yawning technique*, Amsterdam, 2004, The Netherlands Cancer Institute.

Hutcheson KA, Lewin JS, Sturgis EM, et al: Enlarged tracheoesophageal puncture after total laryngectomy: a systematic review and metaanalysis. *Head Neck* 33 (1): 20–30, 2011.

Jones AS, Young PE, Hanafi ZB, et al: A study of the effect of a resistive heat moisture exchanger (Trachinaze) on pulmonary function and blood gas tensions in patients who have undergone a laryngectomy: A randomized control trial of 50 patients studied over a 6-month period. *Head Neck* 25: 361–367, 2003.

Kazi R, Kiverniti E, Prasad V, et al: Multidimensional assessment of female tracheoesophageal prosthetic speech. *Clin Otolaryngol* 31 (6): 511–517, 2006.

Koch WM: Total laryngectomy with tracheoesophageal conduit. *Otolaryngol Clin North Am* 35: 1081–1096, 2002.

Lewin JS, Bishop-Leone JK, Forman AD, et al: Further experience with Botox injection for tracheoesophageal speech failure. *Head Neck* 23: 456–460, 2001.

Lorenz KJ, Grieser L, Ehrhart T, et al: Role of reflux in tracheoesophageal fistula problems after laryngectomy. *Ann Otol Rhinol Laryngol* 119 (11): 719–728, 2010.

Mahieu HF, van Saene HK, Rosingh HJ, et al: Candida vegetations on silicone voice prostheses. *Arch Otolaryngol Head Neck Surg* 112 (3): 321–325, 1986.

Mérol J-C, Charpiot A, Langagne T, et al: Randomized controlled trial on postoperative pulmonary humidification after total laryngectomy: external humidifier versus heat and moisture exchanger. *Laryngoscope* 122: 275–281, 2011.

Op de Coul BM, Hilgers FJ, Balm AJ, et al: A decade of postlaryngectomy vocal rehabilitation in 318 patients: a single institution's experience with consistent application of Provox indwelling voice prostheses. *Arch Otolaryngol Head Neck Surg* 126 (11): 1320–1328, 2000.

Risberg-Berlin B, Moller RY, Finizia C: Effectiveness of olfactory rehabilitation with the nasal airflow-inducing maneuver after total laryngectomy: one-year follow-up study. *Arch Otolaryngol Head Neck Surg* 133 (7): 650–654, 2007.

Singer MI, Blom ED: An endoscopic technique for restoration of voice after laryngectomy. *Ann Otol Rhinol Laryngol* 89 (6): 529–533, 1980.

Soolsma J, van den Brekel MW, Ackerstaff AH, et al: Long-term results of Provox ActiValve, solving the problem of frequent Candida-and "underpressure"-related voice prosthesis replacements. *Laryngoscope* 118: 252–257, 2008.

van As-Brooks CJ, Hilgers FJ, Koopmans-van Beinum FJ, et al: Anatomical and functional correlates of voice quality in tracheoesophageal speech. *J Voice* 19 (3): 360–372, 2005.

van As-Brooks CJ, Koopmans-van Beinum FJ, Pols LC, et al: Acoustic signal typing for evaluation of voice quality in tracheoesophageal speech. *J Voice* 19: 360–372, 2005.

van As CJ, Koopmans-van Beinum FJ, Pols LCW, et al: Perceptual evaluations of tracheoesophageal speech by naive and experienced judges through the use of semantic differential scales. *J Speech Lang Hear Res* 46: 947–959, 2003.

Ward EC, van As-Brooks CJ: *Head and neck cancer: treatment, rehabilitation, and outcomes*, San Diego, 2007, Plural Publishing, pp 1–414.

Zuur JK, Muller SH, de Jongh FH, et al: The physiological rationale of heat and moisture exchangers in post-laryngectomy pulmonary rehabilitation: a review. *Eur Arch Otorhinolaryngol* 263 (1): 1–8, 2006.

第40章 气管肿瘤的诊断及处理
Diagnosis and Management of Tracheal Neoplasms

Lisa M. Brown　G. Alexander Patterson　著

崔　鹏　译

要点

1. 成人原发于气管的肿瘤 90% 是恶性的。
2. 气管鳞状细胞癌及腺样囊性癌是两种最常见的原发于气管的恶性肿瘤，二者总共约占所有气管肿瘤的 75%。
3. 可切除的气管鳞状细胞癌患者其 5 年生存率受切除标本的完整性、淋巴结是否侵犯及甲状腺是否受侵等因素影响，约为 39%。
4. 气管腺样囊性癌患者的 5 年生存率为 52%，预后好于鳞状细胞癌，这反映了其进展缓慢的特点。晚期患者易出现局部复发及远处转移。
5. 一半的气管长度可以被安全地切除并行一期吻合。
6. 不可切除的气管肿瘤预后较差，可应用各种支气管镜治疗来缓解症状。

一、总论

原发于气管的肿瘤相对少见，每年发病率约为 2/1 000 000 人[1, 2]。因此对于此类肿瘤的认识多来源于大中心的一些小样本研究。气管肿瘤可分为原发性及继发性，取决于肿瘤是否来源于气管或是被转移性肿瘤及局部其他部位肿瘤累及所致。原发于气管的肿瘤可进一步分为良性及恶性病变，在成人中，90% 原发于气管的肿瘤是恶性，但在儿童中，多数气管肿瘤（80%）为良性[1]。绝大多数气管肿瘤需要采用综合治疗，包括外科切除及放疗[1]。目前原发气管恶性肿瘤的疾病特异性死亡率及总死亡率分别为 73% 及 79%[3]。

继发性气管肿瘤定义为被局部其他肿瘤直接侵犯或因血行转移导致的气管恶性肿瘤。最常见的直接侵犯气管的肿瘤多来源于肺、食管、甲状腺及纵隔。肾细胞癌、乳腺癌、肉瘤、结肠癌及黑色素瘤远处转移亦可累及气管。对这一类肿瘤的最佳处理方案要综合考虑肿瘤的部位、原发肿瘤的特性及患者的并发症等。虽然对于肺癌或甲状腺癌直接侵犯气管可采用外科手术的治疗方法，大多数继发性气管恶性肿瘤仅能行姑息治疗。

二、历史回顾

Morgagni 于 1761 年第一次描述了气管肿瘤，是一例纤维瘤。大约 100 多年后才有气管切除及端 - 端吻合的试验性尝试[4]。Kuester 于 1884 年实施了第一例人的气管切除及一期吻合手术。在 20 世纪 60 年代以前，曾认为气管切除不能超过 4 环（约 2cm），因为过多地切除会导致吻合口张力过大及愈合不良[5]。因为此认识的局限性，曾进行过许多应用假体修复气管的努力。Belksey 于 1950 年第一次应用不锈钢金属丝加固的筋膜来修复因腺样囊性癌切除导致的气管缺损[5]。Pearson 及同事曾报道应用重聚乙烯纤维网丝修复气管，获得很好效果[6]。Neville 及同事曾报道过应用硅胶管修复气管的经验[7]。但是亦有报道指出这些方法会导致不可逆的并发症[8]。在过去的几十年中，曾有一系列其他合成材料、组织工程技术及移植技术被采用。近期文献报道一例 36 岁男性患者复发肿瘤累及远端气管及主支气管，手术切除后采用干细胞来源生物合成的纳米复合材料修复，获得良好效果，患者术后 5 个月仍然无瘤及无症状生存[9]。除此之外，1 例患有先天性的长节段气管狭窄的 12 岁男童，应用干细胞源性气管支架治疗 1 周后，移植材料已经产生新生血管。术后 1 年上皮化已完成。术后 2 年后患者已返回学校[10]。

随着技术的进步，目前可将 50% 的气管切除并可行一期修复，且不需要替代品[11-13]。在极少见的情况下，气管无法行一期吻合需要修复时，目前可采用异体气管移植，但是长期的免疫抑制治疗限制了它的应用[14]。

对于某些继发性气管肿瘤（甲状腺或支气管源性），外科手术是可选的治疗手段。对于不可切除的气管肿瘤患者，支气管镜技术提供了新的治疗选择，如内镜下切除、激光治疗、光动力疗法、冷冻手术、短程疗法及气管支架等。

三、气管原发肿瘤

气管原发肿瘤虽然较少见，但也包含多种良性及恶性肿瘤（框 40-1）。肿瘤可能来源于气管壁的任何一层。根据其组织学来源，可分为上皮源性及间叶源性。虽然肿瘤可发生于任何部位，气管的近端 1/3、远端 1/3 及膜部最易受累及。目前已有一系列原发气管肿瘤的手术方式（表 40-1）。

四、气管良性肿瘤

成人少见，良性气管肿瘤一般边界清楚、圆形、质软，不超过 2cm，胸部 CT 扫描可见光滑、密度均匀肿物，一般不扩展至气管壁外。钙化一

框 40-1　气管肿瘤的分类

上皮来源	间叶来源
良性 • 鳞状上皮乳头状瘤 • 乳头状瘤病 • 多形性腺瘤 **恶性** • 鳞状细胞癌 • 腺样囊性癌 • 类癌 • 肌上皮样癌 • 腺鳞状细胞癌 • 小细胞未分化癌 **继发恶性肿瘤** • 邻近组织恶性肿瘤侵犯 • 转移 **非肿瘤性疾病** • 骨化性气管支气管病 • 淀粉样变性 • 炎性假瘤	**良性** • 显微瘤 • 血管瘤 • 颗粒细胞瘤 • 施万细胞瘤 • 神经纤维瘤 • 纤维组织细胞瘤 • 假性肉瘤 • 血管内皮瘤 • 平滑肌瘤 • 软骨瘤 • 成软骨细胞瘤 • 脂肪瘤 **恶性** • 平滑肌肉瘤 • 软骨肉瘤 • 副神经节瘤 • 梭形细胞肉瘤 • 淋巴瘤 • 恶性纤维组织细胞瘤 • 横纹肌肉瘤 • 黑色素瘤

引自 McCarthy MJ, Rosado-de-Christenson ML. Tumors of the trachea. *J Thorac I mag* 1995;10:180.

般提示良性特征[15]。

（一）气管乳头状瘤病

气管乳头状瘤病是一种良性病变，是支气管上皮感染人乳头状瘤病毒 (HPV) 后增生所致[16]。绝大多数病例均与 HPV-6 和 HPV-11 相关。气管乳头状瘤病是复发性呼吸道乳头状瘤病在气管的表现，然而，90%～95% 的呼吸道乳头状瘤患者病变均局限在喉部[17]，仅有 1%～2% 的患者表现为孤立的气管乳头状瘤。复发性呼吸道乳头状瘤可分为两类：青少年型及成人型。青少年型是患者在分娩时于生殖道中感染病毒所致[16, 18]，成人型一般是潜伏感染再激活所致或者是后天新发的性传播疾病[16, 18]。尽管是良性病变，青少年型乳头状瘤会频繁复发，需要多次内镜手术治疗。幸运的是，该疾病一般在青春期后不再发展。成人型乳头状瘤一般对治疗较敏感，不易复发。

治疗方式包括病变内注射西多福韦、α- 干扰

表 40-1　主要的原发气管肿瘤手术治疗的总结

	恶性肿瘤					良性肿瘤					总　体	
	SCC	ACC	Carcin	ME	其他	Pap	Chon	Leio	GCT	Other	合计	HM (%)
Pearson 等 [40]	9	28	0	0	5	0	1	0	0	1	44	12.8
Grillo and Mathisen [86]	70	80	11	4	11	5	2	2	2	11	198	5
Perelman 等 [90]	21	66	20	5	13	2	0	1	0	17	145	15
Regnard 等 [41]	94	65	9	5	8	2	5	5	3	12	208	10.5
Refaely and Weissberg [43]	5	13	2	0	0	0	0	1	0	1	22	4.5
Webb 等 [3]	34	19	0	1	20	—	—	—	—	—	74	4.1
Ahn 等 [88]	11	9	1	0	2	3	0	1	0	10	37	—
Shadmehr 等 [89]	6	18	15	1	4	1	1	1	1	3	51	3.1
Total	250	298	58	16	63	13	9	11	6	55		
% Total	32.1%	38.3%	0.07%	0.02%	0.08%	0.02%	0.01%	0.01%	0.01%	0.07%		

ACC. 腺样囊性癌；Carcin. 类癌；Chon. 软骨瘤；GCT. 颗粒细胞瘤；HM. 手术切除的住院死亡率；ME. 肌上皮肿瘤；Leio. 平滑肌瘤（低及高级别）；Pap. 乳头状瘤；SCC. 鳞状细胞癌

素 α、阿昔洛韦、甲氨蝶呤、塞来昔布，以及多食用富含吲哚 –3– 甲醇的蔬菜等[16]。行外科手术切除时，需除外恶变为鳞状细胞癌的可能性[20]。这种情况一般多见于长期吸烟或接触放射线的患者[20]。HPV-11 相关的乳头状瘤易恶变[21]，其发生率一般为 1.6%～4%[19, 22]。最常见的内镜手术方式为 CO_2 激光切除[19]。其他的内镜治疗包括光动力、冷冻、射频消融及 Nd：YAG 激光等。对于难治性复发性呼吸道乳头状瘤的患者，可以考虑采用气管内硅胶支架植入的方式治疗。最近 FDA 批准了一种新的针对 HPV-6 及 HPV-11 的疫苗，或许可以降低复发性呼吸道乳头状瘤的发生率[18]。

（二）颗粒细胞瘤

颗粒细胞瘤是一种少见的起源于施万细胞的神经源性肿瘤[23]，多数发生于头颈部，发生于呼吸道者较少[23]，常见于声门区，其次分别为声门下区、声门上区、支气管、气管[24]。大约 10% 的患者为多发肿瘤，发生于气管者，约 20% 的患者为多发病变[25]，2/3 的患者好发于颈段气管，其余多发于胸段气管。除此之外，73% 的气管颗粒细胞瘤发生于管腔内。曾有报道，在 40 例颗粒细胞瘤的患者中，近 10 例为儿童。颗粒细胞瘤更常见于女性，好发年龄为 20—50 岁，发病高峰年龄为 40 岁[25]。

颗粒细胞瘤的诊断依靠支气管镜活检，CT 及 MRI 通常用来评估管腔外扩展情况，同时需除外食管侵犯情况。在 10% 的病例中，覆盖其表面的鳞状上皮会发生假上皮瘤样增生，这样可能会导致误诊为鳞状细胞癌，需要仔细寻找被鳞状上皮覆盖的颗粒细胞肿瘤[25]。依照活检来看，98% 的颗粒细胞瘤为良性，2% 为恶性。恶性颗粒细胞瘤在形态上同良性类似，但可见多核及核分裂象[24]。恶性者就诊时肿瘤直径多 > 4cm 且生长迅速。

手术为主要的治疗方式，放疗及化疗治疗无效。手术方式包括 < 1cm 肿瘤的支气管镜下切除及 > 1cm 肿瘤的局部扩大切除[23, 25]。颗粒细胞瘤很难被完整切除，但是切缘阳性同复发并无显著相关[24]。即使完整切除，颗粒细胞瘤仍有 10% 的复发率。

（三）软骨瘤

软骨瘤虽然罕见，但仍然是最常见的气管间叶源性肿瘤类型，来源于气管软骨环[26]。好发于老年人，肿瘤质地硬，基底宽，在黏膜下生长，表面覆盖完整黏膜。在影像学检查中，75% 的肿瘤可见钙化[27]。最好发的部位是环状软骨背板的内侧面[28]。绝大多数软骨瘤均为腔内生长，但是软骨肉瘤，极易引起气管壁增厚及管腔外侵犯[29]。切除不彻底会导致复发，故对于软骨源性气管肿瘤，根治性切除是首选治疗方式[29]。

（四）平滑肌瘤

平滑肌瘤来源于气管壁的平滑肌细胞，多好发于气管下 1/3 的气管膜部[30]，约占所有气管肿瘤的 1%，目前为止报道的病例数不足 30 例[31]。好发于男性，发病高峰年龄为 40 岁[32, 33]。CT 扫描多表现为密度均匀的结节，增强扫描可有强化[32]。气管平滑肌瘤既可表现为有蒂，亦可呈宽基底表现，对于腔内外生型肿瘤，内镜下可完整切除。但是对于宽基底肿瘤，一般需行开放手术切除[33]。因为病例数较少，故治疗后的复发率尚未有定论[34]，曾有文献报道 2 例复发患者，1 例为气管切除术后，另一例为支气管镜切除及激光消融术后[31, 33]。

（五）血管瘤

气道血管瘤在成人中极为罕见，更多见于儿童。先天性血管瘤可发生于气管支气管的任何位置，但是最多见于声门下区[35]。声门下血管瘤的儿童患者中，半数患者合并皮肤血管瘤。气管血管瘤患儿就诊时一般在出生后 6 个月以内，表现为进行性喘鸣，一般需进一步行支气管镜检查。这类病变在婴儿期呈现增生性的特点，随后会逐渐退化。

传统的气管血管瘤的治疗方式为气管切开，预计 1—2 岁时拔管。也曾应用过其他支气管镜下治疗方式，如 CO_2 激光、消融、药物注射等。2008 年，应用普萘洛尔治疗喉气管血管瘤第一次被报道。自那以后，许多儿童接受了这种治疗方式，并取得了迅速、显著的效果[36]。其作用机制尚未完全明确，可能同 β 受体阻断药的抑制促血管生成因子的分泌有关。儿童从入院开始接受初步治疗和滴定治疗；普萘洛尔剂量逐渐增加到每天 2~3mg/kg，分 3 次服用，同时监测不良反应。大多数专家建议至少治疗至 1 岁，而现在认为 β 受体阻滞药是儿童血管瘤的一线治疗方法。唯一的例外是那些有 β 受体阻滞药禁忌证的患者和小的、轻度声门下血管瘤患者，在这种情况下，必须权衡单次内镜手术的益处和普萘洛尔治疗数月的风险。

（六）其他良性肿瘤

已经有一系列其他类型的良性肿瘤被报道（见框 40-1），它们总共约占气管肿瘤的 10%，一般均需手术治疗，部分可行内镜下切除[30]。

五、气管原发恶性肿瘤

在成人中，90% 的气管原发肿瘤为恶性，其每年的发病率约为 0.1/100 000 人[38]，约占呼吸道肿瘤的 0.2%，约 75% 的气管恶性肿瘤为鳞状细胞癌或腺样囊性癌[39-43]。

一项基于人群的、利用国家癌症监测中心等数据库的研究分析了 1978—2004 年的 578 例原发于气管的恶性肿瘤[44]，该人群包含 322 例男性及 256 例女性，绝大多数为白人。最常见的肿瘤类型为鳞状细胞癌（44.8%），其次是腺样囊性癌（14.3%）和神经内分泌癌（9.7%）。在就诊时，1/3 的患者已经处于局部进展期，表现为已有周围组织侵犯。仅有 24.2% 的患者病变局限于气管内，18.1% 的患者已有远处转移。多因素分析表明，病变局限的腺样囊性癌的患者预后较好。

（一）鳞状细胞癌

鳞状细胞癌是最常见的气管原发恶性肿瘤[44]，男性发病率是女性的 2~4 倍，好发年龄为 60—70 岁[1]。90% 的患者有吸烟史，30% 的患者合并呼吸道的同时或异时第二原发癌[45]。这类肿瘤呈外生性或溃疡性生长，气管侧壁最易受累。若在气管膜部发现肿瘤，需考虑到原发食管的恶性肿瘤侵犯可能。

气管鳞状细胞癌呈侵袭性生长，进展迅速，早期即可发生转移。在一项来自麻省总医院包含 270 例气管恶性肿瘤的大样本研究中，有 135 例为鳞状细胞癌，另外 135 例为腺样囊性癌[46]。1/3 的患者就诊时即为局部晚期、不可切除病变。肿瘤可切除的患者其中位生存期为 38 个月，而不可切除的患者中位生存期仅有 8.8 个月。这两组患者的 5 年生存率分别为 39.1% 及 7.3%。在可切除肿瘤患者的颈清扫标本中，35% 的患者可查见阳性淋巴结。纵隔淋巴结阴性的患者其 5 年生存率为 48%，而阳性者仅为 12.5%。切缘是否阳性是影响生存率的独立预测因子。切缘阴性者其 5 年生存率为 43.1%，而阳性者为 26.7%。切缘阳性的患者无 1 例存活超过 10 年。整组患者 40 年来的住院平均死亡率为 7%。在最近的一项包含 59 例气管鳞状细胞癌的随访研究中，切除的完整性、淋巴结是否侵犯、甲状腺是否受侵具有最重要的预后价值[47]。

（二）腺样囊性癌

腺样囊性癌起源于支气管的腺体，同来源于涎腺的腺样囊性癌组织学特点相同，是最常见的涎腺来源肿瘤。其他类型肿瘤包括类癌、肌 - 上皮肿瘤、黏液腺癌。男女发病率相同，发病高峰年龄为 40—50 岁。同鳞状细胞癌不同的是，腺样囊性癌一般同吸烟无相关性。

腺样囊性癌好发于气管及主支气管，因此早期症状比较明显。肿瘤通常会挤压纵隔结构而不是直接侵犯。尽管生长缓慢，但呈现嗜神经侵犯、黏膜下生长及远处转移的特点，很少转移至局部淋巴结。切缘即使离肿瘤主体较远，镜下病理切缘阳性也很常见。因此常常采用术后放疗来改善预后[46,48]。

在一项包含 270 例气管恶性肿瘤的研究中，有 135 例为腺样囊性癌[46]。在这些患者中，1/4 的肿瘤为不可切除病变。同不可切除的鳞状细胞癌类似，原因主要是气道及局部受侵范围广。但是同鳞状细胞癌不同，可切除与不可切除的腺样囊性癌的中位生存期分别是 69 个月和 41 个月。两者的 5 年生存率分别是 52.4% 和 33.3%。在可切除肿瘤患者的颈清扫标本中，23.2% 可查见阳性淋巴结。纵隔淋巴结阴性及阳性的患者的 5 年生存率分别为 66.7% 和 52.4%。切缘阴性及阳性患者的 5 年生存率分别为 68.8% 和 44%。在 50 例切缘阳性患者中，7 例存活超过 10 年。

在一项流行病学研究中发现，腺样囊性癌患者的 5 年生存率为 74.3%，而鳞状细胞癌患者为 12.6% [44]，作者指出这种差异并不是表明腺样囊性癌根治效果较好，而是因为随访时间长，而腺样囊性癌患者复发及转移的发生时间较晚所致，部分患者治疗后可存活超过 30 年 [38]。

（三）其他气管原发恶性肿瘤

除鳞状细胞癌及腺样囊性癌外，其他恶性肿瘤大约占气管肿瘤的 25% [39-41]，最近一项单中心大样本的关于气管肿瘤的研究中发现，357 例气管肿瘤患者中有 90 例是除鳞状细胞癌及腺样囊性癌之外的恶性肿瘤 [39]，其中以类癌及肌上皮癌最为多见。其余少见的肿瘤如框 40-1 所示。此研究同时发现，这些较少见的肿瘤在切除后，预后相对较好。Gaissert 及同事报道，类癌切除后患者 5 年生存率为 86%，支气管源性肿瘤为 60%，肌上皮肿瘤为 100%，肉瘤为 78% [39]。

（四）类癌

气管支气管类癌最常见于主支气管，其次是叶支气管，极少发生在气管 [49, 50]。类癌来源于气管黏膜下层的氨前体摄取及处理细胞，常见于气管远端 1/3 处 [51]。类癌属于神经内分泌肿瘤（包括低级别类癌、中度非典型类癌及高级别小细胞

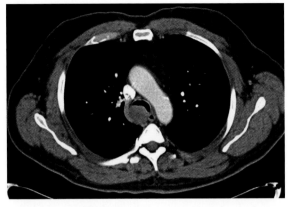

▲ 图 40-1　气管腺样囊性癌 CT 显示肿瘤将纵隔结构挤压移位而非直接侵犯

肺癌）[50]，典型类癌的发病率比非典型类癌高 10 倍，生产缓慢，极少转移 [39]。非典型类癌呈侵袭性生长，其恶性组织学特征为核异常、分裂象及坏死。大多数非典型类癌患者就诊时即有局部淋巴结转移及远处转移，气管小细胞癌非常罕见，但就诊时多无法切除。

类癌的诊断依靠支气管镜活检及病理检查，这类肿瘤极易出血，故推荐在手术室中行支气管镜检查。典型支气管镜下肿瘤外观呈光滑、草莓样或外生型气管内结节（图 40-2）[49]。

气管类癌不伴明显纵隔淋巴结受累的治疗方式为手术切除，同时行淋巴结活检 [3]。淋巴结受累或有肿瘤残留时需行术后放化疗 [50]。若 CT 显示肿瘤完全位于腔内，且为典型类癌，则可行支气管镜下切除 [52]。典型类癌切除后，患者的 5 年和 10 年生存率分别为 93%～98% 和 82%～95% [51]。侵

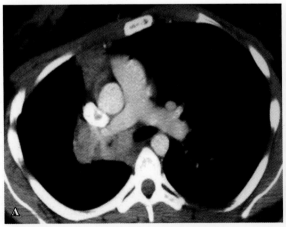
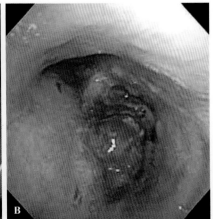

▲ 图 40-2　A. CT 显示类癌累及右主支气管，增强扫描呈明显强化；B. 同一肿瘤的支气管镜下外观

袭性非典型类癌的治疗同小细胞肺癌，对放疗及化疗敏感。气管小细胞癌即使经过系统治疗，预后仍极差。

（五）肌上皮癌

肌上皮癌（MEC）极为罕见，占肺肿瘤的比例不到 0.2%[53]，多来源于支气管黏膜下腺体。有一项研究指出过半的患者发病时不到 30 岁[54]，而患者确诊时的平均年龄为 40 岁[54, 55]。根据核分裂象、坏死程度等特点，肿瘤可分为高级别和低级别。若黏液细胞数较多，则肿瘤发展呈现相对良性的特点，但若出现较多鳞状上皮样细胞，则肿瘤进展较快，有转移倾向。

在支气管镜下，绝大多数肿瘤呈圆形、光滑、息肉样结节外观，或者是菜花样肿物、无蒂、几乎完全堵塞气道。手术为主要治疗方式，化疗及放疗主要针对无法切除或未能完整切除的患者[54]。肿瘤切除后，低级别肿瘤患者的 5 年生存率为 80%，高级别者为 31%[56]。在一项包含 15 例患者的研究中，在 8 例早期患者行手术完整切除后，7 例患者存活超过 10 年。7 例进展期患者未能行手术治疗，均在确诊后 15 个月内死亡[54]。

六、气管继发性肿瘤

气管继发性肿瘤一般是局部其他部位肿瘤直接侵犯或者转移性肿瘤累及气道所致。邻近器官肿瘤的侵犯更多见，最常见来自肺、食管、甲状腺、纵隔，但是仅仅来自于肺及甲状腺的气管继发肿瘤可被切除[57]。

甲状腺癌累及气管的外科治疗目前仍有争议[58]。一些外科医师主张行甲状腺切除时，对累及气管的肿瘤行切削术，因为多数甲状腺癌生长缓慢，且可行术后放疗提高局部控制率[11]。另有外科医师主张根据肿瘤外科原则行气管切除，且这类手术在技术上可以安全地完成[59-62]。Grillo 和 Zannini 等学者认为应当姑息性切除，但如果是分化较好的甲状腺癌侵犯气管，也可行根治性的气管切除[63]。Ishihara 及其同事的研究指出，完整切除后的患者 5 年生存率为 78%，而未能完整切除的患者 5 年生存率为 44%。但是在此研究中，未完整

切除的患者多为进展期病变[64]。另有学者主张手术范围需扩展至颈部及纵隔，切除受累气管，并切除喉、食管，应用结肠或胃代食管，并行永久气管造瘘[42]。甲状腺未分化癌或淋巴瘤侵犯气管时，不适合行手术切除。

肺癌侵犯气管多因主支气管肿瘤直接侵犯或气管旁及隆突下淋巴结转移侵犯所致。若无纵隔淋巴结转移，可考虑根治性气管及隆突切除。

食管癌或纵隔肿瘤侵犯气管的患者并不适合行手术切除，预后较差，且患者未从手术中获益。这类患者的治疗多是姑息性的，包括放疗、化疗、气管支架及内镜治疗等。

最常见的气管转移性肿瘤多来自于肾细胞癌、肉瘤、乳腺癌及结肠癌。黑色素瘤虽然可原发于气管，但多数为转移性。其他罕见的肿瘤，如膀胱癌、睾丸癌、肾上腺癌等亦可转移至气管。转移性肿瘤可因管腔堵塞、压迫气道等原因引起气道梗阻症状。鉴别梗阻的原因是治疗的关键。气管转移性肿瘤一般无法治愈仅能行姑息性治疗。

七、诊断

（一）症状、体征及体格检查

气管肿瘤一般在引起症状时才会被发现，故就诊时肿物多已较大。当肿瘤堵塞近 75% 的气管管腔时仍可不引起症状[1]。当气管管腔直径 < 8mm 时可引起活动后呼吸困难，当管腔直径 < 5mm 时即可引起静息时呼吸困难。因为肿瘤较罕见，且症状类似于哮喘或慢性支气管炎，故早期诊断比较困难。

气道肿瘤极易被误诊为成人哮喘，患者行肺功能检查时可表现为类似哮喘的阻塞性特征，同时也对支气管扩张药有反应。患者症状可能受激素及支气管扩张药物治疗缓解，直至肿瘤进展至不再对药物有反应。故当成人哮喘对药物治疗不再敏感时，需行 CT 或支气管镜检查。除哮喘症状外，咳嗽及呼吸困难是气管肿瘤另外的两个主要症状[38, 65, 66]。肿瘤可引起上气道梗阻症状（喘息、喘鸣）、黏膜刺激症状（咳嗽、痰中带血）或直接侵犯周围结构（喉返神经麻痹导致的声嘶及吞咽障碍）[1]。全身症状包括虚弱、体重下降等，

若为转移性肿瘤，吞咽障碍多提示预后不良。

体格检查有时不能发现阳性体征，然而喘鸣、支气管呼吸音、嗓音改变可能提示存在气道狭窄。吸气性呼吸困难、平卧加重多提示大气道病变而非肺部病变。若曾有其他气道肿瘤病史，多提示病变进展侵犯或有转移性病变。

（二）肺功能检查

肺功能检查可提示上气道梗阻症状，有助于气道肿瘤的诊断。肺功能检查的结果受肿瘤的位置、气道梗阻的类型（阻塞性或混合性）及肿瘤范围的影响[53]。然而，肺功能检查的结果阴性并不能除外气管肿瘤。

（三）影像学评估

气管肿瘤的诊断需要合适影像学检查及支气管内镜检查，1/4～1/2 的病例可通过行胸部正侧位片检查发现病变[67]，其征象包括团块、气道狭窄及气道的扭曲、中断等（图 40-3）。

胸部 CT 是评估气管肿瘤的重要手段，除可观察气道阻塞的程度外，还可观察纵隔是否侵犯、淋巴结是否受累及是否为转移性病变，亦可清楚显示肿瘤导致的肺不张、肺炎等特征（图 40-4）。轴位 CT 及三维重建对于累及隆突的复发病变的治疗很有价值。

一例证实为气管错构瘤患者的 CT 片显示气管管腔被肿瘤堵塞的程度，以及气管右侧壁受肿

瘤侵犯范围，如图 40-4。在影像学上良性及恶性病变不易区分，但是 CT 扫描可提供一些线索。管腔内病变、沿气管壁局限性生长、光滑或分叶状、边界清楚、< 2cm 的肿瘤多提示良性[68, 69]。钙化多提示类癌、软骨瘤或软骨肉瘤[70]。侵犯纵隔、形态不规则、超过 2cm、环周侵犯及纵隔淋巴结肿大多提示恶性[69]。

CT 扫描不易评估肿瘤黏膜下侵犯的程度，特

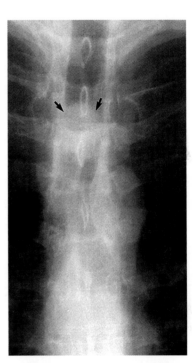

▲ 图 40-3　胸部正位片显示卵圆形的肿物，几乎已堵塞气管（箭）

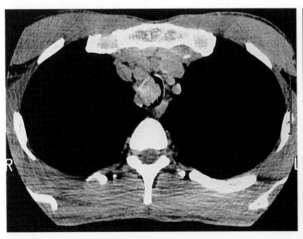
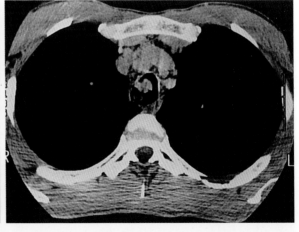

▲ 图 40-4　来自计算机断层扫描的两幅图像显示，患者被证实是气管错构瘤，显示了肿瘤气管腔阻塞的程度及其与右侧气管壁的附着。尽管右侧气管壁因肿瘤而变形（空心箭），但它并未侵入壁外。肿瘤内的脂肪（实心箭）提示错构瘤的分析

别是腺样囊性癌，因为其黏膜下浸润的范围往往超过肿瘤的肉眼观。腺样囊性癌一般生长缓慢，通常挤压纵隔结构而非直接侵犯，但是若CT发现肿瘤同纵隔结构之间的脂肪间隙消失，则意味着肿瘤已侵犯纵隔，提示预后不良[67]。

MRI亦可用来评估气管肿瘤范围，冠状位、轴位及矢状位扫描可评估肿瘤的上下界及同周围纵隔结构的关系。在甲状腺癌侵犯气管方面，MRI具有显著的应用价值[71]。特别是评估是否有血管侵犯及肿瘤基底部是否带蒂时，MRI较CT更有优势[69]。

（四）支气管镜检查

支气管镜检查是诊断气管肿瘤最主要的手段，特别是考虑近端气管肿瘤时，硬质支气管镜检查是必需的。应用可弯曲的支气管镜行活检及手术切除具有潜在的危险，因为可导致出血及气道梗阻。而硬质及可弯曲内镜的联合应用则可进行活检、测量肿瘤范围、评估肿瘤同喉及隆突的关系等。若发现黏膜的炎症或水肿，则提示肿瘤可能已有黏膜下浸润。

我们推荐经静脉镇静全麻后经口或经鼻应用可视纤维支气管镜行初步检查。若肿瘤位于近端气管且较大、明显堵塞管腔时，最好应用硬质内镜，因为可通过硬质内镜行机械通气，既能保持镜身稳定，亦可在肿瘤出血时采用局部压迫、激光及电凝等方式止血。

八、分期

UICC和AJCC目前均无原发气管恶性肿瘤的TNM分期系统，但是有学者依据SEER数据库对一项包含92例气管肿瘤病例的综述提出了一个分期系统（表40-2）[65]。作者也指出由于组织学及生存期的差异，这种分期依然不够全面。由于缺乏权威的分期，故治疗手段的比较相对困难。支气管镜下黏膜活检是最佳的评估肿瘤范围的方法，尚未有应用支气管镜超声评估切缘及黏膜下浸润程度的报道。

九、治疗

在开始气管肿瘤的治疗前，需要对患者临床

表 40-2 原发气管恶性上皮肿瘤的 TNM 分期

分　期	定　义
T 分期	
T_1	肿瘤局限于气管内，直径 < 2cm
T_2	肿瘤局限于气管内，直径 > 2cm
T_3 T_4	肿瘤突破气管，但未侵犯周围结构 肿瘤侵犯周围结构
N 分期	
N_0	无局部淋巴结转移证据
N_1	局部淋巴结阳性
N_x	局部淋巴结阳性
M 分期	
M_0	无远处转移证据
M_1	远处转移
M_x	未知或无法评估

资料进行仔细评估。患者的全身状况，如心肺疾病，需要仔细评估及调整。需要控制肺炎以保证气道的稳定。重要的是，一旦气管肿瘤出现明显的症状，往往进展迅速，容易导致气道梗阻，轻微的水肿或分泌物增多即可导致急性呼吸困难。

（一）气管原发恶性肿瘤

大多数成人气管肿瘤是恶性的，如果可行，手术切除及一期吻合是主要治疗方法。但是纵隔结构的受累及气管受累的长度往往限制了手术及重建的应用。需要切除的气管鳞状细胞癌患者通常需要纵隔内镜检查，若纵隔发现转移性病变，切除的可能性就会显著降低，预后常较差，这种情况下，往往不再采用手术治疗，而选用联合放化疗治疗。若纵隔淋巴结未发生转移，可以采用手术切除。相反，腺样囊性癌的纵隔淋巴结转移对预后影响不大，并不是手术切除的禁忌证。另外，Pearson及其同事指出，腺样囊性癌患者出现肺转移后，仍可无症状存活数年，故对于合并同时肺转移的腺样囊性癌患者，仍可考虑手术治疗[40]。

（二）麻醉的管理

气道肿瘤的麻醉管理是一个挑战，必要时需要在手术前应用硬质或可弯曲支气管镜进行气道评估。手术时需要避免造成再次梗阻。肌肉松弛药物需要避免应用，需要采用保留自主呼吸的静脉及吸入复合麻醉。一般不采用气管切开，因其造口会对后期的气管吻合带来影响。

气管插管后，气管的分离及重建是对麻醉的另一个挑战。气管移除后，可采用以下几种方法保证通气：①气管内插管移动到切除处的远端气管；②远端气管放置喷射通气装置；③远端气管内插管。对于远端气管肿瘤，可采用左或右主支气管单腔气管插管，并间断性地膨胀对侧肺。对于这类患者需要进行数字脉冲式的血氧及血压监测。心肺替代治疗一般比较危险且没有必要[59]。

（三）手术方式

1. 气管切除及重建

常选用颈部低领式切口，可显露颈段及胸段上 2/3 气管，必要时可行部分或完全的胸骨劈开

以获得更充分地显露。远端气管肿瘤需要经右胸后外第 4 肋间隙入路。若隆突受累，胸骨中份入路可能显露得更充分（图 40-5）[12, 40]。

采用颈部切口时，患者需要垫肩使颈部充分伸展，锁骨头上方 1～2cm 行低领式横切口，颈阔肌深面翻起皮瓣，上至甲状软骨，下至锁骨。沿中线分离带状肌，暴露气管前方，游离松动气管，可联合应用支气管镜决定切开的部位。松动气管时需要保护气管的血供。若为良性肿物，切除需要紧贴气管，尽量避免对喉返神经的刺激。若为恶性肿瘤，需要辨认及保留喉返神经，若一侧喉返神经被肿瘤侵犯则需切除。双侧喉返神经均需牺牲时，需要同期行气管切开及后期行声带外移手术。气管旁淋巴结需要切除，但需保留残余气管的血供。

术中需要注意的是吻合口处的张力。多数情况下，一半的气管可以被切除同时行低张力的吻合[12]。但对高龄患者或先前行纵隔放疗者，组织弹性的缺失会给吻合带来困难。在完成切除前，可在剩余的远端及近端气管预置缝线，以便于形成直线吻合并估计张力。近端气管插管可被拔除

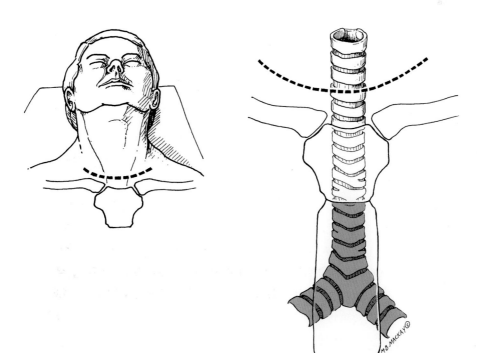

▲ 图 40-5 用于颈部及纵隔上 1/2～2/3 气管肿瘤（无阴影区）切除的颈部切口定位。若针对远端气管或隆突部的肿瘤（阴影区），则需要胸骨正中切开或右胸后外入路

改编自 Griffith Pearson F, Cooper JD, Deslauriers J, et al. *Thoracic surgery*. New York: Churchill Livingstone; 2002:407.

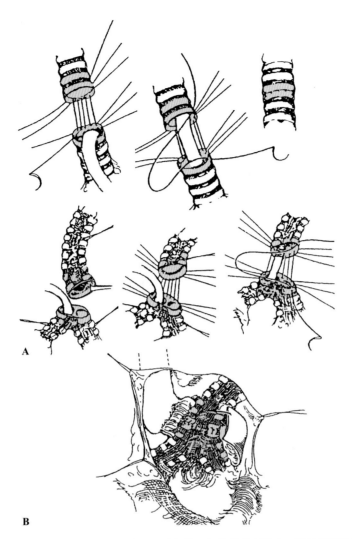

▲ 图 40-6　**A.** 上段气管肿瘤已被切除，松动近端及远端气管。行单纯间断缝合，线结置于腔外。通过远端气管插管完成通气。随后，当吻合即将完成时，气管插管可向前越过吻合口。**B.** 切除远端气管的肿瘤，通过选择性左主支气管插管维持通气，预置缝合线后，气管插管越过吻合口至左主支气管。应用胸膜瓣包埋吻合口

引自 Grillo HC.Reconstruction of the trachea. Experience in 100 consecutive cases. *Thorax* 1973; 28: 667.

随后行远端气管插管，术中需要对切缘行冰冻切片病理检查。往往只有气管切开后才能决定切除的范围，往往造成切缘确定困难。

完成气管切除后，将垫肩撤除并使患者颈部前倾，在气管膜部应用可吸收缝线行连续缝合，并间断缝合软骨部（图 40-6）。完成膜部缝合后，可将远端气管插管撤出并再次经口插管越过吻合处，最后缝合气管前壁。胸腔内吻合口同肺组织及血管之间需要应用其他组织包裹填充，通常应用带蒂胸膜或心包周围脂肪。若之前曾行纵隔放疗，则推荐应用胃网膜[42]。吻合口周围放置引流并经颈部引出。若预估可能会愈合不良，可考虑提前放置 T 型管。依次缝合带状肌、颈阔肌和皮肤以关闭切口（图 40-6）。

为减轻吻合口张力，可将颏下与前胸壁之间应用粗丝线缝吊以维持颈部前倾位（图 40-7），缝线一般保留 7d，当支气管镜检查确认吻合口已愈合时即可拆除。

情况许可时患者可直接在手术室拔管，但是由于可能存在的水肿，患者可带管入 ICU 护理。术后患者每年均需行支气管镜检查，特别是腺样囊性癌的患者，因为已有术后 30 年发现复发的患者存在。

2. 缓解张力的策略

若吻合口存在较大的张力，则需采取一些措施来提供充分的气管长度。通过松解舌骨上[11]或

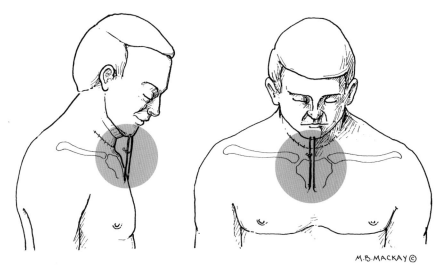

▲ 图40-7 术后1周内维持颈部前屈位

引自 Griffth Pearson F, Cooper JD, Deslauriers J, et al. *Thoracic surgery*. New York: Churchill Livingstone; 2002: 411.

甲状软骨上[13]肌肉组织可以使得喉体下降，气管活动度增加，从而可额外获得2～3cm的气管长度。这些措施可使喉部下降，从而获得额外的气管活动度及长度。其中，舌骨上松解最常应用，因为术后发生吞咽并发症的风险较小。但是若对于胸腔内气管及隆突切除，这类措施往往没有作用。

对于胸腔内气管及隆突肿瘤，沿其前表面解剖左主支气管，并避免损伤侧方血管，可提供相对多的活动度。通过心包内肺门松解提升隆突，也可提供额外的2cm的气管长度。通过在肺下静脉下方的心包上做一个U形切口，切开心包内隔，将下腔静脉及心房侧方同心包连接，这样可松解

右侧的肺门（图40-8）。处理左侧的肺门的步骤基本同右侧相同，只不过没有心包内隔，而且动脉导管需要切断。通过分离左侧主支气管并将其再植入中段支气管，可获得额外的2.7cm的气管长度，但很少应用，而且该操作增加了手术的复杂性及潜在的手术并发症的风险。通过在肺门气道周围切开心包可获得更大的活动度。这个操作可在右侧进行，但是在左侧，左主支气管的位置因其和主动脉弓的关系而相对固定，操作困难。

3. 声门下切除

累及声门下区的肿瘤需要精确及仔细的处理以防出现永久性的喉返神经及声带损伤。在一些患者中，可以切除环状软骨弓及背板，原位保留

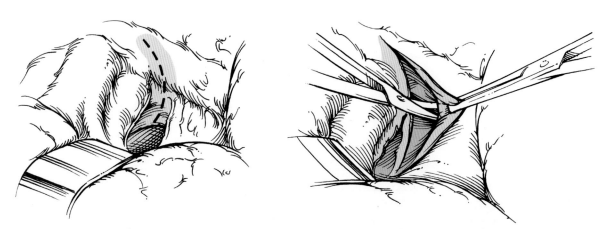

▲ 图40-8 通过在肺下静脉下方的心包上做一个U形切口，切开心包内隔，将下腔静脉及心房侧方同心包连接，松解右侧肺门

引自 Urschel HC Jr, Cooper JD. *Atlas of thoracic surgery*. New York:Churchill Livingstone;1995.

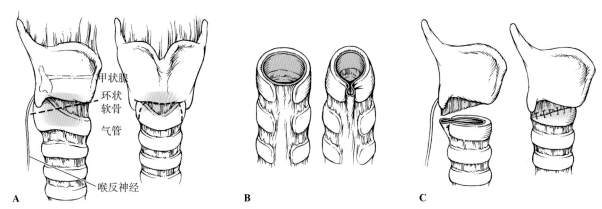

▲ 图 40-9　**A.** 环状软骨斜形切除（虚线）。这条线前方始于甲状软骨的下缘向后延伸，穿过环状软骨板的下缘，位于喉返神经入喉处下方。**B.** 远端气管的切除线。折叠气管末端最上方气管环的气管膜部，形成一个完整的软骨环，以替代切除的环状软骨环。**C.** 将远端气管"压缩式"吻合于残留的环状软骨前方，完成甲状软骨 – 气管吻合

引自 Pearson FG, Cooper JD, Nelems JM, Van Nostrand AW. Primary tracheal anastomosis after resection of the cricoid cartilage with preservation of recurrent laryngeal nerves. J *Thorac Cardiovasc Surg* 1975;70:806.

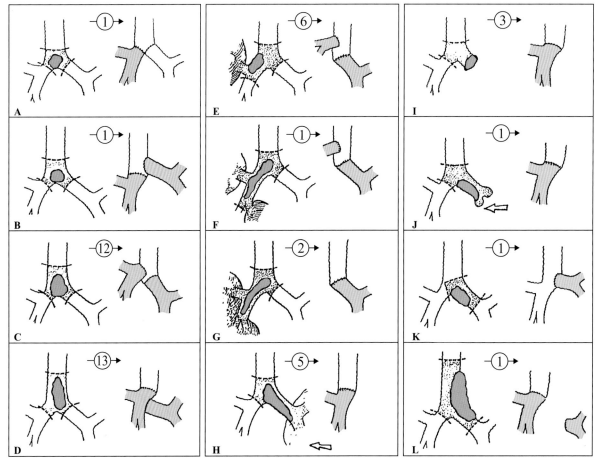

▲ 图 40-10　隆突切除及重建的各种方式；数字代表患者的编号，空心箭头代表不是传统右侧入路时的手术入路的侧别

A. 局限性切除及隆突重建；B. 初始隆突切除的方式；C. 扩大切除；D. 更多长度气管的切除；E. 右主支气管及右侧上叶气管受累，需要行右侧肺上叶切除；F. 中叶同时被切除，右侧下叶支气管可同左侧主支气管吻合；G. 隆突及右肺切除；H. 隆突及左肺切除；I. 左肺切除后切除隆突；J. 伴有长节段的隆突切除；K. 从右侧楔形切除左侧主支气管；L. 气管及长节段左主支气管切除，从右侧入路保留左肺。也可行两侧开胸切除左肺（引自 Grillo HC, Mathisen DJ. Primary tracheal tumors:treatment and results. *Ann Thorac Surg* 1990;49:69.）

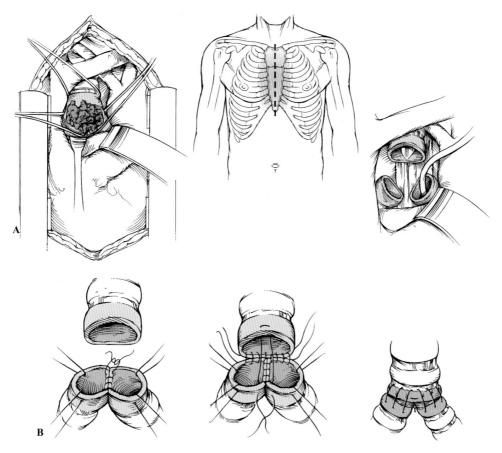

▲ 图 40-11 **A.** 切除隆突处的肿瘤。通过进入左侧主支气管的高频通气管进行通气。**B.** 缝合左、右主支气管的内侧壁形成新的隆突，然后同远端气管吻合

引自 Urschel HC Jr, Cooper JD. *Atlas of thoracic surgery*. New York: Churchill Livingstone; 1995.

其软骨膜，行甲状软骨 – 气管吻合，保留喉返神经（图 40-9）[6]，吻合口一般在声带下缘下方 1cm 以内。分化好的累及气管的甲状腺癌切除往往需要比较复杂的重建措施 [72]。

4. 隆突切除

累及隆突的肿瘤切除在技术方面难度较大。同样，最重要的是做到无张力吻合。若累及气管的长度超过 4cm，则切除的可能性极小。隆突切除及重建的方法由 Grillo 在 1982 年详细介绍（图 40-10）[73]。隆突切除后，最简单的重建技术是将左右主支气管的内侧壁缝合形成新的隆突，然后同远端气管吻合（图 40-11）。这项技术仅适用于需要切除的气管范围局限的较小的肿瘤。更常见的情况是，气管同一侧支气管端端吻合，而另一侧支气管在第一吻合口的上方吻合于气管侧壁（图 40-12）。

（四）放射治疗

放射治疗通常作为手术切除后的辅助治疗，或者作为不可切除肿瘤患者的姑息性治疗。局部复发一般是气管原发肿瘤患者致死的主要原因，故推荐行术后放疗，特别是切缘阳性的患者。最近一项基于 SEER 数据库的回顾性配对研究发现，原发气管恶性肿瘤患者，接受辅助放疗组较未接受者有较好的预后（5 年生存率 58.2%，中位生存期 91 个月 vs. 5 年生存率 6.7%，中位生存期 12 个月）[74]。在未行手术治疗的患者人群中，接受放疗者总生存率要优于未接受治疗者（4 年生存率 41% vs. 8.8%，中位生存期 33 个月 vs. 5 个月）。肿瘤出现镜下扩展、跳跃性转移及亚临床淋巴结转移不可能单纯依靠手术治疗，对于镜下有残余病变，放疗具有重要的价值。推荐剂量为 60Gy，增加剂量并不能改善预后，反而会引起并发症。

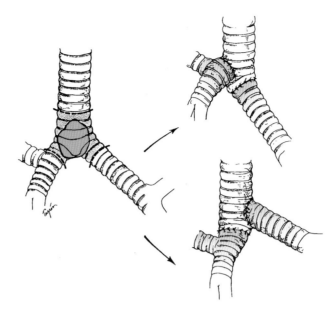

▲ 图 40-12 隆突切除后的重建。气管同左（多数）或右主支气管端端吻合，另一侧支气管吻合于第一吻合口的上方

引自 Grillo HC. Tracheal tumors: surgical management. *Ann Thorac Surg* 1978;26:112.

局部短程放射治疗应用于浅表的不适合行手术治疗的肿瘤已有文献报道[75]。

十、良性气管肿瘤

绝大多数气管良性肿瘤可通过气管节段性切除及吻合来治疗，但是对于带蒂的、外生性生长或者肿瘤位于不易修复的位置时可考虑采用支气管镜下切除，如冷冻消融、烧灼及激光等。这些方法适合切除的肿瘤包括错构瘤、脂肪瘤、纤维瘤及小的腺瘤（＜ 8mm）等。肿瘤基底部需要行烧灼以防残留复发。随访发现复发者可考虑再次切除。

十一、不可切除肿瘤患者的姑息治疗

（一）支气管镜治疗

支气管镜治疗方法包括扩张、手术切除、激光气化、冷冻、光动力、短程放射治疗及支架等，都可用于不可切除的气管肿瘤患者的姑息治疗。对于气管内肿瘤，最佳治疗方案取决于患者肿瘤的特征，通常需要联合应用各种治疗方法[76]。若狭窄是由支气管内的病变引起，则狭窄的节段可经支气管扩张或行球囊扩张。为了避免形成假性通道，硬质支气管镜操作需要轻柔地通过病变区域。尽管有效，扩张只是个暂时性的治疗策略，

多需联合其他治疗手段。硬质支气管镜可用于切除梗阻性的肿瘤，通过将硬质支气管镜的尖端置于气管壁，接触肿瘤的基底部，切除大块组织，然后应用活检钳取出，应用肾上腺素浸泡的棉片压迫止血。

激光是另一种主要的辅助治疗措施，用于经支气管镜气化切除病变缓解气道梗阻。它类似于手术切除，同样是用于处理管腔内病变，最适合用于处理带蒂的肿瘤。最常应用的激光是 Nd：YAG 激光[77]，它具有灵活性的优势，激光消融可在局部麻醉下通过可视纤维支气管镜完成，因此可避免全麻。它同时具有止血的作用，常用来处理血供丰富的肿瘤，如转移性肾细胞癌。激光气化也可单独用来治疗不可切除的气管肿瘤，但相对于机械切除更耗时。机械切除大部分肿瘤后，激光可用于烧灼肿瘤床。激光气化的并发症包括气管穿孔、支气管 - 肺动脉瘘、气道燃烧和皮肤烧伤。

通过激活光敏剂卟菲尔钠，光动力可引起肿瘤坏死，一般是在注射光敏剂 24～72h 后，应用氩染料激光（630nm）激活[75]。靶区非常精确，因为只有在氩激光存在的情况才能激活光敏剂。长波长的激光穿透组织的深度更深，但是在大多数情况下，坏死的深度在 3～10mm。组织坏死发

生在治疗后 2～3d，这期间可重复进行支气管镜检查，去除坏死组织。光动力最大的优势在于相对机械切除及激光气化，它引起的坏死区域是放射状的，且更为宽阔，因此其缓解症状的作用时间更为持久[78-80]。但是光动力治疗后，因为水肿、黏液堵塞、肺不张等原因，患者最初梗阻的感觉可能会加重。因为这个原因，一些外科医师不建议进行光动力治疗隆突附近的肿瘤。光动力治疗的一个不良反应是光敏性可持续 4～6 周，在这期间，患者需要避免接触阳光，这对于仅有数月生命的患者来说，严重影响生活质量。

冷冻疗法包括应用冷冻探针，通过硬质或软性支气管镜凝固组织，使肿瘤坏死。它引起广泛的放射状坏死，减少了重复治疗的需要，缓解的作用持久，这类似于光动力。同样，冷冻疗法不能迅速地改善症状，最初可加重梗阻症状，需要重复进行支气管镜检查去除坏死组织。其最大的缺点是耗时，需要复杂的器械，大多数外科医师对操作不熟悉。

局部疗法通过气管内导管将高剂量的放射治疗直接传送至肿瘤。对于姑息性治疗来说，局部疗法可更有效地控制局部肿瘤。然而，它不能迅速缓解症状。最常应用 ^{192}Ir 传输 2Gy/min 的剂量，在数分钟后达到 7～15Gy 的分割剂量，总共需要 2～4 次的分割剂量，间隔时间 1 周[81]。该方法对于大的团块性肿瘤效果较差，因为尽管传输了高剂量的放射治疗直达肿瘤，但随着放射导管长度的增加，放射剂量的减少也很迅速。这虽然保护了周围正常组织，也限制了到达肿瘤的放射剂量。因此局部放疗最适合治疗较小的腔内肿瘤。其并发症包括，如 5%～20% 的患者会发生大量咯血，10% 的患者会出现支气管炎，1%～3% 的患者会出现气道瘘及狭窄[81]。一项研究显示局部控制失败、肿瘤残存、激光光学凝固、大血管附近放疗和气管支气管壁的直接接触，是发生大量咯血的显著的危险因素[82]。

因外源性压迫引起气道梗阻的气管肿瘤最适合应用腔内支架缓解症状。目前应用的支架有两种，硅胶及金属扩张支架。硅胶支架通常为圆柱或分叉状，较金属支架更难以放置，需要硬质支

气管镜辅助。硅胶支架比较容易重新定位及取出，因为它并不会被周围组织吸收。但硅胶支架也容易自发的移位。新式的硅胶支架在近端或远端有凸缘或外螺栓，有助于减少移位的可能。相比之下，金属扩张支架可通过柔性支气管镜放置，可被周围组织牢固吸收，不易取出或发生移位。

在一项来自华盛顿大学的大样本研究中，143 例患者接受了气道支架置入。67% 的患者是恶性病变，27% 的患者是气管受累引起的梗阻[83]。在这项研究中，87% 的支架是塑形的硅橡胶支架，13% 是扩张金属支架。大多数患者只需要一次治疗（59%），95% 的患者报告有显著的症状改善。然而，在总共 309 例次的治疗中，有 131 例次出现并发症，包括 84 例患者（27%）出现因分泌物导致的支架部分闭塞，另外 27 例患者（9%）出现肉芽增生导致的部分闭塞，16 例患者（5%）出现支架移位，4 例患者（1%）出现气道穿孔。

（二）结局

行气管肿瘤切除的患者的住院死亡率近几十年来已显著降低，据报道自 1962—2001 年的平均住院死亡率大概是 7%[46]，然后从 1962—1971 年至 1992—2001 年，住院死亡率已从 21% 下降至 3%。绝大多数死亡病例都是行隆突切除者。有 14.6% 的患者出现吻合口并发症，包括吻合口裂开、狭窄、气管动脉瘘及坏死等。许多患者出现手术后吞咽困难需经鼻饲管进食。部分患者同时接受了全喉切除，需行永久气管造瘘。

据报道，分化型甲状腺癌侵犯气管的患者手术后的住院死亡率为 9%[60]，在这项包含 34 例手术患者的研究中，仅 2 例出现气道复发，一半的患者存活期为术后 1 个月～14.5 年（平均 5.3 年）。有学者报道，因甲状腺癌侵犯气管行手术的患者中，完整切除者约占 56.7%，这类患者的预后要优于未能完整切除者。Yang 及其同事曾报道 8 例分化较好的甲状腺癌侵犯气管的病例，切除肿瘤后，随访时间 14～183 个月，有 5 例患者仍无病生存，3 例患者随访超过 10 年[84]。

（三）并发症

在行气管切除及重建的患者中，需要长时间

机械通气、先前应用激素治疗或放疗的患者易发生并发症。有学者报道有以下四个方面同术后并发症显著相关[41]：①切除气管的长度较长；②需要松解喉部；③行喉气管切除或隆突切除而非单纯气管切除；④鳞状细胞癌。

气管手术后的常见问题包括肺不张、分泌物潴留、肺炎、水肿、吞咽障碍和呛咳等。水肿可以应用肾上腺素、利尿药及激素等药物治疗。呛咳更容易发生在喉返神经麻痹及行上气道松解的患者中。许多患者的症状可以在数周内自发缓解，或经吞咽功能锻炼后改善。声带运动障碍可能是暂时或永久性的，取决于喉返神经损伤的程度。如果一直未改善，可考虑采用声带注射 Teflon。单侧声带麻痹可引起声嘶及咳嗽，双侧麻痹可引起气道梗阻，需要行气管切开。

颈部切口感染较少见，一旦发生，需要彻底开放的引流。胸腔内感染比较凶险，特别是吻合口裂开导致纵隔气肿时。尽早开放引流可以避免进一步发展为纵隔炎。

吻合口裂开通常是由于吻合口张力过大或血供不足导致。气管环切除过多或者松解不够均可导致吻合张力过大。缺血多发生于先前行放疗、纵隔淋巴结清扫或气管周游离过多影响血供的患者。一旦可疑吻合口裂开，需立即行支气管镜检查并行开放手术探查及修复。早期的裂开，若无缺血或坏死等因素，可再次缝合，并颈部肌瓣加固[85]。否则只能行气管切开或放置 T 型管。

一个少见但是致死性的并发症是气管-无名动脉瘘或气管-肺动脉瘘形成，一般是由于术后气管套管压迫或磨损无名动脉或肺动脉所致。为了避免瘘的形成，分离无名动脉时需紧贴气管侧，使动脉壁周围的软组织得以保留。若动脉已被游离，最好应用带血管蒂的组织瓣，如带状肌瓣，填充至动脉与吻合口之间。若瘘已经形成，需行急症手术，劈开胸骨来挽救生命。分离近端及远端无名动脉后，切除中段已形成瘘的动脉，应用 Prolene 缝线分两层吻合近远端无名动脉，应用带血管蒂组织瓣覆盖。然而，绝大多数形成气管-动脉瘘的患者会因突发、致死性的气道大出血而死亡。

晚期并发症包括肉芽组织形成及吻合口狭窄。随着可吸收缝线的广泛应用，肉芽组织的形成目前已不多见。一般可在内镜下应用活检钳去除。亦可注射泼尼松龙来避免肉芽再次形成。有时肉芽组织的形成是因为感染或者是软骨坏死所导致，需要手术清创。有学者指出手术后大约有 5% 的患者会发生吻合口狭窄[86]，特别是在发生过术后局部并发症的患者中，如吻合口裂开、纵隔炎等。一般可通过内镜技术治疗，如扩张或放置 T 形管，一般在首次手术后 4～6 个月、局部急性炎症及水肿消退后进行[87]。

十二、总结

原发气管的肿瘤比较罕见，成人气管肿瘤多为恶性，多为鳞状细胞癌或腺样囊性癌。最佳治疗方法为手术切除并一期吻合。需要采取必要措施，如颈前倾位、组织松解等方法以避免吻合口张力过大。同时需要保护气管侧壁的血供，防止吻合口缺血。

辅助放疗对于手术切除后，特别是切缘阳性的患者来说是有益的。对于不适合手术治疗的患者，放疗可作为主要的治疗方案。总体上腺样囊性癌的 5 年生存率要优于鳞状细胞癌。对于气管继发性恶性肿瘤，治疗多为姑息性，但是对于来源于甲状腺或支气管的气管恶性肿瘤，亦可采用手术治疗。

推荐阅读

Ahn Y, Chang H, Lim YS: Primary tracheal tumors: review of 37 cases. *J Thorac Oncol* 4 (5): 635-638, 2009.

Bharadwaj SC, Unruh HW: Leiomyoma of the trachea. *Ann Thorac Surg* 93 (2): 669-670, 2012.

Chernichenko N, Shaha AR: Role of tracheal resection in thyroid cancer. *Curr Opin Oncol* 24 (1): 29-34, 2012.

Chin CH, Huang CC, Lin MC, et al: Prognostic factors of tracheobronchial mucoepidermoid carcinoma—15 years experience. *Respirology* 13 (2): 275-280, 2008.

Dewan RK, Kesieme EB, Ramchandani R: Surgical treatment for tracheobronchial carcinoid tumors: a 16-year experience. *Asian Cardiovasc Thorac Ann* 20 (1): 53-57, 2012.

Elliott MJ, De Coppi P, Speggiorin S, et al: Stem-cell–based, tissue-engineered tracheal replacement in a child: a 2-year follow-up study. *Lancet* 380 (9846): 994-1000, 2012.

Harris K, Chalhoub M: Tracheal papillomatosis: what do we know so far? *Chron Respir Dis* 8 (4): 233–235, 2011.

Honings J, Gaissert HA, Ruangchira-Urai R, et al: Pathologic characteristics of resected squamous cell carcinoma of the trachea: prognostic factors based on an analysis of 59 cases. *Virchows Arch* 455 (5): 423–429, 2009.

Joung MK, Lee YJ, Chung CU, et al: A case of granular cell tumor of the trachea. *Korean J Intern Med* 22 (2): 101–105, 2007.

Jungebluth P, Alici E, Baiguera S, et al: Tracheobronchial transplantation with a stem-cell-seeded bioartificial nanocomposite: a proof-ofconcept study. *Lancet* 378 (9808): 1997–2004, 2011.

Kang EY: Large airway diseases. *J Thorac Imaging* 26 (4): 249–262, 2011.

Kim YK, Kim H, Lee KS, et al: Airway leiomyoma: imaging findings and histopathologic comparisons in 13 patients. *AJR Am J Roentgenol* 189 (2): 393–399, 2007.

Leaute-Labreze C, Dumas de la Roque E, Hubiche T, et al: Propranolol for severe hemangiomas of infancy. *N Engl J Med* 358 (24): 2649–2651, 2008.

Leboulanger N, Cox A, Garabedian EN, et al: Infantile haemangioma and beta-blockers in otolaryngology. *Eur Ann Otorhinolaryngol Head Neck Dis* 128 (5): 236–240, 2011.

Molina JR, Aubry MC, Lewis JE, et al: Primary salivary gland-type lung cancer: spectrum of clinical presentation, histopathologic and prognostic factors. *Cancer* 110 (10): 2253–2259, 2007.

Mussi RK, Toro IF, Pereira MC: Mucoepidermoid carcinoma of the trachea mimicking asthma. *J Bras Pneumol* 35 (3): 280–284, 2009.

Park JS, Lee M, Kim HK, et al: Primary leiomyoma of the trachea, bronchus, and pulmonary parenchyma—a single-institutional experience. *Eur J Cardiothorac Surg* 41 (1): 41–45, 2012.

Rea F, Marulli G, Bortolotti L, et al: Extended tracheal resection for chondroma. *Lung Cancer* 55 (2): 233–236, 2007.

Shadmehr MB, Farzanegan R, Graili P: Primary major airway tumors; management and results. *Eur J Cardiothoracic Surg* 39 (5): 749–754, 2011.

Shenoy AM, Burrah R, Rao V, et al: Tracheal resection for thyroid cancer. *J Laryngol Otol* 126 (6): 594–597, 2012.

Sugiyama M, Yoshino I, Shoji F, et al: Endotracheal surgery for leiomyoma of the trachea. *Ann Thorac Cardiovasc Surg* 15 (3): 206–208, 2009.

Umezu H, Tamura M, Kobayashi S, et al: Tracheal chondrosarcoma. *Gen Thorac Cardiovasc Surg* 56 (4): 199–202, 2008.

Urdaneta AI, Yu JB, Wilson LD: Population based cancer registry analysis of primary tracheal carcinoma. *Am J Clin Oncol* 34 (1): 32–37, 2011.

Uskul BT, Turker H, Dincer IS, et al: A primary tracheal carcinoid tumor masquerading as chronic obstructive pulmonary disease. *South Med J* 101 (5): 546–549, 2008.

Xie L, Fan M, Sheets NC, et al: The use of radiation therapy appears to improve outcome in patients with malignant primary tracheal tumors: a SEER-based analysis. *Int J Radiat Oncol Biol Phys* 84 (2): 464–470, 2012.

Cummings

Otolaryngology

Head and Neck Surgery (6th Edition)
Volume IV : Head and Neck Surgery and Oncology

Cummings
耳鼻咽喉头颈外科学（原书第 6 版）
第四分册　头颈外科学与肿瘤学

第六篇

颈　部

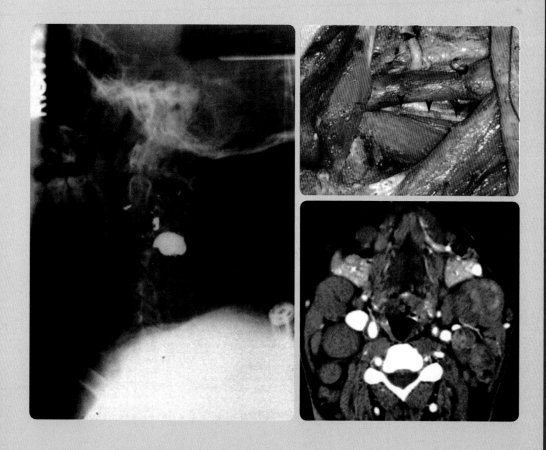

## 第41章

颈部肿块的鉴别诊断
Differential Diagnosis of Neck Masses

Ajani Nugent　Mark El-Deiry　著

马聚珂　译

要点

1. 详细的病史和体格检查仍然是颈部肿块治疗的基石。
2. 儿童颈部肿块更常倾向于良性；成人颈部肿块倾向于恶性。
3. 近端气道消化道检查对颈部肿块评估至关重要。
4. 计算机断层扫描仍然是最方便有效的检查。
5. 在进行手术和（或）活检之前，应尽量尝试细针抽吸。
6. 甲状舌管囊肿是儿童最常见的先天性颈部肿块。
7. 淋巴瘤是最常见的小儿原发性颈部恶性肿瘤。
8. 女性甲状腺结节更常见。
9. 鳞状细胞癌是成人颈部最常见的恶性肿瘤。

全面了解颈部肿块及其潜在病因对于耳鼻喉科医生至关重要。耳鼻喉科医生听到许多患者对颈部肿块的咨询，偶尔会进行检查；然而，耳鼻喉科医生更多的是需要对这些患者进行全面检查、统筹评估和鉴别诊断。本章尽管概述了大量颈部肿块的体格检查，但是这些实体肿物的诊断过程远超出了本章的范围。

一、病史和体格检查

尽管临床辅助诊断工具取得了显著进展，但对患者进行全面的病史和体格检查仍然是颈部肿块检查的主要手段。病史很重要，如颈部肿块体积变大，且已存在很长时间，提示先天性或炎症过程（均为良性），而短时间内增长较快的病变应考虑恶性肿瘤的可能。

患者的年龄在初步评估中也很重要。临床上对颈部肿块病因的分析通常可以根据年龄分组。

儿童患者（0—18 岁）发生与炎症或先天性异常有关的良性病变的可能性更高（90% 为良性），而成人患者（18 岁以上）发生恶性肿瘤的可能性更高。成年人口可进一步分为年轻人（年龄 < 40 岁）和老年人（年龄 > 40 岁）。与老年人相比，年轻人患良性颈部肿块的可能性更高。事实上，当排除甲状腺肿块时，成人颈部肿块有 80% 的概率是恶性的[1]。对患者进行系统的彻底检查对于确定患者颈部肿块的病因至关重要。相关症状如：吞咽困难、发热、眩晕、体重减轻、上呼吸道感染症状、咯血、听力下降和呼吸困难，都是一些会影响医生决策过程的"阳性症状"。现病史和家族史也非常重要。了解患者的免疫状态、颈部肿块家族史、放疗史和术前手术史对确定颈部肿块的原因同样重要。

详细询问病史后，应进行同样详细的体格检查。详细描述肿块的特征，包括活动性、压痛、颈部位置（前、外侧、锁骨上）、固定、活动、红斑和可触及的杂音。正如本章后面介绍的，这些特征通常是可预测的，并且会经常遇到区分肿块的良恶性。对于耳鼻喉科医生来说，对肿块本身的评估至关重要。需认识到颈部肿块可能是邻近器官疾病的转移，因此有必要进行全面的头颈部和呼吸消化道病理学检查，同时应通过纤维喉镜对所有可见的黏膜表面进行详细评估。除此之外要记住，病变可能存在于消化道黏膜下层，因此对口腔、舌、口腔黏膜、上腭、扁桃体和舌根的触诊同样至关重要。在头颈部没有明确病因的情况下，不能忽视颈部肿块是全身性疾病的表现的可能性。

二、解剖

尽管本章仅就颈部最常见的肿物进行鉴别诊断，包括肿瘤、炎症和先天性病因，但在进行诊断时，必须了解颈部的解剖结构。尽管颈部解剖的复杂程度超出了本章描述的范围，但临床耳鼻喉科医师必须清楚认识到肿块是上颈部还是下颈部，颈前或颈外侧，这些可以极大地帮助临床诊断。

同样重要的是系统全面地进行体格检查，这是对颈部淋巴结的深入了解的核心。

三、诊断

在体检中获得患者的详细信息后，耳鼻喉科医师还需要通过放射诊断、影像学检查和（或）细胞学分析得到额外信息。

（一）放射学

尽管放射学相关检查可更好地描述颈部肿块特征，但这种检查并不高效。医生应通过病史和体格检查来推导最后诊断。这一过程既需要了解每一项放射检查的不同优势，也需要在病史和体格检查时提高相关发现的能力。例如肿块是否更可能源于炎症或恶性肿瘤，是否需要手术，或是否有必要进行辅助治疗以选择一种具有较高的性价比的检查方法也是非常重要的，在放射性检查方面，计算机断层扫描（CT）仍然是最常用的。

然而，区分颈部的解剖和功能成像是很重要的。

（二）解剖成像

对于成人来说，CT仍然是最常用的检查方式。通过使用碘剂对比，有助于辨别骨骼和颈部软组织的精细解剖特征。CT检查可以提供肿块与淋巴结、主要血管、气道和骨结构（如下颌骨和脊柱）之间关系的重要信息。由于多种原因尤其是辐射暴露和儿童颈部肿块类型的临床特征，CT扫描在儿童人群中应用并不普遍。通常，对于颈部有肿块的儿童，超声检查仅可以用来描述肿块的大致细节，还可以很容易地区分肿块实体和囊性。这在儿童患者人群中很有价值，因为儿童更容易出现与感染性和（或）炎症性颈部淋巴结炎、血管异常或先天性鳃源性囊肿有关的颈部肿块[2]。同时这项检查无须镇静或暴露于辐射下即可轻松进行。超声也是甲状腺结节的主要成像方式。它通常可与细针穿刺抽吸结合使用以获得细胞学信息，甚至在某些情况下，术前仅需甲状腺超声检查。磁共振成像（MRI）能提供最详细的解剖软组织信息，是判断成人和儿童恶性肿瘤周围神经疾病的最佳方式[2]。MRI无辐射，这对儿童和孕妇也有好处。然而，磁共振并非没有缺点；通常比CT扫描昂贵得多，而且在新生儿和幼儿群体中通常需要全身麻醉镇静。当怀疑病变是血管起源时，磁共振动脉造影(MRA)和计算机断层动脉造影是在血管源性疾病的诊断方面具有明显优势，这些造影检查能清楚的显示解剖上的毗邻关系，并且没有侵入性动脉造影的风险。但局限性在于它们只是诊断性的，而不是治疗性的。对于可能需要栓塞的病变，如副神经节瘤或颈动脉体肿瘤，常规动脉造影具有诊断诊断和治疗的作用。

（三）功能成像

放射性核素扫描在儿童人群中也很有用[2]。这种检查有助于区分功能性组织和非功能性组织。在临床怀疑甲状舌管囊肿或异位甲状腺时很重要。

另一项提供颈部肿块信息的检查是正电子发射断层扫描（PET）。这项研究尤其是在成人头颈部恶性肿瘤的检查中变得越来越重要，其机制是快速分裂的癌细胞比非癌组织葡萄糖代谢更快，从而导致恶性肿瘤部位的葡萄糖摄取增加。然而，由于近期有手术史、放疗、感染和（或）炎症也可能导致葡萄糖摄入增加，因此这种检查不具有特异性的。当与 CT 扫描结合使用时，增强了 PET 扫描的效率 [3]。PET 扫描的主要价值在于头颈部恶性肿瘤的初始检查以及寻找远处转移灶；它在原发恶性肿瘤的微小灶成像中的价值微乎其微。对于原发灶不明的肿瘤以及头颈部恶性肿瘤治疗后的监测也有一定价值，它只能作为术前影像学检查的辅助，而不能代替必要的影像学检查。

（四）细胞学分析

影像学检查、病史和体格检查在诊断疾病方面是非常有价值的；然而，这些都不能明确诊断肿块的性质，只能通过组织取样来确定。细针穿刺术已成为头颈部进行此项测定的主要工具，其诊断灵敏度和特异性均在 95% 以上，当病理诊断有疑问，在开放手术前均应行针吸细胞学检查。针吸病理检查通常由细胞病理学家和非细胞病理学家一起用 25 号针进行穿刺。专门的细胞病理学家的诊断率远高于非细胞病理学家。然后，根据临床医生的推断，对获得的细胞进行组织学特征和（或）培养检查。如果一个细针穿刺术在多次尝试后没有诊断效果，临床医师应在手术前进行粗针穿刺活检。如果仍无阳性结果，可考虑进行切开和（或）切除活检，并应该进行细胞学检查；如果确认为鳞状细胞癌（SCC），则必须进行淋巴结切除术。

四、颈部肿块的潜在病因

颈部肿块的鉴别诊断范围很广，因此对颈部肿块进行分类是很有价值的。在本章中，鉴别诊断分为三类：①先天性异常（血管和非血管）；②感染性或炎症性病变；③肿瘤病变。

（一）先天性畸形

1. 血管病变

在儿童人群中，血管病变可分为肿瘤和畸形。血管瘤是婴儿期最常见的肿瘤，是由内皮细胞增殖引起的，它们总是在出生后出现，病变分为三个阶段：①快速增殖期；②稳定期；③退缩期。

增殖期通常持续 6 到 12 个月。稳定期血管瘤的大小几乎没有变化。退缩期开始于 24 个月左右，50% 患者在 5 岁时完全退缩 [2, 5]。

血管畸形可根据血流动力学类型高低分层。动静脉瘘和动静脉畸形是指异常的动脉和静脉缺乏实质连接。这些病变传统上被认为是高流量病变，可致毁容、缺血性溃疡、甚至充血性心力衰竭。CTA 和 MRA 是观察这些病变的良好方式。低流量血管畸形包括静脉畸形和淋巴管畸形（图 41-1）。静脉畸形是由发育不良的静脉通道造成的，这些静脉通道呈蓝色或紫色肿块，触诊时感觉海绵状。通常情况下，它们会随着 Valsalva 吹张动作而增大，并且行 MRA 检查，可轻松将其与淋巴畸形相鉴别 [2]。

2. 非血管病变

淋巴畸形是淋巴管内皮内衬的错构瘤。与血管瘤不同，它们最常于出生时出现，是新生儿第二常见的软组织肿块。可分为微囊型（＜1cm）

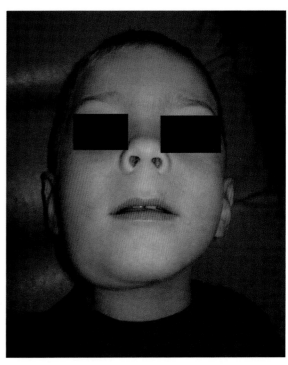

▲ 图 41-1　4 岁男孩，淋巴管畸形。低流量血管畸形包括静脉畸形和淋巴管畸形

引自 Chen AY, Otto KJ: Differential diagnosis of neck masses. In Flint PW, Haughey BH, Lund VJ, et al: *Cummings otolaryngology: head and neck surgery*, ed 5, Philadelphia, 2010, Elsevier.

或大囊型（＞1cm）。它们可以出现在全身任何地方，但常见于颈后三角。磁共振成像是这些病变的最好成像方式。甲状舌管囊肿（TGDC）是儿童最常见的先天性颈部病变，占儿童先天性颈部肿块的70%。是由甲状腺的胚胎通路形成的，起源于舌与口底的交界处到颈部的位置[2, 5]。通常位于舌骨的上方（图41-2）。甲状舌管囊肿通常软而囊性，并会随吞咽活动而活动升高。它们可能会被感染，并表现为炎症性颈前肿块。病变需与异位甲状腺相鉴别。在切除前，临床医生必须通过甲状腺功能化验和超声或放射性核素扫描确定甲状腺功能正常。鳃裂畸形常见于儿童人群，其发病率仅次于甲状舌管囊肿。由胚胎不完全闭塞的鳃组织的残余物形成，它们在头部和颈部的位置取决于异常的鳃弓的位置。最常见的是（95%）第二鳃弓[2, 6]便胸锁乳突肌前产生囊性肿块或窦道，然后形成一条通向颈内动脉并最终到达颈内动脉外侧的通道，终止于扁桃体窝内（图41-3）。在罕见的情况下，恶性肿瘤可发生在囊肿的内衬上皮内。第一鳃弓异常约占所有鳃弓异常的1%，分为1型或2型。1型异常其窦道与外耳道相伴行，它们可以附着在外耳道的皮肤上。腮腺深部

至面神经内可见2型异常，第三、四鳃弓异常极为罕见。鳃裂深入颈内动脉，并通过甲状腺外膜进入梨状窝，通常高于喉上神经。第四鳃弓异常与侧别有关：在右侧，它们位于锁骨下动脉的深处，而在左侧，它们位于主动脉弓的下方。最终，它们可以进入梨状窝，位于喉上神经的下方，并与甲状腺密切相关[2, 6]。舌下囊肿是黏液囊肿，是舌下腺阻塞引起的囊肿。当位于下颌舌骨肌的深处时，被称为嵌入式的舌下囊肿，是假性囊肿（图41-4）。临床上，为颈部Ⅰ区肿块，与口底相连。超声、CT或MRI可以很容易地检测这些病变[2]。畸胎瘤是在新生儿中发现的颈部肿块，由三个生殖层组成，通常在出生前被诊断出来，在影像学上发现含有钙化、软组织、囊肿和脂肪组织。颈部肿块内出现钙化，强烈提示有畸胎瘤。在新生儿中，畸胎瘤可表现为颈部快速扩张的肿块。有时，可能需要通过插管建立气道或紧急产后治疗。

与畸胎瘤不同，皮样囊肿仅包含两个胚层，即外胚层和内胚层。它们发生在胚胎融合的自然进程中，通常出现在中线或中线的外侧。在3岁之前被诊断出来。

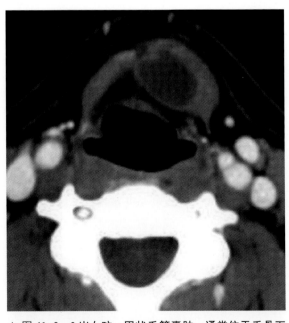

▲ 图41-2　3岁女孩，甲状舌管囊肿。通常位于舌骨下方，但也可见刚好高于舌骨

由埃默里大学医学院的 P. Hudgins 和 A. Aiken 提供

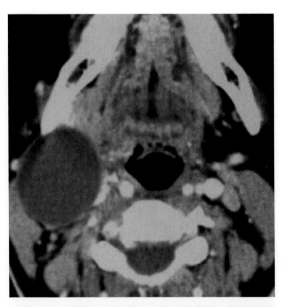

▲ 图41-3　轴位CT扫描显示右颈部有第二鳃裂囊肿。这会导致囊性肿块或瘘管位于胸锁乳突肌前，该囊性肿块或瘘管会向颈内动脉外侧延伸，最终止于扁桃体窝内

由埃默里大学医学院的 P. Hudgins 和 A. Aiken 提供

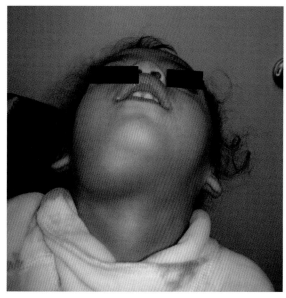

▲ 图 41-4 3 岁女孩，潜突型舌下腺囊肿。舌下腺阻塞引起黏液囊肿。如果位于下颌舌骨肌的深处，则被称为潜突型舌下腺囊肿，归为假性囊肿

由埃默里大学医学院的 P. Hudgins 和 A. Aiken 提供

（二）炎症和感染性病变

在成人和儿童中，炎症和感染性损伤是最常见的颈部肿块。颈部淋巴管是面部和上消化道感染过程的主要引流管。因此，任何鼻旁窦、口腔或面部感染都有可能引起反应性颈部淋巴结炎。通常表现为可触及的、活动的和柔软的肿块，患者可能会主诉发热、上呼吸道感染症状、牙痛、吞咽困难等。如果淋巴结坏死，可能会产生脓肿，触诊时会感到疼痛。根据坏死和炎症的程度，如果液化，肿块可能会形变；如果没有液化，肿块质地转硬。超声和 CT 扫描中容易显示[7]。这个过程通常是短暂的，如果有指征，抗生素或切开引流反应好。未消除者另行诊断。唾液腺、腮腺和颌下腺阻塞可导致继发性炎症和（或）颈部 I 区或 II 区肿胀。一般来说，梗阻是机械性的（唾液酸中毒），但它也可能是功能性梗阻（脱水），尤其是老年人，但必须排除恶性肿瘤。口腔内恶性肿瘤引起的颌下腺导管阻塞可表现为单侧颌下腺肿胀，必须进行彻底的临床检查。唾液导管阻塞很容易用超声波检查，或者可用 CT 检查。如果发现结石，鼓励患者通过按摩、使用唾液酸盐和自由水化（如有指征）来促进排出。保守措施无效，需要手术取出结石或切除腺体。许多肉芽肿性疾病可以在颈部淋巴结中表现出来。这些疾病不仅仅包括结节病、肺结核、猫抓病和川崎病，这类患者通常会有其他系统性疾病体征，详细的病史对这类患者诊断至关重要。通过肿大淋巴结的细针穿刺进行细胞病理学取样通常是鉴别诊断的关键[8]。考虑到长期引流窦道的形成，切除或切开活检是最后的手段。肉芽肿性疾病的详细分类和治疗本章不再赘述。

（三）肿瘤

颈部肿瘤多位于头颈部局部转移及内脏或皮肤来源的远处转移性疾病。良恶性鉴别是很重要的。甲状腺肿瘤转移到颈静脉链淋巴结可表现为颈前或颈外侧肿块。原发性甲状腺疾病可引起良性的甲状腺肿和肿瘤结节，导致颈部肿胀。女性甲状腺结节的发病率更高，随着年龄的增长，男性和女性都有较高的发病率。绝大多数甲状腺结节是良性的，只有大约 10% 是恶性肿瘤[9]。超声检查容易发现这些肿块，同时也可以从超声引导的细针穿刺获得细胞病理信息。位于颈部的唾液腺也是潜在肿瘤的来源。大多数肿瘤来源于腮腺，15%～20% 来源于颌下腺。腮腺肿瘤大部分是良性的（80%），而约 50% 的颌下腺肿瘤是恶性的。唾液腺肿瘤主要是成人发病，儿童中，恶性肿瘤的可能性更大。检查最好用 CT 或 MRI 扫描。磁共振成像对于软组织的细节处理非常好，尤其是对于评估面部神经周围组织受累是至关重要的。病理性肿大的淋巴结也很容易用这些检查看到并进行有价值诊断，另外细针穿刺也是一项有价值的研究[11]。与其他淋巴结疾病相似，有可能表现原发性颈部淋巴结恶性肿瘤，如各种类型的淋巴瘤。淋巴瘤是儿童人群中最常见的头颈部恶性肿瘤，是成人第二常见的类型。淋巴瘤可分为霍奇金淋巴瘤和非霍奇金淋巴瘤；非霍奇金淋巴瘤在头颈部的发病率最高（图 41-5）。B 细胞亚型多见于颈部非霍奇金淋巴瘤患者中[12]。在对这些患者进行评估时，必须进行系统检查，因为这可能预示着更严重的系统性疾病。由于人类免疫缺陷病毒与淋巴瘤的关系，还应全面了解

免疫病史。CT 和细针穿刺对这些颈部肿块的检查也很重要。然而，切除的组织需要流式细胞术来确诊[1, 12]。颈部的神经源性肿瘤可以是神经鞘瘤（最常见）、神经纤维瘤、恶性周围神经鞘瘤、神经母细胞瘤或神经节母细胞瘤。神经鞘瘤常见于成人咽旁间隙，常发生于颅神经、脊神经根或交感干。磁共振检查是诊断的关键。颈动脉鞘前移等典型体征对于区分神经鞘瘤和其他疾病很重要[13]。细针穿刺在这些病变的诊断中的价值很低，其细胞学特征也常发生于其他组织肿瘤中，因此无法有效鉴别。术中神经损伤或外伤引起的神经瘤是颈部肿块的另一个神经源性来源，患者通常有颈部肿块和相关疼痛。这种神经瘤在腮腺切除术后的耳大神经中常见。成人最常见的良性皮下肿瘤是脂肪瘤，通常有一个非常缓慢的过程。可以发生在颈部的任何地方，但经常出现在后颈部。

隐匿性局部转移的鳞状细胞癌

通常，在没有明确的原发灶来源的情况下，发生颈部转移的鳞状细胞癌患者的症状很轻微，甚至没有症状，向医生讲述的可能是近期的病变。这种情况被认为是"原发不明颈部转移癌"，在所有头颈部恶性肿瘤中占 2%～9%[4, 14]。尽管发现

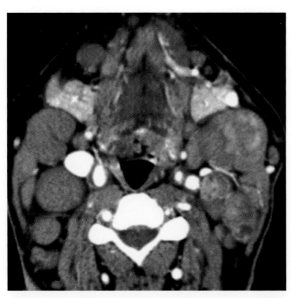

▲ 图 41-5　轴位 CT 扫描显示双侧淋巴结肿大，非霍奇金淋巴瘤。淋巴瘤可分为霍奇金淋巴瘤和非霍奇金淋巴瘤，非霍奇金淋巴瘤在头颈部的发病率最高
由埃默里大学医学院的 P. Hudgins 和 A. Aiken 提供

其中绝大多数是鳞状细胞癌（90%），但也可能发现腺癌、黑色素瘤和其他罕见的组织学恶性肿瘤；因此，临床医生必须有条理、彻底地对这些患者进行评估和检查。在评估这些患者时，不能忽视详细病史和体检，患者不注重细微的症状和体征变化，这需要医生仔细询问，因为这些体征和症状可能有助于临床医生缩小鉴别原发部位的范围。体格检查同样重要，因为黏膜下的隐匿性病变在粗略检查时可能会漏掉。舌根、扁桃体和鼻咽等部位常有隐匿性病变，体检时必须留意。对这些患者进行适当的推测诊断对于及时诊断和避免错误干预带来的意外尤为重要。必须通过细针穿刺进行颈淋巴结活检，以确定或确认是否存在转移性疾病。在确诊转移后，下一个最合适的检查是影像学。PET-CT 已经成为越来越有效的工具。这种检查不仅能显示颈部的转移性疾病，更重要的是可识别邻近呼吸及消化道区域疾病。在进行PET-CT 扫描之前，不要对可能的部位进行活检，这一点很重要，因为从活检本身可以使这些部位代谢活性增强，并可能错误地提示存在恶性肿瘤。PET 扫描完成后，需要通过内镜、喉镜和活检进行手术确诊。活检部位应根据 PET 成像中确定的可疑部位进行定位。如果 PET 扫描或体检没有发现可疑区域，应进行鼻咽、舌根和同侧扁桃体（扁桃体切除术）活检。我们提倡双侧扁桃体切除术，以便在治疗后更容易跟踪患者。一旦确诊，应根据国家综合癌症网络指南，通过手术或保守疗法进行适当的处理。

五、总结

耳鼻喉科医师在临床实践中应认识到与颈部肿块相关的鉴别诊断。如前所述，这一认识的核心是对颈部解剖的全面了解，并根据患者的年龄对各种病变进行识别。此外，熟悉掌握颈部解剖结构以及各种检查手段的优缺点，将使临床医生大大减少漏诊及误诊，并帮助临床医生制定合理的治疗方案。表 41-1 基于其在颈中和侧颈的位置提供了一个方便的分类。尽管治疗方案看似正确，但如果肿块增长迅速，仍要时刻警惕其恶性肿瘤的可能性。

表 41-1　颈部中央与侧颈肿块的鉴别诊断

	颈部中央	侧　颈
良性	甲状舌管囊肿 胸腺囊肿 甲状腺囊肿 滤泡腺瘤 皮样囊肿 脂肪瘤 甲状腺肿大	淋巴结炎 肉芽肿性疾病 鳃裂囊肿 涎腺炎 神经纤维瘤 副神经节瘤 神经瘤 颈纤维瘤病
恶性	甲状腺癌 淋巴瘤 甲状舌管癌 转移癌 软骨肉瘤	转移癌 涎腺癌 淋巴瘤 肉瘤 纤维组织细胞瘤

推 荐 阅 读

Asano S: Granulomatous lymphadenitis. *J Clin Exp Hematopathol* 52 (1): 1–16, 2012.

Beasley MJ: Lymphoma of the thryoid and head and neck. *Clin Oncol* 24: 345–351, 2012.

Brook I: Role of methicillin–resistant *Staphylococcus aureus* in head and neck infections. *J Laryngol Otol* 123 (12): 1301–1307, 2009.

Chen AY, Otto KJ: Differential diagnosis of neck masses. In Flint PW, Haughey BH, Lund VJ, et al: *Cummings otolaryngology: head and neck surgery* , ed 5, Philadelphia, 2010, Elsevier.

Christensen RK, Bjørndal K, Godballe C, et al: Value of fine–needle aspiration biopsy of salivary gland lesions. *Head Neck* 32 (1): 104–108, 2010.

Goff CJ, Allred C, Glade RS: Current management of congenital branchial cleft cysts, sinuses and fistulae. *Curr Opin Otolaryngol Head Neck Surg* 20 (6): 533–539, 2012.

Hartzell LD, Buckmiller LM: Current management of infantile hemangiomas and their common associated conditions. *Otolaryngol Clin North Am* 45: 545–556, 2012.

Kadom N, Lee EY: Neck masses in children: current imaging guidelines and imaging findings. *Semin Roentgenol* 47 (1): 7–20, 2012.

Layfield L: Fine–needle aspiration in the diagnosis of head and neck lesions: a review and discussion of problems in differential diagnosis. *Diagn Cytopathol* 35: 798–805, 2007.

Mendenhall WM, Mancuso A, Amdur R, et al: Squamous cell carcinoma metastatic to the neck from an unknown head and neck primary site. *Am J Otolaryngol* 2294: 261–267, 2001.

Tracy TF, Muratore CS: Management of common head and neck masses. *Semin Pediatr Surg* 16: 3–13, 2007.

Villeneuve H, Després P, Fortin B, et al: Cervical lymph node metastases from unknown primary cancer: a single–institution experience with intensity–modulated radiotherapy. *Int J Radiat Oncol Biol Phys* 82 (5): 1866–1871, 2012.

Yeung MJ, Serpell JW: Management of the solitary thyroid nodule. *Oncologist* 13 (2): 105–112, 2008.

Yoo J, Henderson S, Walker–Dilks C: Evidence–based guideline recommendations on the use of positron emission tomography imaging in head and neck cancer. *Clin Oncol (R Coll Radiol)* 25: e33, 2013.

颈部超声影像
Ultrasound Imaging of the Neck

## 第 42 章

Jeffrey J. Houlton　David L. Steward　著

马聚珂　译

要点

1. 高分辨率超声是甲状腺结节的最佳影像检查方式。

2. 甲状腺恶性肿瘤的超声声像图表现包括微钙化、边界不规则、侵出被膜、低回声和结节内血流丰富。

3. 具有可疑超声声像特点、临床高危因素或直径大于 1.5cm 的甲状腺结节应行超声引导下穿刺活检。

4. 提示转移性颈淋巴结的超声特征包括无回声、圆形、囊性成分、边缘不规则和颈内静脉受累。

5. 超声是检测和定位持续性或复发性甲状腺癌最敏感的影像学方法。

6. 在甲状腺切除术前，甲状腺结节患者应行中央区及侧颈淋巴结超声检查，以评估转移性淋巴结。

7. 超声检查是甲状旁腺腺瘤定位的敏感工具，它比传统的放射性核素成像提供了更详细的解剖信息。

8. 超声检查可用于评估颌下腺和腮腺肿瘤，尤其是结合超声引导下的穿刺活检。

9. 与触诊引导穿刺相比，超声引导的穿刺活检可降低样本误差和假阴性率。

10. 细针吸引活检，同时由现场细胞病理学家进行床边检查，可降低误诊的发生率，尤其是既往诊断失败的患者。

一、超声基础

在过去的 30 年里，超声成像技术取得了巨大的进步。由于分辨率的提高和便携性，它作为一种基于门诊诊室的检测工具受到了广泛的欢迎，为物理检查增加了一个重要的方面。虽然了解解剖学和疾病病理生理学仍然是解释颈部超声的关键，但临床医师还必须了解超声技术的物理学原理，以最大限度地提取信息。

超声技术是基于声波的特性。超声传感器产生的能量被转化为一种介质分子。分子以一系列有节奏的机械压缩振动，产生许多纵波，就像水面上的波纹。每一个波每秒有一个特定的周期数来决定它的频率。每秒一个周期等于 1Hz；10^6 个周期/秒等于 1MHz。可听见的声音的频率在 20～20 000Hz，而超声的频率超过 20 000Hz。

超声声像图信号是在传感器的水平上产生的，传感器包含具有压电特性的晶体。这些晶体是线性排列的，它们的特性使得电能转换成超声能，反之亦然。当超声波通过组织传播时，一小部分能量（回声）被反射回传感器。超声图像是由反射波形成的，图像的强度与反射波的强度成正比。与参照物相比，密度越大的物质产生越强的"回声"，在成像上表现为强回声。因此，不同密度的结构很容易区分。多个组织界面发出各种超声回声，并生成可读图像。高频波由于具有较高的反射特性而提供了较好的图像，但由于能量快速丢失，仅适用于浅表结构的评估。由于大多数头颈部结构位置表浅，临床颈部超声使用波动频率在 5～10MHz 或 7 至 12、13 或 16MHz。这个范围结合了较低频率的穿透性和高频率的高分辨率。当从运动目标反射时，声音的频率发生变化；这种频率变化被称为多普勒频移，它可以用来确定血流量及血管走行。

临床医生应该熟悉几个超声影像学的专用术语。术语 B 型超声是指标准的灰阶模式，而多普勒超声是用于评估血流，并根据血流模式进行颜色区分（蓝色或红色）。回声反射性是指组织在超声图像上的表现，这与其反射超声的能力有关。无回声是指完全没有反射信号；它表示能量完全穿透组织而无回声反射，从而呈现黑色。等回声组织与周围组织具有相似的回声，表现为典型的灰色。低回声组织比参考组织回声低，颜色较深。高回声组织比参考结构更亮，可能表现为白色[1]。

（一）应用和局限性

面颈部的大部分正常结构位于距皮肤表面 5cm 范围内，所以大部分颅外的头颈部肿瘤可使用超声准确评估。目前，我们最常用的包括评估甲状腺、甲状旁腺和唾液腺以及颈部中央和侧颈淋巴结群。虽然磁共振成像（MRI）和计算机断层扫描（CT）可以用来显示这些结构，但它们在评估确定的病灶的大小、边缘或恶性潜能方面没有明显的优势[2]。

尽管放射科医生进行超声检查是一个不错的选择，但超声的一个主要优势是诊室评估简单易行。门诊诊室颈部超声检查相对经济、便携、快速、易于操作，对患者无害。一次就诊即可进行实时诊断成像，并同时行超声引导下的穿刺活检。

颈部超声不涉及电离辐射，也不需要静脉造影。超声检查是诊断甲状腺结节的首选方法。然而，它的局限性包括难以评估深部脏器和骨质受损，无法穿透骨骼和软骨。超声不能可靠地评估神经及颅骨是否受累，以及是否有咽旁、咽后及纵隔的病理性淋巴结[3, 4]。此外，对于非放射科医生来说，诊室超声检查主要受限于操作技术。门诊超声检查需要一个稳定数量的患者，以保持能力提高和成本控制。临床医生对颈部解剖及病理学都有深入的了解，其掌握超声技术将具备以下优势：①消除了对报告医师的依赖；②提供更好的实时术前定位；③更好地评估特定部位的淋巴结肿大；④建立同一操作者的随访记录；⑤帮助更准确地采集样本；⑥为查体提供了一个有价值的参考[4-6]。

（二）操作简介

患者处于半卧位或平卧位，颈部轻度伸展。显示屏放置于患者附近并处于同一平面。检查者可查看显示屏并可轻松的进行超声扫描。超声探头有一个嵌入式标志，在矢状面扫描时必须指向头侧，在横向平面扫描时必须指向患者右侧。这个方向是通过用检查者的手指进行测试确认。然后，检查人员的手固定在患者皮肤上，传感器固定在拇指和前两个手指之间。皮肤表面覆盖水溶性耦合剂。探头与皮肤持续接触并轻度加压逐步扫查。患者的体位是可变的，有助于提高图像质量、评估特殊组织，以及鉴别扫查目标是流动或固定状态。动态检查也是实时超声显像的一个优势所在。

开发一种可重复的、系统的颈部检查方法是很重要的。我们更喜欢在横向 / 轴向平面上使用灰阶扫描。从下颈部开始，探头向下倾斜显示锁骨下血管，然后稳步向上扫查，颈总动脉始终位于图像中央。胸骨锁乳突肌、肩胛舌骨肌、颌下腺、颈内静脉和相关的颈部淋巴结链应仔细鉴别及检查。然后在对侧重复检查[6, 7]。评估中央区时，气管的一半应在图像中央，并同时显示大血管，由下向上扫查。检查的下界仍是锁骨下血管或锁骨，上界通常是甲状软骨。探头轻触可将对颈内静脉的压迫降到最小。纵向/矢状位成像不太直观；因此，一旦确定后，主要用于确认和确定选定病变区域大小。对于位置上的细微变化，探头可以略微前后倾斜[8]。尽管大多数血管可在灰阶显示，但彩色多普勒可用于评估血流分布。一旦病变被实时定位，就可以捕获图像。然后将图像标记、测量、保存并存档到患者病例中（图42-1）。

（三）甲状腺超声

超声检查是评估甲状腺疾病的首选方法。甲状腺是颈部超声最容易观察到的结构之一，通常呈现均质的中等回声，可作为其他结构的参考。甲状腺超声最常用于评估甲状腺结节并确定其恶性风险。表42-1列出了常见良性和恶性甲状腺结节的典型超声表现。纯囊性结节为无回声（或低回声），与血管结构相似。它们可以通过在病变后方看到的高回声与低回声的胶质结节区别开来。囊性结节可通过多普勒超声或沿病变长轴由下向上扫描与血管相鉴别。实性高功能结节的周围腺体相比呈轻度高回声，多普勒成像显示周围血管增多。滤泡性病变典型表现为均质的等回声。多

普勒成像可以用来评估整个腺体或孤立结节的血管分布。未经治疗的Graves病患者表现为血流丰富的均质等回声腺体。相比之下，桥本甲状腺炎通常表现为回声不均，伴有边界不清的低回声区；小结节代表淋巴细胞浸润。随着疾病的发展，将导致广泛的腺体萎缩和纤维化而呈现类似于结节的分叶状低回声。

桥本甲状腺炎腺体下方通常会出现良性反应性增生的淋巴结。尽管甲状腺超声可以提供有关上述良性疾病的重要信息，但它在甲状腺恶性肿瘤的评估和监测中是最有用的。超声是检测甲状腺癌最敏感的方法，对于经验丰富的医师敏感度可达80%，而且是测量结节大小最准确的方法[9, 10]。虽然没有一个单一的超声特征代表甲状腺癌的病理学特征，但一系列的研究发现下列描述可能提示恶性肿瘤：微钙化（图42-2）；结节内部血管而非周围血管；无"晕环征"；腺体外侵犯；纵径大于横径；边缘不规则或呈小分叶。（框42-1）。囊性病变的恶性风险很低，不需要细针抽吸（FNA）活检。然而，在实性或囊实性病变中出现囊性成分并不能降低恶性风险，通常见于

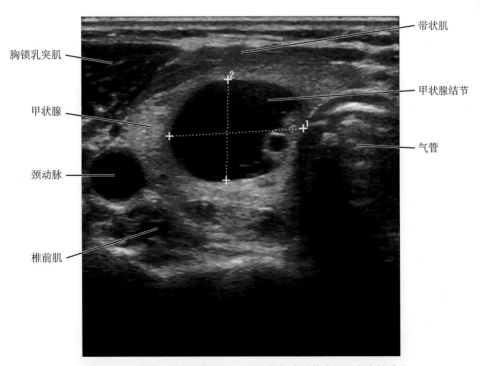

▲ 图 42-1 横向/轴向图像显示，囊性甲状腺结节内侧面有实性成分

带状肌

胸锁乳突肌

甲状腺结节

甲状腺

气管

颈动脉

椎前肌

乳头状癌。临床医师应注意，浓缩的胶质可能被误认为微小钙化。胶质结节可见彗星尾征及环状伪影（图 42-3），但不应解释为恶性肿瘤的危险因素。大小为 1～1.5cm 的结节，以及无论大小而具有可疑特征的结节均应行细针穿刺活检。在多结节性甲状腺（MNG）中，仔细评估每个结节是很重要的 [11, 12]。甲状腺癌可同时存在于多结节性甲状腺肿和孤立性结节性疾病中，在多发性甲状腺存在的情况下，仅对最大的显性结节进行活检是不够的。

除了对甲状腺进行评估外，还必须仔细检查颈部淋巴结，尤其是怀疑有恶性肿瘤时 [13]。对圆形、肿大、低回声、实性或囊性伴微钙化，以及淋巴门回声消失的淋巴结进行超声检查，应怀疑转移癌（图 42-4）。可疑淋巴结一般应进行细针穿刺活检。甲状腺的淋巴供应及转移区域，主要涉及 Ⅲ、Ⅳ 和 Ⅵ 区。颈部 Ⅱ 区及 Ⅴ 区发生淋巴结转移较少见 [14]，转移淋巴结常见于颈动脉后方，沿甲状腺下动脉供应区域分布。超声不仅可用于恶性甲状腺疾病的术前初始定位，而且对残留或复发性疾病的判断具有重要作用。颈部超声检查可能是检测复发性分型化甲状腺癌最敏感的工具，并且已经证明它优于单纯检测甲状腺球蛋白。通常认为只有当颈部超声检查为阴性且促甲状腺激素（TSH）刺激的甲状腺球蛋白检测不到时，可认为患者无复发 [15]。

（四）甲状旁腺超声

功能亢进的甲状旁腺腺瘤约占原发性甲状旁腺功能亢进的 90%。由于很多无症状高钙血症是在常规肾脏检查时发现，所以相对较小的腺瘤可早期发现。外科治疗仍然是这种疾病的最佳治疗方法，并且在术前定位时成功率最高。因此术前病变腺体的定位是治疗原发性甲状旁腺功能亢进的首要挑战。有了经验丰富的超声技师，高分辨率超声可以可靠地将 80%～90% 的孤立性腺瘤定位到正确的侧别和方位（右、左和上、下），这取代了司他比锝扫描的敏感性，还提供了更丰富的解剖细节 [16, 17]。

超声扫描甲状旁腺腺瘤定位技术值得具体分

表 42-1　颈部中央超声的典型表现

胶体结节	低回声，界限清楚，海绵状，彗星尾伪影
囊性结节	无回声、均匀、高回声反射
乳头状癌	低回声，不规则，微钙化
滤泡性肿瘤	等回声，均匀，界限清
正常淋巴结	低回声伴脂肪，卵圆形
转移淋巴结	圆形，不规则，脂肪 / 回声缺失
甲状旁腺腺瘤	低回声、均质、卵圆形甲状腺炎伴血管增生
甲状腺炎	异质性血管增生
桥本甲状腺炎	异相低回声区

框 42-1　提示甲状腺恶性肿瘤的超声表现

> 微钙化
> 无外周晕
> 不规则边界
> 低回声
> 横向超声检查高于纵向
> 彩色多普勒显示明显的结节内血流
> 甲状腺包膜外侵犯

析。正常大小的甲状旁腺（＜ 40mg）通常无法被目前可用的高分辨率超声检查设备（7～15MHz）区分。增大的甲状旁腺（100mg）的定位需要一个谨慎而刻意缓慢的横向（轴向）扫描技术。首先，传感器向下倾斜以检查上纵隔，然后向上扫查越过甲状腺上极。最初的重点是颈部中央区和预计的甲状旁腺位置，但应检查整个颈前部和侧颈部 [16, 17]。

相对于甲状腺，甲状旁腺腺瘤通常为均质低回声。极少是囊性的无回声，偶尔呈等回声。下甲状旁腺腺瘤最常见于甲状腺下极下方，有时位于下极后方（图 42-5）。上甲状旁腺几乎均位于甲状腺中部的背面，比下甲状旁腺更深（图 42-6）。即使在手术探查过程中，上下甲状旁腺的区别有时也是一个挑战。然而，最一致的关系是，下甲状旁腺位于喉返神经平面前，而上甲状旁腺位于该平

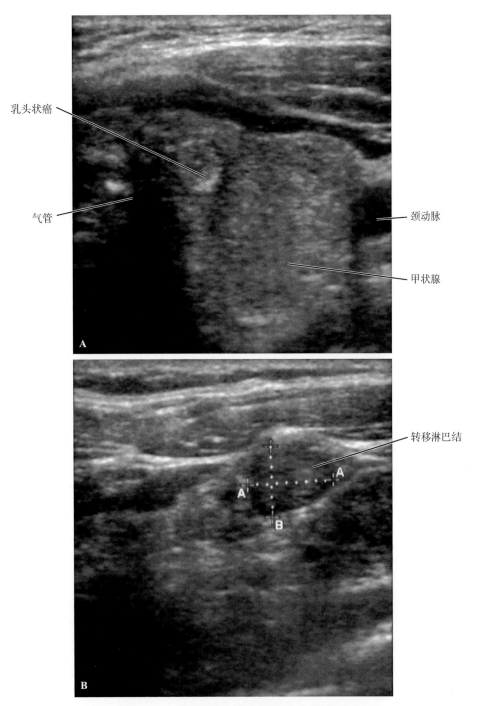

乳头状癌

气管

颈动脉

甲状腺

A

转移淋巴结

B

▲ 图 42-2　甲状腺乳头状癌伴微钙化和淋巴结转移

面后。这一关系归因于它们的胚胎起源不同，下旁腺起源于第三鳃囊，上旁腺起源于第四鳃囊。利用甲状腺下动脉或颈总动脉后表面作为喉返神经平面的替代标记面，即使腺瘤的位置较低（图42-7），完全位于动脉水平后方的腺瘤通常均为上甲状旁腺（图42-7）[18]。

　　如果任意侧甲状旁腺肿大不易识别，则重复检查，增加横向和纵向平面的远场或总增益。异位的可能性增加了，四个腺体增生的可能性也增加了。异位上甲状旁腺位于从舌骨到后纵隔连线水平的后方。它们最常见于食管旁、气管旁、食管后或咽后，但它们也可能位于颈动脉鞘后方，或偶尔位于甲状腺内。经侧面扫描通常可以避免颈动脉和气管产生的伪影，并可以发现隐藏的腺

耳鼻咽喉头颈外科学（原书第6版）

Cummings

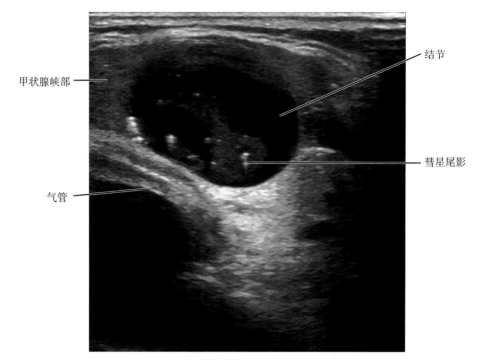

甲状腺峡部

结节

彗星尾影

气管

▲ 图 42-3　横向 / 轴向图像显示，胶质结节具有彗星尾伪影

瘤。尽管大多数异位腺瘤可以定位，但超声无法显示后纵隔。如果怀疑有纵隔深部腺瘤，应进行 MRI、CT 或 PET-CT 检查。异位下甲状旁腺位于从舌骨到纵隔的连线水平前面，大部分位于胸腺内或接近胸腺，胸腺位于胸腔入口和上纵隔。这样的腺体通常易于鉴别，并可经手术切除。异位腺体可能是甲状腺内的，位于下极后方。较不常见的是，异位下甲状旁腺可能出现在颈动脉鞘中，也可能上至下颌下三角。疑似甲状腺内甲状旁腺腺瘤可进行细针穿刺活检，并用 1～2ml 生理盐水冲洗针头，用于检测甲状旁腺激素（PTH），可轻易鉴别来源于甲状腺或甲状旁腺[12]。PTH 水平通常可达数千（mg/dl）。

假阳性腺瘤定位可能来自几种常见的临床情况。淋巴细胞性甲状腺炎患者的甲状腺附近常有低回声反应性淋巴结，这可能是假阳性定位的来源。这些淋巴结可通过其高回声的淋巴门而不是外周血供（通过彩色多普勒成像确定）与甲状旁腺腺瘤相鉴别。通常，甲状腺结节是偶然发现的，可以同时在超声引导细针活检下进行评估，如果必要的话，需要适当的外科治疗。胶质或囊性结

节通常被误认为是甲状旁腺腺瘤。

四个甲状旁腺增生定位是一个挑战。腺体往往较小，而且不少见，通常有一个较大的腺体存在，而形成孤立性腺瘤的假象。在这些病例中，甲状旁腺疾病的家族史可能对诊断有帮助。原发性甲状腺功能亢进患者的甲状旁腺增生在多发性内分泌肿瘤综合征 Ⅰ 和 ⅡA 家族史阳性的患者中更常见，常可通过超声进行局部检查。颈部超声检查阴性和司他比锝检查阴性的患者应考虑散发性原发性增生，尽管其中约一半患者在手术中会发现孤立性腺瘤。如果病情严重到需要手术治疗，通过超声检查通常很容易辨认出继发性或再发性的增生的甲状旁腺腺体[19]。

（五）涎腺超声检查

涎腺肿瘤占头颈部肿瘤的 3% 以下，尽管涎腺炎和涎腺增生症是比较常见的疾病，但可能会误诊成肿瘤。体格检查往往是非特异性的，一般来说，需要通过影像学检查来区分涎腺内的病变和邻近结构的病变。尽管下颌骨会妨碍超声扫查咽旁间隙和腮腺深叶，超声仍是评估下颌下腺和

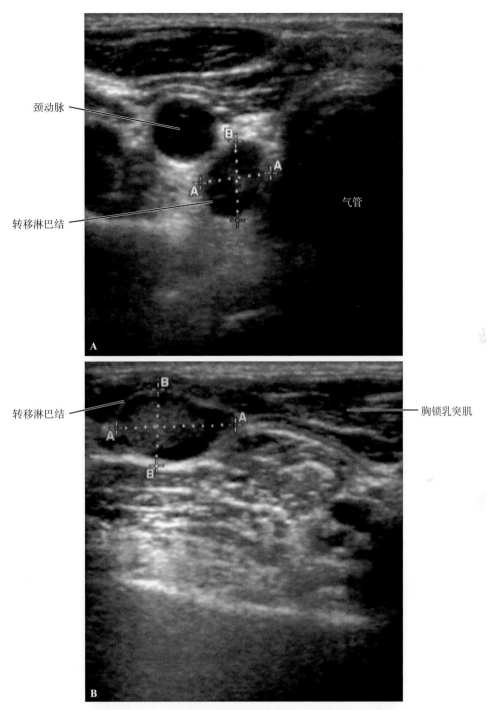

颈动脉

转移淋巴结

气管

A

转移淋巴结

胸锁乳突肌

B

▲ 图 42-4　位于中央区和侧颈区的转移性甲状腺乳头状癌

腮腺的理想检查手段。超声检查可以区分肿瘤性和炎性疾病，但没有超声引导下的细针活检，无法可靠地区分良性和恶性肿瘤。在诊室的超声检查对于区分下颌骨下淋巴结病变、腮腺炎和涎腺瘤是非常实用的（图 42-8）。此外，它还有助于区分腮腺尾叶肿瘤与淋巴结，以及表皮或皮下肿瘤（图 42-9）。

成人患者的涎腺组织具有均匀的实质外观，比周围肌肉回声高，与甲状腺的回声相似。多条高回声线性条纹代表腺内导管。用标准探头通常无法检测到非扩张的导管，但在伴或不伴涎腺结石的慢性涎腺炎患者中，很容易观察到扩张导管。

Cummings

耳鼻咽喉头颈外科学（原书第6版）

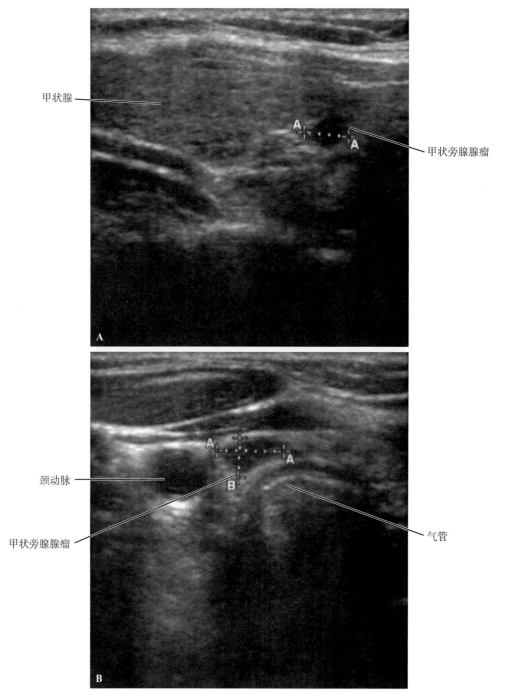

甲状腺

甲状旁腺腺瘤

A

颈动脉

甲状旁腺腺瘤

气管

B

▲ 图 42-5　纵向 / 矢状位（A）和横向 / 轴向平面（B）可见下甲状旁腺腺瘤

慢性涎腺炎使腺体呈现不均质的低回声，类似于淋巴细胞性甲状腺炎。生发中心的存在提示干燥综合征。

正常淋巴结在超声图像上呈卵圆形和低回声，可见淋巴门回声，其短径一般等于或小于 5～6mm。在下颌下三角，小淋巴结常见于下颌下腺的上部和前部。颈静脉二腹肌淋巴结（Küttner 淋巴结）位于下颌下腺后方。它们更大更圆，有一个明显的淋巴门回声，长径可达 15mm。正常淋巴结常见于腮腺浅叶。这些位于包膜下实质内的淋巴结要归因于胚胎时期（妊娠中期）腮腺包膜形成晚于淋巴结链的形成。这

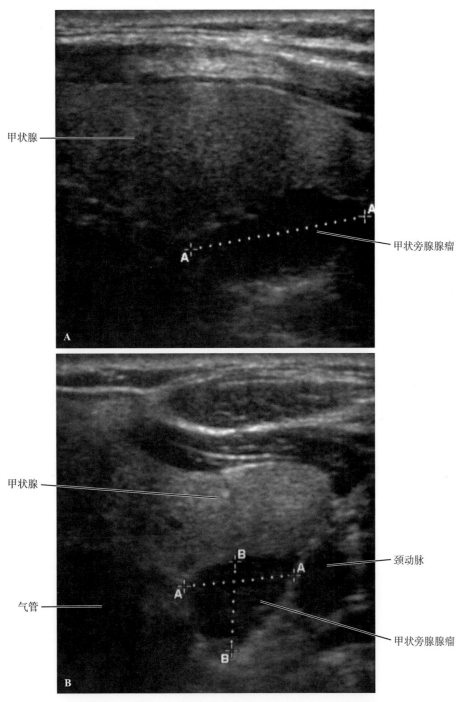

甲状腺

甲状旁腺腺瘤

A

甲状腺

颈动脉

气管

甲状旁腺腺瘤

B

▲ 图 42-6　纵向 / 矢状位（A）和横向 / 轴向平面（B）可见上甲状旁腺腺瘤

些淋巴结可能被误认为是肿瘤，但是淋巴结通常可以通过淋巴门和尺寸小来区分。与正常的实质相比，腺内肿块常为低回声。实体病变可以是均质的或不均质的，有或没有囊性成分。病变为实性并不能预测其良恶性，但可以通过超声引导的 FNA 活检来辅助诊断（图 42-9）。

虽然恶性肿瘤和良性肿瘤之间没有绝对的特异性特征，但超声在 80% 的情况下可以辨别出恶性肿瘤 [2, 20, 21]。高度恶性肿瘤往往表现为形态不规则、回声不均匀和包膜外侵犯，它们常因颈部转移性淋巴结就医；在多普勒成像中，常显示血流丰富。腺内转移通常呈多发性、圆形、界限清

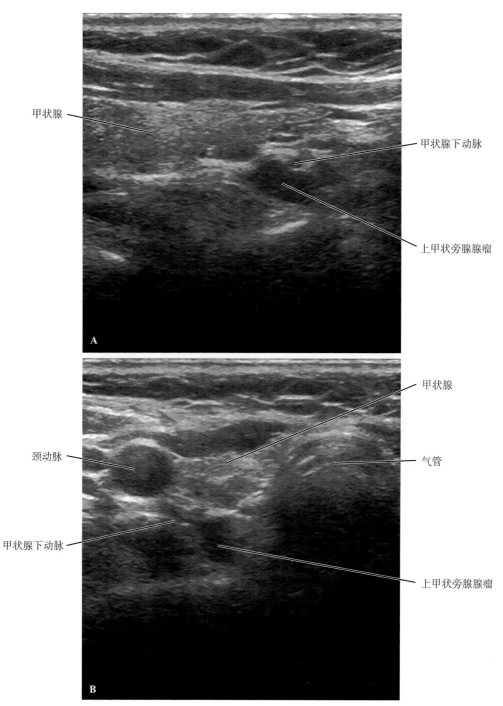

甲状腺

甲状腺下动脉

上甲状旁腺腺瘤

A

甲状腺

颈动脉

气管

甲状腺下动脉

上甲状旁腺腺瘤

B

▲ 图 42-7　纵向 / 矢状位（A）和横向 / 轴向平面（B）可见上甲状旁腺腺瘤伴甲状腺下动脉

楚。然而，较小的恶性肿瘤（小于 2cm）和低度恶性肿瘤可能不具备这些特征。多种疾病表现与涎腺肿瘤类似，如涎腺囊肿、淋巴结、上皮囊肿、皮下病变和鳃裂囊肿。超声无法区分恶性肿瘤的亚型。为了进行诊断，应采用 FNA、开放组织活检或腺体切除对所有可触及的病变进行细胞学评估。与甲状腺 / 甲状旁腺不同，在涎腺的检查中，CT 和 MRI 检查相对常见，因为它们可以为涎腺疾病诊断提供重要信息。有几种病理情况需要特殊提及。≥ 2mm 的结石性病变表现为高回声，后

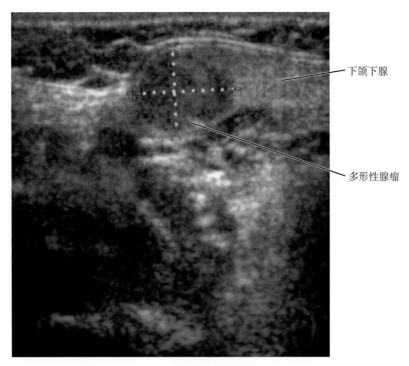

下颌下腺

多形性腺瘤

▲ 图 42-8 下颌下腺的多形性腺瘤

伴声影。较小的结石虽无声影，但是可以通过扩张的导管（显著高回声线）推测出存在梗阻。涎腺分泌成像检查有助于显示导管扩张。

干燥综合征是一种慢性自身免疫性疾病，与外分泌腺体的淋巴细胞和浆细胞浸润有关，可能伴有相关的组织破坏。超声检查显示，腺体回声不均匀，有散在的椭圆形低回声或无回声区。或者，由于存在强回声光斑，超声检查可能为网状外观。超声透亮区是扩张的导管结构和聚集的淋巴细胞，与桥本病中淋巴细胞浸润模式一致。干燥综合征患者复发性腺炎相当常见，他们也有发展成黏膜相关涎腺淋巴瘤的风险。因此，要追踪随访这些患者，及时发现发展成为淋巴瘤的信号。尽管没有与淋巴瘤的相关特殊超声特点，在干燥综合征背景下的任何孤立肿块都需引起注意。如果怀疑有淋巴瘤，可以进行超声引导的组织活检或 FNA 活检（有各种特殊准备），但这应与病理学家密切协调。更常见的是进行开放活检，因为这是最精确的，并且可以进行更可靠的流式细胞学检查和淋巴瘤分型[22, 23]。

涎腺囊性疾病可由于涎腺引流阻塞、血管畸形、第一鳃裂囊肿、Warthin 瘤、低度恶性黏液表皮样癌、多形性癌、坏死肿块、神经源性肿瘤、终末期干燥综合征、成脂肪肉瘤和 HIV 相关淋巴上皮囊肿。超声检查显示，囊肿无回声、边缘清晰、回声增强，彩色多普勒成像无血流迹象。任何含有固体成分的囊性病变都需要活检才能确诊。

急性感染不需要影像学检查，可以从患者的病史和体格检查中推断出来，尽管超声检查可能在导管阻塞或脓肿的情况下有用。在有脓肿的情况下，由于腺实质和厚纤维囊之间缺乏空间，临床上没有典型的波动迹象。超声检查显示，脓肿表现为低回声无血管病灶，边缘增厚呈高回声，并在液 – 固界面上超声波反射造成后声增强。仔细检查时，能看到强回声气泡或移动的碎片[24]。

（六）头颈部癌的超声检查

超声检查无法检测到气道消化道黏膜肿瘤。在这种情况下，CT 和 MRI 扫描都能提供更好的黏膜病变细节。然而，诊室超声检查的主要作用之一是检测、定位和监测颈部转移淋巴结。利用成熟的超声诊断标准判断转移性淋巴结，可以对临床隐匿性转移进行分期，并确定治疗的范围。

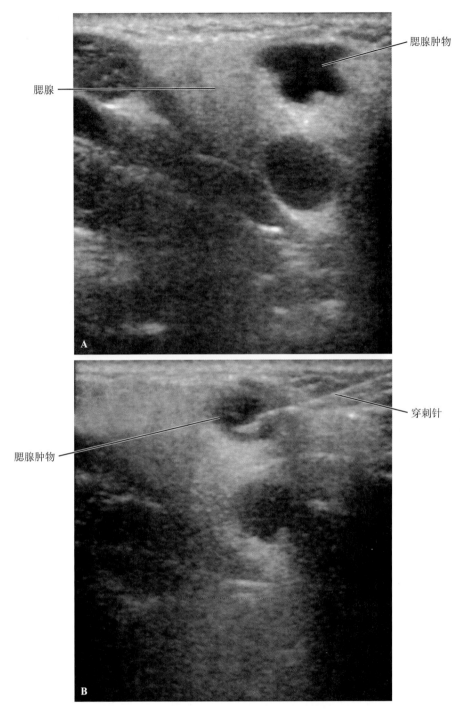

腮腺肿物

腮腺

穿刺针

腮腺肿物

▲ 图 42-9　A. 腮腺肿块；B. 超声引导下腮腺肿块穿刺活检

恶性颈部淋巴结肿大的超声特征包括圆形而不是卵圆形；无淋巴门回声；高回声；结节内囊性变；无平整锐利的边界；邻近软组织水肿或浸润。此外，超声还可以检测到 CT 和 MRI 未发现的小于 1cm 的恶性淋巴结。从理论上讲，将隐匿性颈部转移的风险降低至 10% 左右，可以对 N_0 期患者实施预期管理。因此，尽管超声在这方面的作用仍然存在争议，但理论上可以避免大量患者进行选择性颈部淋巴结清扫，并且不会对他们的生存率产生负面影响[25]。甲状腺癌患者术前必须行侧颈部超声，这影响了 40% 患者的甲状腺癌手术方式[14, 25]。

（七）超声辅助细针抽吸技术概述

超声检查显示大部分头颈部颅外软组织肿块可通过超声引导的细针进行穿刺活检（FNAB）。与触诊引导的 FNA 相比，超声引导的 FNA 减少了样本误差和假阴性结果[26]。它还显著提高了诊断的准确性，并可以对无法触及的病变进行活检。

FNAB 的技术基于个人经验，有约 10% 的无诊断性抽吸率。重要的是与细胞病理学家沟通对标本处理的偏好（风干与固定，玻璃载玻片与细胞块），以优化诊断实用性。对标本来源进行详细准确的标记，并包含相关的临床信息，这一点至关重要。

一旦病变被定位，稳定探头，局部麻醉药和肾上腺素的混合物用 25 或 27 号针皮下注射。对于右利手的临床医生，探头放在左手，活检针放在右手。针沿探针长轴方向前进，以显示整个针道。溶液注射在带状肌肉下方，沿着预设的针道注射，但避免进入病变处。病变的深度和大血管或气道的距离决定针的放置角度。然而，我们通常尝试将病变保持在监视器的右上角，并将针头保持在 45°。我们通常使用 22 号 1.5 英寸（1 英寸 ≈2.54cm）针头，通过毛细管和抽吸技术结合采集组织。首先进行毛细管取样。临床医生应该知道，传感器探头内获取晶体表面的图像宽度只有约 1mm，大约相当于信用卡的厚度。FNAB 针通过传感器长轴中点附近的皮肤，传感器与皮肤呈 45°。针尖的斜面指向传感器，以增加针尖的回声，这对于减少样品误差至关重要。

在超声成像中，针头呈白色（高回声；图 42-10）。在收集过程中，可以清楚地看到针在来回运动。利用毛细血管作用技术，我们用一根针沿着病变处的针径获取细胞。建议将针头保持在适当位置一小段时间，以留出一些时间进行毛细血管虹吸作用。在取针之前，可以通过旋转样本内的针来刮取细胞。使用这种毛细血管技术，细胞产量可能会降低，但疼痛会减轻，细胞结构得到更好地保存，血液污染也会减少，这使其成为玻片涂片制备的理想选择。然后将试样沉积在玻璃载玻片上，并用另一载玻片涂抹。必须立即固定样本，以避免因干燥造成伪影和细胞破裂。如果提交空气干燥涂片，需要通知细胞学家，因为可能需要不同的染色方法，当吸入囊性病变时，应连接注射器以避免内容物溢出。囊肿的固体成

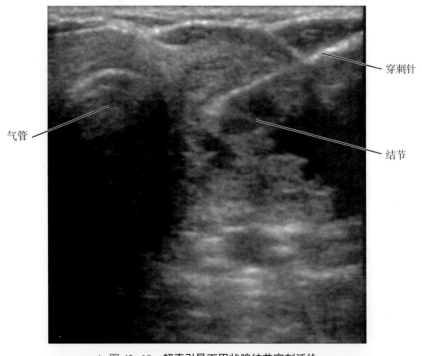

▲ 图 42-10　超声引导下甲状腺结节穿刺活检

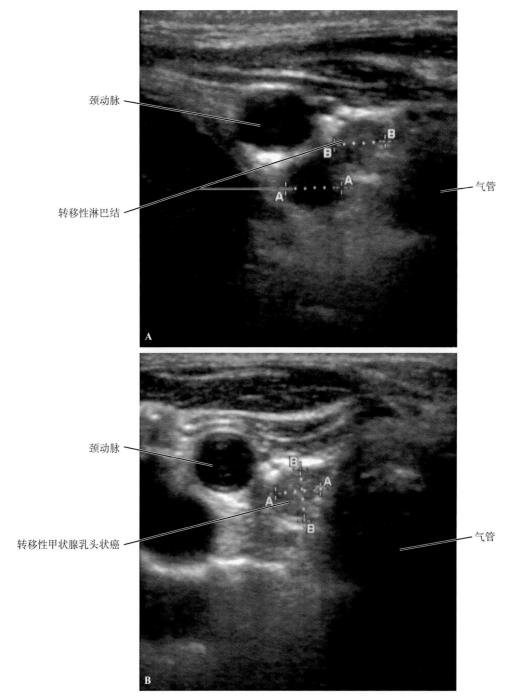

颈动脉

转移性淋巴结

气管

颈动脉

转移性甲状腺乳头状癌

气管

▲ 图 42-11 转移性甲状腺乳头状癌位于左侧（Ⅳ区）淋巴结（A）和右侧（Ⅵ区）气管旁淋巴结（B）

分应优先活检，以避免非诊断意义的结果。接下来的 2～3 个过程是使用抽吸技术进行的。用一个带有 1ml 空气的 3ml 注射器附在针上。空气将有助于将样本吸入针筒后排出到溶液中。一旦针进入病变部位，施加 2ml 的负压。在改变针的方向之前，沿着同一条路径来回移动几次刮取细胞并将它们收集入针中。从颈部取针前应释放负压，以免将样本吸入注射器。将样本冲出后放入固定剂容器中。污染的针头必须丢弃；下一次收集使用全新的针头。用离心法提取细胞，在标本制备前溶解红细胞。穿刺完成后，应指导患者使用非处方止痛药来控制不适，这种不适可能持续 24～72h。对于转移性或复发性甲状腺癌的异常淋巴结进行生化分析，在异常淋巴结内，FNAB 标本可以用 1～2ml 生理盐水冲洗，可以检测冲洗液中甲状腺球蛋白是否增加。在一个转移淋巴结中，甲状腺球蛋白的水平通常非常高（图 42-11）。当出现高甲状腺球蛋白水平，就可以确诊为癌。应同时测定血清甲状腺球蛋白水平，以避免血液污染造成假阳性结果。由于淋巴结通常较小，靠近大血管，容易被针反弹，以及标本抽吸过程中缺乏稳定性，淋巴结的 FNAB 往往更具挑战性。如果怀疑髓样癌，应要求在细胞块上使用降钙素染色，并送穿刺冲洗液查降钙素。为了确认甲状腺内甲状旁腺腺瘤，临床医生可以提交组织样本以检测甲状旁腺素的存在。一般来说，比较典型的甲状旁腺腺瘤的 FNAB 应该尽量避免，因为穿刺后的炎症反应会影响手术操作。

（八）细针抽吸充分性的现场评价

甲状腺 FNA 后无诊断结果发生率为 10%～20%[27]。这对临床医师和患者来说都是令人沮丧的，因为它们需要进行重复活检或切除手术。如果重复 FNAB 仍无法诊断，一般建议进行诊断性甲状腺叶切除术。无法诊断率与获得的固体样本量成反比，因此在取样囊性病变时无法诊断的概率更高。提高标本采集质量的一个策略是让一名细胞病理学家在活检时在现场对标本进行评估，这一举措也减少了针刺次数[26, 28, 29]。此外，它还被证明可以降低整体医疗成本，因为它减少了FNAB 的次数和甲状腺诊断性切除术的数量[29]。这种的方法的缺点是，在繁忙的实践中可能有点麻烦，需要仔细的协调和安排。作者没有常规使用现场评估，但发现现场评估对以前被解释为无诊断意义的病变特别有用。

二、结论

基于门诊诊室的头颈部超声成像技术是耳鼻喉科医生的无价武器。超声成像促使诊断更快、更准确。超声影像学是一种相对经济、快速、简便的技术，因此它仍然是甲状腺和甲状旁腺疾病的首选检查模式，而且对精确的 FNAB 至关重要。此外，超声可用于评估侧颈淋巴结病变及诞腺疾病。与任何工具一样，我们需要了解它的优势和局限性、特殊技术和正确应用。只要能够合理应用，基于诊室的超声技术有潜力加强患者护理并降低医疗成本。

推 荐 阅 读

Ahuja AT, Evans RM: *Practical head and neck ultrasound*, New York, 2006, Cambridge University Press.

Barraclough B, Barraclough B: Ultrasound of the thyroid and parathyroid glands. *World J Surg* 24 (2): 158–165, 2000.

Baskin H: Detection of recurrent papillary thyroid carcinoma by thyroglobulin assessment in the needle washout after fine-needle aspiration of suspicious lymph nodes. *Thyroid* 14 (11): 959–963, 2004.

Baskin J, Duick D, Levine R: *Thyroid ultrasound and ultrasound-guided FNA*, ed 2, Secaucus, NJ, 1999, Springer.

Hodder S, Evans R, Patton D, et al: Ultrasound and fine needle aspiration cytology in the staging of neck lymph nodes in oral squamous cell carcinoma. *Br J Oral Maxillofac Surg* 38: 430–436, 2000.

Khati N, Adamson T, Johnson K, et al: Ultrasound of the thyroid and parathyroid glands. *Ultrasound Q* 19 (4): 162–176, 2003.

Knappe M, Louw M, Gregor R: Ultrasonography-guided fine-needle aspiration for the assessment of cervical metastases. *Arch Otolaryngol Head Neck Surg* 126: 1091–1096, 2000.

Milas M, Mensah A, Alghoul M, et al: The impact of office neck ultrasonography on reducing unnecessary thyroid surgery in patients undergoing para-thyroidectomy. *Thyroid* 15 (9): 1055–1059, 2005.

Orloff L, editor: *Head and neck ultrasonography*, San Diego, 2008, Plural Publishing.

Reading C, Charboneau J, James E, et al: High-resolution parathyroid sonography. *AJR Am J Roentgenol* 139: 539–546, 1982.

Righi P, Kopecky K, Caldemeyer K, et al: Comparison of ultrasound-fine needle aspiration and computed tomography in patients undergoing elective neck dissection. *Head Neck* 19 (7): 604–610, 1997.

Sofferman RA, Ahuja AT: *Ultrasound of the thyroid and parathyroid glands*, New York, 2012, Springer Publishing.

Stephen A, Milas M, Garner C, et al: Use of surgeon-performed office ultrasound and parathyroid fi ne needle aspiration for complex parathyroid localization. *Surgery* 138 (6): 1143–1150; discussion 1150–1151, 2005.

Yousem D, Kraut M, Chalian A: Major salivary gland imaging. *Radiology* 216 (1): 19–29, 2004.

第43章

颈部肿瘤
Neoplasms of the Neck

Terry A. Day   Arnaud F. Bewley   John K. Joe[†]   著

马聚珂   译

要点

1. 颈部肿块代表多种不同的病理类型，需要广泛的鉴别诊断。
2. 良性和恶性病变都可以在颈部形成肿块，这使得对这些病变的鉴别诊断非常重要。
3. 完整的病史和体格检查以及适当的辅助检查对于确诊很重要。
4. 正确使用细针抽吸活检和内镜检查对于确定是否存在上消化道恶性肿瘤至关重要。
5. 理解不同成像方式的效用，如磁共振成像、计算机断层扫描、正电子发射断层扫描成像和血管造影，可以在评价和治疗这些不同的病理类型方面有很大的帮助作用。
6. 放射学证据足以诊断副神经节瘤。
7. 治疗关键取决于正确诊断，可包括手术治疗、放射治疗、化疗或这些治疗方式的组合。

颈部肿瘤包括除转移瘤之外的由颈部淋巴血管和由颈部软组织来源的肿瘤。这些肿瘤可以是良性或恶性的，尽管它们与颈部转移灶相比更不常见，临床医生应该学会鉴别这些肿瘤。本章将颈部肿瘤分为良性和恶性部分，为读者提供尽可能详细的原发于颈部的肿瘤的全面综述。

一、诊断评估

颈部肿瘤的诊断包括完善的病史和体格检查。除了原发性和转移性病变的危险因素外，还应询问患者既往肿瘤、家族史、全身体征和症状。头颈部的全面检查应包括耳和颞骨，鼻窦鼻腔，鼻咽、口咽、下咽和喉部，还应包括完整的脑神经检查。从颈部的体格检查收集的信息应包括肿瘤的特征，如大小、活动性、质地，此外，还应括

准确评估颈部的特点。例如，向颅骨方向触诊搏动性肿块固定可能表明存在颈动脉体肿瘤。如果颈部肿块本质上不是搏动性或血管性的，应进行细针抽吸（细针穿刺）。只有当细针穿刺无法诊断或诊断不充分时，才应进行切除活检，此时，外科医生应准备在必要时进行适当的切除活检

影像检查

计算机断层扫描（CT）、磁共振成像（MRI）、超声（US）、正电子发射断层扫描（PET）或这些检查的结合可能对头颈部软组织肿瘤的评估有用，每种技术的独特优势因肿瘤类型、位置、区域疾病和重要结构的邻近性而异。虽然影像学检查可以提供广泛的诊断线索，在某些情况下，甚至是特殊的鉴别诊断，但如果没有组织学的评估，就

---

† 已故。。

无法确诊。

1. 计算机断层扫描

CT 扫描在评估肿瘤内骨细节和钙化方面尤其有用，对比剂增强扫描可提高软组织检查的诊断价值。此外，CT 引导下可对难以进入的肿瘤（如咽旁间隙肿瘤）进行活检以便提供诊断组织。MRI 在评估头颈部软组织范围和关系方面已超过 CT，但图像质量可能因患者活动而下降。MRI 通常被推荐用于大多数软组织肿瘤或区域重要结构附近的肿瘤，主要用于鼻咽、鼻窦、腮腺及口腔病变。此外，CT 血管成像有时在鉴别颈部肿瘤的完整性、肿瘤累及程度或颈动脉受压方面是有用的。球囊闭塞试验研究可与血管造影相结合，在肿瘤生长或手术切除可能危及颈动脉的情况下评估颅内循环[1, 2]。

2. 磁共振成像

与 CT 相似，MRI 应使用对比剂增强对比度。脂肪抑制有助于对比剂和 T_2 加权序列的成像，但不抑制脂肪的 T_1 加权非增强图像往往能提供正常解剖结构和病理过程的最佳图像。

3. 正电子发射断层扫描

正电子发射断层扫描在头颈部癌症患者的诊断过程已经演变为一个成熟的成像方式。在最初 PET 通常是用来评估以下几个方面：①原发肿瘤的范围；②区域肿瘤和远处转移性疾病；③第二原发肿瘤如肺或食管[2, 3]。它更进一步的作用是确定放化疗后颈部治疗决策[4]。

大多数颈部原发性恶性肿瘤易于 PET 显像检测，许多医疗机构常规使用 PET-CT 成像辅助 PET 了解病变具体的解剖细节。在最近的一项研究中，PET 检测了 212 例肉瘤中的 93.9%，软组织肉瘤敏感性为 93.7%，骨性肉瘤 94.6%。虽然已经发现肿瘤标准摄取值升高与较高的组织病理学分级之间存在很强的相关性，但低级别和高级别肉瘤的标准摄取值仍存在显著的重叠，PET 摄取量对分级仍不准确[5]。虽然 PET 对大多数颈部良性肿瘤的诊断作用有限，但它在头颈部副神经节瘤（PGL）患者的检查中是有用的。尽管其活性程度似乎不能预测潜在的恶性肿瘤，18-氟脱氧葡萄糖 PET 阳性几乎存在于所有颈部副神经节瘤中。在疑似颈部恶性副神经节瘤中，PET 可用于评估是否存在局部或远处转移。PET 及 PET-CT 也具有临床相关性，不仅可以发现颈部恶性肿瘤，同时可发现局部转移性疾病和潜在的远处转移性病变；因此，它们可协助进行准确分期和治疗，在进行有创性治疗之前，使用 PET 或 PET-CT 提供肿瘤全面的分期信息对晚期恶性肿瘤通常很重要。

4. 超声

超声成像已成为头颈外科医生进行疾病诊断的一个重要手段。此外，作为体检的辅助手段，为了评估颈部淋巴结病变，它不仅对颈部淋巴结进行特征化检查，而且可以对可疑的淋巴结进行引导性细针穿刺活检。我们可以将其作为颈部检查评估预后的重要工具，以帮助决定是否需要进行选择性的颈部淋巴结清扫[7]。在最近的一项研究中，45 名患者在颈部淋巴结清扫前接受了超声和 CT 的术前检查，超声检测的恶性淋巴结的准确率明显高于 CT 扫描。然而，这还没有改变 N_0 期头颈患者的治疗模式，CT 仍然是首选的诊断手段[8]。

二、颈部良性肿瘤

颈部良性肿瘤在发病初期常误诊为感染性（淋巴结炎）或先天性（鳃裂囊肿）。因此，所有颈部肿块的诊断都需要注意使用病史、体格检查、放射学研究和细针穿刺活检等手段。由于这些肿瘤并不常见，因此诊断方法对于临床医生评估和处理每个病例至关重要，颈部的良性原发性肿瘤包括血管肿瘤（如 PGL）、周围神经肿瘤（如神经鞘瘤或神经纤维瘤）、脂肪瘤和唾液腺肿瘤。

（一）血管肿瘤

副神经节瘤是颈部最常见的良性血管肿瘤，起源于神经嵴的肾上腺外副神经节细胞。

1. 病理学

副神经节细胞是指肾上腺外区神经外胚层来源的嗜铬细胞的集合。在肾上腺髓质形成之前的胎儿发育过程中，该系统是儿茶酚胺的重要来源。

正常副神经节包含两种类型的细胞：1型，颗粒细胞；2型，支持型细胞。1型细胞含有充满儿茶酚的致密核颗粒，这些颗粒含有儿茶酚胺，这种特性使其进入胺前体并吸收脱羧酶系统。2型，支持型细胞，是一种细长的细胞，与施万细胞非常相似。它们的功能并不完全清楚。副神经节瘤，如颈动脉体瘤，含有1型和2型细胞。1型占主导地位，并以有组织的嵌套形式排列；1型主细胞呈多角形，富含粒状嗜酸性细胞质。它们被2型支持细胞所包围，这种支持细胞在光镜下难以识别，呈纺锤形嗜碱性细胞。细胞核多形性和细胞深染在副神经节瘤中很常见，不应被认为是恶性肿瘤的证据。免疫组化（IHC）有助于这些肿瘤的诊断。1型细胞用神经元特异性烯醇化酶、嗜铬粒蛋白A和突触球蛋白阳性染色。2型细胞用S-100染色，局部用酸性蛋白质进行胶质细胞染色。

2. 命名法

关于副神经节瘤的正确命名的争论一直令人困惑。历史上，它们被称为球瘤、非嗜铬细胞瘤。副神经节瘤术语是基于解剖位置的（颈动脉、颈鼓膜、迷走神经副神经节瘤），虽然术语颈动脉体瘤，鼓膜球和颈球仍然存在。其他术语如化学肾小球瘤、非染色质瘤都是不准确的术语，应避免使用。

头颈部的副神经节，表现为化学感受器。血管球肿瘤这个术语更准确地描述了良性皮肤肿瘤，它起源于环绕动静脉吻合口的神经肌细胞。非嗜铬细胞瘤的命名与组织学染色特征有关。早期使用染色反应的组织学染色技术未能显示儿茶酚胺的存在；因此副神经节瘤被描述为非嗜铬蛋白染色肿瘤。然而，新技术已经检测出少量儿茶酚胺[9]。嗜铬蛋白染色反应是一种高度不敏感的方法[10]。

3. 流行病学

对这些肿瘤进行分类。流行病学大约90%的副神经节瘤位于肾上腺。这些肿瘤被称为嗜铬细胞瘤。剩下的10%来自肾上腺外部位：85%来自腹部，12%来自胸腔，剩下的3%来自头部和颈部头颈部最常见的嗜铬细胞瘤是颈动脉体瘤，

其次是颈鼓室副神经节瘤和迷走神经副神经节瘤，其他部位包括喉部、鼻腔、眼眶、气管、主动脉体、肺和纵隔。据估计，头颈部肿瘤中副神经节瘤占1/3[11]。然而，副神经节瘤的真实发生率可能还不清楚，因为之前的报道混淆了副神经节瘤与神经内分泌肿瘤[12]。进一步复杂的准确评估是这些肿瘤的多中心性，尤其是家族性副神经节瘤。

（二）颈动脉副神经节瘤

颈动脉副神经节瘤是头颈部最常见的副神经节瘤类型，是探讨与副神经节瘤相关的历史、生理和病因的模板。

1. 历史

解剖学家 von Haller 于1743年描述了颈动脉体，但当时还不知道它的功能。1862年描述了颈动脉体瘤，1880年进行了颈动脉体肿瘤的第一次切除，但患者没有存活下来。6年后，Maydl 切除了一个颈动脉体瘤，患者活了下来，但术后出现偏瘫和失语症。1889年，Albert 成为第一个不用结扎动脉而成功切除颈动脉体瘤的外科医生。1903年，Scudder[13] 报道了美国第一例成功切除颈动脉体瘤的病例，组织学家 Kohn[14] 在1903年首次使用副神经节来描述颈动脉体。颈动脉体细胞起源于神经嵴，与自主神经节细胞紧密结合迁移，故称"副神经节细胞"。1950年，Mulligan[15] 将狗颈动脉体的肿瘤描述为化学感受器，因为它具有化学感受器。

2. 颈动脉体的功能、解剖学和生理学

颈动脉体位于颈总动脉分叉后内侧的外膜。正常颈动脉体直径为3~5mm，但在较高海拔的人群中，颈动脉体通常更大。正常成人腺体的平均重量为12mg，在外科切除过程中，以前报道的范围为1~47mg[16]。典型的颈动脉体是一个小的、红棕色到棕褐色的卵形结构，附着在颈动脉血管上，在 Mayer 韧带的分叉处，主要从颈外动脉通过。颈动脉体的血流量和耗氧量，超过大脑或甲状腺的血流量和耗氧量[17]。感觉神经支配来自于舌咽神经的一个分支，起源于颈静脉孔远端约1.5cm处。

颈动脉体通过化学感受器的作用调节呼吸和心血管功能对动脉 pH、氧气和二氧化碳张力的波

动做出反应。缺氧和高碳酸血症刺激颈动脉体启动自主反射，导致呼吸频率和深度增加，心率、血压和大脑皮质活动增加。正是这种与呼吸驱动和交感神经系统反应的密切联系，促使人们研究颈动脉体在阻塞性睡眠呼吸暂停和其他疾病过程中的作用，虽然没有明确的结论，但此时可以得出颈动脉体及其对间歇性缺氧的反应似乎与阻塞性睡眠呼吸暂停所见的全身性高血压有关。也有研究表明，部分儿童死于婴儿猝死综合征，其颈动脉体小，或成熟1型细胞与2型细胞比例降低。这可能会减弱儿童对缺氧的反应。

3. 病因

副神经节瘤的病因是多因素的，但大多数是单一的。家族综合征中可见多发嗜铬细胞瘤和副神经节瘤，主要为多发内分泌瘤2A型和2B型。其他与副神经节瘤相关的综合征有1型神经纤维瘤病和von Hippel-Lindau病，以视网膜血管瘤和小脑成血管细胞瘤为特征。Carney三联征包含肺软骨瘤、胃上皮样平滑肌肉瘤、功能性肾上腺外副神经节瘤三联征[18]。

除了这些联系，家族性副神经节瘤综合征的特点是多发性副神经节瘤，特别是在头颈部区域，至少有10%的病例发生。颈动脉体瘤的家族遗传性在1933年第一次被Chase[19]提出。在家族Carney三联征方面出现了许多进展，包括所涉及的基因突变和推荐治疗（框43-1）。在编码琥珀酸脱氢酶亚基D（SDHD）、B（SDHB）和C（SDHC）的基因中，已经发现了与颈动脉体瘤的遗传有关的基因突变，这些基因分别集中在染色体11、1和1。遗传性PGL综合征已被遗传分为四个实体：PGL1、PGL2、PGL3和PGL4。SDHD、SDHB和SDHC的种系突变分别在PGL1、PGL4和PGL3中被发现。PGL2的基因尚未被识别[20]。遗传性PGL综合征患者肿瘤发病较早，双侧发生率较高。多发性肿瘤比散发性肿瘤多。过去的报道认为家族性颈动脉体瘤是罕见的，最近的文献对这一论断提出了质疑，并认为副神经节瘤与种系基因突变的关系可能更高。在一项研究中，PGL患者占散发性患者的17%[20]，而在其他研究中高达28%～40%[21-23]。PGL1是琥珀酸脱氢酶亚基

基因的突变，是在有PGL病史的家族中最常见的遗传性基因异常。这三个症状遵循一个常染色体的遗传模式，但PGL1是常染色体显性遗传模式调节基因组印记。van der Mey和他的同事[24]在查阅了15个大样本的数据后，阐述了荷兰的副神经节瘤中的基因组印记谱系。隐性的基因以孟德尔方式传播，但基因的表达是由父母的性染色体遗传的，肿瘤的基因由父方遗传。后代的男性携带者观察证明肿瘤的发病率为50%，而女性的后代不会产生肿瘤。PGL1基因是最常见的导致头颈部肿瘤的基因，并易于表现为嗜铬细胞瘤。据估计，SDHC基因突变发生率极低，很少发现家族携带此基因。86%的含有突变基因的患者在50岁前将发生副神经节瘤。SDHC基因突变极少，很少有家族性的报道。在头颈部副神经节瘤综合征研究有进展的基因是SDHB基因。虽然与SDHB突变相关的副神经节瘤不像亚基突变那样常见，但该基因突变导致肾上腺外分泌儿茶酚胺和恶性嗜铬细胞瘤的风险更高。为确保对嗜铬细胞瘤和其他副神经节瘤进行适当筛查，对高危家庭成员的监测至关重要。文献中也报道了数例携带这些突变的肾细胞癌，1例甲状腺乳头状癌[25]。因为明显的高突变率，基因咨询和检测在这一人群中的作用怎么强调都不为过。既往有散发副神经节瘤病史的患者，对于颈动脉体瘤或其他副神经节瘤患者，应考虑进行基因检测。

框 43-1　SDHB、SDHC 或 SDHD 基因突变携带者的筛选建议 *

年度体检和血压测量
尿儿茶酚胺和甲氧肾上腺素的年度水平
每6～12个月通过CT和（或）MRI对颈部、胸部、腹部和骨盆进行一次检查

引自 Drucker AM, Houlden RL: A case of familial paraganglioma syndrome type 4 caused by a mutation in the SDHB gene. *Nat Clin Pract Endocrinol Metab* 2006; 2(12): 706-712 and Isik C, Erem C, Imamoglu M, et al: Familial paraganglioma. *Eur Arch Otorhinolaryngol* 2006; 263(1): 23-31.

* 从十几岁开始

SDHB. 琥珀酸脱氢酶亚基 B; SDHC. 琥珀酸脱氢酶亚基 C; SDHD. 琥珀酸脱氢酶亚基 D

4. 临床表现和诊断

颈动脉体瘤是一个缓慢的增长过程，平均4～7年。一个颈动脉体瘤通常表现为侧颈肿物，可横向移动，难以沿长轴方向移动。这种物理效应被称为正方效应[26]。颈动脉体瘤也可表现为咽旁肿块。许多颈动脉体瘤是通过颈动脉血管血液的运输而发生搏动的，不太常见的是通过扩张而发生搏动，这反映了其血管的固定性。有时可以通过听诊听到波动性，但颈动脉受压后可消失。软组织和弹性组织的黏稠度随血液的不同而不同，这些肿瘤一般质地较硬。当它们增大时，就会出现吞咽困难、声音嘶哑和其他颅神经障碍的症状（Ⅸ到Ⅻ）[27]。颈动脉窦综合征晕厥与颈动脉体肿瘤有关。该综合征指的是意识丧失，伴有反射性心动过缓和高血压。刺激因素包括头部的自发运动或施加在肿瘤上的压力。罕见的是，头颈部的PGL表现为功能性神经肽分泌瘤。

然而，头颈部PGL中儿茶酚胺的合成能力并不能立即反映在临床上。尽管所有颈动脉体副神经节瘤有神经内分泌颗粒，只有1%～3%是有功能的[28]。1962年，Glenner第一次发现功能性颈动脉体瘤分泌去甲肾上腺素。应询问患者显示儿茶酚胺升高的体征和症状。对主诉头痛、心悸、脸红和出汗都应进行评估。在这些患者中，收集24h尿液中去甲肾上腺素及其代谢物，包括香草扁桃酸和去甲肾上腺素。另外，也可以评估血浆甲氧基肾上腺素。过量的肾上腺素或去甲肾上腺素会引起肾上腺嗜铬细胞瘤，因为头颈部的副神经节瘤缺乏将去甲肾上腺素转化为肾上腺素的酶（苯乙醇胺 -n- 甲基转移酶）。如果术后发现功能性肿瘤 α- 和 β- 肾上腺素能受体进行性降低；可能与手术中肿瘤的处理有关。肾上腺素、香草扁桃酸和血清儿茶酚胺的常规筛查仅适用于多个或家族性副神经节瘤或存在儿茶酚胺相关症状的患者[29]。

(1) 多中心性瘤。颈动脉体瘤是头颈部最常见的PGL，多瘤合并双侧颈动脉体瘤最为常见。文献报道多发性肿瘤的总发病率约为10%，其中一些可能是未被确认的家族遗传突变。如果一个家族遗传性病变被确认，多发肿瘤的发生率为30%～50%。

(2) 恶性肿瘤。恶性肿瘤的细胞标准尚未建立。Harrington 和 Dockerty[30] 试图对颈动脉体的恶性肿瘤进行分类，恶性标准包括有丝分裂伴巨细胞、核多形性和包膜浸润，根据这些标准，研究的 20 个肿瘤中有 50% 被认为是恶性的，Batsakis[31] 不同意将有丝分裂率和包膜浸润认为是恶性肿瘤的决定因素。其他作者假设所有颈动脉体肿瘤都表现出一定程度的包膜浸润[32]。副神经节瘤可能表现出多中心性[33]，恶性肿瘤是由转移决定的，必须通过活检证实。恶性肿瘤没有组织学诊断的标准。事实上，以前的报道已经描述了没有核分裂的颈动脉体转移瘤的淋巴结或远处转移，最常见的是肺和骨骼[34, 35]。

Batsakis 报道 6% 的颈动脉体 PGL 为恶性 PGL。由于这种罕见肿瘤的低度恶性，无法获得准确的 5 年生存率。来自国家癌症数据库（NCDB）[36] 的数据显示，总的 5 年生存率为 60%，发生远处转移预后较差，5 年生存率为 11.8%，而仅具有区域播散性疾病的患者预后要好得多，5 年生存率 78%。

5. 成像研究

颈动脉体肿瘤的检查可采用多种影像学方法诊断。无创双相超声显示一个高血管性肿块及其与颈动脉体肿瘤的关系。

CT 静脉造影显示颈动脉分叉处有一血管密度高、造影增强的肿块，与正常血管相似，颈动脉分叉处可见颈内外动脉分散，可通过 CT 血管造影显示颈动脉血管与增强的颈动脉肿块的关系。

强化 MRI 可能是最有效的研究评价颈动脉体瘤的成像方式（图 43-1A 和 B），因为与 CT 相比，它提供了优越的软组织对比。MRI 可以对直径约 0.8cm 的肿瘤清楚显影[37]。直径大于 2cm 的 PGL 通常显示在 T₂ 加权图像内部流动与血管结构相对应的空洞、暗线和圆点。然而，神经节瘤并不总是这样。颈动脉体瘤表现为典型的七弦琴征，表现为颈内外动脉的弯曲和移位，如图 43-1B 和 C 所示。影像学评价对颈动脉体瘤的诊断应是充分的。颈动脉造影被 MRI 代替（包括 MRA，图 43-1C）。副神经节瘤中生长抑素受体的高密度提

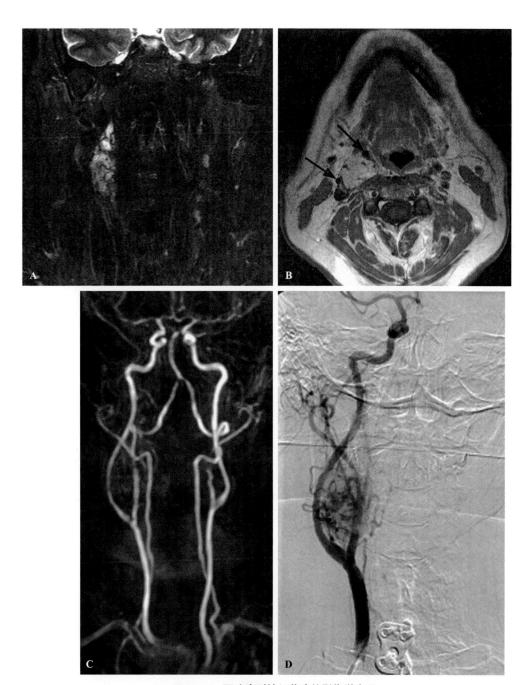

▲ 图 43-1　颈动脉副神经节瘤的影像学表现

A. 冠状位 T_2 加权磁共振图像显示右颈有一高强度肿块，内血管明显（血流空洞）。B. 轴向后对比 T_1 加权磁共振图像显示肿块的增强，使颈内动脉和颈外动脉（箭）分开。注意，内部流动空隙再次可视化。C. 颈部磁共振血管造影最大投影强度图像显示右颈内动脉和外颈动脉之间存在血管分支。D. 右颈总动脉注射后的数字减影血管造影正面投影图像显示肿瘤血管

供了较新的核医学功能成像技术。

　　生长抑素受体在 PGL 中的高密度影提供了新的核医学功能成像技术，包括间碘苄胍扫描和奥曲肽扫描。间碘苄胍扫描使用 [131]I 标记的示踪剂，该示踪剂集中在 PGL 的细胞内储存囊泡中 [38]。奥曲肽扫描使用 [111]In 标记的生长抑素

类似物奥曲肽来诊断胺前体的原发性肿瘤和吸收脱羧酶系统及其转移 [39]。这些功能影像学研究已被推荐为一种可能对有风险的患者进行家族性前列腺素的筛选试验 [40]。当怀疑有恶性前列腺癌存在时，它们还需检测另外的肿瘤标志物 [41]。

6. 分类

虽然在颈动脉体肿瘤的文献中没有普遍分类，但以前 Carot 已经提出了分类系统。1971 年，身为梅奥诊所的外科住院医师，Shamblin 和他的同事报道了一种分类系统[42]，用于区分颈动脉体肿瘤切除的难度。一类肿瘤为局限性的、相对较小的、最低程度地附着于颈动脉血管。这类肿瘤手术切除困难较小。第二类包括附着于或部分围绕血管的肿瘤，伴有中度动脉附着。这些肿瘤需要仔细手术切除。第三类颈动脉体肿瘤完全包裹了颈动脉。Shamblin 和他的同事们建议在血管置换的情况下非常小心地对这些肿瘤进行切除。

7. 治疗

手术仍然是治疗颈动脉体肿瘤的主要手段。在某些情况下，仍然存在争议，特别是当肿瘤多发，以及患者处于晚期或有严重并发症时。

（1）手术治疗。在 Sloan-Kettering 纪念癌症中心的一份报告中，Lack 和同事报道了 43 例经手术治疗的颈动脉体肿瘤患者中的 39 例[43]；1 例患者接受了明确的放射治疗（RT），另外 3 例患者接受了观察，但未接受治疗。在这组患者中，39 名患者中有 24 名术后无疾病，平均随访间隔为 12 年（6 个月至 38 年）。39 例患者中 4 例（10%）发生局部复发，39 例中 4 例发生局部或远处转移，后 4 例 6 年内死亡。

据文献报道，永久性颅神经损伤作为手术并发症的发生率约为 20%。在 Lack 及其同事的报道中，15%（39 例中的 6 例）患者迷走神经或舌下神经损伤。另外一名患者术后出现霍纳综合征。虽然没有量化，但在颈动脉体切除术中，喉上神经和喉返神经可能是最常受损伤的神经。一侧喉上神经麻痹可能导致某种程度的声音嘶哑，通常不需要额外的康复。此外，一个环甲肌的失神经萎缩可能导致歌手的音调变化，但声音的变化可能无法察觉。颈部交感神经链损伤可导致霍纳综合征，并伴有同侧胃下垂、瞳孔缩小和无汗。Netterville 和他的同事报道了由颈部交感神经链损伤引起的第一咬合综合征，并导致腮腺交感神经传入神经纤维功能丧失[37]。患第一咬合综合征的患者在第一口进食时，特别是一天的第一顿饭时，腮腺区域严重疼

挛疼痛。随着进食，疼痛通常会减轻，但咀嚼酸味或苦味食物时疼痛会加剧。第一咬合综合征背后的生理机制可能是控制腮腺肌上皮细胞的交感神经受体失神经支配超敏的结果。通过咀嚼食物，副交感神经递质被释放，交感神经受体的交叉刺激引起肌上皮细胞的超敏反应。治疗包括进食温和食物，严重疼痛可口服卡马西平（100～200mg，每日两次）。

Anand 和他的同事回顾了 1181 例已发表的外科切除治疗颈动脉体肿瘤[44]。颈内动脉（ICA）损伤 23%（275 例），中枢神经系统（CNS）并发症总发生率 26%。进一步研究了 ICA 损伤的子类。其中 23%（62 例）采用单纯缝合或补片修复，中枢神经系统并发症发生率为 3%。重建 ICA 46%（125 例），CNS 并发症 10%，死亡率 2%。结扎 ICA 治疗 32%（89 例），中枢神经系统并发症发生率 66%，死亡率 46%。

减少手术并发症需要多学科合作，熟悉颈部神经血管解剖的头颈外科医师切除肿瘤，血管外科医师协助切除和修复血管。手术成功的关键是仔细的术前计划，在肿瘤近端和远端分别对血管进行控制，在外膜表面解剖，仔细识别和保护迷走神经和舌下神经，注意止血。有时，为切除颈动脉体瘤结扎颈外动脉是必要的。较大的肿瘤可能需要分开切除，以将其与颈内动脉和颈外动脉分支分离。如有必要，外科医生应准备对颈内动脉进行血管重建，包括缝合修复、补片移植或大隐静脉移植。常规术中不建议分流，仅应在少数情况下使用，在这些情况下，对术前球囊闭塞试验不耐受的患者需要颈内动脉切除和重建。分流可能导致血管并发症，包括出血和血栓形成，它们与 6% 的中枢神经系统并发症发生率和 2% 的死亡率有关。

（2）栓塞。术前栓塞的应用越来越普遍。几项研究已经证明这是一种非常安全的技术，可以减少手术中的出血，特别是对于较大的肿瘤[45-47]。Onyx（Micro Therapeutics，Irvine，CA），一种最初用于颅内动静脉畸形（AVMS）栓塞的乙烯-乙烯醇共聚物，最近已成为一种流行的颈动脉体肿瘤的栓塞材料，经血管内和经皮栓

塞[48, 49]。如果计划术前栓塞，应在 24~48h 后进行手术，以避免血供重建、水肿或局部炎症。此外，采用临床和脑电图监测的暂时性球囊闭塞血管造影，结合脑 CT 灌注扫描，可在某些病例中提供对 Willis 侧支循环大脑耐受性的特异性提供支持（图 43-2）。

（3）关于多中心肿瘤手术的争议。对于双侧 PGL 患者，必须尽一切努力挽救至少一条迷走神经及其喉分支。如果患者出现双侧颈动脉体瘤，可先切除较小的颈动脉体瘤，目的是在开始切除另一侧较大肿瘤之前，保留较不具危险性一侧的迷走神经和舌下神经。二期手术可以切除较大的颈动脉体肿瘤。对于双侧颈动脉体肿瘤合并单侧脑神经麻痹，如迷走神经（无论是手术所致还是肿瘤所致）的情况，只有在临床或放射学观察到肿瘤生长的情况下，才应切除功能侧的肿瘤。在这些病例中，必须预先排除可能导致进一步的双侧脑神经损伤可能。在肿瘤不断扩大的情况下，放疗可能是一种选择。

双侧颈动脉体切除术后的另一个问题是压力反射衰竭综合征[37]。其临床表现是由双侧颈动脉窦的去神经支配引起的，该窦位于颈动脉球中，作为一种压力感受器来降低全身血压。双侧压力感受器功能不全导致交感神经流出，导致血压显著波动，术后持续性心动过速。随着时间的推移，

发生代偿，但血压变化不可预测。代偿可通过主动脉内的压力感受器纤维或颈动脉窦的神经再生进行。治疗包括早期恢复期口服硝普钠，以防止过度高血压。长期控制可通过口服抗高血压药如可乐定或苯氧苄胺来实现。可乐定是一种 α₂ 激动药，导致去甲肾上腺素释放减少到突触间隙，刺激副交感神经流出减慢心率。苯氧苄胺是一种 α₁ 和 α₂ 拮抗药，可降低外周阻力并增加心输出量。

（4）放射治疗。颈动脉体肿瘤最初认为无放射敏感性，因为放射治疗的作用是细胞抑制性的，而不是细胞毒性的。颈动脉体肿瘤放射治疗可阻止生长，但不会使肿瘤缩小。此外，放疗后肿瘤仍有可能再生。与颈动脉体肿瘤放射治疗相关的风险包括颈动脉粥样硬化、放射诱导恶性肿瘤的风及黏膜炎相关的发病率。

佛罗里达大学的放射肿瘤学家描述了使用明确的放疗对 23 例颈动脉和迷走神经 PGL 进行有效局部控制[50]。在他们的研究中，15 例颈动脉或迷走神经 PGL 患者在 1981—1995 年接受了放疗。19 例肿瘤单独用放射治疗，4 例接受手术和术后放射治疗。良性肿瘤的总剂量为 35~48.5Gy。两个恶性肿瘤分别接受 64.8 和 70Gy。随访 1.5~10 年，5 年内 96% 的肿瘤获得局部控制。5 年的疾病特异性生存率为 89%，1 例患者在放疗后 5 年死于局部复发。该患者在治疗前曾接受过手术和

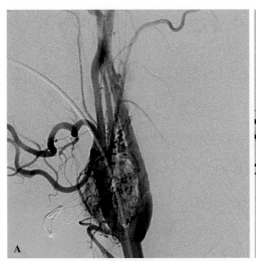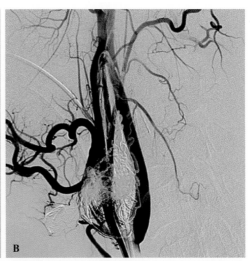

▲ 图 43-2　右颈动脉体瘤的 Onyx 栓塞

A. 43 岁女性患者，右颈总动脉经股动脉造影，显示颈动脉体瘤及颈内动脉和颈外动脉张开的特征性 Lyre 征；
B. 同一颈动脉体瘤经 Onyx 栓塞后的动脉造影

放疗。另一名患者在放疗后 13.5 年死于动脉粥样硬化性疾病。没有患者在治疗后出现局部或远处的衰竭。这些研究报道的并发症包括一名患有延迟性短暂性中枢神经系统综合征的患者；没有其他并发症报道。

Valdagni 和 Amichetti 报道了 26 例颈动脉病变患者，其中 13 例 1968—1987 年用放射治疗体肿瘤[51]。10 例肿瘤单独放疗和 3 例肿瘤手术加放疗。总剂量从 46～60Gy 不等，每部分 1.8～2.5Gy。随访 1～19 年。所有患者均达到局部控制，急性不良反应最小。无短期或长期毒性报道。

即使是颈动脉体肿瘤放疗的支持者也同意外科切除术是大多数病变的首选治疗方式[52]。单纯放疗可用于因身体虚弱而不能接受外科手术的患者，也可用于局部晚期肿瘤，术后并发症可能会妨碍治疗。颈动脉体恶性肿瘤术后可考虑辅助放疗，以加强局部控制。

(5) 定期观察。Jansen 和他的同事通过连续的放射成像[53]，估计 20 个颈动脉体肿瘤的中位倍增时间为 7.1 年，包括 12 个没有可检测生长的病例。根据肿瘤大小与症状持续时间的关系，Farr 估计 5 年内颈动脉体肿瘤的生长率为 2cm[54]。对于那些不适合做外科手术或放疗的患者，可以考虑定期观察，这一患者群体包括那些身体状况非常差以致手术和放疗都禁忌的患者，以及那些年龄太大以致颈动脉体肿瘤影响最小的患者。这一组也可能包括那些有远处转移的颈动脉恶性肿瘤的患者，这些患者局部治疗仅具有缓解作用。

（三）迷走神经副神经节瘤

迷走神经副神经节瘤是来源于与迷走神经神经节有关的肿瘤[55]。迷走神经副节瘤最常见于迷走神经下神经节，也被称为结节性神经节。来自上迷走神经节或颈静脉神经节的肿瘤是哑铃状的，并且可能从颅内延伸到颈静脉孔。

1. 临床表现与诊断

副神经节瘤，如颈动脉体肿瘤，可能表现为可触及的颈部肿块，横向比在垂直方向更易移动。同侧声带麻痹或同侧交感链受累引起的霍纳综合征可随着肿瘤的增大而出现。声带麻痹可导致声音嘶哑。由颈静脉神经节引起的肿瘤可能与脑神经Ⅸ、Ⅺ和Ⅻ的病理性相关。本章前面描述的诊断性影像学检查颈动脉鞘后方的肿瘤使颈动脉前移位。与颈动脉体瘤不同，颈内动脉和颈外动脉在迷走神经 PGL 中不表现为 8 字形（图 43-3）。

2. 治疗

前述颈动脉副神经节瘤治疗策略也适用于迷走神经副神经节瘤的治疗。大多数都是通过手术切除来治疗的，前面提到的与术前栓塞相关的讨论也与迷走神经 PGL 密切相关。术前应告知患者，完全切除迷走神经副神经节瘤通常需要牺牲迷走神经。根据患者的病变，术后可根据需要治疗同侧声带麻痹。由神经胶质生成的迷走神经 PGL 通常经颈部入路来治疗，而颈静脉神经节肿瘤位置更高。可能需要颈颅联合入路，如果有颅内延伸，可能需要开颅手术。在迷走神经 PGL 患者中，颈动脉切除和修复不常见。先前对颈动脉副神经节瘤的放疗或单独观察也适用于迷走神经副神经节瘤。

（四）头颈部动静脉畸形

动静脉畸形（AVM）是另一种良性血管瘤，出现在头部和颈部。头颈部动静脉畸形最常见的部位是脸颊、耳、鼻、前额和上消化道。这些肿瘤很难治疗，常规治疗手段包括手术切除和介入放射学。Kohout 和同事介绍了 81 例头颈部动静脉畸形患者的一系列情况[56]，根据 Schbinger 分类并回顾分析了 20 年的结果。作者发现，第一阶段的病变对治疗反应良好，治愈率高于第二或第三阶段，尽管这不符合统计学意义。他们还发现，未接受治疗的患者中，最大的比例是在第一阶段可能治愈而没有得到治疗。他们建议对早期病变和快速进展和疼痛性病变进行介入治疗。治疗方案包括切除和栓塞或两者的结合。重建也必须在外科手术过程中进行。

（五）周围神经肿瘤

除血管源性肿瘤外，颈部其他原发性肿瘤还包括来源于周围神经的肿瘤。由周围神经引起的头颈部良性肿瘤包括神经鞘瘤和神经纤维瘤。

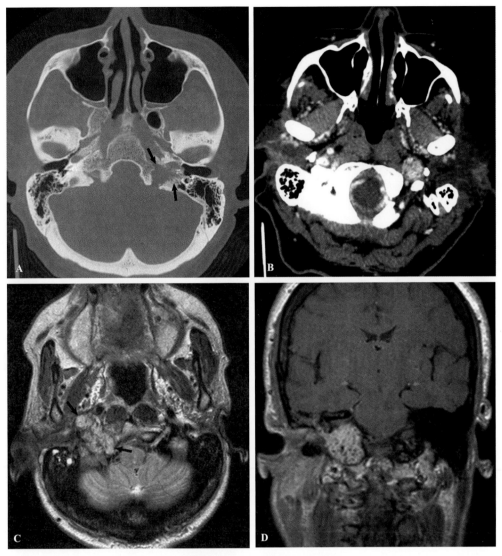

▲ 图 43-3　颈静脉副神经节瘤

A. 轴向 CT 图像与骨算法和窗口显示微妙的骨侵蚀和扩大左颈静脉孔（箭）。B. 轴向后对比 CT 图像与软组织算法和窗口在略低的水平显示密集增强的质量正好低于颅底的左侧。C. 在不同患者中，轴向 T_2 加权 MRI 显示在右颈静脉孔（箭）内有一个囊内肿块。D. 冠状后对比 T_1 加权 MRI 显示肿块增强，内部血管仍明显（"胡椒"征）

1. 神经鞘瘤

神经鞘瘤是典型的包膜良好、生长缓慢的肿瘤，由周围神经的神经鞘瘤细胞产生。这些肿瘤通常是孤立的，但也可能多发，并且高达一半发生在头颈部区域[57]。神经鞘瘤可能来自脑神经，如第Ⅷ对颅神经（听神经瘤）或第Ⅹ对颅神经（听神经瘤）、副神经、颈神经或臂丛。临床上，颈部神经鞘瘤可表现为无痛性颈部肿块。听神经瘤的临床表现在本文的其他部分（见第五分册第50章）进行阐述。影像学上，神经鞘瘤通常表现为一个光滑的局限性肿块，在对比研究中会增强。它们通常是不均匀的，在 T_2 加权像上表现为明亮区域（图 43-4A 和 B）。组织学上，神经鞘瘤表现出一种典型的交替区域的模式，包含称为 Antoni A 型区域的致密梭形细胞和松散排列的称为 Antoni B 型区域的次细胞区。可以观察到一排排的核栅栏，这种排列被称为 Verocay 体。选择颈部神经鞘瘤的治疗通常包括手术切除。头颈神经鞘瘤手术切除后的脑神经病变是常见的，术前对患者预测术后并发症是治疗的关键。术前言语和吞咽评估以及术后处理对这些患者的声音和吞咽康复至关重要。神经鞘瘤的恶性转化是罕见的。

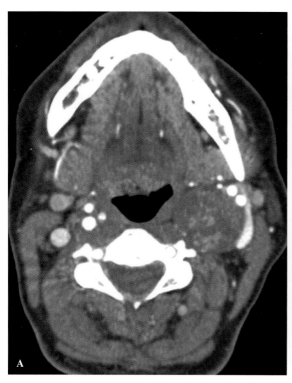
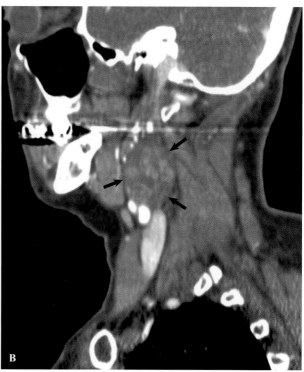

▲ 图 43-4 颈动脉空间

A. 轴向后对比 CT 图像显示左颈动脉空间量与乳状异构增强，颈动脉和颈静脉外侧移位；B. 变形后矢状图像显示肿瘤的颅骨扩展（箭）

2. 神经纤维瘤

神经纤维瘤（图 43-5）是良性肿瘤，可表现为单独或多发性颈部肿块。与常染色体显性疾病相关的肿瘤结节有关。与神经鞘瘤相比，神经纤维瘤无包膜，组织学上表现为梭形细胞的交错束。像神经鞘瘤一样，孤立性神经纤维瘤可发生恶性转化，最好通过完整的外科切除进行治疗。鉴于许多浸润性肿瘤的定义不明确，神经纤维瘤相关的神经纤维瘤病更难治疗。对于那些有疼痛感的病变、由于体积大而可能引起压迫症状的病变或恶性病变通常需要手术切除。神经纤维瘤病的恶性转化比神经纤维瘤更常见。

（六）脂肪瘤

脂肪瘤是由脂肪组织增生的良性肿瘤。它们是颈部最常见的软组织肿瘤，典型表现为柔软无痛的颈部肿块。它们的组织学外观与成熟的小叶型 ADI 细胞一致。由于压迫或美学原因，脂肪瘤最好通过手术切除治疗，但无症状的小脂肪瘤也可以观察。

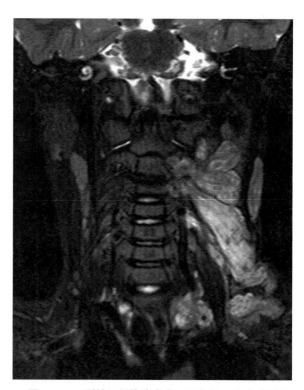

▲ 图 43-5 1 型神经纤维瘤患者。冠状位 T_2 加权脂肪抑制 MRI（短 τ 反转恢复）显示双侧存在大量肿块，且大多沿颈神经延伸

三、咽旁间隙良性病变

咽旁间隙是一个金字塔形区域，由上界颅底、下界舌骨，前界翼－下颌缝，后界椎前筋膜，外侧翼突内侧和内侧上咽缩肌组成。该空间又可分为前后间隙。本章前面介绍的一些肿瘤，包括副神经节瘤和良性周围神经肿瘤，也是咽旁间隙的肿瘤。唾液腺肿瘤是咽旁最常见的肿瘤，是鉴别诊断的主要考虑因素。关于唾液腺良性和恶性肿瘤的完整描述可在第四分册其他地方查找（第13章和第14章）。咽旁间隙最常见的良性肿瘤是多

形性腺瘤，其次是PGL。咽旁间隙肿瘤可以从头开始，也可以从周围结构延伸。在良性唾液腺肿瘤的病例中，如果它们是由咽旁间隙的唾液腺组织来源的，MRI和CT扫描都有助于评估；MRI在详细描述咽旁间隙复杂的神经血管解剖方面更为优越，如图43-6A～D所示。通过经腮腺／颈部入路或逆行入路，可以成功切除病变。除非体积较大肿瘤，经胸入路或下颌骨切开术通常是不必要的，为控制血管出血充分暴露是必要的。最新进展表明经口机器人手术可完全切除这些肿瘤[58, 59]。疣状肿瘤和其他神经源性肿瘤在咽旁间

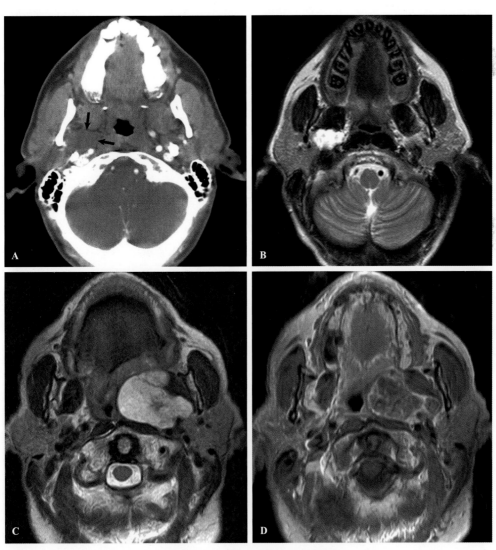

▲ 图 43-6　咽旁间隙多形性腺瘤

A. 轴位 CT 图像显示左侧咽旁间隙，腮腺旁深部肿块（箭）；B. 相应的 T₂ 加权 MRI 显示病变的特征性亮度，与椎管内的脑脊液相当；C. 轴向 T₂ 加权 MRI 在不同患者的表现出一个大的、圈定的、高密度左咽旁间隙肿瘤，对相邻结构和咽部移位具有显著的肿块效应；D. 相应的后对比 T₁ 加权成像显示了肿瘤相对典型的不均匀增强模式

隙并不常见，唾液腺恶性肿瘤也不常见[60, 61]。

四、颈部恶性肿瘤

颈部的原发性恶性肿瘤是罕见的。很少有研究报道颈部原发性恶性肿瘤的发病率，因为它们经常被作为病例报道。因此，我们的数据是基于有限的出版物和非头颈部相关软组织肿瘤的报告。在关于整个头颈部肿瘤报道中，每年仅列出4～20例颈部原发肿瘤[62, 63]。下面为读者提供了颈部恶性肿瘤的鉴别诊断、评估和治疗的概述。

由于颈部恶性原发性肿瘤很少见，因此必须考虑常见的转移性病变，这些病变在确诊前往往被误诊。因此，在处理该区域的"原发性"肿瘤之前，简要讨论原发不明和局部或远处转移性病变为临床医生解决该复杂部位原发性恶性肿瘤提供依据。

五、颈部转移性病变

原发部位不明

1. 鳞状细胞癌

原发不明是指颈部淋巴结构中发现的鳞状细胞癌（SCC），没有明确的原发部位，通常由FNA组织学活检诊断。这一诊断提醒医生需进行一次彻底的头颈部检查，包括最常见的整个上消化道部位。偶尔，在颈部淋巴结切除活检时诊断出原发不明转移癌，这种情况下，应首先考虑行

常见部位的活检，这些部位常存在隐匿性原发灶（即鼻咽、舌根、扁桃体和梨状窝）。

根据头颈部区域淋巴引流路径和颈部淋巴结水平的最新分区类系统，颈部肿块的位置为原发部位提供了线索。可指导医生找到最常见的原发性病变部位。口腔原发性病变的局部转移通常出现在Ⅰ、Ⅱ和Ⅲ区；口咽和下咽；喉部Ⅱ、Ⅲ和Ⅳ区；Ⅴ区转移更常见于鼻咽原发性病变。当肿块出现在锁骨上区时，除腹部和骨盆位置外，还应考虑食管和肺的病变[64, 65]。

通常，在头颈检查或内镜检查时确定原发部位，组织学上通过活检确诊。当无法找到原发部位时，包括CT、MRI和（或）PET扫描在内的成像技术在帮助寻找原发灶具有重要的价值[66, 67]。PET-CT成像有助于确定颈部不明原发肿瘤的发病部位。Fencl及其同事报道了190例利用PET-CT检查寻找原发灶，其报道称PECT-CT具有62%的敏感性和81.9%的特异性[68]。图43-7显示利用PET-CT成功找到颈部Ⅱ区异常肿大转移淋巴结的口咽部原发灶。颈部原发不明转移癌的治疗方案一直在更新，特别是与活检、扁桃体切除术、放疗的剂量和颈部淋巴结清扫的范围密切相关。

2. 黑色素瘤

虽然黑色素瘤可能转移到颈部，但对没有发明原发部位的黑色素瘤应进行完善的评估，以确

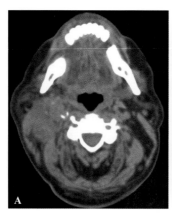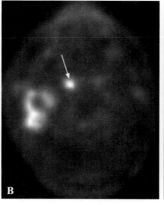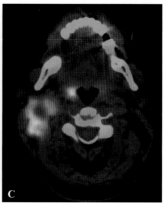

▲ 图 43-7　未知的肿块

A. 水平位平扫 CT 显示Ⅱ区异常肿大的淋巴结，而双侧扁桃体对称未见异常；B. FDG-PET 图像显示淋巴结代谢活性增强，以及 FDG 摄取增高的另一个焦点（箭）；C. PET-CT 图像清楚显示右侧腭扁桃体和转移淋巴结有高代谢活性

定原发部位。Balm 对 300 例黑色素瘤的回顾性分析显示 17 例（5.7%）表现为颈部淋巴结肿大，无明确的原发部位 [69]。治疗包括手术，疾病特异性 5 年生存率为 48%，中位数为 36 个月，与其他 Ⅱ 期皮肤黑色素瘤患者相关 [69]。在大多数头颈黑色素瘤中，接受选择性颈部淋巴结清扫或治疗性颈部淋巴结清扫的患者与因治疗原发部位而延迟至少 3 个月以上再行颈部淋巴结清扫的患者生存率无明显升高。然而，在发生局部淋巴结转移的患者中，其远处转移的发生率也更高 [70]。

3. 局部转移

原发不明的转移癌除了常起自呼吸道消化道外，临床医生不应忽视头颈部其他部位转移性疾病的可能性。常见原发部位包括耳、面部、头皮和颈部；疾病通常表现为腮腺、面部、颌下腺或颈部的淋巴结肿大。唾液腺也可能发生原发性肿瘤，最初表现为颈部 Ⅰ 区或 Ⅱ 区肿块。对诊断为腺癌的患者提示临床医生对下消化道进行仔细检查。另一个可能首先被诊断为原发部位的是甲状腺 [71]，初始表现为颈部肿块的情况并不少见。

4. 远处转移

任何确定为恶性的颈部肿块均应寻找原发部位。常见的部位包括肺、消化道、肾、卵巢、宫颈和前列腺 [72]。

六、原发性颈部恶性肿瘤

以下讨论包括起自颈部的原发部位不明显的少见的肿瘤和被认为孤立的颈部原发性肿瘤。下面的介绍不是非常全面，但包括临床上需要鉴别的各种局部恶性肿瘤诊断。

（一）咽旁间隙肿瘤

据报道，许多咽旁间隙原发性恶性肿瘤的组织学类型包括恶性唾液腺肿瘤（黏液表皮样癌、腺癌、腺样囊性癌、癌前多形性腺瘤、腺泡细胞癌）、恶性神经源性肿瘤、淋巴瘤、脂肪肉瘤、纤维肉瘤、脑膜瘤 [60, 73-76]。

（二）肉瘤

颈部和腮腺被认为是最常见的头颈部肉瘤发病部位，尽管它们在所有头颈部恶性肿瘤中的

发生率不到 1% [77]。在美国，每年报道的肉瘤少于 5000 例，成人大约 80%。其中，头颈部只占 15%～20%，颈部和副鼻窦区的软组织是最常见的发病部位。尽管其病因不明，肿瘤起源于间充质细胞，包括内皮细胞、肌肉、软骨和结缔组织。超过 80% 的肉瘤来自软组织，大约 20% 发生在骨骼。最常见的组织学类型是恶性纤维组织细胞瘤（MFH）。在头颈部，儿童最常见的肉瘤是横纹肌肉瘤（RMS）；成人中，骨肉瘤、血管肉瘤、MFH 和纤维肉瘤最常见。总体来说，MFH 被认为是最常见的肉瘤类型。

1. 分类和分级

肉瘤一般是根据来源组织而不是来源位置来分类和命名的。许多所谓的软组织肉瘤，如 MFH，可能在骨骼内被诊断出来，但诊断取决于组织学的确认。新的美国癌症联合委员会（AJCC）分期系统现在考虑到不同的组织学类型，并将骨和软组织分开。软组织肉瘤的类型列表见框 43-2，2009 年 AJCC 批准的分期系统见表 43-1。某些骨组织学列表见框 43-3，AJCC 分级系统见表 43-2。这些表格改编自 2012 年出版的 AJCC 分期图集，该图以 2009 年出版的 AJCC 分期手册第七版为基础 [78, 79]。

框 43-2　软组织肉瘤
血管肉瘤
隆突性皮肤纤维肉瘤
上皮样肉瘤
骨外软骨肉瘤
骨外尤因肉瘤
骨外骨肉瘤
纤维肉瘤
平滑肌肉瘤
脂肪肉瘤
恶性纤维组织细胞瘤
恶性血管外皮细胞瘤
恶性间质瘤
恶性神经鞘瘤
横纹肌肉瘤
滑膜肉瘤

引自 Compton CC: Soft tissue sarcoma. In Compton CC, Byrd DR, Garcia-Aguilar J, et al (eds): *AJCC Cancer Staging Atlas*, ed 2, American Joint Committee on Cancer, 2012, pp 349-354.

表 43-1　2009 年美国癌症联合委员会（AJCC）软组织肉瘤分期系统

原发性肿瘤（T）			
T_x	无法评估原发性肿瘤		
T_0	没有原发性肿瘤的迹象		
T_1	肿瘤最大直径≤ 5cm		
T_{1a}	浅表肿瘤 *		
T_{1b}	深部肿瘤		
T_2	肿瘤最大直径> 5cm		
T_{2a}	浅表肿瘤 *		
T_{2b}	深部肿瘤		
区域淋巴结（N）			
N_x	无法评估淋巴结		
N_0	无区域淋巴结转移		
N_1^*	区域淋巴结转移		
远处转移（M）			
M_0	无远处转移		
M_1	远处转移		
解剖分期 / 预后分级			
I A 期	T_{1a} T_{1b}	N_0 N_0	M_0 M_0	G_1, G_X G_1, G_X
I B 期	T_{2a} T_{2b}	N_0 N_0	M_0 M_0	G_1, G_X G_1, G_X
II A 期	T_{1a} T_{1b}	N_0 N_0	M_0 M_0	G_2, G_3 G_2, G_3
II B 期	T_{2a} T_{2b}	N_0 N_0	M_0 M_0	G_2 G_2
III 期	T_{2a}, T_{2b} 任何 T	N_0 N_1	M_0 M_0	G_3 任何 G
IV 期	任何 T	任何 N	M1	任何 G

M_0 期肿瘤中阳性淋结节（N_1）的存在被认为是 III 期。*. 浅表肿瘤仅位于浅筋膜之上，不侵犯筋膜；深部肿瘤可位于浅筋膜之下或位于浅筋膜的浅层，可浸润筋膜或穿过筋膜。两者都可位于浅筋膜之下（引自 Compton CC: Soft tissue sarcoma. In Compton CC, Byrd DR, Garcia-Aguilar J, et al (eds): *AJCC Cancer Staging Atlas*, ed 2, American Joint Committee on Cancer, 2012, pp 349–354.）

表 43-2　2009 年美国癌症联合委员会（AJCC）骨肉瘤分期系统

原发性肿瘤（T）			
Tx	无法评估原发性肿瘤		
T_0	没有原发性肿瘤的迹象		
T_1	肿瘤最大直径≤ 8cm 或以下		
T_2	肿瘤最大直径> 8cm		
T_3	原发性骨部位的不连续肿瘤		
区域淋巴结（N）			
N_x	无法评估淋巴结		
N_0	无区域淋巴结转移		
N_1	区域淋巴结转移		
远处转移（M）			
M_0	无远处转移		
M_1	远处转移		
M_{1a}	肺转移		
M_{1b}	其他远处转移		
解剖分期 / 预后分级			
I A 期	T_1	N_0	M_0	G_1, G_2 低等级, G_X
I B 期	T_2 T_3	N_0 N_0	M_0 M_{1a}	G_1, G_2 低等级, G_X G_1, G_2 低等级, G_X
II A 期	T_1	N_0	M_0	G_3, G_4 高等级
II B 期	T_2	N_0	M_0	G_3, G_4 高等级
III 期	T_3	N_0	M_0	G_3, G_4 高等级
IVA 期	任何 T	N_0	M_{1a}	任何 G
IVB 期	任何 T 任何 T	N_1 任何 N	任何 M M_{1b}	任何 G 任何 G

由于骨肉瘤的淋巴结很少受累，命名 N_x 可能不合适，除非临床淋巴结受累明显，否则应考虑 N_0（引自 Compton CC: Bone. In Compton CC, Byrd DR, Garcia-Aguilar J, et al (eds): *AJCC Cancer Staging Atlas*, ed 2, American Joint Committee on Cancer, 2012, pp 341–348.）

框 43-3　骨肉瘤
成骨肉瘤
软骨肉瘤
间充质软骨肉瘤
恶性巨细胞瘤
尤因肉瘤

引自 Compton CC: Bone. In Compton CC, Byrd DR, Garcia-Aguilar J, et al (eds): *AJCC Cancer Staging Atlas*, ed 2, American Joint Committee on Cancer, 2012, pp 341–348.

2009 年（第七版）的 AJCC 分期指南与 2003 年（第六版）发布的分期指南有几处不同。关于软组织肉瘤的组织学类型不再包括纤维瘤病、卡波西肉瘤和婴儿纤维肉瘤；然而，血管肉瘤、尤因肉瘤和皮肤纤维肉瘤已归到组织学类型列表中，被重新分类为 III 期，而不是 IV 期。最后，根据美国病理学家学会推荐的标准，将组织学分级从四级改为三级。对于骨肉瘤，唯一的更新是 II 期是为 G_3 和 G_4 期肿瘤。

治疗

关于头颈部的肉瘤的治疗涉及多学科评估和计划，以提供治疗和修复的最佳方案。治疗方案的制订需头颈外科专家、肿瘤内科学专家、放射学专家与熟悉头颈肿瘤的病理学专家及神经放射学专家共同商议。同时需牙科肿瘤专家、颌面修复学家、言语和吞咽治疗师及康复学专家参与到肿瘤的护理治疗过程中来。每种肉瘤组织学类型和起源部位的组织学、评价和治疗都会有所不同，因此会根据起源细胞进行讨论。

2. 恶性纤维组织细胞瘤

恶性纤维组织瘤是成人最常见的软组织肉瘤。很少涉及头颈部区域，包括副鼻窦、颈部、颅底和腮腺的软组织。在 88 例头颈部纤维组织细胞瘤（良性和恶性）的分析中，颈部是仅次于鼻腔区域的第二常见部位[80]。病因包括放疗和使用二氧化硅作为注射材料史。起源细胞一直存在争议，但成纤维细胞或原始间质细胞起源已成为主导理论[81]。显微镜下，这些肿瘤组织细胞瘤为成纤维细胞、巨细胞、梭形细胞和胶原细胞。MFH 被认为是一种高级别肉瘤，分为许多亚型，为肉瘤的标准分期提供了一种参考。有证据表明，该病的生存时间和病程与肿瘤的大小和深度是相关的[82]，治疗方式是外科手术。尽管头颈部上皮性病变的发生率较低，除口腔外没有必要对颈部进行选择性淋巴结清扫，MFH 局部淋巴结具有较高的转移潜能[83, 84]。局部复发率接近 30%，总体淋巴结转移率接近 10%，远处转移率接近 30%。其中 35% 发生在前 2 年内[82]。复发导致头颈部多发性硬化症的外科抢救率低于四肢，因此头颈部的整体生存率较低。手术后无局部复发患者的生存率接近 75%，局部复发患者的生存率下降到 38%，5 年总生存率约为 51%[85]。

3. 横纹肌肉瘤

横纹肌肉瘤是一种恶性肿瘤，来源于与骨骼肌相关的间质细胞。它是儿童最常见的软组织肉瘤，占所有年龄组肉瘤的 20%。超过 45% 的 RMS 发生在头颈部，在第一个 10 年中发病率最高，第二个 10 年和第三个 10 年又出现了另一个

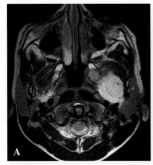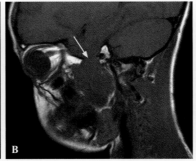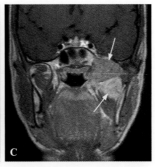

▲ 图 43-8　横纹肌肉瘤

A. 轴向 T_2 加权 MRI 显示左侧咀嚼空间内的高强度肿块；B. 矢状位 T_1 加权 MRI 显示肿块通过扩大的卵圆孔扩张（箭）；C. 冠状后对比 T_1 加权图像显示肿瘤内两个不同的增强区域（箭），以及一个相对常见的横纹肌肉瘤

表 43-3　儿童肿瘤组软组织肉瘤委员会：分期指南

分　期	定　义
易发部位	眼眶；非参数性头颈部；除肾、膀胱和前列腺外的泌尿生殖道；胆道
不易发部位	除易发部位的任何部位
T_1	肿瘤局限于解剖起点（无创性）
T_2	肿瘤侵及和（或）误入到周围组织（侵袭性）
T_{2a}	肿瘤最大直径不超过 5cm
T_{2b}	肿瘤最大直径> 5cm
N_0	无临床区域淋巴结受累
N_1	临床区域淋巴结受累
N_x	区域淋巴结未检查 / 无转移
M_0	无转移性疾病
M_1	转移性疾病

分　期	主要部位	T 分期	肿瘤大小	区域淋巴结	远处转移
预处理分级系统					
1	易发部位	T_1 或 T_2	Any	N0 或 N1 或 NX	M_0
2	不易发部位	T_1 或 T_2	a: ≤ 5cm	N_1	M_0
3	不易发部位	T_1 或 T_2	a: ≤ 5cm b: > 5cm	N_1 N_0 或 N_1 或 N_x	M_0
4	任何部位	T_1 或 T_2	任何尺寸	N_0 或 N_1 或 N_x	M_1

引自 Malempati S, Hawkins DS: Rhabdomyosarcoma: review of the Children's Oncology Group (COG) Soft Tissue Sarcoma Committee experience and rationale for current COG studies. *Pediatr Blood Cancer* 2012; 59(1): 5-10.

高峰。最近一组 50 例病例报道中头颈部最常见的部位包括面部、眼眶、鼻腔、颈部、副鼻窦和脑膜外[86]。MRI 成像可提供疾病位置和程度的详细评估，进而对这些肿瘤进行更精确的治疗（图 43-8A 至 C）。33% 的病例存在转移性疾病，最常见的部位是骨髓、脑脊液、腹膜液和肺[86]。其他报道显示，颈部软组织构成了成人头颈部 RMSS 的近 14%[87]。这些肿瘤通过组间 - 软骨瘤研究（IRS）分为以下亚型：胚胎 NAL、胚胎肉毒蛋白变体、胚胎纺锤体细胞变体、肺泡经典和实体变体、未分化和变异型。这些通常也被分为胚泡型、肺泡型、多形性和混合型。胚胎型代表儿童和成人最常见的胚胎型细胞；显微镜下尽管可以看到通常类似淋巴细胞的圆形细胞。它显示小梭形

细胞有一个中心核，胚胎型肉毒杆菌变种以息肉状、葡萄柚状的方式生长，并通过肿瘤细胞的上皮下凝结在显微镜下。与经典胚胎型不同，肺泡型主要发生在青少年和年轻成人中，组织学上由具有深染细胞核的松散排列的肺泡细胞确诊。多形性类型约占成人 RMSS 的 17%，儿童病例不到 5%。这些病变被发现有大的、多形性细胞和嗜酸性浆细胞。免疫组化为这些病变的组织学诊断提供了有价值的诊断技术。94% 抗黏蛋白染色阳性；77% 结蛋白阳性，78% 肌肉特异性肌动蛋白阳性，30% 肌红蛋白阳性[88]。

自 1971 年成立 IRS 小组以来，RMS 患者的治疗效果显著改善。2000 年，美国与其他几个国家儿科 IRS 肿瘤研究小组合并，组成儿童肿瘤研

究小组；该小组的软组织肉瘤委员会现在继续努力。通过专门研究，在过去40年中治疗有了显著的发展：生存率从70年代前的25%提高到70年代末IRS协议（IRS-Ⅳ）的71%[89]。目前，患者治疗基于IRS协议通常接受包括手术、化疗和放疗在内的综合治疗，美国IRS肿瘤协会将其定义为①眼眶；②副眼眶；③头颈其他部位。初始治疗通常包括诱导化疗和（或）放疗。外科手术通常用于减瘤或完全切除肿瘤，而无功能性畸形。这些部位的生存率分别为92%、69%和81%[90-93]。非眶内非脑膜病患者的IRS Ⅲ和Ⅳ分析显示，N_0患者的5年总生存率为83%，预后优于N_1患者[94]。预后与患者年龄、疾病部位、组织学类型、肿瘤大小相关。与胚胎型相比，葡萄状和纺锤状肿瘤预后更好[95]。长期随访已确定与这些治疗相关的因素除了局部控制外，还应考虑长期预后功能，包括区域控制率和生存率[96]。尽管也可能发生血源性播散，但淋巴转移发生在3%~20%的RMSS中[97, 98]，RMS分期通常基于IRS分类，该分类将疾病程度与转移和外科结果结合起来。组间横纹肌肉瘤研究组（IRSG）还建议，该疾病的分期系统需要持续分析，以确认与预后的相关性[88, 97]（表43-3）。

4. 骨肉瘤

头颈骨肉瘤主要累及下颌骨和上颌骨，下颌骨的发病率略高。尽管除了一些舌骨和喉的报道外，还有孤立的局部转移肿瘤，骨肉瘤很少累及颈部软组织[99, 100]。治疗主要包括手术切除和（或）放化疗[101]。据报道，颈部转移的发生率低于10%，因此很少进行颈部淋巴结清扫。

5. 纤维肉瘤

颈部是头颈纤维肉瘤的第二常见部位，仅次于鼻窦区。可以发生在任何年龄，但在40—70岁的成年人中更常见。一部分儿童在2岁之前被诊断出患有此病。这种肿瘤间质来源于成纤维细胞，通常是有瘢痕组织和放疗病史[102, 103]，这些肿瘤通过恶性纤维母细胞增生来识别，恶性纤维母细胞多含有胶原蛋白和网状蛋白形成的人字形结构。分化良好的类型通常与纤维瘤病和其他良性肿瘤易混淆。它们通常以无痛、逐渐增大、质硬的肿块出现在颈部，淋巴转移率低，因此不必进行常规的颈部淋巴结清扫。尽管进行根治性手术切除，但局部复发率仍高达50%，存活率为50%~75%，在幼儿中可能更高[102, 104-107]。辅助治疗应根据肿瘤的大小、肿瘤分级和病情确定。

6. 腺泡软组织肉瘤

腺泡软组织肉瘤（ASPS）是一种罕见的肿瘤，约25%的病例累及头颈部，尽管其占所有肉瘤的比例不到1%。这种肿瘤的确切发病机制尚不清楚；然而，有种假说起源于肌肉和神经组织。最近的研究未能在ASPS中识别出起源细胞，融合基因aspl-tfe3的不平衡易位der（17）t（X：17）（p11；p25）是其发病主要原因：第一，这种融合基因导致ASPS发病；第二，这种融合蛋白的特异性免疫组化染色提高了诊断的准确性[108]。头颈部常见的感染部位包括舌和眼眶，眼眶眶脂体预后较好。ASPS很少转移到颈部，据报道，不到10%的病例存在从头颈部转移到颈部，因此没有必要进行颈部淋巴结清扫。局部复发很常见，远处转移可能在原发部位治疗后数年或数十年内不会出现。手术仍是治疗的主要手段。最近的报道显示，包括化疗在内的多模式治疗取得了成功。5年时总生存率约为65%，10年时下降至50%[109-115]。

7. 血管肉瘤

血管肉瘤是另一种罕见的肉瘤，占所有肉瘤的不到1%，很少累及头颈部。本病涉及血管和淋巴管，因此可与淋巴管肉瘤鉴别。虽然创伤、放射和淋巴水肿与一些病例有关，但病因仍不清楚。治疗主要是外科手术，由于这些肿瘤具有多中心性，局部复发率接近50%。因此建议术后辅助放疗。辅助性化疗的经验有限。转移通常发生在肺部和肝脏，而区域性转移性病变则常见于头皮。对于临床和放射学检查上明显的病和（或）涉及头皮的原发性病变，建议进行选择性颈部淋巴结清扫。5年生存率仍然很低，大多数报道生存率低于25%[116-122]。上皮样血管内皮瘤非常罕见，据报道只有10%~15%的病例。是来源于内皮细胞的上皮样或组织细胞样类型[123]。尽管所有这些都是血管性的，却表现出广泛的生物学行为，范围从良性到极端侵袭性。侵袭性和死亡率似乎与病变的位置有关，包括头颈部的病变，肝脏的预后比其他部位的病变预后差[124]。最近有文献报道了一种良性的无远处转移的病变[125]。另一种形式梭形细胞血管内皮瘤现在被认为是一个良性的变异。这种变异称为梭形细胞血管瘤[126]。这种更具侵袭性和类似于血管肉瘤的变异最常见于甲状腺、下颌骨和颈部软组织，但黏膜和皮肤部位也有报道，包括鼻旁窦、喉部和颞骨[127-129]。内皮源性细胞的研究对于正确诊断是很重要的，而且在大多数情况下，对内皮标志物如因子Ⅷ相关抗原（FⅧ–Rag）和 CD34 的 IHC 研究都是阳性的[124, 130]。治疗通常包括外科切除术，可能有放疗复发和转移可能。预后与生物聚集性相关，上皮样病变越多预后越好，而肉瘤样病变预后较差[131, 132]。

8. 软骨肉瘤

多数软骨肉瘤通常出现在头颈部的上颌和下颌区域，也可能出现在颈部软组织[133, 134]，组织学上，有证据表明其软骨形成具有不同程度的分化和分级。临床上软骨肉瘤通常发生在头颈软组织[133, 134]。这些肿瘤通常分为骨性和骨外肿瘤，可分为传统型、肌瘤和间质瘤，多发生于儿童和年轻人。预后与亚型有关，黏液样变性的预后最差，其次是间充质和常规型。争议主要围绕成骨细胞软骨肉瘤与骨肉瘤的组织学分型。来自美国国家癌症资料库（NCDB）报告，头颈部的软骨肉瘤患者的平均年龄是 51 岁，尽管 32% 以上小于 40 岁。种族学研究表明，非西班牙裔白人的疾病构成了 86% 以上的病例。在 NCDB 报告中，只有一小部分在诊断时出现局部或远处转移的病例（分别为 5.6% 和 6.7%）[134]。治疗包括广泛的手术切除，术后可以考虑放射治疗。来自 NCDB 报告的统计数据显示头颈软骨肉瘤患者的存活率较高（5 年时为 87.2%，10 年时为 70.6%，59.5% 单独接受手术，21.0% 接受过辅助放疗）。

9. 平滑肌肉瘤

平滑肌肉瘤可以在任何年龄发生，但老年人居多。它占所有肉瘤的 6%，3% 发生在头颈部区域，口腔，其次是鼻窦区和皮下区域是最常见的部位[87]。虽然头皮和面部是最常见的部位，颈部组织的病变也有报道[135, 136]。肿瘤起源

于平滑肌，组织学上具有典型的束状外观，有雪茄状细胞核，嗜酸性细胞质呈垂直排列，有核旁空泡。大多数平滑肌肉瘤也表达肌肉特异性肌动蛋白、平滑肌肌动蛋白和肌球蛋白[137]。这些可以通过雪茄形核而不是肉瘤的"尖"核来区别于肉瘤。最常见的表现是结节性深蓝色或黑色病变，涉及真皮和表皮，可能伴有触痛。皮下组织病变有较高的局部复发率和转移率且预后更差。起源于口腔的病变除了颈部淋巴结，肺部和皮下组织的转移外，还具有较高的局部复发率。即使没有皮肤受累，也应该在鉴别诊断中考虑颈深部肿块。治疗包括广泛切除阴性边缘，由于区域性和远处转移的可能性，需要进行颈部清扫[138, 139]。预后因原发部位和组织学变异而有很大差异，这使得难以准确估计每个部位的生存率。

10. 脂肪肉瘤

虽然被认为是最常见的成人软组织肉瘤，占病例的 12%～18%，但头颈部罕见受累，占 3%～6% 的病例[87]。有人认为与以往的脂肪瘤和外伤有关，但目前没有足够的证据。在对头颈部脂肪肉瘤的综述中，Barnes 认为喉和下咽部是最常见的发病部位，紧接着是颈部。其他报道认为颈部更常受累[87, 140]。预后似乎与部位和分型有关。分化良好和黏液样类型的预后（75%～100%）比圆形和多形性预后更好（12%～30%）[87, 140-142]。脂肪肉瘤主要在比脂肪瘤或非典型的脂肪瘤更深软组织的位置发生。尽管颈部转移罕见，但已报道有肺和肝远处转移。

11. 非典型脂肪瘤

尽管非典型脂肪瘤是良性的，但由于组织学上的相似性，非典型脂肪瘤可能被误诊为脂肪肉瘤。这类脂肪肉瘤通常是比较典型的恶性肿瘤，如果获得了充足的手术边缘，则不需要进行根治性治疗。同样，纺锤形细胞脂肪瘤也被描述为非典型脂肪瘤，其特点与非典型脂肪瘤相似。这两种肿瘤在男性中都比较常见。

12. 恶性血管外皮细胞瘤

血管外皮细胞瘤（HPC）源于 Zimmerman 细胞，周围毛细血管和小静脉毛细血管发生。大多

数的血管外皮细胞瘤发生在头颈部鼻窦内；然而，由于它们的起源细胞不同，几乎任何组织都可能参与其中，包括颈部组织[144, 145]。肿瘤多发于成人，尽管存在部分 5 岁以内的儿童患者。HPC 已被证明有放疗抵抗性，治疗主要是手术，并且这些肿瘤的高度血管增生性要求术前栓塞。辅助放疗已被推荐用于那些具有高度恶性和（或）阳性切缘。因为淋巴扩散很少见。颈部没有必要进行淋巴结清扫，不同的远处转移报道似乎将 HPC 与组织学模式、有丝分裂指数和增殖指数相关联[146-148]。5 年生存率接近 70%，远处转移通常预示着复发。

13. 周围神经鞘恶性肿瘤

恶性周围神经鞘瘤是一种神经源性肿瘤，占所有神经源性肿瘤的近 10%，表现为侵袭性，预后不良。肿瘤的分布因性别而异，通常发生于成人[149, 150]。常发生在颈部，涉及鼻腔区、咽旁间隙、腮腺和甲状腺。这些肿瘤通常被认为是自发发生或继发于神经纤维瘤，特别是 1 型神经纤维瘤病。神经纤维瘤病引起的肿瘤通常发生在较年轻的患者（第四个十年），预后较差[151]。据报道，对于诊断为 1 型神经纤维瘤病的患者，发生恶性周围神经鞘瘤的风险为 2%[152]。典型的表现是进行性肿胀，还可表现为疼痛。在该区域 1 型神经纤维瘤病的患者可能主诉最近迅速增大的肿块。可能与感觉异常相关的神经源性症状有关。显微镜下，它们通常显示与周围神经密切相关的施万细胞相似的非典型梭形细胞瘤，组织病理学诊断标准存在差异。治疗包括大范围切除，术后放疗。切缘状态和肿瘤大小与生存率相关[151, 153, 154]。尽管治疗积极，但预后较差，超过 40% 的患者出现局部复发。罕见淋巴转移[150, 153, 155, 156]。

14. 滑膜肉瘤

滑膜肉瘤占所有软组织肉瘤的 6%～10%，占所有头颈肉瘤的 3%～10%。发病位置通常不在头颈部区域，可在全身关节周围区域出现。发病年龄为 20—40 岁，下咽和咽后区域是头颈部最可能发生的部位。它被认为是来源于具有上皮样和纺锤体差异的多潜能间充质细胞瘤。显微镜

下，发现肿瘤具有明显的梭形细胞成分，腺体周围有立方和柱状细胞，30% 的病例可能出现钙化[157, 158]。预后与肿瘤大小、有丝分裂指数、分级、局部复发和肿瘤坏死有关[157, 159]。呈现的症状通常与肿瘤大小、患者反应相关。治疗需要行广泛的手术切除。在术前使用化疗也可能是有益的[160, 161]。由于没有颈部转移，不需要颈部淋巴结清扫。5 年生存率为 47%～58%，局部复发率高达 40%[70, 87, 158]。

15. 恶性巨细胞瘤

头颈部恶性巨细胞瘤（MGCT）极为罕见，可能会被认为是辐射所致。MGCT 占所有 GCT 的不到 10%，鼻腔和下颌骨是头颈部最常见的发病部位[162, 163]。继发性 MGCT 比原发性 MGCT 更常见，原发性 MGCT 无良性 GCT 的先例。继发性 MGCT 的 5 年总生存率为 32%[164]。肺中常发现 GCT 的陈旧病变[165]。

16. 尤因肉瘤

尤因肉瘤是一种源于原始神经外胚层的恶性肿瘤，是儿童第二常见的骨肿瘤。在一个研究中心报道的 70 例病例中，只有 5 例（7.1%）发生在头颈部[166]，分为骨型和骨外型，大约 75% 发生在出生的前 20 年。原发性神经外胚层肿瘤是一种与骨外尤因肉瘤有许多重叠特征的诊断[101]。大约 50% 的原发性神经外胚层肿瘤病例出现在副热带地区。尤因肉瘤最常见的头颈部位包括下颌骨、上颌、头骨和鼻窦区域[167]。颈部淋巴结转移的发生率并不常见。治疗包括化疗等多种疗法，而手术可能是完全控制肿瘤的必要条件。放疗与这些治疗方式结合起来可能是有益的。

（二）孤立性纤维瘤

广泛的良性和恶性纤维瘤存在着不同程度的局部、区域和转移性生长潜力。因为它的频率在头部和颈部，特别是儿童，是硬纤维瘤病。这些肿瘤行为广泛，死亡率很低。因为局部复发率高达 21%～47%，治疗需广泛切除[80, 168, 169]。

（三）淋巴瘤

淋巴瘤值得一提，因为颈淋巴结肿大是该病常见的症状；它在本分册第 44 章有详细介绍。

（四）鳃裂囊肿中的鳞状细胞癌

很少有报道鳞状细胞癌发生在颈部的鳃裂囊肿内。细胞学诊断是困难的，但应考虑与颈部囊性肿块的鉴别诊断。诊断的最终确认应遵循将这些肿瘤与颈部淋巴结囊性鳞状细胞癌区分的标准[170]。

（五）甲状腺舌管囊肿内癌

这种极为罕见的情况已被报道，并为可疑病例中甲状舌管囊肿的细胞学检查提供了证据[171-174]。许多软组织肿瘤可能转移或起源于颈部区域，最常见的是起源于呼吸消化道的鳞状细胞癌。在评价颈部肿块时，尤其是儿童，需要进行广泛的鉴别诊断；这使得系统的检查至关重要。由于对涉及颈部的非鳞状恶性肿瘤进行的前瞻性和回顾性研究数量有限，因此临床医生必须保持对最佳治疗方法的更新，并且对这些肿瘤采用多学科治疗是至关重要的。

七、总结

颈部肿瘤是比较少见的，但必须综合考虑，以便进行最佳评估和治疗。对于任何颈部肿块，应采用已知的 FNA 诊断方法，因为绝大多数恶性肿瘤是原发于皮肤和上呼吸道消化道的局部转移。当在 FNA 活检中发现非典型细胞或在影像学研究中发现异常时，应考虑颈部的原发性肿瘤。最终的诊断通常需要手术活检，这可能需要广泛的切除，明确的边缘和颈部解剖，为患者提供最佳的治愈机会。回顾包括肉瘤在内的罕见肿瘤的现有文献，并考虑临床试验，将有助于长期改善局部反应和生存率。

推荐阅读

Badenhop RF, Jansen JC, Fagan PA, et al: The prevalence of SDHB, SDHC, and SDHD mutations in patients with head and neck paraganglioma and association of mutations with clinical features. *J Med Genet* 41 (7): e99, 2004.

Crist W, Gehan EA, Ragab AH, et al: The Third Intergroup Rhabdomyosarcoma Study. *J Clin Oncol* 13 (3): 610–630, 1995.

DeSanto LW, Neel HB, 3rd: Squamous cell carcinoma. Metastasis to the neck from an unknown or undiscovered primary. *Otolaryngol Clin North Am* 18 (3): 505–513, 1985.

Ducatman BS, Scheithaur BW, Piepgras DG, et al: Malignant peripheral nerve sheath tumors. A clinicopathologic study of 120 cases. *Cancer* 57 (10): 2006–2021, 1986.

Fencl P, Belohlavek O, Skopalova M, et al: Prognostic and diagnostic accuracy of [(18)F]FDG–PET/CT in 190 patients with carcinoma of unknown primary. *Eur J Nucl Med Mol Imaging* 34 (11): 1783–1792, 2007.

Gordin A, Golz A, Keidar Z, et al: The role of FDG–PET/CT imaging in head and neck malignant conditions: impact on diagnostic accuracy and patient care. *Otolaryngol Head Neck Surg* 137 (1): 130–137, 2007

Hughes KV, 3rd, Olsen KD, McCaffrey TV: Parapharyngeal space neoplasms. *Head Neck* 17 (2): 124–130, 1995.

Koch BB, Karnell LH, Hoffman HT, et al: National Cancer Data Base report on chondrosarcoma of the head and neck. *Head Neck* 22 (4): 408–425, 2000.

Lee JH, Barich F, Karnell LH, et al: National Cancer Data Base report on malignant paragangliomas of the head and neck. *Cancer* 94 (3): 730–737, 2002.

Lydiatt WM, Shaha AR, Shah JP: Angiosarcoma of the head and neck. *Am J Surg* 168 (5): 451–454, 1994.

Netterville JL, Reilly KM, Robertson D, et al: Carotid body tumors: a review of 30 patients with 46 tumors. *Laryngoscope* 105 (2): 115–126, 1995.

Neumann HP, Pawlu C, Peczkowska M, et al: Distinct clinical features of paraganglioma syndromes associated with SDHB and SDHD gene mutations. *JAMA* 292 (8): 943–951, 2004.

Pappo AS, Meza JL, Donaldson SS, et al: Treatment of localized nonorbital, nonparameningeal head and neck rhabdomyosarcoma: lessons learned from Intergroup Rhabdomyosarcoma Studies III and IV. *J Clin Oncol* 21 (4): 638–645, 2003.

Porceddu SV, Jarmolowski E, Hicks RJ, et al: Utility of positron emission tomography for the detection of disease in residual neck nodes after (chemo)radiotherapy in head and neck cancer. *Head Neck* 27 (3): 175–181, 2005.

Raney RB, Asmar L, Vassilopoulou–Sellin R, et al: Late complications of therapy in 213 children with localized, nonorbital soft–tissue sarcoma of the head and neck: a descriptive report from the Intergroup Rhabdomyosarcoma Studies (IRS)–II and–III. IRS Group of the Children's Cancer Group and the Pediatric Oncology Group. *Med Pediatr Oncol* 33 (4): 362–371, 1999.

Rumboldt Z, Gordon L, Gordon L, et al: Imaging in head and neck cancer. *Curr Treat Options Oncol* 7 (1): 23–34, 2006.

Wang SJ, Wang MB, Barauskas TM, et al: Surgical management of carotid body tumors. *Otolaryngol Head Neck Surg* 123 (3): 202–206, 2000.

Weiss SW, Enzinger FM: Malignant fibrous histiocytoma: an analysis of 200 cases. *Cancer* 41 (6): 2250–2266, 1978.

头颈部淋巴瘤
Lymphomas of the Head and Neck

Tzu-Fei Wang　Nancy L. Bartlett　著

马聚珂　译

## 第44章

要点

1. 手术在淋巴瘤的治疗中不起作用。
2. 活检对于准确诊断和淋巴瘤分类至关重要。切除活检是确诊的首选方案。
3. 随着患者的临床病史和鉴别诊断，应同时将标本放置在生理盐水中提交给病理学家进行适当的检测，如流式细胞术。
4. 高度侵袭性淋巴瘤，如伯基特淋巴瘤或淋巴母细胞淋巴瘤，应立即就诊。
5. 局限期霍奇金淋巴瘤和头颈部弥漫性大 B 细胞淋巴瘤可通过化疗或化疗联合介入治疗治愈。
6. 甲状腺和唾液腺的黏膜相关淋巴组织淋巴瘤很少危及生命，应采用低剂量的放射治疗。
7. 副鼻窦弥漫性大 B 细胞淋巴瘤与中枢神经系统复发的高风险有关。
8. 鼻型自然杀伤性 T 细胞淋巴瘤临床病程严重，常引起明显的组织破坏和坏死。化疗和放疗的结合是最有效的治疗方法。

淋巴瘤是淋巴细胞及其前体细胞的恶性肿瘤。历史上淋巴瘤仅根据其组织学外观进行分类，特别是根据细胞大小（小、大、混合）和结构（结节状或弥漫性）。目前淋巴瘤的分类系统来自世界卫生组织（WHO），该组织根据淋巴瘤细胞的免疫学和分子特征及形态来定义淋巴瘤的特定亚型[1]。淋巴瘤占头颈部恶性肿瘤的 12%～15%[2, 3]。大多数淋巴瘤亚型都能对淋巴瘤进行分类。头颈部或者是疾病唯一累及的部位，或者是许多部位之一。据估计，70% 的淋巴瘤初发时颈部淋巴结受累，头颈部是第二个最常见的淋巴结外淋巴瘤的发病部位[4]。耳鼻喉科医生往往是首先检查这些患者并进行活检的医生，也是第一个告知患者其直径大小的医生。了解头颈部淋巴结和淋巴结外淋巴瘤亚型的病理学、临床特征、治疗和预后将有助于更准确和有效的评估。此外，对头颈部专家的诊断和预后进行简短讨论对患者及其家属非常有价值，需肿瘤科医生参与治疗。

一、流行病学

预计 2013 年美国新诊断淋巴瘤 79 000 例，其中非霍奇金淋巴瘤（NHL）70 000 例，霍奇金淋巴瘤（HL）9000 例，同年淋巴瘤死亡 2 万多人[5]。NHL 的发病率自 1970 年以来急剧上升[6]。上升的原因还不完全清楚。人体免疫缺陷病毒（HIV）的流行和器官移植后 NHL 的增加仅占新发生淋巴瘤的少数。男性的 NHL 发病率略高于女性，且随年龄呈指数增长。最具风险性的环境风险因素是暴露于某些杀虫剂或除草剂中，据报道该病亦与染发剂、紫外线辐射、某些职业、吸烟、食用动物

Cummings

耳鼻咽喉头颈外科学（原书第6版）

脂肪含量高的食物及输血相关[7]。在几项研究中 B 细胞淋巴瘤与弥漫性肥胖的发生率呈正相关[8, 9]。感染因子包括 EB 病毒（EBV）、艾滋病病毒（HIV）、人类 T 细胞白血病病毒、幽门螺杆菌、鹦鹉热衣原体、丙型肝炎、人类疱疹病毒 8 和伯氏疏螺旋体是 NHL 某些病例初发病病因[7, 10, 11]。其他相关因素使罹患 NHL 的风险显著增加，包括自身免疫性疾病，最常见的是 Sjögren 综合征和类风湿关节炎，治疗这些疾病的免疫抑制药物和潜在的自身免疫性疾病的风险很难区分[7, 12]。

霍奇金淋巴瘤在发达国家有一个双峰年龄分布：第一个高峰出现在 30 岁左右，第二个高峰出现在 50 岁以后。男性的发病率略高于女性。HL 降低与早期脱离接触传染源的因素之间存在相关性，这些因素包括母亲受高等教育、早期出生顺序、兄弟姐妹数量减少及居住在单一家庭中。感染性单核细胞增多的病史增加了至少 3 倍的患 HL 的风险，提示 EB 病毒（EBV）是一种致病因素[13]。据报道，在 HIV 患者和其他慢性免疫抑制相关疾病中，慢性 EBV 感染使患 HL 风险增加近 20 倍[11]。一级亲缘关系、同卵双生而非异卵双生之间的显著一致性及与某些人类白细胞抗原类型的联系提示了 HL 的遗传倾向[14, 15]。

二、头颈部淋巴瘤的临床表现

淋巴瘤应与腺体病、唾液腺肿大或 Waldeyer 淋巴环、鼻腔、副鼻窦或甲状腺肿块进行鉴别诊断。发生在头颈部的淋巴瘤大约 75% 表现为淋巴结肿大。完善的病史和体格检查可为诊断提供重要线索。典型的 HL 最常见于年轻人，通常表现为颈部和（或）锁骨上区域的无痛淋巴结肿大。与 NHL 相比，HL 以局部浸润方式生长，很少侵及头颈部的前、枕淋巴结或结外部位，如扁桃体等。锁骨下受累的淋巴结体积较锁骨上大常见于 HL，很少见于 NHL。弥漫肿大淋巴结并不常见（图 44-1）。尽管研究显示 85% 以上的 HL 患者有胸腺病变，但咳嗽、胸痛、呼吸困难和上腔静脉（SVC）综合征的症状并不常见，即使是纵隔病变体积较大的患者也不常见。全身症状包括发热

（温度高于 38℃）、盗汗和体重减轻，这些发生在 30%～40% 的 Ⅲ 或 Ⅳ 期疾病患者中，但在 Ⅰ 或 Ⅱ 期疾病患者中发生率不到 10%。约 25% 的 HL 患者出现了全身性严重瘙痒症状。发病较早，对预后没有意义。酒精性疼痛累及淋巴结是一种罕见的 HL 症状（＜1%）。一种罕见的 HL 亚型，结节性淋巴细胞为主的 HL（LPHL），通常可见颈部、腋窝或腹股沟孤立的淋巴结肿块。在低密度脂蛋白血症中，纵隔一般不受影响，与典型高密度脂蛋白血症中淋巴结累及邻近模式相比，其扩散模式不一致。

NHL 的症状差异很大，这取决于 NHL 的病理亚型和疾病部位。无痛性淋巴瘤，如滤泡性淋巴瘤（FL）或小淋巴细胞性淋巴瘤（SLL），通常表现为无痛性外周性腺病。多个质软、活动性、双侧颈淋巴结大小为 1～2cm，在 FL 和 SLL 都很常见（图 44-2）；周围多发肿大淋巴结临床不常见。单独的头颈淋巴结受累不常见，腋窝和腹股沟区域的检查通常触及肿大的淋巴结；SLL 也可能侵及扁桃体区域。由于高达 20% 的 FL 患者出现自发性退行性变，患者可能会讲述消化功能降低的病史，在某些情况下，结节肿胀已存在多年。大多数慢性淋巴瘤患者在初次就诊时感觉良好，无不适症状。SLL 患者常累及外周血，完整的血细胞计数可显示淋巴细胞增多。外周血流式细胞术可提供诊断，并可免除组织活检的需要。惰性淋巴瘤在 50 岁以前是不常见的。

大约 1/3 的黏膜相关淋巴组织（MALT）淋巴瘤，即发生在淋巴结外部位的惰性淋巴瘤，可在颈部发现。MALT 淋巴瘤是甲状腺或唾液腺（最

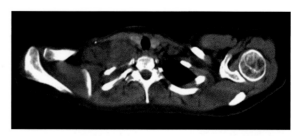

▲ 图 44-1　23 岁女性患者，典型霍奇金淋巴瘤，颈部 CT 显示，右侧锁骨上的巨大淋巴结与右侧甲状腺叶相邻

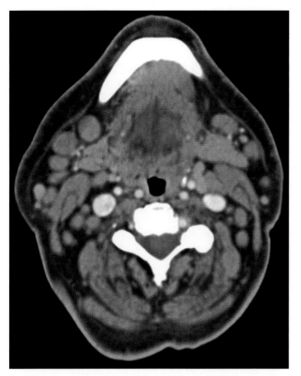

▲ 图 44-2　**81 岁男性患者，小淋巴细胞淋巴瘤，颈部 CT 显示双侧弥漫性颈部淋巴结病变**

常见的是腮腺）的局限性肿块。可能发生双侧腮腺受累，偶尔会有几个月或几年内逐渐增大的病史。在鼻窦、口腔和鼻腔也有麦芽淋巴瘤病例报道。头颈部 MALT 淋巴瘤常与桥本甲状腺炎、Sjögren 综合征等自身免疫性疾病有关，有时先于自身免疫性疾病的诊断出现。

侵袭性 NHL 最常见的是弥漫大 B 细胞淋巴瘤（DLBCL），常表现为无痛性颈或锁骨上淋巴结肿大，无其他相关症状。约 20% 的晚期疾病患者出现发热、盗汗或体重减轻。原发性结外大细胞淋巴瘤很常见，占所有大细胞淋巴瘤的 15%~20%；这些淋巴瘤可发生在扁桃体、鼻咽、口咽、甲状腺、唾液腺或鼻窦。本章后面将更详细地讨论头颈部淋巴结外淋巴瘤的表现。

两种非常具有侵袭性的 NHL，即淋巴母细胞性淋巴瘤和伯基特淋巴瘤，在成人人群中很少见，但可以出现急性症状，如果不迅速干预，可能危及生命。成人淋巴母细胞性淋巴瘤最常见于年轻男性，常因纵隔淋巴结肿大和胸膜或心包积液而出现急性呼吸衰竭。偶尔会出现锁骨上淋巴结肿大，需耳鼻喉科医师紧急气管切开。

三、活检和标本

手术在淋巴瘤的治疗中不起作用，活检的目的是提供足够的材料进行准确的诊断，同时尽量减少活检对颜面部美观的影响。如果活检涉及一级淋巴结，取最大的淋巴结或与其成比例的任何淋巴结，以排除转化的淋巴瘤。在单个部位取样通常是足够的。

活检对淋巴瘤的诊断和治疗至关重要。近年来对淋巴瘤免疫学和分子生物学的研究进展，以及新的诊断试剂和方法，使得诊断更加精确。世卫组织最近的分类包括 25 种以上的 NHL 亚型，B 细胞肿瘤占 80%~90%（框 44-1）。当临床病史提示淋巴瘤，但流式细胞术或石蜡包埋组织切片的初步组织学检查和免疫组化（IHC）无诊断意义时，应考虑用 T 细胞受体和免疫球蛋白重链基因重排的分子检测进行确诊。病理诊断与临床诊断不一致的病例应由血液病理专家进行复查。

当怀疑是淋巴瘤时，正确处理标本以进行辅助诊断试验是至关重要的。标本不应用干毛巾或手术海绵运输，而应用生理盐水浸泡将其连同患者的临床病史和鉴别诊断一起提交给病理科医生。在病理实验室进行处理之前，标本不应过夜或长时间保存。如果处理样本会有延迟，则将样本的一部分保存在福尔马林中，以维护架构。破碎的标本很难诊断为淋巴瘤。

病理学家通常根据需要保留新鲜细胞或冷冻组织用于免疫表型和分子诊断。

通过流式细胞术或 IHC 染色或二者结合，对几乎所有新的淋巴瘤病例进行免疫表型分析。流式细胞仪需要新鲜的细胞悬浮液，它提供了保存抗原的优势。IHC 染色可在冷冻组织或石蜡包埋固定组织制备的载玻片上进行。尽管固定和嵌入组织中保存的抗原较少，但对其进行 IHC 染色可以分析存档标本，并可提供与结构和细胞细节相关的信息。

根据 WHO 分类系统，为了获得准确的淋巴瘤诊断，需要结合临床、形态学、细胞遗传学、分子和免疫表型特征进行综合分析。因此，必须向血液病理学家提供与样本相关的所有可用临床

| 框 44-1 | 世界卫生组织（WHO）对非霍奇金淋巴瘤的分类建议 |

B 细胞肿瘤	T 细胞肿瘤
前体 B 细胞淋巴母细胞白血病 / 淋巴瘤 *	前体 T 细胞淋巴母细胞白血病 / 淋巴瘤 *
成熟 B 细胞肿瘤	成熟 T 细胞和 NK 细胞肿瘤
B 细胞慢性淋巴细胞白血病 / 小淋巴细胞淋巴瘤	白血病
B 细胞前淋巴细胞白血病	T 细胞大颗粒淋巴细胞白血病
淋巴浆细胞淋巴瘤	侵袭性 NK 细胞白血病
套细胞淋巴瘤	鼻型结外 NK/T 细胞淋巴瘤
滤泡性淋巴瘤	NK 细胞慢性淋巴增生性疾病
MALT 结外边缘区 B 细胞淋巴瘤（MALT 淋巴瘤）	蕈样肉芽肿
淋巴结边缘区淋巴瘤	Sézary 综合征
脾边缘带淋巴瘤	血管免疫母细胞性 T 细胞淋巴瘤
毛细胞白血病	外周血 T 细胞淋巴瘤（非特异性）#
弥漫性大 B 细胞淋巴瘤#:	成人 T 细胞白血病 / 淋巴瘤（HTLV-1 阳性）#
富含 T 细胞 / 组织细胞的大 B 细胞淋巴瘤	儿童 EBV 阳性 T 淋巴细胞增生性疾病
原发性中枢神经系统弥漫性大 B 细胞淋巴瘤	全身间变性大细胞淋巴瘤（T 细胞型和零细胞型）#
小腿型原发性皮肤弥漫性大 B 细胞淋巴瘤	原发性皮肤外周 T 细胞淋巴瘤，罕见亚型
老年人 EBV 阳性弥漫性大 B 细胞淋巴瘤	原发性皮肤 γ/δT 细胞淋巴瘤
伯基特淋巴瘤	原发性皮肤 CD8 阳性侵袭性表皮细胞毒性 T 细胞淋
原发性皮肤滤泡中心淋巴瘤	巴瘤
脾淋巴瘤 / 白血病，不可分型	原发性皮肤 CD4 阳性中小型 T 细胞淋巴瘤
淋巴浆细胞淋巴瘤	原发性皮肤 CD30+T 细胞增生性疾病
其他大 B 细胞淋巴瘤:	间变性大细胞淋巴瘤，ALK 阳性和 ALK 阴性
原发性纵隔（胸腺）大 B 细胞淋巴瘤	皮下脂膜炎样 T 细胞淋巴瘤
细胞淋巴瘤	肠病相关 T 细胞淋巴瘤
弥漫性大 B 细胞淋巴瘤伴慢性感染	肝脾 T 细胞淋巴瘤
淋巴瘤样肉芽肿	
ALK 阳性大 B 细胞淋巴瘤	
浆母细胞性淋巴瘤	
原发性渗出性淋巴瘤	
HHV-8 相关性多中心大 B 细胞淋巴瘤	
Castleman 病	
边界情况:	
B 细胞淋巴瘤，不可分类，特征介于弥漫性大 B 细胞淋巴瘤	
伯基特淋巴瘤之间	
B 细胞淋巴瘤，不可分类，特征介于弥漫性大 B 细胞淋巴瘤和	
经典霍奇金淋巴瘤之间	
浆细胞肿瘤	

EBV. EB 病毒；HHV-8. 人疱疹病毒 8；HTLV-1. 人 T 细胞白血病病毒 1；MALT. 黏膜相关淋巴组织；NK. 自然杀伤细胞

*. 急性淋巴细胞白血病的分类将扩展到前体 B 细胞和 T 细胞恶性肿瘤的分类，包括免疫表型和遗传特征

#. 为清晰易懂，这些疾病的形态和（或）临床变型未列出

和诊断信息，包括任何以前的相关诊断。

（一）细针抽吸

由于以前的诊断方法有所改进，在某些淋巴瘤病例中，低创伤性的手段，如细针抽吸（FNA）活检，可做出精确的诊断，而无须手术。尽管 FNA 是一种快速且经济有效的方法，但它只提供细胞学资料；细胞学对淋巴瘤的初步诊断不太有用。此外，FNA 通常不能为免疫表型提供足够的组织，特别是当淋巴瘤广泛纤维化时，这限制了细胞的抽吸能力。然而，如果有足够数量的细胞可以被吸入就可以了。许多病理学家认为，FNA 在复发疾病下可能是足够的，因为确认以前的诊

断往往比在有限的材料基础上做出初步诊断更容易。

由于纤维化较轻和独特的细胞学外观和免疫表型，仅仅基于 FNA SLL 和淋巴母细胞性淋巴瘤往往可以准确诊断。淋巴母细胞性淋巴瘤是一种恶性程度高的淋巴瘤，常表现为 SVC 综合征或严重呼吸困难，进展非常迅速，病理学家在数小时内根据锁骨上或纵隔淋巴结的 FNA 提供初步诊断，可早期开始治疗。在一份 8 例儿童淋巴母细胞性淋巴瘤的报道中，采用 FNA 作为初始诊断 [16]。免疫表型确定了所有病例的 T 细胞来源，仅根据 FNA 结果开始治疗 6 例。两名患者随后进行了手术活检，证实了 FNA 对淋巴母细胞淋巴瘤的诊断。在一项单独的回顾性研究中，9/9 的淋巴母细胞性淋巴瘤根据 FNA 获得的样本即能正确识别 [17]。

FNA 在其他类型淋巴瘤诊断中的价值更具争议性。Hehn 和同事发现 [18]，在最初诊断时，93 次 FNA 尝试中只有 27 次（29%）获得了淋巴瘤的特异性和完整的组织学样本，在复发性疾病中 22 次 FNA 尝试中只有 9 次（41%）获得了淋巴瘤的组织学样本。重要的是，这 115 例患者针刺结果的评估由 70 位不同的病理学家进行，43% 的患者同时进行了如流式细胞术辅助检查。他们得出结论，FNA 在淋巴瘤的诊断中不起作用。然而，在最近的几份报道中，当流式细胞术等辅助研究与细胞形态学常规结合时，NHL 与非恶性病理学鉴别的敏感性和特异性达到了 95%～97%，具有同样令人印象深刻的阳性和阴性预测值 [19, 20]。尽管如此，NHL 的精度仍高于对照组。UB 分类仍然是一个令人担忧的问题，而且研究一直证明准确率只有 50%～70% [19]。因此，目前的建议是，仅凭 FNA 不足以初步诊断淋巴瘤 [21]。

FNA 对淋巴瘤的准确诊断需要一个有经验的取样小组、一名专业的细胞病理学家以及执行辅助测试的设施来继续鉴定与许多淋巴瘤亚型相关的独特免疫表型和分子变化，以及其他辅助技术，如聚合酶链反应或荧光原位杂交，使这一手段在未来可能成为唯一的诊断方法，尽管 LIM 是一种特异性的免疫表型和分子标志。某些情况下，如坏死、部分受累或纤维化的组织，仍会出现失误。

（二）针芯活检

通过保留完整组织结构并为组织化学和免疫细胞化学染色提供连续切片，经皮针芯活检（CNB）的使用有时可以克服 FNA 的局限性。如果 CNB 在技术上可行，则使用尽可能大的量针（12～16 号量针）并获得多个针芯组织。一般而言，应对肿块的周围和中心部分进行取样，以避免仅获得坏死组织。

许多关于 CNB 诊断淋巴瘤的研究已经发表了 [22-25]。CNB 在 78%～95% 的患者中达到了明确的淋巴瘤分类或足够的材料来制定治疗计划。Burke 和 Col-Leagues 报道了他们 9 年的 CNB 单中心诊断头颈部淋巴瘤的经验 [23]。在最初发现的头颈部的 171 例淋巴瘤患者中，83 例接受了 CNB 检查，其中 67 例（81%）有足够的诊断组织，仅由 CNB 做出治疗决定。Metzgeroth 和同事比较了 101 个淋巴结的 FNA 和 CNB 结果 [22]。在 46 个淋巴瘤患者的淋巴结中，只有 30% 的情况是通过细胞学确诊的。当免疫组织学与细胞学相结合时，诊断正确率提高到 70%，而 CNB 的诊断正确率为 96%。此外，CNB 在淋巴瘤诊断中的敏感性在最近的分析中报告为 92%，而在 FNA 的分析中报告为 74% [26, 27]。

（三）开放性活组织检查

尽管在细针活检中取得了令人鼓舞的结果，开放式活检仍然是金标准，而且在几乎所有淋巴瘤病例中，肿瘤学家和血液病理学家都倾向于将切除或切开活检作为初始诊断方法。由于活检可从头颈部肿块获得，其创伤性比胸内或腹内获取淋巴结要小，因此不应因为材料有限而做出任何可能的错误诊断。

（四）活检前皮质类固醇

经验告诉我们，怀疑淋巴瘤的患者不应在活检前接受皮质类固醇治疗，因为肿瘤反应迅速，理论上可能导致结果模糊。事实上，除了罕见的淋巴母细胞性淋巴瘤，如果在第一次给药后 24～48h 内获得组织，类固醇不太可能有明显的有害影响。在一项对 86 名纵隔淋巴瘤儿童的研究中，23 名儿童接受了活检前皮质类固醇治疗，有 5 例（22%）患者，观察到对病理诊断的不良影响（1 例 HL 和 4 例可能的淋巴母细胞淋巴瘤）[28]。在最近的一项研究中，56 例纵隔淋巴瘤患者中的 18 例（32%）因治疗严重的心肺症状接受了活检前皮质类固醇治疗[29]，除了 1 例患者外，其他所有患者（诊断性类风湿关节炎）的诊断均明确。95% 的患者在活检前服用类固醇长达 6d。两项研究都认为活检前类固醇在严重危及生命的气道损害的情况下是合理的。尽管 SVC 综合征患者可能有很严重的症状，但这些症状短期内不会危及生命，在获得诊断组织之前，不应使用类固醇。如果怀疑是淋巴母细胞性淋巴瘤，应在出现后 1d 内和服用类固醇前尽快获取组织。

四、头颈部霍奇金淋巴瘤

（一）霍奇金淋巴瘤

如前所述，大多数 HL 患者都会出现无症状的周围淋巴结病变，最常见的是颈部和锁骨上病变。发病率在 15—40 岁达到高峰。严重的全身性瘙痒在 HL 中很常见，在 NHL 中很少见，通常在诊断前几个月。约 25% 的 HL 患者具有全身症状，包括持续发热超过 38℃，盗汗，过去 6 个月发生不明原因的体重减轻超过 10%，这些在早期疾病中不常见[30]。瘙痒、全身症状和许多实验室中出现的异常可能是由 Reed-Sternberg（R-S）细胞产生的细胞因子造成的。

HL 是一种 R-S 细胞或 R-S 变异体的肿瘤性增殖，是一种具有丰富细胞质和多个或多叶细胞核的大细胞，来源于生发中心 B 细胞[31]。R-S 细胞被宿主炎症细胞包围，包括淋巴细胞、浆细胞、中性粒细胞和嗜酸性粒细胞。世卫组织将 HL 分类为典型或以淋巴细胞为主型。经典 HL 和 LPHL 具有不同的自然病史、预后和治疗方法[30]。IHC 研究准确区分了 LPHL 和经典 HL，如果组织学不明确，则应进行深入研究。在典型的 HL 中，大的非典型细胞通常表达 CD15 和 CD30，而其他 T 细胞和 B 细胞相关抗原通常为阴性。相反，LPHL 的肿瘤细胞对泛素 B 细胞抗原 CD20 呈阳

性，CD45（白细胞共同抗原）呈阳性，CD15 呈阴性，对 B 细胞 NHL 中常见的免疫表型 CD30 有不同程度的反应。流式细胞术在 HL 患者中通常没有诊断价值。

1. 分期

HL 和 NHL 的 Ann-Arbor 分级系统详见表 44-1。"e" 指的是淋巴结包膜外侵犯，头颈部的 HL 结节外受累非常罕见；然而，正确的分期需要胸部、腹部和骨盆的 CT 扫描。颈部的 CT 扫描是可选择的，可能对全面的体格检查没有什么帮助，但如果计划进行放疗，它们可能有助于设计放疗（RT）计划。纵隔质量比（MMR）定义为纵隔最大横径与胸内最大横径之比，是一个重要的预后因素，应在所有有明显纵隔淋巴结病变的患者中进行计算。胸片的 MMR > 0.33 或 CT 的 MMR > 0.35 预示着预后更差，可能影响治疗。与单纯 CT 相比，正电子发射断层扫描（PET）CT 在 10%～20% 的 HL 患者中有优势，并可能改变治疗[32, 33]。因此，在所有早期 HL 患者的初始阶段都应考虑进行 PET-CT 扫描，这可由外科医生安排，以便在患者等待检查时加快检查速度[21]。

2. 治疗和预后

治疗 HL 是一个成功案例。目前，90%～95% 的非大体积Ⅰ～Ⅱ期患者、80% 的大体积Ⅰ～Ⅱ期患者和 70% 的大体积Ⅲ～Ⅳ期患者获得了持久的疾病缓解。目前的努力旨在尽量减少低风险患者的治疗，以避免短期和长期并发症，同时也为小部分极高危患者探索新的治疗方法。

如果没有 B 症状存在，并且没有明显的大面积病变，早期 HL 通常被认为是低风险的，其体积通常被定义为 MMR 大于 0.33 或肿块大于 10cm。由于存在长期的并发症，长期放疗不再适合这些患者。尽管最近的研究结果有利于降低治疗强度，以尽量减少长期毒性，同时保持疗效，但是关于早期 HL 治疗的最佳方法的争论仍在继续。HD10，德国霍奇金研究组（GHSG）的一项研究显示，在早期低危 HL，无高危因素，如巨大肿块、3 个或 3 个以上部位结节、外周病变或红细胞沉降率升高——2 个周期的 ABVD（多柔

表 44-1　淋巴瘤的 Ann-Arbor 分期系统

Ⅰ期	单个淋巴结区或淋巴结结构受累或单个外淋巴结部位受累（ⅠE）
Ⅱ期	膈肌同侧两个或多个淋巴结区域受累，可伴有局部邻近的淋巴外部位或器官受累（ⅡE）
Ⅲ期	膈肌两侧淋巴结区受累，也可伴有脾脏受累（ⅢS）或局部邻近淋巴外部位或器官受累（ⅢE）
Ⅳ期	一个或多个淋巴结外器官或组织的弥漫性或播散性受累，有或无淋巴结受累

发热（＞38℃）、不明原因的体重减轻（＞10% 体重）、盗汗或不存在应分别用后缀字母 A 或 B 表示

比星、博来霉素、维布拉斯汀、达卡巴嗪），再加上 20Gy 的累及野放疗（IFRT），效果和以前的标准疗法（4 个周期的 ABVD 和 30Gy 的 IFRT）一样，而且毒性也较小[34]。相反，在早期不良 HL，至少有一个上述危险因素，减少剂量的 IFRT 易导致不良结果，因此 4 个 ABVD 周期加上 30Gy 的 IFRT 仍然是标准治疗[35]。然而，在一项大型Ⅲ期研究的长期随访中，最近证实了单用化疗与联合治疗（CMT）相比的生存分析[36]。Meyer 和同事研究表明，与接受 CMT 的患者相比，单独接受化疗的患者 12 年总生存率（OS）显著提高，尽管其无进展生存率（PFS）稍差。在长期随访期间，严重的放疗并发症的显著减少抵消了复发的增加。化疗尤其对 15—30 岁女性有吸引力，这是一个在纵隔和腋窝放疗后特别易患继发性乳腺癌的亚组；吸烟者，因为纵隔放疗后肺癌的风险显著增加；有很强心血管疾病家族史的患者。因此，在早期减少或消除放疗已越来越多地被采用为标准疗法。这些变化对严重长期并发症发生频率的影响至少要 20 年才能出现。另一方面，除了临床试验外，早期大型 HL 患者应接受 CMT 治疗，因为与其他早期患者相比，这部分患者预后较差，单独接受化疗或 RT 治疗时复发率较高。

大约 70% 的晚期 HL 患者可以通过 6 个周期的 ABVD 化疗方案治愈，这是目前的治疗标准。国际上确定了 7 个独立的晚期 HL 预后因子，包括人血白蛋白＜ 4g/dl、血红蛋白＜ 10.5g/dl、男性、45 岁或以上、Ⅳ期疾病、白细胞增多（白细胞计数＞ 15 000/mm³）和淋巴细胞恢复正常。淋巴细胞减少症［淋巴细胞计数小于 600/mm³ 和（或）淋巴细胞计数小于白细胞计数的 8%］[37]。风险最低的患者（0～2 个危险因素）在 5 年内

有 80%～88% 的无疾病进展，而风险最高的患者（4～7 个不利危险因素）在 5 年内有 62%～67% 的无疾病进展[38]。GHSG 还报道了对晚期 HL 患者采用剂量递增的博来霉素、依托泊苷、阿霉素、环磷酰胺、长春新碱、丙卡巴肼和泼尼松等更为强烈的治疗方案取得了令人鼓舞的结果。在一项随机试验中，与标准化疗相比，ESCBEA-COPP 的治疗方案显著提高了 82% 患者的 10 年无疾病生存率[39]。然而，当计划用自体干细胞移植时，ABVD 方案显示了相似的 7 年无二次进展率和总体生存率。尽管第一次无进展生存率较低，但食管反流病的生存率（OS）较低[40]。与 ABVD 不同，食管反流病在几乎所有患者中都会导致不孕，并且与严重感染和继发性急性白血病的发生率较高有关。由于不良反应增加，且缺乏对 ESCBEA-COPP 方案后续研究的整体生存率优势，因此该方案尚未被广泛采用。

HL 的另一种方法是 PET 定向治疗，在化疗 2 或 3 个周期后使用临时的 PET-CT 扫描来确定进一步的治疗方案。中期 PET-CT 扫描能很好地反映预后情况。意大利林福米公司和丹麦淋巴研究组（包括 260 名新诊断的 HL 患者）的联合回顾性报告显示，2 个 ABVD 周期后 PET 阳性患者的 2 年无进展生存时间为 12.8%，而中期 PET 扫描阴性患者的 2 年无进展生存时间为 95%[41]。因此，研究人员建议使用临时的 PET-CT 来修改治疗方案[42-44]。在英国，一项使用 PET 扫描来帮助决定早期霍奇金淋巴瘤（RAPID）治疗方案的试验报道了Ⅰ期或ⅡA 期非体积性 HL 患者，他们在 3 个周期的 ABVD 后进行了阴性的中期 PET 扫描，阴性患者及所有接受了联合化疗的中期 PET 扫描阳性患者被随机分为观察组和放疗

组[45]。初步结果显示，90%的中期 PET-CT 阴性患者在单独化疗后有持久缓解，中期 PET-CT 阴性接受放疗的患者的治愈率为 95%～97%。中期 PET-CT 扫描阳性的患者 CMT 治愈率为 85%。这项研究表明，在中期 PET-CT 阴性的患者中，单独化疗与 CMT 相比无劣势，但不能排除高达 10% 的差异。欧洲一项类似设计 H10 试验的中期结果也表明，单独接受化疗的患者的 PFS 降低了 3%～5%[46]。美国合作组织正在对此进行其他研究。此外，宠物指导疗法也正在应用于晚期疾病。正在进行的几项美国和欧洲试验旨在调查在中期 PET-CT 呈阳性后，治疗升级到 BEACOPP 方案对预后的影响[47]。这些试验都没有成熟的数据可用。除了临时的 PET-CT 外，治疗结束后的 PET-CT 也可以预测总体结果。治疗结束后 PET-CT 扫描阳性的患者与阴性的患者相比，其预后较差（2 年无复发生存率为 69% vs. 95%）[47, 48]。

并发症治疗。在过去的 30～40 年，随着治疗进展，HL 患者的生存率显著提高。来自美国国家癌症研究所、流行病学和 SEER 数据库的数据显示，2000—2004 年接受治疗的患者的长期生存率为 80%，而 1980—1984 年接受治疗的患者的长期生存率为 60%[49]。不幸的是，长期存活率往往需要晚期治疗并发症。多研究一致表明，虽然在最初的 15 年中，复发性黄疸的累计风险和死亡率占主导地位，但在治疗后的 15～20 年内，继发性恶性肿瘤和冠状动脉疾病的死亡率开始超过了复发性黄疸的死亡率[50, 51]。

在许多研究中已报道了治疗 HL 后继发性恶性肿瘤的发病率增加，并且被认为主要是由于放疗引起，尽管单独化疗也与白血病、NHL 和肺癌的风险增加有关[52-54]。在一项对来自 13 个癌症登记处的 18 000 多名患者进行的大型研究中，25% 的患者在治疗 HL 后出现继发性恶性肿瘤。30 岁时观察到恶性肿瘤的累计风险是普通人群的 3～6 倍[54]。头颈部原发性癌症经常出现在这些第二原发恶性肿瘤中。咽喉、唾液腺、舌、唇、口的癌症相对危险度为 5.1；喉部、鼻腔、鼻窦癌症的相对危险度为 3.0；甲状腺为 3.1；食管为 4.2；肺为 6.7；女性乳腺为 6.1，这些第二原发癌的治疗常

因先前的辐射而复杂化。

此外，心脏病的风险，特别是心肌梗死在长期存活的 HL 患者中增加，可能是发病率和死亡率增高的主要原因。在英国对 7000 多名 HL 患者进行的一项大型队列研究中，发现心肌梗死的死亡率与普通人群相比增加了 2.5 倍，首次治疗后的风险至少持续了 25 年。在另一项回顾性研究中，对近 1300 名以前接受过治疗的 HL 患者进行了研究，报告的死亡率逐渐增加[55]。25 年内心脏病的发生率为 23.2%[56]。因此，指南建议对长期 HL 幸存者的常见继发性恶性肿瘤和无症状冠状动脉疾病进行常规筛查。

（二）弥漫性大 B 细胞非霍奇金淋巴瘤

弥漫性大 B 细胞非霍奇金淋巴瘤（DLBCL）是非霍奇金淋巴瘤（NHL）最常见的亚型，常因颈部或锁骨上淋巴结肿大而就诊。如本章后面所述，它也是最常见的 NHL，作为头颈部的原发性淋巴结外淋巴瘤，包括甲状腺、鼻窦、Waldeyer 环或唾液腺。除诊断活检外，其他检查包括病史和体格检查，记录有淋巴结肿大、肝脾肿大、表现状态、B 症状的存在、实验室评估、放射学检查，大多数情况下还包括骨髓活检。必要的实验室测试包括完整的血液计数、肝功能测试、钙、肌酐和乳酸脱氢酶（LDH）。

1. 分期

最初为 HL 开发的 Ann-Arbor 分级系统也适用于 NHL（表 44-1）。尽管已经提出了替代的分级系统，但从未采用。正确的分期除了需要骨髓活检外，还需要对胸部、腹部和骨盆进行 CT 扫描。PET-CT 扫描提高了 DLBCL 患者初始分期和反应评估的准确性。作为初始分期，它们最适用于 CT 表现模棱两可的患者，也适用于那些表现为局部病变的患者，在这些患者中如果发现额外的受累部位可能会改变治疗方法。

2. 治疗和预后

国际上非霍奇金淋巴瘤预后项目确定了五个独立的高危因素，包括：①年龄超过 60 岁；② ECOG 表现状态为 2 或更高；③第Ⅲ或第Ⅳ期疾病；④超过一个淋巴结包膜侵犯；⑤血清 LDH

升高[57]。该模型在利妥昔单抗时代作为修订后的国际预后指数（R-IPI）进行了更新，58 例无危险因素的患者 4 年无进展生存率（PFS）为 94%，总生存率（OS）为 94%，而有 3～5 个危险因素的患者预后较差，4 年无进展生存率（PFS）为 53%，总生存率（OS）为 55%[58]。

历史上，Ⅰ期或Ⅱ期 DLBCL 的标准方法是 CMT。一项前瞻性、随机、多机构研究证实，在这种情况下，CMT 优于单用化疗。59 400 名患者接受了环磷酰胺、阿霉素、长春新碱和泼尼松（CHOP）3 个周期的化疗，随后接受了 IFRT 或单用 8 个周期的 CHOP[59]。RT 剂量范围为 40～55Gy。接受 CMT 治疗的患者 5 年的 FFP 明显好于对照组（77% vs. 64%）和美国（82% vs. 72%）。相比之下，一个法国成人淋巴瘤研究组在 2007 年公布了他们的随机试验结果，显示在 60 岁以上的患者中，仅 4 个周期的 CHOP 加上 RT 治疗低风险局部大细胞淋巴瘤没有优势[60]。有趣的是，在 70 岁以上患者的亚组中，单独接受化疗的患者 5 年 OS 较高，尽管这没有统计学意义（69% vs. 58%，P=0.2）。避免头颈部部位的放疗是一种很有吸引力的方案，因为放疗导致的口干和味觉改变的并发症往往对生活质量有重大影响。利妥昔单抗（一种针对 B 淋巴细胞的嵌合抗 CD20 抗体）与化疗结合，可显著改善晚期 DLBCL 患者的生存率，在有限期疾病中也有类似的结果[61-63]。对利妥昔单抗（R-CHOP）3 个周期的 CHOP 进行第二阶段研究，随后对 IFRT 进行研究。DLBCL 显示 4 年无进展生存率和总生存率分别为 88% 和 95%[64]。在一项对 190 例 DLBCL 患者的回顾性研究中，6 个周期的 R-CHOP 作为主要治疗方案，只有 5 例患者在化疗后接受放疗。5 年的 PFS 和 OS 率分别达到 84% 和 90%[65]。因此，应考虑单独化疗（4～6 个 R-CHOP 周期），特别是根据中期 PET-CT 扫描确定的低复发风险患者。不列颠哥伦比亚癌症中心报道了他们在有限阶段 DLBCL[66]中基于 PET 的治疗算法的初步经验，经过 3 个周期的 R-CHOP，进行了一个临时的 PET 扫描。中期 PET 扫描阴性的患者共接受了 4 个周期的 R-CHOP，3 年生存率为 92%，OS 为 96%。相比之下，中期 PET 扫描阳性的患者接受了 RT，3 年生存率为 60%，OS 为 83%；因此，中期 PET 检查在风险分层方面似乎很有前景。美国正在进行的西南肿瘤学组（SWOG）S1001 临床试验除了对中期 PET 扫描阳性的患者在 RT 中添加替伊莫单抗外（Zevalin），采用了类似的设计。

晚期 DLBCL 患者接受 6 个周期的 R-CHOP 治疗。几项随机试验表明，接受 R-CHOP 与 CHOP 作为大细胞淋巴瘤的初始治疗相比，有利于患者的生存[61-63]。GELA 研究报道，R-CHOP 和 CHOP 组的 5 年 OS 率分别为 58% 和 45%，FFP 率分别为 54% 和 30%。来自不列颠哥伦比亚省的一项基于人群的研究证实了将利妥昔单抗添加到标准化疗中的益处[62]。两年期的 PFS 在利妥昔单抗治疗后为 69%，在利妥昔单抗治疗前为 51%。

（三）惰性非霍奇金淋巴瘤

惰性淋巴瘤，特别是滤泡性淋巴瘤（FL）和小淋巴细胞性淋巴瘤（SLL），通常累及颈淋巴结和锁骨上淋巴结。这些淋巴结肿大通常是这些惰性淋巴瘤的表现。多发性、双侧性、活动性淋巴结常存在，SLL 也可能累及扁桃体。在一些患者中，淋巴结可能会萎缩，或在数月或数年内保持稳定，因此长时间的淋巴结肿不应进行活检。FL 和 SLL 患者有转化为大细胞淋巴瘤的风险。可能的转变迹象包括出现 B 症状、LDH 或钙升高、CT 扫描发现的结节坏死和不一致的生长，其中一个结节快速生长。如果怀疑是淋巴瘤，应努力切除最大的淋巴结或 CT 扫描显示任何坏死的淋巴结。同时对非坏死性淋巴结进行取样是很有帮助的，因为在坏死性淋巴结中有时没有可供诊断的活细胞。

治疗和预后

过去 10 年来发表的几项随机试验显示利妥昔单抗联合化疗与单纯化疗相比，缓解时间和生存率有显著改善，因此对惰性淋巴瘤患者的治疗方法发生了显著改变。尽管结果有明显改善，但化疗后无疾病生存曲线仍不稳定，而且"治愈"

的可能性不大。Solal-Celigny 和同事[67] 提出了一个预测预后的模型：滤泡性淋巴瘤国际预后指数（FLIPI），其中包括五个独立的不良预后因素：① 60 岁或以上；②Ⅲ或Ⅳ期疾病；③超过 4 个淋巴结区域；④血清乳酸脱氢酶升高；⑤血红蛋白低于 12g/dl。虽然评分系统是在利妥昔单抗治疗前的时代开发的，但在利妥昔单抗治疗人群中已经得到验证。在最近对美国 2192 名患者进行的一项大型前瞻性观察队列研究中，FLIPI 评分高于 3 的患者 7 年 OS 率为 60%，而 FLIPI 评分为 0～1 的患者 7 年 OS 率大于 90%[68]。

考虑到分期检查（包括 CT 扫描、PET 扫描）的敏感性提高，以及使用流式细胞术评估骨髓标本，惰性淋巴瘤的诊断并不少见。观察、IFRT、单剂利妥昔单抗、利妥昔单抗联合化疗和 CMT（利妥昔单抗和 IFRT，有无化疗）都是这种特殊疾病患者的选择。然而，没有一项随机试验比较过这些方法，治疗决定应基于疾病的部位及患者年龄，年轻患者和Ⅰ～Ⅱ期患者更倾向于采用更积极的方法。

目前对于Ⅲ～Ⅳ期惰性淋巴瘤患者的标准治疗方案包括观察、单剂利妥昔单抗或利妥昔单抗与化疗的联合治疗。尽管有许多有效但迄今为止"非持续"疗法，但还没有客观证据表明早期干预可改善无症状淋巴瘤患者的 OS[69]。15%～20% 的无症状 FL 患者在诊断后 15 年以上没有治疗指征。因此，无症状老年患者在病情发展前最好密切观察。然而，随着化学免疫治疗预后的改善，观察或"观察和等待"的作用受到质疑。Ardeshna 和他的同事[70] 报道了一项英国组间研究的初步结果，该研究比较了无症状、非体积性 FL 患者在初始诊断时的观察等待和利妥昔单抗。利妥昔单抗组化疗后 3 年无进展生存时间明显延长，但 3 年 OS（98% 的患者）无差异。

正如先前的英国组间试验所研究的，老年患者、低容量疾病患者或严重并发症患者的替代方法是单药利妥昔单抗。在最近报道的利妥昔单抗延长疗程或再治疗试验（RESORT）中，384 例 FL 患者和 189 例非 FL 惰性淋巴瘤患者每周接受 4 次利妥昔单抗治疗，然后随机每 3 个月接受一次利妥昔单抗维持治疗与进展期的利妥昔单抗复发治疗进行对比[71, 72]。FL 组对单剂利妥昔单抗的反应率为 70%，而非 FL 组只有 40%。在 FL 中，维持性利妥昔单抗与利妥昔单抗再治疗相比未能缩短治疗失败时间，但在非 FL 中观察到显著改善。相比之下，维持利妥昔单抗延长了 FL 和非 FL 的化疗时间，费用是维持组使用利妥昔单抗量的 3 倍[71]。利妥昔单抗的毒性较轻，主要局限于输注相关反应，如发热、寒战、肌痛、短暂性低血压和很少的支气管痉挛。

对于有重大疾病或症状的患者，利妥昔单抗联合化疗是目前的标准治疗。随机试验和 Meta 分析显示，在联合化疗中加入利妥昔单抗（R-）可显著改善无事件生存率和 OS[73, 74]。历史上，R-CHOP、环磷酰胺、长春新碱和泼尼松（R-CVP）、氟达拉滨、卢达拉滨、米托蒽醌和地塞米松（R-FND）及 R- 氟达拉滨均取得了良好的疗效。最近的一项大型随机试验表明，R- 苯达莫司汀在中位 PFS（69.5 个月 vs. 31.2 个月）、完全缓解率（40.1% vs. 30.8%）和毒性概况（血液毒性、感染性并发症、口炎、脱发和周围神经病变发生率显著降低）方面，对Ⅲ期或Ⅳ期惰性或套细胞淋巴瘤患者优于 R-CHOP[75]。因此，R- 苯达莫司汀已成为大多数惰性淋巴瘤的标准一线疗法。其他上述方案可以被视为基于患者年龄和共病情况的挽救治疗。

在化疗诱导后，维持 2 年的利妥昔单抗在原发性利妥昔单抗和维持研究中显示，FL 的 PFS 显著改善[76]。3 年 PFS 在利妥昔单抗维持组为 74.9%，而在观察组为 57.6%。没有关于超过 2 年的利妥昔单抗连续维持的数据。

还研究了与放射性同位素结合的单克隆抗体。碘 -131 抗 CD20 单克隆抗体、托西莫单克隆抗体和钇 -90 抗 CD20 单克隆抗体泽瓦林的应答率均约为 80%。最常见的不良反应是骨髓抑制和潜在治疗相关的骨髓增生异常综合征或急性髓细胞白血病。SWOG S0016 试验比较了中位随访 4.9 年后 532 例晚期 FL 患者的 CHOP-BEXXAR 和 R-CHOP 作为初始治疗，两组 2 年的 PFS 和 OS 无差异[77]。此外，第一线吲哚试验的 7 年随访表明，在晚期 FL 患者中，诱导化疗后的泽瓦林巩固显著延长了 3 年的中位 PFS 和 5.1 年的下一次治疗时间[78]。因此，泽瓦林接受了美国食品药品监督管理局批准在先前未治疗的 FL 中一线化疗后进行巩固治疗。目前尚无关于化学免疫疗法与 Bexxar 或 Zevalin 联合治疗的资料。

许多其他新的药物正在对惰性淋巴瘤进行积极的研究，其中包括异戊巴比（一种 PI3K 抑制药）和依鲁替尼（一种布鲁顿的酪氨酸激酶抑制药），这些药物似乎很有前景[79, 80]。它们具有良好的耐受性，对口服制剂的患者更为方便，并且已经证明了它们在治疗中的显著疗效。食品药品监督管理局的批准预计将在未来几年内获得，届时将有更大的研究结果和更长的随访时间。

（四）套细胞淋巴瘤

套细胞淋巴瘤（MCL）最常见于 60 岁以上的男性，其表现形式多样，从无症状患者的淋巴结肿大到广泛参与血液和骨髓的白血病。颈部淋巴结和扁桃体受累并不少见。在头颈部的大多数淋巴结外部位也有 MCL 的报道。

治疗和预后

更积极的治疗方法，如用于急性白血病和伯基特淋巴瘤的方法，已经改善了 MCL 患者的预后。在 M.D.Anderson 初步研究了利妥昔单抗、大剂量环磷酰胺、长春新碱、阿霉素和地塞米松（R-hyperCVAD）与大剂量甲氨蝶呤和阿糖胞苷的交替作用。在 8 年的随访后没有达到 OS，总有效率（ORR）为 97%（完全有效率为 87%）[81, 82]。随后采用相同方案的多中心 SWOG 研究证实了这些令人鼓舞的结果，ORR 为 86%（完全有效率为 55%），PFS 和 OS 分别为 8 年和 6.8 年[83]。首次缓解期的合并自体干细胞移植改善了多个研究中的 PFS，因此广泛应用于年轻患者[84-86]。尽管强化治疗的缓解期和生存期明显更长，但还没有研究报告 PFS 在 5 年以上时出现平稳。此外，改进的结果可能会受到患者选择偏倚，积极的治疗方案对没有明显并发症的年轻患者最为可行。传统一系列的标准化疗方案，如 CVP 或 CHOP。在非移植候选的老年患者中，与 R-CHOP 相比，利妥昔单抗 – 苯达莫司汀可延长 PFS，降低毒性[75]。此外，与维持干扰素 –α 相比，诱导化疗后维持利妥昔单抗可使进展或死亡风险降低 45%，显著延长 OS[87]。因此，利妥昔单抗 – 苯达莫司汀和维持性利妥昔单抗在老年 MCL 患者中的应用越来越多。

（五）高度侵袭性淋巴瘤

伯基特淋巴瘤和淋巴母细胞淋巴瘤都可以表现为颈部或锁骨上的淋巴结肿大。如果活检发现这些淋巴瘤亚型中的任何一种，外科医生应及时请肿瘤内科会诊。这些高度侵袭性淋巴瘤最常见于儿童和年轻人。淋巴母细胞淋巴瘤在男性中的诊断率是女性的 2 倍。大多数淋巴母细胞性淋巴瘤患者因纵隔肿块而引起关注。由于气管压迫和 SVC 综合征，肿瘤的快速生长偶尔会导致急性呼吸衰竭，因此淋巴母细胞性淋巴瘤是最有可能引起重视的非霍奇金淋巴瘤。多达 70% 的患者出现胸腔积液，胸腔穿刺可能是最快的诊断方法。心包积液也很常见。

治疗和预后

治疗这些罕见的高度侵袭性淋巴瘤必须包括强化联合化疗和中枢神经系统（CNS）预防，类似于目前用于急性白血病的方案在疾病的所有阶段都是相似的。鞘内甲氨蝶呤和阿糖胞苷预防中枢神经系统是治疗的重要组成部分。淋巴母细胞性淋巴瘤和伯基特淋巴瘤中的肿瘤反应非常迅速，通常在几天内射线照相研究完全正常化。然而，患者有较高的肿瘤溶解综合征的风险，作为住院患者预防性别嘌醇后接受第一次剂量化疗。如前所述，临床上怀疑患有淋巴母细胞淋巴瘤的患者在进行诊断性活检或胸腔穿刺前不应接受皮质类固醇治疗。

晚期患者的 5 年生存率约为 55%，Ⅰ 期或 Ⅱ 期疾病引起医学关注的一小部分患者的 5 年生存率约为 71%[88]。高龄、黑人和晚期都是低生存率的独立危险因素。

（六）甲状腺淋巴瘤

原发性甲状腺淋巴瘤占所有甲状腺恶性肿瘤的 5% 以下，占所有淋巴结外淋巴瘤的 2% 以下，最常见于中老年女性淋巴细胞性甲状腺炎患者[89, 90]。慢性甲状腺炎使原发性甲状腺淋巴瘤的风险增加了 7～8 倍[91]。在一系列研究中，90%的原发性甲状腺淋巴瘤患者被诊断为桥本甲状腺炎[92]。几乎所有原发性甲状腺淋巴瘤的病例都有两种不同的亚型，即 DLBCL 和 MALT 淋巴瘤，也被称为结外边缘细胞或边缘区淋巴瘤。DLBCL占原发性甲状腺淋巴瘤的 60%～70%，而 MALT的发病率为 10%～20%[93-95]。高达 1/3 的病例可同时发生 MALT 和 DLBCL，这与 MALT 向DLBCL 的转化一致[96]。临床表现取决于组织学；MALT 淋巴瘤通常作为一种缓慢的 ENLA 引起医学关注。甲状腺肿块边缘化，而 DLBCL 被认为是一个快速增长的肿块。1/3 的患者出现周围结构压迫症状，包括呼吸困难、吞咽困难、喘鸣、声音嘶哑、窒息和咳嗽[89, 96]。

MALT 淋巴瘤穿刺活检很难诊断。由于 1/3的原发性甲状腺淋巴瘤病例将同时有 MALT 淋巴瘤和 DLBCL 的表现，开放性活检仍是首选的诊断方法[89]。MALT 淋巴瘤的形态学特征包括淋巴上皮病变、滤泡定植、浆细胞和 Dutcher 体的存在。淋巴瘤细胞类似于小淋巴细胞，细胞核圆形或稍不规则，中心位于反应性滤泡周围，边缘呈带状分布。一个典型的表型包括泛 B 细胞抗原CD20 的存在和缺乏 CD5 和 CD10 抗原，这在惰性淋巴瘤中是独一无二的。

1. 分期

大多数甲状腺 MALT 淋巴瘤患者最初见于 I E或 II E 期。对颈部、胸部、腹部和骨盆进行 CT 扫描很少显示颈部和纵隔以外的淋巴结受累或累及另一个淋巴结外组织，最常见的是肺、胃或眼眶。由于 MALT 代谢率低，同时发生甲状腺炎的比率高，因此 PET 扫描在 MALT 淋巴瘤分期中的价值有限，不应作为初始分期依据[89, 97]。

与 MALT 一样，大多数甲状腺 DLBCL 患者（SEER 系列 85%）在 I 期或 II 期疾病中受到医学关注[94]。PET-CT 扫描是 DLBCL 最敏感的分期方法。血清低密度脂蛋白的表现状态是DLBCL 的重要预后因素，应在开始治疗前予以记录。

2. 治疗和预后

在对 1408 例原发性甲状腺淋巴瘤患者的多变量分析显示，年龄在 80 岁或以上、晚期、未行放疗或手术、大 B 细胞型或滤泡组织学型预后较差[93]。

甲状腺 DLBCL 患者，无论是否有 MALT 淋巴瘤成分，都应接受与淋巴结 DLBCL 患者相同的治疗。如前所述，6 个周期的 R-CHOP 化疗是治疗 III～IV 阶段疾病的标准[61]。CMT 应考虑用于 I～III 阶段疾病的患者，包括 3～6 个周期的R-CHOP，随后是 IFRT[60, 64, 98]。在利妥昔单抗时代，RT 的益处不太明显；因此，在临床试验中招募合适的患者。应该考虑这个问题。另一方面，RT 在 MALT 淋巴瘤患者中更为重要，因为这种亚型被认为不能单独用化疗治愈。手术对甲状腺 DLBCL 的治疗没有作用。预后取决于高风险特征的缺失或存在，包括 III 至 IV 期疾病、年龄大于 60 岁、低密度脂蛋白异常、ECOG 表现状态大于 1，以及不止一个淋巴结外病变。SEER 数据显示，甲状腺 DLBCL 患者的 10 年生存率约为60%，这明显优于淋巴结或其他淋巴结外部位的DLBCL，即使与患者特征和分期相匹配[94]。其他研究显示，DLBCL 亚群的 5 年疾病特异性生存率为 71%～78%[93, 96]。

甲状腺 I 期和 II E 期 MALT 淋巴瘤预后良好，大多数系列中 PFS 和 OS 为 95%～100%[93, 96]。IFRT 是一种非常有效的治疗方法，30Gy 的剂量是最常用的，尽管最近的一项随机对照试验表明，与传统的高剂量相比，24Gy 的剂量同样有效。放疗剂量（40～45Gy），毒性降低[99]。除非出现晚期或复发性疾病，否则不提倡用系统疗法、化疗和（或）免疫疗法。Goda 和同事报道了 167 例仅用 IFRT 治疗的 I～II E 期麦芽淋巴瘤患者的长期预后[100]。放疗剂量中位数为 30Gy，局部控制率为 99%。在 21 例原发性甲状腺淋巴瘤患者中，10年无复发率为 95%（只有一例在远处复发）。当MALT 淋巴瘤在部分或全部甲状腺切除术后消失时，术后放疗的必要性尚不清楚。如果切缘阳性，建议使用 IFRT。在完全切除后，IFRT 或观察都是可接受的选择。

（七）唾液腺淋巴瘤

唾液腺淋巴瘤是罕见的，不到 2% 的唾液腺恶性肿瘤和 12% 的头颈部淋巴结外淋巴瘤 [90, 101] 通常作为一个巨大的肿块引起注意；腮腺受累最常见，其次是颌下腺、小唾液腺和舌下腺 [101]。最常见的组织学特征是 60%～70% 的 MALT 淋巴瘤，20%～30% 的病例是 DLBCL [90, 101]，尽管存在几乎所有其他 NHL 亚型都有涉及唾液腺的罕见报道。MALT 淋巴瘤不常见颈淋巴结受累，但有一半以上的患者的组织学检查出现颈淋巴结受累 [101]。在诊断时，至少 1/3 的 MALT 组织学检查有多个唾液腺受累。已经报道了其他不明显的淋巴结外部位（如胃）的受累，一些作者建议初始阶段除了 CT 扫描外进行内镜检查 [102]。唾液腺 MALT 淋巴瘤与自身免疫性疾病有关，最常见的是 Sjögren 综合征 [103]。丙型肝炎病毒是边缘区淋巴结的常见危险因素。脾脏的 OMAS 也与唾液腺的 MALT 淋巴瘤有关，特别是在混合性冷球蛋白血症患者中 [103, 104]。

治疗和预后

唾液腺中的侵袭性淋巴瘤亚型，如 DLBCL，其治疗方法与淋巴结 DLBCL 相同，如上所述。唾液腺 DLBCL 的预后与淋巴结 DLBCL 相似，具有相似的预后特征。局限期疾病采用化学免疫（R-CHOP）加或不加 IFRT 治疗，晚期疾病仅采用化学免疫治疗。

唾液腺 MALT 淋巴瘤表现为Ⅰ～ⅡE 期疾病，用 IFRT 方案治疗，5 年和 10 年疾病特异性生存率分别达到 90% 和 71% [105]。最常用的 RT 传统剂量为 30Gy，但如前所述，24Gy 正成为胃和甲状腺 MALT 的标准 [99]。淋巴瘤占复发性在唾液腺 MALT 淋巴瘤患者的至少 1/3 [100, 103]。在 Goda 和同事报道的系列研究中，7 次复发中只有 2 次发生在之前接受过放射治疗的同一腺体，2 次都有远处复发。晚期复发的高发病率决定了这些患者需终身随访。非照射部位的局部复发通常可被照射，在许多情况下可导致第二次长期缓解。对于不适应 IFRT 的患者，温和的化疗方案如 R- 苯达莫司汀、R-CVP 或单药利妥昔单抗是有效的。

（八）鼻窦和鼻腔淋巴瘤

鼻窦和鼻腔的淋巴瘤不常见，在病理和临床上异质性明显 [106]。在亚洲和南美人群中，鼻腔淋巴瘤更常见，主要是自然杀伤（NK）/T 细胞亚型，而在西方人群中，鼻腔淋巴瘤通常是弥漫性大 B 型 [107] 这两种细胞类型的组织学实体具有独特的临床表现和预后，需要不同的治疗方法。

DLBCL 最常见于中年至老年人，男性偏多，通常累及鼻窦，无鼻部受累，通常与眼眶侵犯和眼部症状有关，除 HIV 相关淋巴瘤外，很少与 EBV 相关 [107]。大多数局限于鼻窦外的上颌骨 [106]。大约 2/3 的患者因Ⅰ～ⅡE 期疾病而接受医疗治疗 [107]。NK/T 细胞鼻淋巴瘤，以前被称为致死性中线肉芽肿或血管中心性淋巴瘤，影响年轻至中年成人，大多数患者为男性，通常表现为鼻腔肿块或阻塞、鼻出血、腭部破坏、红斑和面部肿胀 [90, 108]。血管周围肿瘤细胞的浸润，血管闭塞伴大量组织坏死是表现特征之一 [108]。由于组织坏死，有时难以做出诊断，往往需要进行多次活检。几乎所有的 NK/T 细胞淋巴瘤病例都与 EBV 相关，与 EBER-1 或 EBER-2 原位杂交有助于鼻腔淋巴瘤的组织学诊断 [108]。循环血浆 EBV DNA 水平可用于监测疾病状态和预测预后 [90, 108]。对 CD56 阳性的 IHC 染色也应在任何一个患有 EBER-1 或 EBER-2 的患者中进行。鼻淋巴瘤的检查诊断，因为在正常或炎症性鼻黏膜中很少观察到 CD56 和 EBV 阳性淋巴细胞 [108]。超过 80% 的患者在Ⅰ～ⅡE 期疾病中受到医学关注 [109]。

治疗和预后

副鼻窦 DLBCL 的治疗与淋巴结或其他淋巴结外在表现相似。Ⅰ～ⅡE 期疾病患者应接受 3～6 个周期的 R-CHOP 加或不加 IFRT，或应在临床试验中进行治疗 [64]。如前所述，目前尚不清楚现代含利妥昔单抗的治疗方案是否可以省略 RT；这一问题将在正在进行的临床试验中得到解决。由于靠近中枢神经系统，与 DLBCL 的其他表现相比，脑膜扩散和中枢神经系统复发的频率更高 [110]。中枢神经系统预防建议，通常包括 3～6 剂鞘内甲氨蝶呤或阿糖胞苷。预后与 DLBCL 的其他表现相似，大多数早期患者得到治愈[58]。

传统放疗一直是局部 NK/T 细胞淋巴瘤的主要治疗手段。尽管有很高的应答率（60%～80%），复发率也很高（50%）。为了改善预后，研究了 108 种不同的化疗方案。在最近的第二阶段试验中，SMILE 疗法（地塞米松、甲氨蝶呤加亮氨酸、异环磷酰胺、L- 天冬酰胺酶和依托泊苷）与 RT 联合治疗使混合人群 ORR 为 81%，4 年无病生存率为 64%，5 年总生存率为 50%（50% 为新诊断，44% 为 I～II 阶段疾病）[111]。治疗方案、同时放疗和顺铂加依托泊苷、异环磷酰胺和顺铂对 30 例新诊断为 I～II 期疾病的患者也产生了 83% 的 ORR、85% 的 3 年 PFS 和 86% 的 3 年 OS[112]。NHL 的国际预后指数对 NK/T 细胞淋巴瘤具有预判能力[57]。然而，研究显示，NHL 具有预测能力。AT 包括 B 症状、分期、低密度脂蛋白、区域性淋巴结受累、局部肿瘤侵袭和鼻外疾病的存在改善了预后的辨别力[113-115]。在大多数研究中，40%～50% 的患者在诊断后 5 年内仍存活且无疾病。

（九）Waldeyer 环淋巴瘤

头颈部淋巴结外淋巴瘤中有一半以上发生在 Waldeyer 环（WR），扁桃体是最常见的部位，其次是鼻咽部[90, 116]。舌根和软腭部淋巴结较不常见。关于 WR 中的疾病是否应被视为淋巴结或淋巴结外疾病存在争议[116, 117]。DLBCL 占 WR 淋巴瘤的 65%～85%，其余分布在惰性 NHL 和外周 NK/T 细胞淋巴瘤之间[116]。淋巴结受累（如有）通常是区域性的，脾脏和骨髓受累不常见。有趣的是，WR 淋巴瘤倾向于其他淋巴结外部位，特别是胃肠道，据报道有 20%～30% 的病例，大部分在复诊时消失。

治疗和预后

使用 CMT，大多数系列显示的结果与 I～II 期淋巴结淋巴瘤相似[64, 118, 119]。在一个中心 382 例 DLBCL 患者的报道中，58% 为淋巴结，11% 发生在 WR，31% 涉及其他淋巴结外部位。118 例 WR 淋巴瘤显示，与淋巴结（49%）和其他淋巴结外部位（59%）相比，5 年 OS 为 77%。然而，

当对 IPI 的分析进行校正时，根据发病的部位没有发现差异。一些研究表明 CMT 比单纯放疗或化疗更具优势，但其他研究结果相反[120-122]。如前所述，这些报道没有使用当前的化学免疫治疗策略，如 R-CHOP。当使用更有效的化疗方案时，尚不清楚 CMT 是否会继续显示出优势。

五、总结

淋巴瘤通常最初发生在头颈部，要么作为颈部或锁骨上病变，要么作为甲状腺、唾液腺、副鼻窦、鼻腔或 Waldeyer 环的原发性淋巴结外淋巴瘤。大多数淋巴瘤是高度可治疗的，通常可以通过化疗或放疗治愈。耳鼻喉科医师在获得足够的组织以进行准确的淋巴瘤分类中起着至关重要的作用。

推荐阅读

Ardeshna KM, Smith P, Norton A, et al: Long-term effect of a watch and wait policy versus immediate systemic treatment for asymptomatic advanced-stage non-Hodgkin lymphoma: a randomised controlled trial. *Lancet* 362 (9383): 516–522, 2003.

Armitage JO: Early-stage Hodgkin's lymphoma. *N Engl J Med* 363 (7): 653–662, 2010.

Beasley MJ: Lymphoma of the thyroid and head and neck. *Clin Oncol* 24 (5): 345–351, 2012.

Engert A, Plutschow A, Eich HT, et al: Reduced treatment intensity in patients with early-stage Hodgkin's lymphoma. *N Engl J Med* 363 (7): 640–652, 2010.

Gallamini A, Hutchings M, Rigacci L, et al: Early interim 2-[18F] fl uoro-2-deoxy-d-glucose positron emission tomography is prognostically superior to International Prognostic Score in advanced-stage Hodgkin's lymphoma: a report from a joint Italian-Danish study. *J Clin Oncol* 25 (24): 3746–3752, 2007.

Gill H, Liang RH, Tse E: Extranodal natural-killer/T-cell lymphoma, nasal type. *Adv Hematol* 2010: 627401, 2010.

Goda JS, Gospodarowicz M, Pintilie M, et al: Long-term outcome in localized extranodal mucosa-associated lymphoid tissue lymphomas treated with radiotherapy. *Cancer* 116 (16): 3815–3824, 2010.

Graff-Baker A, Sosa JA, Roman SA: Primary thyroid lymphoma: a review of recent developments in diagnosis and histology-driven treatment. *Curr Opin Oncol* 22 (1): 17–22, 2010.

Habermann TM, Weller EA, Morrison VA, et al: Rituximab-CHOP versus CHOP alone or with maintenance rituximab in older patients with diffuse large B-cell lymphoma. *J Clin Oncol* 24 (19): 3121–3127, 2006.

Hutchings M: How does PET/CT help in selecting therapy for patients with Hodgkin lymphoma? *Hematology Am Soc Hematol Educ Program* 2012: 322–327, 2012.

Laskar S, Mohindra P, Gupta S, et al: Non–Hodgkin lymphoma of the Waldeyer's ring: clinicopathologic and therapeutic issues. *Leuk Lymphoma* 49 (12): 2263–2271, 2008.

Lee J, Suh C, Park YH, et al: Extranodal natural killer T–cell lymphoma, nasal–type: a prognostic model from a retrospective multicenter study. *J Clin Oncol* 24 (4): 612–618, 2006.

Lopez–Guillermo A, Colomo L, Jimenez M, et al: Diffuse large B–cell lymphoma: clinical and biological characterization and outcome according to the nodal or extranodal primary origin. *J Clin Oncol* 23 (12): 2797–2804, 2005.

Lowry L, Smith P, Qian W, et al: Reduced dose radiotherapy for local control in non–Hodgkin lymphoma: a randomised phase III trial. *Radiother Oncol* 100 (1): 86–92, 2011.

Meyer RM, Gospodarowicz MK, Connors JM, et al: ABVD alone versus radiation–based therapy in limited–stage Hodgkin's lymphoma. *N Engl J Med* 366 (5): 399–408, 2012.

Miller TP, Dahlberg S, Cassady JR, et al: Chemotherapy alone compared with chemotherapy plus radiotherapy for localized intermediate– and high–grade non–Hodgkin's lymphoma. *N Engl J Med* 339 (1): 21–26, 1998.

Novoa E, Gurtler N, Arnoux A, et al: Role of ultrasound–guided coreneedle biopsy in the assessment of head and neck lesions: a metaanalysis and systematic review of the literature. *Head Neck* 34 (10): 1497–1503, 2012.

Persky DO, Unger JM, Spier CM, et al: Phase II study of rituximab plus three cycles of CHOP and involved–fi eld radiotherapy for patients with limited–stage aggressive B–cell lymphoma: Southwest Oncology Group study 0014. *J Clin Oncol* 26 (14): 2258–2263, 2008.

Roh JL, Huh J, Suh C: Primary non–Hodgkin's lymphomas of the major salivary glands. *J Surg Oncol* 97 (1): 35–39, 2008.

Rummel MJ, Niederle N, Maschmeyer G, et al: Bendamustine plus rituximab versus CHOP plus rituximab as first–line treatment for patients with indolent and mantle–cell lymphomas: an open–label, multicentre, randomised, phase 3 non–inferiority trial. *Lancet* 381 (9873): 1203–1210, 2013.

Salles G, Seymour JF, Offner F, et al: Rituximab maintenance for 2 years in patients with high tumour burden follicular lymphoma responding to rituximab plus chemotherapy (PRIMA): a phase 3, randomised controlled trial. *Lancet* 377 (9759): 42–51, 2011.

Schulz H, Bohlius JF, Trelle S, et al: Immunochemotherapy with rituximab and overall survival in patients with indolent or mantle cell lymphoma: a systematic review and meta–analysis. *J Natl Cancer Inst* 99 (9): 706–714, 2007.

Sehn LH, Berry B, Chhanabhai M, et al: The revised International Prognostic Index (R–IPI) is a better predictor of outcome than the standard IPI for patients with diffuse large B–cell lymphoma treated with R–CHOP. *Blood* 109 (5): 1857–1861, 2007.

Tandon S, Shahab R, Benton JI, et al: Fine–needle aspiration cytology in a regional head and neck cancer center: comparison with a systematic review and meta–analysis. *Head Neck* 30 (9): 1246–1252, 2008.

Viviani S, Zinzani PL, Rambaldi A, et al: ABVD versus BEACOPP for Hodgkin's lymphoma when high–dose salvage is planned. *N Engl J Med* 365 (3): 203–212, 2011.

第45章

放射治疗和颈部淋巴结及颅底恶性肿瘤的治疗

Radiation Therapy and Management of the Cervical Lymph Nodes and Malignant Skull Base Tumors

Vincent Grégoire   Nancy Lee   Marc Hamoir   Nadeem Riaz   著

魏玉梅 邓国栋 董 燕 译

要点

1. 初治患者的颈部淋巴结浸润遵循一个可预测的模式。

2. 除鼻咽癌以外，选择性照射可用于颈部淋巴结分期为 N_0-N_1 的患者。

3. 颈部三维靶区的勾画应遵循共识指南在薄层强化 CT 扫描图像上进行。

4. 颈部淋巴结阴性患者给予预防剂量（≈50Gy）照射即可获得较高控制率（90%）；淋巴结阳性患者需要更高剂量（≈70Gy）。

5. 淋巴结阳性患者接受放疗后，颈清扫仅限于未达完全缓解者。

6. 术后病理淋巴结阳性患者需接受术后放疗。

7. 淋巴结包膜外侵犯患者需接受同步放化疗（CRT）。

8. 质子放疗可以设计得到一个更加适形的靶区、几乎为零的深部剂量及更低的周围组织剂量。

9. 射波刀是一种主要用于治疗颅外病变的无框架机器人放射外科装备。

10. 调强放疗是三维适形放疗的一种优化模式，可以治疗形状不规则的病变，不受靶区大小限制，且可使周围正常组织受量最小化。

11. 鼻腔嗅神经母细胞瘤的治疗以联合治疗为主，包括手术及术后放疗或放化疗，或者放化疗后挽救性手术。

12. 鼻窦未分化癌因高局部失败率和远处转移率，预后差。

13. 脊索瘤首选的放疗技术为质子治疗。

14. 鼻咽癌可通过 IMRT 获得高局部控制率。

15. 远处转移是鼻咽癌患者治疗失败的主要原因。

16. 鼻腔癌最佳治疗方案为完整切除后行术后放疗。

头颈部鳞状细胞癌（HNSCC）患者颈部区域淋巴结评估和治疗至关重要。过去的几十年里，颈部淋巴结的治疗观念逐步发生变化。放射治疗肿瘤学家和头颈外科医生逐渐意识到扩大治疗往往与更高的并发症发生率相关，与相对保守的治疗相比，肿瘤结局并不都是好的。现在，颈部淋巴结的治疗方式必须多样化，且应在不影响治愈和生存的情况下兼顾生活质量。在亚组患者中，更好地了解淋巴结的转移模式不仅促进了选择性切除的应用，而且对选择性放疗的应用大有助益。

本章内容只讲解了口腔、口咽、下咽和喉鳞状细胞癌的颈部淋巴结治疗。甲状腺、鼻腔、鼻旁窦及皮肤癌的颈部淋巴结治疗将在有关这些解剖结构的章节讲到。

一、颈部淋巴系统

头颈部有丰富的淋巴管网络，从颅底经颈静脉、脊柱附件和颈横淋巴结引流至左侧颈静脉 – 锁骨下静脉汇合处或胸导管、右侧淋巴管[1, 2]。整个颈部淋巴系统均存在于脂肪组织中，分布在包裹肌肉、血管和神经的腱膜之间。颈部淋巴系统引流主要为单侧性，但在软腭、扁桃体、舌根、咽喉壁及鼻咽部均为双侧性。另外，在其他一些部位如声带、鼻旁窦、中耳少有或无淋巴管。

头颈部淋巴结的命名术语因有许多同义词而十分复杂，这些术语在主要的教科书和文章中仍有应用。近期，一些专业团体提议对其进行系统分类，以使术语标准化。根据 Rouvière 的描述，TNM 分期系统提供了将头颈部淋巴结分为 12 组的术语[3]。与此同时，美国头颈外科学会和美国耳鼻咽喉 – 头颈外科学会提出了另外一种分区方法，即所谓的 Robbins 分区，将颈部淋巴结分为六区 8 组（图 45–1）[4]。该分区主要基于纪念斯隆 – 凯特琳癌症中心（MSKCC）头颈外科曾使用的 Level 分

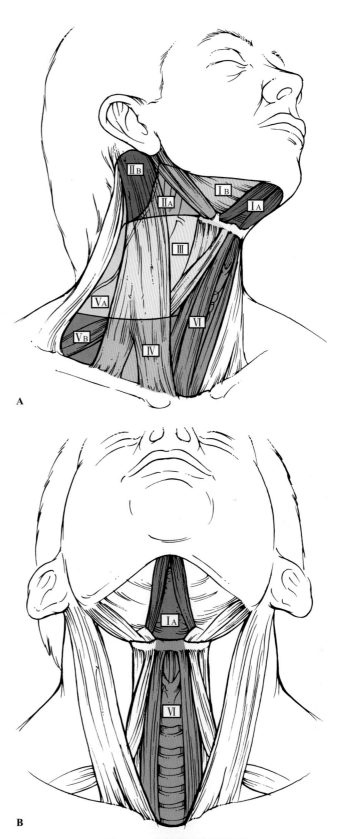

▲ 图 45–1 颈部淋巴结分区概览

A. 侧视图；B. 前面观。Ⅰ A. 颏下；Ⅰ B. 颌下；Ⅱ. 上颈部；Ⅲ. 中颈部；Ⅳ. 下颈部；Ⅴ. 颈后三角；Ⅵ. 中央区（Copyright 2008 by Johns Hopkins University, Art as Applied to Medicine.）

区发展而来[5]。由于 Robbins 分区目标之一是提出一套标准的术语系统便于进行颈部淋巴结清扫，所以只有颈清扫过程中常规切除的淋巴结区域在考虑范围之内。Robbins 提出的术语系统受国际抗癌联盟推荐[6]。表 45-1 为 TNM 术语系统和 Robbins 术语系统对照表。Robbins 术语系统之于 TNM 术语系统的主要优势在于淋巴结分区边界的定义。这些边界的区分主要基于外科医生进行颈清扫过程中十分易于辨认的解剖结构，如大血管、肌肉、神经、骨和软骨。详细的描述颈部淋巴结分区超出本章范围，读者可参阅概括颈部淋巴结分区解剖基础的回顾性文献[7]。

表 45-1　TNM 和 Robbins 颈部淋巴结分区对比

TNM 分区		Robbins 分区	
组	术　语	等　级	术　语
1	颏下淋巴结	I A	颏下淋巴结
2	颌下淋巴结	I B	颌下淋巴结
3	上颈淋巴结	II	上颈淋巴结
4	中颈淋巴结	III	中颈淋巴结
5	下颈淋巴结	IV	下颈淋巴结
6	脊副神经后淋巴结	V A	颈后三角淋巴结
7	锁骨上淋巴结	V B	颈后三角淋巴结
8	喉前、气管旁淋巴结	VI	颈前淋巴结
9	咽后淋巴结		
10	腮腺淋巴结		
11	颊淋巴结		
12	耳后和枕淋巴结		

TNM. 肿瘤淋巴结转移

二、颈部淋巴结转移分期

表 45-2 为 UICC 第 7 版（2009）TNM 分期系统颈部淋巴结转移分期[8]。该分期不适用于鼻咽癌（NPC）、甲状腺癌及皮肤癌。该淋巴结分区适用于任何颈部淋巴结评估方式（如临床评估、影像学评估）。然而，对于临床不易辨识的淋巴结区域（如咽后、腮腺间、上纵隔淋巴结）及某些不适于进行颈部触诊患者（例如颈部肥厚或短小）的颈部淋巴结评估，常规推荐 CT、MRI 及经验丰富者操作的超声检查[9]。最后，需要特别强调的是，Nx 分期只适用于未进行颈部淋巴结评估或无法评估的情况。

表 45-2　美国癌症分期联合委员会颈部淋巴结转移分期

分　期	定　义
Nx	区域淋巴结不能评估
N_0	无区域淋巴结转移
N_1	同侧单个淋巴结转移，最大径 ≤ 3cm
N_{2a}	同侧单个淋巴结转移，最大径 3～6cm
N_{2b}	同侧多个淋巴结转移，最大径 ≤ 6cm
N_{2c}	双侧或对侧淋巴结转移，最大径 ≤ 6cm
N_3	转移淋巴结最大径 > 6cm

（一）颈部淋巴结转移的发生和分布

1. 临床和放射学评估淋巴结转移的发生和分布

头颈部肿瘤向颈部淋巴结的转移和扩散具有一致性且遵循一定规律，至少在未经过手术或放疗的患者中有此特征。在图 45-2 至图 45-6 中，颈部淋巴结转移发生率以淋巴结阳性患者的百分比来表示[10, 11]。

颈部淋巴结转移的发生率和临床中受累淋巴结的分布主要与原发肿瘤的位置相关。下咽癌比较典型，有较高的淋巴结受累倾向，约发生于 70% 患者中。接近颅底和前颅肿瘤，如口腔肿瘤，主要引流至 I、II 和 III 区；反之，定位于颅底较远的肿瘤，如喉癌，主要引流至 II、III 区，少部分引流至 IV、V 区。头颈部肿瘤极少出现对侧淋巴结受累，但肿瘤发生于中线部位或报道称发生部位有双侧淋巴引流者除外，例如软腭、舌根和咽壁。甚至在这些肿瘤中，发生对侧受累的概率也很低；例如，在淋巴结阳性的舌根肿瘤患者中，对侧 II 区淋巴结阳性率仅为 31%，而同侧阳性率为 73%（数据未列出）。有趣的是，阳性淋巴结在对侧颈部的分布方式和在同侧相同。除鼻咽癌以外，同侧 V 区淋巴结侵犯十分少见，在口腔肿瘤

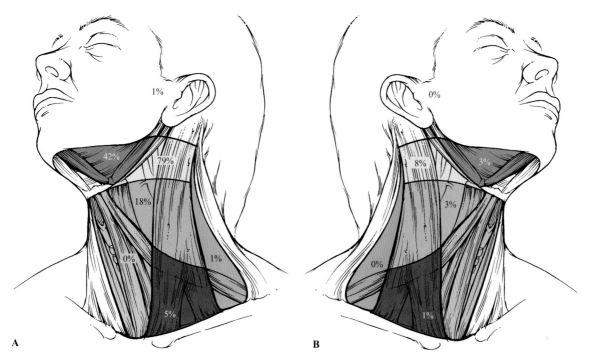

▲ 图 45-2　口腔鳞状细胞癌患者临床颈部淋巴结转移发生率（*n*=**787**）

A. 同侧颈部；B. 对侧颈部。数据以淋巴结阳性患者百分比表示（Copyright 2008 by Johns Hopkins University, Art as Applied to Medicine. 引自 Bataini JP, Bernier J, Brugere J, et al. Natural history of neck disease in patients with squamous cell carcinoma of the oropharynx and pharyngolarynx. *Radiother Oncol* 1985; 3: 245-255; Lindberg R. Distribution of cervical lymph node metastases from squamous cell carcinoma of the upper respiratory and digestive tracts.*Cancer* 1972; 29: 1446-1449.）

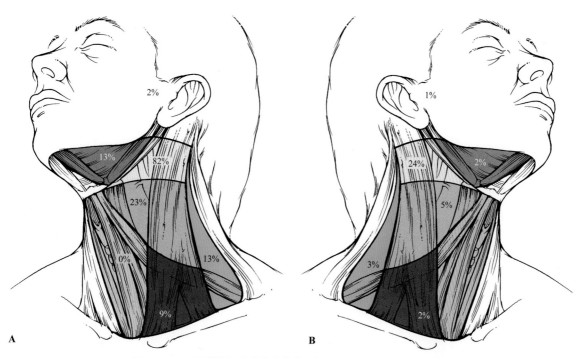

▲ 图 45-3　口咽鳞状细胞癌患者临床颈部淋巴结转移发生率（*n*=**1479**）

A. 同侧颈部；B. 对侧颈部。数据以淋巴结阳性患者百分比表示（Copyright 2008 by Johns Hopkins University, Art as Applied to Medicine. 引自 Bataini JP, Bernier J, Brugere J, et al. Natural history of neck disease in patients with squamous cell carcinoma of the oropharynx and pharyngolarynx. *Radiother Oncol* 1985; 3: 245-255; Lindberg R. Distribution of cervical lymph node metastases from squamous cell carcinoma of the upper respiratory and digestive tracts. *Cancer* 1972; 29: 1446-1449.）

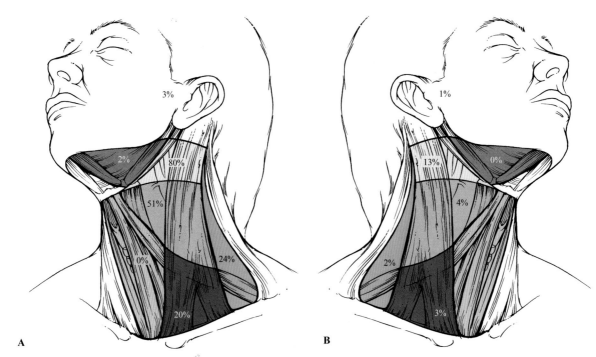

▲ 图 45-4　下咽鳞状细胞癌患者临床颈部淋巴结转移发生率（*n*=**847**）

A. 同侧颈部；B. 对侧颈部。数据以淋巴结阳性患者百分比表示（Copyright 2008 by Johns Hopkins University, Art as Applied to Medicine. 引自 Bataini JP, Bernier J, Brugere J, et al. Natural history of neck disease in patients with squamous cell carcinoma of the oropharynx and pharyngolarynx. *Radiother Oncol* 1985; 3: 245-255；Lindberg R. Distribution of cervical lymph node metastases from squamous cell carcinoma of the upper respiratory and digestive tracts. *Cancer* 1972; 29: 1446-1449. ）

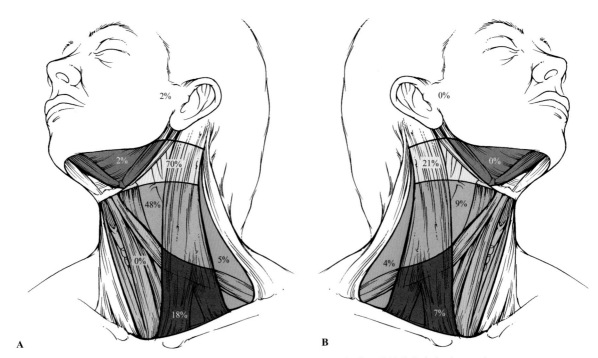

▲ 图 45-5　声门上型喉鳞状细胞癌患者临床颈部淋巴结转移发生率（*n*=**428**）

A. 同侧颈部；B. 对侧颈部。数据以淋巴结阳性患者百分比表示（Copyright 2008 by Johns Hopkins University, Art as Applied to Medicine. 引自 Bataini JP, Bernier J, Brugere J, et al. Natural history of neck disease in patients with squamous cell carcinoma of the oropharynx and pharyngolarynx. *Radiother Oncol* 1985; 3: 245-255；Lindberg R. Distribution of cervical lymph node metastases from squamous cell carcinoma of the upper respiratory and digestive tracts. *Cancer* 1972; 29: 1446-1449. ）

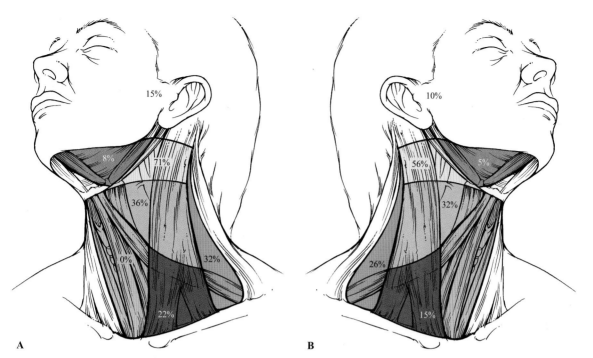

▲ 图 45-6 鼻咽肿瘤患者临床颈部淋巴结转移发生率（*n*=**440**）

A. 同侧颈部；B. 对侧颈部。数据以淋巴结阳性患者百分比表示（Copyright 2008 by Johns Hopkins University, Art as Applied to Medicine. 引自 Lindberg R. Distribution of cervical lymph node metastases from squamous cell carcinoma of the upper respiratory and digestive tracts. *Cancer* 1972; 29: 1446-1449; Shah JP, Candela FC, Poddar AK. The patterns of cervical lymph node metastases from squamous carcinoma of the oral cavity. *Cancer* 1990; 66: 109-113; Shah JP. Patterns of cervical lymph node metastasis from squamous carcinomas of the upper aerodigestive tract. *Am J Surg* 1990; 160: 405-409.）

的发生率小于 1%，口咽和喉部肿瘤中小于 10%，下咽肿瘤约为 15%。几乎从未出现过对侧 V 区淋巴结受侵。鼻咽癌与其他头颈部肿瘤生物学行为不同。这种颈部淋巴结亲和力高的肿瘤发生同侧和对侧颈部淋巴结转移的风险大致相同，大概 1/3 的患者先发生 V 区淋巴结转移。另外，I 区受累的发生率则大大下降。

转移淋巴结受累与原发肿瘤大小相关，随 T 分期的升级而增加。Bataini 的系列报道[10]中讲到，44% 的 T_1 期患者有临床淋巴结受累；当病变为 T_4 期时，概率上升至 70%。然而，并没有资料显示颈部淋巴结转移的分区与 T 分期有相关性。

咽后淋巴结是一个比较特殊的类型，因为临床上常无法探及。所以，咽后淋巴结转移的发生率只能通过临床上一系列的咽后部诊断性 CT 或 MRI 结果来进行简单评估。咽后淋巴结侵犯主要发生在起源于或侵犯黏膜的枕部的或颈部体节的肿瘤（如鼻咽、咽壁和软腭）。有趣的是，咽后淋巴结转移率在其他淋巴结引流区发生转移的患者中发生率较高。然而，在临床分期为 N_0 的鼻咽癌和小部分咽后壁肿瘤患者中，咽后淋巴结转移的发生率仍十分显著，介于 16%～40%。与在其他淋巴结引流区中所描述的相同，咽后淋巴结受累率与 T 分期相关，T_1 期患者最低。但并无精确数据进行描述。

2. 病理性淋巴结转移发生率和分布

在口腔癌、口咽癌、下咽癌和喉癌患者中，系统的根治性颈清扫是初始治疗步骤的一部分，所以这些患者的病理性颈部淋巴结转移的分布可从回顾性分析材料中获得[12-15]。事实上，回顾性分析的数据会随患者和治疗方式的选择发生偏倚，MSKCC 头颈科的数据是在该领域所发表的材料中规模最大、一致性最高的，这些回顾性研究的结果列在表 45-3 中。该数据从颈清扫淋巴结阳性患者数与总颈清扫患者数比值的角度进行展示，以百分比形式表达。其中大部分患者，99% 颈部

Cummings

耳鼻咽喉头颈外科学（原书第6版）

表 45-3　口腔、口咽、下咽和喉鳞状细胞癌病理性颈部淋巴结转移发生率 [12-15]：转移淋巴结分区分布情况 *

肿瘤位置	选择性颈清扫						根治性（立即或后续）颈清扫					
	数量	I	II	III	IV	V	No.	I	II	III	IV	V
口腔	192	20%	17%	9%	3%	1%	323	46%	44%	32%	16%	3%
口咽	48	2%	25%	19%	8%	2%	165	15%	71%	42%	27%	9%
下咽部	24	0%	12%	12%	0%		104	10%	75%	72%	45%	11%
喉	79	5%	19%	20%	9%	3%	183	7%	57%	59%	30%	4%

*. 颈清扫百分比

淋巴结阴性患者和 95% 颈部淋巴结阳性患者，仅接受单侧治疗，同侧和对侧颈部淋巴结没有明显差别。

　　总体来看，转移性疾病可以在 33% 选择性颈清扫患者和 82% 根治性颈清扫患者中被发现。与已经在临床中观察到的淋巴结转移方式相同，病理确认的转移淋巴结分布也与原发肿瘤位置相关。一般来说，临床分期为 N_0 时，口腔肿瘤患者易发生 I～III 区淋巴结转移，口咽、下咽和喉肿瘤易于发生 II～IV 区淋巴结转移。这种淋巴结转移方式与临床颈部触诊得出的方式相似。应当注意的是，T 分期的分布在不同的组中是不同的。53%（42/79）喉癌患者为 T_3～T_4 期，主要为声门上型，在口腔、下咽和口咽肿瘤中分别为 27%（52/192）、25%（6/24）和 17%（8/47）。这种 T 分期的差异可能为喉癌患者镜下淋巴结转移的高发率提供了解释。

　　在接受根治性颈清扫的患者中，转移淋巴结的分布方式与临床 N_0 分期患者相似，其区别在于，在其他的淋巴结分区中易发现明显的病理性浸润（例如口腔肿瘤患者的 IV 区、口咽、下咽和少部分喉肿瘤患者的 I 区和 V 区）。总体来讲，该现象说明了颈部淋巴结转移的多样性。

　　淋巴结病理性浸润的发生率与肿瘤分期相关。一个包含 151 例淋巴结阴性口咽鳞状细胞癌患者的研究显示，主要为扁桃体窝和舌根肿瘤，患者可从不同方式的颈部淋巴结清扫中获益，主要为改良根治性颈清扫，在 T_1、T_2、T_3 和 T_4 期患者中，病理性淋巴结转移发生率分别为 6.8%（9/132）、16.4%（36/220）、21.8%（22/101）和 12.9%（8/62）。该研究中 T_4 期患者过低的病理性颈部淋巴结浸润率可能由选择偏倚所致；局部进展期患者多予以同步放化疗。

3. 对侧颈部淋巴结转移的发生率和分布方式

　　关于对侧颈部淋巴结病理性转移分布方式的研究资料很少。双侧颈清扫只在外科医生认为对侧淋巴结受累风险较高时进行；例如，口腔或口咽肿瘤达到或超过中线，以及下咽和声门上型喉肿瘤。很明显，在这些患者中，从来不行双侧根治性颈清扫，所以无法对对侧颈部 I～V 区淋巴结受累情况进行精确估计。此外，几乎在所有研究中，双侧颈部淋巴结的资料均合并进行展示。

　　Kowalski 团队 [17] 展示了 90 例进行上颈部淋巴结清扫的患者资料，对每一侧颈部淋巴结分布方式均分别进行了报道。该研究中大部分患者为唇或口腔鳞状细胞癌。在同侧颈部 I、II、III 区，病理性淋巴结浸润率分别达到了 20%、15% 和 15%，在对侧颈部为 13%、11% 和 0%。这些数据与临床所见淋巴结受累分布资料一致，两者均表明双侧颈部受侵淋巴结分布模式相似，但对侧颈部发生率较低。在 Olzowy 团队 [16] 的研究中，352 例淋巴结阴性口咽鳞状细胞癌患者接受了双侧颈清扫，双侧颈部淋巴结浸润的发生率达到 20.8%，与 T_2～T_4 期患者相比（20%～25%），T_1 期发生率较低（12%）。双侧颈部淋巴结浸润主要发生在舌根和软腭鳞状细胞癌中。但该研究并未按分区报道对侧颈部淋巴结受累情况。Foote 团队 [18] 报道了临床分期为 N_0 的舌根癌患者术后对侧颈部失败率的小样本研究，样本总数 46 例，均行不同形式的舌切除术及同侧颈清扫，所有患者均未行术后放疗。10 例患者（22%）出现对侧颈部复发，最常见部位为Ⅱ、Ⅲ区或Ⅳ区，其中2例患者出现局部肿瘤复发。对侧颈部淋巴结远期转移的发生与舌根原发肿瘤的临床及病理所见范围无明显相关性。O'Sullivan团队[19]报道了关于228例扁桃体肿瘤患者的回顾性分析，所有患者均只进行原发肿瘤和同侧颈部放疗，绝大多数患者为$T_1 \sim T_2$期和$N_0 \sim N_1$期。仅有8例（3.5%）患者出现对侧颈部淋巴结复发，其中包括5例局部复发。133例N_0期患者未出现对侧颈部淋巴结复发。中线结构如软腭、舌根受累似乎是对侧颈部淋巴结复发的预后因素，但因样本量较小而未显示出统计学意义。在一项包含101例淋巴结阴性扁桃体肿瘤患者（主要为$T_1 \sim T_3$期）的研究中[20]，所有患者均进行单侧颈部淋巴结治疗，结果仅有2例患者出现对侧颈部复发。

（二）颈部治疗范围的选择推荐

前面章节列出的资料表明，口腔、咽部和喉鳞状细胞癌原发肿瘤发生转移性淋巴结受累的部位遵循一个可以预测的模式。临床和病理的颈部受累淋巴结分布资料和选择性颈清扫后淋巴结复发的资料均提示一个思想，即在头颈部鳞状细胞起源的原发肿瘤中，并非所有颈部淋巴结区均需纳入初始治疗范畴[21, 22]。然而，临床医生应牢记，这一思想是基于回顾性分析建立起来的，因此，可能存在一些限制其效能的偏倚（如患者选择、逆向领域研究）。

表45-4至表45-7为咽喉部鳞状细胞癌靶区选择推荐。这些指南适用于任何治疗模式（手术或放疗）。关于如何在这两种治疗模式中进行选择的讨论超出本章范畴，但应该考虑到颈部淋巴结

表45-4　口腔肿瘤颈部淋巴结靶区推荐

N分期*	选择的分区	
	同侧颈部	对侧颈部
$N_0 - N_1$（在Ⅰ，Ⅲ，或Ⅳ）	Ⅰ，Ⅱ，† Ⅲ + Ⅳ‡	Ⅰ，Ⅱ，† Ⅲ + Ⅳ‡
$N_{2a} - N_{2b}$	Ⅰ，Ⅱ，Ⅲ，Ⅳ，Ⅴ§	Ⅰ，Ⅱ，† Ⅲ + Ⅳ（对于舌前肿瘤）
N_{2c}	根据该侧颈部N分期	根据该侧颈部N分期
N_3	Ⅰ，Ⅱ，Ⅲ，Ⅳ，Ⅴ ± 临床和影像确定的邻近组织结构	Ⅰ，Ⅱ，† Ⅲ + Ⅳ（对于舌前肿瘤）

*. UICC/TNM（2009）分期；†. 分期为N_0的患者不包括ⅡB区；‡. 对于舌前肿瘤和任何侵及口咽的肿瘤，例如：咽前柱、扁桃体窝、舌根；§. 如果只累及Ⅰ至Ⅲ区，则可以不包括Ⅴ区

表45-5　口咽肿瘤颈部淋巴结靶区选择推荐

N分期*	选择的分区	
	同侧颈部	对侧颈部
$N_0 - N_1$（在Ⅱ，Ⅲ，或Ⅳ）	（ⅠB），† Ⅱ，Ⅲ，Ⅳ + 咽后淋巴结（对于咽后壁肿瘤）	Ⅱ，Ⅲ，Ⅳ + 咽后淋巴结（对于咽后壁肿瘤）
$N_{2a} - N_{2b}$	ⅠB，Ⅱ，Ⅲ，Ⅳ，Ⅴ + 咽后淋巴结	Ⅱ，Ⅲ，Ⅳ + 咽后淋巴结（对于咽后壁肿瘤）
N_{2c}	根据该侧颈部N分期	根据该侧颈部N分期
N_3	Ⅰ，Ⅱ，Ⅲ，Ⅳ，Ⅴ + 咽后淋巴结 ± 临床和影像确定的邻近组织结构	Ⅱ，Ⅲ，Ⅳ + 咽后淋巴结（对于咽后壁肿瘤）

*. UICC/TNM（2009）分期；†. 任何侵及口腔的肿瘤，如后磨牙三角区，活动舌，下齿龈，扁桃体前柱口侧

耳鼻咽喉头颈外科学（原书第6版）

Cummings

表 45-6　下咽肿瘤颈部淋巴结靶区选择推荐

N 分期 *	选择的分区	
	同侧颈部	对侧颈部
N_0	Ⅱ[†]，Ⅲ，Ⅳ + 咽后淋巴结（对于咽后壁肿瘤）+ Ⅵ（累及梨状窝顶部或食管）	Ⅱ[†]，Ⅲ，Ⅳ + 咽后淋巴结（对于咽后壁肿瘤）+ Ⅵ（累及食管）
N_1，N_{2a}，N_{2b}	ⅠB，Ⅱ，Ⅲ，Ⅳ，Ⅴ + 咽后淋巴结 + Ⅵ（累及梨状窝或食管）	Ⅱ[†]，Ⅲ，Ⅳ + 咽后淋巴结（对于咽后壁肿瘤）+ Ⅵ（累及食管）
N_{2c}	根据该侧颈部 N 分期	根据该侧颈部 N 分期
N_3	Ⅰ，Ⅱ，Ⅲ，Ⅳ，Ⅴ + 咽后淋巴结 + Ⅵ（累及梨状窝或食管）± 临床和影像确定的邻近组织结构	Ⅱ[†]，Ⅲ，Ⅳ + 咽后淋巴结（对于咽后壁肿瘤）+ Ⅵ（累及食管）

*. UICC/TNM（2009）分期；†. 淋巴结阴性的患者不包括ⅡB 区

表 45-7　喉肿瘤颈部淋巴结靶区选择推荐（不包含 T_1N_0 声门型肿瘤）

N 分期 *	选择的分区	
	同侧颈部	对侧颈部
N_0–N_1（在Ⅱ，Ⅲ，或Ⅳ）	Ⅱ[†]，Ⅲ，Ⅳ + Ⅵ（跨声门或累及声门下）	Ⅱ[†]，Ⅲ，Ⅳ + Ⅵ（跨声门或累及声门下）
N_{2a}–N_{2b}	Ⅱ，Ⅲ，Ⅳ，Ⅴ + Ⅵ（跨声门或累及声门下）	Ⅱ[†]，Ⅲ，Ⅳ + Ⅵ（跨声门或累及声门下）
N_{2c}	根据该侧颈部 N 分期	根据该侧颈部 N 分期
N_3	ⅠB，Ⅱ，Ⅲ，Ⅳ，Ⅴ + Ⅵ（跨声门或累及声门下）± 临床和影像确定的邻近组织结构	Ⅱ[†]，Ⅲ，Ⅳ + Ⅵ（跨声门或累及声门下）

*. UICC/TNM（2009）分期；†. 淋巴结阴性的患者不包括ⅡB 区

的分期、原发肿瘤的治疗选择、患者的体力状态、治疗毒性、这两种治疗方式的功能结局，以及包含多个学科的头颈部肿瘤专家委员会所一致达成的体制性方针。

临床分期为 N_0 的口腔、口咽、下咽和喉鳞状细胞癌患者，适合进行选择性颈部治疗[22-24]。一般来说，口腔肿瘤需进行 Ⅰ～Ⅲ 区淋巴结治疗，口咽、下咽和喉肿瘤需要进行 Ⅱ～Ⅳ 区淋巴结治疗。Robbins[25] 建议对原发肿瘤部位为口腔、喉或下咽时，ⅡB 区淋巴结的选择性治疗是不必要的。另一方面，有两项研究认为[26, 27]，在对可移动的舌体进行治疗时，Ⅳ区淋巴结应包括在治疗范围内，因其跳跃性转移的发生率较高（10%）。然而，该发现并非一直可以观察到[28]。在咽后壁肿瘤中，咽后淋巴结需进行治疗。对于声门下型肿瘤，当肿瘤范围为声门下区、横跨声门或下

咽肿瘤侵犯食管时，Ⅵ区淋巴结应包括在治疗范围内。

如 Byers[23] 所提议，对于没有淋巴结包膜外侵犯影像学证据的 N_1 期患者的治疗，亦应有相应的指南推荐。然而，当受累淋巴结定位于不包括在治疗范围之内的分区的边缘时，最近一直将选择性治疗的范围扩大至相邻淋巴结区[29]。一般来讲，这种情况仅适用于口咽肿瘤出现 ⅠB 区边缘的 Ⅱ 区淋巴结受累或 N_1 期口腔肿瘤出现Ⅳ区淋巴结边缘的Ⅲ区淋巴结受累时。

对于多个淋巴结受累的患者（N_{2b} 期），可用资料建议治疗范围应包括 Ⅰ～Ⅴ 淋巴结区。但喉肿瘤患者的治疗应去除 Ⅰ 区，口腔肿瘤淋巴结受累限于 Ⅰ～Ⅲ 区者应去除Ⅴ区。口咽和下咽肿瘤建议进行选择性咽后淋巴结治疗。对于 N_0 期患者，当肿瘤范围为声门下区、横跨声门或下咽

肿瘤侵犯食管时，Ⅵ区淋巴结应进行治疗。近期，对于上颈部淋巴结受累的患者（如上颈部Ⅱ区），建议将治疗范围的上界提高至茎突后间隙[29]。与此相似，当下颈部淋巴结区受累时（如Ⅳ区或ⅤB区淋巴结），锁骨上窝应包括在治疗范围内[29]。

目前，对于颈部同侧单个大淋巴结患者（N_{2a}或 N_3 期）或伴有双侧或对侧淋巴结转移患者的颈部淋巴结病理性分布情况尚无可用资料。对于单个大淋巴结患者，在资料缺乏的情况下，不推荐进行选择性治疗似乎更加谨慎。同样，对 N_3 期患者，颈部淋巴结的治疗类型取决于淋巴结侵犯邻近组织的范围（如脊柱旁肌肉、腮腺、血管）。对于 N_{2c} 期患者的治疗，一个观点是对双侧淋巴结分开考虑（如双侧单个小淋巴结时进行选择性双侧治疗，单侧单个小淋巴结时进行选择性单侧治疗，对侧多个淋巴结时进行对侧更大范围治疗）。该建议的原理是，虽然双侧颈部淋巴结受累的患者整体预后较差，但区域控制仅受单侧颈部疾病范围的影响。

对侧颈部淋巴结分期为 N_0 患者的选择性治疗仍是一个空白，其更倾向于基于临床判断，而不是强有力的科学依据。一般来讲，若肿瘤位于中线位置、起源于或侵犯至有双侧淋巴引流的结构（如舌根、会厌、咽后壁）时，将从双侧颈部淋巴结治疗中获益；反之，单侧偏向性强的肿瘤，如位于舌一侧、磨牙后三角或扁桃体窝时，则无须进行对侧治疗。之前也有报道显示，口腔、咽和喉部肿瘤对侧颈部淋巴结转移的风险会随同侧颈部受累的增加而上升[30, 31]。综合考虑这些因素，对于 N_0 和 N_1 期下牙床（未接近中线）、移动舌体的一侧、上牙床、颊部、磨牙后三角、扁桃体窝（未侵及舌根、软腭或咽腭弓）及梨状窝侧壁的肿瘤，应推荐临床医生将治疗局限于一侧颈部。对于肿瘤伴有大的或多个同侧淋巴结受累（N_{2a}，N_{2b}期），单侧颈部治疗是否充分尚未可知，治疗方式取决于经治医生。在其他情况下，若推荐进行对侧颈部选择性治疗，治疗淋巴结区的选择应参考同侧淋巴结治疗规则进行。

鉴于鼻咽癌的亲淋巴结性，即使颈部淋巴结为阴性的患者，双侧颈部Ⅱ～Ⅴ区和咽后淋巴结区仍推荐进行治疗（表45-8）。对于颈部淋巴结阳性的患者，ⅠB区亦应考虑在治疗范围内。

原则上，相似的途径应该适用于定义术后受照的淋巴结分区。然而，如果术后放疗的选择标准可以达成一致（如包膜外侵犯、转移淋巴结直径＞3cm或转移淋巴结数目＞1），Ⅰ～Ⅴ区淋巴结的放疗应常规进行。当以放疗为主要初始治疗时，依据淋巴结转移位置，茎突后间隙和锁骨上窝应包括在靶区内[29]。喉部肿瘤应去除Ⅰ区。对于口腔肿瘤，若转移淋巴结仅位于Ⅰ区和（或）Ⅱ区，Ⅴ区淋巴结应排除在靶区外。咽后和Ⅵ区淋巴结的治疗应根据之前提及的规则进行。

在适当的双侧颈清扫已进行或病理学检查示一侧颈部淋巴结阴性的条件下，临床医生应对系统性双侧颈部淋巴结区进行术后放疗的必要性进行考量。在我们机构一项包括105例头颈部肿瘤患者（50%口腔肿瘤，85%病理分期为Ⅲ～Ⅳ期）的回顾性分析中，所有患者前期主要进行手术治疗，包括根据肿瘤位置进行单侧或双侧颈部淋巴结清扫，仅对病理学检查示颈部淋巴结阳性患者进行术后放疗，疾病的5年局控率达到了78%（V. Grégoire，资料未发表）。在局部区域复发的24例患者中，只有7例患者为术后原位复发，而未接受术后放疗；因此，手术区域的术后放疗是

表 45-8　鼻咽肿瘤颈部淋巴结靶区选择推荐

N 分期 *	选择的分区	
	同侧颈部[†]	对侧颈部[†]
N_0-N_2	（ⅠB)[‡]，Ⅱ，Ⅲ，Ⅳ，Ⅴ + 咽后淋巴结	（ⅠB)[‡]，Ⅱ，Ⅲ，Ⅳ，Ⅴ + 咽后淋巴结
N_3	（ⅠB)[‡]，Ⅱ，Ⅲ，Ⅳ，Ⅴ + 咽后淋巴结 ± 临床和影像确定的邻近组织结构	（ⅠB)[‡]，Ⅱ，Ⅲ，Ⅳ，Ⅴ + 咽后淋巴结

* UICC/TNM（2009）分期；[†]. 累及Ⅳ和ⅤB区时需包括锁骨上淋巴结；[‡]. 淋巴结阳性的患者可考虑包括ⅠB区

否可以防止局部复发不得而知。该研究建议，应对术后放疗模式进行适当的实验和验证。

三、颈部淋巴结勾画及放疗技术

（一）临床靶区勾画

20世纪90年代末起，许多作者对颈部淋巴结区的勾画提出了建议[32-36]。然而，在肿瘤放射治疗团体中，所谓的 Brussels 和 Rotterdam 指南表现为最常用者[32-34]。2003年，在以欧洲和北美临床合作组为主体的协会中，关于这两个指南的评述性文章开始进行撰写，以期生成一套颈部淋巴结阴性患者淋巴结区勾画的国际性指南。这些指南的一致性和颈部淋巴结清扫的过程进一步被片段研究所证实[38]。少数修正案建议将颈部淋巴结阴性和术后颈部放疗这种特殊情况纳入考虑范围之内[29, 39]。简而言之，这个后期的提议建议肌肉受侵时进行淋巴结外结构的勾画，包括Ⅱ区受累时的茎突后间隙和Ⅳ区和（或）ⅤB受累时的锁骨上窝。

在进行本书的撰写时，这些指南在进行一次更新。该更新不会在2003年和2006年所提出的基础上发生剧烈变化；但是，它会阐明Ⅵ区的勾画；重修锁骨上和下颈部（下颈Ⅳ区）淋巴结的勾画，以期与亚洲放射肿瘤学家提出的鼻咽癌的勾画一致；还包括颊面部、耳后和枕部淋巴结的勾画。

对不同的颈部淋巴结区域边界进行深层次的讨论超出本章范畴。感兴趣的读者可以参考原版刊物或浏览附有颈部淋巴结勾画规范的网站（如 http://groups.eortc.be/radio/N0HEADNECKCTV. htm.）[29, 37]。图45-7至图45-9为数幅所选的颈部淋巴结 CT 图像。

（二）放射治疗技术

随着三维适形放疗（3D-CRT）和调强放疗（IMRT）的应用，不再存在如何根据骨性结构标志设立射野范围和边界的标准方案。放射治疗技术应适当选择和适应，以便整个接受处方剂量照射的计划靶区在所采取的剂量 – 体积限值之内，并充分尊重国际辐射单位与度量委员会的

建议[40]。

处方剂量的给予依赖于多种因素，例如选择性或根治性放疗、多样化治疗、计划性颈清扫、术后放疗，若进行广泛回顾则超越本章范围。一般来说，对单纯放疗，将给出如下剂量：选择性放疗剂量为50Gy，每次2Gy，共治疗5周，根治性放疗剂量为70Gy，每次2Gy，共治疗7周。关于术后放疗，根据危险因素不同，剂量将在60～66Gy变动，每次2Gy，共治疗6～6.5周。图45-10为颈部照射的典型举例。

（三）颈部淋巴结阴性患者的控制

既往研究显示，在进行颈部淋巴结选择性治疗的临床分期为淋巴结阴性的原发头颈部鳞状细胞癌患者中，有20%或更高的隐性淋巴结转移率[41]。然而，在常规实践中，选择性颈部治疗更常被建议用于显微浸润发生率为5%～10%的患者。选择性颈清扫和选择性颈部照射在颈部淋巴结分期为 N_0 患者中的效用等同。因此，这两种治疗方式的选择多基于原发肿瘤治疗方式的选择，即不同机构策略的选择。然而，在放疗和手术之间进行选择所遵守的基本规则是在可能的情况下选择单一治疗模式，从而避免过度治疗。例如，对于 T_1 或 T_2N_0 期的声门上型喉癌，声门上喉切除术加选择性颈部淋巴结清扫或喉和颈部淋巴结以放疗为主要初治手段是等效的根治性疗法。对于该分期患者，术后放疗的需求度极低。相反，对于 T_3N_{2b} 期的声门上型喉癌，应采取以放疗为主要初治手段或同步放化疗为主的保守治疗，因为喉切除术后放疗是必须进行的，且手术治疗无优势。

表45-9显示了大型回顾性分析中咽喉部鳞状细胞癌接受传统分割放疗后颈部淋巴结复发的百分比[42-44]。这些研究中所报道的患者有一些处于20世纪50年代末期，所以这些研究应谨慎利用，因为绝对剂量计算和剂量分布上似乎具有极大的不确定性。总体来说，放疗后颈部淋巴结控制达到了92%。在挽救性手术后，最终的颈部淋巴结控制率可达94%～100%。正如所预期的一样，由于标准分割方案可获得较高的区域控制率，改变分割方式或同步放化疗并不能提高颈部淋巴结

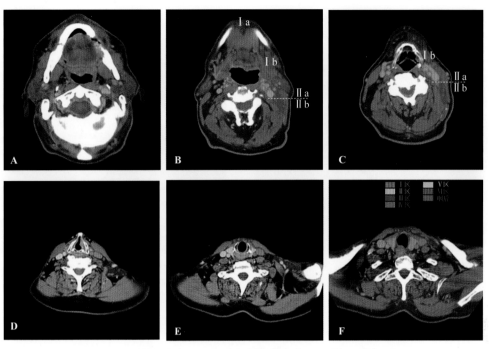

▲ 图 45-7　一例分期为 $T_1N_0M_0$ 声门型喉癌患者 CT 影像（肿瘤见图 D）

图像应用螺旋断层 CT 连续扫描（Elscint Twin, Haifa, Israel），层厚 2.7mm，2mm 区间重建，电压 0.7Hz。对比剂颈静脉注射 2L/s，共 100L。图像从 C_1 下缘开始采集（A），C_3 上缘（B），C_4 中部（C），C_6 下缘（D），C_7 下缘（E），D1 中部（F）。颈部淋巴结分区依据指南共识逐层勾画。图示每个淋巴结区均与相应的临床靶区相对应，因此无须外扩器官运动或摆位精度所需的安全边界

控制率[45, 46]。所有的这些研究均使用二维放疗技术（如一般将靶区从颅底一直扩到锁骨）。

随着三维适形放疗和调强放疗的应用，选择性颈部照射的推广带来一个重要的问题，即区域性靶区漏照的风险。Eisbruch[47] 报道了一个包含 135 例患者的 1994—2004 年间的研究，原发肿瘤为主要为口咽癌（$n=80$），对侧颈部均无淋巴结转移，所有患者原发部位接受三维适形放疗或调强放疗。对侧颈部临床靶区（CTV）一般包括Ⅱ-Ⅴ区淋巴结及咽后淋巴结。对侧颈部Ⅱ区上界定义为二腹肌后腹及颈内静脉交界处。中位受照剂量为 50.4Gy，1.8～2Gy/ 次。中位随访时间为 30 个月（6～105 个月），15 例患者出现局部复发，其中 6 例为原发肿瘤部位复发；11 例同侧复发，4例对侧复发。15 例患者中只有 1 例为咽后淋巴结复发，且处于 CTV 边缘。应用相同方式，Bussels团队[48] 对 72 例同侧颈部淋巴结分期为 N_0 的口腔和咽喉部鳞状细胞癌患者进行治疗，采用三维适形放疗技术避开腮腺，并未发现任何同侧颈部淋巴结复发。Chao 团队[49] 对 1997—2000 年 126 例

头颈部肿瘤患者的复发方式进行观察，所有患者均接受调强放疗（术后放疗 74 例，原发肿瘤放疗 52 例）。在该研究中，下颈部（甲状软骨切迹下）淋巴结区行"传统的"前后对穿野照射。中位随访时间为 26 个月，17（13%）例患者复发。其中 6 例为靶区外复发，仅有 1 例为下颈部淋巴结复发，为 N_0 期患者。Studer 团队[50] 报道了一项包含 280 例患者的研究，所有患者均接受调强放疗，其中 210 例接受放疗为主的治疗，主要为口腔和咽喉部鳞状细胞癌。其中 60 例患者淋巴结阴性。71% 患者接受顺铂同步化疗，31 例患者出现淋巴结治疗失败；然而，在治疗开始前，其中无淋巴结阳性患者。即使在淋巴结阳性患者中，少于 10% 患者颈部淋巴结失败出现在高剂量区内。

（四）$N_1 \sim N_3$ 期患者的控制

接受放疗后的颈部淋巴结控制

许多回顾性研究报道，接受放疗后，颈部淋巴结阳性患者的控制率仍较低[42, 44, 51]。在一项来自巴黎居里研究院的包含 1646 例口咽和咽喉部

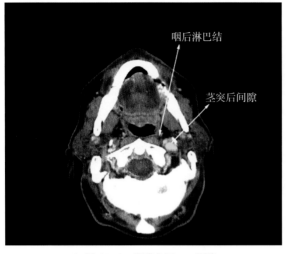

▲ 图 45-8　颅底水平 CT 影像

扫描条件同图 45-7。勾画区域与相应的临床靶区相对应，因此无须外扩器官运动或摆位精度所需的安全边界

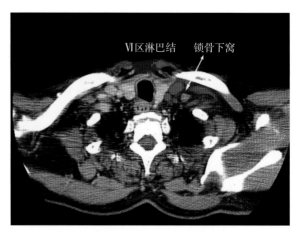

▲ 图 45-9　锁骨上区 CT 影像，胸锁关节上 18mm

扫描条件同图 45-7。勾画区域与相应的临床靶区相对应，因此无须外扩器官运动或摆位精度所需的安全边界

表 45-9　淋巴结阴性患者首程放疗后的颈部控制

研　究	原发肿瘤部位	病例数（研究期）	剂量 / 总治疗时间	颈部淋巴结控制	
				放疗后	挽救性手术后
Bernier and Bataini [42]	口咽、下咽、喉	611（1958—1974）	45～55Gy/4.5～5.5 周	93%	不详
Johansen 等 [44]	口咽、下咽、喉	1324（1963—1991）	57～72Gy/6～9 周 *	10 年：92%	10 年：94%
Alpert 等 [43]	声门上型喉部	98（1971—1998）	50Gy/5 周	96.7%	100%

*. 包括 28% 分段治疗的病例

鳞状细胞癌患者的研究中，N_0、N_1、N_2 和 N_3 期（AJCC1976 版）患者的 3 年局控率分别为 98%、90%、88% 和 81% [42]。淋巴结大小为淋巴结失败的风险的预测因素，小于 3cm、4～7cm 和大于 7cm 者复发率分别为 6%、14% 和 39% [51]。然而，在该研究中 75% 颈部淋巴结进行了同步加量放疗，总量为 70～85Gy，治疗时间 5～6 周。奥胡斯大学医院的一项研究对 1963—1991 年治疗的 458 例淋巴结阳性的咽喉部鳞状细胞癌进行了分析，N_1、N_2 和 N_3 期患者的 5 年颈部淋巴结控制率分别为 68%、68% 和 56% [44]。

颈部淋巴结阳性患者接受放射治疗的关键在于，能否通过超分割、加速分割或同步放化疗方案改善如此差的治疗结果。在比较常规分割放疗方案和改良分割放疗方案的随机对照研究中，两者效果并无明显差异（表 45-10）[52-55]。欧洲癌症治疗研究组织（EORTC）22791 研究只纳入了颈部淋巴结分期为 N_0 和 N_1 的患者，因为常规分割治疗组患者颈部淋巴结控制效果极佳，超分割方案并未体现出显著优势 [46]。在丹麦头颈部肿瘤（DAHANCA）6 和 7 研究中，淋巴结阳性患者接受超分割放疗后，局部控制率无显著提高 [53]。该研究在发展中国家环境下进行了重复［头颈部鳞状细胞癌患者每周接受 5～6 次放疗（IAEA-ACC 研究）］[54]，并得出了相似结果；即加速放疗将 5 年控制率由 63% 提高至 68%，有微小优势，但无统计学意义（$P=0.31$）。同样，尽管总生存可以获益，Toronto 研究 [55] 的加速超分割方案在颈部淋巴结控制率上仍无显著提升。但头颈部肿瘤放射治疗的 Meta 分析（MARCH）对改良分割方式在

表 45–10　不同分割方案放疗后颈部淋巴结控制情况

研　究	原发肿瘤部位	分　期	治疗方案		颈部淋巴结控制	
			对照组	试验组	对照组	试验组
Horiot[52] EORTC 22791 (n = 325)	口咽	T_2–T_3，N_0–N_1，M_0	70 Gy/35f/7 周	80.5Gy/70f/7 周	5 年 N_0: 93% 5 年 N_1: 90%	5 年 N_0: 93% 5 年 N_1: 90%
Overgaard[53] DAHANCA 6 与 7 (n = 1476)	口腔，口咽，下咽，声门上型喉部	分期 I – IV	62～68Gy/6～7 周	62～68Gy/5～6 周	N–: 68% N+: 44%	N–: 77%[*†] N+: 52%[*‡]
Overgaard[54] IAEA–ACC study (n = 908)	口腔，口咽，下咽，喉部	分期 I – IV	66～70Gy/7 周	66～70Gy/6 周	所有 N 分期 5年: 63%	所有 N 分期 5 年: 68%[§]
Cummings[55] (n = 331)	口腔，口咽，下咽	III期与IV期	55Gy/20f/4 周	58Gy/40f/4 周	所有 N 分期 5年: 71%	所有 N 分期 5 年: 68%[¶]

*. 局部控制

†. OR (95% CI)=0.65 (0.50~0.85).

‡. OR (95% CI)=0.72 (0.49~1.05).

§. P =0.31.

¶. P =0.80.

淋巴结控制方面所获得的有限的获益给予了肯定，该研究合并了14个随机对照研究，共6410例患者，与标准分割相比，仅观察到了 1.9% 的提升[56]。

鲜有随机对照研究将同步放化疗后局部和区域控制分别进行分析。在头颈部肿瘤放射治疗 Meta 分析（MACHNC）中，将更新后的 9615 例随机对照研究患者分为单纯放疗和同步放化疗两组进行分析，并未报道颈部淋巴结控制的情况[57]。与改良分割方案得出的结果相反，少数可用的资料显示，同步放化疗方案似乎可以影响颈部淋巴结控制率（表 45–11）[58, 59]。Calais 团队[58] 的研究对所有淋巴结分期的患者合并进行了分析。然而，由于 75% 患者为淋巴结阳性，12% 的获益似乎并非仅靠 N_0 分期的患者获得。Lavertu 团队[58] 包含小样本量患者的研究显示，所有颈部淋巴结阳性患者颈部控制均有提高。

最后，Bonner 及其团队的研究显示[60]，不论是常规分割还是改良分割方式，放疗同步西妥昔单抗对比单纯放疗同样提高了颈部淋巴结阳性患者的颈部控制率。但是，在颈部淋巴结阴性的患者中未见获益。然而，这些结果需谨慎利用，因为该研究未进行亚组分析。

（五）人乳头瘤病毒阳性患者的颈部淋巴结控制

在过去的十年里，许多作者均一致地报道了人乳头瘤病毒（HPV）感染在头颈部肿瘤中有较高发生率。在 2010 年，平均有 25% 头颈部肿瘤患者存在 HPV 感染（见 Dayyani 等综述[61]）。在美国，2004 年，HPV 阳性口咽鳞状细胞癌的患病率达到 44.1%，从 1980 年开始稳步增长[62]。该研究解释了口咽鳞状细胞癌发病率上升的原因。然而，同一时期其他头颈部肿瘤发生率保持稳定，甚至出现下降。回顾性研究显示，与 HPV 阴性患者相比，阳性患者接受放疗或同步放化疗的效果更好[63]。该结果在非吸烟的 HPV 阳性患者中尤为显著。有趣的是，似乎 HPV 感染的益处并不仅源于原发肿瘤部位的低复发率，而且源于颈部淋巴结的低复发率[64]。由于该后期研究报道层面为术后放疗，所以现在仍不清楚该阳性结果是来源于 HPV 感染所致癌细胞放疗敏感性增高，还是源于 HPV 阳性患者无论接受任何方式的治疗其预后

表 45-11 同步放化疗后颈部淋巴结控制情况

作者	原发肿瘤部位	分期	治疗方案		颈部淋巴结控制	
			对照组	试验组	对照组	试验组
Calais et al [58] (n=222)	口咽	Ⅲ期与Ⅳ期*	70Gy/7 周	70Gy/7 周，同步卡铂+5-FU×3 周期	所有分期：69%	所有分期：81%
Lavertu et al [59] (n=100)	口腔，喉，咽	Ⅲ期与Ⅳ期**	65～72Gy/7 周	65～72 Gy /7 周，同步顺铂+5-FU×2 周期	N1:6/10 (60%) N2-N3:13/27 (48%)	N1: 8/8 (100%) N2-N3:17/26 (65%)

*75% 的患者淋巴结阳性
**71% 的患者淋巴结阳性
5-FU. 氟尿嘧啶

均较好的原因。所有上述研究均表明，与 HPV 阴性鳞状细胞癌患者相比，在不同的治疗方式中，即便治疗强度较低，阳性患者效果也会较好。虽然研究正在进行，但治疗方案的选择不应将 HPV 感染状态考虑在内。

（六）术后放疗 / 放化疗的适应证

在 20 世纪 70 年代和 80 年代，HNSCC 术后放疗的好处逐渐显露出来，并成为术后治疗局部复发高风险患者的标准[65-68]。术后复发的预后因素也逐渐证实，包括原发肿瘤的位置、原发肿瘤手术切缘情况、神经受侵、淋巴结转移数目和包膜外受侵[69-70]。基于病理因素，M.D. Anderson 肿瘤中心建议将患者分为三个危险级别，并根据分层判断是否需要进行术后放疗（表 45-12）[71]。如果不存在危险因素，则不需要进行术后放疗。存在淋巴结包膜外侵或者两个及以上危险因素的患者被认为存在局部复发的高危风险，一项随机

表 45-12 术后患者局部复发的预后因素

中危因素	高危因素
边缘阳性或靠近边缘（5＜mm） 口腔原发肿瘤 神经受侵 累及淋巴结≥2 个 累及淋巴引流区≥2 个 受侵的淋巴结直径＞3cm 手术与放疗间隔时间＞6 周	淋巴结包膜外侵 中危因素的存在 ≥2 个

试验认为对这些患者，术后放疗剂量 63Gy/35f 比 57.6Gy/32f 获益更大。对于只存在一个危险因素的患者（不包括包膜外侵），最佳放疗剂量为 57.6Gy。后来一项研究通过相同的分层证实这些危险因素，同时认为手术与放疗开始之间间隔的时间及所有的治疗时间（从手术到放疗结束）也可以作为危险因素[72]。再之后的研究证实存在高危复发因素的患者在局部控制及生存方面均能够从后程加速治疗中（63Gy/5 周 vs. 63Gy/7 周）获益。

为了进一步提高术后放疗后患者的局部控制，20 世纪 90 年代术后同步放化疗的试验被报道[73, 74]，尽管试验结果支持同步放化疗，但是这些研究并没有真正得影响术后患者的治疗模式（图 45-10）。EORTC 研究及 RTOG 研究开展设计了相似的研究，目的在于评估存在危险因素的患者能否从术后放疗（60～66Gy）同步第 1、22 和 43 天顺铂（100mg/m²）中获益，结果两个试验只有少量差异[75, 76]。在 EORTC 研究中，同步化疗组在局部控制及总生存方面存在显著优势（表 45-13）。在 RTOG 研究中，局部控制方面获得明显优势，但是生存方面不存在显著差异。而且，这两个研究都没有发现同步治疗方案能够减少远处转移的发生率。在以上两个研究中，同步化疗可明显增加放疗的急性局部不良反应，并且只有一半的患者可以完成所有治疗。将这两个研究的相关数据合并发现，同步放化疗的明显优势得到

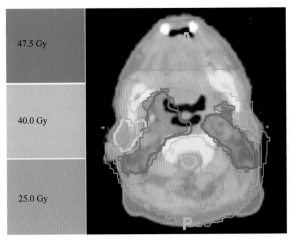

▲ 图 45-10　分期为 $T_4N_0M_0$ 下咽鳞状细胞癌患者 C_2 水平调强放疗计划剂量分布 CT 图像，该患者接受同步放化疗
双侧颈部 II ~ V 区淋巴结处方剂量为 50Gy。右梨状窝处方剂量为 70Gy。在放疗的第 1、4、7 周给予三周期顺铂（$100mg/m^2$）方案同步化疗。靶区以红色标记（粗线）。左侧和右侧腮腺分别以绿色和浅绿色标记，脊髓以蓝色标记。左侧为不同颜色所对应剂量范围。靶区和正常组织之间存在剂量陡降。双侧腮腺平均受量为 20Gy。脊髓剂量最大点未超过 25Gy

证实，但是适应证为术后切缘阳性和（或）淋巴结包膜外侵的患者（例如，术后存在高危复发风险的患者）[77]。对于其他患者，仍可采用单纯放疗作为治疗标准。一项 Meta 分析将以上两个研究及 2 个小型随机试验结合起来，结果同样证实同步放化疗在局部控制及总生存方面比单纯放疗对患者优势更大[78]。但是由于不良反应的增加，这项研究也强调了患者选择的重要性。

（七）放疗后淋巴结清扫的适应证

同步放化疗在头颈部局部晚期肿瘤方面的改善意味着，在不牺牲无病生存期及总生存期的情况下，保留器官是可行的[79, 80]。这使初诊为 N_2 及 N_3 的患者放疗或同步放化疗后是否进行淋巴结清扫成为争议。同步放化疗后，高达 30%~50% 的患者存在颈部肿块的残留。对于这些患者，无论淋巴结分期如何，都应该进行淋巴结清扫，因为再次复发术后时，获得较满意的颈部淋巴结控制的可能性较小[81]。淋巴结清扫术应该用于初诊为 N_2 或 N_3 的患者还是治疗后存在肿瘤残留的患者，目前仍存在争议[82-89]。颈部清扫可以避免随后淋巴结放疗的反应，这是影像学[90]、提高局部控制率的同步放化疗[58, 79, 93, 94]及后程加速放疗[95]进行评估后的结果。目前很多学者支持颈部不存在残留的患者可以不进行颈部清扫[96]，并且许多单位已经将颈部清扫术只用于存在颈部残留的患者中[82, 89, 98, 99]。

用影像学评估颈部淋巴结情况的进步极大促进了治疗方案的改变。来自美国佛罗里达州的

表 45-13　同步化疗及术后放疗的疗效

研 究	位 置	方 案	局部控制		总生存	
			RT	RT-CH	RT	RT-CH
Bernier et al[75]（n=334）	口腔，口咽，下咽，喉	66Gy（6.5 周）vs. 66Gy（6.5 周）+ CDDP（$100mg/m^2$）d1, 22, 43	5 年：69%	5 年：82%*	5 年：40%	5 年：53%[†]
Cooper et al[76]（n=416）	口腔，口咽，下咽，喉	60~66Gy（6~6.5 周）vs. 60~66 Gy（6~6.5 周）+ CDDP（$100 mg/m^2$）d1, 22, 43	2 年：72%	2 年：82%[‡]	2 年：56%	2 年：64%[§]

*. P=0.007 (Gray's test)

†. P=0.02 (log-rank test)

‡. P=0.01 (Gray's test)

§. P=0.19 (log-rank test)

CDDP. 顺铂；CH. 化疗；RT. 放疗

研究者认为，如果使用非常严格的标准，CT扫描的阴性预测值（NPV）为94%～97%可用来发现肿瘤残留或复发颈部转移情况[100-102]。在加拿大的一项大型研究报道，在同步放化疗后的6～8周内，初始直径缩小80%或更多时，CT扫描的NPV值为100%[103]。在之前的研究中，Igidbashian和他的同事[104]认为用CT扫描来评估N_3分期的患者是不确切的。同时，在上述提到的研究中，CT扫描的特异性非常低，只有28%左右。如此看来，MRI扫描能胜过CT扫描吗？一项Meta分析发现，CT扫描跟MRI扫描对HNSCC患者治疗前淋巴结转移情况的发现是等价的[105]。最近，有报道称弥散加权MRI比传统MRI能更好地用于肿瘤的初始局部分期，并能更好地评估放化疗后的早期疗效[106, 107]。

在这一系列的研究中，FDG-PET扫描也逐渐被应用。一项2004年的纳入41例接受放疗（或同步化疗）患者的研究显示，放疗后PET扫描阴性与颈部淋巴结清扫术后或细针穿刺活检病理学检查阴性及颈部复发的存在（对最大标准化吸收值＜3.0的患者NPV为100%）密切相关[108]。在另一项纳入24例患者并通过FDG-PET进行分期的研究中，PET的NPV仅达到73%，且所有入组患者均接受诱导化疗，之后行同步放化疗[109]。放化疗后行PET检查的时间是至关重要的，这可以用来解释上述结果的不一致性。安大略临床肿瘤研究组通过一项前瞻性临床试验显示，在放疗后的9个周通过FDG-PET-CT评估复发情况，其假阴性率很高[110]。而另一方面，在放化疗后的12～13周行PET检查，NPV达97%～100%，阳性预测值为62.5%～71%[111, 112]。来自MSKCC的研究者证实，对于放化疗后的患者，FDG-PET-CT检查对于颈部残留淋巴结≥1cm的患者，NPV达94%；而对于颈部淋巴结阴性的患者，NPV可达98%[113]。基于上述研究可以认为，存在残留淋巴结但是缺乏FDG吸收的患者不存在活的肿瘤细胞的概率极大。

总而言之，通过权衡放化疗后各种手术形态的好处，建议淋巴结清扫术仅用于行保留器官方案后对治疗不敏感的患者。如此一来，相关研究支持对于初诊为局部晚期并且临床上认为为顽固性疾病的患者，可行采用选择性淋巴结清扫术（selective neck dissection, SND），这一方法的颈部复发率小于5%[114-117]。此外，最近的研究认为，高选择性颈部淋巴结清扫术，即清扫两个或更少的淋巴结区域，可能适用于颈部残留淋巴结局限于一个淋巴区域的放化疗后的患者[118-121]。在所有涉及同步放化疗后行SND的研究中，术后常见并发症发生率小于10%，优于初诊即接受手术治疗的发生率[122-125]。

（八）颈部放疗的晚期并发症

在接下来的部分，只回顾了发生在颈部软组织的特殊并发症，主要是皮下纤维化、甲状腺功能紊乱和颈动脉狭窄。通常情况下，晚期并发症的发生取决于总剂量、分次剂量、分次之间的时间间隔、接受高剂量的正常组织体积，以及同时使用的化疗和（或）生物制剂的情况。

3级到4级颈部皮下纤维化（RTOG晚期发病范围）的可能性在标准RT后相当低。在20世纪90年代的一些临床随机研究中，皮下纤维化大约发生在3%的患者中[58, 126-128]。加速或超分割照射后，3～4级的皮下不良反应的发生率并没有增加，证明每次放疗之间可以有足够的时间[127]。另一方面，在EORTC的一项研究中，只有4h的间隔时间，在治疗后的5年有50%的纤维化[129]。同步放化疗后，随机试验报道晚期皮肤的改变的概率增加到10%[58]。

临床上下颈部接受放疗的患者无痛性甲状腺功能减退发生的概率为33%[130-133]。大部分患者甲状腺功能减退发生在治疗后的1年或两年内。女性，甲状腺或颈部手术，甲状腺的平均受量及残余甲状腺的体积都与甲状腺功能减退有关[133, 134]。因此，颈部接受放疗的患者建议每年接受甲状腺功能检查（如甲状腺激素水平）。

部分研究报道过颈部放疗出现颈动脉狭窄，但是很少有研究进一步调查其发生率、患病模式及危险因素。对于以前进行颈部放疗的患者，多普勒超声检查发现明显颈动脉狭窄占的百分比为30%～50%[135]。与一般人群相比，颈部接受放疗的患者发生卒中的相对危险度为 5.6[136]。对于随访时间超过 10 年且年龄大于 60 岁的患者，相对危险度将增加。应该增加对颈动脉狭窄的临床表现及其他危险因素（如糖尿病、高血压、高胆固醇血症、吸烟及肥胖等）的关注，从而减少这一群体的卒中及神经后遗症的发生率。

所有关于晚期并发症的数据都来自于 IMRT 技术应用前。随着现代放疗技术的应用，晚期并发症的减少是有希望的，主要通过减少高剂量正常组织的体积和计划靶区内外"不可控制的"热点[137]。

但是，IMRT 的出现导致放疗所引起的二次肿瘤发生的危险度增加，这是因为处于低剂量的正常组织的体积较标准 2D 方案大。而且，特点剂量从调制区域传递到等中心点所需要的时间比来自非调制区域相同剂量所需要的时间长。IMRT 技术导致调控单元的数量增加 2～3 倍，同时伴随着主瞄准仪外的剂量增加，从而导致放射线的泄漏及分散[138]。因此，身体所受的总剂量大幅度增加。据估计，由于接受低剂量的正常组织的体积增加，将会有额外 0.5% 的存活的患者发生二次肿瘤。对于后来出现放疗所致恶性肿瘤的存活患者中，这个数字将增加 0.25%。总的来说，据估计，由于 IMRT 技术的应用，大约有 0.75% 的存活患者可能发生二次肿瘤，这个数据比接受传统放疗技术后二次肿瘤的发生率高大约 2 倍[139]。无论 IMRT 是否会导致二次肿瘤的发生，我们必须考虑到，即使这一类患者将经受并发症及与生活方式有关的二次肿瘤的发生，但 IMRT 可以增加疾病的局部控制及生存，这可能会降低辐射所致的二次肿瘤发生的重要性。

（九）颈部复发的治疗

无论是手术、放疗或是两者结合，都存在颈部复发的可能性，并且与不良预后因素密切相关。淋巴结包膜外侵及多个淋巴区域受侵为常见预后不良因素[140]。因为累及颈动脉壁或颈内动脉、椎旁肌肉及颅神经，颈部复发通常无法手术切除。即使是挽救性手术，通常也无法进行完全切除。

很少有研究指出 HNSCC 患者有效治疗后颈部复发的问题。Godden 及其团队[140] 回顾性分析了 35 例发生颈部复发的患者；80% 的患者接受过手术，其他患者接受放疗。50% 的接受手术的患者进行术后放疗，并且其中有 18 例患者进行颈部淋巴结清扫术。25 例进行颈部淋巴结清扫术的患者发生复发，其中有 18 例患者进行了术后放疗；所有入组的 35 例患者中有 10 例（29%）无法进行手术。所有初始进行颈部淋巴结清扫的患者，9 例（50%）发生 Ⅱ 区淋巴结复发，这一部分之前已被清扫。颈部复发好像与第一次颈部淋巴结清扫后的残留情况有关。Ⅱ 区淋巴结的惊人复发率强调了对实施颈部淋巴结清扫术的术者进行培训的必要性。在这一研究中，最终得到良好颈部淋巴结控制的人数只有 5 例（14%），而且 4 年总生存率不超过 20%。

对于初治时接受放射治疗后来出现颈部淋巴结复发的患者，再次成功治疗的可能性较低。Bernier 与 Bataini 分析了 116 例包括口咽、下咽及喉部肿瘤在内的、进行单纯放疗后出现孤立颈部淋巴结的患者[42]；所有入组患者中，有 14 例患者接受了补救性颈部淋巴结清扫术，18 例患者进行二次放疗，只有一例患者成功。在 1999 年，佛罗里达大学研究了仅发生颈部复发的 51 例患者[141]，有 18 例（35%）患者进行解救治疗：4 例接受单纯化疗，1 例接受化疗及颈部清扫术，11 例接受单纯颈部清扫术，2 例接受颈部清扫术及术后放疗。所有接受解救治疗的患者，都发生局部、区域或远处转移。接受解救治疗的患者的颈部的 5 年控制率仅为 9%，与整个人群颈部控制的概率相似。对于整个群体，绝对及特定疾病的 5 年生存率都为 10%。但是，接受过解救治疗的患者两者的 3 年生存率为 44%。相比而言，余下的 33 例患者没有人活到 3 年。最近一项来自荷兰两个研究中心的研究，入组了 540 例患者，分析了对于放化疗后区域淋巴结病理阳性的患者进行解救治疗的有效性[142]。入组患者包括，存在残余病灶或治疗后 3 个月内出现淋巴结转移进行淋巴结清扫，局部疾病复发或治疗后 3 个月出现颈部淋巴结转移。68 例患者无法行手术治疗，61 例患者接受解救性颈部淋巴结清扫术，其中 45 例是局部存在肿瘤残留，16 例发生区域复发。接受解救性颈部淋巴结清扫的患者的 5 年区域控制率及总生存率为 79% 和 36%。有趣的是，发生复发的患者比存在残留的患者的效果好。存在残留的患者的 5 年区域控制率为 77%，复发的患者为 86%，但两者之间不存在统计学差异。在多因素分析中，疾病复发及切缘阴性为良好的独立预后因素。值得注意的是，16 例接受解救性颈部淋巴结清扫的患者中，只有 8 例患者的术后标本显示组织学阳性。这些结果证实，颈部淋巴结清扫术可能对存在颈部局限性复发的患者有益[143]。在 2010 年， 在 Institut Gustave Roussy 的 Head and Neck Service 报道了包含 93 例放化疗后发生复发的患者的研究。40% 的患者接受解救性手术，其 2 年的总生存率为 43.4%。单因素分析显示，分期为 IV 期，同时区域及局部复发为生存的不良预后因素。在初始分期不是 IV 期的患者中，存在孤立区域或者肿瘤复发者，其 2 年总生存率达 83%，但初始分期为 IV 期而且同时发生区域或局部复发的患者，2 年总生存为 0%。这一研究证实了解救性治疗适用于存在局限性及手术失败的患者。

极少有研究组评估过解救治疗联合其他方式的治疗，包括术前或术后低剂量放疗，是否同步放化疗，是否大体组织切除后联合术中放疗（IORT）或电子线放疗（IOERT）或高剂量近距离放疗（HDR-IORT）[144]。尽管此项研究入组病例数较少，早期结果表明相对于标准解救治疗的方式，联合治疗在局部控制率及生存方面都存在提高的可能性，而且未来相关研究已获得批准。

总而言之，大部分发生区域复发的患者不能进行解救治疗，若要行标准化解救治疗，如手术切除或外照射，颈部的局部控制率极低。单纯颈部解救治疗应只限于颈部局限性复发的患者。

四、放射治疗与恶性颅底肿瘤

颅底肿瘤的发病率极低，占所有新发肿瘤的比例小于 1%[145]。其临床症状比较少见，直至肿瘤侵犯重要器官或由上颌窦延展至鼻腔，进而导致后续出现的鼻衄与鼻腔堵塞。肿瘤位置及病理类型通常决定是否可以行放疗。颅底周围存在许多重要结构，如视交叉、颅神经、眼眶及脑干，这要求放疗在治疗肿瘤的同时能保证不良反应的最小化。在这一部分，我们将讨论放疗的应用、放疗技术的发展及其在颅底肿瘤中的应用。

对于放疗医师来说，颅底肿瘤是一项有挑战性的工作。由于肿瘤形状不规则且肿瘤位置靠近颅底，在不增加周围正常组织不良反应的情况下，肿瘤组织无法完全包括其中。因此，对于传统放疗技术，由于正常组织受量的限制，放疗剂量亦有一定的限制。为了克服传统放疗技术的局限性，许多新的放疗技术被用于治疗颅底肿瘤，包括：立体定向放射治疗、IMRT、质子放疗。立体定向放射治疗可以通过直线加速器（LINAC）、伽马刀或者射波刀（Accuray，Sunnyvale，CA）进行。无论机器为哪种，立体定向技术一般都是高剂量区集中于靶区内，靶区周围剂量梯度变化极大，因此为减轻周围正常组织的受量，要求剂量分布的精确性。然而，立体定向放射治疗有肿瘤大小及形状的要求。IMRT 是 3D-CRT 的改进，其允许靶区更大，即使肿瘤形状不规则。因此，IMRT 广泛应用于头颈部治疗，尤其是颅底肿瘤的治疗。最后，其他放疗技术，如质子放疗，目前还未广泛应用于临床中，亦在研究中。放疗技术的发展使放疗靶区更加精准，从而提高了肿瘤控制率并减轻了放疗相关的不良反应，这尤其适用于无法手术切除的肿瘤或复发肿瘤[146-148]。

五、放疗：技术发展

（一）适形调强放射治疗

适形调强放射治疗（IMRT）是 3D-CRT 技术的改进，其主要依靠放射线的调制，使肿瘤靶区所受剂量增高，同时又能降低周围正常组织的受量[149, 150]。IMRT 的潜在原则就是每个大的、宽泛的射线束被分成许多小的射线束，被称为射束。这主要是通过多叶准直器规定射线束的形状并调制每个射束的强度来实现的。存在不同强度的不同射束共同组成作用于靶区的剂量梯度。IMRT 有两种形式：正向调强与逆向调强。正向调强（FPMS）又被称为简单 IMRT 或正向 IMRT（FP-IMRT），与逆向调强放射治疗（IP-IMRT）相比，可以获得相似的剂量分布。FPMS 的不足之处在于其优化是通过放射剂量测试员或物理师通过人工迭代的方式完成。这就要十分依靠治疗计划的经验，并且很浪费时间。另一方面，通过计算机优化的 IMRT 或 IP-IMRT，主要通过有优化算法、可以进行无数次迭代的计算机软件完成剂量分配。目前市场上存在大量的计划系统（如 Pinnacle，Eclipse，Peacock，Corvus）。

IMRT 技术适用于头颈部肿瘤，尤其是颅底肿瘤，因为这一部分的肿瘤通常靠近大量重要的正常组织，如脑干、视交叉、视神经和脊髓[149, 151]。一项来自 Kam 及其同事的随机对照研究[152]分析了 IMRT 能够减少放疗的不良反应，此项试验表明，接受 IMRT 的鼻咽癌患者的口干症状比传统技术下的症状轻。其次，由于头颈部肿瘤发现时通常已为局部晚期，IMRT 通过增加原发肿瘤的受量可提高局部控制率。但是，IMRT 的不足之处在于：由于靶区与周围正常组织之间急剧下降的剂量梯度，要求靶区的勾画必须精准。计划系统无法分辨未在 CT 上勾画的部分，并且计算机算法甚至会忽略未被勾画的区域。精确的靶区勾画依赖于完整的体格检查、完整的影像学检查，如 MRI 和对于肿瘤扩散途径的详细了解。考虑到这些因素，肿瘤靶区的勾画需要一个包括放射肿瘤医师、神经系统肿瘤放疗医师组成的多学科团队，如果在手术后行放疗，还需要一位头颈部外科医师。每个肿瘤靶区的制定需要多学科团队严谨、准确地完成。

（二）直线加速器、伽马刀及射波刀的立体定向放射治疗

立体定向放射治疗是通过立体定向原则进行射线分配的技术[153]。立体定向放疗可以通过任何一种高能量的射线完成，如 γ 射线或带电粒子。这一过程要求多学科团队，其目的在于在不需要进行开颅手术的前提下，在使周围正常组织受量最小的情况下在勾画好的靶区范围内破坏肿瘤组织，或形成预想的生物学影像。"stereotaxis"一词来源于希腊文字："stereos"意思是三维，"taxis"意思是有序安排。立体定向放疗来源于对立体定向神经外科的理解和应用。立体定向放疗的主要优势在于可以使特定靶区接受高剂量的射线——在一个固定的系统中，其与目标靶区的形状符合——同时，急剧下降的剂量梯度使周围正常组织受量小。立体定向放疗的另一个优势在于治疗总时间明显缩短。常规放射治疗通常需要 30～35 个治疗量，每次放疗的剂量比较小（约2Gy）。而立体定向放疗一般需要 1～5 个治疗量，而且每次放疗剂量通常在 8～24Gy。随着放疗技术的发展，个体化治疗中应用更大的放疗剂量也更加安全。

立体定向放疗首先由 Lars Leksell 在 1951 年提出，他将立体定向设备与正向 X 线电子管耦合，并用 280kV 的 X 线治疗三叉神经痛[153, 154]。Dr. Leksell 亦应用过有高兆伏射线的直线加速器（LINAC）。在 1968 年，他在两例难治性疼痛的案例中开始采用钴元素对丘脑放疗。随后钴 -60 被用于治疗各种人类疾病，如癌痛、听神经瘤、颅咽管瘤、颅内动静脉畸形、帕金森症及库欣病。这些并联的、小的、放射敏感的钴元素集中于 γ 束上，Leksell 称之为基于伽马刀的放射治疗。与此同时，加利福尼亚大学的 Berkeley's Lawrence 实验室通过质子、氦离子及中子的带电粒子束治疗垂体瘤。在 20 世纪 70、80 年代，许多放疗中心开始应用已存在的 LINAC 来研究狭窄、并联的高剂量的质子束或 X 线。这是一种比伽马刀和重粒子更便宜的替代品。这些新技术都是基于立体框架的概念对病灶定位、治疗和治疗中患者的固定。也是在这一时间段内，匹兹堡大学的 Lunsford 第一次应用 60Go 伽马刀治疗颅脑病变。带有相应尺寸的小孔径的特殊的准直仪探头（4、8、14 和 18mm）确保 201 束 γ 射线在焦点处聚集。研究显示对于形状极不规则的肿瘤，伽马刀比基于 LINAC 的立体定向放疗适用性更高。其准确性为 1.2～1.3mm[155, 156]。随着治疗技术的提高和生活质量意识的提高，通过伽马刀进行立体定向放疗的患者数目增加，而且其能有效地控制颅底肿瘤[157]。但是，在接受立体定向放疗的患者中，可能出现最小的并发症，如包括在其中的光学结构。一般来说，当患者的光学结构的一小部分受到的单次剂量超过 8Gy 时，并发症的发生率不超过 2%[158]。

不同于应用大量不同的钴元素，射波刀附着

在一个机械臂的 LINAC 上，这样其可以在患者周围自由移动，保证射线从各个角度照射[159]。射波刀的优势在于：不需要依附于框架进行射线传递，使立体定位放疗不固定于一个位置，可以治疗颅外病变。在 1996 年由 Murphy 和 Cox 报道的第一代射波刀的准确性是通过与基于框架系统（1.6mm）的准确性进行比较[160]。随着数码影像，机器人技术及高速计算机技术的发展，射波刀可以如框架系统一样准确到 1.1mm。靶区坐标可以使用外部标记或者使用一个旧的立体定位技术：双翼远距射线照相术，一个可以协助分次治疗的无创性技术。为了改善患者的不一致性，这一设备可以进行平移、回转及纠正。射波刀依赖于治疗过程中获取的 CT 影像和 X 线投影的数字重建影像的配准。

（三）质子束

由于质子特殊的物理学性质，质子放疗比光子放疗存在更优势的剂量分布（the Bragg Peak）[161-163]。质子治疗可以对靶区的剂量分布具有一致性，而且目标深部的剂量几乎为零，靶区周围剂量极低。质子放疗的另一个优势是，整个身体所受的全部剂量大约为质子束的一半。这适用于单个野或多个野的治疗。尽管理论上质子治疗有很多优势，但是其价格昂贵——需要花费 1 亿美金并且需要巨大的空间实施[164]。质子的高额费用限制其只能在美国的 10 个中心中应用，但在美国、欧洲及亚洲许多中心都在建设及发展中。

一般来说，质子治疗最适用于儿科肿瘤，因为对其来说，总剂量是长期不良反应的一个重要决定因素。但是，在过去的几年中，许多单中心的回顾性研究表明质子治疗对颅底肿瘤也有效果。来自马萨诸塞州综合医院的研究者发现，在一项有 23 例颅底腺样囊性癌患者的研究中，5 年局部控制率为 93%，其中只有一半的患者接受手术治疗[165]。此研究中心同样发现，对于进行了颅面切除术及质子放疗的 10 位鼻腔神经胶质瘤的患者，5 年无病生存率和总生存率分别为 90% 和 85.7%[166]。其中并没有发现严重的放疗相关不良反应。但是，这些结果仍需要前瞻性研究与 IMRT 相比，进而决定患者能否从如此昂贵的治疗中获益。

六、颅底恶性肿瘤的治疗

颅底被分为三部分：前颅底、中颅底及后颅底。这一部分复杂的解剖学结构要求掌握对颅底肿瘤的各种学科知识。术后联合或不联合放疗是目前除了鼻咽癌之外其他肿瘤的最佳治疗方式。在初诊时，外科医师与病理科医师之间应该交流沟通，以确保诊断的准确性，如有需要应进行进一步的研究。外科医师与病理科医师应针对手术边缘的位置及手术标本的情况进行沟通交流。此外，应于手术边缘放置银夹，以此为放疗医师勾画靶区及剂量分布提供有用的信息。下面我们将讨论来源于前颅底及中颅底的恶性肿瘤。起源于后颅底的肿瘤通常为良性。

（一）前颅底

前颅底起自额骨，其包括额窦，止于蝶骨大翼的前方及上方。额骨的后方组成前颅底的前壁。前颅底位于眼眶的上方，包括大脑的额极。筛骨顶及蝶窦在两侧眼眶中间组成前颅底的顶部。嗅神经（第 Ⅰ 对脑神经）通过筛板的小孔进入鼻腔[167]。

前颅底的恶性肿瘤是来自鼻窦、鼻腔或鼻咽肿瘤延续的结果。仅仅局限于筛窦而不累及周围结构及鼻窦的肿瘤极少。来自筛窦的肿瘤通常会侵及对侧鼻腔、上颌窦、眼眶、蝶骨、颅前窝、额窦及鼻咽。肿瘤亦可以通过筛骨纸板进入眼眶并通过筛状板进入颅前窝。硬脑膜受侵的预后相对较差。

包括脑脊膜瘤、少年血管纤维瘤等的良性病变、骨化性肌炎及包括嗅神经母细胞瘤（ENB）和 SCC 在内的恶性肿瘤都可以起源于前颅底。在本章，我们选择性地对前颅底的肿瘤进行讨论。本章我们将讨论放疗对 ENB 及鼻窦未分化癌（SNUC）的作用。

1. 嗅神经母细胞瘤

尽管联合治疗比单一治疗效果更好（表 45-14），但是目前对 ENB 的治疗并无标准。有研究报道，术后接受辅助放疗的患者的无复发生存率为 92%，

表 45-14　嗅神经母细胞瘤的治疗结果

研　究	病例数	研究时间	随访时间（年）	总生存率（%）			无病生存率（%）		局部复发（%）
				5 年	10 年	15 年	5 年	10 年	
Eden 等 [171]	40	1959—1991	10.8	78	71	65	–		38
Dulguerov 等 [169]	26	1970—1990	7.2	74	60		–		33
Simon 等 [226]	13	1978—1998	6.3	61	24	–	56	42	31
Argiris 等 [227]	16	1981—2000	4.3	60	–		33	–	75
Chao 等 [228]	25	1976—1996	8.0	66			56		27
Foote 等 [236]	51	1951—1990	6.0	61			55		27
Eich 等 [229]	17	1981—1998	7.2	*			60		24
Ozsahin 等 [237]	77	1971—2004	6.0	64	–		57	–	30

*. 中位生存期为 7.8 年

单纯手术治疗仅为 14%，单纯放疗为 40% [168]。术后放疗可以改善生存率，约 20% [169]。许多权威的研究机构认为对于 Kadish 分期 A（肿瘤局限于鼻腔）或分期 B（肿瘤侵及鼻窦）的患者应该在手术后行辅助放疗。对于分期 C（肿瘤侵及鼻窦外组织）的患者，通常应予以化疗（如顺铂、环磷酰胺、依托泊苷、阿霉素及长春新碱）联合手术及放疗。Platek 及其同事 [170] 发现，手术联合放疗的 5 年总生存率为 73%，单纯手术为 68%，单纯放疗为 35%（P < 0.01）。他们认为手术联合放疗是最佳治疗方案。

尽管大部分学者赞成对 ENB 患者的治疗应为手术治疗联合术后辅助放疗，但是部分学者认为为了减小肿瘤大小，减少手术负荷，可以行术前 CRT [171]。Polin 及团队 [172] 研究了 34 例通过活检证实为 ENB 的患者，入组患者于手术前接受放疗，同步或不同步化疗。患者所受剂量为 50Gy，同步或不同步化疗，其中化疗药物为环磷酰胺、长春新碱中的一种，或为联合阿霉素。5 年与 10 年的总生存率分别为 81% 和 54.5%。由于入组患者中存在 23 例患者为 Kadish 分期 C，此研究结果是十分激动人心的。根据所有的结果，最近一项 Meta 分析总结发现，5 年总生存率及无病生存率分别为 45% 和 41%。Sohrabi 及同事 [173] 对两位 Kadish 分期为 C 的患者进行新辅助同步放化

疗，手术时两例患者的病理学疗效评价为完全缓解（pCR）。化疗可以作为姑息治疗的手段，其对发生颅内转移的患者也有一定的效果 [174]。此类患者的中位生存期仅为 10.5 个月 [175]。

随着放疗技术的发展，对 ENB 的治疗也经历了腔内镭元素植入、^{60}Go、正电压治疗到现在的光子和质子放疗。为了包含整个靶区，传统放疗技术通常有三个野，前野和两侧野。术后放疗剂量为 50～65Gy。由于肿瘤通常靠近许多重要的组织结构，如眼眶内结构，所以肿瘤及瘤床的剂量有一定的限制。IMRT 技术及立体定向引导的适形放疗技术的应用可能在保证周围正常组织安全的情况下增加对肿瘤靶区的受量（图 45-11）。最终会达到局部控制及生存的改善。如前文所述，质子治疗目前的研究也初步取得令人欣喜的结果。

2. 鼻腔未分化肿瘤

原发鼻腔神经内分泌肿瘤主要分为四种病理学表型：ENB、SNUC、神经内分泌癌和小细胞未分化癌 [176]。SNUC 易发生局部复发及远处转移，预后较差 [177-179]。一项国际联合研究发现，术后鼻窦未分化肿瘤的 5 年总生存率为 0% [180]。来自密歇根大学的学者亦发现，其 5 年总生存率极低，仅为 22% [181]。研究者认为由于最近的研究结果比较积极，所以上述研究结果可能与未应用化疗或者由于小细胞成分存在的原因。最近，Rischin 及其

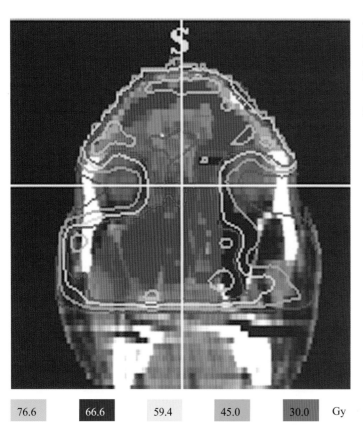

◀ 图 45-11　该患者因头部广泛的嗅神经母细胞瘤而就医。患者接受了完整的手术切除，并瘤床的术后调强放射治疗（IMRT）

红色区域是术前肿瘤总体积；洋红色区域是亚临床目标体积。请注意，IMRT 有能力在目标周围定制处方等剂量线，同时保护眼球周围的重要结构

| 76.6 | 66.6 | 59.4 | 45.0 | 30.0 | Gy |

同事[182]发现了同步放化疗对于 SNUC 的积极作用。在他们的研究中共入组 10 例患者，其中 9 例患者为 T4 分期，入组患者均接受 3 周期诱导化疗，方案为铂类联合氟尿嘧啶，后予以联合铂类的同步放化疗。中位随访时间为 43 个月（8～101 个月），最后发现其 2 年无进展生存率和总生存率分别为 43% 和 64%。同样的，Rosenthal 团队[176]研究发现鼻窦神经内分泌肿瘤的 5 年总生存率为 64.2%。尽管病例数较小，只有 18 例患者，Fouad Mourad 团队[183]研究发现相对于缓和的治疗方案，三种方式联合治疗更能改善局部控制率，减少远处转移。来自美国加州大学旧金山分校（UCSF）的学者认为相对于不完全切除的手术方式，完全切除可提高患者的 5 年局部控制率（74% vs. 24%）[184]。

（二）中颅底

中颅底的大部分由蝶骨大翼和蝶骨体、位于颞骨前部的颞骨岩部及颞骨的鳞状部分组成。其中颞叶为主要组成部分。蝶鞍位于视交叉的下面，蝶窦后壁的后面。蝶窦内包含脑垂体。蝶鞍的两边有海绵状静脉窦，其为肿瘤侵入颅底的通路。海绵状静脉窦内包含 Ⅲ、Ⅳ、V1、V2 及 Ⅵ颅神经。中颅底在颅外与颞叶、颞下部分、翼腭窝（上颌窦后壁与翼状板之间的间隙）相连。有颅神经 V3 通过的卵圆孔及有脑膜中动脉通过的棘孔位于颞下窝中。咽鼓管位于颅底蝶骨脊柱的内侧，连接颞下窝和茎突。圆孔位于翼腭窝内，三叉神经的第二分支由其通过。翼腭窝内还有翼管神经。茎突后的空间有颈动脉管的入口和颈静脉孔。包括脑膜瘤、垂体瘤、脊索瘤、颅咽管瘤在内的良性肿瘤和包括 NPC、存在副鼻窦侵犯的 SCC、腺囊癌在内的恶性肿瘤都可以起源于中颅底。我们在此将讨论脊索瘤与 NPC 的放射治疗。

1. 脊索瘤 / 软骨肉瘤

脊索瘤来源于原始脊索的残留[185]。其通常只沿中轴骨生长，36% 的患者可发生于颅底，且男性较多。平均发病年龄为 38 岁，一般发生头颈部的侵犯[186-188]。这类肿瘤生长缓慢，症状主要与肿瘤侵犯的部位有关，如肿瘤是否位于颅内，是

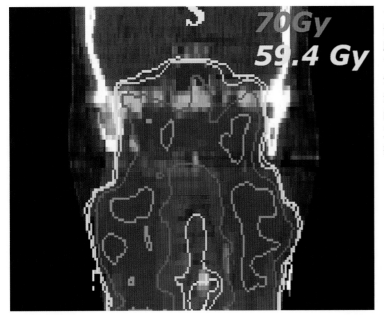

◀ 图 45-12　这是一名 T_4N_2 鼻咽癌患者，他接受了同步放化疗，放疗采取 IMRT

肿瘤总体积由红色区域表示；洋红色区域描绘了处于疾病风险中的亚临床区域。深蓝色线是 70Gy 等剂量线，浅蓝色线是 59.4Gy 等剂量线。注意等剂量线的良好一致性，这些线包含各自的目标体积，同时保护关键结构，特别是视交叉和脑干。注意腮腺在高剂量区域之外，平均剂量为 28Gy

否侵及鼻咽、上颌窦或鼻腔。主要症状有头痛、视野模糊、复视、鼻塞、耳痛及眼球突出。其在 X 线上表现为存在钙化的扩张性溶骨性改变，通常有软组织压迫。由于肿瘤复发后的解救治疗效果不佳，因此局部控制率对远期生存至关重要。单纯 2D 光子放疗在 5 年内的复发率超过 80%，且复发通常是致命的[187]。

颅底脊索瘤/软骨肉瘤的治疗较棘手且复杂，因为其需要反复的、广泛的手术切除，且术后需行大剂量的放疗。由于肿瘤位置通常靠近重要的神经及血管，传统技术上进行完全手术切除十分困难[189-191]。现代技术通过跨鼻、上颌或经鼻道的方法可以对肿瘤进行适当的切除，且并发症的发生率可以接受[192, 193]。传统的放疗技术主要由于周围器官的原因，肿瘤靶区剂量受限（40～60Gy）；如此一来，肿瘤的局部控制率较差[194, 195]。现在的 3D 放疗技术可以提高靶区剂量，且术后进行放疗，在中位剂量为 66.6Gy 的情况下，其 2 年局部控制率为 82%，5 年局部控制率为 50%[196]。但是，高剂量的适形放疗也会导致下丘脑及垂体的损伤[197]。有两个研究发现，对于颅底脊索瘤，立体定向外科治疗的 5 年局部控制率在 66%～76%[198, 199]。重粒子如碳离子和质子治疗目前也发现可喜的结果[200-202]。有研究

发现质子治疗的早期（2～3 年）局部控制率接近 87%[203, 204]。目前认为，相对于光子治疗，质子治疗可以获得更好的局部控制率，但是未来仍需要进行头对头研究比较光子治疗与质子治疗的疗效[205]。

2. 鼻咽癌

鼻咽癌主要发生于亚洲，尤其是中国的南部，其在美国的发病率不足所有肿瘤的 1%[206]。早期鼻咽癌的标准治疗方式为放疗，局部晚期鼻咽癌的标准治疗为 CRT[149]。一般来说，分期为 T_1、T_2 的患者，其局部控制率为 64%～95%；而分期为 T_3、T_4 的患者，局部控制率仅为 44%～68%。鼻咽癌的 5 年总生存率为 36%～58%。IMRT 可以在不导致失明、脑干损伤或坏死的情况下增加靶区受量，目前已成为局部晚期鼻咽癌患者的标准治疗。图 45-12 为 1 例接受 IMRT 治疗的局部晚期 NPC 患者。

最早研究 IMRT 技术治疗 NPC 的是来自 UCSF 医学中心的学者[149]。对于入组的 89 例患者，局部和区域无进展生存率分别为 95% 和 98%。其中大约 60% 的患者初诊时分期为 T_3 和 T_4，此研究结果较历史研究结果有了明显的改善。此外，口干症状较前减少。由于 IMRT 要求靶区勾画精确且 NPC 复杂的播散途径，一些研究

者担心肿瘤边缘残留组织治疗失败，尤其是在多机构环境下。RTOG02-25试验研究表明，IMRT可以用于多机构环境，且2年局部区域控制率高达90%[207]。相对于传统放疗技术，IMRT存在许多剂量学优势，并且IMRT治疗后口干症状较少[152,208,209]。表45-15列举了来自不同单一研究中心的关于IMRT的早期研究和局部无进展生存率。尽管在这些研究中，局部控制情况很好，但是远处转移高达30%。因此，对于NPC患者，IMRT和传统RT之间的总生存无明显统计学差异。

化疗在局部晚期NPC中的作用是由00-99试验确定，其将单纯放疗与同步放化疗后辅助化疗对比，发现两者在3年总生存方面存在显著差异，47% vs.78%（$P=0.005$）[210]。起初将此研究得出的积极结果归因于单纯放疗的质量或组织学的非地方性；但是，后续的许多随机研究及Meta分析都在地域性人口上进行研究，从而证实了化疗的优势[211-213]。对Ⅱ期鼻咽癌，虽然有一个以上的随机试验显示化疗在生存方面存在优势[214]，但是目前来说化疗的作用仍存在争议。辅助化疗的作用还有很大的研究空间，有一些试验研究的是同步和辅助化疗，有的研究仅着眼于同步化疗。最近一项亚洲的研究将同步放化疗与同步放化疗联合辅助化疗对比，发现两者在无治疗失败生存方面无统计学差异（86% vs. 84%，$P=0.13$）[215]。但是，由于远处转移

为NPC治疗主要的失败方式，所以此研究并不是一个失败的研究，后期应进行远期随访。

由于远处转移为NPC治疗失败的主要原因，且目前辅助化疗的作用仍存在争议，很多学者开始着眼于不用生物指标，以分析何种类型的患者能够从辅助治疗中获益。放疗后血清EB病毒DNA为复发的高危因素，此类患者可以从辅助治疗中获益[216]。目前许多研究也开始着眼于EB病毒DNA的作用。此外，EB病毒阳性的患者也可以从加量的辅助治疗中获益。RTOG6-15研究认为[217]，靶向药物（贝伐单抗）可以作为放疗同步或辅助药物。但是，未来仍需要进一步研究应用贝伐单抗或其他靶向药物或其他化疗方案才是理想的治疗方案。

3. 其他颅底肿瘤

一些研究认为放疗为颅底肿瘤的标准治疗方式，而且立体定向放疗被用于治疗各种初诊或复发的颅底恶性肿瘤[156]。其中包括腺样囊性癌、基底细胞癌、骨肉瘤和SCC。存在症状的患者治疗后症状缓解，且2年局部控制率为95%，3年局部控制率为78%。对于侵及颅底的唾液腺恶性肿瘤的复发，立体定向放疗在症状缓解及局部控制方面效果很好[218]。

同步化疗联合高剂量的加速分割放疗目前被应用于无法手术切除的颅底恶性肿瘤。2年局部

表45-15 鼻咽癌适形调强放疗

作 者	病例数	TNM分期	随访（月）	局部无进展生存（%）
Lee[149]	67	$T_1 \sim T_4$	33	97
Lee[207]	68	$T_1 \sim T_4$	31	93
Wolden[230]	74	$T_1 \sim T_4$	45	91
Kwong[231]	33	$T_1 \sim T_4$	24	100
Kam[232]	63	$T_1 \sim T_4$	29	92
Lin[233]	323	$T_1 \sim T_4$	30	95
Tham[234]	195	$T_1 \sim T_4$	37	93
Wong[235]	175	$T_1 \sim T_4$	34	94

Cummings 耳鼻咽喉头颈外科学（原书第6版）

无进展生存率为94%，无远处转移率为57%，总生存率为80%。但是，并发症的发生率为20%，且在一项研究中出现1例患者因并发症死亡[219]。随着放疗技术的发展，由于治疗带来的并发症将会减少。许多应用IMRT治疗颅底鼻窦肿瘤的研究证实这一点[220, 221]。

七、颅底放疗的并发症

对于接受放疗的颅底恶性肿瘤患者，为了获得局部控制常采用高剂量。尤其是肿瘤部位靠近光学结构、脑干、脊髓及骨性结构，这会导致一些潜在的并发症，如失明、脑损伤和放射性骨坏死。已报道过的大部分与放疗相关的并发症主要是应用传统非适形放疗技术导致的，包括放射性视网膜病变、血管性青光眼、单侧和双侧失明及放射性骨坏死。

虽然研究认为IMRT可以减少并发症，但仍需要密切关注剂量限制，最大限度地减少并发症的发生[222-224]。UCSF的研究并没有发现应用IMRT治疗会导致完全性视力丧失[225]。同样地，MSKCC亦未报道过接受IMRT治疗的颅底恶性肿瘤患者出现过视力丧失[220]。UCSF的长期研究发现，与3D-CRT和IMRT相比，传统放疗技术发生3级及以上级别并发症的概率明显增加。例如，接受IMRT治疗、3D-CRT及传统放疗的患者出现3级及以上晚期并发症的概率为分别为13%、22%和54%[221]。正如前文所述，许多研究已证实相对于传统放疗，IMRT可明显减少治疗的不良反应。

推荐阅读

Adams EJ, Nutting CM, Convery DJ, et al: Potential role of intensitymodulated radiotherapy in the treatment of tumors of the maxillary sinus. *Int J Radiat Oncol Biol Phys* 51: 579–588, 2001.

Al-Mefty O, Borba LA: Skull base chordomas: a management challenge. *J Neurosurg* 86: 182–189, 1997.

Bernier J, Cooper JS, Pajak TF, et al: Defi ning risk levels in locally advanced head–and–neck cancers: a comparative analysis of concurrent postoperative radiation plus chemotherapy trials of the EORTC (22931) and RTOG (#9501). *Head Neck* 27: 843–850, 2005.

Daly ME, Chen AM, Bucci MK, et al: Intensity-modulated radiation therapy for malignancies of the nasal cavity and paranasal sinuses. *Int J Radiat Oncol Biol Phys* 67: 151–157, 2007.

Debus J, Schulz-Ertner D, Schad L, et al: Stereotactic fractionated radiotherapy for chordomas and chondrosarcomas of the skull base. *Int J Radiat Oncol Biol Phys* 47: 591–596, 2000.

Deutsch BD, Levine PA, Stewart FM, et al: Sinonasal undifferentiated carcinoma: a ray of hope. *Otolaryngol Head Neck Surg* 108: 697–700, 1993.

Dulguerov P, Calcaterra TC: Esthesioneuroblastoma: the UCLA Experience 1970–1990. *Laryngoscope* 102: 843–849, 1992.

Eden BV, Debo RF, Larner JM, et al: Esthesioneuroblastoma: long-term outcome and patterns of failure—the University of Virginia experience. *Cancer* 73: 2556–2562, 1994.

Ganly I, Patel SG, Singh B, et al: Craniofacial resection for malignant melanoma of the skull base: report of an international collaborative study. *Arch Otolaryngol Head Neck Surg* 132: 73–78, 2006.

Grégoire V, Coche E, Cosnard G, et al: Selection and delineation of lymph node target volumes in head and neck conformal radiotherapy. Proposal for standardizing terminology and procedure based on the surgical experience. *Radiother Oncol* 56: 135–150, 2000.

Grégoire V, Eisbruch A, Hamoir M, et al: Proposal for the delineation of the nodal CTV in the node positive and the postoperative neck. *Radiother Oncol* 79: 15–20, 2006.

Grégoire V, Levendag P, Ang KK, et al: CT-based delineation of lymph node levels and related CTVs in the node-negative neck: DAHANCA, EORTC, GORTEC, NCIC, RTOG consensus guidelines. *Radiother Oncol* 69: 227–236, 2003.

Hamoir M, Ferlito A, Schmitz S, et al: The role of neck dissection in the setting of chemoradiation therapy for head and neck squamous cell carcinoma with advanced neck disease. *Oral Oncol* 48: 203–210, 2012.

Hoppe BS, Stegman LD, Zelefsky MJ, et al: Treatment of nasal cavity and paranasal sinus cancer with modern radiotherapy techniques in the postoperative setting—the MSKCC experience. *Int J Radiat Oncol Biol Phys* 67: 691–702, 2007.

Johansen LV, Grau C, Overgaard J: Nodal control and surgical salvage after primary radiotherapy in 1782 patients with laryngeal and pharyngeal carcinoma. *Acta Oncol* 43: 486–494, 2004.

Lee N, Isaacson SR, Schiff PB, et al: History perspective and basic principles of radiation physics and biology. In Germano IM, editor: *LINAC and gamma knife radiosurgery*, Park Ridge, IL, 2000, The American Association of Neurological Surgeons, pp 3–10.

Lengele B, Hamoir M, Scalliet P, et al: Anatomical bases for the radiological delineation of lymph node areas, Part I. Major collecting trunks, head and neck. *Radiother Oncol* 85: 146–155, 2007.

Levine PA, Frierson HF, Jr, Stewart FM, et al: Sinonasal undifferentiated carcinoma: a distinctive and highly aggressive neoplasm. *Laryngoscope* 97: 905–908, 1987.

Lunsford LD, Witt TC, Kondziolka D, et al: Stereotactic radiosurgery of anterior skull base tumors. *Clin Neurosurg* 42: 99–118, 1995.

Luxton G, Petrovich Z, Jozsef G, et al: Stereotactic radiosurgery: principles and comparison of treatment methods. *Neurosurgery* 32: 241–259, 1993.

Ong SC, Schöder H, Lee NY, et al: Clinical utility of 18F-FDG

PET/CT in assessing the neck after concurrent chemoradiotherapy for locoregional advanced head and neck cancer. *J Nucl Med* 49: 532–540, 2008.

Overgaard J, Hansen HS, Specht L, et al: Five compared with six fractions per week of conventional radiotherapy of squamous-cell carcinoma of head and neck: DAHANCA 6 and 7 randomised controlled trial. *Lancet* 362: 933–940, 2003.

Rischin D, Porceddu S, Peters L, et al: Promising results with chemoradiation in patients with sinonasal undifferentiated carcinoma. *Head Neck* 26: 435–441, 2004.

van der Putten L, van den Broek GB, de Bree R, et al: Effectiveness of salvage selective and modifi ed radical neck dissection for regional pathologic lymphadenopathy after chemoradiation. *Head Neck* 31: 593–603, 2009.

颈淋巴结清扫术
Neck Dissection

K. Thomas Robbins　Sandeep Samant　Ohad Ronen　著

马聚珂　译

要点

1. 颈部淋巴结清扫术是一种旨在切除涉及颈部淋巴结的转移癌的手术。

2. 最初的标准手术，即根治性颈部淋巴结清扫（radical neck dissection RND），现在很少使用。

3. 改良的 RND 目的是通过保留非淋巴结构来提高生活质量。选择性颈部淋巴结清扫术用于治疗早期淋巴结转移疾病，只切除淋巴结组，以防止转移。

4. 颈部淋巴结分为六个区，编号为 I ～ VI，另外 I、II、V 区又分为两个亚区，A 和 B。

5. 特殊的解剖、放射学和外科标志用于定义不同分区之间的边界。

6. 当转移性颈淋巴结临床表现明显时，使用术语"治疗性颈清扫"。

7. 在临床淋巴结阴性和颈部隐匿性疾病风险增加的患者中，应行选择性颈部淋巴结清扫术。

8. 无论初次治疗（如放射治疗或化学放射治疗）的临床反应如何，只要残余癌灶的风险较高，通常在 6～8 周后进行计划性颈部淋巴结清扫。

9. 当初次治疗后颈部有明显的转移性病灶时，需进行挽救性颈部淋巴结清扫术，根据颈部转移灶是原来存在的还是复发的，可将其分为早期或晚期。

10. 颈部清扫的并发症包括气肿、出血、乳糜瘘、面部或大脑水肿、失明、颈动脉破裂和神经损伤，如膈神经、迷走神经、臂丛神经、皮肤神经和面部下颌支、舌咽神经或舌下神经。

11. 放化疗后的颈部反应会对手术带来困难，手术的适应证和范围仍然存在争议。

颈部切除术和颈部淋巴结切除术是同义词，都是指从颈部的各个部位系统性地切除淋巴结及其周围的纤维脂肪组织。这种手术是用来根除颈部转移的淋巴结。在大多数患者中，这些转移起源于原发的上消化道黏膜病变，特别是口腔、咽部和喉部；面部和头皮的皮肤恶性肿瘤和原发于鼻腔、鼻窦、唾液腺及甲状腺的肿瘤，也是转移性结节的来源。

在先前未经治疗的癌症患者中，当对可触及或放射学检测到的转移性淋巴结进行颈部淋巴结切除术时，称为治疗性颈清扫。通常，即使没有临床或影像学上的病变证据，颈清扫也可能是选择性的。上消化道癌向局部淋巴结扩散的倾向是不同的，与组织学、肿瘤（T 期）分期和原发肿瘤位置等多种因素有关。例如，如果组织学显示周围神经侵犯或肿瘤微循环的侵犯，肿瘤发生在颈部转移风险更高。一般来说，T 分期越晚，淋巴结转移的可能性越高。与颊黏膜、唇、鼻腔、副鼻窦和声门喉等亚部位相比，某些亚部位（如舌、口底、梨状窝和声门上喉）的淋巴转移率更高。虽然周围淋巴管的解剖分布可以解释这种变异，但这些癌症在生物学行为上的固有差异也是可能的。

决定是否行淋巴结切除术的其他主要因素与整体治疗计划有关。例如，如果原发性肿瘤的治疗选择是放射治疗，而不是手术治疗，那么当淋巴结疾病的临床分期为 N_0 或 N_1 时，可能更倾向于照射区域淋巴结。如果为了切除原发性肿瘤，应包括颈部淋巴结切除术。治疗方式应在多学科团队中进行讨论，并考虑到所有因素，然后对患者进行建议和咨询。在许多情况下，治疗计划可能包括在放射治疗（RT）或化学放射治疗（CRT）以及放化疗后的颈部淋巴结清扫术，通常间隔 6~8 周，在这种情况下，手术被称为计划性颈部淋巴结清扫术。"挽救性颈部淋巴结清扫术"一词是为治疗复发性颈淋巴结疾病而保留的。

一、历史演变

在 20 世纪以前的出版物中，对治疗颈部淋巴结转移的适应证或技术很少关注。1880 年，Kocher[1] 提出了第一种去除淋巴结转移的概念性方法，他描述了去除位于下颌下三角区内的淋巴结，以便外科手术治疗舌癌。Kocher 后来建议通过 Y 形切口更广泛地切除淋巴结转移。大约在同一时间，Packard[2] 支持舌癌切除周围淋巴结的观点。第一个报道根治性颈部淋巴结清扫术（RND）的是波兰外科医师 Jawdynski[3]。然而，被认为发展和报道该手术效果最重要的人是 Crile[4]，他认为头颈部癌症中远处（血源性）转移不常见，更常见于通过淋巴管转移。这两位外科医生对包括所有颈部淋巴结组（从下颌骨以上到锁骨以下）的切除术的描述，成为我们今天 RND 的基础。与随后进行的 RND 修改相关的是，Crile 建议对触诊未发现转移淋巴结的患者保留颈内静脉（IJV）和胸锁乳突肌（SCM）。并且，他的技术是只切除已知转移区域淋巴结。此外，在伴随的更激进的整块切除术中，脊髓副神经被保留了下来。

这种基于 Crile 报道的根治性颈部淋巴结切除术的原理在 20 世纪上半叶仍广受头颈外科医师的欢迎；部分原因在于 Blair、Brown[5] 和 Martin[6]

的工作，他们强烈支持以类似于乳腺癌手术的方式进行的根治性整块切除术。Martin 特别明确地坚持副神经、颈内静脉和胸锁乳突肌应作为所有颈部淋巴结切除术的一部分切除。要知道，在这段时间里，放疗还没有发展成为一种有效的辅助疗法，而根治性手术是治愈的唯一希望。

与 RND 手术相关的是与肩功能障碍相关的严重术后并发症；手术也有局限性[7]。在 20 世纪 50 年代，Ward 和 Robben[8] 报道说，在某些情况下，颈部淋巴结清扫通过保留副神经的方式，可预防患者术后肩部下垂。随后，Saunders 和他的同事[9] 比较了 RND 患者和保留脊髓副神经的预清扫对患者肩关节功能的影响；研究表明，超过 80% 的保留神经或神经移植患者的肩关节症状仅为轻度或中度。20 世纪 60 年代，阿根廷的 Suarez[10] 进一步推广了颈部保护性手术的概念，Bocca 和 Pignataro[11] 也推广了这一概念，他们单独报道了一种在保留副神经、颈内静脉和胸锁乳突肌的同时切除所有淋巴结的手术。他们强调，围绕颈部淋巴结内容物可以在不牺牲非淋巴结构的情况下被移除。从而为保存淋巴结组的改良性颈部清扫奠定了基础[12-15]。这些论述为另一种改良类型的颈部清扫术铺平了道路，即选择性保留一个或多个淋巴结组的方法。M.D.Anderson 癌症中心称这一手术为"改良颈部淋巴结清扫术"[19, 20]。改良颈部淋巴结清扫术的两种变化也被称为上颈部和前颈部淋巴结清扫术[16]。然而，随后美国耳鼻喉科学会提出选择性颈部淋巴结清扫术（SND）的概念，该概念提出了保留一组或多组颈部淋巴结[17, 21]。切除的淋巴结组是基于转移的特点，相对于癌症的原发部位，这是可以预测的。

二、颈淋巴结组

通过对一系列进行颈部解剖的患者的回顾性分析，记录了恶性肿瘤从头部和颈部的不同原发部位向颈部淋巴结转移的特点[12, 16, 22]。有受累风险的淋巴结群分布在整个颈部，并从下颌骨和颅底延伸至颈部淋巴结。下至锁骨下方，从颈部三角横向至中线脏器和颈部对侧。目前建议根据纪念 Sloan-Kettering 最初描述的对颈部淋巴结组进行分类（图 46-1）[18]。

Ⅰ区内有两个重要的淋巴结组：颏下组和下颌下组。颏下淋巴结是指位于颏下三角（二腹肌前腹和舌骨）边界内。"下颌下淋巴结"一词指位于下颌下三角（二腹肌的前后腹部及下颌骨体）边界内的淋巴结。因为这些淋巴结群中的许多淋巴结位于离颌下腺很近的地方，但不在颌下腺内[23]，所以颌下腺通常被切除以确保在这个三角形内的所有淋巴结都被彻底切除。因此，Ⅰ区淋巴结的边界包括下颌体、对侧二腹肌前腹、同侧二腹肌后腹和茎突舌骨肌。应注意的是，面部周围淋巴结，包括颊肌淋巴结，位于下颌体上方三角形的外侧。当涉及的主要部位是唇、颊黏膜、前鼻腔或脸颊软组织时，这些淋巴结可能含有转移性癌细胞，因此，对这些部位的原发性病变行颈部淋巴结清扫时应包括面部周围淋巴结。

Ⅱ区是颈上淋巴结的区域。它们位于颈内静脉的上 1/3 周围，邻近副神经，从颈动脉分叉（手术标志）或舌骨（临床标志）的水平向上延伸至颅底上方。外侧边界是胸锁乳突肌后缘，内侧边

界是茎突舌骨肌。最近，美国头颈协会（AHNS）颈部解剖委员会建议，在制订放射野时可将与颌下腺后缘垂直的平面作为Ⅱ区的边界。

Ⅲ区为颈中淋巴结组。位于颈内静脉的中间 1/3 处，从颈动脉分叉处向下（手术标志）或舌骨体下侧面的水平（临床和放射标志）延伸至肩胛舌骨肌与颈内静脉（手术标志）或环状软骨弓下缘的交界处。外侧边界是胸锁乳突肌的后缘界，内侧边界是胸骨甲状肌的外侧缘。最近，AHNS 委员会建议颈总动脉的外侧边界可以作为放疗边界的标志。

Ⅳ区包括颈静脉下淋巴结组。这些淋巴结围绕着颈内静脉的下 1/3，从上到下依次从肩胛舌骨肌（手术标志）或环状软骨弓（临床标志）延伸至锁骨。外侧边界是胸锁乳突肌的后缘，内侧或前边界是胸骨甲状肌的外侧缘。与Ⅱ区一样，颈总动脉的外侧边界可作为放疗的内侧边界。

Ⅴ区包括颈后三角内的所有淋巴结，统称颈后三角组。其外侧界为斜方肌的前缘、内侧界为胸锁乳突肌的后缘和下边界的锁骨上缘。与环状软骨下缘相对应的水平面将Ⅴ区分为两个亚区：ⅤA和ⅤB。第五区淋巴结包括三个主要的淋巴路径：①位于副神经沿线的淋巴结，它穿过后三角（亚区ⅤA）；②位于颈横动脉周围的淋巴结，它沿着三角（亚区ⅤB）的下 1/3 走行；③锁骨上淋巴结也位于锁骨的上方，包括一个重要的特殊淋巴结：前哨淋巴结或 Virchow 淋巴结。

Ⅵ区包括颈部气管前的淋巴结[18, 21]。这一组包括围绕颈部中线器官结构周围的淋巴结，从舌骨的上方延伸到胸骨上切迹。两侧颈动脉鞘的内侧边界形成外侧边界。位于这个区间内的是甲状腺周围淋巴结、气管旁淋巴结和气管前淋巴结。这些淋巴结及其连接的淋巴管代表了原发部位的淋巴结转移途径，这些原发性癌可来自甲状腺、梨状窝以及声门下喉、颈段食管和颈段气管。除沿甲状腺上动脉周围的淋巴结外，Ⅵ区淋巴结上方通常不包含任何淋巴结群。应该注意的是，Ⅰa区和Ⅵ区是中线区域淋巴结，其不分左右两侧面Ⅱ~Ⅳ区，应该表示为左侧和右侧。然而，Ⅵ区淋巴结清扫包括气管和甲状腺两侧淋巴结切除。

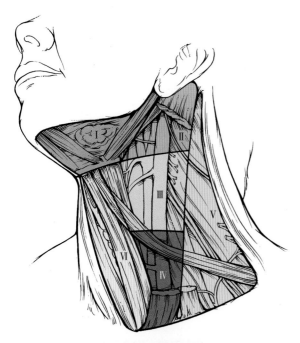

▲ 图 46-1 用六个平面来描述颈部淋巴结的位置

Ⅰ区为颏下和下颌下腺组；Ⅱ区为颈内静脉上组；Ⅲ区为颈内静脉组；Ⅳ区为颈内静脉下组；Ⅴ区为颈后三角组；Ⅵ区为颈前淋巴结组（由 Douglas Denys，MD. 提供）

上纵隔淋巴结有时被称为Ⅶ区淋巴结，其上缘为胸骨柄上缘，下缘为主动脉弓上缘，外侧为左侧颈总动脉和右侧无名动脉。

三、按亚区划分颈部区域

AHNS委员会在2001年的报告中建议，根据生物学意义（与淋巴结所处的区域无关），使用亚区来定义Ⅰ、Ⅱ和Ⅴ区内的选定淋巴结群。图46-2中的这些亚区是指ⅠA区，即颏下淋巴结；ⅠB是指下颌下淋巴结；ⅡA和ⅡB，它们共同构成颈静脉淋巴结上群；ⅤA，副神经周围淋巴结群；ⅤB，颈横和锁骨上淋巴结群。表46-1定义了每个亚区的边界。

与口腔和喉部肿瘤相比，口咽部肿瘤发生ⅡB区淋巴结转移的风险更大[24-31]。因此，在ⅡA亚区没有临床阳性淋巴结转移的情况下，可能没有必要行口腔及喉肿瘤的ⅡB区淋巴结清扫。ⅡB区淋巴结清扫有损伤副神经的风险。术中若不注意保护，副神经将受到损伤，这也是为什么在SND后观察到的大量患者的斜方肌功能障碍。除

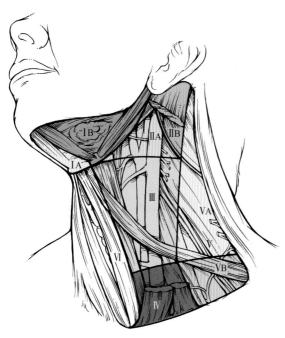

▲ 图46-2　用六个亚区描述颈部Ⅰ、Ⅱ和Ⅴ区内淋巴结的位置

ⅠA区，颏下组；ⅠB区，下颌下组；ⅡA区，颈动脉鞘上区；ⅡB区，副神经周围淋巴结上群；ⅤA区，副神经周围淋巴结下群；ⅤB区，锁骨上及颈横内侧淋巴结群（由Douglas Denys，MD. 提供）

非原发灶位于口腔底部、口唇或中脸部，或者淋巴结侵犯明显，ⅠA亚区是一个无须切除淋巴结的区域。

Ⅴ区是第三个被细分为ⅤA和ⅤB级的区域。ⅤA区主要包含副神经淋巴结，而ⅤB区包含颈横动脉淋巴结和锁骨上淋巴结，当上消化道恶性肿瘤发生ⅤB区淋巴结转移时，其预后较差。

颈部水平边界与放射学标记物的相关性

为了让放射科医生根据颈部分区对阳性淋巴结疾病进行分区，有必要使用影像检查可见的标志物，这些标志物与临床和外科学标志相对应（表46-2）[32, 33]。此类放射学标志物，Ⅰ区包括舌骨水平以上的所有淋巴结。位于下颌舌骨肌下方，通过颌下腺后缘在每个纵轴上绘制的横向边界线之前。ⅠA区是指位于二腹肌前腹内侧缘、舌骨下缘水平之上和下颌舌骨肌之下的那些淋巴结；这些淋巴结以前被归类为亚中心淋巴结。ⅠB区代表位于下颌舌骨肌下方、舌骨下缘水平上方、同侧二腹肌前腹部外侧、后腹之前，以及在与颈部两侧颌下腺后表面相切的轴向图像上的横线的前面；这些也被称为下颌下淋巴结。Ⅱ区从颅底颈静脉孔下部延伸至舌骨体下缘。Ⅱ区淋巴结位于通过胸锁乳突肌后缘在每个轴向图像上横线之前，它们位于通过颌下腺后缘绘制的横线之后。然而，任何位于颈内动脉内侧的淋巴结都是咽后淋巴结，而不是Ⅱ区淋巴结。

Ⅲ区淋巴结位于舌骨下缘和环状软骨下缘之间颈总动脉或颈内动脉内侧边缘的外侧。这些淋巴结位于胸锁乳突肌后缘在每个轴向图像横线之前。在颈部两侧，这些动脉的内侧边缘将外侧的Ⅲ区与内侧的Ⅵ区分开。从手术的角度来看，重要的是要注意肩胛舌骨肌和颈内静脉之间的解剖学关系，因为淋巴结通常位于这一区域。这些淋巴结应包括在Ⅲ区，尽管淋巴结通常位于肩胛舌骨肌之下，实际上可以归类为Ⅳ区上部。

四、颈部淋巴结清扫分类

AHNS推荐的颈部解剖分类基于以下基本原理：①根治性颈清扫是颈部淋巴结切除术的基本

表 46-1　六个颈平面和六个亚区内的淋巴结组

分　组	描　述
颌下区（ⅠA）	位于二腹肌前腹和舌骨三角形边界内的淋巴结；这些淋巴结最有可能因口腔底部、口腔舌前、下颌前牙槽嵴和下唇的癌症而转移（图 46-2）
下颌下区（ⅠB）	二腹肌前腹、茎突肌和下颌骨体边界内的淋巴结，包括下颌下腺前后淋巴结。当这个三角形内的淋巴结被切除时，颌下腺就包含在标本中。这些淋巴结最容易发生口腔癌、前鼻腔癌和颌下腺癌的转移（图 46-3）
颈内静脉上区（ⅡA和ⅡB）	淋巴结位于颈内静脉上 1/3 和邻近的副神经周围，从颅底以下延伸到舌骨上缘以下前（中）边界是茎突肌（放射学相关是由下颌下腺后表面定义的垂直面）；后（侧）边界是胸锁乳突肌的后边界。ⅡA 亚区结节位于副神经所界定的垂直平面的前方（内侧）ⅡB 亚区淋巴结位于副神经所界定的垂直平面的后部（外侧）。颈内静脉上区最容易发生口腔、鼻腔、鼻咽、口咽、下咽、喉部和腮腺癌转移（图 46-3）
颈内静脉中区（Ⅲ）	淋巴结位于颈内静脉的中 1/3 左右，从舌骨的下缘向环状软骨的下缘延伸胸锁乳突肌的前（内侧）边界是胸锁乳突肌的外侧边界，后（外侧）边界是胸锁乳突肌的后边界。这些淋巴结最容易发生口腔、鼻咽、口咽、下咽和喉癌的转移（图 46-3）
颈内静脉下区（Ⅳ）	淋巴结位于颈内静脉的下 1/3 处，从上方环状软骨的下缘延伸到下方锁骨胸锁乳突肌的前（内侧）边界是胸锁乳突肌的外侧边界，后（外侧）边界是胸锁乳突肌的后边界。这些淋巴结最容易发生下咽、甲状腺、颈段食管和喉癌的转移（图 46-3）
后三角（ⅤA和ⅤB）	该组主要由位于副神经下半部和颈横动脉的淋巴结组成。锁骨上淋巴结也包括在后三角群，上边界是胸锁乳突肌和斜方肌会聚形成的顶点；下边界是锁骨，前（中）边界是胸锁乳突肌的后边界，后（侧）边界是斜方肌的前边界通过标记前环状弓下缘的水平面将ⅤA 亚区与ⅤB 亚区分开，ⅤA 亚区包括副神经区，而ⅤB 亚区包括沿颈横动脉和锁骨（Virchow 淋巴结位于Ⅳ区）。后三角淋巴结最容易发生鼻咽部、口咽部、头皮和颈后部皮肤结构的肿瘤转移（图 46-3）
颈前（Ⅵ）	包括气管前和气管旁淋巴结、乳突前淋巴结和甲状腺周围淋巴结，上边界为舌骨，下边界为胸骨上切迹，外侧边界为颈总动脉。甲状腺癌、声门及声门下喉癌、梨状窝癌和颈段食管癌转移的风险最大（图 46-2）
上纵隔 [Ⅶ（可选）]	这些淋巴结代表气管旁淋巴结链的延伸，向下延伸至胸骨上切口下方，沿颈气管的两侧延伸至无名动脉的水平

手术方式，所有其他手术方式代表对该术的一个或多个修改；②当根治性颈清扫的改良涉及保留一个或多个非淋巴结结构时，该手术称为改良根治性颈部淋巴结清扫术；③当改良涉及保留一个或多个在根治性颈清扫中常规切除的淋巴结组时，该手术称为选择性颈部淋巴结清扫术；④当改良涉及移除额外的淋巴结组或非淋巴结结构时，称为扩大根治性颈清扫术。该分类已由 AHNS 分类更新，并在表 46-3 中概述 [34, 35]。该版本包括对原始分类的修改，以保持现代理念，并遵循当前淋巴结转移的理念。在 2010 年通过国际会议编委会的共同努力，对颈清扫进一步改进，以便于使用，从而使其更容易融入世界各地的日常实践 [36]。这是基于日本颈部解剖研究小组的提议国际小组提议的主要变化包括使用符号 ND 代表术语颈部淋巴结清扫 [37,38]。包括一个前缀来表示颈部的侧面，在这个侧面上使用 L 表示左侧，R 表示右侧。如果是双边的，必须独立分类。描述的第二部分应该是颈部区域和（或）亚区被切除的，每个亚区由罗马数字Ⅰ到Ⅶ按顺序指定。描述的第三个组成部分是非淋巴结构被切除，并且每一个都是通过使用特定的首字母缩写来确定胸锁乳突肌（SCM）、颈内静脉（IJV）、舌下神经（CN Ⅻ）、脊柱副神经（CN Ⅺ）、脊柱副神经（SAN）、颈外动脉（ECA）、颈内动脉。动脉（ICA）、颈总动脉（CCA）、面神经（CN-Ⅶ）、迷走神经（CN-X）、交感神经链（SN）、膈神经（PN）、皮肤（SKN）、腮腺（PG）、颌下

表 46-2　基于影像学的淋巴结定位分类

边　界		临　床	放射学	外科的
I				
IA 颏下	上极	下颌骨联合	颏舌骨肌，下颌骨下缘前面	下颌骨联合
	下极	舌骨体	舌骨体	舌骨体
	外侧（后部）	不适用	同侧二腹肌前腹	同侧二腹肌前腹
	内侧	不适用	对侧二腹肌前腹	对侧二腹肌前腹
IB 下颌下	上极	下颌骨体	下颌舌骨肌	下颌骨体
	下极	舌骨平面	舌骨下缘	舌骨二腹肌肌腱附着处
	外侧（后部）	二腹肌前缘	下颌下腺后缘	下颌下腺后缘
	内侧	不适用	二腹肌前腹	二腹肌前腹
II（上颈内静脉）				
IIA	上极	乳突	颅底，C_1 侧突尾缘	颅底
	下极	舌骨下缘界定的水平面	舌骨下缘界定的水平面	颈动脉分叉
	外侧（后部）	不适用	颈内静脉后缘	脊髓副（XI）神经界定的垂直面
	内侧	脊柱前缘	下颌下腺后缘	下颌下腺后缘
IIB（颈静脉孔下）	上极	乳突	颅底，C_1 侧突尾缘	颅底
	下极	舌骨下缘界定的水平面	舌骨下缘界定的水平面	颈动脉分叉
	外侧（后部）	胸锁乳突肌	胸锁乳突肌	胸锁乳突肌
	内侧	不适用	颈内动脉内侧缘，肩胛提肌	脊髓副神经定义的垂直面（颅神经 XI）
III（颈中段）	上极	舌骨下缘界定的水平面	舌骨下缘界定的水平面	颈动脉分叉
	下极	环状软骨下缘界定的水平面	环状软骨下缘界定的水平面	肩胛舌骨肌
	外侧（后部）	胸锁乳突肌	胸锁乳突肌	颈丛感觉支
	内侧	胸骨舌骨肌外侧	颈总动脉内侧	胸骨舌骨肌
IV	上极	环状软骨下缘界定的水平面	环状软骨下缘界定的水平面	肩胛舌骨肌
	下极	锁骨	胸锁关节	锁骨
	外侧（后部）	胸锁乳突肌	胸锁乳突肌	颈丛感觉支
	内侧	胸骨舌骨肌外后侧	颈总动脉内侧，椎旁（斜角）肌	胸骨舌骨肌
V（后三角）				
VA	上极	SCM 与斜方肌融合的顶点	SCM 与斜方肌融合的顶点	SCM 与斜方肌融合的顶点
	下极	环状软骨下缘界定的水平面	环状软骨下缘界定的水平面	环状软骨下缘界定的水平面
	外侧（后部）	斜方肌前缘	斜方肌前缘	斜方肌前缘
	内侧	胸锁乳突肌	胸锁乳突肌	颈丛感觉支

边界		临床	放射学	外科的
V B	上极	环状软骨下缘界定的水平面	环状软骨下缘界定的水平面	环状软骨下缘界定的水平面
	下极	锁骨	锁骨	锁骨
	外侧（后部）	斜方肌前缘	斜方肌前缘	斜方肌前缘
	内侧	胸锁乳突肌	胸锁乳突肌	颈丛感觉支
VI（前或中央）	上极	舌骨	舌骨	舌骨
	下极	胸骨柄上缘	胸骨柄上缘	胸骨柄上缘
	外侧（后部）	颈总动脉	颈总动脉内侧	颈总动脉
	内侧	颈总动脉	颈总动脉内侧	颈总动脉
可选：VII（上纵隔）	上极	胸骨柄上缘	胸骨柄上缘	胸骨柄上缘
	下极	不适用	无名动脉	无名动脉
	外侧（后部）	不适用	无名动脉和左颈总动脉	无名动脉和左颈总动脉
	内侧	不适用	无名动脉和左颈总动脉	无名动脉和左颈总动脉

表 46-3　美国头颈学会颈部解剖分类

术语	定义
激进的	I～V区淋巴结、胸锁乳突肌、副神经、颈内静脉切除术
被改进的	切除I～V区淋巴结，如 RND，但至少保留一个非淋巴结构（胸锁乳突肌、脊髓副神经、颈内静脉）
选择性的	与 RND 相关的一个或多个淋巴结水平的保留
扩展的	移除与 RND（肌肉、血管、神经）相关的额外淋巴结水平或组或非淋巴结结构；其他淋巴结组包括上纵隔、咽旁、咽后、腮腺周围、耳后、枕下或颊癌；其他非淋巴结结构包括颈外动脉或舌下神经或迷走神经

RND. 根治性颈淋巴结清扫

腺（SG）和颈深部肌肉（DCM）[36]。尽管这一最新分类的优点是能够更精确地表示任颈部淋巴结清扫术，它是否会得到广泛采用，并成为首选的方法仍有待观察。使用它的一个缺点是在描述各种亚区时很烦琐。表 46-4 概述了两种命名系统的比较。

计划性颈清扫通常在 RT 或 CRT 完成 6～8 周后进行，此时颈部残留病灶的概率很高。一些中心使用 ^{18}F 脱氧葡萄糖正电子发射断层扫描（PET）进一步决定是否进行颈清扫术。由于在 RT 或 CRT 完成后的 3 个月内，PET 扫描的可靠性存在疑问，因此基于 PET 扫描而确定是否行计划性淋巴结清扫必需等到 3 个月以后。与计划性颈清扫不同，当颈部转移性病灶在放疗后发生时，要进行颈部淋巴结清扫。当对化疗和（或）放疗后的淋巴结转移持续存在进行挽救性手术时，可归类为早期手术；或对复发性疾病进行挽救时，挽救性颈部淋巴结清扫可进一步归类为晚期手术。

1. 根治性颈清扫术

（1）定义：该手术包括切除所有同侧颈部淋巴结，这些淋巴结从下颌骨体上缘延伸至锁骨的下缘，从二腹肌的前腹部和带状肌的外侧边缘向后

表 46-4 命名系统

建议的颈部解剖分类[36]	AAO-HNS 修订分类（2008）
I～V, SCM, IJV, CN XI	根治性颈清扫术
I～V, SCM, IJV, CN XI, and CN XII	舌下神经切除扩大根治性颈清扫术
I～V, SCM, IJV	保留副神经的改良根治性颈清扫术
II～IV	选择性颈淋巴结清扫术（II～IV）
II～IV, VI	选择性颈淋巴结清扫术（II～IV, V）
II～IV, SCM	不适用
I～III	选择性颈淋巴结清扫术（I～III）

CN. 脑神经；IJV. 颈内静脉；SCM. 胸锁乳突肌

到斜方肌的前缘[34]。包括从 I～V 区所有淋巴结组，同时还包括副神经，颈内静脉和胸锁乳突肌（图 46-3）。不包括耳后和枕下淋巴结、周边淋巴结（位于腮腺尾部的少数淋巴结除外）、面颊部淋巴结、咽后淋巴结和气管旁淋巴结的切除。

(2) 适应证。根治性颈清扫适用于广泛淋巴结转移的患者，转移范围包括淋巴结包膜外侵或侵及副神经和颈内静脉。

2. 技术

(1) 定位。患者仰卧在手术台上，将垫肩放在肩部下方，以最佳方式伸展颈部。皮肤经过消毒和铺巾，使颈部两侧完全暴露，周围标志物清晰可见（例如下面部，包括下颌骨、乳突和耳垂）及锁骨和胸骨上切迹下部。这样，切口可以精确地绘制出来，并且在整个手术过程中，可以保持整体定位。

(2) 切口设计。切口设计是为了确保所有淋巴结的最佳解剖（I～V 区），并尽可能保持血液供应。提起的颈部皮瓣应该是宽基的，无论是上切缘或下切缘，特别是覆盖颈动脉鞘的区域最好避免任何锐形切口。最符合这些标准的切口是曲棍球棒和回旋镖形状；McFee 切口；在接受双侧颈部切开的患者中，是双侧曲棍球棒切口的围裙切口（图 46-4）。其他切口使用覆盖颈动脉鞘的类似 T 形切口，尽管 Schobinger 切口的改良包括将 T 形切口置于更侧面。虽然回旋镖切口在美学上可能不那么令人满意，但它是涉及口腔和口咽肿瘤时一个很好的选择，其中原发部位的暴露涉及通过嘴唇延长切口的下颌骨切开方法。如果进行了颈部活检，如在颈清扫前进行前哨淋巴结取样，则应努力将活检切口用于后续颈部淋巴结清扫的切口（如果随后需要），皮瓣掀开，切开皮肤和颈阔肌，尽管颈阔肌在切口的中线和最外侧部分有缺如。

(3) 掀起皮瓣。紧贴颈阔肌深面掀开皮瓣，颈

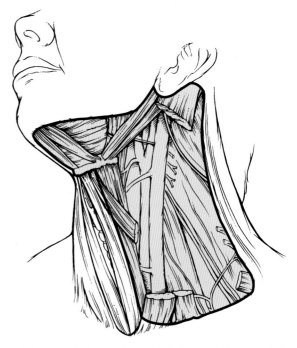

▲ 图 46-3 根治性颈淋巴结清扫术；颈淋巴结清扫术的界限用粗线表示
由 Douglas Denys，M.D. 提供

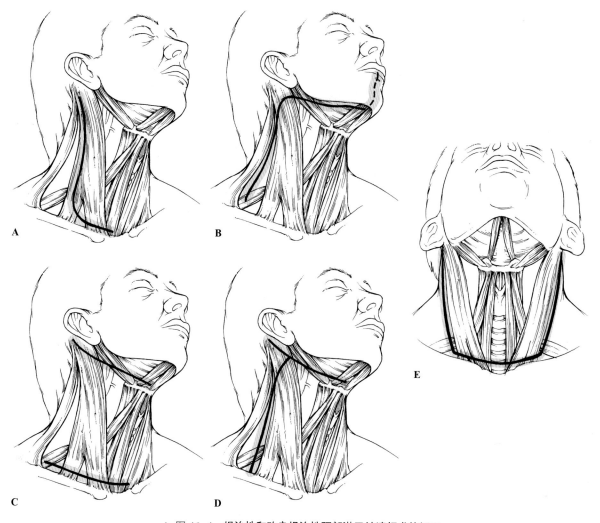

▲ 图 46-4　根治性和改良根治性颈部淋巴结清扫术的切口
A. 曲棍球棒型；B. 飞镖型；C.McFee 型；D. 改良 Schobinger 型；E. 围裙或双侧曲棍球棒型

外静脉和耳大神经不包括在皮瓣中（图 46-5A）。虽然这些结构最终将在根治性颈清扫中牺牲。当病理证实肿瘤侵及颈阔肌时，无论是否有皮肤受累，也应切除相应区域皮肤，可能需要皮瓣修补。面神经下颌缘支的解剖是在皮瓣完全掀开后进行的，从上到下暴露颈部的所有淋巴结水平。建议在皮瓣掀开后，将面前静脉与下颌下筋膜结扎并向上牵拉，以保护该神经；这样也可以正确评估下颌三角区的血管周围淋巴结。因此，最好在颌下腺下缘切开颌下腺筋膜，沿着二腹肌的前后腹向前和向后延伸切口，并小心地将该筋膜从颌下腺上掀起，直到下颌骨下缘的水平；通常情况下，面神经的下颌支可在分离结缔组织时看到（图 46-5B）。

（4）颈后三角。随后的颈清扫顺序是个人习惯的问题，尽管存在一些从下向上而不是从上向下颈清扫的肿瘤学原理。因此，下一步是将斜方肌的前缘从其上侧面（紧邻 SCM 的后边界）显露到其下侧面（靠近锁骨）（图 46-5C）。然后沿着其前缘切开纤维脂肪组织，从上到下，显露颈后三角肌层。这样做时，副神经在进入颈后三角下部斜方肌处被切断。完成这一步骤后，通过在锁骨上缘正上方切开纤维脂肪组织，显露颈后三角的底部；这需要通过肩胛舌骨肌下腹和臂丛上的纤维脂肪组织入路。在这个区域，颈横动脉覆盖在前斜角肌上；除非这个区域涉及严重病变，否则应该保留这个动脉。该区域由头夹肌、肩胛提肌和斜角肌形成。在手术中，保持椎前筋膜的表

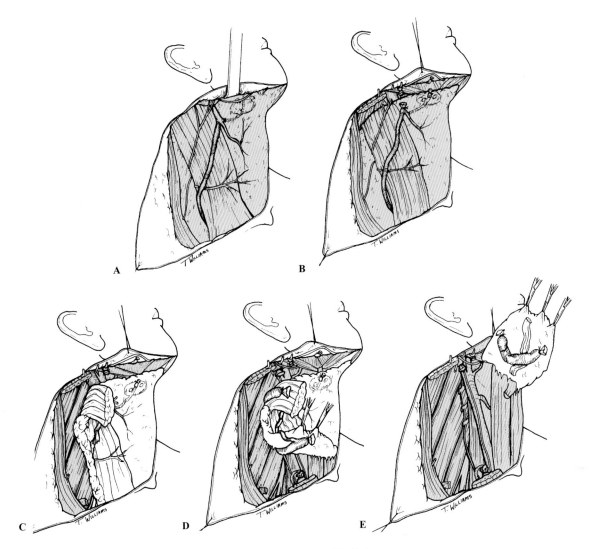

▲ 图 46-5　根治性颈清扫的步骤

A. 提起皮瓣；B. 结扎面静脉，保留面神经下颌缘支；C. 颈后三角解剖；D. 清扫胸锁乳突肌和颈内静脉；E. En bloc 切除术伴 I 区淋巴结

面完整性是很重要的，以防止对膈神经和臂丛的损伤。当纤维脂肪组织由外侧至内侧清扫时，需分离颈丛的感觉分支。

（5）颈前三角。由于纤维脂肪组织向颈动脉鞘的内侧清扫时逐渐增多，有必要切开胸锁乳突肌的乳突和锁骨端（图 46-5D）。暴露颈动脉鞘，可鉴别颈总动脉和迷走神经。注意保留颈交感神经链，交感神经链与颈动脉鞘后椎前筋膜紧密相连。解剖位置位于迷走神经和颈动脉下方和颈内静脉上方。因此，颈内静脉可以向上从颅底移动到锁骨附近的下侧面；然后可以在颈内静脉的上下两端周围放置扎带，从而进行结扎和完全切除。当切开颈下部内侧的软组织时，会遇到淋巴导管，特别是在左侧。必须准确地识别并结扎起来。胸导管位于颈总动脉和迷走神经的右后方。从这里开始，导管向外上穿过颈内静脉后面，在前斜角肌和膈神经前面；然后注入颈内静脉和锁骨下静脉交叉处，连接形成静脉角。淋巴导管位于甲状腺颈干和颈横动脉前。为了防止乳糜漏，外科医师还应了解胸导管上端可能是多发的，而在颈根部它通常接受颈静脉干、锁骨下干、偶尔也接受其他单独结扎或剪断的小淋巴干。

将颈内静脉下部结扎后，将切除后的标本向上、向中推进。解剖沿着颈总动脉内侧进行，直到舌骨下肌群外侧缘。进一步向上暴露颈动脉分叉。因此，颈内静脉的分支血管需要进行识别和结扎。具体来说，这些是甲状腺中上静脉和下颌后静脉。进一步向上进行，远离颈动脉鞘上部，暴露位于颈外动脉外侧的舌下神经，从上向下延伸的副神经。

此时，识别出二腹肌的后腹，并将位于肌肉上方的颈部软组织附着物进行切除，包括附着于乳突的胸锁乳突肌、延伸至耳后区的血管、向上延伸至腮腺尾部的颈部软组织。二腹肌的水平，软组织附着于下颌角。完成这部分清扫后，颈部解剖标本的所有下部结构应能自由移动，剩下的唯一附件是颈内静脉的上端和下颌下三角未切除内容（图 46-5E）。

（6）上颈清扫。Ⅰ区淋巴结的清扫是通过将覆盖在下颌骨体上的软组织（包括面部动脉和静脉）分开开始的，这些软组织在颌下腺上方，并向下颌骨体外侧延伸。同侧和对侧二腹肌的前腹勾勒出了颌下三角的边界。当纤维脂肪组织从这个区域被清扫后，从下颌三角的前部的纤维脂肪内容物被从下颌舌骨肌切除，显露侧缘。然后，肌肉的侧缘向前牵拉，露出下颌三角的深层内容物。使舌神经，下颌下腺导管和舌下神经的可视化。下颌下腺导管被分离和结扎。下一步，应将下颌下神经节分开，从而使舌神经从解剖区域向上牵拉。注意不要损伤舌下神经及其在三角深部的静脉。下颌下三角区内组织的最后一个附着物是面动脉的近心端，因为它深入颌下腺。重要的是不仅仅是颌下腺，其三角内肌肉边界内所有内容均需切除。

应根据疾病的位置及其活动程度，改变根治性颈清扫的方法。例如，最好是先切除那些最不容易被肿瘤侵袭的区域，这将增强可能被肿瘤直接侵袭的解剖区域的显露。

颈部引流管通过单独的切口插入并放置于无效腔。切口的关闭通常分两层进行，包括深面的颈阔肌，第二层是皮肤。

3. 改良根治性颈部淋巴结清扫

（1）定义。改良的根治性颈部淋巴结清扫是从颈部一侧整体切除淋巴结及周围结缔组织（Ⅰ~Ⅴ区）。清扫范围从下颌骨上缘至锁骨下缘，从带状肌外侧边缘到斜方肌的前缘，与根治性颈清扫不同，在改良的根治性颈清扫中以下一个或多个结构将保留：副神经、颈内静脉和（或）胸锁乳突肌（图 46-6）。这些改良的主要目的与副神经切除后的并发症有关。尽管切除胸锁乳突肌和颈内静脉后的并发症减少，但如果需要双侧颈部淋巴结清扫，同时切除两侧颈内静脉可能导致面部严重肿胀，颅内压升高。

（2）适应证。改良根治性颈清扫的主要适应证是清扫切除肉眼可见的无结外侵犯和无周围组织结构侵犯的淋巴结，特别是涉及多个淋巴结区时。如果副神经未被肿瘤侵犯时，那么很难证明副神经的牺牲是合理的，当舌下神经和迷走神经未受侵犯时，可以不予切除。

（3）技术。副神经的外科解剖学知识的掌握对于保护其结构是必不可少的。在颈静脉孔的下方，副神经位于二腹肌和茎突舌骨肌的深部，在颈内静脉的外侧或正后方，然后向后下斜行，到达上、中 1/3 交界处附近的胸锁乳突肌内表面并穿入此肌肉，向它发出一个主要的分支。然后，神经的其余部分离开胸锁乳突肌的后边界，靠近被

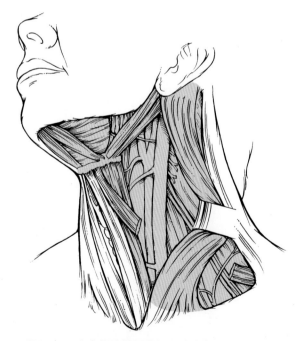

▲ 图 46-6　改良根治性颈清扫术的边界，保留副神经、胸锁乳突肌和颈内静脉

由 Douglas Denys，M.D. 提供

称为 ERB 点的区域，在这里，颈丛的四个表面分支，即耳大、枕小、颈横和锁骨上神经，从肌肉后面出现。这个点大约位于肌肉的上中 1/3 交界处。从这里开始，副神经穿过颈部后三角进入斜方肌前边界，大约位于该肌肉前边界中下 1/3 的交界处。

对于改良 RND，切口和皮瓣设计，与 RND 的类似。Ⅰ区面神经下颌缘支的识别与保护也遵循同样的方法。

与 RND 手术不同，主要是副神经解剖。这一过程是在颈后三角区进行，在颈后三角区神经从 ERB 点或其周围穿出（图 46-7A）。神经位于颈后三角的纤维脂肪组织中，可以通过仔细地分离纤维脂肪组织来识别；使用神经监测仪有利于识别神经。一旦定位，从 ERB 点内侧到进入斜方肌前边界的点，神经与周围纤维脂肪组织被分离（图 46-7B）。然后在上 1/3 处分离神经，通过从乳突的上附着处到胸骨头的下附着处分离 SCM

的前缘。肌肉和软组织之间的许多小血管随着该肌肉前面的纤维脂肪软组织被剥离。当在肌肉上部横向拉开时，副神经进入其深部（图 46-7C）。从这一点开始，通过将表面的纤维脂肪组织拉向二腹肌的后腹部，对神经进行追踪。该肌肉向上牵拉，以显露在颈静脉孔附近的颈内静脉上端的副神经。胸锁乳突肌的后边界可以完全从其乳突附着处到锁骨附着处的底层纤维脂肪组织中分离出来。除了通过该肌肉的部分外，副神经现在完全被分离起来，上至颅底副神经出颅处，下至副神经入斜方肌前缘处。

将颈后三角中的纤维脂肪组织与斜方肌的整个前边界分离，并向内侧推进。当副神经穿过后三角时，位于其表面的组织应在副神经正上方进行分离，以便其与神经下方的深部组织和牵拉的胸锁乳突肌一起分离（图 46-7D）。在将纤维脂肪内容物解剖并清扫过颈动脉、迷走神经和颈

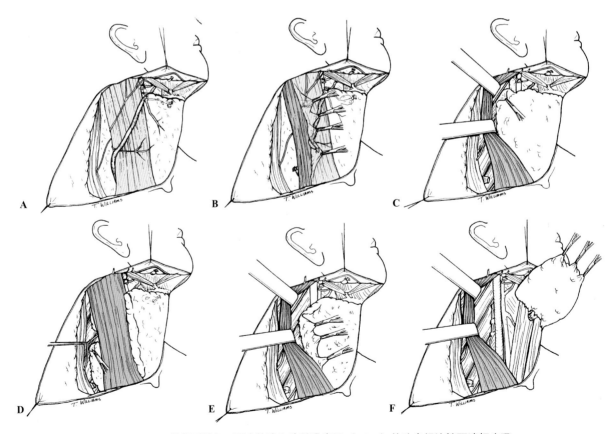

▲ 图 46-7　保留副神经、颈内静脉和胸锁乳突肌（SCM）的改良根治性颈清扫步骤

A. 牵拉颈阔肌皮瓣；B. 覆盖在 SCM 上的筋膜并入标本中；C. 从胸锁乳突肌上切除脂肪组织；D. 沿斜方肌和颈深筋膜解剖颈后三角；E. 从颈内静脉解剖标本；F. 整块切除

内静脉后，胸锁乳突肌可横向牵拉，以便将颈后三角清扫的淋巴结一同切除（图46-7E）。锐性解剖仔细地将使这些内容物与颈动脉和颈静脉分离。

电刀调成低电压后也可用于颈清扫，组织在两侧收缩。继续清扫，直到到达带状肌外侧缘。颈内静脉的分支通常结扎，以便彻底清除颈前三角内容物。颈清扫是优先将颈内静脉上方临近颅底的静脉表面的纤维脂肪组织进行切除。下颌后静脉可以保留，但面前静脉必须结扎（图46-7F）。然后进行后续的颈清扫以去除下颌下和下颌下三角的内容物。

只要保留至少一个这样的结构，手术被称为改良根治性颈部淋巴结清扫（图46-8）。

4. 选择性颈部淋巴结清扫

（1）定义。选择性颈部淋巴结清扫用于有早期淋巴结转移风险的患者。手术包括整体切除一个或多个有转移风险的淋巴结组，这是一项基于原发肿瘤位置的评估。因此，去除的范围取决于原发灶的位置及转移方式。

（2）理论基础。尽管选择性颈部淋巴结清扫的概念可以追溯到用于治疗唇癌的历史，但它在治疗上消化道的其他癌症方面被M.D.Anderson癌症中心的外科医生广泛应用。研究基于切除淋巴结组，它的理论基础是切除淋巴结阴性的肿瘤患者的高风险转移区。研究表明，该手术与更广泛的颈清扫具有相同的治疗价值；除此之外，它还具有保护和美容功能。

早期未治疗的头颈部鳞癌淋巴结局部转移的规律似乎是可以预测的。Rouviere、Fisch和Sigel[40]的基本解剖研究表明，头部和颈部黏膜表面的淋巴引流遵循相对恒定和可预测的路径。Lindberg[12]1972年的临床研究表明，口腔癌患者最常累及的淋巴结群是二腹肌周围和颈中淋巴结群。此外，口底癌、舌癌和口腔黏膜癌常累及下颌三角区的淋巴结。Lindberg还指出，肿瘤经常转移到颈部两侧，并可能跳过颌下腺、颈静脉和二腹肌转移到颈中区域。Lindberg的研究表明，在没有转移到第一梯队淋巴结的情况下，口腔和口咽肿瘤很少涉及颈内静脉下和颈后三角区淋巴结。1976年，14岁的斯科尔尼克（Skolnik）在一项对RND标本的研究中发现了类似的规律，无论原发肿瘤的位置或颈静脉淋巴结是否存在转移，他都没有发现RND颈后三角淋巴结的转移证据。

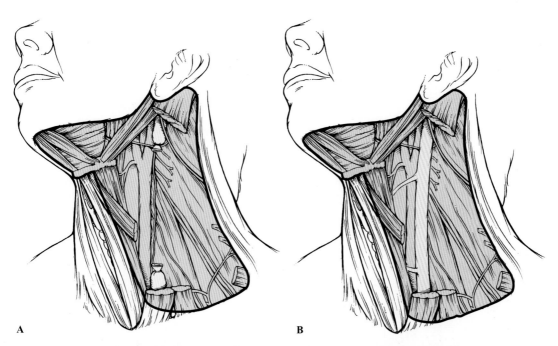

▲ 图46-8 改良根治性颈清扫术，仅保留脊髓副神经（A），保留脊髓副神经和颈内静脉（B）
由Douglas Denys，M.D. 提供

Shah 随后在一项回顾性研究中提供了进一步的证据，该研究对从口腔、喉部或喉咽转移患者身上采集的 RND 标本进行了回顾性研究。Shah 证明，口腔肿瘤最常发生在Ⅰ、Ⅱ和Ⅲ区淋巴转移；而下咽癌和喉癌主要累及Ⅱ、Ⅲ和Ⅳ区淋巴结。当在其他区域发现阳性淋巴结时，在风险最高的区域也发现了病灶。

一些权威人士认为，选择性颈部淋巴结清扫在本质上是一种根据肿瘤分期可以单独接受手术治疗。对于同时切除原发性肿瘤的患者，将提供有关淋巴结疾病状况的进一步信息。如果颈部淋巴结清扫发现多发性淋巴结转移或包膜外侵犯明显，则提示术后放疗。Byers 及其同事 [41] 还报道，如果进行术后放疗，N₁ 疾病患者的局部复发率较低。对于肿瘤侵袭性更强的患者，可采用更为强化的治疗。

5. 口腔癌的选择性颈淋巴结清扫术

(1) 定义和基本原理：对于口腔癌，手术选择性颈部淋巴结清扫范围（Ⅰ～Ⅲ区），这通常被称为舌骨上颈部淋巴结清扫。除颈上淋巴结（Ⅱ级）和颈中淋巴结（Ⅲ级）外，手术还包括切除颏下和下颌下三角（Ⅰ级）内的淋巴结。颈丛的皮肤分支和胸锁乳突肌的后边界标志着解剖的后界。下界是肩胛舌骨肌上腹部和颈内静脉的交界处。

对于有隐匿性淋巴结转移风险的口腔癌患者，推荐使用选择性颈部淋巴结清扫（图 46-9）。如果术后放疗是治疗计划的一部分，也可以对位于上颈部的小体积淋巴结转移灶（N₁）患者进行清扫。起源于该区域的肿瘤，特别是在舌癌和口底部的，无论大小和分化程度如何，都有很高的早期转移倾向。淋巴结扩散的主要顺序包括颏下、下颌下、颈静脉上组和颈静脉中组。

对于舌癌患者其颈下淋巴结组（Ⅳ区）也有转移的风险 [42]。即使没有明显的淋巴结转移的临床证据，至少 20% 患者发生隐匿性转移。除非原发性肿瘤的治疗选择是 RT，选择性颈部淋巴结清扫除舌癌患者的Ⅳ区外，清扫Ⅰ～Ⅲ区淋巴结是治疗与 N₀ 淋巴结转移相关的口腔鳞状细胞癌患者的最低要求。尽管对于可触及淋巴结转移的患者，

改良 RND 通常是必要的，但当淋巴结转移仅限于Ⅰ和Ⅱ区时，选择性地清扫Ⅰ到Ⅳ区是一种合适的方法。除了无包膜外侵犯的孤立转移性淋巴结外，所有接受 SND 且标本中病理淋巴结呈阳性的患者通常均需要进行术后放疗 [13]。对于原发病变累及口底或腹面或累及舌中线的舌癌患者，其原本计划进行同侧颈部清扫，且术后放疗无明确指征，则可选择对侧颈部淋巴结清扫术。对侧治疗性颈清扫适用于临床 N₂c 患者。

(2) 技术。当计划进行同侧肩胛舌骨肌上腹颈部淋巴结清扫时，进行改良的 U 形切口，以充分暴露Ⅰ～Ⅲ区（图 46-10A）。如果需要双侧颈清扫，围裙切口的水平部分延长到达颈部的另一侧（双侧切口；图 46-10B）。单侧和双侧 U 型切口也有利于牵拉时暴露于原发病灶。如果计划进行双侧颈清扫及下唇切开切口，则用双侧回旋切口代替双侧 U 型切口段（图 46-10D）。当必须切开口唇才能进入原发肿瘤时，可为此目的延长同侧 U 型切口的内侧部分。这种手术切口也更适合那些与口腔癌颈部多发转移的患者，其必须清扫同侧颈部的所有五个分区。回旋镖切口对于

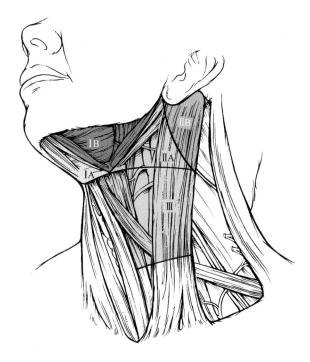

▲ 图 46-9　口腔癌选择性颈淋巴清扫Ⅰ～Ⅲ区（SND Ⅰ～Ⅱ）或舌骨上型的界限
由 Douglas Denys，M. D. 提供

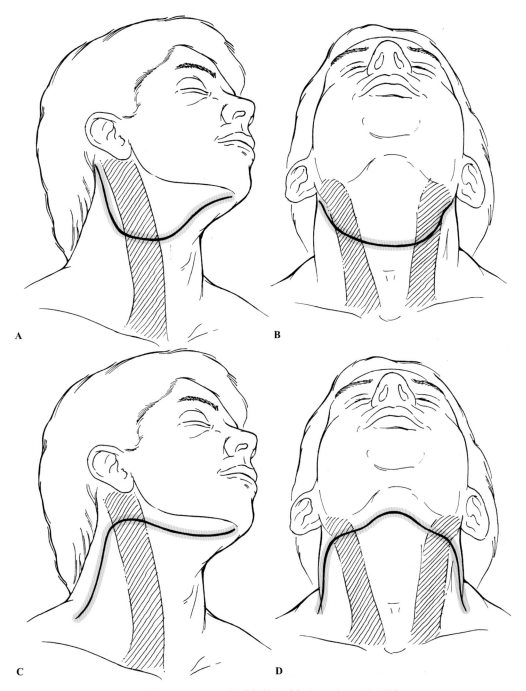

▲ 图 46-10　Ⅰ～Ⅲ区选择性颈清扫切口（SND Ⅰ～Ⅲ）
A. 改良围裙切口；B. 围裙切口；C. 回旋镖切口；D. 双侧回旋镖切口

N$_{2c}$ 期患者也是首选的，因为它可以延伸到中线以显露对侧所有淋巴结（图 46-10D）。为了清扫Ⅰ～Ⅲ区，提起改良的 U 形皮瓣，直到 SCM 前边界的上 2/3、乳突、下颌骨体和下颌骨颏部完全显露（图 46-11A 和 B）。最好不要将筋膜提离颌下腺掀起到下颌骨体水平，这样可以更准确地评估颌下三角，以评估颈深筋膜浅层的肿瘤累

及程度。排除这种可能性后，将覆盖颌下腺的筋膜作为单独的皮瓣小心地掀起，以避免损伤面神经的下颌缘支。颈深筋膜浅层常可见该支，但仔细解剖该层可保护和保留神经。

然后，在 SCM 前缘的深筋膜的浅层中进行分离。注意不要损伤颈外静脉和耳大神经，这些分支位于 SCM 外侧，深筋膜切口后面。由于与

颈外静脉相关的淋巴结几乎均不与消化道癌相关，所以这些结构不会受到侵犯。颈前三角区的纤维脂肪部位首先从前边界剥离，然后从 SCM 的内侧剥离，从靠近乳突的一个点向上剥离，当到达 SCM 的后边界时停止。尽管副神经的上 1/3 被分离，但当它进入肌肉时，副神经就出现了（图 46-11C）。从邻近 IJV 的颅底水平到进入 SCM 的点，将神经从周围的纤维脂肪组织分离出来。有必要沿着二腹肌后腹下缘解剖，并将其向上拉起，以充分显露颅底附近的颈动脉鞘。纤维脂肪组织也从二腹肌后腹的下缘剥离，直到乳突附着处。由二腹肌、副神经和 SCM 形成的三角形区域，组成了 Ⅱ 区淋巴结所在的区域。重要的是要将这个三角形的区域从下界的椎前肌肉中分

离出来，并将其延续到副神经下面（图 46-11D）。通过沿着 SCM 后边界相应的纤维脂肪组织向下清扫；当切口向下延伸到椎前时，注意不要切断颈丛的分支。当遇到颈丛的分支时，纤维脂肪组织在这些神经表面的层面上被清除（图 46-11E）。在该手术区域必须仔细检查和触摸颈静脉链下部和后三角，以寻找淋巴结转移的证据。如果发现可疑淋巴结，淋巴结及周围组织的清扫必须扩展到包括 Ⅳ 区和 Ⅴ 区，从而将手术转换为改良的 RND。为了达到这个目的，可以抬高颈部，使锁骨和斜方肌前边界充分暴露。

外侧界清扫完成后，淋巴结周围组织被牵拉向内侧，在紧靠椎前筋膜的平面上。只有在不进行 Ⅴ 区清扫时，颈丛的感觉分支才能保留下来。

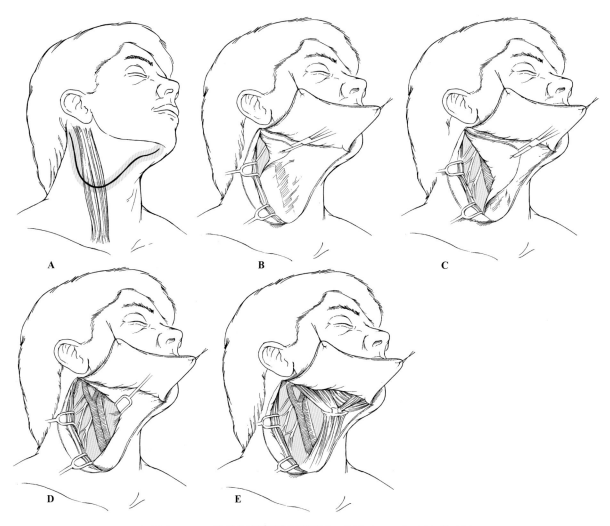

▲ 图 46-11 口腔癌选择性颈淋巴清扫 Ⅰ～Ⅲ 区（SND Ⅰ～Ⅲ）的步骤

A. 改良围裙切口；B. 提起皮瓣，露出颈动脉鞘上 2/3 及下颌下三角和颏下三角；显露副神经上 1/3 及颈丛（Ⅱ B 区）；C. Ⅲ 区解剖及颈丛的保存；D. 完成 Ⅲ 区和 Ⅱ 区解剖；E. Ⅰ 区解剖

这一操作可以在颈动脉鞘周围淋巴结组织清扫时进行，并允许其结构从锁骨或肩胛舌骨肌下腹水平显露到颅底上方。锐性颈清扫被用来清除覆盖在颈动脉鞘层上的筋膜。下一步，沿肩胛舌骨肌的上腹部上缘分离，直至舌骨水平。对侧二腹肌的前腹部也是如此，这就完成了颈清扫的内侧边界。纤维脂肪组织是从下方朝着下颌三角的上方清扫的。在下颌下三角区的淋巴结及周围组织清除后，移除下颌下三角区的内容物以完成颈部淋巴结清扫（图 46-11）。为确保完全清除该区域的所有淋巴结，重要的是沿着该三角区内肌肉的筋膜平面清扫，而不是仅切除下颌下腺，包括沿着下颌骨下缘清扫二腹肌前腹下方的椎前淋巴结及血管前和血管后淋巴结。除非原发性肿瘤累及颊黏膜、上牙龈或上唇，否则通常不需要切除位于下颌体外侧的面部周围淋巴结。切除这组会增加面神经下颌支损伤的风险。

颈部淋巴结清扫完成后，根据淋巴结组的分区将切除的组织分离，并将每一区单独提交病理评估。

在关闭切口之前，术野放置一个引流管，从上方二腹肌向下延伸到皮肤切口下最低区域。引流管放置在持续抽吸的位置，第二个引流管被放置在手术的对侧颈部。如果收集的液体少于20ml/24h，通常在手术后 3d 拔除引流管。

6. 选择性颈淋巴结切除术治疗口咽、下咽和喉癌

（1）选择性颈淋巴结切除术治疗口咽、下咽和喉癌的定义和理论基础。头颈部淋巴结清扫的方式是 SND（Ⅱ～Ⅳ），其边界如图 46-12 所示；也被称为侧颈淋巴结清扫。指的是上颈静脉（Ⅱ区）、中颈静脉（Ⅲ区）和下颈静脉淋巴结（Ⅳ区）的切除。清扫上界为颅底，下界为锁骨；前（内侧）界为胸骨舌骨肌和茎突肌的外侧边界，后外侧界为颈丛的皮支和 SCM 的后边界。当癌症累及口咽和下咽时，有证据表明咽后淋巴结也存在转移风险。与喉癌和下咽癌相比，ⅡB 区更易发生与口咽病变相关的转移。因此，如果排除 ⅡB 区转移，对 N0 喉癌和下咽癌，指定的清扫范围将是 ⅡA、Ⅲ 和 Ⅳ 区。当淋巴转移的风

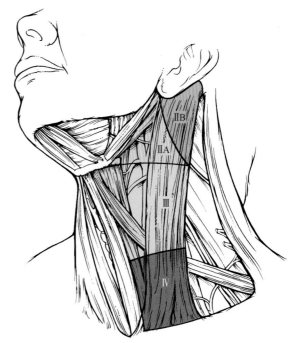

▲ 图 46-12　口咽癌、喉癌和下咽癌的 Ⅱ～Ⅳ区（SND Ⅱ～Ⅳ）或侧型选择性颈清扫的界限
（由 Douglas Denys，MD. 提供）

险是双侧的，清扫的区域是双侧的 Ⅱ～Ⅳ 的淋巴结。如果包括咽后淋巴结，如涉及咽后壁的癌症，SND 清扫的区域是包括咽后淋巴结在内的 Ⅱ～Ⅳ 区。如果切除了 Ⅵ 区淋巴结，如喉癌和下咽癌延伸至声门以下，SND 指定的清扫区域是 Ⅱ～Ⅳ 区和 Ⅵ 区。

值得注意的是，对于没有已知颈部转移（N0）的口咽癌，使用哪种 SND 治疗存在争议。尽管 Shah[22] 和其他作者[43-46]的经典研究表明，口咽癌易发生 Ⅱ～Ⅳ 区转移，而其他作者的研究表明，其易于发生 Ⅰ～Ⅲ 区淋巴结转移[17, 18]。对这种差异的一种可能的解释是，它很容易混淆位于后部和深部的淋巴结，颌下腺周围 ⅠB 区淋巴结其可能其实是 ⅡA 区淋巴结。同样的错误也可能发生在将体外标本分为不同区域的时候。另一种可能的解释是，口咽部舌根癌常累及舌部，因此 ⅠB 区的风险更高。

（2）技术。切口应允许充分显露于 Ⅱ～Ⅳ 区，如果发现隐性转移淋巴结，也应清扫 Ⅴ 区。曲棍球棒切口用于根治性和改良根治性颈部淋巴结清扫是有用的；它也可以延伸到中线，作为围裙皮

瓣或双侧曲棍球棒切口与对侧对称（图 46-13）。颈部皮瓣掀起后，颈前三角的纤维脂肪内容物被整块移除，包括上至颅底下至锁骨上的颈内静脉表面的组织。解剖过程是沿着 SCM 的前缘切开，并将其与纤维脂肪组织的潜在附着分离。当副神经进入 SCM 前部时，要注意识别它。然后将位于颈内静脉外侧、二腹肌背面的副神经沿其表面将脂肪组织及淋巴结彻底清除，达到理论上的骨骼化。如肩胛舌骨上颈部清扫术所述，切开 SCM 深处的纤维脂肪组织，并将其与下面的头夹肌和提肌分离。颈丛的感觉分支也可以通过纤维脂肪组织在这些神经分支表面的清除来保持完整性。颈部组织被清扫至颈内静脉的中部，从而显露出从颅底到锁骨的整个静脉。在下端，应注意仔细识别和结扎遇到的任何淋巴管。左侧经常会遇到胸导管；必须小心地将此结构与纤维脂肪组织分离，以避免任何损伤。如果发生损伤，必须立即用细的、不可吸收的缝合材料进行修复；偶尔需要结扎导管。在颈内静脉周围淋巴结完全剥离后，通过切开清除胸骨舌骨肌和茎突舌骨肌的纤维脂肪组织，颈前三角的残余纤维脂肪组织被完全松解。尽管与面前静脉和下颌后静脉的连通分支可能很

容易保留，但是结扎上述分支可简化上述操作。

7. 选择性颈部淋巴结清扫治疗皮肤恶性肿瘤

（1）选择性颈部淋巴结清扫治疗皮肤恶性肿瘤的定义和理论基础。手术的选择取决于病变的位置和受侵犯的淋巴结群，这种疾病最有可能发生淋巴结转移。对于累及头皮和上颈部的癌症，选择性颈清扫范围是包括耳后和枕下的 Ⅱ～Ⅴ区（图 46-14）。这个特殊的清扫方式也被称为后外侧颈部淋巴结清扫；它主要用于根除与皮肤恶性肿瘤和软组织肉瘤相关的淋巴结转移[9]。

颈后外侧淋巴结清扫包括切除枕下、耳后、颈上（Ⅱ区）、颈中（Ⅲ区）、颈下淋巴结（Ⅳ区）以及颈后三角（Ⅴ区）的淋巴结。清扫的上限是前颅底；下限是锁骨；内侧（前）是胸骨舌骨肌和茎突舌骨肌的外侧边界；外侧（后）是斜方肌的前界。在所有部位，肿瘤播散到初级和次级淋巴结群的淋巴路径都涉及耳廓后、枕部、颈后三角和颈静脉组（图 46-14）。因此，清扫的目的是包括淋巴结在内的后颈部和侧颈部的脂肪结缔组织。除此之外，重要的是去除真皮下脂肪和淋巴结群与原发性疾病之间的浅筋膜，从而确保去除转移瘤细胞的小巢，转移瘤细胞是源自皮肤软组

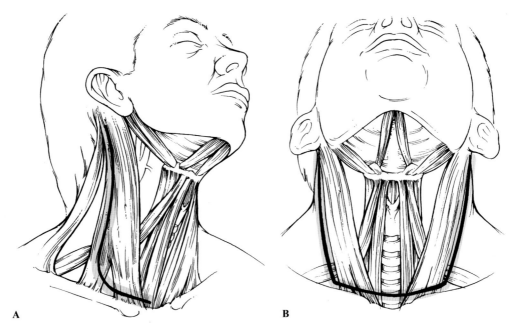

A　　　　　　　　　　　　　　　　B

▲ 图 46-13　Ⅱ～Ⅳ区选择性颈清扫切口（SND Ⅱ～Ⅳ）
A. 曲棍球棒型；B. 双曲棍球棒型

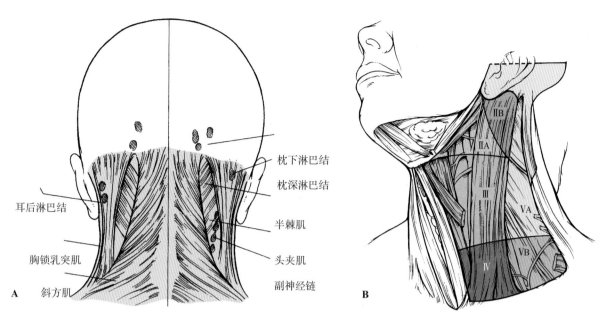

▲ 图 46-14 **A.** 耳后和枕下淋巴结的定位。**B.** 选择性颈淋巴结清扫术（ND Ⅱ～Ⅴ），也称为耳后枕下或后外侧颈淋巴结清扫术，用于后头皮和上后外侧皮肤恶性肿瘤
由 Douglas Denys，MD. 提供

织的恶性肿瘤。对于发生在耳前区、头皮前区和颞区的皮肤恶性肿瘤，选择性颈清扫范围包括腮腺和部分面部；ⅡA、ⅡB、Ⅲ和ⅤA区。对于出现在面前部和面侧部的皮肤恶性肿瘤，选择性颈清扫的范围是ⅠA、ⅠB、Ⅱ和Ⅲ区及腮腺。未来淋巴结标记检测技术的发展可能在明确皮肤恶性肿瘤不可预测淋巴结群方面具有一定的作用。

（2）技术。颈后外侧淋巴结清扫的最佳切口是需要显露枕部和后三角区，以及显露上、中、下颈静脉淋巴结组；这通常可以通过 Lazy-S 模式或曲棍球棒式与水平伸展相结合来完成切口设计。患者侧卧位，以便充分显露头皮后部和枕部。对于头皮后部中线病变的患者，手术应包括颈部两侧的淋巴结组。后一种情况下，应将患者置于俯卧位置，以便能够接触到两侧；皮肤皮瓣在前面和后面上提起。然后切除覆盖在脊柱和斜方肌上的皮下组织；这一点很重要，因为该区域的淋巴结通常位于皮肤下的软组织非常浅的地方。此外，清扫应向下延伸至上颈部肌肉的深筋膜，该筋膜附着于颈椎和枕部，以确保沿着该区域清除淋巴结。接下来，应将附着在颅底的斜方肌从上部分开，以便显露在更深平面上的枕下淋巴结；这些淋巴结通常分布于枕动脉周围。完成这部分淋巴

结清扫后，按照改良的根治性颈清扫的方式清除颈后三角。副神经通常被识别和保留，除非肿瘤直接侵犯到周围的软组织。脊副神经的定位和保护方法已经叙述过。手术范围还包括颈前三角区的纤维脂肪组织，从而移除上、中、下颈静脉淋巴结群。

8. 选择性颈部淋巴结清扫治疗中央区癌的定义和理论基础

（1）选择性颈清扫的范围是Ⅵ区择区性颈清扫，通常称为颈前或中央区淋巴结（图 46-15）。手术指征通常包括甲状腺癌、晚期声门和声门下喉癌、晚期梨状窝癌和颈段食管 / 气管癌，无论是否清扫颈部其他淋巴结群。手术需清扫切除颈部中央区及上纵隔周围的淋巴结，包括气管旁淋巴结、甲状腺周围淋巴结及位于喉返神经周围的淋巴结。清扫的上界是舌骨体，下界是胸骨上切迹；外侧界是由颈动脉鞘（颈总动脉）的内侧边界。这一区域的淋巴结被看作一个整体，没有对侧之分，气管两侧的淋巴结均需全部清除。对于延伸至胸骨上切迹以下的转移癌变，可对上纵隔淋巴结进行清扫，在这种情况下，手术范围为Ⅵ区（上纵隔淋巴结）的择区性颈清扫或选择性的Ⅶ区淋巴结清扫。显露于后一个区域可能需要切

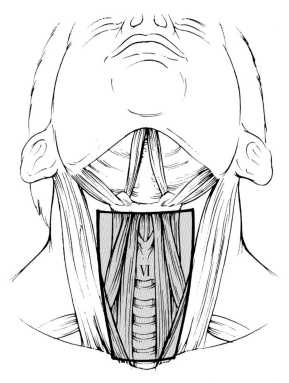

▲ 图 46-15　甲状腺癌选择性颈淋巴结清扫术（SND Ⅵ）或颈前淋巴结清扫术的界限

由 Douglas Denys, MD. 提供

除胸骨柄或者一块或两块锁骨头。

在甲状腺癌中，淋巴结可转移到Ⅴ区，选择的颈清扫包括颈静脉周围淋巴结和颈后三角淋巴结，规定为Ⅱ区至Ⅴ区和Ⅵ区的择区性颈清扫。

对于喉和咽的单侧病变患者，只要没有淋巴结转移累及至对侧的证据，Ⅵ区淋巴结清扫可能仅限于病变一侧。这样可以避免甲状旁腺供血障碍或肿瘤种植的概率。

(2) 技术。如果有侧颈或者后颈淋巴结清扫指征则应先进行。然后，颈前带状肌要么在胸骨附着处被分开，要么被拉向一侧。颈动脉沿其内侧边界剥离，直至高于甲状腺上动脉水平（图 46-16A）。甲状腺同侧叶通过分离筋膜与及其供应脉和静脉沿其侧边牵拉（46-16B）。喉返神经沿气管食管沟走行，其位置较低。如果要切除喉，就不需要保护神经。通过切除位于颈动脉侧面和气管内侧之间的所有疏松结缔组织，可以去除病变侧的脂肪组织及淋巴结（图 46-16C）；甲状腺叶作为整体的一部分也被切除（图 46-16D）。甲状旁腺应该被识别出来并重新植入胸锁乳突肌。

如果需要完全切除整个中央区淋巴结，则在气管的另一侧完成手术。全甲状腺切除术，所有甲状旁腺都被重新种植。清扫范围向上至舌骨，向下至胸骨上切迹。如果气管下端有明显的淋巴结病变，则可以通过切开胸骨或切除一个或多个锁骨头来更彻底地清除上纵隔淋巴结。

如果对甲状腺恶性肿瘤进行手术，除非由于原发肿瘤的直接侵犯而需要切除带状肌，否则需予以保留。甲状腺切除术完成后，确定喉返神经和甲状旁腺，将气管旁沟中的纤维脂肪组织与气管前软组织一起分离，直至胸骨上切迹水平。此外，位于甲状腺峡部上缘以上的喉前淋巴结需单独切除。

9. 扩大颈清扫术

先前叙述的颈部淋巴结清扫术都可以扩大到切除淋巴结群或血管、神经或肌肉结构，这些在颈部淋巴结清扫中不是常规的。当原发肿瘤起源于咽侧壁或者后壁时，可以延长颈部淋巴结清扫范围以切除一侧或两侧的咽后淋巴结。在一组接受手术治疗的咽壁癌患者中，Ballantyne[49] 发现44% 的咽后淋巴结受累。舌根、扁桃体、软腭和磨牙后三角区的肿瘤在涉及口咽侧壁或后壁时也可能扩散到这些淋巴结。适当切除颈部转移瘤可能需要扩大颈部切除范围以切除舌下神经、肩胛提肌或颈动脉等结构。

对于切除颈总或颈内动脉的益处仍存在争议（图 46-17）。一些外科医生认为，在上消化道鳞状细胞癌患者中，切除这些动脉是不合理的，不仅因为较高的死亡率，更是因为颈部疾病患者的术后并发症导致的生活质量严重下降[50]。例如，Moore 和 Baker [51] 观察到颈动脉结扎术患者的死亡率为 30%，脑并发症的发生率为 45%；应注意的是，这些包括选择性结扎和紧急结扎。Kennedy、Krouse 和 Loevy [52] 在一项对 28 例患者进行的研究中发现，只有 18% 的患者因保留动脉而出现颈部复发没有远处转移；这项研究指出，只有这一小部分患者可能受益于颈动脉切除。

Goffinet、Paryani 和 Fee [53] 报道了通过手术切除侵犯颈动脉的淋巴结，并通过碘粒子线缝合血管的方法达到血管周围粒子植入的目的，这种

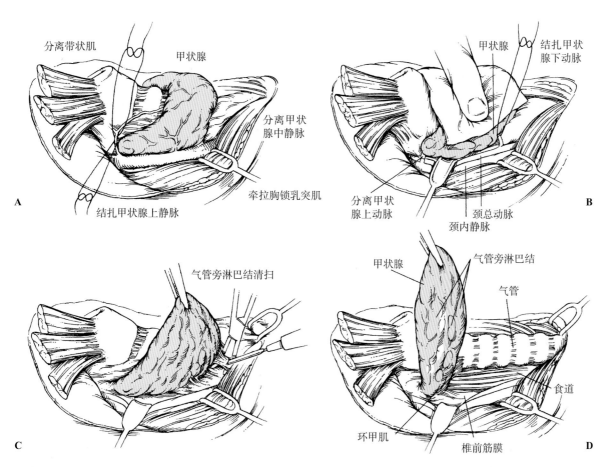

▲ 图 46-16 Ⅵ区甲状腺区选择性颈清扫的步骤

A. 甲状腺上血管结扎术；B. 甲状腺下血管结扎术；C. 气管旁淋巴结切除术；D. 在保留喉返神经的情况下，整体切除甲状腺和Ⅵ区

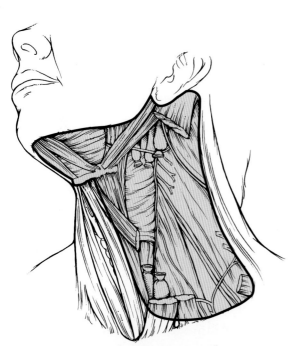

▲ 图 46-17 颈总动脉切除扩大根治性颈清扫术

由 Douglas DENYS, MD. 提供

方法取得了令人鼓舞的结果[54]。77% 的患者获得了肿瘤局部控制，尽管只有 15% 的患者在 1 年后仍然存活并且没有疾病进展。一些外科医生主张在肿瘤扩散范围较大的情况下切除颈总动脉或颈外静脉；他们认为，基于对侧颈动脉系统评估脑部侧支循环是否充分的前提下允许患者有更好的术前选择[55-57]。这些理念，加上血管技术的改进，软组织功能的重建使颈动脉切除术成为可能。McCredy 等报道了他们在 16 例接受颈动脉切除术治疗头颈部晚期癌的患者中的观察结果[58]。只有 2 名患者（12%）出现术后脑血管并发症，7 名患者（45%）在 1 年内无疾病进展。其他研究也报道了类似的结果[55, 57]。例如颈动脉壁明显受累，术前检查显示颈动脉结扎不耐受者应行颈动脉切除和重建。大隐静脉移植比人工移植更适合用于重建，如果皮肤受到严重照射，或者颈动脉上方的一部分皮肤被切除，术中应使用肌皮瓣

覆盖[59, 60]。

如果术前考虑颈动脉切除，经生理学评估的颈内静脉血管内球囊闭塞将很好地预测卒中的可能性和血管重建的必要性[61, 62]。在这种情况下，进行血管造影，并在颈内静脉中放置血管内球囊。患者被肝素化，球囊被膨胀以阻塞颈内静脉。对侧颈动脉中的第二根导管用于颅内血管造影，以评估通过大脑动脉环循环的侧支血流在危险情况下大脑半球的通畅性。尽管这不是完全可预测的，但在双侧对称静脉充盈的情况下，通过大脑基底动脉环的顺畅交通证明卒中风险较低。因此，谨慎地进行闭塞试验，包括停止血流30min、诱发低血压和对患者进行临床观察。或者也可以进行功能性脑血流研究，如动脉内氙气、氙气吸入计算机断层扫描（CT）或单光子发射CT（SPECT）扫描，以评估危及大脑半球的功能性脑血流。如果研究表明患者不能忍受颈内静脉切除，则应考虑采用旨在挽救颈内静脉的手术，或采用血管重建手术。

如果颈动脉和颈内静脉的近端和远端仍然存在，则血管重建手术可能在肿瘤切除时进行。可以使用人工移植物，而不是大隐静脉，这取决于以前或将来的RT和伤口感染的情况。颈内静脉血管重建手术在某些神经外科病例中得以实施，特别是那些涉及颅外 – 颅内旁路移植的病例，在某些中心取得了良好的效果[61, 62]。

患有严重动脉粥样硬化症的患者在颈清扫术中提出了一个有趣的难题。任何栓塞症状的病史都会增加手术中颈动脉血管操作导致卒中的风险。如果计划将颈动脉修补作为手术的一部分，则应在颈清扫前考虑术前支架置入，如果手术允许，则应在手术时进行动脉内膜切除。

五、颈部淋巴结清扫的结果

（一）根治性颈清扫术

显然，对接受根治性颈清扫的患者病理报告的最好结果是组织学转移癌阳性。在这种情况下，3%～7%的患者在同侧颈部会有复发[63]。但是，根治性颈清扫不适用于临床淋巴结阴性（N_0）患者。同样，根治性颈清扫不再适用于淋巴结转移未扩展到周围非淋巴结构的患者。因此，对结果的适当分析应考虑与淋巴结外受累程度和原发性肿瘤是否仍在控制中相关的几个因素。

淋巴结包膜受侵的存在是颈清扫术后颈部复发的一个重要预后因素[64, 65]。此外，包膜外受侵程度也很重要。例如，Carter及其同事报道宏观的包膜外受侵复发率为44%，而微观包膜外受侵的复发率为25%。此外，肿瘤累及的淋巴结数目也与复发率有关。4个或更多受累淋巴结的患者比只有1个受累淋巴结的患者的4年生存率要低得多[66]。Strong[67]还报道了淋巴结受累程度对预后的影响，1个淋巴结阳性的患者颈部复发率为36.5%，而多个淋巴结阳性的患者为71%。大多数人都认为使用辅助放疗可以提高颈部淋巴结清扫后的局部控制率[63, 68]。

（二）改良根治性颈部淋巴结清扫

改良根治性颈部淋巴结清扫后颈部的复发率取决于应用该手术的患者数量。当对临床淋巴结阴性患者进行选择性手术时（不再推荐），复发率在4%～7%变化。然而，当临床淋巴结阳性患者采用这种手术方式治疗时，颈部的复发率为0%～20%。在一些报告中，也使用了术前或术后放射治疗。这些结果表明，在选定的患者中，改良性根治性颈部淋巴结清扫是根治性颈部淋巴结清扫的一个很好的替代手术方式。

（三）选择性颈部淋巴结清扫

许多研究现在支持针对上消化道肿瘤局部转移的患者行选择性颈部淋巴结清扫术。Byers报道了154例淋巴结阴性患者的局部复发率为5.8%，其中24例接受了术后放射治疗。80例淋巴结阳性患者的区域控制率为15%，其中62例为多发性淋巴结阳性，61%行术后放疗。在随后M.D.Anderson医院的回顾性研究分析中，Medina和Byers发现淋巴结阴性患者的复发率为5%[56]，无包膜外受侵的单个淋巴结转移的复发率为10%，多个阳性淋巴结或包膜外受侵的复发率为24%。术后放疗使多发阳性淋巴结或包膜外受侵组复发率降至15%。对于接受侧颈淋巴结清扫（择区性颈清扫，Ⅱ～Ⅳ区）的患者，Byers[16] 报道了 256 例病理淋巴结阴性患者的区域复发率为 3.9%，其中 126 例接受了术后放疗。41 例淋巴结阳性患者中，37 例有术后放疗，7.3% 有局部复发。

颈部淋巴结阴性患者的局部低复发率支持了上消化道肿瘤患者行择区淋巴结清扫术。更具争议的是，该手术是否对淋巴结阳性患者有效。Pellitteri 和他的同事发现，27 例接受了肩胛舌骨肌上颈部淋巴结清扫的患者中，病理阳性淋巴结患者的局部复发率为 11.1%[69]，21 例接受了双侧侧颈部淋巴结清扫的患者中，复发率为 4.8%。这些结果，连同由 Ers[16]、Medina 和 Byers 报道的结果[56] 表明择区性颈清扫对有确定的淋巴结阳性患者是可行的。

对于多发性淋巴结转移或包膜外受侵患者，建议进行术后放疗。最近，有人也证实了择区性颈清扫治疗临床阳性颈部淋巴结的有效性[70-72]。2002 年，Anderson 和他的同事[73] 对 106 例既往未经治疗的临床和病理学阳性患者（接受 129 例择区性颈清扫治疗并随访）的汇总数据进行了 10 年多的回顾性调查，这些患者 129 例接受了择区性颈清扫治疗。9 例患者的颈部复发，区域控制率为 94.3%，其中 6 例患者的颈部在择区性颈清扫期间被再次颈清扫。结论是，这些结果支持选择的头颈鳞状细胞癌临床阳性淋巴结转移患者使用择区性颈清扫。与根治性和改良性 RND 相比，区域控制率可在选择合适的患者中实现。使用择区性颈清扫的主要优点是手术时间缩短，发病率降低，尤其是肩部功能障碍降低。

在以前接受过放疗或其他类型的颈部手术的患者中，最初的治疗模式是在抢救手术可行的情况下进行包括所有五个颈部区域的颈部淋巴结清扫。然而，这些数据现在支持将择区性颈清扫作为原发性肿瘤和区域性淋巴结最初用确定的放疗或化疗的晚期颈部肿瘤患者的计划治疗的一部分。在 217 例颈部鳞状细胞癌患者中[74, 75, 76]，没有发现除Ⅱ区和Ⅲ区以外转移的证据。这些作者对 N_1 疾病患者推荐使用择区性颈清扫，而对 N_2 或 N_3 疾病患者推荐使用改良的根治性颈清扫或根治性颈清扫。Boyd 及其同事[77] 分析了接受放疗的 25

例口咽、鼻咽、下咽和声门上喉鳞状细胞癌患者。在 28 例颈部清扫中（除 1 例患者外，所有患者均患有 N_2 或 N_3 病变），只有 1 例患者的肿瘤位于Ⅱ～Ⅳ区以外。在此基础上，建议所有需要修复或计划在放疗后进行颈部手术的咽部病变患者使用择区性颈清扫。Robbins 及其同事报道了靶向治疗和计划性择区性颈清扫治疗晚期头颈鳞状细胞癌的疗效[78]。此外，Clayman 和同事[79] 在晚期头颈鳞状细胞癌患者的口咽癌放疗后使用择区性颈清扫。因此，择区性颈清扫在头颈部肿瘤患者的整体治疗中起到了更为明确的作用，这些患者最初患有较大的颈部转移淋巴结，并接受了非手术治疗[80, 81]。

（四）超选择性颈部淋巴结清扫

超选择性颈部淋巴结清扫（SSND）是一种将淋巴结分为一个或两个相邻颈部区域的手术方式[78]。当将超选择性颈部淋巴结清扫作为主要治疗的一部分时，必须指出在颈部淋巴结清扫的标本中出现了阳性转移淋巴结，则建议扩大颈部淋巴结清扫范围，如果术后发现阳性淋巴结病变，则是术后辅助放疗的指征。超选择性颈部淋巴结清扫最常用于切除声门上癌相关的淋巴结疾病。在这种情况下，临床上出现淋巴结阴性的患者最终被重新治疗后很少有除ⅡA 和Ⅲ区淋巴结转移外的阳性淋巴结[70, 82-84]，而超选择性颈部淋巴结清扫可能在其他部位发挥作用，但缺乏数据支持。除了作为Ⅰ区治疗的一部分应用外，超选择性颈部淋巴结清扫可能在化疗后残留疾病的治疗中发挥作用，仅限于一个水平[85-88]。尽管没有前瞻性研究将超选择性颈部淋巴结清扫与器官保存方案后更广泛的颈部淋巴结清扫进行比较，直观地说，可能会出现肩功能障碍和颈部畸形。

（五）淋巴造影引导下的颈部淋巴结清扫术

淋巴显像和前哨淋巴结活检（SLNB）是外科治疗颈部的潜在强大辅助手段。这项技术由 Morton 等首创[89]，用于检测皮肤黑色素瘤的淋巴扩散，利用核照相技术识别淋巴引流池的Ⅰ区、Ⅱ区和Ⅲ区，并识别与Ⅰ区相关的指数或"前哨"

淋巴结。这种手术是微创的，它有能力在许多不同的肿瘤中准确地分期临床上的隐匿性颈部转移 [90]。将这种诊断和分期方式与淋巴结切除术或其他选择性治疗颈部黏膜癌相联系是一个很有吸引力的概念。匹兹堡大学的 Pitman 等研究 [91]。这些研究者检查了通过淋巴显像和前哨淋巴结活检识别已知原发性肿瘤引流初级梯队中前哨淋巴结的可行性，从而使临床医师能够以微创的方式对淋巴结阴性的颈部进行分区，并据此指导选择性地进行颈部淋巴结清扫。根据对淋巴结阴性和阳性患者的研究认为，淋巴显像和淋巴标测可以提供颈部病变的分期能力，也可以提供有关淋巴引流不典型的上消化道主要部位出现的淋巴引流的情况，通常不会通过选择性颈部淋巴结清扫的更经典的解剖区域。因此，接受此手术的患者将拥有根据颈部解剖和先前治疗效果而独特定义的淋巴引流情况进行选择的权利。此外，研究结果表明，淋巴结阴性或以前治疗过的颈部淋巴显像显示了确定不可预测的颈部淋巴结转移风险水平的可能性。几项单一的机构研究表明，前哨淋巴结活检可以预测隐匿性淋巴结转移。特别值得注意的是，这是在美国外科医师学会肿瘤组主持下进行的一项前瞻性多中心试验 [92]。这些研究表明，这种方法的有效性，正成为口腔 Ⅰ 期和 Ⅱ 期癌患者的一种选择。

六、颈部手术并发症

颈部根治性淋巴结清扫术后最显著的并发症是副神经切除相关症状。斜方肌是最重要的肩外展肌之一，其失神经支配导致肩胛骨不稳定，由于外旋和前旋导致椎体边缘的骨逐渐下垂和膨大。斜方肌功能的丧失降低了患者 30° 以上外展肩关节的能力。这些生理变化导致公认的肩关节疼痛、虚弱和肩带畸形综合征，通常与根治性颈清扫有关。

保留或不保留副神经的根治性颈部淋巴结清扫其术后肩关节功能不全是否存在差异一直存在争议。通过对患者问卷调查，Schuler 和一些学者 [93] 比较了接受根治性颈清扫或改良根治性颈清扫患者的颈部不适的症状和较术前颈部功能的变化。尽管他们发现两组之间没有统计学上的显著差异，但 Stearns 和 Shaheen [94] 以及其他使用类似方法进行的研究发现，大多数进行神经保留手术的患者没有术后疼痛或肩部功能障碍 [95, 96]。

只是最近才有客观的数据收集颈部淋巴结清扫后肩关节功能障碍前瞻性研究。根据评估肩功能障碍程度的外科医生对肩关节运动的术前和术后观察，Leipzig 等 [97] 研究了 109 名接受过各种类型颈部淋巴结清扫的患者，得出结论，任何类型的颈部淋巴结清扫都可能导致肩部功能障碍。他们还指出，在副神经被严格解剖或切除的患者中，功能障碍发生的频率更高。

1985 年，Sobol 等 [60] 进行了一项前瞻性研究，其中比较了术前和术后肩关节活动范围的测量值。此外，一些患者还进行了术后肌电图（EMG）检测。在接受神经保留手术的患者中，肩关节的活动范围比接受根治性颈清扫手术的患者更好。此外，神经保留手术的类型对肩关节功能障碍的程度也有影响。与术后 16 周接受根治性颈清扫但副神经受到全长解剖治疗的患者相比，接受改良根治性颈清扫治疗的患者肩关节活动范围无明显差异。在肩胛舌骨上颈部清扫术中，脊副神经清扫较不广泛的患者，在肩活动范围和斜方肌肌电图上的表现明显优于其他两组 ($P > 0.05$)。有趣的是，术后 16 周，多达 65% 的副神经被全长游离的患者出现中度至重度肌电异常。尽管未发现严重异常，但仍有 22% 的患者行肩胛舌骨肌上淋巴结清扫术后出现中度异常。1 年后对接受各术式淋巴结清扫的患者再次进行研究，结果表明，与接受根治性颈清扫的患者不同，保留神经的患者在所有研究参数上都有明显的改善。

Remmler 等 [98] 的一项前瞻性研究显示，接受神经保留手术的患者有严重但暂时性的副神经功能障碍。本研究将斜方肌的术前强度、运动范围、肌电图与术后 1、3、6、12 个月的测量结果进行比较。研究组包括接受神经保留手术的患者和切除神经的患者。保留神经组的大多数患者都进行了上颈部淋巴结清扫。接受根治性颈清扫治疗的患者 1 个月时肌电图上斜方肌肌力明显下降，这些参数没有随着时间的推移而改善，保留神经组患者的斜方肌强度和神经失能在 1 个月和 3 个月时略有下降，而在术后 12 个月时明显改善。最近，Weymuller 等[99] 报道了颈部淋巴结清扫后患者的生活质量评分下降，最差的评分与根治性颈清扫相关，最好的评分与择区性颈清扫相关。

因此，有证据表明，即使手术涉及副神经的最小解剖创伤，也可能导致肩部功能障碍[100]。因此，在进行神经保留手术时，尽一切努力避免神经过度牵拉或创伤才是适当的。此外，每一位接受颈部淋巴结清扫的患者都必须重视肩部的功能，并在术后早期接受物理治疗师的检查。如果发现任何缺陷，患者应接受适当的建议和指导，以确保肩功能得到适当的康复。

七、颈部淋巴结清扫并发症

除了头部和颈部手术后可能出现的各种医疗并发症外，许多手术并发症可能与颈部淋巴结清扫单独或部分相关。在对接受头颈部颈部淋巴结清扫患者随访中，发现了许多手术相关并发症。当放射治疗超过 70Gy 后进行颈部淋巴结清扫时，并发症的风险可能更高[52]。在放射治疗中增加化学疗法可能不会增加放疗后颈部淋巴结清扫术后并发症的风险[101]。

（一）皮下气肿

皮下气肿是一种常见的并发症，通常在手术后第 2 天出现。空气的入口点可能位于皮肤切口的某个位置。但如果在切口缝合接近完成时将接上负压吸引装置，这种漏气通常会变得很明显，就可以发现并进行纠正。其他漏气点可能在手术后、颈部位置改变或患者开始活动后才发现。这种情况的一个典型例子是引流管不正确固定引起移位，从而暴露出一个或多个引流孔。当行淋巴结清扫的同时行斜方肌皮瓣修复，经常会发生类似的情况；肩膀的轻微移动可能会导致空气进入到颈部切口，即使是在皮肤边缘小心地固定到下面的组织和皮肤严密缝合之后。这一问题可以通过在缺损处和周围皮肤上使用黏性乙烯基覆盖物来密封任何可能的漏气，而不是使用传统的纱布来解决。

更严重的漏气是指通过颈部伤口与气管造

口部位的沟通或通过黏膜缝合线发生的漏气。在这些患者中，除了空气外，受污染的分泌物还可能通过伤口循环。因此，早期识别泄漏部位是必需的，纠正它可能需要修改手术区的切口闭合情况。

（二）出血

术后出血通常在手术后立即发生。经切口不使皮瓣变形的外出血通常起自于皮下小血管，大多数患者中可以通过结扎或用含有肾上腺素的麻醉溶液渗透周围组织来控制。术后立即出现明显的皮瓣肿胀或鼓胀，伴有或不伴有外出血，应归因于伤口的血肿。如果早期发现血肿，适时地"挤"一下引流管，可能会排出积聚的血液，问题就会解决。如果不能立即完成，或血液迅速重新聚集，最好将患者送回手术室，在无菌条件下检查伤口，排出血肿，控制出血。在换药室或病床边尝试这样做是不明智的，因为照明和手术设备可能不足，可能不具备无菌条件。不能正确识别或处理术后血肿可能使患者易患伤口感染。虽然厚重的压力敷料可能有助于减少术后渗出，但它们不能防止血肿，并导致延迟诊断。

（三）乳糜漏

纽约凯特琳纪念医院的外科医生对 823 例行颈部Ⅳ区淋巴结清扫的患者进行了回顾性分析，Spiro 和 Strong[68] 发现 14 例患者（1.9%）出现乳糜漏。在本研究和其它研究中，大多数发生乳糜漏患者在手术中就得到了有效的控制[102]。这些结果提示外科医生应避免损伤胸导管，并结扎或夹住胸导管区域内任何可见或潜在的淋巴分支。如果在颈部这一区域淋巴结清扫时，手术野保持无出血状态，则可以相对容易地完成。此外，一旦该部位淋巴结清扫完成，在闭合切口之前，应观察该部位 20s 或 30s，同时麻醉师增加胸膜腔内压；即使是最小的乳糜漏也应及时处理，直到完全控制为止。由于淋巴管和周围脂肪组织的脆弱性，不加选择的夹持和结扎可能很困难，有时会适得其反。止血夹是控制清晰可见的渗漏源的理想选择；否则最好使用柔韧材料（如 5-0 缝线）来进行缝合，将其绑在止血海绵上，以避免

Cummings

耳鼻咽喉头颈外科学（原书第6版）

撕裂。

尽管外科医生尽了最大努力避免了乳糜漏，但术后 1%~2% 的患者仍会发生乳糜漏。这种并发症的处理取决于渗漏发生的时间，24h 内乳糜液引流的量，以及医生防止皮瓣下乳糜液积聚的能力。当乳糜日产量超过 600ml 时，尤其是手术后立即出现乳糜漏时，保守治疗不太可能成功。这类患者在暴露于乳糜液的组织明显发炎之前，以及覆盖这些组织的纤维蛋白材料黏附之前，最好进行早期手术探查，从而减少膈神经和迷走神经等重要结构受损。乳糜漏只有在恢复肠内喂养后才会变得明显，尤其是那些每天排出少于 600ml 乳糜液的乳糜漏，最初采用闭合伤口引流、压力敷料和低脂营养支持进行保守治疗。通过肠外营养可以进一步减少乳糜分泌。

（四）面部水肿

同步双侧根治性淋巴结清扫，其中两个颈内静脉都结扎，可能导致面部和（或）脑水肿。面部水肿有时可能非常严重，是由于静脉引流不足引起的，随着侧支循环的建立，静脉引流不足通常在不同程度上随时间消退。面部水肿在先前接受过头部和颈部放射治疗的患者中更为常见，也更为严重，在预期行双侧根治性淋巴结清扫时，至少保留一侧颈外静脉可预防严重的面部水肿。

脑水肿的发展可能是神经功能受损的根源，甚至是双侧根治性淋巴结清扫后出现昏迷的原因。结扎颈内静脉会导致颅内压升高[103, 104]。实验表明，结扎两个颈内静脉在狗体内引起的脑静脉压升高与抗利尿激素分泌不当有关[105]。可以推测，由此导致的细胞外液扩张和稀释性低钠血症加重脑水肿，形成恶性循环。在实践中，外科医师和麻醉师有必要在双侧根治性淋巴结清扫期间和之后减少液体给药[106]。此外，这些患者的围术期护理和电解质的管理不应仅由他们的尿量来指导，而应通过监测中心静脉压、心输出量、血清、尿液渗透压的监测来指导。

（五）失明

双侧颈部淋巴结清扫后的视力丧失是一种罕见但严重的并发症。迄今为止，文献中已有 5 例报道[107]。在一份报道中，组织学检查显示眶内视神经梗死，这表明术中低血压和严重静脉扩张是可能的病因[66]。

（六）颈动脉破裂

颈部手术后最可怕和最致命并发症是颈动脉破裂，应尽一切努力防止这种情况发生。如果皮肤切口设计得当，在没有咽瘘的情况下，颈动脉很少显露。在营养不良、糖尿病、感染和既往放疗的情况下，更容易发生咽瘘形成和皮瓣坏死，这会损害愈合能力并损害血管供应。面对任何这些危险因素，外科医师应使用外科技术来关闭口腔和咽部缺损。使用游离和带蒂皮瓣，为黏膜缺损的闭合提供皮肤，如真皮移植、肩胛提肌皮瓣和控制性咽部切除术。

根据显露段的长度、周围组织的状况和咽瘘的大小，显露颈动脉的处理取决于破裂的可能性。在先前接受过放疗的患者中，大的皮肤缺损或大的、明显的瘘管不太可能通过换药及时愈合。这些患者颈动脉破裂的可能性极高；因此，在血管不可逆地受损之前，应尝试修复缺损并用供血良好的组织覆盖颈动脉。无论何时显露颈动脉，建议采取"颈动脉预防措施"；这些措施包括：备血、在床边放置适当的手术器械、提示和指导护理人员和家庭工作人员颈动脉破裂的可能性、潜在破裂的位置和应采取的步骤。当发生颈动脉破裂时，通常可以用手压止血，同时给予血液和液体以恢复和维持患者的血压；只有这样，患者才能接受手术。试图修复破裂区域是徒劳的。通过破裂区引入 Fogarty 导管有助于暂时控制出血，同时在动脉破裂区的近端和远端显露和结扎。

八、放化疗后颈部淋巴结清扫

头颈部晚期鳞状细胞癌的治疗方案之一是放化疗。这种治疗方法可以保留一个或多个上消化道器官的功能，并比单纯放疗具有相当或更好的局部或区域控制率[108-110]。经放化疗治疗后，无论是临床上还是成像技术上，颈部都很难评估。随着新的、更有效的化疗药物的开发，随着诊断工具的改进和放疗方式的进一步创新，需要不断评估放化疗后的效果。

目前的评估方法依赖于肿瘤的初始阶段以及治疗前后的临床和影像学评估。如果放化疗后无法控制原发部位的病变，尽管没有淋巴结转移的证据，如果要行挽救手术治疗原发灶，应考虑进行颈部淋巴结清扫。当放化疗后有明显的淋巴结病变时，需要进行颈部挽救性淋巴结清扫。当放化疗后病变仍然存在时，或当颈部复发时，挽救性颈部淋巴结清扫可进一步归类为早期挽救性手术。放化疗后颈部迟发性复发性病变的预后比对持续性病变进行的颈部淋巴结清扫预后更差[111]。对放化疗局部反应的评估在治疗完成大约 12 周后进行，并基于 PET/CT 成像技术。然而，如果在此之前有明显的进展性疾病，则需要手术治疗[78, 112-115]。

对于放疗后或在放化疗后有完全缓解的 N_0 或 N_1 期淋巴结疾病患者，只有在有明显的持续性淋巴结转移时，才需要进行颈部淋巴结清扫[78, 113, 115-118]。尽管最初对实现完全缓解的 N_2 或 N_3 期淋巴结转移患者进行颈部淋巴结清扫有争议。目前大量文献支持在术后行放化疗后淋巴结清扫[119, 120]。如果需要颈部淋巴结清扫，择区淋巴结清扫通常是合适的[77-79, 85, 115, 121]，在这种情况下避免颈部淋巴结清扫的主要优点是避免潜在的发病率[100, 122, 123]。

九、总结

颈部淋巴结清扫是一种手术方法，旨在清除涉及颈部淋巴结的转移。金标准的手术方法是根治性颈部淋巴结清扫，这对大多数患者来说是太广泛，导致过度治疗。根治性颈部淋巴结清扫手术已经发展演变，这些被设计为通过保留非淋巴结构（改良的根治性颈部淋巴结清扫）来降低并发症，并且通过仅切除淋巴结群来治疗早期淋巴结转移病变，这些淋巴结群具有最大的转移风险（选择性颈部解剖）。为了帮助读者确定哪种颈部解剖最适合治疗与上消化道三个主要部位相关的淋巴结转移病变，提供了一种方法（图 46-18）。

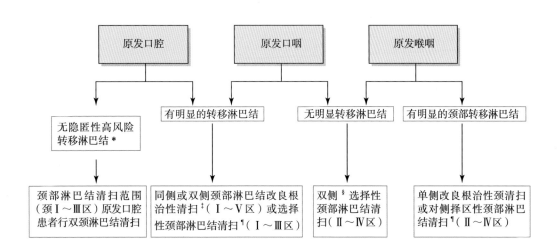

▲ 图 46-18 假设颈部淋巴结切除术是这些区域性淋巴结的治疗选择，上呼吸道癌患者的颈部淋巴结切除术选择算法

*. $T_1 \sim T_4$ 口舌；$T_2 \sim T_4$ 其他部位；神经周围 / 淋巴浸润。‡. 双侧颈淋巴结清扫术治疗 N_{2c} 病 RND，如果肿瘤侵犯非淋巴结构。§. 如果计划术后放疗，口咽原发性肿瘤的同侧颈清扫。¶. 设定为一个等级的节点的 SND

推荐阅读

Çagli S, Yüce I, Güney E: Is routine inclusion of level IV necessary in neck dissection for clinically N0 supraglottic carcinoma? *Otolaryngol Head Neck Surg* 136: 287–290, 2007.

Civantos FJ, Zitsch RP, Schuller DE, et al: Sentinel lymph node biopsy accurately stages the regional lymph nodes for T_1-T_2 oral squamous cell carcinomas: results of a prospective multi-institutional trial. *J Clin Oncol* 28 (8): 1395–1400, 2010.

Dhiwakar M, Ronen O, Malone J, et al: Feasibility of submandibular gland preservation in neck dissection: a prospective anatomicpathologic study. *Head Neck* 33 (5): 603–609, 2011.

Ferlito A, Robbins KT, Shah JP, et al: Proposal for a rational classification of neck dissection. *Head Neck* 33 (3): 445–450, 2011.

Ferlito A, Silver CE, Suárez C, et al: Preliminary multi-institutional prospective pathologic and molecular studies support preservation of sublevel IIB and level IV for laryngeal squamous carcinoma with clinically negative neck. *Eur Arch Otorhinolaryngol*

264: 111–114, 2007.

Goguen LA, Chapuy CL, Sher DJ, et al: Utilizing computed tomography as a road map for designing selective and superselective neck dissection after chemoradiotherapy. *Otolaryngol Head Neck Surg* 143: 367–374, 2010.

Hamoir M, Ferlito A, Schmitz S, et al: The role of neck dissection in the setting of chemoradiation therapy for head and neck squamous cell carcinoma with advanced neck disease. *Oral Oncol* 48 (3): 203–210, 2012.

Hasegawa Y, Saikawa M: Update on the classification and nomenclature system for neck dissection: revisions proposed by the Japan Neck Dissection Study Group. *Int J Clin Oncol* 15 (1): 5–12, 2010.

Hillel AT, Fakhry C, Pai SI, et al: Selective versus comprehensive neck dissection after chemoradiation for advanced oropharyngeal squamous cell carcinoma. *Otolaryngol Head Neck Surg* 141 (6): 737–742, 2009.

Morgan JE, Breau RL, Suen JY, et al: Surgical wound complications after intensive chemoradiotherapy for advanced squamous cell carcinoma of the head and neck. *Arch Otolaryngol Head Neck Surg* 133: 10–14, 2007.

Nayak JV, Walvekar RR, Angrade RS, et al: Deferring planned neck dissection following chemoradiation for stage IV head and neck cancer: the utility of PET–CT. *Laryngoscope* 117: 2129–2134, 2007.

Paleri V, Kumar SS, Oozeer N, et al: Dissection of the submuscular recess (sublevel IIb) in squamous cell cancer of the upper aerodigestive tract: prospective study and systematic review of the literature. *Head Neck* 30: 194–200, 2008.

Robbins KT, Dhiwakar M, Vieira F, et al: Efficacy of super–selective neck dissection following chemoradiation for advanced head and neck cancer. *Oral Oncol* 48 (11): 1185–1189, 2012.

Robbins KT, Ferlito A, Shah JP, et al: The evolving role of selective neck dissection for head and neck squamous cell carcinoma. *Eur Arch Otorhinolaryngol* 270 (4): 1195–1202, 2013.

Robbins KT, Shaha HR, Medina HE, et al: Consensus statement on the classification and terminology of neck dissection. *Arch Otolaryngol Head Neck Surg* 134: 536–538, 2008.

Robbins KT, Shannon K, Vieira F: Superselective neck dissection after chemoradiation: feasibility based on clinical and pathologic comparisons. *Arch Otolaryngol Head Neck Surg* 133: 486–489, 2007.

Sezen OS, Kubilay U, Haytoglu S, et al: Frequency of metastases at the area of the supraretrospinal (level IIB) lymph node in laryngeal cancer. *Head Neck* 29: 1111–1114, 2007.

Suárez C, Rodrigo JP, Robbins KT, et al: Superselective neck dissection: rationale, indications, and results. *Eur Arch Otorhinolaryngol* 270 (11): 2815–2821, 2013.

Tan A, Adelstein DJ, Rybicki LA, et al: Ability of positron emission tomography to detect residual neck node disease in patients with head and neck squamous cell carcinoma after definitive chemoradiotherapy. *Arch Otolaryngol Head Neck Surg* 133: 435–440, 2007.

颈部手术并发症
Complications of Neck Surgery

Jeremy D. Richmon   Frederick C. Roediger   David W. Eisele   著

马聚珂 译

第47章

要点

1. 随着对头颈癌症患者治疗的新方法和理念的引入，颈部手术的并发症也不断发展和更新。
2. 颈部并发症可分为四类：创伤、血管、神经和乳糜/胸部。
3. 熟悉各种并发症的病理生理学知识为避免并发症的发生提供了理论基础。对并发症的早发现、早期判断和及时有效的处理可能对结果产生重大影响。

不管经验和技术如何，颈部手术的并发症影响每一个外科医生。尽管我们的初衷是好的，但由于颈部复杂的解剖结构及所治疗的疾病和患者的复杂性，并发症还是会出现。各种研究发现，诸如医疗并发症（高血压、肝炎）、药物滥用、先前的放射治疗、气管食管插管、麻醉时间延长、术中液体用量及微血管游离皮瓣重建的需要等因素与头颈部手术并发症有关[1-4]。预防和处理术中和术后发生的并发症对头颈部的外科治疗至关重要。

颈部淋巴结清扫术发展史揭开了减少并发症及其后遗症的持续探索的序幕[5]。Crile[6]于1906年首次提出了一种治疗头颈癌的系统性颈部淋巴结切除术。在那个时代，根治性颈部切除术（RND）即切除胸锁乳突肌、颈内静脉和脊髓副神经被认为是治疗颈部转移患者的标准，但导致了明显的功能性和外观性损伤[7]。从肿瘤学角度来看改良根治性颈部淋巴结清扫术（MRND）能够在不牺牲疗效的情况下改善功能[8-11]。已确立的选择性颈部淋巴结清扫术的进一步技术改进是基于特定原发肿瘤位置的可预测的扩散方式的[12, 13]。这种方法对临床阴性颈淋巴结的管理十分高效，

并且可能结合术后放射治疗（RT）应用于临床阳性经淋巴结的治疗[14-17]。此外，对于晚期头颈癌，在同时进行放化疗（CRT）后，SND可能是首选的计划性颈清扫方法，因为这些患者的颈部复发率较低。随着头颈外科技术的发展，并发症的类型和频率也在发展[18]。脊柱副神经损伤导致的肩关节功能障碍是RND的一个预期后遗症，但现在被认为是MRND的潜在并发症。颈内静脉血栓和出血在现代可能更频繁发生，因为这种情况更常见于MRND和SND[19]。

在本章中，主要考虑颈部手术的并发症，并分为四大类：①切口；②血管；③神经；④乳糜/胸部。这个框架为知情同意书的签订提供了一个架构，根据给定结构的位置和范围，单个部分可以选择性地应用于任何颈部手术。

一、切口并发症

（一）切口设计

颈部切口设计必须考虑到原发肿瘤的位置和侵犯范围、颈清扫的充分暴露、颈动脉的保护、先前受侵犯的皮肤的切除（如适用）和修复。切口选择应与皮瓣的角度相吻合，保护颈部皮肤的

血液供应，包括面部和枕部动脉的分支，以及颈横动脉和肩胛上动脉的分支。无论何种手术切口，均应在颈阔肌层面掀起以保证皮瓣的血液供应[20]。

许多颈部淋巴结清扫的颈部解剖已被描述。早期的设计，如 Crile single-Y 和 Martin double-Y 提供了良好的暴露效果，但在颈动脉处留下了一个三角形分叉。此外，对部分依赖于对侧颈外动脉分支的血流，他们还制作了精细的后皮瓣和前皮瓣。Conley 改良的 Schobinger 方法是一种改良方法，通过颈动脉分叉的位置创建一个大而结实的前瓣，从而保证了良好的颈部暴露[20]。MacFee[21] 介绍了两个横切口的使用，这两个横切口似乎可以横断主要的血液供应，但研究表明，中央双瓣皮瓣可减少皮瓣缺血，是以前接受过放疗的患者的首选方法[22]。某些切口非常适合于特定原发瘤的切除，例如围裙瓣用于喉切除术和 Attie 切口用于甲状腺切除术[23]。

充分暴露和保护关键结构的原则不可过分强调，两者在颈部淋巴结清扫中却也同样重要。例如，应始终小心下颌下切口，无论是进行上颌面颈部清扫、下颌下腺切除或下颌骨骨折修复，都应充分低于下颌骨体的下边界，以避免对面神经的下颌缘分支造成损伤。在成功切除肿瘤和安全性之外，我们必须考虑到美观。例如，尽管需要一个小切口对颈后三角淋巴结进行淋巴结活检，但稍大一点的伤口可以改善手术暴露，并有助于保留副神经。当进行切除淋巴结活检时，应提前考虑使其在必要时可延长，而无须另择切口。

（二）切口裂开，皮瓣坏死

皮瓣的存活取决于切口设计、手术技术和患者因素。一项对 184 例颈部淋巴结清扫的研究显示，每种方法的切口裂开率分别为 11%、8% 和 0%[24]。同样的研究显示，在先前接受过放疗的颈部，尤其是三维适形放疗，切口裂开的总比率在统计学上显著增加。作者建议在接受过放射治疗的患者中使用围裙皮瓣进行颈清扫[24]。术前放射治疗是否会增加颈部解剖并发症的发生率仍有争议，但一些报道指出，较高的放射剂量与较高的伤口并发症有关[25, 26]。切除因肿瘤侵犯皮肤造成的皮肤损伤可能导致张力增加。营养不良、大量抽烟或糖尿病不受控制导致的微血管系统不良，导致组织对外科手术缺乏耐受性，切口裂开或皮瓣坏死的发生率更高。

（三）皮下积液

颈清扫过程中淋巴组织和脂肪组织的分离形成浆膜液，浆膜液聚集在颈部皮瓣和颈部之间的潜在腔隙内。皮下积液表现为皮下肿胀，如果不治疗，可能导致皮瓣坏死或感染（图 47-1）。许多病例系列报道，RND 患者的皮下血肿和血肿形成率为 3%～10%，而功能性颈部解剖患者的血肿形成率高达 20%[27-29]。这些差异可能是由于与 RND 相比，MRND 或 SND 中保存的天然组织数量增加，而 RND 可将血清液排入切口区域。导致皮下积液的原因包括引流位置不正确、引流失败或过早拔出引流管。预防措施主要包括适当处理堵塞的引流管，这些引流管一直保持在适当的位置，直到 24h 内每个引流管的总量降到 25ml 以下。一些作者还主张常规使用纤维蛋白胶，在动物模型中显示可以明显以防止血肿的形成[30]。一些小的血肿可以在预期内观察到逐渐吸收。然而，在大多数情况下，皮下积液的治疗包括针刺抽吸，在某些患者中还包括引流管的更换。敷料加压包扎不能防止再次积液。

（四）切口感染

切口感染可表现为蜂窝织炎，皮瓣出现充血、发热或硬结；血肿感染或血肿形成脓肿。有时，

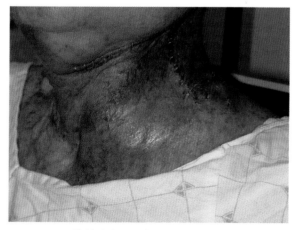

▲ 图 47-1　放射治疗后改良根治性颈清扫术后血肿形成。前皮瓣下积液导致颈部术后预期外观的丧失

在闭式引流管中会发现脓液。早期发现和适当引流颈动脉和颈内静脉的周围积液对于防止感染的播散和预防血管破裂至关重要。呼吸道细菌进入术腔是造成切口感染风险的重要因素之一。不接触口腔菌群的颈部淋巴结清扫被认为是一种无菌的手术。在一项对 438 名接受腮腺、甲状腺或颌下腺切除术的患者研究中发现 3 名患者（0.7%）出现切口感染，其中一名患者接受了围术期红霉素治疗 [31]。根据对 192 名患者的研究，预防性抗生素用于清洁颈部淋巴结清扫是合理的 [32]。与 93 例接受第一代头孢菌素、克林霉素或青霉素治疗的患者中的 3 例（3.2%）相比，99 例未接受抗生素治疗的患者有 10 例（10%）出现伤口感染，尽管这一趋势没有达到统计学意义 [33]。最近的一项研究证实了颈部淋巴结清扫后 24h 预防性抗生素治疗对患者有益。在这种情况下，抗生素预防被证明是具有成本效益的 [34]。在持续时间方面，1d 与 4d 或 5d 清洁手术的抗生素方案相比，感染率没有差异 [35, 36]。有趣的是，与其他外科清洁手术相比，RND 感染率明显更高，原因尚不清楚 [36]。

切口感染的风险随着手术进入口腔、咽部或喉部而显著增加，范围从 15%～87% [37, 38]。与切口感染相关的因素包括双侧颈清扫和全喉切除术，晚期肿瘤，既往气管切开史和营养不良 [36, 39]。未发现糖尿病与术后感染发生率较高相关。最近对清洁污染颈部淋巴结清扫的抗生素预防进行了循证研究，研究了五项随机对照试验，这些试验建立了明确的抗生素使用指南。经证明，如果在手术开始前给予抗生素预防，可以降低这些病例术后感染的发生率；没有证据显示支持术后 24h 内使用抗生素。抗生素联合应用的方案是可以接受的，第一代头孢菌素是最常见的。

一旦发现切口感染，必须采取措施减少并发症。必须对感染部位进行完全切开和彻底引流，细菌培养，并启用针对潜在或确诊病原体的抗生素。确保感染不会扩散到主要血管是最重要的。

（五）唾液瘘

唾液可能通过上呼吸消化道或腮腺渗入切口（图 47-2）。伴随着感染，邻近组织的炎症反应迅速发生。常见的症状是充血、水肿和皮瓣硬结，以及引流液为唾液或脓性分泌物。

术中咽瘘形成的风险为 10%～30% [41, 42]。预防措施包括在手术过程中进行密闭、反向和无张力闭合，如果闭合看起来勉强，考虑血管组织瓣覆盖。最近，口咽癌经口手术（经口激光显微手术、经口机器人手术）伴随着颈部淋巴结清扫，使得人们更加担心咽与颈部的相通和由此产生的咽瘘。在 148 名患者中，29% 的患者在手术时有口腔与颈部相通 [43]。这些交通通过一次闭合、局部皮瓣覆盖、纤维蛋白胶和颈部引流关闭。只有 4% 的患者出现了临床咽瘘 [43]。其他研究支持仔细重建咽壁以防止术后咽瘘 [44, 45]。

与经口手术相比，全喉切除术后的咽瘘发生率可能高达 50%。包括既往放疗和化疗、营养不

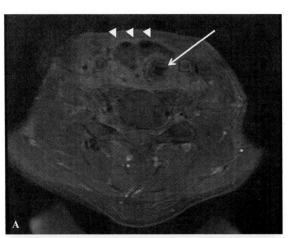
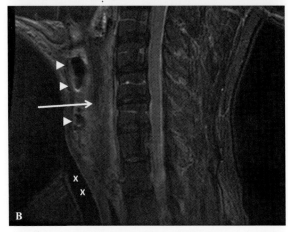

▲ 图 47-2 下咽癌全喉咽切除、颈段食管切除、前臂桡动脉游离皮瓣重建术后咽瘘的磁共振成像
A. 轴向 T_1 钆增强图像与脂肪饱和度显示咽部吻合口处流体和空气；B. 矢状面（中线）T_2 图像，脂肪饱和，显示游离皮瓣前有液体和空气聚集，与气管造口无直接联系

良、复发性癌和颈部淋巴结清扫在内的多种因素可能导致较高的咽瘘发生率，这往往比原发性喉切除术患者更严重。越来越多的证据表明，在这一具有挑战性的患者群体中，转移带有血管的组织瓣以加强咽腔闭合有助于降低咽瘘的发生率和严重程度，许多中心都在预防性地放置局部或游离皮瓣以避免这种并发症[46-50]。

当咽瘘发生时，用广谱抗生素和持续引流的保守治疗是可行的，临床医生应该在一个较低的位置来打开缝合线，以将引流物从主要血管引流出并轻轻地缝合切口[19]。检查患者营养状况，控制血糖和促甲状腺激素达最佳水平，尤其是在先前接受过放疗的患者中。对保守措施不敏感的瘘口需要用带蒂血管的组织修补，可以是局部皮瓣，也可以是游离皮瓣。

术后瘘不会造成大血管破裂，但会影响患者情绪。大部分是从腮腺下极颈部出来的少量渗漏。这些通常经过保守治疗反应良好[51]。许多学者已经提出了治疗持续性腮腺瘘的方法，但腮腺肉毒杆菌毒素注射通常最有效[52, 53]。

（六）瘢痕形成

适用于颈部手术的美容原则包括：在自然皮肤皱纹或松弛的皮肤张力线中设置切口；使用略微弯曲的垂直于肢体的切口以避免线性瘢痕挛缩；以及进行无张力、外翻的皮肤闭合[54]。如果在细微的技术上出现失误或术后伤口感染，可能导致增生性瘢痕的形成（图47-3A）。瘢痕疙瘩即瘢痕组织的形成超过了原始切口的边界，通常发生在有瘢痕体质的个人或家族病史的患者中。也可能沿着侧颈形成与缝线垂直网状瘢痕（图47-3B）。单侧颈深平面提升和中线成形术可用于修复颈部淋巴结清扫术后不对称性[55]。

（七）淋巴水肿

颈部淋巴管破裂可能导致淋巴液停滞和积聚。这在颈部淋巴结清扫术后并不少见，尤其是患者在术前或术后接受放射治疗。17%～36%的外科患者中表现为颈部淋巴结清扫区域的点状水肿，并可能延伸到清扫区域平面上方的面部。临床医师必须认识到，淋巴水肿也可能在上消化道黏膜、

黏膜下层和肌层内部发生[56]。可表现为颈部僵硬、运动范围受限、疼痛、吞咽困难，很少出现气道受损[57]。此外，外淋巴水肿和膜迷路积水的严重程度与听力受损和生活质量下降有关[58]。在适当的时候可以转诊至经认证的淋巴水肿治疗师、语言病理学家和物理治疗师。

二、血管并发症

（一）颈动脉出血

涉及颈总动脉的并发症是颈部手术最令人恐惧的。手术中对该动脉的损伤通常需要血管修复，强烈建议血管外科会诊。

急性术后颈动脉破裂，即"爆裂"，发生在3%～4%的RNDs中，死亡率约为50%[59-61]。与颈动脉出血相关的因素包括切口破裂、坏死和感染；咽瘘；有放疗史；肿瘤累及动脉壁；解剖过程中外膜的粗暴处理[60, 61]。密切监测裂开或感染

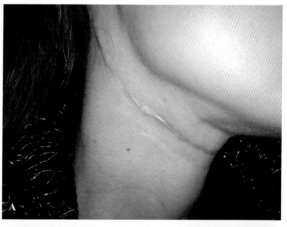

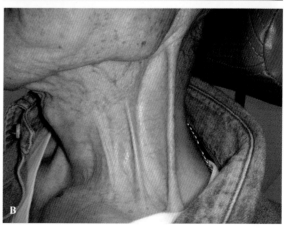

▲ 图47-3　瘢痕并发症
A. 选择性颈清扫术后增生性瘢痕；B. 根治性颈淋巴结清扫术后颈外侧形成网

的切口，看其是否改善，以及颈动脉是否有破裂的迹象，如颈动脉显露或出血，对于高危患者的术后处理至关重要；这是因为选择性颈动脉结扎的死亡率明显低于紧急结扎[62]，有报道称两者的死亡率分别为 14% 和 64%[63]。

紧急治疗包括控制出血，对破裂区域施加压力，并迅速将患者送回手术室进行控制出血。输注血液制品和晶体液。分离位于切口周围感染或坏死组织，并控制出血的近心端和远心端[64]。最好在远离受污染伤口的血管处结扎，以防止进一步出血。切口中心覆盖有血管组织皮瓣。血管技术，包括选择性的血管栓塞和对卒中高危患者的临时支架移植[65, 66]，可能是颈动脉破裂的首选治疗方法[67, 68]。

（二）颈内静脉并发症

在单侧 MRND 或 SND 手术保留颈内静脉（IJV）的益处包括：如果将来有必要进行对侧 RND，水肿发生率降低，致死率降低[69]，尽管还没有任何研究中心对这种做法进行评估。在双侧颈部淋巴结清扫过程中保留至少一个颈内静脉显然有利于避免面部或喉部水肿、颅内压升高、卒中和失明（图 47-4）[70]。从颈外静脉或大隐静脉移植重建 IJV 的技术已被报道[71]，但没有常规使用。广泛使用 MRND 或 SND 并保存颈内静脉可能会导致其他并发症，包括颈内静脉血栓和出血。

有研究利用术前和术后颈部 CT 和磁共振检查发现，86% 的患者在改良根治性颈清扫术后颈内静脉得到了保留[69, 72]。导致 IJV 血栓立即形成

的因素包括外膜损伤、干燥、术中颈内静脉分支结扎不当[19, 73]。一项研究显示 27 例颈部根治颈淋巴结清扫术后 1 个月行逆行静脉造影检查，结果发现有 8 例患者发现颈内静脉血栓。这 8 例患者中有 5 例术后曾出现伤口感染和唾液瘘等并发症，这些现象表明术后并发症可导致颈内静脉血栓的形成[74]。此外，术后放疗可能导致颈内静脉血栓形成。一项对仅接受 MRND 以及仅接受 RT 或 MRND 加上术后 RT 的患者进行的超声研究发现，与对侧未经治疗的颈内静脉相比较，静脉基本正常的比例分别为 88%、57% 和 18%[75]。长期来看，颈内静脉血栓形成率可能显著降低[77]，表明许多静脉形成的血栓会随着恢复通畅而再通。

颈内静脉出血是少见的，在同时行喉切除术或咽切除术的 MRND 中发生率不到 1.3%[78]。尽管通常不如动脉出血严重，但这一事件也可能危及生命（图 47-5）。与颈动脉出血相似，这种并发症的主要危险因素包括咽瘘、大量吸烟和营养不良[79]。仔细处理颈内静脉和避免对涉到空气消化道进入的情况下的环切可能有助于其预防[79]。

失明是一种极为罕见的颈部淋巴结清扫并发症，可能发生在单侧或双侧 RND 后[80, 81]。可能原因是术中低血压延长、脑脊液压升高和视神经静脉压升高[82]。

（三）血肿

血肿发生在约 1% 的颈部淋巴结清扫和 4% 的头颈外科手术中[83, 84]。血肿通常可以通过皮肤

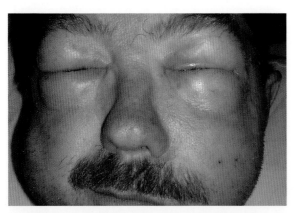

▲ 图 47-4 左颈根治淋巴清扫术后，患者面部水肿，因右外侧插入的中心静脉导管，破坏了右颈内静脉的流动

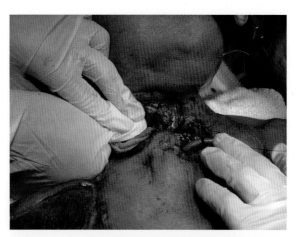

▲ 图 47-5 颈内咽部皮肤瘘中静脉出血。当患者被紧急转移到手术室进行手术控制出血时，对出血部位施加直接压力

瘀斑、触诊硬度或引流出血块来与皮下积液鉴别，尽管这两种并发症都会导致皮瓣隆起。无法识别和正确治疗颈部血肿会导致手术并发症增加。即使是在不重要的位置（例如，在游离皮瓣吻合的血管蒂附近）出现小静脉出血或血肿，也会产生严重后果。甲状腺切除术后术野的血肿可阻碍喉静脉血和淋巴液回流，从而导致危及生命的气道问题[85]。预防措施包括术前避免使用抗凝药和抗血小板药物及术中止血。如有必要，治疗应包括立即从床旁打开切口清除血凝块，以防止上呼吸道逐渐水肿，并将患者送回手术室进行伤口探查止血。

三、神经并发症

（一）运动神经

1. 面神经

典型的 RND 包括切除腮腺尾部的一部分。从理论上讲，腮腺实质的手术会增加面神经损伤的危险；然而，在标准的颈部淋巴结清扫过程中，通常只会遇到面神经的颈支和下颌缘支。

面神经颈支支配颈阔肌，颈阔肌位于颈部浅筋膜，并与降下唇肌混合[86]。尽管颈部皮肤张力的丧失和某种程度的降下唇肌功能的降低可能会导致颈阔肌的分离，副神经颈支的牺牲通常不会产生临床上显著的症状。

在接近颈部 I 区时会遇到面神经下颌缘支，因为它沿着下颌骨下缘和下颌下腺外侧下降，然后向上运动以调节口轮匝肌、降口角肌、颏肌和降下唇肌[86]，神经损伤通常是单一分支。其位置相对于下颌骨体的高度是可变的。神经损伤导致下唇不对称，面部表情时无法关闭嘴唇。最近报道的一系列 258 例颌下腺切除术显示，面神经下颌边缘分支的短暂性轻度瘫痪发生率较低（9%），只有 1 例永久性瘫痪（< 1%）[87]。另一项对 107 例接受颌下腺肿瘤切除术的患者的研究显示，短暂性轻瘫发生率为 10%。良性肿瘤的永久麻痹率为 1%，恶性病变的永久麻痹率分别为 8% 和 6%；43% 的病例进行了 SND[88]。没有进行过放疗的喉癌或下咽癌患者，714 例颈部淋巴结清扫中有 9 例发生面神经下颌缘支损伤

（1.26%）[89]。对颈部淋巴结清扫患者的长期随访发现 4%～23% 的下唇不对称[90, 91]。预防下颌缘支神经损伤的 Hayes-Martin 操作涉及面静脉和颌下筋膜的结扎。一般建议在下颌组织分离前对神经进行识别分离，以避免神经损伤，有些人建议在腺体下方抬高下颌下筋膜能充分保护神经，同时避免对神经本身的识别和解剖过程中造成损伤。

2. 迷走神经

迷走神经主干从颅底的颈静脉孔穿出，沿颈动脉鞘在颈部下降，最初位于颈内静脉和颈动脉的内侧，然后位于颈动脉鞘的后部[86]。迷走神经主干的损伤很少见，但在颈动脉内膜切除术，特别是在再次手术中，这种并发症的发生率接近 2%[92]。在颈部淋巴结清扫过程中，III 和 IV 区淋巴结前外侧清除和下颈部或颅底颈内静脉结扎时，可能会损伤迷走神经主干。出血导致的术野模糊可能使这种并发症发生增加。迷走神经损伤可致声带麻痹、吞咽困难、发声困难，咽肌功能丧失和感觉丧失。喉上神经起源于迷走神经的结节性神经节，分为一个较大的内支，内支司声门上喉黏膜的感觉，外支支配环甲肌。喉返神经起源于迷走神经在右锁骨下动脉和左主动脉弓下的折返，并通过颈部的气管食管沟。喉上神经和喉返神经损伤在甲状腺手术中进一步讨论（见第 50 章）。

3. 脊髓副神经

在颈部，脊髓副神经（SAN）完全由运动纤维组成，连接到胸锁乳突肌（SCM）和斜方肌[86]。当 SAN 从内侧到外侧运动时，其 70% 位于颈内静脉前方，27% 位于后方，仅有 3% 与其伴行[86]。这种变化对于分离神经时至关重要，因为从外侧到内侧切除 SAN 可导致颈内静脉的损伤。SAN 的主要部分或者支配肌肉（82% 的病例），或者斜着穿过颈后三角到斜方肌（18% 的病例）[86]。通常至少有一个来自 C₂、C₃ 的颈丛纤维，或者两者都出现在颈后三角[93]。这些是指主要是本体感觉，而不是运动神经纤维。

在颈清扫过程中，存在几种识别 SAN 的标志物。在 SND 中，当解剖 SCM 的内侧边界时，SAN 与穿入肌肉的血管位于同一平面。尽管

一些作者认为，耳大神经出现在 SCM 后边界的点，提供了一个可靠的解剖标志，耳大神经的上方 1～1.5cm 可以确定 SAN [94, 95]，其他人认为后三角存在太多的变异，无法可靠地定位 [96]。基于表面解剖，神经穿过锁骨上方 2～4cm 处穿入斜方肌 [93]。

MRND 的发展很大程度上是为了避免 RND 期间副神经损伤的发病率。副神经综合征包括肩下垂、肩胛旋转异常、不能完全外展肩膀，以及斜方肌萎缩引起的持续性钝痛和肩关节粘连性炎 [97]。在 MRND 中，通过神经解剖可以看到肩关节功能障碍的暂时及可逆期。EAS 是一种严重且不可逆的损伤，可发生在切除 SAN 的患者中 [98]，但并非普遍存在 [99]。早期研究比较 RND、仅保留 SAN 的 MRND 和保留 SCM、IJV 和 SAN 的 MRND，结果表明 60%、50% 和 30% 的患者的 SAN 功能不全 [100]。当代关于 SND 的研究已证明 Ⅱ～Ⅳ 区颈清扫后肩下垂率为 5%，而 Ⅱ～Ⅴ 区颈清扫后肩下垂率为 30% [101]。在一系列接受 MRND 的患者中，714 条有风险的神经中有 12 条发生 SAN 横断（1.68%），未报道较严重的功能障碍形式 [89]。肩功能 - 生活质量（QOL）器械与 SND 治疗后的预处理评分无明显变化。MMD 患者在 6 个月时的生活质量较差，但在 1 年内改善到 SND 水平，而接受 MD 治疗的患者则有持续性残疾症状 [102]。区分神经损伤与直接肌肉损伤很重要，例如，在穿支血管撕裂或剧烈收缩后可能发生 SCM 的僵硬和萎缩。并可能被误认为是 SAN 损伤。此外，由于术后肩关节缺乏适当的康复锻炼，可能会发生肩关节粘连性关节囊炎，尽管 SAN 功能恢复，但仍可能导致持续性肩关节残疾。术后肩关节康复的益处在一项随机试验中得到证实，该试验涉及喉癌患者，他们接受了功能性颈部淋巴结清扫 [103]。物理疗法也被证明对颈清扫后的生活质量有显著的积极影响 [104]。

使用上述标志物，正确识别并仔细处理 SAN，可预防损伤 [105]。前文已阐述了在术中对 SAN 的进行电生理监测 [106, 107]，尽管该技术在减少 SAN 损伤方面的益处尚不清楚，并且使用手持神经刺激技术可防止损伤。具有斜方肌或供应肌

肉收缩的混合图像通常能够充分确认 SAN 和完整性。因为神经在颈后三角最浅，为便于识别和保护 SAN，颈后三角淋巴结活检时应避免局部麻醉，并应提起薄的皮瓣。

非故意的脊柱副神经断裂最好进行原发性吻合术（图 47-6）。如果无法实现无张力吻合，或者为了肿瘤的目的必须牺牲一段长的神经，则可以使用较大的耳大神经或其他供体神经进行神经移植。神经移植在肩功能、恢复强度测试和肌电图结果方面产生了良好的结果 [108]。与那些牺牲脊髓副神经的患者相比，它的功能不能完全恢复肩到与解剖上完整的神经患者相当的水平。

4. 舌下神经

舌下神经从颅底的舌下神经管穿出。当它横穿颈内动脉和颈外动脉时，它会分支出颈 ANSA 的上根（完全由颈神经纤维组成），然后在二腹肌

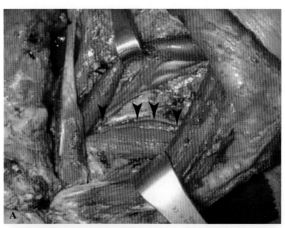

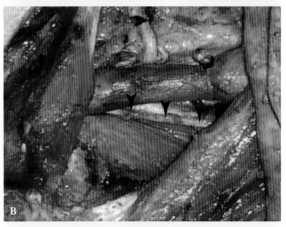

▲ 图 47-6　脊髓副神经切断与修复

A. 右侧颈淋巴结清扫术，颈内静脉向内侧牵拉，胸锁乳突肌向外侧牵拉，显示脊髓副神经（箭头）；B. 原发性神经无张力吻合后的外观，肩关节功能恢复正常

和茎突肌的后腹部内侧行进。从远端看，舌下腺下方的舌下神经分支支配舌的同侧固有肌肉[86]。舌下神经损伤是颈部淋巴结清扫的一种罕见并发症，在一项大型研究中[71]，有3种术式易导致神经损伤（0.42%）[89]。在Ⅰ区和Ⅱ区清扫过程中，靠近舌下腺导致的神经损伤。舌骨大角靠近颈动脉，为了防止意外伤害，必须小心避免靠近神经的丰富静脉丛（Ranine静脉），或者如果发生出血，应加以控制。舌下神经损伤的缺陷包括同侧舌肌无力、伸舌向患侧偏斜并有突出、言语困难和吞咽困难。神经横断的处理包括神经断端吻合或神经移植。神经修复后，残余的舌运动损伤是由感觉支引起的，但通常避免舌萎缩。

5. 膈神经

膈神经起源于C_3、C_4和C_5，位于颈基底部，在颈前斜角肌和椎前筋膜之间穿行。然后，膈神经从锁骨下静脉后颈部进入胸腔，调节同侧膈肌，供应心包、部分纵隔、胸膜和腹膜。膈神经麻痹被认为是颈部淋巴结清扫的一种少见并发症，尽管在一系列176次连续颈部淋巴结清扫中，有14次（8%）发生膈神经损伤[109]。膈神经损伤导致同侧半膈肌抬高，胸片上有或无纵隔移位，症状包括咳嗽、胸痛或由躯体传入介导的腹部不适（图47-7）。轻瘫通常是暂时性的，无后遗症[110]；然而，据报道，双侧膈神经损伤可导致呼吸衰竭[111]。与膈神经损伤相关的因素包括纤维化或前斜角肌水肿、肿瘤浸润或弥漫性出血[109]。保留神经上的筋膜层和前斜角肌是预防损伤的主要

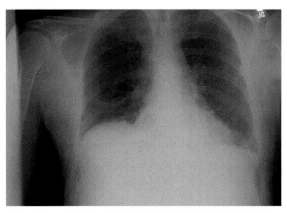

▲ 图 47-7　膈神经麻痹。右颈根治性颈清扫术后右半膈肌抬高的胸片

方法。这在颈内静脉从外侧到内侧清扫Ⅳ区内容物时尤为重要。正确识别颈部底部对于避免损伤筋膜深处的神经至关重要。

（二）感觉神经

1. 舌神经

舌神经主要是三叉神经下颌部的一个分支，它从舌前2/3处传递一般的感觉。它还从面神经接收脊索神经，面神经从舌的同一区域传递味觉，以及进入下颌下神经节的节前副交感神经纤维。舌神经可在Ⅰ区淋巴结清扫或其他手术过程中在下颌下三角遇到，因为它与颌下神经节的连接使其处于较低的位置，它很容易受伤。临床上，损伤导致味觉和感觉从同侧舌前2/3丧失。这种并发症发生在3%的接受颌下腺切除术的患者中[112]，可能发生在包括Ⅰ区在内的颈部淋巴结清扫中，尽管后一种手术的确切损伤率尚未显示。

2. 耳大神经

耳大神经（GAN）起源于颈丛（C_2～C_3），支配耳廓的大部分和邻近颈部皮肤的一小部分区域的感觉[86]。如前所述，该神经从颈部Ⅴ区上半部分的SCM后边界下方出现，并穿过SCM的侧面向上向上延伸至耳廓。在腮腺切除术或颈部淋巴结清扫过程中损伤此神经会导致耳廓的感觉缺失，通常会随着时间延长而减轻。然而，超过50%的患者会长期麻木和感觉异常，尽管几乎所有患者在日常活动中都否认有耳大神经功能不全[113]。离断的耳大神经残端可形成残端神经瘤。最新的技术改进报道表明，在伴有偶尔短暂感觉缺失的腮腺切除术中，大约70%的病例可能至少保留胸锁乳突肌的后支[114, 115]。

（三）颈部感觉神经

颈根部的感觉分支为颈部和肩部的皮肤提供感觉。在RND或MRND时，这些分支的牺牲通常是有意的，并导致整个颈部的弥漫性感觉丧失。保留颈根后仍有部分感觉缺损，但麻木部位明显减少[116]。颈丛的分支也可形成断端神经瘤，表现为颈部外侧坚硬、疼痛的肿块，对触诊非常敏感。神经瘤可以通过切除、结扎或将神经残端植入邻近肌肉或软组织来治疗。

（四）交感神经

颈交感神经链由两到四个神经节和神经干组成，神经干与颈动脉鞘平行并位于颈动脉鞘后内侧[86]。牵拉颈动脉鞘清除肿瘤或邻近淋巴结时可能会出现损伤，这些损伤可能是牵拉刺激导致的暂时的，与结扎切断导致的永久性损伤。交感神经功能支配完全丧失导致典型的霍纳综合征（上睑下垂、瞳孔缩小和面部无汗）；部分功能丧失的表现因神经节相关的损伤位置而异（图47-8）。在最近的一项研究中，Horner 综合征发生在714例颈部淋巴结清扫中的4例（0.56%）。

交感神经链切断也被认为是导致第一咬合综合征的原因，即每餐第一口咬合后腮腺区域疼痛，与腮腺深叶切除术和咽旁间隙手术有关[117, 118]。在一系列迷走神经副神经节瘤切除术的患者中首次对该综合征进行了描述，其中46例患者中有9例（20%）出现了这种并发症[117]。由于本研究中有2例患者知道术中切除了交感神经干，但没有发生腮腺疼痛，所以交感神经干的切断并不总是产生第一咬合综合征[117]。也是一项关于颈交感神经链神经鞘瘤手术治疗的研究。MAS 显示，4名患者中只有2名出现了第一咬合综合征[119]。最近对499名在咽旁间隙、腮腺深叶或颞下窝接受手术的患者进行的回顾性分析发现，9.6%的患者出现了第一咬合综合征[120]。第一咬合综合征发生的可能性与交感神经相关。交感神经链切断（49%），咽旁间隙手术（22%），腮腺深叶切除（38%）。部分症状缓解率为69%，完全缓解率为12%。注

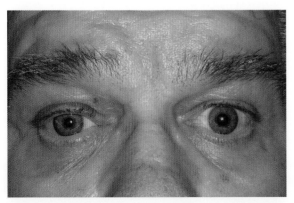

▲ 图 47-8　右侧有 Horner 综合征征象，右颈清扫后有上睑下垂和缩小

射肉毒杆菌毒素 A 有望治疗第一咬合综合征的症状[121]。

四、乳糜 / 胸部

（一）乳糜漏

1%～2% 的乳糜漏病例发生在复杂的根治性颈清扫中[122, 123]。大多数乳糜漏发生在左侧，在左侧，胸导管进入颈根部，并向前外侧注入左锁骨下静脉，通常在与颈内静脉交界处或 1cm 以内（图 47-9A）[124]。但是，由于右淋巴管在通往右锁骨下静脉的通路被切断，右侧乳糜漏高达25%[125]。导管可以更准确地分为分支和终末导管，如果横断或不完全结扎，每一个都会形成乳糜漏[19]。

在任何下颈部淋巴结清扫过程中，术中怀疑颈部漏，应要求麻醉师给予正性通气压进行检查。可能会出现乳白色液体聚集或可见离散的淋巴管（图 47-9B）。建议用不可吸收的缝合线对导管和可识别的分支进行温和细致结扎[126]。辅助措施包括使用手术显微镜、脂肪移植和应用 Surgical(Ethicon, Blue Ash, OH) 或硬化剂到该部位[127, 128]。

术后通常在恢复肠内营养时发现渗漏。通过从血清学到乳白色的引流物的变化的观察，大多数患者很容易在临床上被诊断出来（图 47-9C）。引流输出液分析可能有助于诊断，因为正常颈部解剖液的甘油三酯（TG）水平通常小于 100mg/dl；引流 TG 水平大于 100mg/dl 且大于血清 TG 水平可诊断乳糜漏[129]。胸片对排除乳糜胸很重要。

已经提出了几种术后乳糜漏的治疗方法[130]。保守治疗采用中链甘油三酯饮食，直接吸收到门静脉循环中并绕过淋巴系统；封闭引流以促进皮肤皮瓣的黏附；敷料加压包扎可促进大多数乳糜漏自发性愈合[131]。一种潜在的有益的辅助措施是使用长效生长抑素类似物（皮下注射奥曲肽100μg，1 日 3 次），它减少内脏血流量，从而减少胃肠道乳糜液的产生[132]。此外，胰脂肪酶抑制剂 ITOR（奥利司他）在降低乳糜液生成方面同样有效[133]。

大多数乳糜漏需要保守治疗，但不管使用的确切时间点是什么，高输出量的乳糜漏都需要

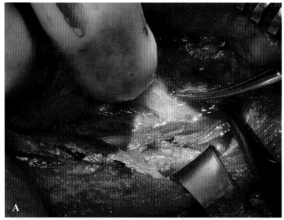

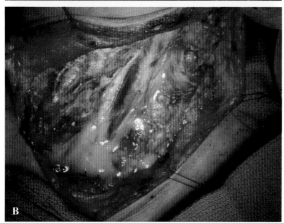

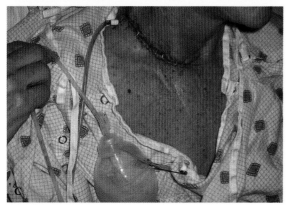

▲ 图 47-9　胸导管和乳糜漏

A. 颈下段解剖时遇到的完整的胸导管；B. 左颈清扫术中发现乳糜漏；C. 术后乳糜漏表现为典型的乳糜漏输出后恢复进食

手术干预（根据各项研究，每 24 小时超过 500、600 或 1000ml）[123, 125, 130]。对针吸和压力敷料不敏感的乳糜瘤也可能需要切口探查来控制。最近，淋巴管造影和经皮胸导管栓塞的作用显示了较好的顽固性乳糜漏的治疗前景[134, 135]。视频辅助胸导管结扎被一些人推荐为乳糜漏的首选治疗方法[136, 137]。

（二）乳糜胸

乳糜胸是一种罕见的颈部淋巴结清扫并发症，但病例报告仍在不断出现[138-140]。可能的机制包括颈胸导管结扎引起逆行压力形成，导致颈部乳糜瘘外渗或纵隔扩散。成功的治疗包括饮食调整、胸腔穿刺或胸腔闭式引流。生长抑素类似物注射也可能是有益的[138]。通过胸腔镜或开胸手术的方法进行手术干预是必要的，该手术可以确定渗漏和结扎胸部导管。

（三）气胸

颈部任何一侧颈根部的广泛清扫都可能有损伤肺尖和胸膜的风险，并可能导致气胸[19]。早期检测到通气状态的变化，胸部听诊时呼吸音降低，并紧急采用针刺减压和（或）胸腔闭式引流术。漏气也可导致皮下气肿，这在单独的颈部淋巴结清扫过程中很少见，但在同时进行气管切开术时可能会发生，气管切开术伤口太紧。术后气胸的原因可能是皮下气肿向纵隔延伸，最终可导致胸膜破裂[141]。实际上，气胸更常见于气管切开术，其并发症的风险为 1%～2%[141, 142]。然而，现有证据不支持在常规气管切开术后[143, 144]或经皮气管切开术后进行常规胸部影像检查[145]。

五、结论

尽管尽了最大努力防止颈部手术并发症的发生。所有头颈外科医师必须有颈部手术相关并发症的风险意识。正确的术前计划，及早发现围术期并发症，及时、有效地处理可以最大限度地减少并发症的影响。

推 荐 阅 读

Cappiello J, Piazza C, Giudice M, et al: Shoulder disability after different selective neck dissections (levels II–IV versus levels II–V): a comparative study. *Laryngoscope* 115 (2): 259–263, 2005.

Carrau RL, Byzakis J, Wagner RL, et al: Role of prophylactic antibiotics in uncontaminated neck dissections. *Arch Otolaryngol Head Neck Surg* 117 (2): 194–195, 1991.

Chiu AG, Cohen JI, Burningham AR, et al: First bite syndrome: a complication of surgery involving the parapharyngeal space.

Head Neck 24 (11): 996–999, 2002.

Cleland–Zamudio SS, Wax MK, Smith JD, et al: Ruptured internal jugular vein: a postoperative complication of modifi ed/selected neck dissection. *Head Neck* 25 (5): 357–360, 2003.

Farwell DG, Reilly DF, Weymuller EA, Jr, et al: Predictors of perioperative complications in head and neck patients. *Arch Otolaryngol Head Neck Surg* 128 (5): 505–511, 2002.

Freeland AP, Rogers JH: The vascular supply of the cervical skin with reference to incision planning. *Laryngoscope* 85 (4): 714–725, 1975.

Hamburger MD, Wolf JS, Berry JA, et al: Appropriateness of routine postoperative chest radiography after tracheotomy. *Arch Otolaryngol Head Neck Surg* 126 (5): 649–651, 2000.

Hui Y, Wong DS, Wong LY, et al: A prospective controlled double–blind trial of great auricular nerve preservation at parotidectomy. *Am J Surg* 185 (6): 574–579, 2003.

Johnson JT, Myers EN, Thearle PB, et al: Antimicrobial prophylaxis for contaminated head and neck surgery. *Laryngoscope* 94 (1): 46–51, 1984.

Leung MK, Dieu T, Cleland H: Surgical approach to the accessory nerve in the posterior triangle of the neck. *Plast Reconstr Surg* 113 (7): 2067–2070, 2004.

Man LX, Beswick DM, Johnson JT: Antibiotic prophylaxis in uncontaminated neck dissection. *Laryngoscope* 121 (7): 1473–1477, 2011.

Maran AG, Amin M, Wilson JA: Radical neck dissection: a 19–year experience. *J Laryngol Otol* 103 (8): 760–764, 1989.

Marchese–Ragona R, Marioni G, Restivo DA, et al: The role of botulinum toxin in postparotidectomy fistula treatment. A technical note. *Am J Otolaryngol* 27 (3): 221–224, 2006.

Myers EN, Gastman BR: Neck dissection: an operation in evolution: Hayes Martin lecture. *Arch Otolaryngol Head Neck Surg* 129 (1): 14–25, 2003.

Nussenbaum B, Liu JH, Sinard RJ: Systematic management of chyle fi stula: the Southwestern experience and review of the literature. *Otolaryngol Head Neck Surg* 122: 31, 2000.

Patten C, Hillel AD: The 11th nerve syndrome. Accessory nerve palsy or adhesive capsulitis? *Arch Otolaryngol Head Neck Surg* 119 (2): 215–220, 1993.

Porto DP, Adams GL, Foster C: Emergency management of carotid artery rupture. *Am J Otolaryngol* 7 (3): 213–217, 1986.

Prim MP, De Diego JI, Verdaguer JM, et al: Neurological complications following functional neck dissection. *Eur Arch Otorhinolaryngol* 263 (5): 473–476, 2006.

Quraishi HA, Wax MK, Granke K, et al: Internal jugular vein thrombosis after functional and selective neck dissection. *Arch Otolaryngol Head Neck Surg* 123 (9): 969–973, 1997.

Scorza LB, Goldstein BJ, Mahraj RP: Modern management of chylous leak following head and neck surgery: a discussion of percutaneous lymphangiography–guided cannulation and embolization of the thoracic duct. *Otolaryngol Clin North Am* 41 (6): 1231–1240, xi, 2008.

Soo KC, Hamlyn PJ, Pegington J, et al: Anatomy of the accessory nerve and its cervical contributions in the neck. *Head Neck Surg* 9 (2): 111–115, 1986.

Spiro JD, Spiro RH, Strong EW: The management of chyle fi stula. *Laryngoscope* 100: 771, 1990.

Valentine CN, Barresi R, Prinz RA: Somatostatin analog treatment of a cervical thoracic duct fi stula. *Head Neck* 24: 810, 2002.

Weisberger EC, Kincaid J, Riteris J: Cable grafting of the spinal accessory nerve after radical neck dissection. *Arch Otolaryngol Head Neck Surg* 124 (4): 377–380, 1998.

Witt RL, Rejto L: Spinal accessory nerve monitoring in selective and modifi ed neck dissection. *Laryngoscope* 117 (5): 776–780, 2007.

第48章 颈部穿透性和钝性外伤
Penetrating and Blunt Trauma to the Neck

David B. Hom   Robert H. Maisel   著

刘旭良   译

要点

1. 颈部穿透伤占创伤总数的 5%～10%。所有颈部穿透伤都有潜在生命危险，需要紧急治疗。
2. 急诊手术探查是必要的，如发生立刻威胁生命的信号或症状，如血肿增大，血肿伴随血流动力学不稳定，血纵隔，血胸，或低血容量休克。
3. 对颈部受累区（Ⅰ区、Ⅱ区或Ⅲ区）、损伤机制和射弹速度进行分类有助于确定严重损伤的风险。
4. 所有稳定的患者Ⅰ区和Ⅲ区损伤通常需要动脉造影，因为出血是穿透性颈部损伤的首要死亡原因。
5. 在病情稳定的患者中，穿透性颈部创伤的治疗选择仍然存在争议，尤其是在Ⅱ区。
6. 血流动力学和神经系统状态应始终密切监测至少 48～72h。
7. 在钝性颈部外伤中，症状可表现为起病延迟，很容易被漏诊。
8. 在颈部，由于解剖区域狭小，无骨性支架保护，多个重要的器官易受损伤。
9. 框 48-1 中所列的体征或症状应提醒耳鼻喉科医生这些组织器官已发生损伤。
10. 对于稳定的非急诊损伤患者，多层螺旋 CT 可以作为一种有用的初筛检查方法，用于检测颈部、血管和消化道损伤。

一、穿透物体的物理特性

了解穿透物体的物理特性和弹道学有助于确定合适的治疗方案和预测受伤风险。穿透的位置还可以预测风险并有助于确定治疗方案[1]。损伤的程度取决于从弹丸到目标组织的动能：

$$KE= 1/2M(V_1-V_2)^2$$

其中 M 是射弹的质量，V_1 是接触时的初始速度，V_2 是射弹的出口速度。

武器穿透伤

1. 手枪伤

平民手枪伤害传统上是由枪口速度低（90m/s）的射弹造成的。50m/s 的冲击速度将穿透皮肤，65m/s 的冲击速度将导致骨折。这些低速投射物可以避开重要的结构，如动脉。小口径手枪造成的穿透伤比其他速度较快的弹射造成的伤害要小。

枪支按射弹类型、速度和口径（枪口直径）分类。速度超过 610m/s 的子弹被认为是高速子弹。手枪（0.22～0.45 英寸口径）的初速为 210～600m/s。口径是一个术语，是弹桶换算的单位，例如 22 口径手枪。手枪能产生高达 1000 英尺磅（1英尺磅≈1.356J）的能量。0.44 口径的子弹炸药装药量大，可产生更高的超高速；因此，这种枪造成的伤害可造成组织破坏，其程度可与步枪子弹造成的组织破坏相比。

子弹的偏航描述了射弹绕行进轴线的偏转。如果偏航最小（即，弹丸仅轻微地旋转），子弹垂直于体表进入，子弹将以很小的能量通过组织。一颗旋转的子弹会在更宽的路径上造成伤害。这种射弹可以沿着组织平面飞行，不会损伤重要的结构。子弹也可以从下颌骨或颈椎处偏转。不幸的是，平民的枪伤越来越多地涉及口径更大、射速更快的子弹伤。在所有情况下，必须对整个身体进行全面检查，并对头部进行触诊，以发现所有出入伤口。这一信息可能有助于预测受伤程度。

低速子弹通常留有阴影，并经常留下射线轨迹。如果所有表现正常，根据损伤的体征，经过充分和仔细的器官系统评估后做出的诊断，通常足以诊断这些损伤。任何体征不确定或恶化后，均应进行放射学检查或手术探查。

2. 步枪伤

大多数军用步枪都有一个坚固的金属外壳，通常是铜外壳，包围着铅弹。由于阻力较小，空气动力学压缩较小，这使得飞行更平稳，飞行时间更长。同样，由于没有变形，这些军用子弹造成了一个边缘整齐的贯穿的伤口，没有一个铅轨跟随。M16军用步枪的子弹设计时即有子弹旋转，因此它造成更多的组织伤害。这违反了海牙公约的条款，1908年的军用子弹包括膨胀子弹，如中空弹、软鼻弹或达姆弹。这些软尖端子弹接触后会膨胀，造成更大的软组织损伤。它们造成一个较大而且可能没有出口的伤口，并可能碎裂，而部分射弹可能造成远离主要直接路径的伤害。猎枪使用这些膨胀的子弹，因此这些射弹造成的平民外伤可能比军事武器造成的外伤更具破坏性。

大多数军用步枪的初速为760m/s。高速子弹（>610m/s）不仅能撕裂组织，而且能将能量传递给周围组织。可以形成一个体积是弹丸30倍的空腔，形成速度可达5～10m/s，组织会出现数次收缩和扩张（图48-1）[2]。这可以解释没有直接穿透却出现内脏穿孔的现象，并且提醒外科医生应该检查气管和食管，即使枪伤在2英寸（1

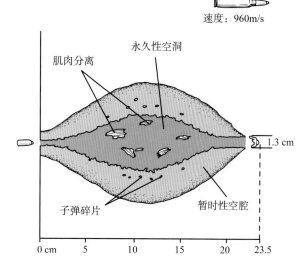

速度：960m/s

永久性空洞

肌肉分离

1.3 cm

子弹碎片

暂时性空腔

0 cm   5   10   15   20   23.5

▲ 图 48-1 高速软点（SP）步枪子弹的特征伤口轮廓。注意特征性的巨大暂时性和永久性空洞，伴有大量组织破裂。传统的铜套高速子弹的伤口轮廓会暴露出类似的暂时空洞

引自Fackler ML, Bellamy RF, Malinowski JA: The wound profile: illustration of themissile-tissue interaction. *J Trauma* 1988;28(1 Suppl):S21-S29.

英寸 ≈ 2.54cm）远的地方也是如此（图48-2）。

高能子弹不易偏转，而且由于能量被周围的组织吸收，在其路径上会造成重大破坏。鹿步枪发射一种撞击时变成蘑菇状的射弹，在小范围内造成大量组织破坏。

所有直接作用于颈部的高速步枪伤的死亡率都很高，这些患者通常不能存活。鉴于预期的伤势严重程度，如果有高速步枪受害者在到达医院后幸存下来，值得在外科探查时予以认真考虑。对于病情稳定的患者，术前应考虑血管造影。在帮助确定是否需要强制手术探查或进一步的术前检查时，了解受伤子弹的大小和速度是有帮助的。

3. 猎枪弹伤

枪伤的严重程度在很大程度上取决于武器与受害者之间的距离、所用武器的类型及射弹（子弹）的大小。弹丸在行进中有散开的趋势，这取决于弹丸撞击的距离和猎枪的内膛直径。在近距离，整个装置可作为一枚动能与高速子弹相似的子弹[3]。在更远的距离，鸟枪弹丸散开并作为多枚单独的子弹。对于更大的弹丸，如大号铅弹，

Cummings
耳鼻咽喉头颈外科学（原书第6版）

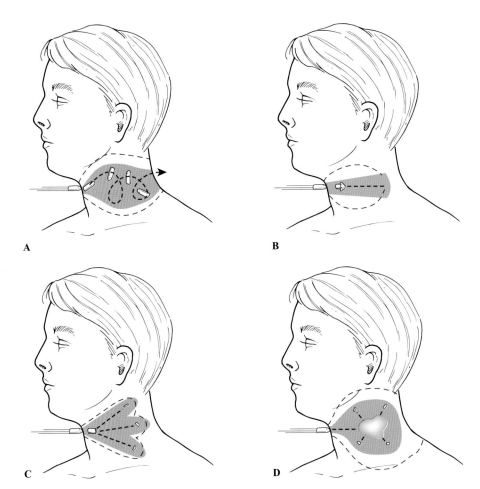

▲ 图 48-2 不同子弹造成的伤害类型。临时空腔（虚线）和永久空腔（阴影区域）都很大

A. 翻滚的导弹；B. 膨胀子弹；C. 破碎子弹；D. 自爆子弹（引自 Holt GR, Kostohryz G Jr: Wound ballistics of gunshot injuries of the head and neck. *Arch Otolaryngol* 1983; 109: 313.）

在标准长度的枪管中，150 码（1 码 =0.914m）外的单个弹丸可能会造成严重伤害。锯断的猎枪会导致过早地散射子弹。猎枪是低速武器（初速为 300m/s）。

鸟枪弹丸的直径小于或等于 3.5mm（0.13 英寸），分类为 4 号。弹丸直径大于 3.5mm，射程较大，可在 150m 内造成严重伤害；这与鸟枪不同，鸟枪具有 12m 的最大严重伤害范围（表 48-1 和表 48-2）。每一个鹿枪弹丸的伤害爆炸与手枪子弹伤害相当。由于所涉及的子弹数量，鹿枪伤通常比手枪子弹伤更严重。

枪的口径决定了一发弹夹能装多少发子弹。实际射出的弹丸有 00 号弹，用于猎鹿，8.5 弹 / 盎司，组织冲击力大，最多 12 枚，2400 弹 / 盎司，杀伤力不大，用于打靶。而 400 弹 / 盎司的 8 号弹用于射击兔子、鸟类等。

在近距离，由于对组织的大规模冲击波作用，猎枪造成的伤害与步枪伤一样大。当射手与目标之间的距离大于 6m 时，火炮的规格、射程、装药量和阻火器的细节变得更加重要。猎枪子弹爆炸产生的填充物也应该被寻找，并且应该从伤口中取出以防止感染。影像检查在一些意想不到的部位如颅内、胸腔或眶内寻找弹丸方面是有用的。

对于稳定的患者，磁共振成像可能比计算机断层扫描（CT）更有价值，因为不会出现金属散射伪影。

4. 刀伤和咬伤

刀伤、冰锥伤、玻璃割伤或刀片伤通常沿着比较可预测的途径进行。然而，看似单一的进入

表 48-1 散弹枪子弹

尺　寸	直径（英寸）	最大范围（码）	重量（盎司）
12 号球形子弹	0.645	1420	0.75
16 号球形子弹	0.610	1340	1.0
10 号球形子弹	0.545	1200	1.25
410 球形子弹	0.38	850	—
000 号铅弹	0.36	—	6
00 号铅弹	0.34	748	8
0 号铅弹	0.32	704	9
1 号铅弹	0.30	660	11
2 号铅弹	0.27	—	15
3 号铅弹	0.25	—	19
4 号铅弹	0.24	—	21
# 1 子弹	0.16	352	73
# 2 子弹	0.15	330	90
# 3 子弹	0.14	308	109
# 4 子弹	0.13	286	135
# 5 子弹	0.12	264	170
# 6 子弹	0.11	242	225
# 7½ 子弹	0.095	209	350
# 8 子弹	0.09	198	410
# 9 子弹	0.08	176	585
# 12 子弹	0.05	110	2385.00

引自 Ordog GJ: Missil wound of the neck. In Ordog GJ, ed: *Management of gunshot wounds*, New York, © 1988, Elsevier 版权所有.

伤口可能是由多个刺伤造成。受攻击的细节描述可能对医生确定攻击是上手还是下手、攻击者和受害者是否都站着及其他类似细节有所帮助。与颈部枪伤相比[4]，颈部刺伤累及锁骨下血管导致其破裂的发生率较高，因为刺伤颈部常发生在向下的方向，刀滑过锁骨进入锁骨下血管[5]。在枪伤中，射弹的方向更垂直于颈部；因此锁骨可以保护锁骨下血管。关于脊柱损伤，颈部刺伤的发生率低于颈部子弹伤[5]。关于刺伤，病情稳定的患者可能仍需接受放射学检查，以发现隐匿性损伤，这些损伤可能在以后表现为假性动脉瘤或动静脉瘘。

对于动物袭击造成的颈部穿透性损伤，根据缺损的性质、动物种类和外科医生的经验，治疗选择和时机各不相同。在许多情况下，早期外科修复是在冲洗、消毒和清创后进行的。治疗计划包括预防狂犬病、破伤风和使用抗生素。狂犬病的症状可以通过对动物进行检疫和监测来确定[6]。

二、强制性与选择性探查

颈部穿透性损伤应根据是否立即危及生命而分为两种基本表现形式。立即危及生命的损伤的征象包括大量出血、扩大的血肿、血流动力学不稳定的非扩大的血肿、纵隔积血、血胸和低血容量性休克。在所有这些情况下，立即手术探查是必需的。另一方面，血流动力学稳定的非生命危险损伤患者可以接受全面的影像学检查以确定损伤的程度。

对于病情稳定的患者，治疗方法的选择仍然

表 48-2 鸟枪猎枪分级

类　型	范　围 *		受　伤	死亡率
	标准尺寸	短猎枪		
0	长 > 12m	> 4m	只有皮肤	0%
I	长 > 12m	> 4m	渗透皮下组织	0 %～5%
II	更近一些, 5～12m	2～4m	穿透深筋膜	15%～20%
III	非常近, < 5m	0～2m	广泛的组织损伤	85%～90%

*. 距离将随着猎枪的每种类型而变化，并且显著减少了枪筒的尺寸（引自 Ordog GJ: Missile wounds of the neck. In Ordog GJ, ed: *Management of gunshot wounds*, New York, © 1988, Elsevier 版权所有

存在争议：要么对所有颈部穿透伤进行强制性探查，要么进行选择性探查及观察[7, 8]。回顾性研究均对两种治疗方式持支持态度。关于选择性手术，强调应通过频繁的观察和医学检查，利用诊断放射学和外科内镜密切监测患者的临床状况。在平民受伤的情况下，这往往是可行的，但在发生战争或平民灾难时，放射影像学和留观床等资源可能紧缺，无法用于大量伤患。

直到第二次世界大战，颈部穿透伤的死亡率为 7%～15%。越南战争结束时，死亡率降至 3%～6%（表 48-3）[8]。但是，如果主要血管结构（颈动脉或锁骨下动脉）或颈髓受伤，死亡率仍然很高。在越南战争期间，在全身麻醉下探查颈阔肌层下穿透伤的所有患者是一种惯例，无论术前有无发现异常。Fogelman 和 Steward 也在 1956 年提出对于平民手术，应当行强制性手术探查。直到 20 世纪 80 年代中期，美国大城市的大多数创伤中心都遵循这一理念；然而，人们认识到，在许多情况下，主要结构没有发生重大损伤，这导致一些外科医生采取更有选择性的做法。支持强制性手术探查外科医生认为，时间证明外科手术探查是成功的。每一个支持者都给出了支持他们观点的论据，包括医学上和经济上的（表 48-4）。

（一）分类

解剖学上，颈部可分为三个主要区域，以便于诊断和手术时机的决策（图 48-3）。环状软骨下的 I 区是一个危险区域，因为该区域的血管结构非常靠近胸腔。

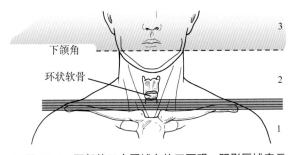

▲ 图 48-3　颈部的三个区域在的正面观。阴影区域表示某些作者认为是区域 I 但其他作者标记为区域 II 的部分
引自 Carducci B. Lowe RA, Dalsey W: Penetrating neck trauma: consensus and controversies. *Ann Emerg Med* 1986;15:208.

胸骨和锁骨起到保护 I 区免受损伤的作用，颈部底部的其他骨结构也是如此。这种骨性结构也使外科检查颈部根部变得困难。在 I 区，右侧的损伤往往需要胸骨切开入路，而左侧损伤则需要左前胸切开入路才能止血。I 区损伤的患者有相当高的死亡率（12%）[9]。I 区损伤通常不建议强制性探查，通常建议血管造影以确保大血管没有损伤。

III 区位于下颌角上方。这一区域也受到骨骼结构的保护，由于颅底和下颌骨需要分开或移位，因此很难对其进行探查。开颅在高位颈动脉损伤的探查和控制中的必要性使得 III 区变得危险。在 III 区的颅底，识别出许多颅神经的损伤是重要的，因为这些损伤可能表明邻近的大血管损伤。如果患者病情稳定，但神经系统查体发现异常，建议行血管造影。

鉴于 I 区和 III 区的手术难度较大，大多数作者认为，如果此类损伤患者病情稳定、无急性气道梗阻、大出血或扩大的血肿的证据，均应考虑进行血管造影评估。对于 III 区损伤，应经常进行口腔内检查，观察咽旁间隙或咽后间隙是否有水肿或扩张的血肿。

II 区是穿透性损伤最易累及的区域（60%～75%），在过去 20 年中，这一区域的损伤在美国文献中引起了很大争议[10]。关于强制性探查与选择性探查及系列检查、内镜检查和血管造影术的使用，目前仍有争议。在 II 区，孤立性静脉损伤和孤立性咽食管损伤是术前评估中最常见的临床漏诊损伤。根据体征、症状和轨迹的方向，可以有选择地治疗相当数量的患者。当患者病情稳定且无明显颈部重大损伤体征时，采用放射学和内镜诊断技术进行评估；所有患者均应入院观察。需要一所提供全面创伤服务的医院，由有经验的医务人员进行仔细和反复的体检，并随时可提供放射学和内镜检查[5]。颈部穿透伤的主要死因是血管出血。在 Stone 和 Callahan 的一项研究中[11]，颈部血管损伤导致了 50% 患者的死亡。

有文章指出，当子弹穿过中线时，颈部穿透伤的致死可能性将增加。在这项研究中，所有 11 名颈部枪伤和猎枪伤患者都有血管或消化道损伤，

表 48-3 战争状态和平民状态下颈部穿透性外伤死亡率

事　件	受伤人数	死亡率
内战	4114	15%
西班牙－美国战争	188	18%
第一次世界大战	594	11%
第二次世界大战	851	7%
目前的平民活动		3%～6%

引自 McConnell D, Trunkey D: Management of penetrating trauma to the neck. *Adv Surg* 1994;27:97.

表 48-4 强制性与选择性颈部外伤处理对比

因　素	强制性	可选择的
诊断	术前可能会遗漏可能危及生命的伤害；常规探查可能会漏掉一些损伤	大多数重大损伤可以通过术前检查来诊断
技能和资源	选择性治疗需要技能，人力，经验，和判断。另外还需要特殊的诊断方法	选择性护理将减少因创伤缺乏经验而产生的不必要的外科手术
住院	观察期和阴性探查期间的住院时间一致	没有发现阴性探查的优势
延迟	如果隐匿性损伤延迟发现，发病率和死亡率将增加	延迟没有显著增加了隐匿性损伤的发病率和死亡率
患者护理	观察需要创伤小组成员之间持续协作的概念，并减少不必要的外科探查	选择性观察强调有经验的创伤医护人员监测患者

引自 Obeid F, Haddad G, Horst H, et al: A critical reappraisal of a mandatory exploration policy for penetrating wounds of the neck. *Surg Gynecol Obstet* 1985;160:517.

住院时间（14d）比其他部位枪伤患者（6.6d）长。这些作者认为，颈部贯穿性损伤应与Ⅰ区、Ⅱ区和Ⅲ区损伤分开报告，因为它们往往更严重[12]。

（二）初始治疗

颈部穿透性损伤患者的初期救治应遵循创伤护理的基本原则。所有颈部穿透伤的急救需要：①气道建立；②血液灌注维持；③伤口严重程度的分级和分类。在急诊科，气管插管、环甲膜切开术或气管造口术可建立良好的气道控制。当口腔、咽或喉受到创伤并充满血液时，直接经颈部气管插管比经口或经鼻插管更安全。在有枪伤的情况下，在气道得到建立之前，可能很难对颈椎进行全面评估。多次盲插管尝试可能会将梨状窝的伤口进一步撕裂，并可导致医源性纵隔损伤。类似地，由于颈部伸展可使近端和远端气管收到牵拉，因此可加重气

管撕裂。在将患者转移到血管造影室之前，必须建立气道，并稳定血流动力学状态。建立粗静脉通道，即使患者不是低血压，以便在需要时可以快速输入液体。特别是在Ⅱ区，出血或扩大的血肿将对直接按压做出反应，不应不加区别地夹住伤口来处理。在任何情况下都不应探查颈部贯穿伤，因为可能会出现血块脱落和失控性出血。

每个有明显颈部外伤的患者都应该常规做前位和侧位颈胸平片。当X线片或体格检查发现气胸时，应紧急行胸腔闭式引流。在口腔出血的情况下，气管切开术必须立即进行，咽部必须填塞。在患者较多的创伤医院，急诊室通常有一个为急诊者预留的手术室，方便对大血管出血患者及时处理。血管损伤的物理表现为脉搏不足、活动性出血、扩大的血肿、血管杂音、神经功能缺损或低血压。急性脊髓损伤患者

可出现低血压而无心动过速（脊髓休克）。颅神经损伤不常见；然而，在已证明存在颅神经损伤的情况下，记录神经症状有助于评估射弹的方向和对邻近结构可能造成的伤害。例如，如果存在舌下神经损伤，临床医生应该怀疑可能存在颈动脉损伤。霍纳综合征——表现为瞳孔收缩、上睑下垂、皮肤潮红和患侧无出汗——也可能表明颈动脉或交感神经链结构受损。在可控制的情况下，患者需要至手术室，从乳突尖端到颈部环状软骨水平的中线做一个宽的围裙切口进行明确的探查。

面部撕脱伤也与颈部穿透性损伤有关。病情稳定和清创后，如果大量皮肤和骨骼缺失，早期重建的选择可以包括微血管游离组织[13]。本章讨论颈部孤立的穿透性损伤。

三、诊断评估

当患者的病情稳定允许的情况时，应进行有序的病史和体格检查，包括裸露身体的完整检查，以寻找进出伤口。清醒的患者应做全面的神经系统检查，并拍摄胸片。应检查 X 线片以排除血胸、气胸或纵隔气肿；后者表明内脏被刺穿，需要进一步评估。

锁骨下血管损伤可能首先被异常的胸部 X 线片所识别。所有患者都不应除外颈椎骨折可能存在，除非患者已接受 X 线评估。在放射影像上，所有皮肤伤口都可以用不透射线的物体做标记，以帮助评估受伤的部位。

大多数创伤中心建议，应全天 24h 提供人员和设备进行灵活的内镜检查或动脉造影，并立即行神经放射学检查。医院创伤小组应包括一名耳鼻喉科医生，作为外科小组的一部分，帮助评估和修复消化道，并探查颈部颈动脉的分支和颈部神经。有明显出血的部分颈部穿透性损伤或扩大的血肿患者需要立即警惕，可能需要在手术室进行急诊探查。

数个病例报道显示了血管造影术和直接探查过程中损伤被误诊的案例[14]。尽管有熟练的人员和有经验的检查者在场。假性动脉瘤、颈外动脉分支撕裂伤、动静脉瘘和内脏血管瘘都存在漏诊的情况。约 30% 的颈动脉损伤患者存在神经功能缺损[13, 15]。动脉损伤或血栓进入颅内可导致脑缺血，1/3 的患者不能耐受完全的单侧颈动脉闭塞。

关于强制性探查与选择性探查的利弊的争论仍在继续。Meyer 和其他人[14]回顾分析他们的数据，并认为强制性外科探查是合适的。也有人用类似的数据表明选择性探查的优势[10, 16]。例行常规探查的患者中，50%～70% 是阴性，且探查有一定的发病率和美容畸形[17, 18]。

几位外科医生声称，强制性探查手术是所有其他手术的黄金标准，应该加以衡量。曾有一

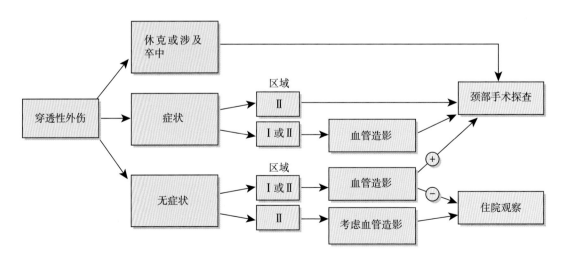

▲ 图 48-4 穿透性外伤的选择性处理

引自 McConnell D, Trunkey D：Management of penetrating trauma to the neck. *Adv Surg* 1994;27:97.

例保守观察的患者出现出血及并发症被漏诊的情况，这进一步支持了手术探查的观点。然而，前瞻性研究未能证明两种选择中的任何一种明显更好。许多 I 级创伤中心更加鼓励有选择性地处理（图 48-4 和图 48-5）。表 48-5 显示了选择性评估技术的准确性，但要注意，同时使用刚性和柔性食管镜检查可能比单独使用任何一种检查更准确[19]。在颈椎损伤未明确的情况下，纤维内镜检查有助于评估咽和食管的损伤。CT 增强扫描可以帮助Ⅲ区穿透性颈部损伤的外科决策[20]。在选择

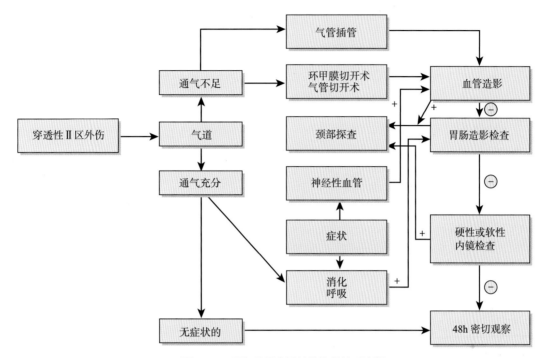

▲ 图 48-5　颈部 II 区穿透性外伤的处理流程

表 48-5　选择性评估技术的准确性

方　法	适应证	禁忌证	准确性（%）
血管造影	伤口靠近血管，并位于第 I 区或Ⅲ区	• 严重出血 • 明显的休克 • 不受控制的出血	98.5
吞钡实验	• 吐血 • 流口水 • 吞咽困难 • 声带麻痹	• 气管插管 • 伤口有唾液 • 不稳定患者	90.0
食管镜	• 吞钡实验未确诊的可疑外伤 • 插管 • 喉或气管损伤 • 血管损伤位于Ⅱ区或Ⅲ中区	没有	86
直接喉镜和气管镜	• 声带麻痹 • 声嘶 • 喉头的压痛或裂开 • 皮下气肿 • 咯血	没有	100

引自 Miller RH, Duplechain JK：Penetrating wounds of the neck. *Otolaryngol Clin North Am* 1991;24:15.

性处理穿透性颈部损伤的背景下，CT血管造影正在发挥更大的诊断作用，并有助于减少手术探查的需要[21]。

四、血管造影术

血管造影术是最急迫的诊断技术，因为完成气管插管或气管切开后，出血是对生命最严重的威胁。血管造影阳性可能要求立即前往手术室，但如果时间和患者的情况允许，在放射室评估上消化道情况可能是有用的。Ⅰ区和Ⅲ区损伤的手术入路较Ⅱ区损伤的手术入路困难，对病情稳定的患者通常需要常规的术前动脉造影。此外，当创伤累及两侧颈部Ⅰ区和Ⅲ区，对于病情稳定但有症状的患者，应考虑双侧颈动脉和椎动脉的血管造影。

第Ⅱ区的伤口通常很容易触及，探查的风险很低。Ⅱ区损伤可通过选择性血管造影或探查进行评估。Ⅱ区损伤中血管造影的某些指征包括病情稳定但具有与邻近血管结构损伤相符的持续性出血或神经功能缺损（图48-6）[22]。这方面的案例是霍纳综合征，提示交感神经损伤；或者是声音嘶哑，提示喉返神经损伤。这张神经影像显示颈动脉鞘已被破坏，血管的完整性需要血管造影和频繁地密切观察来确认，以发现撕裂的颈动脉、内膜撕裂或假性动脉瘤（图48-7）[23]。拥有良好技术和丰富经验的放射学家通过动脉造影即可做出准确的诊断。动脉造影阴性、体征阳性的患者仍需探查。如果放射学证据表明，子弹由于患者的重力或位置改变而改变了位置，应考虑取出子弹；这是因为迁移的子弹会增加栓塞现象的风险[24, 25]。

对于无症状的Ⅱ区穿透性颈部损伤，血管造影是否有用仍有争议。一项研究显示，临床检查和血管造影在诊断血管损伤方面的敏感性没有统计学差异。本研究的结论是，Ⅱ区损伤的临床检查可能足以发现明显的血管病变，除非创伤非常靠近主要血管[26]。其他研究支持对稳定的无症状患者使用血管造影术（图48-8）[27, 28]。

常规血管造影已成为评价血管损伤的金标准。然而，对颈部穿透性损伤的稳定患者进行血管造影由于其侵入性操作和低检出率而受到质疑。近年来，人们对螺旋CT血管造影等非侵入性技术重新产生了兴趣，导致了螺旋CT血管造影技术的广泛应用，利用这些技术来评估患者。多层螺旋CT血管造影是一种敏感的诊断性筛查方法，能无创地评估颈部血管和消化道结构。一项关于多层螺旋CT血管造影研究报道了91例颈部穿透性损伤的敏感性和特异性[29, 27]。

五、血管穿透治疗

Ⅰ区的血管穿透性损伤需要开胸手术。尽管低位颈部切口也能提高足够的暴露，但有时也需要进行进行延伸至纵膈或进行侧胸切开。位于颅底的Ⅲ区损伤可暂时进行压迫，一旦损伤明确后，需要中线切开下颌骨至损伤部位，手术入路类似咽旁间隙肿瘤的切除。可暂时行颈动脉搭桥，直到损伤的血管被安全修复。血管内Foley导管球囊填塞有助于控制严重穿透性血管损伤所致的活动性出血[30]。

为了控制Ⅲ区颈内动脉远端出血，Perry[31]通过使Fogarty导管通过损伤处并使气囊充气以堵塞内腔，分流可推进到损伤处之外（图48-9）。取出Fogarty导管后，进行近端分流放置。为了评估动脉修复的通畅性和血管流量，在血管造影的基础上采用多普勒探头测量。

所有颈部所有静脉如果需要均可结扎止血；如果两个颈内静脉都被损伤中断，需至少建立一侧回流。由于侧支循环良好，所有颈外动脉分支损伤均可缝合结扎。经胸锁乳突肌前缘入路诊断Ⅱ区颈总动脉或颈内动脉损伤。在血管不再搏动的位置寻找受损动脉（即血肿损伤或近端中断），颈外动脉分支可从颌下腺的面动脉或甲状腺软骨上角的甲状腺上动脉逆行寻找。

推荐行血管修复的动脉缝合技术（图48-10）[31]。可暂时行颈动脉搭桥，直到撕裂的动脉被安全地修复。血管内Foley导管球囊填塞有助于控制严重穿透性血管损伤所致的活动性出血。当动脉造影显示狭窄时，建议采用端端吻合或自体移植。结扎颈总动脉或颈内动脉通常用于不可修复的损伤和处于深度昏迷状态的患者以及双侧瞳孔固定

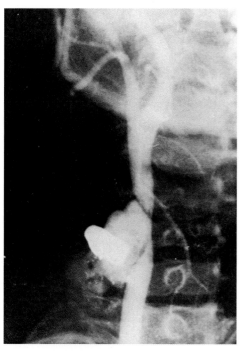

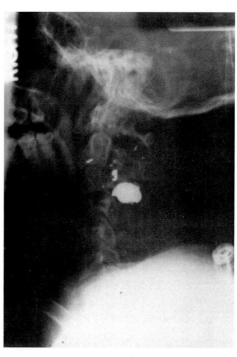

▲ 图 48-6 动脉造影显示一名患有小血肿和正常神经系统检查的 26 岁男性颈总动脉损伤

引自 Hiatt JR, Busuttil R, Wilson S: Impact of routine arteriography on management of penetrating neck injuries. *J Vasc Surg* 1984; 1: 860.

▲ 图 48-8 该患者接受了高位颈髓切除，并伴有四肢麻痹，没有发现血管损伤

引自 Ordog GJ, Albin D, Wasserberger J, et al: 110 Bullet wounds to the neck. *J Trauma* 1985; 25: 238.

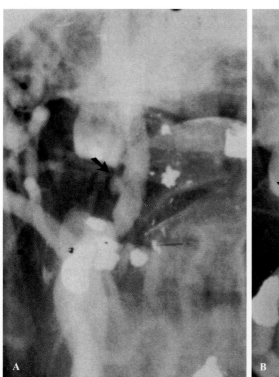

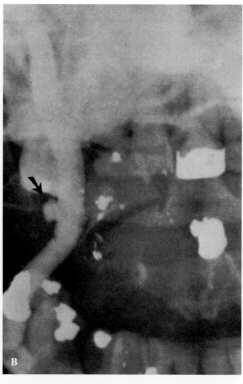

▲ 图 48-7 A. 右颈总动脉的前后视图动脉造影显示颅底附近的颈内动脉外渗（箭），颈静脉孔（脑神经 X 至 XII）的颅神经缺损伴随着这种损伤；B. 1 周后颈内动脉的随访动脉造影显示假性动脉瘤的扩大（箭）

引自 From Scalfani SJ, Panetta T, Goldstein AS, et al: The management of arterial injuries caused by penetration of zone III of the neck. *J Trauma* 1985; 25: 871.

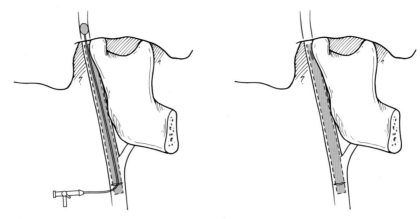

▲ 图 48-9　4 号 **Fogarty** 导管法，用于分流放置，试图控制颅底附近颈内动脉的出血

引自 Perry M: Injuries of the carotid and vertebral arteries. In Bongard FS, Wilson SE, Perry MO, eds: *Vascular injuries in surgical practice,* Norwalk, CT, 1991, Appleton & Lange.

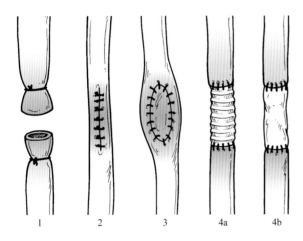

▲ 图 48-10　血管修复的类型

1. 血管结扎；2. 血管直接修复；3. 血管修补；4a. 同种异体移植物；4b. 自体移植物（引自 Dichtel WJ, Miller RH, Feliciano DV, et al: Lateral mandibulotomy: a technique of exposure for penetrating injuries of the internal carotid artery at the base of the skull. *Laryngoscope* 1984;94:1142.)

并扩大的患者。血管未及时修复的并发症包括动脉瘤形成、夹层动脉瘤和动静脉瘘。

最近，介入放射学家已经使用血管造影技术来治疗血管损伤。在某些情况下，栓塞方法可以帮助控制动脉破裂[32]。Ⅲ区动脉损伤，经导管动脉栓塞是一种有效的止血方法。Ⅲ区的穿通伤多累及颈内动脉、上颌内动脉和颈外动脉，发生率较高[32]。在探查血管困难的颅底区域，可放置可拆卸的球囊或钢圈以阻断颈动脉[33]。栓塞的子弹也可以通过血管造影技术取出。介入性血管造影

的可能并发症包括血管损伤、意外球囊脱离、缺血性事件、假性动脉瘤形成和治疗失败。

由于椎动脉与颈椎和下颌骨骨性结构的解剖关系，椎动脉穿透性损伤的出血控制可能非常具有挑战性。由于这些椎动脉损伤常常导致神经和血流动力学后遗症，它们常常与较高的并发症发生率和死亡率相关。由于它们的外科处理非常复杂，血管内治疗方法非常有前景[34]。

六、消化道评估

在可能有食管穿孔的患者中，大多数放射科医生建议将泛影葡胺（Bracco，Milan，Italy）吞咽作为一级对比研究，因为钡外渗会干扰软组织平面，影响其他检查的结果，而且毒性较大。文献 [8, 14, 34] 中关于这些方法中哪一种在显示食管穿孔或咽穿孔方面更可靠的结论并不确定。如果泛影葡胺吞咽试验阴性。却仍怀疑有穿孔，则应进行钡剂吞咽实验[14]。

许多研究报道了在硬性内镜检查中使用柔性食管镜以避免全身麻醉。然而，一些作者报道了环咽部和下咽部附近的穿孔可被漏诊，由于黏膜冗余，柔性内镜检查效果不佳。食管撕裂的漏诊是大多数延迟性损伤的表现，当它们发展为纵隔炎时，并发症发生率和死亡率是相当高的[35]（图48-11）。Meyer 等[16]在他们的前瞻性研究中指出，内镜、造影和随后的强制性探查发现食管损伤漏诊的发生率很高。

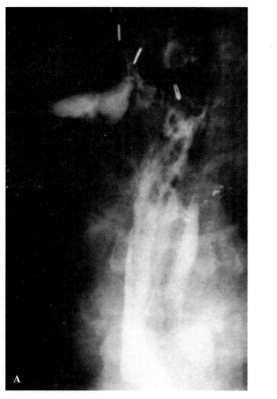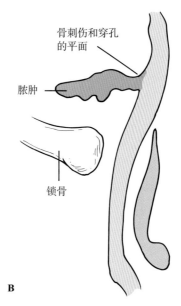

▲ 图 48-11　钝挫伤、屈曲过伸性损伤致颈段食管穿孔

A. 食管造影显示 C_5-C_6 椎体水平有穿孔；B. 骨刺和穿孔水平（引自 Spenler CW, Benfield JR：Esophageal disruption from blunt and penetrating external trauma. *Arch Surg* 1976;111：663.）

　　尽管内镜检查结果正常，但一些外科科室仍要求对颈部软组织中含有空气的患者进行颈部探查。在排除咽部和食管损伤的探查时，可轻轻地将鼻胃管拉至颈部水平，并可通过鼻胃管注入亚甲蓝以帮助定位损伤部位。柔性内镜和刚性食管镜联合检查整个颈段和上胸段食管也有报道。所有患者均采用两种技术，无一例穿孔漏诊。如果怀疑咽穿孔仍未通过检查或甚至探查得到证实，则患者需禁食并观察数日。发热、心动过速或连续胸部 X 线片上纵隔增宽需要考虑复查内镜检查或颈部探查。当早期发现食管损伤时，处理包括两层缝合、伤口冲洗、清创和充分引流。在黏膜穿孔修复后，可在食管缝合处塞入肌瓣以进一步保护[31]。一项研究表明，肌瓣放置在创伤性食管和气管伤口的创面上以最大限度地减少气管食管瘘的风险是有价值的（图 48-12）[22]。如果存在广泛的食管损伤，则可能需要在颈部行食管造口，并在后期进行根治性的修复。

　　许多外科医生应用直接喉镜、支气管镜检查

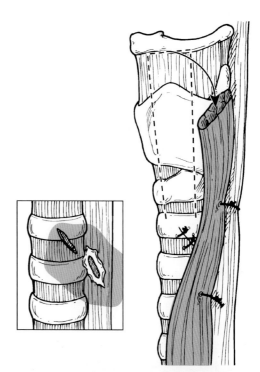

▲ 图 48-12　食管和气管修复过程中的带状肌的修补

引自 Miller RH：*The surgical atlas of airway and facial trauma,* Philadelphia, 1983, WB Saunders.

和麻醉下硬式食管镜对有软组织中含气、喀血、呕血或其他可疑表现的颈部穿透性损伤患者进行检查。直接喉镜和硬质支气管镜检查可结合气道检查对气管撕裂伤进行临时诊断和支架置入术。在颈椎骨折的情况下，可能必须省略硬性食管镜检查。任何的气道窘迫都需要进行明确的处理。

如果临床检查是无异常的，则由记录这些观察结果的医生频繁地进行密切观察（至少每24h轮班3次）。经常监测生命体征，以及由护理人员检查颈部和伤口，也是至关重要的。应利用48～72h的观察期，监测需要紧急注意的体检结果或生命体征的变化；大多数需要注意的血管损伤出现在48h内。仔细的评估显示体格检查阴性，X线和内镜检查正常的患者，颈部探查很可能是阴性的，不会发现明显的损伤。因此建议直接观察[10]。

在可疑的消化道损伤的情况下，内镜检查在颈部穿透性损伤的处理中仍然是重要的。然而，最近的报道指出，在临床上对消化道损伤的怀疑较低的稳定患者中，内镜检查的成功率较低。因此有人提出，在这种情况下，多层螺旋CT可用于评估不符合急诊颈部探查标准的无症状患者的消化道损伤[36]。

七、喉气管损伤的处理

穿透性损伤引起的喉黏膜撕裂应考虑早期修复（24h内），因为修复前的时间会影响气道瘢痕形成和发音[37]。显著的声门撕裂伤和声门上撕裂伤及脱位的软骨骨折需要手术治疗。内镜检查和CT将区分仅需要观察的患者（小撕裂伤、浅撕裂伤、无移位骨折）和那些需要甲状软骨切开或开放性骨折复位的患者。严重软化的黏膜可能需要一个软喉支架。

气管环未脱离或破坏的简单气管撕裂伤无须气管造口即可修复。更严重的破裂（枪伤直接进入气管）意味着更多的软组织损伤，在气管损伤下方或通过气管损伤进行6周的气管造口术是最安全的手术。后期可能需要袖状切除狭窄的节段，但如果狭窄是软性的，通常可以通过T形管气管造口来处理。

八、颈部钝挫伤

颈部外伤也可以由钝器造成。颈部钝器伤是由机动车事故和运动损伤引起的。钝性喉、血管和消化道损伤很容易被误诊，因为它们的发生可能为迟发性的。此外，隐匿性颈椎损伤可能存在钝性颈部外伤[38]。

由于这些原因，对于颈部钝性损伤的患者应该进行仔细的观察，因为他们的体征和症状可能在发病时延迟，并且可能涉及气道或血管、消化系统和神经系统。这在多系统创伤患者中尤为明显，在这些患者中，钝性喉气管损伤常常被忽视。由于喉气管损伤所致的气道水肿进展缓慢，气道阻塞可能要等到损伤后数小时才会发生。因此，如框48-1所述，对气道损伤的延迟体征和症状的监测仍应仔细观察。CT可以帮助确定喉和血管的损伤程度[39, 40]。

颈部血管钝性损伤可导致血栓形成、内膜撕裂、夹层和假性动脉瘤。由于难以早期发现钝性损伤所致的隐匿性血管损伤，CT血管造影在颈部动脉损伤的诊断中非常有用[41, 42]。特别是CT血管造影已经使用多平面和三维重建能力来辅助评估钝性颈部创伤。钝性动脉损伤的治疗选择取决于损伤的机制、类型和部位，包括手术、抗凝和观察。钝性血管损伤的手术选择包括结扎、切除、血栓清除和支架置入。

九、总结

穿透性颈部外伤的患者若出现以下直接危及生命的体征或症状，则需要急诊手术探查，如大出血，扩大的血肿，非扩大的血肿存在血流动力学不稳定，血纵隔，血胸，或低血容量休克。

对于病情稳定的患者，治疗方案的选择仍有争议。明确颈部受累的区域（Ⅰ、Ⅱ或Ⅲ），损伤机制和射弹速度有助于确定生命结构损伤的可能性。目前，许多创伤中心通过选择性探查，对无生命危险的颈部穿透伤患者进行稳定的救治；然而，这必须辅以现场血管造影，纤维或硬性的内镜检查及严密监测的体格检查。高速子弹造成的破坏比低速子弹大得多。对于所有病情稳定的患者，Ⅰ

框 48-1 穿透性颈部外伤的症状和体征
气道
• 呼吸窘迫
• 喘鸣音
• 咯血
• 嘶哑
• 气管偏离
• 皮下气肿
• 吸吮伤口
血管系统
• 血肿
• 持续出血
• 神经功能缺损
• 无脉
• 低血容量性休克
• 杂音
• 震颤
• 感觉的变化
神经系统
• 偏瘫
• 四肢瘫痪
• 昏迷
• 颅神经缺损
• 感觉的变化
• 嘶哑
食管/咽部
• 皮下气肿
• 吞咽困难
• 吞咽痛
• 吐血
• 咯血
• 心动过速
• 发热

引自 Stiernberg C, Jahrsdoerfer R, Gillenwater A, et al: Gunshot wounds to the head and neck. *Arch Otolaryngol Head Neck Surg* 1992; 118：592.

区和Ⅲ区损伤通常需要动脉造影。Ⅱ区损伤的稳定患者可能需要血管造影。由于出血是颈部穿透性损伤的主要死因，因此应始终密切监测血流动力学和神经状况至少48～72h。多层螺旋CT血管造影是一种无创性评价颈部血管结构的有效方法。此外，多层螺旋CT对无症状、不符合急诊颈部探查标准的消化道损伤有一定的诊断价值，在钝性颈部外伤中，损伤可累及喉、颈、血管和消化道结构。症状可为迟发性的，很不容易被诊断。因此，对于颈部严重钝挫伤的患者，应仔细观察，以监测喉、颈、血管和消化道损伤的体征和症状。

推荐阅读

Albuquerque FC, Javedan SP, McDougall CG: Endovascular management of penetrating vertebral artery injuries. *J Trauma* 53: 574–580, 2002.

Beitsch P, Weigelt J, Flynn E, et al: Physical examination and arteriography in patients with penetrating zone II neck wounds. *Arch Surg* 129: 577–581, 1994.

Burdick W: Clearing the cervical spine in victims of blunt assault to the head and neck: what is necessary? *Ann Emerg Med* 37: 737–738, 2001.

Dichtel WJ, Miller RH, Feliciano DV, et al: Lateral mandibulotomy: a technique of exposure for penetrating injuries of the internal carotid artery at the base of the skull. *Laryngoscope* 94: 1140–1144, 1984.

Inaba K, Munera F, McKenney M, et al: Prospective evaluation of screening multislice helical computed tomographic angiography in the initial evaluation of penetrating neck injuries. *J Trauma* 61: 144–149, 2006.

Kuvat SV, Bozkurt M, Kapi E, et al: Our treatment approaches in headneck injuries caused by animal bites. *J Craniofac Surg* 22: 1507–1510, 2011.

McConnell D, Trunkey D: Management of penetrating trauma to the neck. *Adv Surg* 27: 97–119, 1994.

Meyer JP, Barrett JA, Schuler JJ, et al: Mandatory vs selective exploration for penetrating neck trauma. A prospective assessment. *Arch Surg* 122: 592–597, 1987.

Noyes L, McSwain N, Markowitz I: Panendoscopy with arteriography versus mandatory exploration of penetrating wounds of the neck. *Ann Surg* 204: 21–31, 1986.

Obeid F, Haddad G, Horst H, et al: A critical reappraisal of a mandatory exploration policy for penetrating wounds of the neck. *Surg Gynecol Obstet* 160: 517–522, 1985.

Ordog G, Albin D, Wasserberger J, et al: 110 Bullet wounds to the neck. *J Trauma* 25: 238–246, 1985.

Osborn TM, Bell RB, Qaisi W, et al: Computed tomographic angiography as an aid to clinical decision making in the selective management of penetrating injuries to the neck: a reduction in the need for operative exploration. *J Trauma* 64: 1466–1471, 2008.

Pearce W, Whitehill T: Carotid and vertebral arterial injuries. *Surg Clin North Am* 68: 705–723, 1988.

Perry M: Injuries of the carotid and vertebral arteries. In Bongard FS, Wilson SE, Perry MO, editors: *Vascular injuries in surgical practice*, Norwalk, CT, 1991, Appleton & Lange, pp 95–105.

Schneidereit NP, Simons R, Nicolaou S, et al: Utility of screening for blunt vascular neck injuries with computed tomographic angiography. *J Trauma* 60: 209–215; discussion 215–206, 2006.

Schroeder JW, Baskaran V, Aygun N: Imaging of traumatic arterial injuries in the neck with an emphasis on CTA. *Emerg Radiol* 17: 109–122, 2009.

Sclafani AP, Sclafani SJ: Angiography and transcatheter arterial embolization of vascular injuries of the face and neck. *Laryngoscope* 106: 168–173, 1996.

Sclafani SJ, Panetta T, Goldstein AS, et al: The management of arterial injuries caused by penetration of zone III of the neck. *J Trauma* 25: 871–881, 1985.

Sclafani S, Cavaliere G, Atweh N, et al: The role of angiography in penetrating neck trauma. *J Trauma* 31: 557–563, 1991.

Soliman AM, Ahmad SM, Roy D: The role of aerodigestive tract endoscopy in penetrating neck trauma. *Laryngoscope* 2012. Epub ahead of print.

Stassen N, Hoth J, Scott M, et al: Laryngotracheal injuries: does injury mechanism matter? *Am Surg* 70: 522–525, 2004.

Stiernberg C, Jahrsdoerfer R, Gillenwater A, et al: Gunshot wounds to the head and neck. *Arch Otolaryngol Head Neck Surg* 118: 592–597, 1992.

Sun GH, Patil YJ, Harmych BM, et al: Inpatients with gunshot wounds to the face. *J Craniofac Surg* 23: e62–e65, 2012.

Van Waes OJ, Cheriex KC, Navsaria PH, et al: Management of penetrating neck injuries. *Br J Surg* 99 (Suppl 1): 149–154, 2012.

Cummings
Otolaryngology
Head and Neck Surgery (6th Edition)
Volume IV : Head and Neck Surgery and Oncology

Cummings
耳鼻咽喉头颈外科学（原书第 6 版）
第四分册　头颈外科学与肿瘤学

第七篇
甲状腺、甲状旁腺

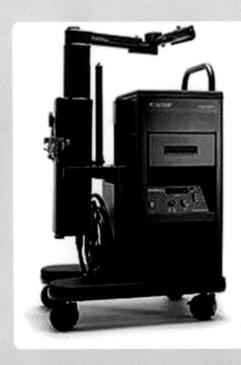

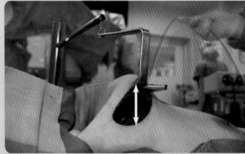

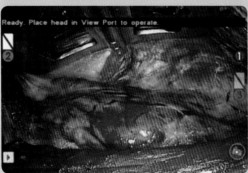

第49章

甲状腺疾病
Disorders of the Thyroid Gland

Phillip K. Pellitteri　Steven Ing　Brian Jameson　著

邹纪东　译

要点

1. 甲状腺素（T_4）和三碘甲状腺原氨酸（T_3）是由甲状腺产生的碘化的酪氨酸衍生物。

2. 大部分循环血中的甲状腺激素与一种血浆蛋白结合，其中最重要的是甲状腺素结合球蛋白，约占循环激素中的75%。

3. 甲状腺激素的生理活性主要取决于循环血中T_3的含量。

4. 甲状腺活动的自身调节主要是通过下丘脑分泌的促甲状腺激素释放激素刺激脑垂体产生的促甲状腺激素来调节。

5. 促甲状腺激素是评估甲状腺代谢状态最有效的生化指标。

6. 检测甲状腺球蛋白最重要的临床意义是指导分化型甲状腺癌的治疗。

7. 循环中的甲状腺抗体（包括抗微粒体抗体和抗甲状腺球蛋白抗体）通常存在于自身免疫性甲状腺疾病的患者体内。

8. 放射性碘吸收研究主要用于区分甲状腺功能亢进的高摄取状态和低摄取状态。

9. Graves 病时可触及的功能低下的结节应高度怀疑其为恶性肿瘤。

10. Graves 病患者出现甲状腺眼病时，为避免使眼部问题复杂化，应行手术治疗，而不是放射性碘消融。

11. 治疗急性或亚急性甲状腺炎可使用水杨酸类或非甾体类抗炎药物，对于这两种药物耐药的患者可尝试使用泼尼松治疗。

12. 急性化脓性甲状腺炎大部分由葡萄球菌和链球菌感染引起。

13. 毒性甲状腺肿可通过手术切除治疗，并可保留正常功能的残余腺体。

14. 急性危及生命的甲状腺毒症（即甲状腺危象）的治疗主要是抗甲状腺的药物治疗，普萘洛尔用于减少T_3的外周效应，糖皮质激素用以对抗皮质醇降解。

15. 甲状腺功能减退的晚期可出现黏液水肿性昏迷，治疗上采用静脉注射大剂量T_4和糖皮质激素。

甲状腺疾病是常见疾病，主要表现为甲状腺大小和形态的异常（甲状腺肿），并可伴有甲状腺功能异常。非甲状腺疾病也可合并有甲状腺生理功能异常，从而使对甲状腺功能评估复杂化。

甲状腺疾病相关的问题复杂而多样，这已成为临床医师诊断的主要挑战。患者可有多种看似不相干的症状和体征，从而被临床医师纳入疑难病例。在"成本效益"的概念里尤其如此，即不再需要诊断性检查鉴别诊断，时间就是生命。患者的一些令人困惑而奇怪的症状会导致临床医师做出一些非特异性的诊断，比如伴有抑郁或焦虑的心理问题、慢性疲劳综合征、心力衰竭、纤维肌痛和其他非特异性疾病。这种诊治的困难性不只是在于功能亢进还是功能减退，结节性病变还是弥漫性病变，以及良性或者恶性。检查手段也不应仅仅是拇指触诊颈部，嘱患者吞咽几口水，回答几个关于耐不耐热、体重变化和胃肠功能等简单的问题。

甲状腺调控人体新陈代谢，对身体功能有重要影响。此外，甲状腺发育和位置的特点产生的综合征可将医生的注意力由甲状腺转到症状本身。为了掌握甲状腺疾病的治疗，医生必须了解甲状腺胚胎发育的各个阶段、解剖学、内分泌功能、遗传和可能影响甲状腺的环境因素，并对患者的一切症状和体征保持警惕。

患者的病史和症状应全面了解。与甲状腺功能减退相关的全身症状包括虚弱、疲劳及畏寒、体重增加、脱发、手及面部的水肿、皮肤及头发干燥、汗液分泌较少倾向。耳鼻喉科症状包括听力丧失、头晕、耳鸣、声音异常改变，中耳积液及伴随舌体增大的言语不清。胃肠道症状包括便秘、厌食、间歇性恶心和呕吐、吞咽困难和腹胀。如果食管受到肿大甲状腺的外在压迫，吞咽困难会更明显。泌尿生殖系统症状包括月经紊乱和多尿倾向。心血管症状包括心动过缓及血压升高倾向，间歇性心绞痛、心包积液及外周水肿。中枢神经系统症状包括白天嗜睡但夜间失眠、头痛头晕、精神和身体迟缓、延迟反射，以及提示抑郁症和焦虑的心理症状。如果有气管压迫或胸腔积液可出现呼吸短促。肌肉骨骼系统症状包括关节炎和伴随肌肉痉挛和无力的关节僵硬。

甲状腺功能亢进的一般症状包括心跳加速或可察觉的心悸、烦躁、焦虑、易疲劳、排便次数增多、体重下降及怕热。体检可发现伴或不伴有心律失常的心动过速、皮肤潮热、手指细颤及甲状腺肿大。某些患者可合并眼征，包括眼睑收缩及眼球突出。

甲状腺位于颈前下方，与喉、气管、食管、颈动脉鞘、交感神经链、喉返神经及纵隔结构关系密切。甲状腺弥漫性或结节性肿大，无论良性或者恶性，都可能会导致压迫或侵袭周围毗邻结构，可出现吞咽困难、呼吸困难、发声异常、声带麻痹、霍纳综合征及上腔静脉综合征，有时也可伴有心包积液或胸腔积液。

病史可能会提示患者甲状腺发育不全、既往行甲状腺切除术、^{131}I 治疗史、放射治疗史、桥本氏甲状腺炎病史、喉癌或喉切除术病史及其他部位肿瘤甲状腺转移病史。也可有因近期头颈部感染导致的甲状腺炎病史。

一、体格检查

检查甲状腺和邻近器官对于准确诊断和治疗恶性及良性甲状腺疾病至关重要。首先对患者行正面观察，一部分表现是显而易见的，还有一些比较隐蔽的。患有甲状腺功能减退症的临床患者通常表现为精神差，可能表现为肥胖，反应迟钝。皮肤和头发可能看起来干燥和粗糙。相反，甲状腺功能亢进的患者可能看起来更焦虑，更瘦，更忧虑，皮肤潮湿、潮红，以及手指震颤。伴或不伴眼征，包括眼球突出、眼睑迟滞或眼睑挛缩。

甲状腺功能减退或甲状腺功能亢进的患者，通常可见弥漫性或结节性甲状腺肿，并且患者可能有一些声音改变。有甲状腺功能减退伴声带黏液水肿的患者声音嘶哑、刺耳。喉返神经受肿瘤压迫或侵犯而导致一侧声带麻痹，可出现与之相关的气息音、失声。在其他情况下，声音可能具有喉音性质，通常表示在舌根水平处气道受阻，这表明舌甲状腺未能沿着正常的发育路径下降。

霍纳综合征可能并发于良性或恶性甲状腺疾病。在正常对话时，患者表现为听力下降，可能是由中耳积液导致，可以排出并恢复听力。内耳黏液性水肿累及耳蜗或前庭结构可能导致伴有耳鸣和眩晕的感音神经性聋。面部肿胀或颈静脉的怒张表明上腔静脉受到良性或恶性胸骨后甲状腺疾病的压迫。甲状腺肿患者可表现为 Pemberton 征，即伸展双臂至头部以上，可见颈静脉肿胀或扩张，表明颈胸入口处阻塞。

仔细观察患者的一般情况后，检查颈部。甲

状腺应该从患者身后检查，并且首先触诊大体病变。然后要求患者吞下几口水，使甲状腺上移以便于触诊腺体的下极。如果患者颈部不能完全伸展，特别是患有胸骨后甲状腺肿或脊柱后凸的患者，这个办法可以容易且准确地检查甲状腺的下极。在一侧气管沟处推压可有助于更准确地触诊对侧腺叶。检查者应记录甲状腺的大小、结节的大小和位置。有时可触及甲状腺的锥体叶，尤其是患有 Graves 病或桥本病的患者。近期出血的甲状腺结节触诊质地中等，而急性化脓性或亚急性甲状腺炎时，通常触诊时会非常柔软。通常，甲状腺疼痛会放射到同侧耳部。

甲状腺的质地可提示疾病的病因。自身免疫性甲状腺疾病通常为质硬的，有凸起的（鹅卵石状）腺体，结合血中促甲状腺激素（TSH）水平升高或降低，应高度怀疑 Graves 病（低 TSH）或桥本甲状腺炎（TSH 升高）。甲状腺的光滑轮廓结节通常提示胶质甲状腺肿。虽然质硬的结节可能为甲状腺癌，但这种临床特征并不具有诊断意义。

随后检查甲状腺淋巴引流的区域。上极和侧叶向上和向外侧引流至颈静脉区淋巴结，而甲状腺的峡部和下极沿着气管食管沟引流入中央区。检查时应从下颌骨至锁骨上系统地检查双侧颈部淋巴结。

甲状腺外观及颈部淋巴结检查完成后，需借助仪器进一步检查。在口腔内，黏液性水肿患者的舌体可扩大及增厚。应仔细检查舌根以排除舌甲状腺，舌甲状腺可预示发育异常。在激素需求增加期间，例如青春期和怀孕期间，舌甲状腺可以增大。当这种情况发生时，噪音会变得低沉。此外，舌甲状腺可能会出血；最后，舌甲状腺的增大可能会导致急性吞咽困难和气道阻塞。通常，激素治疗可使肿块缩小。随后需要进行外科手术以确保气道通畅。口咽和舌根通常借助于压舌板和喉镜进行检查。对于呕吐反射较重的患者，通常使用纤维鼻咽喉镜检查。

使用纤维鼻咽喉镜动态检查下咽部和喉部可确定患者声音嘶哑的病因。在甲状腺功能减退患者中，声带活动正常，然而，声带的黏液性变使

其增厚，有时甚至使声带的边缘呈息肉状，使得声音非常刺耳和粗糙。增厚的黏液性息肉样组织可阻塞部分气道，严重时需行气管切开使得气道通畅。

当一侧声带麻痹时，声门不能完全闭合。患者需小心吞咽，否则可能会因液体或分泌物误吸发生呛咳。喉部出现无效发音，每次呼吸时只产生两个或三个字，声音听起来费力。随着时间的推移，喉部可通过移动对侧声带过中线来部分地代偿气道缝隙。这种代偿可以改善言语和吞咽使其几乎达到正常水平。重要的是，在甲状腺手术术前应行喉部检查以确定声带的活动性。因为一侧声带麻痹也可能有表现为声音正常，所以对于外科医生来说，需术前了解一侧声带是否麻痹，因为术中损伤另一侧喉返神经造成双侧声带麻痹会增加紧急气道梗阻而行气管切开和行甲状软骨成形术的风险。声带麻痹通常提示同侧的喉返神经损伤。这种损伤可能继发于神经受压，但更可能是由恶性肿瘤侵犯神经引起的。

甲状腺结节对气管或食管或两者同时造成的外部压迫可导致严重的呼吸困难或吞咽困难。应该明确气道和食管受累是否由外部压迫所致还是存在肿瘤浸润，使用支气管镜和食管镜进行内部检查可得以明确。影像学检查有助于确定手术方式，食管钡餐可大体显示梗阻区域。甲状腺疾病病因的诊断需结合患者病史、临床检查、化学和影像学检查及特定诊断检查综合分析。

二、甲状腺的生理学

甲状腺产生两种主要的激素，3，5，3′ 三碘甲状腺原氨酸（T_3）和 3，5，3′，5′ – 四碘甲状腺原氨酸或甲状腺素（T_4）。两者都是酪氨酸的碘化衍生物。激素的产生取决于外部碘供应和甲状腺聚碘能力，然后将其结合入组织特异性蛋白质即甲状腺球蛋白中。甲状腺是独立存在的内分泌系统，因为它具有相当大的细胞外空间，即滤泡腔，用于储存激素及其前体。当机体需要激素时，甲状腺球蛋白被细胞回收，在释放入血液循环之前恢复其生物活性（图 49–1）。

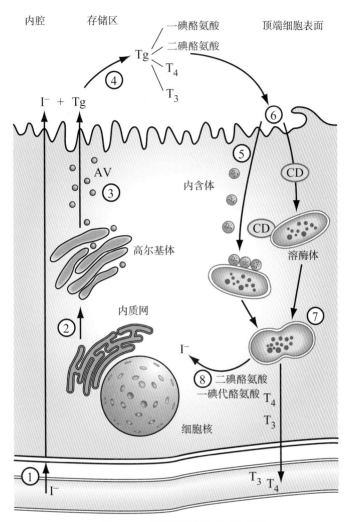

▲ 图 49-1　甲状腺激素的合成和释放

1. 碘化物通过钠 - 碘同向转运体顺电化学梯度转运到基底细胞膜上的甲状腺细胞中。2. 在内质网表面合成甲状腺球蛋白多肽链 (Tg)，并将其转入内质网腔。碳水化合物合成单元开始，构象的变化将多肽链转化为稳定的二聚体。Tg 进入高尔基体，完成碳水化合物单元。3. 未碘化的 Tg 以小泡的形式到达顶面。4. Tg 被碘化，碘代酪氨酸在 H_2O_2 存在下通过甲状腺过氧化物酶偶联形成 T_4 和 T_3。5. 微胞作用获得的甘油三酯进入内溶酶体途径，在那里发生蛋白水解和激素释放。6. 另外，通过大胞饮作用获得的甘油三酯通过胶体液滴进入溶酶体 (CD)。7. 甲状腺激素和前体离开溶酶体，T_4 和 T_3 进入血液。8. 一碘代酪氨酸（MIT）和二碘酪氨酸（DIT）被脱碘，释放的碘化物重新循环利用（引自 Dunn AD: Thyroid physiology. In Pellitteri PK, ed: *Endocrine surgery of the head and neck*, New York, 2003, Delmar, p50）

（一）碘化物运输

为确保合成足够的甲状腺激素，人体每天必须摄入至少 100μg 碘。在北美，平均每日摄入量高于此，主要是因为食用加碘的食物[1]。而在其他地方，碘缺乏是引起甲状腺相关疾病的主要原因。

甲状腺通常在细胞外将碘浓缩 20 ～ 40 倍，以形成约 40mV 的电离梯度。这种捕获作用的关键是位于甲状腺细胞基底膜中的蛋白质，称为钠 /碘同向转运体（NIS）[2]。NIS 耦合 Na^+ 顺电化学梯度转运，同时耦合 I– 逆电化学梯度转运，Na^+–K^+–ATP 酶用于维持 Na^+ 梯度。碘化物顺其电化学梯度到甲状腺细胞的顶端表面，在此与甲状腺球蛋白结合。最近的研究表明，顶端膜蛋白 pendrin 有助于将碘化物释放到滤泡中[3]。此编码蛋白质的基因突变是导致常见遗传性疾病 Pendred 综合征的原因，表现为轻度的甲状腺功能减退、甲状腺肿及听力损失[3]。编码 NIS 的基因突变导致吸碘障碍，是先天性甲状腺功能减退的罕见病因[2]。

（二）甲状腺球蛋白

甲状腺球蛋白对甲状腺生理至关重要。它是一种组织特异性蛋白质，可作为激素合成的基质，也可作为其储存的载体[4]。人类甲状腺球蛋白基因已被克隆并将其定位于 8 号染色体 q24 的长臂上。甲状腺球蛋白是一种大约 660kD 的大二聚体糖蛋白，其在人类中由两个相同的多肽链组成，每个链具有 2750 个氨基酸。其重量的约 10% 是碳水化合物，0.1%～1% 是碘。甲状腺球蛋白的合成和成熟遵循用于分泌的蛋白质的经典途径：在粗糙的内质网的表面上合成多肽链，在运送至滤泡腔之前，经过一系列细胞器进行重要的翻译后修复[5]。当被转运至粗内质网的腔内时将碳水化合物单元添加到多肽链中。多肽链的折叠和二聚体发生在该区域内，由折叠酶和分子伴侣协助完成[5]。在正常情况下，正确折叠的甲状腺球蛋白二聚体转移至高尔基复合体中，在此完成碳水化合物的加工。成熟但尚未结合的甲状腺球蛋白从高尔基体转移到小囊泡的顶端细胞表面。

（三）碘化和甲状腺过氧化物酶

新形成的甲状腺球蛋白和碘在顶端细胞表面相遇并合成。这个过程包含了以下过程：①碘的氧化；②转移至甲状腺球蛋白的酪氨酸残基，产生一碘酪氨酸（MIT）和二碘酪氨酸（DIT）；③两个酪氨酸分子耦合后分别与 MIT 和 DIT 结合形成 T_3 或与两个 DIT 结合形成 T_4，位于顶端细胞膜上的甲状腺过氧化物酶（TPO）参与以上过程[6]。过氧化氢（H_2O_2）是碘化和耦合反应所需的，由还原的烟酰胺腺嘌呤二核苷酸磷酸氧化酶在顶膜产生[7]。在碘有机化障碍引起的先天性甲状腺功能减退症患者中已发现 TPO 基因突变。H_2O_2 生成异常更为罕见。

在正常情况下，碘被聚集后会迅速与甲状腺球蛋白结合，因此，在任何时候甲状腺腺体中都只有少量游离的碘。甲状腺球蛋白碘化的程度取决于甲状腺的碘的供应。在 0.5% 碘的水平下，人体中的甲状腺球蛋白二聚体平均含有 5 个 MIT 残基，5 个 DIT，2.5 个 T_4 以及 0.7 个 T_3，总共 132

个酪氨酸残基。

激素形成涉及在甲状腺球蛋白多肽链内偶联两个碘化酪氨酸残基。在位于多肽链的激素形成位点上，DIT 受体可结合某些远端位点的"供体"碘代酪氨酰（MIT 或 DIT）的酚环。在这个过程中，供体的丙氨酸侧链可能以氢丙氨酸的形式仍然存在。低碘人体甲状腺球蛋白的体外实验表明，早期碘化促进甲状腺肿形成，并且存在激素生成的 3 个或 4 个主要位点。最重要的激素生成位点位于甲状腺球蛋白氨基末端的五个残基上。而第二个主要位点位于羧基末端的三个残基上。供体酪胺酰的位置并不完全明确。至少，在人类甲状腺球蛋白中仅发现一种，其存在于分子的氨基末端区域[4]。

（四）激素的储存和释放

大多数成熟的碘化甲状腺球蛋白以可溶性二聚体形式存储在胶质中，而一些高碘分子（约 10%）作为四聚体结合。滤泡腔因含高浓度蛋白质而成胶质状。这种细胞内空间含有大量的碘和激素，可防止碘缺乏。

激素是通过向滤泡腔中摄取甲状腺球蛋白来启动释放。在某些刺激条件下，该过程可通过胞饮作用发生。甲状腺细胞的顶端表面形成伪足，并将甲状腺球蛋白作为大的胶体滴吞没。然而，在大多数物种（包括人类）中的生理条件不同，甲状腺球蛋白被微胞饮摄取至小囊泡内，然后将其通过细胞核内体 – 溶酶体系统，依赖几种酸性蛋白酶（包括组织蛋白酶 B、D 和 L 及溶酶体二肽酶 1）的组合作用从多肽链上释放激素及其碘酪氨酸前体[4]。证据表明碘代氨基酸可能是优先被释放的，但是最终甲状腺球蛋白会在溶酶体内被裂解为氨基酸和小肽类物质。

甲状腺激素及其前体被甲状腺球蛋白释放后进入细胞质；MIT 和 DIT 通过特异性碘化酪氨酸脱碘酶进行脱碘，并且碘离子可以重新进入碘池中。一些 T_4 在被释放前可通过外周组织中发现的类似 5′– 碘代甲状腺原氨酸脱碘酶的作用转化为 T_3[8]。T_4 和 T_3 从甲状腺细胞释放的机制目前尚不清楚，但最近有证据表明载体蛋白可能参与其中[9]。

（五）循环甲状腺激素

循环甲状腺激素中有不到 1% 是以游离碘氨基酸的形式存在；其余的是以可逆的非共价连接与几种血浆蛋白结合[10]。在人体中，最重要的是甲状腺素结合球蛋白（TBG），占循环中激素的近 75%。TBG 分子具有一个激素结合位点，对 T_4 具有非常高的结合力，对 T_3 具有较低的结合力。第二种血浆结合蛋白是甲状腺素转运蛋白，约占循环 T_4 和 T_3 的 10%。每个甲状腺素转运蛋白分子有两种激素结合位点，但第一个的结合力低于 TBG 的，而第二个位点的结合力对于两种激素都非常低。白蛋白也可作为甲状腺激素转运蛋白。虽然它具有较低的结合力，但它的丰度使其占结合循环激素的 10%～20%。

在外周循环中，结合状态的激素与游离的激素保持平衡。在甲状腺功能正常的条件下，大约 0.2% 的 T_4 和 0.3% 的 T_3 在循环中是游离的[11]。T_3 与 T_4 的游离/结合比率高是由 TBG 对 T_3 的结合力较低所致[11]。迄今为止，尽管甲状腺结合蛋白对于维持甲状腺功能稳定具有明显的作用，但甲状腺状态的变化与这些激素结合蛋白的异常无关。

（六）甲状腺激素的代谢

甲状腺只能直接合成少量 T_3，T_4 必须首先脱碘成为 T_3 才可发挥其大部分生物作用，这种转化是激素合成中的重要步骤。哺乳动物中存在三种碘甲状腺原氨酸脱碘酶[8]，这些膜结合酶在结构上密切相关，并且通过在其活性位点上的硒蛋白来区分。每种都具有特定的底物、活性特征，敏感性抑制药和相关组织特异性。通过它们的联合作用，前两种类型负责产生大约 80% 的 T_3。

Ⅰ型脱碘酶是血液循环中 T_3 的主要来源，主要存在于肝脏、肾脏和甲状腺的组织中，并被 TSH 激活。在其他组织中极少被激活。Ⅰ型脱碘酶受到甲状腺激素的正向调节，并且在饥饿和非甲状腺疾病等病理生理状态下大大减少。Ⅰ型脱碘酶可被抗甲状腺药物丙基硫氧嘧啶（PTU）抑制。Ⅱ型脱碘酶主要存在于中枢神经系统（CNS）、垂体、胎盘和皮肤中，最近在甲状腺中也有发现[12]。它的主要作用是 T_3 的局部产生，但它也可能有助于循环 T_3 的生成。与Ⅰ型脱碘酶相反，Ⅱ型脱碘酶受甲状腺激素的负向调节，且 PTU 对其无影响。Ⅲ型脱碘酶通过内环脱碘在五个位置灭活 T_4 和 T_3，形成反向 T_3。这种酶存在于成人大脑、皮肤和胎盘中，并且在胎儿组织的含量较高，被认为对于保护发育中的组织免受甲状腺激素过量的影响起到重要作用[13]。

（七）甲状腺功能的调控

垂体前叶是甲状腺功能主要的内在调控者，它几乎可影响甲状腺代谢的各个阶段[14]。垂体分泌 TSH，也称为促甲状腺素，是一种 28～30kD 的脂蛋白，由 α 和 β 亚基组成。α 亚基与其他垂体激素相同，即促卵泡激素和黄体生成素及促性腺激素。β 亚基控制激素与甲状腺细胞基底膜中受体的结合。此受体是 G 蛋白偶联受体家族的成员，在与 TSH 的相互作用时，通过结构改变激活一种或两种调节途径。大多数 TSH 作用是由环磷酸腺苷（cAMP）途径的激活介导的；其他则参与了 Ca^{2+}/磷酸盐氧化酶的级联反应。TSH 刺激碘流入滤泡并在数分钟内刺激胶体吸收进入细胞。后期效应包括增加 *NIS*、*Tg* 和 *TPO* 基因的表达；刺激 H_2O_2 的产生；促进糖基化；相对于 T_4 而言增加 T_3 的合成。

血液循环中的 TSH 水平受甲状腺激素和来自下丘脑的促甲状腺素释放激素（TRH）的负反馈调节[15]。后者是通过下丘脑－垂体－门脉系统分泌到垂体前叶的修饰三肽。TRH 与甲状腺滤泡细胞的细胞膜结合并刺激 TSH 的释放及其基因的表达。在经典的负反馈调控系统中，血循环中 TSH 的水平受到甲状腺的严格调控。当甲状腺激素水平受 TSH 刺激而增加时，T_4 和 T_3 同时阻断 TRH 刺激的 TSH 的释放。甲状腺激素也通过间接抑制下丘脑中的 TRH 基因表达而发挥作用。

碘供应是影响甲状腺状态的主要外部因素。甲状腺中存在的自动调节机制有助于代偿碘摄入量的变化。当碘的摄入量增加时，甲状腺最初会增加甲状腺素的合成，但随着甲状腺内碘水平达到临界水平，这一过程就会逆转，进而有机化被抑制。

从饮食中摄入碘可导致血清 T_4 水平的快速降低和血清 TSH 的快速增加。血清 T_3 水平最初是不受影响的，但最终会随着长期碘缺乏而下降。受 TSH 刺激之后，甲状腺会发生以下改变：①增加碘的摄入和有机化；②通过增加 MIT/DIT 和 T_3/T_4 的比率来改变甲状腺球蛋白内碘化氨基酸的分布；③通过 Ⅰ 型和 Ⅱ 型脱碘酶的作用增加甲状腺内 T_4 向 T_3 的转化[8]。碘缺乏时间延长，TSH 刺激细胞增殖而最终导致甲状腺肿。

（八）抗甲状腺药物

抗甲状腺药物可以抑制甲状腺激素的合成分泌或代谢[16]。常用药物及其主要作用见表 49-1。用于治疗甲状腺功能亢进症的许多药物可能会对甲状腺激素产生明显的影响。值得注意的是放射性碘剂是甲状腺激素脱碘的有效抑制药，可以干扰肝脏对 T_4 的摄取，以及 T_3 与核受体的结合[17]。抗心律失常药胺碘酮也是重度碘化的，也可使甲状腺激素代谢和功能起到类似改变。用于治疗双相情感疾病的锂通过阻断甲状腺球蛋白内分泌来抑制甲状腺激素释放[18]。

（九）甲状腺激素的作用机制

甲状腺对发育、生长和新陈代谢有多重作用。甲状腺激素可影响多种物种的发育，并且可以在两栖动物变态过程中被观察到。在人类的胎儿和新生儿阶段，适当水平的甲状腺激素对于中枢神经系统、肌肉、骨骼和肺的正常成熟至关重要。在此期间甲状腺激素严重缺乏所致呆小症表现为精神发育迟滞、聋、哑和发育迟缓[19]。同样，在这些关键发育期间过量的甲状腺激素可导致神经系统异常。甲状腺激素对新陈代谢的作用局限于鸟类和哺乳动物，并且可能会因新陈代谢产热量的增加而发生改变。氧气消耗及蛋白质，碳水化合物和脂肪的代谢均受甲状腺激素调控。

现在认为甲状腺激素的大多数作用是通过与特定甲状腺激素核受体的相互作用而发挥的，这导致特定基因的表达改变[20]。T_4 对核受体的结合力很小，必须首先转换为 T_3 才可发挥功能。这些受体属于核受体超家族，其包括类固醇激素，视黄酸和维生素 D。尽管由两种不同的基因（α 和 β）编码，但甲状腺激素受体都具有密切相关的亚型。

甲状腺激素可能具有一些非基因组作用，包括质膜和线粒体膜转运，星形胶质细胞中肌动蛋白的识别，以及几种酶（包括 Ⅱ 型脱碘酶）活性的调节。这种非基因组效应倾向于快速发生，并且与核反应相反，T_4 可能与 T_3 一样有效，或者更有效。

三、甲状腺功能研究

甲状腺功能可以通过测量循环甲状腺激素水平、血清 TSH 浓度和甲状腺 ^{123}I 摄取能力来评估。

（一）循环甲状腺激素测定

尽管可以使用同位素方法，但放射免疫法目前仍然是测量血清总 T_4 的标准方法。既往的测定方法，目前不再使用，包括蛋白质结合的碘测试，

表 49-1　甲状腺功能亢进药物

药　物	通常的起始剂量
甲巯咪唑	10mg PO bid
丙硫氧嘧啶	100mg PO tid
阿替洛尔	25mg PO qd
普萘洛尔	10~40mg PO qid
地尔硫草	60mg PO qid
艾司洛尔	150μg/（kg·min）微量泵入
泼尼松	40~60mg PO qd
地塞米松	2mg PO qid
考来替泊	5g PO qid
碘化钾饱和溶液	1~2 滴 PO qd / tid
卢戈液	2~5 滴 PO qd / tid
锂	300~450mg PO tid
高氯酸盐 *	1g PO qd
碘泊酸盐	1g PO qd

*. 在美国未批准使用

PO. 口服；qd. 每日 1 次；bid. 每日 2 次；tid. 每日 3 次；qid. 每日 4 次

丁醇提取碘测试，以及通过柱或竞争性蛋白质结合的 T_4 测量。尽管血清总 T_4 测量值通常反映了甲状腺的功能状态，但许多因素可以改变总 T_4 水平而不改变个体的代谢状态。在活动的个体中，最常见的是 TBG 浓度的变化，TBG 升高或降低导致的 T_4 浓度增加或减少并不影响代谢状态。

当体内产生 T_4 的内源性抗体时，也可能使总 T_4 水平升高，尤其是桥本甲状腺炎或其他自身免疫性疾病患者，以及偶尔也会出现在与良性单克隆丙种球蛋白病有关巨球蛋白血症患者[21]。T_4 水平升高的另一种情况是外周对甲状腺激素的抵抗，这种患者可能患有甲状腺肿，并且它们可能极度活跃[22]。患有这种疾病的患者甲状腺功能是正常的，因很少被发现，从而导致了误诊为甲状腺功能亢进症而进行不恰当治疗。

衡量甲状腺代谢状态的"金标准"是通过平衡透析法测量血清游离 T_4[23]。当通过透析方法测量时，游离 T_4 不受结合蛋白浓度变化或非甲状腺疾病的影响。该方法麻烦且昂贵，因此不能常规应用。游离 T_4 水平最常用免疫分析技术来测定，但其可靠性不太理想，因为它们可能受到疾病或结合蛋白的显著变化的影响[24]。任何测定游离 T_4 的方法，其临床实用性都是有限的[25]。

虽然游离 T_4 水平最能反映甲状腺代谢状态，但从临床角度来看，计算游离 T_4 的指数就足够了。通过将血清总 T_4 与甲状腺球蛋白的间接评估相乘得到游离 T_4 指数。血清甲状腺球蛋白通常通过以下两种方法中的一种来估计：甲状腺摄取试验和 T_3 摄取试验[25]。甲状腺摄取试验结果与血清中的甲状腺球蛋白水平成正比，而 T_3 摄取试验结果与甲状腺球蛋白水平成反比[26]。通过使用任一种方法，均可在很大程度上消除甲状腺球蛋白水平的差异，而最终计算的游离 T_4 指数准确地反映了实际的游离 T_4 状态。甲状腺球蛋白水平的大幅度变化，或严重的非甲状腺疾病的存在，可能导致计算和测量的游离 T_4 水平之间的相关性差。

T_3 是通过放射免疫法测定。与 T_4 类似，T_3 也与甲状腺球蛋白结合，但不太紧密。甲状腺球蛋白水平的变化可导致总 T_3（并非游离 T_3）浓度的变化。使用计算游离 T_4 指数的公式，可以得到游离 T_3 的估计值或指数。因为大多数 T_3 来源于外周 T_4，所以干扰正常 T_4 代谢的临床状态或药物均可导致 T_3 水平的降低。

血清 T_3 水平可用于确定甲状腺功能亢进的严重程度，并在血清 T_4 水平正常或不明确的情况下用于确诊疑似的甲状腺毒症。此外，血清 T_3 可用于评估患有 T_3 毒性自主功能性甲状腺腺瘤的患者。此类患者 T_4 水平可能正常或为临界值且血清 TSH 水平受到抑制[27]。

（二）血清促甲状腺素测定

直到大约 10 年前，几乎所有临床 TSH 测定都是通过放射免疫分析法进行的。到 20 世纪 80 年代中期，许多商业实验室开始使用单克隆或多克隆抗体免疫测定法，此方法更加敏感。与放射免疫分析方法相比，这种测定方法的功能灵敏度提高了 10 倍。最近，已经开发了具有化学发光标记的非同位素免疫纳米 TSH 测定法。这些较新的分析方法比早期免疫测定法的灵敏度高 10 倍，比放射免疫分析方法灵敏高 100 倍。其灵敏感性为 0.01mU/L，目前被称为第三代 TSH 测定法，是检测 TSH 水平最敏感的方法[28]。

TSH 检测的临床应用可概括为如下几点。

1. 原发性甲状腺功能减退症的诊断。TSH 升高可确诊原发性甲状腺功能减退。甲状腺功能减退的程度可以通过测定血清 T_4 水平来确定。亚临床甲状腺功能减退症患者的 TSH 水平也升高，血清总 T_4 正常或低于临界值。

2. 指导甲状腺激素替代疗法。用左甲状腺素治疗原发性甲状腺功能减退的目标是血清 T_4 和 TSH 水平正常。目前的 TSH 测定可以检测用左甲状腺素是否过量替代，因为此时 TSH 浓度降低。慢性过量左甲状腺素可能导致心脏异常，包括室性心律失常和心室间隔肥厚，也可致骨质疏松，尤其是绝经后女性[29-31]。

3. 甲状腺癌治疗中 TSH 抑制的测定。甲状腺抑制治疗是一些分化良好的甲状腺癌患者的常规治疗的一部分，低水平 TSH 可抑制这些肿瘤生长。左甲状腺素治疗应抑制 TSH，同时避免临床甲状腺功能亢进。少数情况下，用第三代测定方法时，TSH 被抑制缺乏 TSH 抑制反应[32]。

4. 结节性甲状腺肿抑制治疗效果的测定。TSH 检测可用于随访单发或多发结节性甲状腺肿患者，对这些患者可以使用左甲状腺素抑制治疗。但疗效尚未得到一致同意，在美国通常不被使用。

5. 亚临床甲状腺功能亢进症的诊断。亚临床甲状腺功能亢进患者的甲亢症状和体征少，T_4 和 T_3 水平正常或稍升高，且血清 TSH 水平降低[33]。在敏感的 TSH 测定法出现之前，这些患者通常不能被确诊。

在甲状腺功能减退症和甲状腺功能亢进症者中，血清 TSH 水平异常是反映甲状腺功能异常的理想指标，因为除了少数病例外，血清 TSH 正常说明甲状腺激素水平处于稳定状态。临床经验表明，正常的 TSH 几乎可排除甲状腺功能障碍的可能性[34]。此外，用于甲状腺功能障碍的检测时，血清 TSH 水平比血清 T_4 水平更敏感，因为 TSH 可以检测血清总 T_4（和 T_3）通常正常的亚临床甲状腺疾病。由于 TSH 检测方法的进步，循环甲状腺激素的检测可能会被用于甲状腺功能不全的二

线评估中。多数学者认为当不能明确或怀疑垂体和下丘脑异常时，血清 TSH 更能反映甲状腺功能状态[11, 29]。图 49-2 是用 TSH 水平评估甲状腺功能的方法。

（三）血清甲状腺球蛋白测量

几乎所有类型的甲状腺疾病患者的血清中甲状腺球蛋白都升高，这就限制了其作为诊断的实用性。其最大的临床价值在监测分化好的甲状腺癌患者。初次手术和消融治疗后甲状腺球蛋白水平升高表明肿瘤残留或复发[35]。通过放射免疫分析法或免疫监测法可检测甲状腺球蛋白。虽然抗甲状腺抗体可能会干扰多达 25% 的个体甲状腺球蛋白的精确测量，但在这些患者中，甲状腺球蛋白和抗甲状腺球蛋白抗体可同时对肿瘤状态提示有关的信息[35]。

（四）甲状腺抗体状态

循环抗甲状腺抗体，特别是抗微粒体抗体（AMA）和抗甲状腺球蛋白抗体（ATA），通常存在于患有自身免疫性甲状腺疾病的患者中[36]。自引入免疫分析技术以来，术语抗甲状腺过氧化物酶（抗 TPO）已与 AMA 互通。超过 90% 的慢性

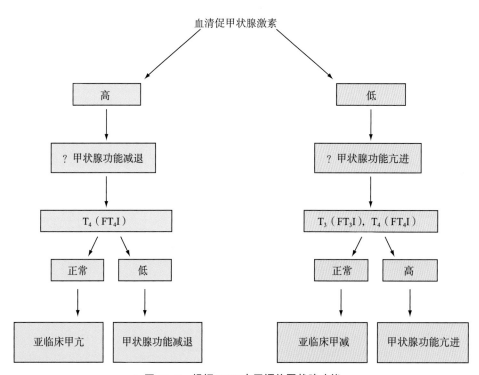

▲ 图 49-2 根据 TSH 水平评价甲状腺功能

自身免疫性甲状腺疾病患者可检测到 AMA，近100% 桥本甲状腺炎患者及 80% 以上 Graves 病患者可检测到阳性结果[37]。尽管 ATA 比 AMA 更具特异性，但它们的敏感性均较低，并且它们在检测自身免疫性甲状腺疾病方面意义不大[38]。在其他各种器官特异性自身免疫性疾病，AMA 的水平也经常升高，如系统性红斑狼疮、类风湿关节炎、自身免疫性贫血、Sjögren 综合征，1 型糖尿病和艾滋病[39]。

美国约有 15% 的成年人，尤其是女性，其AMA 水平升高[31]。AMA 滴度随年龄增长而增加，原发性甲状腺功能减退症的发病率也随之增加。AMA 滴度阳性提示临床医生甲状腺功能减退的可能性。具有 AMA 阳性和 TSH 水平升高的患者，即使血清总 T_4 水平正常（亚临床甲状腺功能减退症），每年也有 3%～5% 的可能发展为临床甲状腺功能减退症[40]。由此看来，检测 AMA水平可能对疑似自身免疫性甲状腺疾病的个体有诊断价值，并且在与 TSH 水平联合使用时可提示预后。

（五）促甲状腺抗体测定

Graves 病的免疫发病机制最初是在 20 世纪50 年代中期被怀疑的，当时观察到将 Graves 病患者的血清注射到大鼠体内会导致大鼠甲状腺中放射性碘的长期摄取，长效甲状腺刺激剂（LATS）由此被命名[41]。后来，LATS 被描述为一种 7S 免疫球蛋白。近年来，已经开发了几种检测 LATS或促甲状腺抗体的方法。常用的方法有两种：一种取决于 cAMP 的生成，另一种是依赖于免疫球蛋白的 TSH 结合抑制特性的放射受体方法。cAMP 生成分析被称为促甲状腺免疫球蛋白，在90%～95% 的甲状腺功能亢进的 Graves 病患者中可以检测到。另一种方法检测刺激和阻断抗体，称为 TB Ⅱ抗体，在 85% 的甲状腺功能亢进的Graves 病患者中检测到[42]。甲状腺刺激抗体的检测不适用于疑似 Graves 病的常规诊断评估，但在Graves 病的诊断时是否有用并不明确。

（六）放射性碘吸收试验

甲状腺放射性碘吸收试验是通过口服碘同位素（通常为 ^{123}I），然后检测甲状腺捕获的 ^{123}I 百分比来进行的。通常在同位素给药 24h 后进行测试，可能会更早进行。在研究出敏感而特异的甲状腺激素检测试验之前，放射性碘摄取试验被用作区分甲状腺功能亢进和甲状腺功能减退状态的辅助手段，放射性碘摄取值的升高和降低分别意味着甲状腺功能亢进和甲状腺功能减退。现在，这个试验的主要用途是区分甲状腺功能亢进的高摄取或低摄取状态。放射性碘摄取通常能准确估计甲状腺的功能状态，前提是碘池没有被含碘药物或放射性对比剂扩大。

四、甲状腺毒症

甲状腺毒症是一种临床病理和生化综合征，由甲状腺激素浓度过高引起。该综合征通常分为典型和亚临床型。典型甲状腺毒症定义为血清高T_4 和 T_3 浓度和低 TSH 浓度，大多数患者都有甲亢症状和体征。亚临床甲状腺毒症定义为正常血清 T_4 和 T_3 浓度和低 TSH 浓度，这类患者大多数没有甲亢的症状和体征。甲状腺毒症可能突然或逐渐发展，可能是短暂的或持续的，可对机体无明显影响，也可能危及生命。甲状腺毒症的诊断可能通过几个简单的实验室检查很容易确诊；或者相反，可能需要重复的系列研究或延长临床观察时间。

甲状腺毒症是一种常见的疾病。从美国和欧洲的临床调查中收集到的典型的和亚临床甲状腺毒症的总患病率显示，每 1000 人中有 0.5～1 人（美国）和 10～40 人（欧洲）发病[43-46]。在这些范围内，老年人，尤其是女性的发病率普遍较高，而且似乎低于社区的筛查结果。

甲状腺毒症在女性中的发病率大约是男性的10 倍，尤其是在典型的甲状腺毒症方面。病因为Graves 病的占 60%～85%，毒性结节性甲状腺肿占 10%～30%，毒性甲状腺腺瘤占 2%～20%，其余为某些类型的甲状腺炎[47, 48]。毒性多结节性甲状腺肿和毒性腺瘤的发病率变化最大，在碘摄入量较低的地区更高[48]。大多数 Graves 病患者年龄为 30—60 岁，而毒性多结节性甲状腺肿或毒性甲状腺腺瘤的患者年龄为 40—70 岁[49]。

（一）病理生理学

甲状腺毒症是由于甲状腺释放的 T_4 和 T_3 不受调节或摄入过量的 T_4 或 T_3，或两者兼而有之导致的。可能是由于甲状腺本身的疾病，过多的促甲状腺激素（TSH）或理论上过多的促甲状腺激素释放激素（TRH）分泌或其他促甲状腺激素（如促甲状腺激素受体刺激自身抗体和绒毛膜促性腺激素）的产生而导致的 T_4 和 T_3 合成和释放增加。它也可能是由于甲状腺组织被破坏而随后释放了储存的 T_3 和 T_4。

大多数甲状腺毒症患者 T_3 和 T_4 的生成增加，继而血清 T_4 和 T_3 浓度的增加。T_3 产量和血清 T_3 浓度的产生率的增加明显大于 T_4 增加的程度。有些甲状腺毒症患者血清 T_3 浓度高，但血清 T_4 浓度正常，这就是所谓的 T_3 型甲状腺毒症；在这些患者中，相对于 T_4，T_3 的产量增加了，甚至比一般甲状腺毒症患者增加的还要多，但并没有 T_3 的特征性临床表现。甲状腺毒症最常见的病因是甲状腺腺瘤或复发性 Graves 病，但也可能是由于任何原因引起的甲状腺功能亢进导致的。在碘摄入量有限的地区更常见，但在美国很少见，可能是甲状腺内碘缺乏引起的异常。

框 49-1 列出了甲状腺毒症的原因，通常可以通过询问病史和体格检查确定。需要着重关注的是症状的持续时间、甲状腺肿大的程度和类型及是否存在甲状腺疼痛和压痛。

（二）Graves 病

Graves 病是甲状腺毒症最常见的病因，最常见于 30—60 岁的女性，也可以发生在儿童和任何年龄的男性和女性。Graves 病是一种自身免疫性疾病，包括以下一种或多种临床表现：甲状腺功能亢进（伴有甲状腺毒症）、弥漫性甲状腺肿大、浸润性眼病（眼球突出）、局部黏液水肿（皮肤病变）和甲状腺性杵状指。毒性甲状腺肿可单独存在，也可在眼病发生之前、期间或之后出现。眼部症状可以是轻度眼眶周围浮肿、也可伴随眼球突出、角膜溃疡、视神经炎和失明的严重眼外肌功能障碍。Graves 病的甲状腺外表现可在无甲状腺疾病的情况下发生。

Graves 甲状腺毒症患者的主要大体解剖异常是弥漫性甲状腺肿大。显微镜下可见甲状腺滤泡细胞肥大和增生。

Graves 甲状腺毒症的发展过程在患者中存在差异。有些患者有一次甲状腺毒症（和 Graves 病）发作，几个月或几年后会自动消退，而有些患者终身有甲状腺毒症，还有些患者表现为反复缓解和复发。在接受抗甲状腺药物治疗的患者中，Graves 病缓解意味着不需要长期治疗。尽管这种疾病可能会出现自发性缓解，但仍有必要通过长期服用抗甲状腺药物、^{131}I 消融术或手术控制甲状腺毒症。

分化良好的甲状腺癌在 Graves 病患者中的发病率大约是普通人群的两倍。分化良好的甲状腺癌可能含有 TSH 受体，可被促甲状腺免疫球蛋白刺激[50]。与无 Graves 病的患者相比，与 Graves 病相关的肿瘤往往更大、更具侵袭性，局部浸润更多，区域淋巴结转移更多[51]。如果在 Graves 病患者中发现明显的功能低下的甲状腺结节，其发展为甲状腺恶性肿瘤的概率约为 45%[51]。Graves 病患者伴弥漫性中毒性甲状腺肿时，明显的功能低下结节应予以高度怀疑恶性，如果证实为恶性，

框 49-1　甲状腺毒症的病因

Graves 病
甲状腺炎
- 亚急性甲状腺炎
- 无痛性（隐匿性）甲状腺炎
- 产后甲状腺炎
- 放射性甲状腺炎

外源性甲状腺毒症
- 甲状腺激素诱导的甲状腺毒症
- 碘诱导的甲状腺毒症
- 药物诱导和细胞因子诱导的甲状腺毒症

毒性单结节性甲状腺肿（毒性甲状腺腺瘤）
毒性多结节性甲状腺肿
常染色体显性遗传和散发性甲状腺毒症
- McCune-Albright 综合征

异位甲状腺毒症（卵巢甲状腺瘤）
甲状腺癌
促甲状腺激素依赖性甲状腺毒症
妊娠相关的甲状腺毒症
- 妊娠期甲状腺毒症
- 滋养细胞肿瘤

应积极治疗[50]。

抗甲状腺药物和[131]I是Graves甲状腺毒症患者的两种最佳治疗方法。这两种方法都是有效、安全和相对便宜的。虽然一些抗甲状腺药物可能有免疫抑制作用，但它们是对甲状腺功能亢进的治疗，而不是对自身免疫过程本身的治疗。在美国使用的抗甲状腺药物是甲巯咪唑和丙硫氧嘧啶（PTU）。这些药物通过抑制碘的氧化和有机化、碘化酪氨酸的耦合及甲状腺过氧化物酶的催化作用来抑制甲状腺激素的合成[52]。PTU还抑制甲状腺和甲状腺外T_4向T_3的转换[33]。这两种药物，尤其是甲巯咪唑都集中在甲状腺中，在甲状腺内保持高浓度的时间比血清浓度要长得多[54]。

甲巯咪唑和PTU具有免疫抑制作用，可能有助于Graves病的缓解。这两种药物都能减少甲状腺内T细胞的数量并抑制淋巴细胞功能，包括甲状腺自身抗体的产生，而后者的作用需要较高的药物浓度[55]。

抗甲状腺药物治疗的最初目标是近乎完全的抑制T_4和T_3的合成，两种药物均不会影响储存在甲状腺中的甲状腺激素的释放，并且它们起效相对缓慢，主要取决于疾病的严重程度、甲状腺肿的大小、药物剂量和服用时间。甲状腺内储存了大量甲状腺激素，其释放一直持续到耗尽为止。

尽管抗甲状腺药物的不良反应并不常见，且甲巯咪唑或PTU两者的发生概率相同，但与PTU相关的不良反应可能更严重，并可能导致死亡。大约有5%服用这两种药物任意一种的患者出现瘙痒、荨麻疹或其他皮疹、关节痛或肌痛、发热[16]。这两种药物都可能导致味觉障碍。最危险的不良反应是粒细胞缺乏症，可在服用这些药物的0.2%甚至更少的患者中发生[46]。罕见的不良反应包括再生障碍性贫血、血小板减少症、肝细胞性肝炎（使用PTU）、胆汁淤积性肝炎（使用甲巯咪唑）和狼疮样血管炎（使用PTU）[56, 57]。考虑到与PTU相关的不良反应，美国甲状腺协会不再推荐这种药物用于Graves病的基本医疗治疗，但有些临床情况除外，包括妊娠前三个月、甲状腺危象和对甲巯咪唑过敏和不耐受的患者。

无机碘主要通过抑制甲状腺球蛋白水解来抑制甲状腺激素的分泌，并抑制甲状腺碘的转运、氧化和有机化[52]。这些作用只需要每天几毫克的碘，可每天分次在5～10滴饱和碘化钾溶液（卢戈溶液）中获取。这种化合物常被用于甲状腺切除术的术前准备，具有抗甲状腺及减少甲状腺血流的作用，从理论上讲可以减少手术时的出血。碳酸锂与无机碘具有类似的抗甲状腺作用，并已证明每天3～4次300mg的剂量是有效的[58]。当考来烯胺添加到硫酰胺和β受体阻断药中时，可使甲状腺激素水平迅速下降，特别是在最初几周[53]。

β受体拮抗药在甲状腺功能亢进的治疗中具有重要作用。与甲状腺功能的改变无关，这些药物可减少甲状腺功能亢进患者的许多交感神经兴奋症状，如心动过速、多汗、紧张不安、震颤和心肌活动亢进。严重甲状腺功能亢进型心肌病和心力衰竭患者禁用β受体阻断药，但对房颤和心力衰竭患者有益[59]。β受体拮抗药在[131]I治疗前和治疗后数周、甲状腺次全切除术前、甲状腺炎和甲状腺危象中有助于减轻甲状腺功能亢进症状。艾司洛尔可用于室上性心律失常和高血压患者的甲状腺术前准备。

在美国，放射性碘是大多数成年人和儿童在硫代酰胺治疗失败或患者对这些药物治疗反应不良时的首选治疗方法。[131]I治疗的目的是减少有功能的甲状腺组织，其疗效与Graves病是否缓解无关。[131]I疗法治疗Graves甲状腺毒症的主要优点是，通常只需一次剂量可使大多数患者甲状腺体积缩小到正常，而且是安全的[60]。硫代酰胺在放射性碘治疗前后应停药约3d，通常在2～4个月内有效。

放射性碘通常会引起甲状腺毒症的短暂恶化，但很少引起甲状腺危象。这种情况发生在1～2周内，由放射性甲状腺炎引起，是严重甲状腺毒症或老年患者的主要问题。放射性碘治疗前停用硫代酰胺也可能加剧甲状腺毒症。甲状腺功能减退几乎是[131]I治疗不可避免的并发症。治疗后1年内发生的甲状腺功能减退定义为早期甲状腺功能减退，由[131]I的急性破坏性作用引起。在接受高剂量放射性碘治疗的患者中，其发生率为

40%～80%[61]。低剂量导致早期甲状腺功能减退的概率较低，持续性甲状腺毒症的频率较高。

一些医生反对 ^{131}I 用于治疗年轻人，尤其是青少年和儿童，其原因是可能引起甲状腺或其他部位肿瘤或性腺损伤，怀孕是治疗的绝对禁忌证，^{131}I 穿过胎盘会破坏胎儿甲状腺，因此必须确保接受 ^{131}I 治疗的女性均未怀孕。

甲状腺毒症的外科治疗有效而迅速。Graves病的典型手术方式是甲状腺次全切除术。不论行单侧或双侧甲状腺次全切除术，通常在甲状腺上极外侧部分（即喉返神经入喉处）分离甲状腺而保留小部分甲状腺组织[62]。这种手术的优点在于保留了一侧或两侧的甲状旁腺的血液供应。甲状腺次全切除术的预期目标是留下 3～6g 甲状腺组织，使患者可以免于激素替代疗法的情况下保持甲状腺功能正常[32]。保留的甲状腺组织残留量直接影响甲状腺功能亢进的复发率和长期甲状腺功能减退的发生[63]。对于保留了较大的残余甲状腺的患者来说，复发性甲状腺功能亢进的发病率也会增加，但由于保留了少量残留的甲状腺组织，放射性碘消融术治疗通常是有效的[64]。甲状腺切除更完整的患者，一般可确保其甲状腺功能亢进的消退，然而，却会导致长期甲状腺功能减退[65]。

支持 Graves 病甲状腺组织近全切除术的学者指出，长期甲状腺功能减退可以通过适当的激素替代疗法轻易治愈，而如果保留了比预期更大的甲状腺残留导致复发性甲状腺功能亢进时则需要进一步治疗[66]。越来越多数据支持甲状腺次全切除术可以避免永久性甲状旁腺功能减退和喉返神经损伤等并发症[66]。经验丰富的外科医生，永久性喉返神经损伤的发生率接近于零，且长期低钙血症的发生率也接近于零[67]。一般建议有甲状腺切除指征的患者的手术方式是甲状腺近全切除术，完全消除了复发或持续性甲状腺功能亢进的可能性[68, 69]。

Graves 病外科治疗的绝对适应证是对硫代酰胺类药物有严重不良反应的患者，这些患者在使用放射性碘之前不能被适当阻断，包括有非常严重的皮肤反应、肝损伤或粒细胞缺乏症的患者[70]。Graves 病患者的其他手术适应证包括超75g 的超大甲状腺和弥漫性毒性结节性甲状腺肿内疑似或证实的肿瘤。

对于希望怀孕或正在哺乳期并希望继续怀孕的育龄妇女来说，外科治疗是相对推荐的。与放射性碘相比，外科手术的另一个相对适应证是有 Graves 眼病相关的中度或重度眼部症状的患者，放射性碘给药可能会使组织水肿加重且眼部症状恶化[71]。

接受手术治疗的 Graves 甲状腺毒症患者需要行术前准备，以免在全身麻醉诱导和甲状腺术中诱发甲状腺毒症。通过术前给予抗甲状腺药物治疗 4～6 周和无机碘治疗 7～10d 来完成术前准备。为了避免甲状腺毒性状况恶化，在开始抗甲状腺治疗后的几个小时内避免服用碘化物是至关重要的。使用 β 肾上腺素能拮抗药治疗数周，同时使用或不使用无机碘化物治疗 10～14d，也被证明是一种安全有效的术前治疗方法[72]。

甲状腺切除术后的并发症包括切口血肿、短暂或永久性低钙血症、声带不全麻痹或完全麻痹、复发性甲状腺毒症和暂时或永久性甲状腺功能减退[73]。非甲状腺并发症的发生率较低，尤其是经验丰富的手术医师操作。暂时性低钙血症可继发于暂时性甲状旁腺功能减退或甲亢性骨质疏松恢复期。切口血肿的发生率低于 1%，永久性甲状旁腺功能减退的发生率也是如此。此外，在初次手术中，喉返神经永久性损伤的风险约为 1%[74]。

（三）甲状腺炎

各种类型的甲状腺炎都可发生甲状腺毒症，是由于甲状腺炎症和甲状腺滤泡破裂导致的甲状腺球蛋白的 T_4 和 T_3 释放所致。由于甲状腺球蛋白的储存有限，新的 T_4 和 T_3 合成停止，甲状腺毒症通常是暂时性的。大约半数亚急性或肉芽肿性甲状腺炎患者有甲状腺毒症的临床表现，其余患者中有很大一部分血清 T_4 和 T_3 浓度较高[75]。这种疾病主要由表现为发热、全身不适和肌痛等非特异性炎症系统表现。此外，还发现甲状腺局部疼痛和压痛可能较重。大约 50% 的患者在患病前有上呼吸道感染史。甲状腺毒症的任何表现以及甲状腺疼痛和压痛通常持续时间较短，4～6周或更少。炎症和甲状腺毒性阶段过后可能出现短暂性甲状腺功能减退，但永久性甲状腺功能减退是罕见的。甲状腺一般活动性差，且触之较硬，颈部淋巴结肿大少见，进一步检查可发现甲状腺放射性核素摄取降低，超声检查显示甲状腺呈低回声[76]。

间接证据表明亚急性甲状腺炎可能是病毒感染性疾病，但缺乏确凿证据。这种疾病与腮腺炎、流感、腺病毒和其他病毒感染有关，据报道亚急性甲状腺炎曾有小范围流行[77]。

亚急性甲状腺炎的炎症和甲状腺毒症可能是非常轻微和短暂的，不需要治疗。而常常甲状腺疼痛和压痛导致的不适需要进行抗感染治疗。通常每天 2.4～3.6g 的水杨酸盐或高剂量的其他非甾体类抗炎药可有效缓解症状。伴有严重甲状腺疼痛和压痛的患者及使用其中一种药物不易迅速改善的患者，应使用泼尼松治疗，剂量约为每日40mg，持续 3～4 周，之后应逐渐减少剂量至停止使用，以尽量减少复发的可能性。抗感染治疗不仅能迅速缓解亚急性甲状腺炎的症状，而且可能会减少甲状腺激素的释放，从而加速甲状腺毒症的恢复。甲状腺毒症本身通常不需要治疗，但在甲状腺毒性症状可能成为问题的患者中，β肾上腺素能药物可使用 1～2 周。

由甲状腺炎症引起的无甲状腺疼痛和压痛的甲状腺毒症被称为无痛性或无症状性甲状腺炎，也被称为亚急性淋巴细胞性甲状腺炎。这是一种罕见的甲状腺毒症的原因。与 Graves 病相比，此种甲状腺炎在男性和女性的发病率几乎相等，甲状腺无疼痛及压痛，无明显肿大或只是轻微肿大。与亚急性甲状腺炎相比，一般没有上呼吸道感染的病史。一般来说，此类甲状腺毒症无 Graves 病的甲状腺外表现。当出现时，与无痛性甲状腺炎相关的甲状腺毒症持续 2～6 周，随后恢复或出现短暂性甲状腺功能减退，持续 2～8 周。大约一半的患者随后患有自身免疫性甲状腺炎或甲状腺功能减退，或两者兼而有之。伴有甲状腺毒症的无痛性甲状腺炎可能是一种特殊的慢性自身免疫性甲状腺炎。

^{131}I 治疗后，其放射性可引起甲状腺滤泡坏死和炎症，有时其放射性强度足以引起甲状腺毒症加重，伴或不伴甲状腺疼痛和压痛。^{131}I 治疗的这些并发症最有可能发生在治疗后 1～2 周，持续1～2 周，然后自然消退。

急性化脓性甲状腺炎最常由金黄色葡萄球菌、溶血性链球菌或肺炎链球菌引起，但偶尔也由其他菌种引起，如梭形杆菌和嗜血杆菌[78]。甲状腺的这种细菌感染可能是外伤、远处感染部位的血液播散所致，或直接从颈深部感染延伸。感染通常局限于单侧叶，而最常见的是脓肿腔可能沿筋膜平面延伸至纵隔或颈深部间隙。这种疾病在儿童中尤其常见，前驱不适症状后伴随着出现急性发热、颈部疼痛和压痛、严重的全身症状和明显的白细胞增多，可能会出现同侧下颌和耳的牵涉性疼痛，通常孩子会将头部和颈部如斜颈一般固定在一位置。腺体局部压痛和头部运动时疼痛较常见。这种疾病可能很难与亚急性非化脓性甲状腺炎区分开来，但疼痛通常更严重，甲状腺激素水平一般正常，红细胞沉降率正常，以及白细胞计数升高。虽然诊断通常是基于临床，但脓肿腔的针吸可确定引起感染的细菌种类。

最初的治疗是给予高剂量的抗生素，尽管应该考虑使用抗厌氧菌的抗生素，但通常是使用抗青霉素酶的青霉素，加上头孢菌素。在感染腔形成之前开始使用抗生素治疗可能会有助于限制感染的进展。然而，当针吸显示有脓肿时，通常需要手术引流。引流可能涉及部分甲状腺切除术，以清除所有脓肿和坏死组织，防止复发。颈部向外引流直到无脓液流出，手术后应继续使用抗生素至少 2 周。与其他类型甲状腺炎相比，此类甲状腺炎在感染中和治疗后甲状腺功能减退的过程中，极少出现甲状腺毒症。

（四）外源性甲状腺毒症

甲状腺毒症也可能是由护理者或患者刻意或意外使用不适当的高剂量甲状腺激素引起的。外源性甲状腺毒症的一个重要特点是没有甲状腺肿大。如果患者服用 T_3 或含有 T_3 的制剂，则会出

现正常或低血清 T_4 浓度。这些患者甲状腺放射性碘摄取值低，血清甲状腺球蛋白浓度低。尽管补充碘能够使地方性甲状腺肿患者的甲状腺体积减小，改善甲状腺功能，但它有可能诱发这些患者的甲状腺毒症。这通常是由于先前存在的甲状腺异常（Graves 病，或者结节性甲状腺肿）导致甲状腺自主分泌，但碘摄入量不足，导致 T_4 和 T_3 的过度生成。碘引起的甲状腺毒症也可能发生在非结节性甲状腺肿区域[79]。大多数患者的甲状腺组织具有自主功能，如多结节性甲状腺肿或甲状腺腺瘤，其运碘能力较差。

因胺碘酮含碘，可以引起结节性甲状腺肿患者碘诱发的甲状腺毒症[80]。它也可能引起无痛性甲状腺炎，严重时导致甲状腺毒症，显然是由于药物或其代谢产物的直接毒性作用。

大约 2% 接受干扰素 α 治疗的患者发生甲状腺毒症，主要由无痛性甲状腺炎引起，有时由 Graves 病引起[81]。这种甲状腺毒症通常为亚临床状态。

（五）毒性甲状腺腺瘤

毒性单结节性甲状腺肿和毒性甲状腺腺瘤是自主功能性甲状腺肿瘤[82]。在这些腺瘤患者中，大约 20% 有明显的甲状腺毒症，20% 在诊断时有亚临床的甲状腺毒症[83]。尽管这些肿瘤发生在所有年龄的成人中，偶尔也发生在儿童中，但大多数患有甲状腺毒症的患者多为老年人。非毒性甲状腺腺瘤的出血性梗死可导致一过性甲状腺毒症[84]。

毒性甲状腺腺瘤患者的特征性发现是一个孤立的甲状腺结节，通常直径 3cm 或更大。甲状腺的放射性核素摄取成像显示在可触及结节的位置有强烈的核素摄取，甲状腺其余部分几乎完全没有摄取。

除非发生自发性梗死，否则必须对毒性腺瘤进行治疗，因为由此产生的甲状腺毒症通常是永久性的。治疗方式包括甲状腺腺叶切除术或 ^{131}I 疗法。^{131}I 治疗结束后，有轻到中度的暂时性或永久性甲状腺功能减退风险，使用适当剂量 ^{131}I 可使这种风险最小化。抗甲状腺药物给药 4~6 周后，用卢戈液进行 7~10d 的无机碘治疗后即可进行手术切除。腺叶切除术后的并发症通常非常罕见，手术切除疗效通常是可靠的，不会导致复发性甲状腺毒症或甲状腺功能减退[85]。

另一种在欧洲更常用的方法是通过超声引导将乙醇直接经皮注射到腺瘤中。虽然注射可能会有一些不适，但远期并发症是罕见的，而且由经验丰富的医生操作较为安全。这种技术的缺点是可能需要多次治疗，这种方法适用于经济条件差、不能行外科手术切除或不希望暴露于放射线碘的患者。

（六）毒性多结节性甲状腺肿

甲状腺毒症可能发生在多结节性甲状腺肿的自然病程晚期，通常发生在 50 岁及以上的女性。该病典型患者具有长期的甲状腺肿大病史，通常伴随隐匿的亚临床甲亢，最终发展为典型甲亢。这些患者通常没有眼病或局部黏液性水肿，也不会自发缓解；甲状腺毒症一直持续到自主甲状腺组织被破坏为止。

因为由多结节性甲状腺肿引起的甲状腺毒症患者不会发生自发缓解，并且手术切除通常需要切除大部分甲状腺组织，所以 ^{131}I 通常是首选治疗方法。不适合做放射性碘治疗或拒绝这种方式的患者可以在抗甲状腺药物和无机碘治疗后进行手术，类似于手术治疗 Graves 病的患者。手术方式一般选择双侧甲状腺次全切除术或近甲状腺全切术，保留 3~6g 甲状腺残余组织。相比 ^{131}I 治疗，手术可更快速减少甲状腺毒症的影响，并且在减少甲状腺肿大小方面更具优势，但手术可能导致长期或永久性甲状腺功能减退[86]。

（七）异位甲状腺毒症

继发于异位甲状腺激素过度分泌的甲状腺毒症的唯一公认病因是卵巢皮样肿瘤和畸胎瘤。此类甲状腺毒症患者的肿瘤（卵巢甲状腺肿）中含有大量甲状腺组织，通常这类患者也患有 Graves 病或多结节性甲状腺肿[87]。它们是影响甲状腺和卵巢肿瘤内异位甲状腺的甲状腺毒症的常见原因之一。在某些患者由于手术切除或放射性碘消融使得甲状腺功能缺失，当卵巢肿瘤含有毒性甲状腺腺瘤时，它可能是这些患者过量甲状腺激素的唯一来源[88]。

（八）甲状腺毒症的特殊情况

1. 亚临床甲亢

亚临床甲亢的特征是具有正常血清 T_4 和 T_3 而 TSH 浓度降低。大多数亚临床甲亢患者无症状，但少数可能有与典型甲亢类似的非特异性症状或体征。这种疾病的病程通常不尽相同：一些患者在数周至数年内开始消退，而其他患者维持亚临床甲亢状态，大约不到 10% 患者发展为典型甲亢[89]。患有甲状腺腺瘤、多结节性甲状腺肿或 Graves 病的患者发展为典型甲亢的风险增加[90, 91]。

如果这种疾病是由于服用外源性甲状腺激素导致，则治疗方法是减少甲状腺激素的补充剂量。如果该疾病继发于先天性甲状腺疾病，由于通常无明显症状而很少需要治疗。如果该疾病与孤立性甲状腺腺瘤相关，则可选择手术切除腺瘤或 ^{131}I 治疗。治疗多结节性甲状腺肿或 Graves 病可以用 ^{131}I 或抗甲状腺药物，或两者兼而有之。

2. 甲状腺危象

严重危及生命的甲状腺毒症被称为甲状腺危象。通常在患有急性感染或其他内科疾病，受伤或重大手术的甲状腺毒性患者中突然发生[91a]，也可能发生在 ^{131}I 治疗后、停用抗甲状腺药物后或自发发生。

甲状腺危象患者的临床表现为发热高于 38.5℃、心动过速，以及中枢神经系统功能障碍。中枢神经系统异常包括焦虑、激动和谵妄；急性精神错乱或癫痫发作，最终昏迷。也可能存在严重的心血管效应，如充血性心力衰竭或心房纤颤[92]。

通常没有诊断甲状腺危象的特异性实验室检查。血清 T_4 和 T_3 浓度可能很高，但并不比普通的甲亢更高。血清游离 T_4 和 T_3 浓度可能比轻症甲亢患者更高[93]。

甲状腺危象的治疗应针对减少 T_4 和 T_3 的产生、外周 T_3 的产生及甲状腺激素的外周作用，并通过给予支持治疗以维持足够的心血管和中枢神经系统功能[93a]。抗甲状腺药物应该是大剂量给药，必要时用经鼻胃管或直肠给药。口服或静脉

注射普萘洛尔是最快速有效的治疗心动过速和甲状腺危象神经肌肉功能障碍的方法。糖皮质激素通常以大剂量给药，例如每 8 小时静脉内注射 50mg 氢化可的松或 2mg 地塞米松。糖皮质激素治疗的基本原理是病情较重的患者皮质醇降解增加，促肾上腺皮质激素和皮质醇分泌不能满足的患者的皮质醇需求。无机碘应以 50～100mg 的剂量每日四次口服或通过鼻胃管给药，可抑制服用抗甲状腺药物后 T_4 和 T_3 的释放。额外的全身性支持治疗应包括降温及适当的肠外营养和电解质支持。血浆置换术可以帮助患者在病情危重情况下做好术前准备[93b]。

五、甲状腺功能减退

（一）流行病学

甲状腺功能减退女性发病率是男性的 4～6 倍，而且随着年龄的增长，患病率也会增加。国家健康和营养调查研究（NHANES Ⅲ）显示：一个 12 岁及 12 岁以上的 17 353 人的样本，代表了 1988—1994 年美国人口的地理和种族分布，临床甲状腺功能减退的患病率为 0.3%，亚临床甲状腺功能减退的患病率为 4.3%[94]。约 11.3% 甲状腺过氧化物酶抗体增加，10.4% 甲状腺球蛋白抗体增加。甲状腺过氧化物酶抗体阳性与甲状腺功能减退和甲状腺功能亢进有关，但甲状腺球蛋白抗体阳性与甲状腺功能减退和甲状腺功能亢进无关。

（二）病因学

甲状腺功能减退可分为原发性甲状腺功能减退、垂体或下丘脑功能减退（继发性）和甲状腺激素受体抵抗。原发性甲状腺功能减退的病因如框 49-2 所示。甲状腺功能减退最常见的原因是碘缺乏[94a, 94b]。在碘充足的地区，如美国，最常见的原因是慢性自身免疫性甲状腺炎，即桥本甲状腺炎。Graves 病患者目前的 ^{131}I 治疗剂量，到第一年约 90% 的患者出现甲状腺功能减退[95]。对 1677 例接受颈部放射治疗的霍奇金淋巴瘤患者进行平均 9.9 年的随访，发现其累计甲状腺功能减退的发生率为 30.6%，这突出了持续进行临床和生化评估的重要性[96]。

（三）临床表现

临床表现的严重程度取决于甲状腺激素缺乏的严重程度而不是病因。促甲状腺激素升高，但游离 T_4 正常的轻度甲状腺功能减退患者（即亚临床甲状腺功能减退），可能很少甚至没有症状。相反，严重甲状腺功能减退症的患者可能会出现黏液水肿甚至昏迷。即使是有明显的生化指标异常的甲状腺功能减退患者，症状的严重程度也各不相同。一般来说，如果甲状腺功能减退症发展迅速，患者的症状更为明显，老年患者的症状比年轻患者少见。甲状腺功能减退症的常见症状，如疲劳、便秘、皮肤干燥和冷不耐受，可能被误认为正常衰老过程的一部分。

对有甲状腺肿和其他风险因子（框 49-3）存在的患者应高度可疑甲状腺功能减退。随着血清

框 49-2　原发性甲状腺功能减退的病因

甲状腺发育不全
甲状腺组织的破坏
* 外科手术切除
* 放射性治疗（^{131}I 或外照射）
* 自身免疫性甲状腺炎（桥本甲状腺炎）
* 肿瘤侵犯和浸润性疾病（淀粉样变、硬皮病）
* 甲状腺炎（急性或亚急性）
* 单纯喉切除术或外照射
甲状腺激素合成或释放被抑制，或两者兼有
碘缺乏症者
* 对有隐匿自身免疫性甲状腺炎的个体给予含碘药物（如胺碘酮、含碘化痰药/海带、碘化钾饱和溶液、卢戈溶液、聚维酮碘、含碘放射性对比剂）。
* 其他具有抗甲状腺作用的药物（如甲基咪唑、丙硫氧嘧啶、锂、干扰素 α、干扰素 β、白细胞介素-2、胆汁酸后结合药、质子泵抑制药、雷洛昔芬、环丙沙星、大豆制品）
* 遗传性酶缺陷
暂时性甲状腺功能减退
* 手术后或 ^{131}I 治疗后
* 产后
* 甲状腺炎恢复期
* 自身免疫性甲状腺炎（桥本甲状腺炎）
* 甲状腺功能正常患者停用甲状腺激素后

改编自 Braverman LE, Utiger RD: Introduction to hypothyroidism. In Braverman LE, Utiger RD, eds: *Werner and Ingbar's the thyroid: a fundamental and clinical text,* ed 7, Philadelphia, 2012, Lippincott–Raven, p 736.

TSH 检测的广泛应用，甲状腺功能减退往往在早期即被发现。甲状腺功能减退的典型症状和体征较少见（框 49-4）。

（四）耳鼻喉科临床表现

1. 听力损失

听力损失可能是传导性的，混合性的，或感音神经性的。先天性甲状腺功能减退比成人甲

框 49-3　甲状腺功能减退的危险因素

* 老龄
* 女性
* Graves 病
* 桥本甲状腺炎
* 其他自身免疫性疾病 如 1 型糖尿病、肾上腺功能不全、白癜风）
* 甲状腺肿
* 颈前放射治疗
* 单纯喉切除术或伴有术后放疗
* 药物（锂、胺碘酮、含碘化合物）

框 49-4　甲状腺功能减退的症状和体征

一般表现
* 疲劳、乏力、嗜睡；体重增加；不耐受冷
* 眼、耳、鼻、喉表现
* 舌体肥厚；听力下降、眩晕、耳鸣；声音嘶哑；中耳积液；视物模糊
中枢神经系统
* 说话、运动及心理活动变慢
* 深部肌腱反射松弛延迟
胃肠道表现
* 便秘、厌食、恶心、呕吐、吞咽困难、腹水
心血管系统表现
* 心动过缓、舒张期高血压、心包积液
皮肤表现
* 皮肤干燥、粗糙、表皮变薄、毛发增粗、非凹陷性水肿（黏液性水肿）、眶周水肿、侧眉缺失、汗液减少、胡萝卜素血症
肌肉骨骼系统表现
* 关节疼痛、腕管综合征
肺部表现
* 胸腔积液、劳力性呼吸困难
泌尿生殖系统表现
* 月经不规律（月经减少或月经增多）

改编自 Watanakunakorn C, Hodges RE, Evans TC: Myxedema: a study of 400 cases. *Arch Intern Med* 1965;16:183.

状腺功能减退更常见，严重程度也更高[97]。据报道，在几乎所有地方性呆小症儿童中，有一半儿童发生了渐进性混合性听力损失[98]，只有30%～40%的黏液水肿的成人发生了双侧感音神经性听力损失。10%的先天性甲状腺功能减退儿童在接受 T₄ 治疗后仍存在严重耳聋[99]。尽管听力损失主要发生在原发性甲状腺功能减退，但有报道有全垂体功能减退患者也可出现[100]。

呆小症患儿可能有异常的听小骨，可能是中耳的任意一个听小骨，并可能有 Corti 器的萎缩[101]。首先改变的结构是盖膜，其次是耳蜗基部的毛细胞变性，伴随Ⅰ波的延长，而外毛细胞保持完整[102]。患有听力损失的后天性甲状腺功能减退症可能表现出类似的异常。只有少数成年人和极少数听力已确定丧失的儿童会随着甲状腺激素治疗而听力有所改善。

一些严重黏液水肿的成人有双侧对称性和进行性感音神经性听力损失，随着甲状腺功能减退的加重而恶化。咽鼓管黏膜水肿也可能导致传导性聋。

2. 眩晕

2/3 的甲状腺功能减退患者会出现眩晕。发作时通常轻微和短暂，且无眼震电图改变或同时听力丧失[103]。

3. 声音嘶哑

甲状腺功能减退患者的声带由于黏多糖浸润，会逐渐出现声音嘶哑，也可能出现环甲肌组织水肿[104]。发现双侧声带水肿，应留意甲状腺功能减退的可能。声音嘶哑可随着甲状腺激素的补充而缓解消失。

（五）甲状腺肿的甲状腺功能减退

在美国，成人甲状腺肿的甲状腺功能减退最常见的原因是自身免疫性甲状腺炎（桥本病）[105]。其他不常见的原因是药物（如锂、胺碘酮、磺胺异噁唑、大剂量碘化物、氨基水杨酸、干扰素和抗甲状腺药物）、肿瘤或炎症过程的腺体浸润，以及甲状腺激素生成的家族性缺陷。

（六）暂时性甲状腺功能减退

桥本甲状腺炎引起的甲状腺功能减退在大约

10% 的病例中是暂时性的。其自发缓解与较大的甲状腺肿、高初始 TSH 水平和甲状腺疾病家族史有关[106]。库欣病手术后，自身免疫性甲状腺功能障碍可能变得更为明显[107]。吸烟可以剂量依赖性方式增加显性和亚临床甲状腺功能减退的代谢效应[108]。

（七）碘摄入过量

在世界上碘充足的地区，如美国，过量的碘摄入可导致甲状腺功能减退，尤其是在自身免疫性甲状腺炎的患者、¹³¹I 治疗或手术治疗的 Graves 病患者，以及甲状腺结节接受甲状腺部分切除术治疗的患者。服用胺碘酮的患者可能出现甲状腺功能减退，尤其是有潜在甲状腺异常的人。甲状腺自身抗体是导致甲状腺功能减退的危险因素[109]。

（八）地方性甲状腺肿

地方性甲状腺肿在美国很少见，但超过 50%的这种疾病患者 TSH 水平升高，其中许多患者没有甲状腺功能减退的临床表现[110]。

（九）家族性甲状腺功能减退

家族性甲状腺功能减退症的患者通常有激素生成的遗传缺陷，但少数家族可能有广泛的甲状腺激素抵抗[111]。

（十）非甲状腺肿性的甲状腺功能减退

非甲状腺肿因素导致的甲状腺功能减退，最常见于自身免疫性弥漫性甲状腺萎缩，以及使用¹³¹I、硫代酰胺或甲状腺切除术治疗 Graves 病，也可能由垂体和下丘脑疾病引起[112, 113]。

（十一）喉切除术和放疗后甲状腺功能减退

甲状腺功能减退可能在喉切除术后 4 个月内开始，但在 1 年内可能没有临床表现[114]。在对 221 名患者进行的多变量分析中，甲状腺功能减退的危险因素是高辐射剂量、颈部手术联合术后放射治疗、治疗的时间及对颈部中线没有屏蔽。接受颈部放射治疗的患者，尤其是接受颈部手术或全喉切除术的患者，应在治疗后第一年每 3～6个月进行一次常规甲状腺功能检测，此后每年进行一次。

垂体和下丘脑导致的甲状腺功能减退

垂体和下丘脑导致的甲状腺功能减退不常见，包括大的垂体肿瘤和垂体卒中。下丘脑性甲状腺功能低下的原因包括淋巴细胞性垂体炎、肿瘤、梗死、外伤和浸润性疾病。

（十二）亚临床甲状腺功能减退

1. 诊断

亚临床甲状腺功能减退的诊断标准是游离 T_4 或游离 T_4 指数正常而 TSH 异常升高。临床上，很少有甲状腺功能减退症状。有些患者可能患有甲状腺肿，尤其是当抗甲状腺抗体呈阳性时。

2. 流行病学

在基于人群的研究中，女性亚临床甲状腺功能减退的患病率约为 8%，男性为 3%，而白人比黑人高，75 岁以上的人比 55—64 岁的人患病率更高 [115, 116]。第三次全国健康和营养调查报告显示，在 16 533 名未报告甲状腺疾病、甲状腺肿或甲状腺激素使用受试者中，约 4.3% 患有亚临床甲状腺功能减退 [94]。

3. 疾病进展

并非所有个体都不可避免地从亚临床甲减发展到临床甲减。在英国的一项大规模人群研究中，20 多年来，促甲状腺激素升高和抗甲状腺抗体滴度升高的女性以每年 4.3% 的速度发展为典型的甲状腺功能减退，其发病率高于单独促甲状腺激素升高（每年 2.6%）或单独抗甲状腺抗体升高（每年 2.1%）的妇女 [46]。在一项对 26 名患有亚临床甲状腺功能减退的老年人的病史研究中，1/3 的人在随访 4 年内出现明显的生化性甲状腺功能减退。初始 TSH 大于 20μU/ml 的受试者和高滴度 AMAs 大于 1∶1600 的患者更易进展为临床甲减 [78]。在最近一项对 82 名亚临床甲状腺功能减退女性的前瞻性研究中，TSH 为 6～12μU/ml 的受试者中，临床甲状腺功能减退的累计发生率为 43%，TSH 为大于 12μU/ml 的患者甲减累计发生率为 77%。TSH 低于 6μU/ml 的女性随访 10 年无甲减的发生。TPO 抗体阳性与典型甲状腺功能减退的发生有关 [117]。

4. 甲状腺功能减退对血脂和情绪的影响

亚临床甲状腺功能减退的治疗可防止进展为临床甲减。治疗的其他潜在好处包括改善甲状腺功能减退症状和情绪，改善血脂水平，减小 20% 甲状腺体积。

亚临床甲状腺功能减退对血脂影响的研究结果不一致。一些研究表明，亚临床甲状腺功能减退患者的脂质分布 [总胆固醇、低密度脂蛋白（LDL）胆固醇、脂蛋白（A）和载脂蛋白 B 较高，高密度脂蛋白胆固醇较低] 比甲状腺功能正常的患者高 [118-120]，但也有其他研究显示，两者之间没有差异 [121-123]。一项对照研究涉及美国 25 862 名受试者，结果表明亚临床甲状腺功能减退患者的总胆固醇高于甲状腺功能正常组（223mg/dl vs. 216mg/dl；$P < 0.003$）[124]，且低密度脂蛋白胆固醇高于甲状腺功能正常组（144mg/dl vs.140mg/dl；$P < 0.003$）[119, 121, 125]。在小规模研究中，对亚临床甲状腺功能减退患者的 T_4 治疗导致高密度脂蛋白增加，总胆固醇和低密度脂蛋白胆固醇降低。亚临床甲状腺功能减退患者的 T_4 治疗综合分析显示，低密度脂蛋白胆固醇降低 10mg/dl，总胆固醇降低 7.9mg/dl [126]。总胆固醇水平为 240mg/dl 或更高的受试者比总胆固醇水平低于 240mg/dl 的受试者有更大的改善。

T_4 治疗可显著增加心输出量、增加平均动脉压和降低全身血管阻力 [127]。在一项对绝经后女性的调查中，亚临床甲状腺功能减退与发生心肌梗死（比值比 2.3）和主动脉动脉粥样硬化（比值比 1.7）的风险增加相关，但在随访 4.6 年后发生心肌梗死的风险并没有增加 [128]。亚临床甲状腺功能减退患者的甲状腺激素治疗是否能改善心脏死亡率尚不明确。

亚临床甲状腺功能减退症与抑郁症相关 [129]，但并非所有都相关 [130]。同样地，亚临床甲状腺功能减退症受试者的一些随机对照试验显示甲状腺功能减退症症状有所改善 [131, 132]，但也有报道没有差异 [133]。抑郁症合并亚临床甲状腺功能减退患者对抗抑郁药物治疗的反应比正常的抑郁症患者差 [134]。亚临床甲状腺功能减退患者的神经行为评分（如记忆）受损，而 T_4 治疗可减轻这些损伤。对于怀孕妇女而言，亚临床甲状腺功能减退症的治疗是合理的 [135]，以避免胎儿智力潜能受损，对于排卵障碍伴不孕的妇女也是如此[136]。

5. 治疗

亚临床甲状腺功能减退和 TPO 抗体阳性的患者，TSH 大于 10μU/ml，容易出现明显的甲状腺功能减退，应接受甲状腺激素替代治疗。发展为临床甲减的风险可能取决于亚临床甲减的病因。接受放射性碘治疗或大剂量外放射治疗的患者很可能发展为临床甲减，需要使用甲状腺激素替代治疗。其他可能需要甲状腺激素替代治疗的患者包括甲状腺肿患者、总胆固醇或低密度脂蛋白胆固醇升高的患者、孕妇和排卵功能障碍的不孕妇女[131]。通常需要小剂量甲状腺素治疗（例如，每日 50～75μg），在 4～6 周内监测 TSH 和剂量滴定，直到 TSH 正常化。冠状动脉疾病患者应每日以 25μg 的较低剂量开始治疗。

（十三）非甲状腺疾病

TSH 升高可能发生在甲状腺功能减退以外的情况下，包括从非甲状腺疾病（也称为正常甲状腺功能病态综合征）中恢复。通过放射免疫分析，住院和危重患者的游离 T_4 指数或游离 T_4 浓度可能降低。然而，当通过平衡透析测量时，游离 T_4 正常或升高。在一份报告中，血清总 T_4 水平低于 3μg/dl 与 84% 的危重患者的死亡率相关[136]。在一项随机前瞻性研究中，在重症监护病房接受 T_4 治疗不会改变死亡率[137]。

（十四）实验室诊断

在给定个体中，有一个最佳血清游离 T_4 浓度的设定点。由于血清 TSH 与 T_4 浓度呈对数线性关系，从该设定点开始，游离 T_4 的微小变化通过负反馈导致 TSH 的相对较大变化。甲状腺功能减退最敏感的指标是血清促甲状腺激素的升高。在亚临床甲状腺功能减退症中，TSH 升高，而游离 T_4 仍然正常。如果病情进展为临床甲状腺功能减退，则游离 T_4 降低（甲状腺功能减退和其他低 T_4 综合征的甲状腺功能测试，表 49-2）。放射性碘摄取率不适用于甲状腺功能减退的诊断，因为根据病因，可能出现低值、正常值或高值。

由垂体或下丘脑疾病引起的中枢性甲状腺功能减退表现为游离 T_4 下降，而 TSH 则表现为下降、正常或轻度升高。针对 TSH 的 TRH 刺激试验一直以来被用作区分这两种疾病，但这不可靠[138, 139]。在血清甲状腺激素和 TSH 的常规化验检查出现之前，与甲状腺状态相关但不足以诊断甲状腺功能减退的试验常被用来诊断甲状腺功能减退。并用来评估甲状腺激素治疗的反应。以下是比较常用和实用的方法。

1. 基础代谢率是诊断的"金标准"。极高和极低的值分别与明显的甲状腺功能亢进和甲状腺功能减退有关，但受不相关的、多样的条件的影响，如发热、妊娠、癌症、肢端肥大症、性腺功能减退和饥饿。

2. 睡眠心率下降。

3. 总胆固醇、低密度脂蛋白和高动脉粥样硬化亚组分脂蛋白升高。

4. 迟发性跟腱反射时间。

5. 肌酸激酶的增加是由于 MM 分数的增加，MM 分数可以被标记并导致 MB 分数的增加。肌红蛋白的增加不那么明显，肌钙蛋白水平没有变化，即使在 MB 分数增加的情况下也是如此。

（十五）治疗

口服合成左甲状腺素（T_4）是治疗甲状腺功能减退的首选疗法。胃肠道吸收率为 81%[140]。因为 T_4 的血浆半衰期较长（6.7d）[141]，每日一次给药可使 T_4 和 T_3 浓度稳定。有许多品牌（euthyrox、levothroid、levoxyl、synthroid、unithroid）和 T_4 的通用制剂，每种制剂都有不同剂量的彩色编码药片，以允许精确剂量调整。在一项研究中，美国两种品牌和两种非专利制剂的比较显示它们具有生物等效性[142]。不同的 T_4 制剂的等效剂量通常是可互换的；但是，临床医生应在转换后 4～6 周重测 TSH 水平[140-143]。

对于年轻健康的成年人，非恶性疾病可按 1.6μg/（kg·d）的剂量给予完全替代剂量。对于已知的冠状动脉疾病患者、具有多发性冠状动脉危险因素的患者以及以前可能患有无症状冠状动脉疾病的老年患者，建议采用初始剂量为 25μg/d 的保守治疗。临床医师应每隔 4～6 周（T_4 的 4～6 个半衰期）重复进行一次 TSH 测量来调整药量，直到血清 TSH 正常，或直到出现心脏症状，从而将治疗限制在小于完全替代剂量。在没有残余甲状腺组织的个体中，如甲状腺癌全甲状腺切除的患者，实现甲状腺功能正常所需的平均 T_4 剂量通常较高［2.1μg/(kg·d)］[144]。

在原发性甲状腺功能减退患者中，治疗的目的是使血清 TSH 水平正常化。开始或改变 T_4 剂量后，TSH 应在 4～6 周内复查。最终，根据临床情况，每年或按时复查 TSH 值。中枢性甲状腺功能减退症的患者，游离 T_4 应该正常化，并且在 4～6 周内重复测量。根据患者的症状来判断 T_4 剂量通常是不准确的。当使用主观症状来确定 T_4 剂量时，应选择产生轻度甲状腺功能亢进的剂量[145]。

过量 T_4 治疗的潜在不良反应包括女性绝经前[146, 147]，而非绝经后骨质流失，老年患者可能发生心脏并发症，包括心律失常、心力衰竭、心绞痛和心肌梗死[88]。有时，患者会出现 T_4 替代导致的躁狂行为。对于青少年甲状腺功能减退症，T_4 疗法的严重精神学行为表现是少见的，但在大约 25% 比较严重的患者可能出现轻微的行为症状和较差的学业成绩[148]。

患者对甲状腺激素的依从性差常常导致治疗失败。每日方案的替代方案包括两周[149]或一周一次[150]方案。这些方案可能不适用于冠状动脉疾病患者。许多药物可能会结合并干扰 T_4 的肠道吸收[151]，包括氢氧化铝[152]、硫酸亚铁[153]、硫糖铝、胆甾胺[94]和碳酸钙[139]。服用甲状腺素片时应与这些药物间隔几小时。

仅含有 T_3 的甲状腺激素制剂（如细胞色素），T_4 和 T_3 的组合（如三碘合剂制剂）和干燥的甲状腺提取物（甲状腺素片）不应用于甲状腺功能减退的治疗。由于 T_3 的半衰期短，血清 T_3 水平波动很大。暂时性的 T_3 疗法适用于某些情况，如甲状腺癌术后甲状腺激素不足并等待残余甲状腺消融的患者，目的是缩短甲状腺功能减退的时间。在 ^{131}I 治疗前 2 周可以停止使用 T_3[154]。此外，在接受甲状腺激素停药全身扫描的患者中，暂时从 T_4 转到 T_3 治疗也可以缩短甲状腺功能减退的时间。

由于雌激素介导的 TBG 增加，胎儿 T_4 转移和 T_4 清除增加，甲状腺激素需求在怀孕期间平均增加 45%[151]。妊娠每 3 个月应查一次血清促甲状腺激素。如果 T_4 剂量需要调整，应在 4 周内复查 TSH 值，并根据需要进一步调整剂量。分娩后，

表 49-2 甲状腺功能减退和其他低甲状腺素综合征的甲状腺功能检测

	游离	T_4/T_3	TSH
甲状腺功能减退			
原发性甲状腺功能减退			
明显甲减	降低	正常或降低	升高
亚临床甲减	正常	正常	升高
垂体功能失调导致的甲减	降低	降低或正常	正常、降低或轻度升高
下丘脑性甲减	降低	降低或正常	正常、降低或轻度升高
甲状腺功能正常的低甲状腺素血症			
低甲状腺球蛋白	正常	降低	正常
非甲状腺疾病			
轻度	正常	降低	正常
中度	降低	降低	正常

T_4/T_3. 甲状腺素 / 三碘甲状腺原氨酸；TSH. 促甲状腺激素

应恢复孕前 T_4 剂量[155]。开始口服雌激素治疗的甲状腺功能减退妇女（如激素替代疗法）也可能需要更高的甲状腺激素剂量[156]，促甲状腺激素水平应在开始雌激素治疗后 3 个月复查，以确定是否需要增加剂量[157]。服用增加 T_4 分解代谢药物（如苯妥英钠、卡马西平、苯巴比妥、利福平）的患者，以及胃肠道吸收不良或出现肾病综合征的患者，可能需要增加 T_4 剂量。老年患者[158]和接受雄激素治疗的乳腺癌妇女甲状腺激素剂量需求可能下降[159]。

（十六）黏液水肿昏迷

黏液水肿昏迷是一种甲状腺急症，是甲状腺功能减退的晚期表现，以昏迷或昏迷前期为特征，临床表现为黏液水肿。通常存在导致黏液水肿昏迷潜在感染或其他诱发原因。患者的特点是极度低热、心动过缓、胸膜和心包积液、低钠血症、通气不足、呼吸性酸中毒和缺氧。局灶性或全身性癫痫通常先于昏迷。

治疗方法是大剂量静脉注射 T_4 和氢化可的松。虽然治疗通常是在没有实验室确认的情况下进行的，但是在大剂量静脉注射 T_4 之前，临床诊断应该是确定的。支持性治疗包括气管插管和辅助通气、谨慎保暖、血压支持和控制感染。此时患者死亡率约为 50%，并与多重疾病和潜在冠心病的严重程度密切相关。

（十七）外科手术

轻度到中度甲状腺功能减退，术后并发症频繁，但很少严重或持续，不应仅仅为了补充甲状腺激素而推迟必要的手术[160]。严重黏液水肿的患者并非如此，除了在最紧急的外科紧急情况或不受控制的缺血性心脏病。

在甲状腺功能正常的患者中，总 T_4 在术后第一天趋于下降，然后在 7d 内自发恢复正常；甲状腺功能低下的患者也是如此，但直到甲状腺素补充后 T_4 水平才恢复正常[161]。然而，通常不需要增加术后 T_4 的剂量。几乎不使用肠外途径补充 T_4，除非患者数周不能口服药物。如果需要进行非肠道 T_4 治疗，通常给予患者每日常规 T_4 剂量的一半，并注意患者的心脏状态，因为这种治疗可能诱发心律失常、心绞痛和心力衰竭。

老年甲状腺功能减退患者普遍存在心脏和肺部疾病。冠状动脉疾病的患病率很高，但诊断很容易被忽视，因为患者由于低代谢活动或无法清楚地传达其症状，往往很少出现症状[103]。心包积液通常很明显，很少引起心脏压塞。严重甲状腺功能低下的患者也会因体温过低和低血压而对压力反应较差，并且不会因感染或低血压而出现心动过速。

严重甲状腺功能减退患者常表现为口咽肌功能障碍和黏多糖组织浸润所致的上呼吸道阻塞[162]。他们可能有中枢性睡眠呼吸暂停、对缺氧和高碳酸不敏感和呼吸肌无力[163]、这些变化常常导致严重的术后缺氧和呼吸机脱机困难[164]。这些缺陷在 T_4 替代疗法中是可逆的，但阻塞性睡眠呼吸暂停与肥胖和男性性别关系较甲状腺功能减退更为密切[165]。

血管性血友病样缺陷在甲状腺功能减退症中很常见，常常可能导致出血[166, 167]。它通过输注去氨加压素迅速消退，这表明它通过 β- 肾上腺素受体发挥作用[89]。这有助于急性出血的治疗，并通过 T_4 治疗永久解决[168, 169]。

（十八）何时咨询内分泌学家

尽管大多数医生可以诊断和治疗甲状腺功能减退，但在以下情况下建议咨询内分泌科专家。

1. 儿童和婴儿。

2. 对于难以恢复和维持甲状腺功能正常状态的患者。

3. 怀孕期间。

4. 计划怀孕的妇女。

5. 心脏病。

6. 甲状腺肿、甲状腺结节或其他甲状腺结构改变。

7. 存在其他内分泌疾病，如肾上腺和垂体疾病。

8. 甲状腺功能化验结果异常。

9. 引起甲状腺功能减退的不常见原因，如由各种化学制剂引起的。

推 荐 阅 读

AACE Thyroid Task Force: American Association of Clinical Endocrinologists Medical guidelines for clinical practice for the evaluation and treatment of hyperthyroidism and hypothyroidism. *Endocr Pract* 8 (6): 457–469, 2002.

Bennedaek FN, Hegedus L: The value of ultrasonography in the diagnosis and follow–up of subacute thyroiditis. *Thyroid* 7: 45, 1997.

Brent GA: The molecular basis of thyroid hormone action. *N Engl J Med* 331: 847, 1994.

Burch HB, Wartofsky L: Life–threatening thyrotoxicosis: thyroid storm. *Endocrinol Metab Clin North Am* 22: 263, 1993.

Clinical practice guidelines for hypothyroidism in adults: cosponsored by the American Association of Clinical Endocrinologists and the American Thyroid Association. Available at www.aace.com/files/hypothyroidism_guidelines.pdf.

Erickson D, Gharib H, Li H, et al: Treatment of patients with toxic multinodular goiter. *Thyroid* 8: 277, 1998.

Garber JR, Cobin RH, Gharib H, et al: American Association of Clinical Endocrinologists and American Thyroid Association Taskforce on Hypothyroidism. *Endocr Pract* 18 (6): 988–1028, 2012.

Klee GG, Hay ID: Biochemical thyroid function testing. *Mayo Clin Proc* 69: 469, 1994.

Mazzaferri EL: Thyroid cancer and Graves' disease. *J Clin Endocrinol Metab* 70: 826, 1990.

McConahey WM: Hashimoto's thyroiditis. *Med Clin North Am* 56: 885, 1972.

Miccoli P, Vitti P, Rago T, et al: Surgical treatment of Graves' disease: subtotal or total thyroidectomy? *Surgery* 120: 1020, 1996.

Razack MS, Lore JM, Lippes HA, et al: Total thyroidectomy for Graves' disease. *Head Neck* 19: 278, 1997.

Ruf J, Feldt–Rasmussen U, Hegedüs L, et al: Bispecific thyroglobulin and thyroperoxidase autoantibodies in patients with various thyroid and autoimmune diseases. *J Clin Endocrinol Metab* 79: 1404, 1994.

Singer PA, Cooper DS, Levy EG, et al: Treatment guidelines for patients with hyperthyroidism and hypothyroidism. *JAMA* 273: 808, 1995.

Spencer CA, Wang CC: Thyroid globulin measurement: techniques, clinical benefits and pitfalls. *Endocrinol Metab Clin North Am* 24: 841, 1995.

甲状腺肿瘤的治疗
Management of Thyroid Neoplasms

Stephen Y. Lai   Susan J. Mandel   Randal S. Weber   著

邹纪东   译

第50章

要点

1. 甲状腺癌的发病率正在增加，虽然这种增长可能部分归因于检测水平的提高，但其他因素也可能影响甲状腺的生物学和发病率。

2. 女性分化型甲状腺癌的患病率是男性的 3 倍，未分化甲状腺癌患病率是男性的 2 倍。

3. 暴露于电离辐射仍然是甲状腺癌唯一确定的环境危险因素。

4. 甲状腺癌的分子机制尚不完全清楚，但在甲状腺乳头状癌中似乎涉及 RET 重排或 BRAF 的激活，滤泡性甲状腺癌中与 RAS 家族突变有关。RET 突变在甲状腺髓样癌中常见，特异性的点突变与其侵袭性有关。

5. 准确区分甲状腺结节的良恶性，才能系统、合理地治疗甲状腺结节。

6. 细针穿刺细胞学检查已成为甲状腺结节诊断的首选方法，越来越多的细针穿刺检查在超声引导下进行，以提高诊断的准确性和诊断率。

7. 超声在甲状腺癌诊治中的作用正在不断变大，超声检查可提高早期临床隐匿性颈淋巴结转移的检出率，改变手术治疗方法。此外，对于有甲状腺癌病史的患者，当出现新发颈部肿块或甲状腺球蛋白水平升高时，超声对甲状腺床和颈部的评估十分有用。

8. 术中超声检查有助于指导切除影像学上发现的但未触及的甲状腺结节或淋巴结病变。

9. 甲状腺乳头状癌和疑似 Hürthle 细胞癌患者应考虑行中央区（Ⅵ区）颈清扫术。不推荐行择区侧颈清扫。

10. 甲状腺髓样癌患者应行双侧中央区淋巴结清扫，并根据病情考虑是否行侧颈淋巴结清扫。

11. 对于分化良好的甲状腺癌合并颈转移患者，应进行系统的颈清扫术，而不是选择性淋巴结切除术或"摘除术"。

12. 新的手术方法提高了美容效果并减少术后不适。这些微创技术利用内镜和机器人设备，让外科医生更容易辨认关键解剖结构，如喉上神经和喉返神经。

13. 甲状腺癌患者需要长期随访和监测，复查取决于每个患者的风险分级。

尽管内分泌肿瘤相对并不常见并且仅占所有恶性肿瘤的 2.5% 左右，但甲状腺肿瘤几乎占所有内分泌肿瘤的 95%。2008 年，美国甲状腺癌的年发病人数约为 37 340 例，预计约 1590 名患者（4.3%）将死于甲状腺癌[1]。甲状腺癌的发病率在过去 20 年里一直在稳步上升（图 50-1），甲状腺癌是美国发病率增长最快的癌症（每年增加约 4%）[2]，发病率的增加几乎完全归因于甲状腺乳头状癌。尽管一些证据表明检测水平的提高是导致发病率上升的主要原因，但目前发现侵袭性甲状腺乳头状癌的检出率在增加[4, 5]。此外，经过一段时间的稳定期，在过去的 10～15 年中，甲状腺癌特异性死亡率有所增加[3]。

虽然甲状腺癌少见，但甲状腺结节的发生率要高得多，占美国人口的 4%～7%[6]。虽然这些结节大多是良性的，但如何从中鉴别出 5% 左右的恶性病灶是一个挑战。甲状腺癌的一个亚型有高侵袭性，并具有高致死率。尽管基于临床和病理标准的风险分级提供了重要的预后信息，但目前还没有可靠的指标来确定哪些患者会发展为侵袭性或复发性疾病。

大多数甲状腺癌是滤泡细胞来源的高分化肿瘤[7, 8]。这些病变在组织学上被定义为乳头状癌、滤泡癌和 Hürthle 细胞癌。一项对 53 856 名患者的调查描述了美国甲状腺癌的总体发病率[8]，在该报告中，约 79% 的病例为乳头状癌，13% 为滤泡癌，约 3% 为 Hürthle 细胞癌。只有一小部分（6%）患者有甲状腺癌家族史。甲状腺髓样癌（MTC）是由滤泡旁 C 细胞起源，约占甲状腺癌的 4%，其中大约 30% 的患者有很强的遗传因素。未分化癌、淋巴瘤和转移性肿瘤只占甲状腺恶性肿瘤的一小部分。

甲状腺癌最常见的临床表现是甲状腺肿块或结节。对病变的评估需要仔细地询问病史、体格检查、细针穿刺细胞学检查（FNAC），甚至影像学检查。只要正确的诊断和治疗，大多数分化良好的甲状腺癌患者预后良好。甲状腺乳头状癌的 10 年疾病特异性死亡率低于 7%，滤泡性甲状腺癌的 10 年疾病特异性死亡率低于 15%[8-11]。由于大多数甲状腺癌的惰性病程，甲状腺癌的治疗和手术范围广受争议。甲状腺癌的干预措施一直难以评估，仍需要长期的随访并确定大量患者生存率上的差异。积极干预要与甲状腺癌患者的良好预后相平衡。专业协会和其他组织已经为甲状腺癌的管理建立了基于临床证据的临床实践指南，但是缺乏建立于高质量临床试验

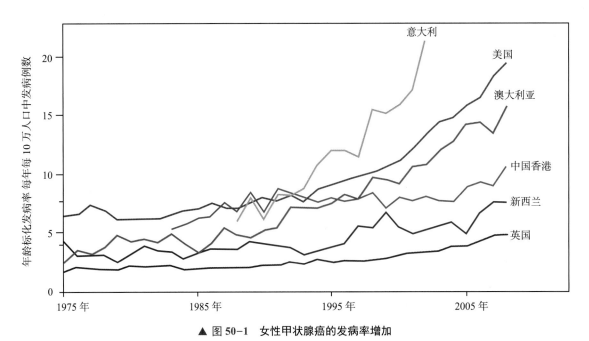

▲ 图 50-1　女性甲状腺癌的发病率增加

引自 McLeod DS, Sawka AM, Cooper DS；Controversies in primary treatment of low-risk papillary thyroid cancer. *Lancet* 2013; 381: 1046.

数据的治疗建议。

本章首先回顾甲状腺的外科解剖学和胚胎学内容。在简要概述了甲状腺癌的发病机制后，对甲状腺癌的危险因素和分期进行了综述。提出一种甲状腺结节的评估方法，并对现有的诊断工具进行总结，其中包括超声检查在甲状腺和颈部评估中日益重要的作用。回顾不同类型的甲状腺癌，从高分化癌到未分化癌和其他不常见的恶性肿瘤，随后讨论手术治疗和术后辅助治疗方法。

一、外科解剖学和胚胎学

甲状腺内侧原基来源于盲孔位置的第一和第二咽囊分化而成的内胚层腹侧憩室[12, 13]。在妊娠第 4～7 周，憩室从舌根经中线前路与原始心脏和大血管下行至成年气管前位。该结构的近端部分缩回并退化成固体的纤维状束；此束持续存在可导致甲状舌管囊肿的发生，并伴有数量不等的甲状腺组织。甲状腺外侧原基起源于第四和第五咽囊，并向下连接中央部分。滤泡旁 C 细胞起源于第四咽囊的神经嵴作为后鳃体，渗入甲状腺叶的上部[14]。由于可预测的后鳃体与甲状腺内侧原基融合，C 细胞被限制在侧叶中上 1/3 的深部区域[15]。

甲状腺由两个侧叶组成，中央由峡部连接，重 15～25g。甲状腺叶高约 4cm，宽 1.5cm，厚 2cm。上极位于胸骨甲状腺肌后，下极可延伸至第六气管环的水平。约 40% 的患者有一个锥体叶，起源于腺叶或峡部并向上延伸（图 50-2）。

甲状腺被包围在颈前深筋膜层之间。甲状腺真被膜紧紧地附着在甲状腺上，并继续进入实质，形成纤维间隔，将实质分离成小叶。甲状腺外科被膜是一个薄膜状的组织层，位于甲状腺真被膜外。在后方，颈深筋膜的中层收缩形成后悬韧带，也称 Berry 韧带，将甲状腺的腺叶连接到环状软骨和第一、第二气管环。

甲状腺的血液供应包括两对动脉、三对静脉和甲状腺被膜内的密集血管网络。甲状腺下动脉是甲状颈干的一个分支（图 50-3）。这条血管沿着前斜角肌延伸，穿过颈总动脉长轴进入甲状腺下叶。虽然二者的位置关系不尽相同，但约有 70% 的患者甲状腺下动脉位于喉返神经（RLN）的前方[16]。甲状

腺下动脉也是甲状旁腺的主要血液供应。

甲状腺上动脉是颈外动脉的一个分支，与甲状腺上静脉一起沿咽下缩肌走行，供应甲状腺上极。当喉上神经（SLN）穿过环甲肌上的筋膜时，这条血管位于喉上神经（SLN）外支的后外侧，结扎此血管时应小心，以免损伤神经。有时，甲状腺最下动脉可起源于无名动脉、颈动脉或主动脉弓，并可供应中线附近的甲状腺[16]。甲状腺被膜内的许多静脉流入甲状腺上、中、下静脉，汇入颈内静脉或无名静脉。甲状腺中静脉在没有动脉伴行供应的情况下走行，分离此血管可适当翻

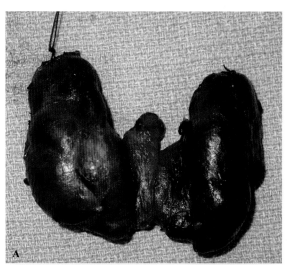

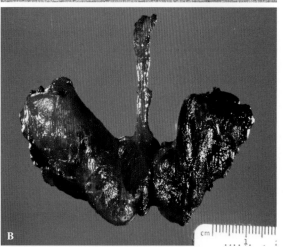

▲ 图 50-2　甲状腺的锥体叶可能从峡部产生，这部分组织大小不一，应仔细鉴别，并与手术标本一起切除

B 图引自 Lai SY, Weber RS. Thyroid cancer. In Ensley JF, Gutkind JS, Jacobs JR, et al, eds: *Head and neck cancer: emerging perspectives*. San Diego: Academic Press; 2002: 419.

转腺叶以便确认喉返神经和甲状旁腺。

喉返神经为喉部提供运动神经，为上气管和声门下区提供感觉功能。治疗甲状腺癌需要对喉返神经的走行有一个全面的了解（图 50-3）。在发育过程中，喉返神经来自第六鳃弓，从第六主动脉弓下的迷走神经发出。最低位的主动脉弓将喉返神经向下牵拉。在右侧，喉返神经在第四弓（锁骨下动脉）周围折返，在左侧，喉返神经在第六弓（动脉韧带）周围折返。

右侧喉返神经于颈根部离开迷走神经，环绕右侧锁骨下动脉到达无名动脉深处，回到气管外侧约 2cm 处的甲状腺床。神经从环状软骨弓和甲状软骨下角之间入喉。左侧喉返神经在主动脉弓水平离开迷走神经，环绕主动脉弓后沿着比右侧喉返神经更内侧的路径靠近气管食管沟走行。在进入喉部之前，大约 70% 的神经位于甲状腺下动脉深处并通常在甲状腺下动脉上方分支[17]。喉返神经从咽下缩肌的下纤维下方进入环甲关节后进入喉部。"非返性"喉神经在右侧很少发生，从更外侧的路径入喉（图 50-4C；参见图 50-3）[18]。通常会存在食管后锁骨下动脉异常或其他先天性血管畸形。

喉上神经起源于迷走神经，在节状神经节与迷走神经分离，向下延伸至颈动脉鞘内侧，在甲状腺上极上方约 2cm 处分为内外支[19]。内支向内侧走行，通过甲状舌骨膜后方进入声门上区，为声门上区提供感觉神经；外支沿着咽下缩肌向内侧延伸进入环甲肌。根据神经路径，它沿着甲状腺上动静脉走行。神经通常在距甲状腺上极 1cm 处与甲状腺上极血管分开。

甲状腺手术中正确处理甲状旁腺是避免甲状旁腺功能减退的关键。上甲状旁腺起源于第四咽囊，下甲状旁腺起源于第三咽囊。甲状旁腺是重 30～70mg 的棕黄色腺体。棕黄色和黄色的细微差别使腺体可以从邻近的脂肪组织中区别出来。80% 的患者有 4 个甲状旁腺，至少 10% 的患者有 4 个以上的腺体[20]。腺体位于甲状腺的背面，位置多可预测。上甲状旁腺位于环状软骨水平，通常位于喉返神经和甲状腺下动脉交叉的内侧[20]。下甲状旁腺的位置比上甲状旁腺的位置变化更大

些，可能位于甲状腺下极的外侧或背面。在许多患者中，甲状旁腺在一侧的位置与另一侧相似，这应该是一个有用的指引。

二、甲状腺肿瘤的分子基础

甲状腺肿瘤中存在大量的遗传和分子异常，具体的甲状腺癌遗传改变见表 50-1。与其他头颈

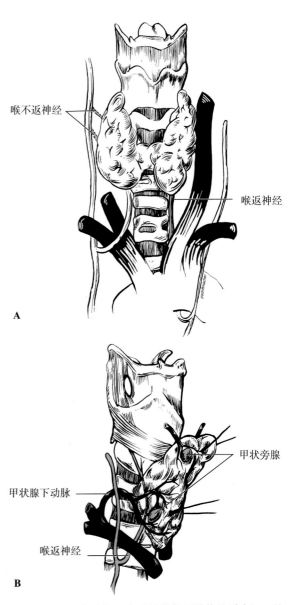

A

B

▲ 图 50-3 甲状腺与几个重要的邻近结构关系密切。从侧面观，腺体掀向内侧，显示喉返神经及其与甲状腺下动脉的密切关系。这种位置关系在同一患者的两侧可能有所不同。喉返神经的可能走行已做出标示（虚线）

引 自 Lai SY, Weber RS. Thyroid cancer. In Ensley JF, Gutkind JS, Jacobs JR, et al, eds: *Head and neck cancer: emerging perspectives*. San Diego: Academic Press; 2002:420.

部癌症相似，甲状腺癌的进展似乎也需要基因改变的累及。特殊的分子事件和它们的序列在继续确认中，关于甲状腺乳头状癌的癌症基因组测序工作应当可以提供大量信息。

在甲状腺癌发生过程中的变化包括整个细胞DNA 的改变。染色体的丢失，或异倍体在 10%的乳头状癌中被观察到，但是在死亡病例中，有25%～50% 的患者存在上述染色体改变[21]。同样地，滤泡性腺瘤的发生与 11 号染色体（11p）短臂的缺失有关，而向滤泡癌的转化似乎涉及 3p、7q 和 22q 的缺失[22, 23]。与乳头状癌相比，涉及多个染色体区域的杂合性的缺失在滤泡腺瘤和滤泡癌中更为普遍[24]。

一些参与肿瘤发展的致癌基因和突变基因，已在早期甲状腺肿瘤进展中被确认。促甲状腺激素（TSH）受体的突变和 G 蛋白的突变在甲状腺高功能腺瘤中被发现[25]。这些变化可导致细胞信号通路的持续性激活，如腺苷酸环化酶 - 蛋白激酶 A 系统。在甲状腺腺瘤和多结节性甲状腺肿中发现的 G 蛋白 Ras 点突变被认为是肿瘤进展的早期突变[26]。体细胞 Ras 基因突变与滤泡性腺瘤有关，也与滤泡癌相关。进而被激活的磷脂酰肌醇3- 激酶（PI3K）信号转导通路和 AKT（PI3K 相关的丝氨酸 / 苏氨酸激酶），似乎也对滤泡性甲状

腺癌（FTC）具有特异性[27]。

其他基因变化也与某些类型的甲状腺癌有关。丝裂原激活蛋白激酶通路内的突变参与了甲状腺乳头状癌（PTC）的恶性转化。此外，在 PTC 中经常发现 RET 或 BRAF 原癌基因的重排或激活，这些原癌基因也能激活丝裂原活化蛋白激酶[28]。涉及原霉素受体激酶 A（TRKA）和神经营养酪氨酸激酶受体 1 型（NTRK1）的基因重排与 PTC有关。这些重组与异种序列产生了可以激活酪氨酸激酶域的 NTRK1 致癌基因。MET/ 肝生长因子的突变与 PTC 和低分化甲状腺癌（PDTC）有关。其他生长因子如成纤维细胞生长因子、表皮生长因子、血管内皮生长因子及其同源受体可能在甲状腺肿瘤中表达增加，并可能促进肿瘤进展。转位点突变 T_l799A 导致 BRAF-V600E 突变蛋白，是这种丝氨酸 / 苏氨酸激酶的基本活性形式[29]。BRAF-V600E 存于大约 45% 的 PTCs 中，与不良的临床预后密切相关，包括侵袭性病理特征、复发增加、放射性碘不敏感和治疗失败[30, 31]。

不同类型的半乳糖凝集素，一种碳水化合物结合蛋白，似乎在乳头状癌和未分化癌中有不同的表达，可用于区分甲状腺良恶性病变[32, 33]。在Cowden 病（家族性甲状腺肿和皮肤错构瘤）中，已经发现了磷酸酶和紧张素同源基因（PTEN）的

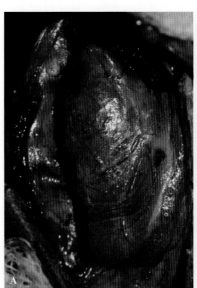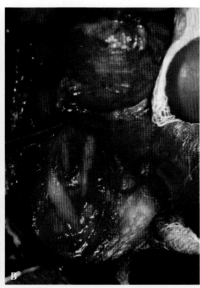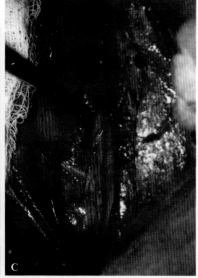

▲ 图 50-4　**A.** 仔细地沿着甲状腺腺叶的外侧解剖可以使腺体在内侧活动，应仔细鉴别甲状腺中静脉并结扎；**B.** 术中显示喉返神经沿气管食管沟走行；**C.** 术中显示了喉不返神经的侧方走行

表 50-1　与甲状腺癌相关的特定基因改变的发生率

基因改变	PTC	FTC	PDTC	ATC	MTC
RET 重排	20%		Rare		
NTRK1 重排	5%～13%				
RET 突变					散发性 30%～50% MEN－2 95%
BRAF 突变	45%		15%	44%	
RAS 突变	10%	40%～50%	44%	20%～60%	
PIK3CA 突变	罕见	罕见	罕见	20%	
PPARG 重排		35%	罕见		
TP53	罕见	罕见	15%～30%	60%～80%	罕见

ATC. 甲状腺未分化癌；FTC. 甲状腺滤泡癌；MEN–2. 多发性内分泌瘤 2 型；MTC. 甲状腺髓样癌；PDTC. 低分化甲状腺癌；PTC. 甲状腺乳头状癌

失活突变[34]。PTEN 可能抑制 AKT_1 的磷酸化和激酶活性，从而导致滤泡腺瘤和癌的发生[28]。PAX8/PPARγγ1（过氧化物酶体增殖激活受体）的重排似乎是 FTC 所特有的[35]。PAX8 在甲状腺发育过程中表达水平较高，PAX/PPARγγ1 基因产物似乎拥有抑制野生型 PPARγγ1 活化的负向作用。肿瘤抑制基因 *TP53* 是一种转录调控因子，其突变似乎与岛状甲状腺癌以及 PTC 向未分化癌（ATC）的进展有关[36, 37]，PDTC 的预后较分化良好甲状腺癌（WDTC）差，并具有 WDTC 与 ATC 之间的遗传特征。

RET 基因突变在 PTC 和 MTC 发生发展中的作用已被广泛研究[38]。位于 10 号染色体上的 *RET* 编码一种跨膜酪氨酸激酶受体（TRK），它与胶质细胞来源的神经营养因子结合。在胚胎发生过程中，RET 蛋白通常在神经系统和排泄系统中表达。RET 表达异常导致发育缺陷，包括肠神经系统的破坏（Hirschsprung 病）。推测 *RET* 基因突变导致 Ras/JNK/ERK1/2 信号通路的激活，从而导致进一步的基因组不稳定和阻止进入凋亡通路[39]。

MTC 和嗜铬细胞瘤起源于含有 *RET* 点突变的神经嵴细胞。这些点突变在家族性 MTC 和多发性内分泌肿瘤（MEN）2A 型和 2B 型患者中得到了充分的证明[40, 41]。MTC 的侵袭性发展与特定的 RET 基因突变有关[42]。在大约 25% 的散发性

MTCs 中也发现 RET 的体细胞突变。其中许多与在 MEN-2B 中发现的作为种系突变的密码子 918 突变相同，尽管很少涉及其他密码子[43]。

通过与其他基因融合，RET 基因的重新排列也制造出转化癌基因。虽然已有 10 多个重排被发现，但以下三种癌基因蛋白（RET/PTC1、RET/PTC2 和 RET/PTC3）占了在 PTC 中发现的重排的大部分，并且与儿童期甲状腺癌相关[44]。然而，并非所有乳头状癌患者都表达 *RET/PTC* 基因[45]。地理差异明显，且基因重组与辐射暴露密切相关。切尔诺贝利核灾难后，从受辐射患者身上切除的甲状腺乳头状癌中有 66% 存在 *RET/PTC1* 或 *RET/PTC3* 的重排[46]。*RET/PTC3* 重排通常与滤泡亚型的 PTC 相关，而 *RET/PTC1* 更常与经典型或弥漫性硬化型 PTC 相关[47, 48]

三、分子诊断和靶向治疗

随着对各种亚型甲状腺癌的潜在遗传改变的了解，其诊断和预后检测技术也得到了发展。包括半乳糖凝集素 –3、细胞角蛋白和 BRAF 在内的分子标记物已被评估，并可能提高对性质不明甲状腺结节的诊断准确性[49]。在一项前瞻性多中心研究中，基因标记物的联合使用已经得到验证[50]。此外，BRAF–V600E 突变可能对于风险分层有一定帮助，并有助于制订 PTC 的治疗方案[51]。虽然

这些测试正在商业化，但临床的广泛应用还依赖于进一步的验证。

靶向治疗的重点是已知的致癌信号通路、生长或凋亡调节剂和血管生成抑制药。一些Ⅱ期研究表明新型小分子蛋白激酶抑制药具有良好的疗效[52, 53, 54]。当前卡博替尼（以 cMET 和 VEGFR2 为靶点）和凡德他尼（以 VEGFR、EGFR 和 RET 为靶点）是两种美国食品药品管理局（FDA）批准的用于治疗甲状腺癌（特别是晚期 MTC）的药物。当前仍需继续致力于以基因为基础的疾病靶向治疗的研究和对放射性碘敏感性的恢复。

四、危险因素和病因

虽然与甲状腺癌发生发展相关的特定分子事件仍未完全确定，但已有一些针对患者和环境因素进行的密切研究。女性患分化型甲状腺癌的概率是男性的三倍，患 ATC 的概率是男性的两倍。诊断的中位年龄是 47 岁，女性在 45—49 岁时达到高峰，男性在 65—69 岁时达到高峰[2]。流行病学研究还没有显示饮食碘与甲状腺癌之间的明确联系[55]。此外，良性甲状腺肿和 WDTC 之间似乎没有直接关系。虽然 PTC 与甲状腺肿无关，但滤泡性和未分化型甲状腺癌更常见于地方性甲状腺肿。此外，对于两个特别重要的风险因素——辐射暴露和甲状腺癌家族史也有广泛研究。

暴露于电离辐射会增加患者患甲状腺癌的风险[56, 57]。电离辐射暴露是甲状腺癌唯一确定的环境危险因素[58]。采用低剂量电离辐射治疗（< 2000cGy）胸腺肿大，预防婴儿猝死、扁桃体及腺样体肿大、寻常痤疮、血管瘤、癣、瘰疬等。其风险从 6.5～2000cGy 呈线性增加，潜伏期通常为 10～30 年。虽然高剂量的电离辐射通常会导致甲状腺组织的破坏，但接受 4000cGy 治疗的霍奇金淋巴瘤患者也有较高的甲状腺癌发病率。暴露于电离辐射的患者中，17%～30% 可触摸到甲状腺结节[59]。有辐射暴露史的甲状腺结节患者发生恶性肿瘤的概率为 50%[60]。在这些甲状腺癌患者中，60% 在结节内，其余 40% 在甲状腺的其他区域。甲状腺癌多为乳头状，多灶性，颈部转移的风险也较高。

同样，暴露于核武器、核事故辐射下的患者患甲状腺癌的概率更高。1986 年发生核事故后，切尔诺贝利核电站附近的儿童甲状腺癌发病率增加了 60 倍[61]。事故发生时，这些儿童大多是婴儿，其中许多病例没有典型的潜伏期。儿童甲状腺似乎特别容易受到电离辐射的影响，而成人甲状腺则相对不敏感。在对广岛和长崎原子弹爆炸幸存者的寿命研究中，甲状腺癌的风险与爆炸发生时患者的年龄有关[62]。年龄在 10 岁以下的人患甲状腺癌的风险最大，而年龄在 20 岁以上的人患甲状腺癌的风险没有增加。

最后，需要充分评价家庭和遗传的因素。有甲状腺癌家族史的患者可能需要加强监测。大约 6% 的甲状腺乳头状癌患者有家族性疾病。在患有乳腺、卵巢、肾脏或中枢神经系统恶性肿瘤的某些家庭中，PTC 发生的频率增加[63]。Gardner 综合征（家族性结肠息肉病）和 Cowden 病与高分化甲状腺癌有关。有 MTC、MEN-2A 或 MEN-2B 家族史的患者有必要对 RET 点突变进行评估。

五、肿瘤分期及分类

很多机构已经设计了众多分期和分类系统来对甲状腺癌患者进行分层。这些分类已经确定了预测患者预后的关键患者特异性和肿瘤特异性特征。风险分组已被用于集中对高危患者的积极治疗，以避免过度治疗，并避免低复发风险或低肿瘤相关死亡风险患者的并发症。

（一）TNM 分期

美国癌症联合委员会（AJCC）和国际抗癌联盟（UICC）采用肿瘤淋巴结转移（TNM）分类系统（表 50-2）。在这个系统中，患者的发病年龄影响甲状腺癌的临床分期。Ⅰ期疾病患者中，82% 的患者 20 年生存率近 100%，而 5% 的Ⅳ期疾病患者 5 年存活率仅为 25%[64]。

（二）AMES

在 AMES 系统中，根据患者的年龄，转移与否，肿瘤侵犯的程度和肿瘤大小将患者分为低风险和高风险组（表 50-3）。低危患者为年轻人（男性，< 41 岁；女性，< 51 岁），无远处转

表 50-2　Tumor/Node/Metastasis Staging for Thyroid Cancer

（续表）

Stage	Description
Primary Tumor (T)	
T_X	Primary tumor cannot be assessed
T_0	No evidence of primary tumor
T_1	Tumor ≤ 2 cm in greatest dimension, limited to thyroid
T_{1a}	Tumor ≤ 1 cm in greatest dimension, limited to thyroid
T_{1b}	Tumor > 1cm but ≤ 2cm in greatest dimension, limited to thyroid
T_2	Tumor > 2cm and ≤ 4cm in greatest dimension, limited to thyroid
T_3	Tumor > 4cm in greatest dimension, limited to the thyroid or any tumor with minimal extrathyroid extension (e.g., extension to sternothyroid muscle or perithyroid soft tissues)
T_{4a}	Moderately advanced disease Tumor of any size that extends beyond the thyroid capsule to invade subcutaneous soft tissues, larynx, trachea, esophagus, or recurrent laryngeal nerve
T_{4b}	Very advanced disease Tumor invades prevertebral fascia or encases carotid artery or mediastinal vessels
T_{4a}	Intrathyroidal anaplastic carcinoma [*]—surgically resectable
T_{4b}	Extrathyroidal anaplastic carcinoma [*]—surgically unresectable
Regional Lymph Nodes (N)	
N_X	Regional lymph nodes cannot be assessed
N_0	No regional lymph node metastasis
N_1	Regional lymph node metastasis
N_{1a}	Metastasis to level VI (pretracheal, paratracheal, and prelaryngeal/Delphian lymph nodes)
N_{1b}	Metastasis to unilateral, bilateral, or contralateral cervical (levels I through V) or retropharyngeal or superior mediastinal lymph nodes
Distant Metastasis (M)	
M_X	Distant metastasis cannot be assessed

Stage	Description	
M_0	No distant metastasis	
M_1	Distant metastasis	
Grouping	Age < 45Years	Age ≥ 45Years
Papillary/Follicular		
Stage I	any T, any N M_0	$T_1N_0M_0$
Stage II	any T, any N M_1	$T_2N_0M_0$
Stage III		$T_3N_0M_0$ T_1 to $T_3N_{1a}M_0$
Stage IV A		$T_{4a}N_0M_0$ $T_{4a}N_{1a}M_0$ T_1 to $T_{4a}N_{1b}M_0$
Stage IV B		T_{4b}, any N M_0
Stage IV C		any T, any N, M_1
Medullary		
Stage I	$T_1N_0M_0$	
Stage II	$T_2N_0M_0$ $T_3N_0M_0$	
Stage III	T_1 to $T_3N_{1a}M_0$	
Stage IV A	$T_{4a}N_0M_0$ $T_{4a}N_{1a}M_0$ T_1 to $T_{4a}N_{1b}M_0$	
Stage IV B	T_{4b}, any N M_0	
Stage IV C	any T, any N M_1	
Anaplastic		
Stage IV A	T_{4a}, any N M_0	
Stage IV B	T_{4b}, any N M_0	
Stage IV C	any T, any NM_1	

From the American Joint Committee on Cancer. *AJCC cancer staging manual*, ed 7. New York: Springer; 2010.

*. All anaplastic carcinomas are considered T_4 tumors.

移，所有无腺外侵犯的 PTC 老年患者，无肿瘤包膜侵犯的滤泡癌，或原发肿瘤直径小于 5cm。在对 1961—1980 年间的 310 名患者的研究中，低风险患者（89%）的死亡率为 1.8%，而高风险患者（11%）的死亡率为 46%。低风险患者的复发率为 5%，高风险患者的复发率为 55%[65]。在 DAMES 系统中，增加了核 DNA 含量指标改善 PTC 的风险分层[66]。

（三）AGES 和 MACIS

在原始 AGES 系统中，诊断年龄、肿瘤组织学分级、发病程度和肿瘤大小被用来计算预后评分[67]。由于肿瘤分级的最新实践，该系统的最新修改除去了肿瘤的组织学分级和不适宜的转移和切除范围。MACIS 系统考虑了转移、诊断年龄、手术切除的完整性、甲状腺外浸润和肿瘤大小[68]。MACIS 评分计算方法如下。

3.1（患者年龄 < 40 岁）或 0.08 * 年龄（患者年龄 ≥ 40 岁）+ 0.3* 肿瘤大小（cm）+ 1（如果甲状腺外侵犯）+ 1（如果不完全切除）+ 3（如果远处转移）

表 50-3 预后分级系统评价因素

	TNM	AMES	AGES	MACIS
患者因素				
年龄	×	×	×	×
性别	×	×		
肿瘤因素				
大小	×	×	×	×
病理分级			×	
病理类型	×	×	*	*
腺外播散	×	×	×	×
淋巴结转移	×			
远处转移	×	×	×	×
不完全切除				×

*. AGES/MACIS 只适用于乳头状癌

AGES. 诊断年龄、肿瘤组织学分级、发病程度、肿瘤大小；AMES. 患者年龄，转移，浸润程度，肿瘤大小；MACIS. 转移，诊断年龄，手术切除的完整性，甲状旁腺浸润，肿瘤大小；TNM. 肿瘤 / 淋巴结 / 转移

根据预后评分将患者分为四组，在 20 年疾病特异性死亡率方面具有统计学差异。

还有一些其他具有类似诊断标准的风险分类系统[69-71]。虽然已经开发了许多多变量预后评分系统，但没有一个是能被普遍接受的。此外，这些分类都没有显示出明显的优势，而且将这些系统应用于单一人群显示出与原始研究不相容的结果[71, 72]。这些系统不适用于分化较差、侵袭性较强的甲状腺癌患者。

然而，这些研究对于高分化甲状腺癌的预后可以得出一些一般性的结论。肿瘤复发和疾病特异性死亡率低的患者有以下特点：①诊断年龄较轻；②原发肿瘤较小，无甲状腺外扩张或区域 / 远处转移；③初次手术时已完全切除病变。延迟治疗对预后有不良影响；然而，预后不良最重要的总体指标是远处转移，尤其是骨转移[9]。

虽然没有单独的风险分类策略，但是这些标准应该指导医生使用针对特定疾病和个体患者的治疗策略。而不是对所有患有特定类型甲状腺癌的患者都采用一般的治疗策略。美国甲状腺协会（ATA）最近的管理指南推荐使用 AJCC/UICC 分期系统治疗所有分化型甲状腺癌患者。需注意该系统是为了预测死亡风险而不是复发风险而开发的，ATA 指南包括基于共识的评估复发风险的标准，这已在回顾性分析中得到验证（框 50-1）[73]。

六、甲状腺结节的评估

甲状腺结节发病率较高，每年以 0.08% 的速度自发发生，发病年龄较早，一直持续到 80 岁[59]。虽然甲状腺结节代表广泛的疾病，但大多数是胶质结节、腺瘤、囊肿和局灶性甲状腺炎；只有少数（5%）是癌症。美国甲状腺结节的终身发病率为 4%~7%，年发病率约为 0.1%，每年约新增结节 30 万个[74, 75]。大多数结节是良性的，不需要切除。然而，每年约有 3.7 万例新发甲状腺癌，约 1/20 的新发甲状腺结节含有癌，约 1/200 的结节是致命的。甲状腺结节患者治疗的挑战在于识别恶性病变的患者，并平衡治疗风险和疾病进展之间的关系。

框 50-1　甲状腺癌复发的风险分层

低风险（以下所有必须均有）
- 无局部或远处转移
- 所有肉眼可见的肿瘤均已切除
- 无肿瘤侵犯局部组织结构
- 肿瘤没有侵袭性组织学（例如，高细胞、岛状、柱状细胞癌）或血管侵犯
- 如果给予 [131]I，则在第一次治疗后的全身放射性同位素扫描中，甲状腺床外无 [131]I 摄取

中风险（以下任何一种）
- 初始手术时显微镜下肿瘤侵犯甲状腺周围软组织
- 甲状腺残余灶消融后全身放射性同位素扫描显示淋巴结转移或甲状腺外 [131]I 摄取
- 肿瘤具有侵袭性组织学或血管侵犯

高风险（以下任何一种）
- 肉眼可见的肿瘤侵袭
- 肿瘤切除不完全
- 远处转移
- 甲状腺球蛋白与治疗后扫描中看到的不成比例

（一）临床评价：病史及体格检查

许多发现应引起对甲状腺结节患者恶性肿瘤的怀疑。更年轻一些和更年老一些的患者更有可能有恶性甲状腺结节。年龄小于 20 岁的患者在出现单发甲状腺结节时，其恶性肿瘤发生率为 20%～50%[76]。甲状腺结节更常见于老年人，患者通常是 40 岁以上的男性和 50 岁以上的女性。虽然儿童可能出现更严重的疾病，甚至颈转移，但老年患者的恶性肿瘤预后更差。男性的恶性肿瘤通常比女性更具侵袭性，但甲状腺结节和恶性肿瘤的总体发病率在女性中更高。

甲状腺癌的家族史应仔细评估。同样，任何髓样癌、嗜铬细胞瘤或甲状旁腺功能亢进病史应警惕 MEN 综合征的可能。Gardner 综合征和 Cowden 病也与分化良好的甲状腺癌有关。如前所述，既往头颈部辐射暴露史显著增加甲状腺结节患者恶性肿瘤的风险。

在评估患者时，要注意先前存在或新的甲状腺结节的快速生长，尽管这种变化可能代表囊肿出血。喉部或颈部疼痛很少与癌症有关，但常发生于良性结节出血。患者应仔细询问任何压迫性或侵袭性症状，如变声、声音嘶哑、吞咽困难或呼吸困难。然而，临床医生不应该仅仅依靠这些发现，因为单侧声带麻痹可以没有声音嘶哑或吞咽困难。虽然大多数甲状腺癌患者表现为甲状腺功能正常，但应探讨甲状腺功能亢进和甲状腺功能减退的症状。已经取代大部分正常甲状腺的大型癌患者可能会甲状腺功能减退，桥本甲状腺炎患者可能发展成淋巴瘤。虽然病史本身不能确定甲状腺癌的存在，但重要的病史特征与甲状腺癌相关，即使诊断试验显示为良性病变，也不应忽视。

甲状腺结节患者的体格检查首先要仔细触诊甲状腺以评估病变。临床医生应确定病变是单发的还是多发结节，尽管两种情况下的癌症风险是相同的[6, 60]。让患者吞咽有助于检查，因为非甲状腺组织通常不会随着吞咽时甲状腺的升高而升高。可触及的结节一般为 1cm 或更大；由于其他原因，较小的结节可在影像学研究中偶然发现，并可监测。大于 1cm 的病灶需要进行完整的检查。结节的固定可能与癌症风险增加 2～3 倍有关[77]。直径大于 2cm 的结节和实性病变增加了隐匿癌的发生率。对较大病变的评估也需要更加谨慎，因为 FNAC 假阴性结果的发生率也会增加[78]。

潜在的胸骨后扩展可以通过肿块的下侧面与锁骨的关系来估计。由胸骨后甲状腺肿引起的潜在胸廓入口梗阻可通过 Pemberton 手法进行评估，在 Pemberton 手法中，患者将双臂举过头顶，以获得明确的梗阻表现；包括导致面部充血的主观呼吸不适或静脉充血。放射影像检查在确定胸骨后病变方面更为明确。

对患者的进一步评估可能揭示甲状腺病变的累及程度。在甲状腺结节附近明确触及肿大淋巴结应高度怀疑恶性的可能，它们可能是甲状腺癌的唯一临床表现。然而，淋巴结肿大也可能存在于桥本甲状腺炎、Graves 病或感染的患者中[79, 80]。较大的病变可能在颈部挤压喉和气管。应评估结节相对于喉气管复合体和邻近颈部结构的活动程度。恶性病变更可能固定在气管、食管或带状肌上。

所有甲状腺病变的患者都应该进行完整的声带检查。病变延伸到甲状腺软骨和喉部可能导致完全的声带麻痹，临床表现却不明显。应进行喉镜检查以评估声带运动。

尽管最初的临床评估很重要，但病史和体格检查在预测癌症方面并不十分可靠。许多恶性肿瘤的临床症状在病程的晚期才表现出来。此外，许多类似的临床症状可能是由于良性疾病（如出血为良性结节）引起的。临床评估应为 FNAC 等诊断检查的解释提供依据和背景。特别值得注意的是，任何可能与侵袭性癌行为有关的患者和甲状腺结节的特征（框 50-2）。

（二）诊断检查和实验室检查

大多数甲状腺结节患者甲状腺功能正常。甲状腺功能减退或甲状腺功能亢进的发现往往使检查从甲状腺癌转移到甲状腺功能紊乱，如桥本甲状腺炎或毒性结节[81]。虽然许多甲状腺激素测试是可进行的，但最初的评估中很少需要。TSH 测定是一种很好的筛查试验，如果 TSH 水平异常，可以进行甲状腺功能全面检查。

甲状腺球蛋白（Tg）是由正常和恶性甲状

框 50-2　分化型甲状腺癌侵袭行为的危险因素

人口统计资料
- 年龄＜ 20 岁
- 男子＞ 40 岁
- 女性＞ 50 岁
- 男性＞女性
- 放射暴露 / 治疗史
- 甲状腺癌家族史

体检
- 坚硬，固定病变
- 肿块快速生长
- 疼痛
- 淋巴结病
- 声带麻痹
- 呼吸消化道症状
  - 吞咽困难
  - 喘鸣

组织病理学因素（初次报告时）
- 大小＞ 4cm
- 甲状腺外扩散
- 血管侵犯
- 淋巴结转移
- 远处转移
- 组织学类型
  - 高细胞型乳头状癌
  - 滤泡细胞癌
  - Hürthle 细胞癌

腺组织分泌的，一般不进行早期测定；因此，在 ATA 指南中不建议这样做[82]。甲状腺球蛋白水平在鉴别肿瘤良恶性之间无特殊意义，除非水平非常高，如转移性甲状腺癌。抗甲状腺球蛋白抗体也会干扰检测。甲状腺球蛋白水平可能有助于监测甲状腺全切除术后的高分化甲状腺癌患者。

血清降钙素水平不是甲状腺结节患者的常规检测，除非患者有 MTC 或 MEN-2 家族病史。然而，如果 FNAC 显示或怀疑 MTC，则应测定降钙素水平。此外，如果患者已发生 RET 癌基因突变，则应通过腹部磁共振成像（MRI）和 24h 尿液收集来评估同时存在嗜铬细胞瘤的可能性，以测量肾上腺素和儿茶酚胺（总量和分值）。应测定血清钙水平以排除甲状旁腺功能亢进。

（三）细针穿刺细胞学

FNAC 已成为评估甲状腺结节的首选方法[82]。虽然 FNAC 的准确性与穿刺者的技术和细胞病理学家的经验有关，但这些发现是高度敏感和特异性的[83]。该操作微创，可以快速进行，几乎没有患者不适。与粗针穿刺活检相比并发症较少。随着这项技术的出现，需要手术的患者数量减少了 35%～75%，治疗甲状腺结节患者的费用也大大降低了[84-86]。此外，在 FNAC 后进行甲状腺手术的患者中，恶性肿瘤的发生率几乎增加了两倍[86,87]。FNAC 诊断乳头状癌的准确率为 99%，假阳性率小于 1%[88]。

FNAC 应该是甲状腺结节手术评估的首要步骤之一。约有 15% 的抽出物不足或无法诊断，主要是由于囊性、出血性、多血管性或低细胞性胶质结节引起的。对于此类结节重复抽吸是至关重要的，因为非诊断性的发现不应该被解释为癌症的阴性发现。在反复进行穿刺仍得到非诊断性结果的，手术诊断显示 4% 的女性和 29% 的男性有恶性结节[89]。难以定位的结节和以前未诊断的结节可能会从超声引导下穿刺中受益。FNAC 越来越多地在超声引导下进行，以提高诊断的准确性和有效率。囊性结节合并多个非诊断性 FNAC 需要密切观察或手术切除。此外，对于细胞学上无法诊断的实性结节，应更积极地考虑手术治疗[82]。

成功的 FNAC 将结节分为良性、恶性或可疑。在 60%～90% 的结节中，FNAC 显示为良性或"阴性"诊断。恶性肿瘤的可能性（假阴性率）为 1%～6% [84, 90]。恶性肿瘤的诊断，特别是乳头状癌（包括滤泡变异型）、髓样癌、间变性癌和淋巴瘤可在约 5% 的结节中确定。假阳性的可能性小于 5% [84, 90]。由于桥本甲状腺炎、Graves 病或毒性结节患者细胞学解释困难，常常出现假阳性结果。良性细胞学结果是大滤泡病变或胶质腺瘤。其余的"可疑"样本是由含有不同程度异型性的滤泡上皮异常的病变构成。这一发现需要在患者病史和可能提示恶性肿瘤的物理发现的背景下加以评估。一份完整的 FNAC 报告，详细说明标本的充分性和病理发现是至关重要的，并已努力使此信息标准化 [91, 92]。这项工作是在报告甲状腺细胞病理学的 Bethesda 系统框架内进行的，包括 6 个与潜在癌症风险相关的一般诊断类别 [93]。

滤泡肿瘤不能单独用 FNAC 进行分类。滤泡腺瘤与滤泡癌的鉴别取决于被膜或血管浸润的组织学发现，这需要对整个甲状腺结节进行评估。偶尔，FNAC 诊断为滤泡性肿瘤的患者会进行碘 –123（^{123}I）甲状腺扫描。如果可疑的结节是"冷的"，就需要手术。如果结节与周围甲状腺比功能亢进，可以避免手术的。总的来说，FNAC 诊断为滤泡性肿瘤的结节中有 20% 为甲状腺癌 [94]。此外，与滤泡肿瘤相比，发现非典型性或滤泡病变的未确定意义具有较低的恶性可能性，可以通过重复 FNAC 进行评估。

同样，Hürthle 细胞（嗜酸性）肿瘤也很难评估。穿刺物中 Hürthle 细胞的存在可能提示潜在的 Hürthle 细胞腺瘤或癌，但这些细胞也可能存在于甲状腺疾病中，如多结节性甲状腺肿和桥本甲状腺炎。20% 的结节可被诊断为滤泡性和嗜酸性肿瘤 [95]。由于这些病例潜在的癌症风险，建议手术治疗。

（四）成像

超声检查是非常有用和敏感的。超声可以监测到触诊阴性的结节，并区分囊性结节和实性结节。超声能检测到 < 1cm 的结节，因为这些结节是无法触摸到的，它们可能有恶性结节，其他影像学方法也检测不到。对于颈部难以检查的患者（例如，有头部和颈部放疗史的患者），超声检查也可以明确诊断。这些研究提供了关于结节大小和结构的关键信息。超声检查（US）也是一种无创和经济的方法，以跟踪良性结节的大小变化。超声可以鉴别出甲状腺发育不全和易被误诊为甲状腺结节的对侧叶肥厚。超声检查已经从评估甲状腺结节扩展到颈部淋巴结的评估、术中定位触诊阴性的结节及甲状腺切除术后颈部的常规随访检查。超声检查由受过适当训练的外科医生在办公室进行。此外，超声引导下的 FNAC 已成为初始检查不可或缺的一部分，能更好地定位目标结节，提高诊断准确率。

系统的超声检查对甲状腺癌患者的评估是非常有价值的，包括彩色多普勒检查甲状腺，特定结节和淋巴结 [96, 97]。颈部的检查应是双侧的，应包括颈静脉、下颌下、锁骨上、气管旁和胸骨上区域。这些检查可以发现颈部淋巴结，其中可能包含早期临床隐匿性转移性病灶，除非这包含在外科解剖术区中，否则这些病灶不会被发现 [82, 98]。可疑转移性淋巴结的特征包括淋巴门消失、血管增多、圆形淋巴结结构、实性结节低回声和微钙化 [97, 99, 100]。超声在评估伴有淋巴结肿大或甲状腺球蛋白水平升高的甲状腺癌病史患者的颈部淋巴结时也很有用。然而，这些检查在评估胸骨后病变的程度或累及邻近结构方面并没有用。

对于多发甲状腺结节的患者，FNAC 应与超声的诊断检查一起进行。只穿刺最大或"阳性"结节可能会漏诊甲状腺癌。当发现两个或两个以上的甲状腺结节大于 1～1.5cm 时，应优先抽吸外观可疑的结节。如果没有一个结节具有可疑的超声特征，并且存在多个超声图像上相似的合并结节，则只取最大的结节 [82]。

目前，我们还没有将超声用于无症状甲状腺结节患者的筛查。所有甲状腺乳头状细胞癌和 Hürthle 细胞癌的患者在首次甲状腺切除术前都建议术前 US 评估侧颈淋巴结，因为 20% 的患者可能会改变手术方式 [101]。此外，术中超声检查可用于定位触诊阴性的甲状腺结节和转移淋巴结。

在甲状腺肿瘤的评估中，计算机断层扫描

（CT）和 MRI 扫描通常是不必要的，除非是固定的或胸骨后病变。虽然这些检查在评估甲状腺结节方面不如超声有效，但在评估甲状腺病变与邻近颈部结构（如气管、食管）的关系方面更为可靠。这些检查有助于确定胸骨后延伸的范围，鉴别颈部和纵隔病灶，并评估可能的气管侵犯[102]。当怀疑侵犯至气管、食管腔内时，应进行解剖成像，并对转移淋巴结进行定位。此外，CT 或 MRI 可以对超声进行补充，超声中我们无法看到胸骨、气管和食管后面的区域。在怀疑甲状腺功能亢进的多结节性甲状腺肿患者和分化型甲状腺癌患者使用含碘对比剂时必须谨慎。在后一组中，碘化对比剂推迟了放射性碘治疗 2 ～ 3 个月。最后，MRI 在鉴别复发性或持续性甲状腺肿瘤与术后瘢痕方面比 CT 更准确。

（五）甲状腺同位素扫描

放射性核素扫描 ^{123}I 或 ^{99m}Tc 评估甲状腺的功能性活动。结节残留放射性比周围甲状腺组织少称为"冷"结节，或低功能结节。这些"冷"结节被认为失去了完全分化的甲状腺组织的功能，患癌风险增高。对手术前甲状腺结节进行扫描分析，95% 是冷结节[79, 80]。冷结节的恶性肿瘤发生率为 10%～15%，而"热"结节的恶性肿瘤发生率仅为 4%。

^{99m}锝扫描只检测碘的转运，但它可以在一天内完成，而且比 ^{123}I 接受的辐射少。本试验鉴定的冷结节经碘扫描也为冷结节；但是，任何热结节都需要 ^{123}I 扫描确认。^{123}I 扫描检测碘的转运和有机化。这个测试比较贵，需要 2d 完成。另外，^{99m}Tc 不穿透胸骨，在确定胸骨后病变时没有作用。

随着 FNAC 的发展，放射性核素扫描在甲状腺结节的评估中不再是常规的检查手段。更常见的是，在评估甲状腺功能亢进的患者中发现冷结节。然而，如果患者最初出现甲状腺结节，并在早期甲状腺功能测试中发现甲状腺功能亢进，则应进行放射性核素扫描，以区分毒性结节和 Graves 病以及无功能结节。在 FNAC 不确定之后，应考虑甲状腺 ^{123}I 扫描。如果没有发现协调的自主功能结节，应考虑手术治疗[82]。

（六）甲状腺结节的合理治疗方法

对于甲状腺结节的评估，已有许多诊断方法被提出（图 50-5）[83, 103]。评估一般从详细的病史和体格检查开始来确定风险因素。基于如年龄、性别、放射暴露史、结节快速生长、上气道上消化道症状、肿瘤固定情况等，根据这些高风险因素的手术是恰当的。

TSH 基线筛查决定诊断过程。甲状腺功能亢进症（血清 TSH 水平下降）患者应接受放射性核素扫描，以确定是否存在毒性热结节、Marine-Lenhart 综合征或伴有冷结节的 Graves 病[104]。甲状腺功能减退症（血清 TSH 水平升高）患者应由内分泌科医生进行适当治疗，然后进行 FNAC 检查。大多数患者甲状腺功能正常（血清 TSH 水平正常），应行 FNAC 检查。US 检查可以提供有价值的诊断信息，尤其是在选择多发结节的患者的活检结节时，它可能有助于 FNAC。在甲状腺恶性肿瘤患者中，US 评估可以发现早期临床隐匿性疾病，并可改变手术治疗。细胞学检查结果强烈提示恶性肿瘤的患者应转外科医生切除病变。

FNAC 诊断滤泡肿瘤需要手术来确定是滤泡腺瘤还是腺癌。可疑髓样癌的 FNAC 可通过免疫组化（IHC）技术检测降钙素。在手术前，FNAC 提示髓样癌的患者需要进行遗传学研究和额外的检测（MTC 一节稍后讨论）。在确定是否需要手术时，必须根据患者的危险因素评估 FNAC 的可疑发现。15%～30% 的 FNA 标本中可能存在不确定的细胞学诊断，可能需要重复 FNAC。报告为异型性或未确定意义的滤泡性病变的报告各不相同，有 5%～10% 的恶性肿瘤风险[105]。如果采取非手术方法，结节必须密切监测，通常超声随访。良性病变通常只有在美容或有症状的情况下才需要手术切除。如果发现结节生长，必须再次抽吸这些结节以确认诊断。

七、甲状腺肿瘤综述

（一）甲状腺腺瘤

1. 临床表现

甲状腺腺瘤是一种来源于滤泡细胞的良性肿

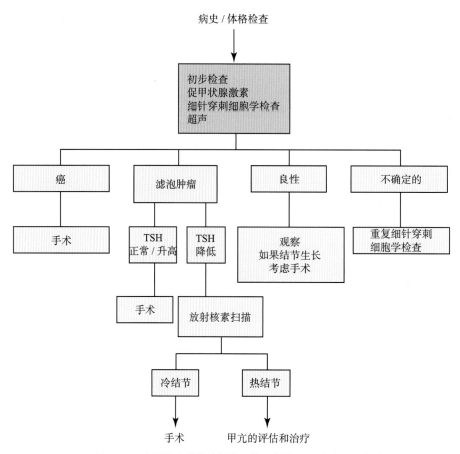

▲ 图 50-5　为甲状腺结节的评估和管理提供了一种合理的方法

高分化甲状腺癌需要手术治疗。未分化癌和淋巴瘤需要额外的检查和评估来确定治疗。重复细针穿刺细胞学 (FNAC) 应考虑超声引导。TSH. 促甲状腺激素

瘤。这些滤泡病变有时是多重的，可能出现在正常甲状腺、结节性甲状腺肿、毒性甲状腺肿或甲状腺炎。它们最常见于 30 岁以上的女性。患者通常表现为单发、活动的甲状腺结节。甲状腺肿块常在例行体检时偶然发现，通常与任何其他体征或症状无关。腺瘤的突然出血可能会引起肿瘤的突然增大和相关的疼痛。

2. 病理学

修订后的甲状腺肿瘤组织学分类将上皮性肿瘤分为滤泡腺瘤和其他罕见肿瘤（框 50-3）。滤泡腺瘤是甲状腺最常见的良性病变。非典型滤泡腺瘤可能表现出非典型的镜下特征，包括细胞过度聚集、有丝分裂增多和坏死灶。虽然这些病变大部分是良性的，但即使没有微侵袭，也可能发生转移[106]。

检查时甲状腺结节和腺瘤边界清楚，与相邻的正常甲状腺组织界限清楚。典型的腺瘤肉质苍白，但是易区域坏死、出血和囊性改变。显微镜下可见滤泡大小不一及丰富的胶质。细胞可以是扁平的、立方的或柱状的。细胞核小而圆，染色质分布均匀。巨噬细胞和淋巴细胞混杂，纤维化、含铁血黄素、钙化可见。在大量乳头形成的区域附近可能出现囊性区域。表现为假乳头状结构的腺瘤需要区别于乳头状癌。嗜酸性细胞腺瘤（Hürthle）含有线粒体丰富的嗜酸性细胞。甲状腺球蛋白免疫组化染色可以区分透明细胞腺瘤和甲状旁腺瘤及肾转移癌。腺瘤也需要与滤泡癌的透明细胞变异型相鉴别。

结节性甲状腺肿内的结节有时可能功能亢进或"发热"。这些病变被称为自主功能亢进的甲状腺腺瘤，可能会导致甲状腺毒症，也可能不会。这些病变往往多发于女性，结节与甲状腺毒性患

框 50-3　WHO 修订后的甲状腺肿瘤组织学分类法

1. 上皮性肿瘤
　A. 良性肿瘤
　　(1) 滤泡性腺瘤
　　　a. 结构模式
　　　　i. 正常滤泡（简单）
　　　　ii. 大滤泡（胶体）
　　　　iii. 微滤泡（胎儿）
　　　　iv. 小梁和实体（胚胎）
　　　　v. 非典型性
　　　b. 细胞学模式
　　　　i. 嗜酸细胞类型
　　　　ii. 透明细胞型
　　　　iii. 黏蛋白生成细胞类型
　　　　iv. 印戒细胞类型
　　　　v. 非典型性
　　(2) 其他
　　　a. 唾液腺型肿瘤
　　　b. 腺脂肪瘤
　　　c. 透明小梁肿瘤
　B. 恶性肿瘤
　　(1) 滤泡癌
　　　a. 侵袭程度
　　　　i. 微浸润（包膜内）
　　　　ii. 广泛浸润
　　　b. 变异型
　　　　i. 嗜酸性（Hürthle）细胞型
　　　　ii. 透明细胞型
　　(2) 乳头头癌
　　　a. 变异型
　　　　i. 微小乳头状癌
　　　　ii. 包膜内变异
　　　　iii. 滤泡性变异
　　　　iv. 弥漫性硬化变异
　　　　v. 嗜酸性（Hürthle）细胞型
　　(3) 甲状腺髓样癌
　　　a. 变异型
　　　　i. 混合性髓样 – 滤泡癌
　　(4) 未分化（间变性）癌
　　(5) 其他癌
　　　a. 黏液性癌
　　　b. 鳞状细胞癌
　　　c. 黏液表皮样癌
2. 非上皮性肿瘤
3. 恶性肿瘤
4. 其他肿瘤
　A. 甲状旁腺肿瘤
　B. 遗传性嗜铬细胞瘤
　C. 伴有黏液性囊肿的梭形细胞癌
　D. 畸胎瘤
5. 继发性肿瘤

6. 未分类的肿瘤
7. 肿瘤样病变
　A. 增生性甲状腺肿
　B. 甲状腺囊肿
　C. 实体细胞巢
　D. 异位甲状腺组织
　E. 慢性甲状腺炎
　F. 慢性纤维性甲状腺炎
　G. 淀粉样甲状腺肿

引自 Hedinger C, ed. *Histological typing of thyroid tumours*, ed 2. Berlin: Springer–Verlag; 1988.

者往往年龄超过 40 岁。

3. 治疗和预后

由于 FNAC 的假阴性率较低（约 5%），确诊为良性的甲状腺结节需要随访[107, 108]。肿瘤生长本身并不是恶性肿瘤的迹象，但生长是重复活检的指征。ATA 指南建议对易触及的良性结节进行 6～18 个月的连续临床检查[82]。所有其他良性结节应在初次 FNAC 后 6～18 个月进行一系列的 US 检查。结节大小稳定的患者可以在较长时间间隔内进行后续检查。有结节生长迹象的患者应重复 FNAC 检查，最好在超声的引导下。

甲状腺结节的外科评估始于 FNAC 显示滤泡性肿瘤。区分滤泡或 Hürthle 细胞腺瘤与癌取决于手术切除后的组织病理学分析。对潜在恶性肿瘤的关注随着 FNAC 上的高细胞表现或假乳头状结构的增加而增加。滤泡腺瘤的特点是缺乏肿瘤包膜和血管浸润。

手术切除包括甲状腺腺叶切除术。单侧甲状腺部分切除术已不再是标准治疗术式。有头颈部放射史、其他头颈部癌症、潜在高危因素和并发症的患者可从甲状腺全切除术中获益。初次手术的并发症风险必须与再手术的潜在风险相平衡。在大多数患者中，当患者因甲状腺腺瘤切除单个甲状腺叶时，甲状腺激素治疗是不必要的。

自主功能亢进的甲状腺腺瘤通常在解剖学上和功能上是稳定的。虽然大多数患者不会发展为甲状腺毒症，但 20% 的病变 > 3cm 的患者可能会发展为甲状腺毒症。手术和放射性碘治疗可以用来治疗这些病变，尽管许多医生更倾向对 40 岁以下的患者进行手术。这些患者可能需要术前用药来控制甲状腺毒性症状。病变通常通过单侧甲状腺叶切除术切除，剩下的甲状腺组织通常在几个月后恢复正常功能。特别是在欧洲，用酒精注射来治疗这些疾病已经变得越来越普遍[109]。

（二）甲状腺囊肿

1. 临床表现

虽然甲状腺囊肿不是一个特定的诊断，但在临床实践中经常遇到。15%～25% 的甲状腺结节呈囊性或有囊性成分[59]。囊肿的存在并不意味着良性病变，因为乳头状癌和甲状旁腺瘤可能表现为囊性肿块。囊性结节中有 14%～32% 为乳头状癌，但多数是良性腺瘤或胶质结节[110, 111]。

2. 病理学

甲状腺囊肿可由先天性、发育性或肿瘤引起[110]。许多囊肿是由于结节内缺血引起的组织坏死和液化。真正的上皮内衬囊肿是罕见的。有时，甲状旁腺或甲状舌管囊肿可被误认为甲状腺结节。甲状旁腺囊肿在透明液中含有高水平的甲状旁腺激素，甲状舌管囊肿含有柱状上皮。我们也可以鉴别这些病变。

3. 治疗和预后

当细针穿刺遇到甲状腺囊肿，囊液应尽可能排出。虽然可能需要 1～2 次引流治疗，但这种方法可以证明对大多数简单囊肿是有效的。如果一个囊肿在 3 次引流治疗后仍然存在，或者它重新迅速积聚，那么对癌症的怀疑就会增加。从囊肿中取出的棕色液体可能代表腺瘤的陈旧性出血；红色液体更可疑为癌[77]。甲状旁腺囊肿可抽取透明无色液体，可用于检测甲状旁腺激素[112]。在可疑病例中，外科医生和患者应考虑超声引导下的 FNAC 对病灶的实体成分或单侧甲状腺叶切除术进行采样，以获得明确诊断。由于囊性病变中甲状腺癌的潜在危险，手术切除诊断比注射硬化剂更可取。

（三）乳头状癌

1. 临床表现

乳头状癌是最常见的甲状腺恶性肿瘤，占所有甲状腺癌的 60%～70%[70, 113]。这种病变通常发生在 30—40 岁的患者中，在女性中更为常见，比

例为 2∶1。在过去的 40 年里，随着男性发病率的增加，这一比例稳步下降[114]，乳头状癌是儿童甲状腺的主要恶性肿瘤（75%）。虽然儿童晚期肿瘤更常见，包括颈部和远处转移，他们的预后仍然很好。

大多数乳头状癌是自发发生的。有低剂量辐射暴露史的患者易患乳头状癌（85%～90%）[115]。这些病变在 Cowden 综合征（家族性甲状腺肿和皮肤错构瘤）、Gardner 综合征（家族性结肠息肉）和家族性息肉患者中也更为常见。只有 6% 的乳头状癌与家族性疾病有关。

乳头状癌根据原发灶的大小和范围可分为 3 类[116, 117]。微小癌或隐匿性癌 / 微癌肿瘤的大小为 1.5cm 或更小，没有侵犯甲状腺包膜或颈部淋巴结转移。这些病变通常无法触及，通常是手术或尸检中偶然发现的。甲状腺肿瘤直径大于 1.5cm，但局限于甲状腺，没有甲状腺外侵犯的证据。通过甲状腺包膜侵犯至周围的脏器。后一种类型的乳头状癌与实质死亡率和低生存率有关[10, 116]。

大多数患者表现为颈部生长缓慢，无痛性肿块，甲状腺功能大多正常。通常，原发病灶局限于甲状腺，尽管 30% 的患者可能有临床明显的颈部结节[118, 119]。组织学研究显示乳头状癌具有很强的嗜淋巴细胞性，可导致甲状腺和局部淋巴管内的多灶性疾病。在手术时，50%～80% 的患者的颈部淋巴结和 80% 的乳头状癌患者的对侧叶已被发现有显微镜下病变[120]。然而，这种显微镜下的疾病的意义尚不清楚，因为临床复发和对侧叶再发不到 10%[121]。更有可能的是，显微镜下疾病的流行表明，大多数乳头状癌有一个懒惰的过程，只有偶尔出现临床特征；然而，乳头状癌临床病程的确切预测因素尚未明确。

晚期疾病可能与局部侵袭症状有关，包括吞咽困难、呼吸困难和声音嘶哑。有时，颈部受累可能比甲状腺结节更明显。远处转移，尤其是肺转移，在儿童中更常见，10% 的患者最终可能发展为远处转移[95]。

经过全面的病史询问和体格检查后，这些患者经常被怀疑有甲状腺癌。确诊通常由 FNAC 确定。甲状腺功能检查是术前常规检查。放射成像

（CT 或 MRI）选择性进行，以确定广泛的区域病变或胸骨后病变，并评估可能的淋巴结受累程度。

2. 病理学

大体检查，乳头状癌质地硬、色白、无包膜。病变倾向于在切面上保持平整，而不是像正常甲状腺组织或良性结节性病变那样隆起。肉眼可见钙化、坏死或囊性改变 [122]。

组织学上，这些病变起源于甲状腺滤泡细胞，包含乳头状结构，由覆盖在纤维血管上的肿瘤上皮构成 [17]。细胞呈立方体，胞质苍白而丰富。细胞核大而密集，核边缘有褶皱和沟槽，核内可能有胞浆包涵体。层状钙化、沙砾体可能是钙化的坏死肿瘤细胞残余，在 40% 的病例中存在。

虽然滤泡成分可能占主导地位，但任何具有乳头状特征的病变在临床上表现为乳头状癌。乳头状癌包括混合型乳头状滤泡癌和滤泡变异型乳头状癌。不良预后与特殊组织学类型的乳头状癌有关，包括弥漫性硬化型和高细胞型 [17, 123]。高细胞变异的特征是被 2 倍高的宽细胞所覆盖的形状良好的乳头状突起。少见的柱状细胞变异的特征是存在明显的核分层 [124]。

乳头状癌在甲状腺内及气管旁和颈部的淋巴结有很强的淋巴扩散趋势。腺内扩散的趋势可能导致患者常出现的多灶性疾病。离散的病变可能是由于新生病灶的形成，特别是在曾暴露于电离辐射的患者 [125]。

在这些肿瘤中，10%～20% 发生局部浸润，并导致累及带状肌、喉部和气管骨架、喉返神经、咽部和食管。这种扩展可能起源于原发病灶或转移淋巴结的包膜外侵犯。血管侵犯提示复发风险增大和预后不良 [70]。同时存在的淋巴细胞性甲状腺炎与复发率降低和总体预后改善相关。

3. 治疗和预后

大多数乳头状癌患者无论如何治疗都能取得良好的效果。即使是复发性疾病，存活时间的延长也引起了对 WDTC 患者甲状腺切除程度的争议 [5]。必须在这些恶性肿瘤的有效手术治疗和手术并发症之间取得平衡。许多研究试图根据患者的危险因素对其进行分类，并证明对高危患者进行更积极的外科干预是合理的（参见肿瘤分期和分类一

节）。国家癌症综合网络（NCCN）肿瘤临床实践指南为 WDTC 的评估和管理提供了具体的建议 [126]。

偶发性甲状腺微乳头状癌通常在因其他原因切除的甲状腺标本中发现。单侧甲状腺叶切除术和峡部切除术通常是足够的手术治疗，除非存在血管侵犯或肿瘤位于手术切缘。这些患者可以用甲状腺激素治疗，抑制 TSH，并可密切随访。对于一个小的，包膜内的 PTC（直径 < 1cm）患者，一侧腺叶切除就足够了。

当患者两侧腺叶出现活检证实的疾病或疾病的迹象，全或近全甲状腺切除术是首选的手术方式。此外，按照前面描述的任何一种分类方案（请参阅肿瘤分期和分类一节）将患者划分为高风险类别，可能会受益于包括气管旁淋巴结清扫在内的更广泛的外科手术。可以应用甲状腺激素抑制治疗和放射性碘治疗。

在一些报道中，80% 的患者存在多灶性疾病 [119, 123]。这一比例可能代表新的多细胞肿瘤形成或腺内转移。多灶性疾病的流行为 PTC 患者进行更彻底的甲状腺手术切除提供了依据。甲状腺部分切除术的患者局部复发率较高，肺和颈转移增加 [39, 127]。然而，争议仍然存在，因为在一些研究中，局部复发并没有危及疾病的生存 [65, 128]。

一般来说，侵袭性肿瘤与存活率的降低有关。Woolner 和他的同事们 [122] 回顾了 1181 例甲状腺癌患者，发现病变 < 1.5cm 时没有患者死于乳头状癌。只有 3% 的患者死于病变较大但仍在甲状腺内的病灶。当甲状腺外侵犯存在时，死亡率增加到 16%。

甲状腺全切除术后，患者可通过甲状腺球蛋白水平和颈部超声来监测中央区和侧颈淋巴结转移。甲状腺球蛋白水平的任何增加都是可疑的疾病复发，需要适当的筛查。大约 12% 的乳头状癌患者不能通过最初的治疗治愈，这导致了一个较长的临床过程 [129]。多年后可能出现复发性疾病，包括甲状腺床（5%～6%），区域淋巴结（8%～9%），或远处转移（4%～11%）[130]。复发的成功治疗取决于受累部位和患者的初始风险分类。

局部复发是一种严重的并发症，与疾病相关的死亡率为 33%～50% [130]。通常情况下，淋巴结

复发的患者比甲状腺床或远处肿瘤复发的患者预后要好。各项关于颈转移对生存率影响的研究一直不一致。超过40岁的患者36%~75%可能有临床明显的淋巴结转移，总体死亡率增加。有研究表明，颈部淋巴结受累越多，预后越好[68, 131]。尽管颈淋巴结转移在生存率中的作用可能存在争议，但其与复发率升高的关系是明显的，尤其是在老年患者中[129, 131, 132]。一般来说，淋巴结转移对大多数低危和中危患者的总体生存率似乎没有影响[116, 133]。20%的低危患者和59%的高危患者发生颈部淋巴结复发[65, 134]。甲状腺手术时关于淋巴结清扫范围的持续争论反映了关注的焦点从总体生存转移到无复发生存。

由于以上发现和镜下颈部微转移与预后无明确相关，颈部淋巴结转移的处理往往是保守的。考虑到放射碘治疗在消融镜下颈部微转移的有效性，不建议预防性颈清扫。应仔细检查并触诊颈内静脉之间从舌骨到纵隔的中央区（第Ⅵ和第Ⅶ区）淋巴结。尽管术后放射碘治疗可能有效，ATA指南仍建议对PTC和疑似Hürthle细胞癌患者考虑常规中央区（Ⅵ区）淋巴结清扫。选择性地切除气管前和同侧淋巴结可能是合理的，尤其是对高危因素患者。专家建议对晚期原发性肿瘤（T_3/T_4）无淋巴结转移临床证据的PTC患者进行预防性中央淋巴结清扫[135]。然而，中央区清扫对这些患者预后的长期影响尚不清楚，尽管预防性清扫可能会减少该区域淋巴结的复发和再次手术的需要。对于可触或可见的颈部淋巴结患者，应进行全面的颈部清扫（Ⅱ~Ⅴ级），而不是选择性的颈部淋巴结切除或"摘除"。虽然Ⅰ区很少转移，但在Ⅱ~Ⅴ区的组织学检查中经常发现转移[136]。此外，由于对侧亚临床转移的发生率小于20%，不建议对侧颈清扫。

儿童的情况较好。在15岁以下的患者中，90%的患者在发病过程中出现过颈部转移[138]，20%的儿童可能出现肺转移[139]。无论是颈部转移还是肺部转移似乎都不会对生存率产生任何影响[9, 131, 137]。也许这些差异可能与疾病过程或年龄组之间的生物学差异有关。

最后，PTC的高细胞变异不同于本病的其他形式。一项对高细胞型乳头状癌患者的回顾性研究显示，在所有年龄组中，高细胞型乳头状癌更具侵袭性，且预后较差[140]。

（四）滤泡癌

1.临床表现

滤泡癌占甲状腺恶性肿瘤的10%。患者的平均发病年龄为50岁。女性多见，女男比例为3∶1[141]。这些病变多发生在缺碘地区，特别是地方性甲状腺肿的地方。滤泡癌与妊娠和某些人类白细胞抗原（HLA）亚型（DR1、DRw和DR7）有关。此外，在激素生成障碍患者中报道了一种罕见的家族性滤泡癌的形式。滤泡癌的总发病率在美国呈下降趋势。

患者通常表现为单发甲状腺结节，但有些患者可能有长期甲状腺肿病史，近期结节迅速增大。通常为无痛结节，但结节出血可能引起疼痛。虽然远处转移比乳头状癌更常见，但颈淋巴结转移在初期并不常见。在极少数情况下（1%），滤泡癌可能会伴发甲亢，在此情况下，患者会表现出甲状腺毒症的表现。

FNAC通常不可能在术前做出明确的诊断，滤泡腺瘤和滤泡癌的鉴别需要看甲状腺被膜是否侵犯或血管是否侵犯。通常，约20%的滤泡性肿瘤为滤泡癌。

与乳头状癌相比，滤泡性甲状腺癌通过淋巴途径转移的可能性更小（在少于10%的患者中发现）[102]。更常见的是滤泡癌通过局部侵犯和血行播散。通常，颈部淋巴结转移表明存在明显的局部和脏器侵犯[114, 142]。远处转移在滤泡癌中也比在乳头状癌中更常见[143, 144]。病理骨折可能是滤泡癌的最初表现。其他常见转移部位包括肝脏、肺和大脑。

2.病理学

滤泡性甲状腺癌常表现为单发、被膜内病变。滤泡肿瘤的细胞学分析显示小的滤泡排列或实性片状细胞[17]。滤泡结构有不含胶体的腔，整体结构模式取决于肿瘤的分化程度。细胞增多可能增加对癌症的怀疑，但仅从细胞学证据不足以区分滤泡腺瘤和腺癌。

组织学检查对鉴别良恶性病变是必要的。恶性病变的鉴别依据是肿瘤包膜浸润和肿瘤包膜周围血管的潜在微血管浸润[106, 145]。必须进行完整的包膜评估。冰冻切片分析通常不充分，最终诊断需要对永久性切片进行完整的评估。

包膜浸润程度对患者预后有重要影响。滤泡癌可分为两大类：微浸润性肿瘤，肿瘤包膜在一个或多个部位浸润，但不穿透，这些病变不表现为小血管浸润；直接浸润性肿瘤表现为通过肿瘤浸润，并常常表现为血管的浸润[146]。肿瘤位于甲状腺中部或颈静脉时，肿瘤浸润和侵袭可能在手术中很明显。

许多其他因素已被作为区分腺瘤和癌的手段进行研究[147]。迄今为止，还没有一种分子标记物具有临床应用价值。腺瘤和癌的 DNA 倍体存在大量重叠。非整倍体滤泡癌具有更强的侵袭性

3. 治疗和预后

FNAC 诊断为滤泡性病变的患者应行甲状腺腺叶切除术加峡部切除术。如果存在锥体叶，应切除。如前所述，仅凭细胞学检查不能确定腺瘤或腺癌。术中冰冻切片分析对于肿瘤包膜的评估不完全，所以对鉴别诊断没有帮助。然而，冰冻切片应作为确认邻近颈部淋巴结转移的粗略证据。如果确诊为甲状腺癌，建议行甲状腺全切术。对于临床怀疑为滤泡癌的患者，倾向于进行更彻底的切除。年龄较大的患者如结节大于 4cm 诊断为滤泡肿瘤应行甲状腺全切术。在这些患者中，癌症的风险约为 50%[127]。其他因素，包括甲状腺癌家族史、辐射暴露史和患者的特征[82]，可将全甲状腺切除术作为首选手术方式。

甲状腺腺叶切除术后诊断滤泡癌通常需要行全甲状腺切除术。微浸润滤泡癌患者预后良好，早期甲状腺腺叶切除术可能是恰当的治疗手段。然而滤泡癌的侵袭性与生存率下降直接相关。对于浸润性滤泡癌患者，许多外科医生倾向于全甲状腺切除，以允许放射性碘扫描来检测和消融转移性病变。更积极的外科干预并不能提高生存率，因为侵袭性已经表明远处转移的可能性增加。如果存在颈部淋巴结转移，应行颈部清扫术。当颈部淋巴结转移时，应咨询病理学家，因为患者可

能有滤泡变异型 PTC。由于淋巴结转移少见，预防性的颈淋巴结清扫是没有必要的[13]。

初次治疗后的复发率约为 30%[148]。复发与原发病灶侵犯程度有关，与首次手术范围无关。微浸润滤泡性腺癌的表现类似滤泡腺瘤，通常是通过保守的手术方案（甲状腺腺叶切除术）治愈[149]。微浸润滤泡癌的复发率约为 1%。大约 15% 的复发或转移性病变可以治愈。这些患者的预后与复发部位和初始危险分层有关。被膜侵犯和血管侵犯患者的生存结局明显较差[150]。颈部淋巴结复发的治愈率为 50%，而远处转移的治愈率约为 9%[130, 148]。

总的来说，滤泡腺癌患者 5 年存活率是 70%，10 年后下降至 40%。若存在远处转移，5 年生存率将降低到 20%[151]。影响预后的因素包括：发病时年龄大于 50 岁，肿瘤大小＞ 4cm，肿瘤分级较高，有明显的血管浸润，甲状腺外浸润，诊断时发生远处转移[13]。甲状腺外侵累及甲状腺包膜外，并侵及周围结构是降低患者生存的关键因素。风险分层显示患者生存率存在显著差异。在一项研究中，低风险组的 5 年生存率为 99%，20 年生存率为 86%。高风险组 5 年生存率仅为 47%，而 20 年生存率为 8%[141]。

滤泡癌患者的预后通常比乳头状癌患者更差。一些与年龄、性别和诊断时的分期相匹配的报告表明，乳头状癌和滤泡癌患者有相似的生存模式[9, 11]。滤泡癌患者预后差可能与患者年龄更大和疾病分期更晚有关。此外，与乳头状癌相反，死亡率与滤泡癌患者的复发直接相关[114]。

（五）Hürthle 细胞瘤

1. 临床表现

根据世界卫生组织的分类，Hürthle 细胞瘤是滤泡细胞瘤的一种亚型。桥本甲状腺炎、Graves 病或结节性甲状腺肿患者可发现 Hürthle 细胞瘤结节。这些肿瘤来源于甲状腺的嗜酸性细胞。尽管这些细胞的确切功能尚不清楚，但 Hürthle 细胞表达 TSH 受体并产生甲状腺球蛋白。

Hürthle 细胞瘤通常由 FNAC 诊断，其中约 20% 为恶性。与滤泡病变相似，诊断癌症也需要

组织学检查。Hürthle 细胞癌约占所有甲状腺恶性肿瘤的 3%。Hürthle 细胞癌患者的平均发病年龄可能大于滤泡癌患者[94, 152]。Hürthle 细胞癌比滤泡癌更具侵袭性，通常表现为多灶性和双侧性。这些恶性肿瘤也更有可能转移到颈部淋巴结和远处部位[153]。

2. 病理学

Hürthle 细胞瘤的 FNAC 典型表现为高细胞型和嗜酸性细胞的存在。这些肿瘤以富含线粒体的嗜酸性细胞为特征。腺瘤与恶性肿瘤的细胞学鉴别非常困难。包膜或血管浸润的组织学表现有助于 Hürthle 细胞癌的诊断。

3. 治疗和预后

Hürthle 细胞瘤的临床治疗方法与滤泡性肿瘤相似。对于 Hürthle 细胞腺瘤，切除受影响的腺叶和峡部就足够了。若在病理学上发现了 Hürthle 肿瘤的浸润性表现，需行全甲状腺切除。Hürthle 细胞癌比其他滤泡癌更具侵袭性，并且由于其吸收放射性碘的能力降低，对放射性碘治疗不那么敏感。由于可能发生局部淋巴结转移，应仔细检查局部疾病的扩展或邻近的颈部淋巴结。仔细触诊气管旁区域，如检查时发现明显疾病，应清扫气管旁淋巴结。此外，如果侧颈部淋巴结可触及，应进行全面的颈部清扫。

术后处理应包括 TSH 抑制和甲状腺球蛋白监测，并定期对中央区和侧颈部淋巴结进行超声检查。^{99m}Tc 扫描可用于检测局部持续性或转移性疾病。^{123}I 扫描和消融可以去除任何残留的正常甲状腺组织，以便更好地监测。然而，由于很少有 Hürthle 细胞癌（约 10%）吸收放射性碘，这种疗法在肿瘤消融治疗中不太可能有效[154]。

总的来说，Hürthle 细胞癌的生存率明显低于滤泡性甲状腺癌。死于 Hürthle 细胞癌的人数比死于乳头状或滤泡癌的人数更多[155]。此外，在分化良好的甲状腺癌中，Hürthle 细胞癌远处转移的发生率最高[156]。

（六）甲状腺髓样癌

1. 临床表现

MTC（甲状腺髓样癌）是一种独特的疾病，约占所有甲状腺癌的 5%。这些恶性肿瘤起源于滤泡旁 C 细胞，可分泌降钙素、癌胚抗原（CEA）、组胺酶、前列腺素和血清素。降钙素的测定对 MTC 的诊断和术后残留及复发性疾病的监测有重要意义。

MTC 的生物学行为表现介于分化良好的甲状腺癌与未分化癌之间。性别在 MTC 患者中无明显差异[157]。患者通常表现为颈部肿块，约 20% 的患者表现为颈部淋巴结肿大[158]。局部疼痛在这些患者中更为常见，表明存在局部侵犯，这可能与吞咽困难、呼吸困难或发声困难有关。MTC 可能与 PTC 一起出现，因为 RET 的相关基因突变在这两种疾病中都存在。虽然 MTC 最初扩散至颈部淋巴结，但在 50% 的诊断明确的患者中可发现纵隔、肝、肺和骨的远处转移[159]。

大多数 MTC（70%）表现为自发性单灶性病变，患者多为 50—60 岁且无相关内分泌功能障碍[158]。其余 30% 年轻患者多为家族性的。这些遗传性的 MTCs 常为常染色体显性遗传，外显率接近 100%。在这些患者中，MTC 之前伴有多灶性 C 细胞增生，并导致 90% 的病例出现多中心和双侧病变[160, 161]。家族性 MTC 与其他内分泌疾病无关。两种类型的 MEN 综合征与 MTC 有关。患有 MEN-2 的患者多表现为 MTC、嗜铬细胞瘤和甲状旁腺功能亢进[160, 162]。MEN-2B 类型的患者有马方综合征，可能有 MTC、嗜铬细胞瘤或黏膜神经瘤。虽然 MTC 的外显率在这些患者中为 100%，但其他特征的表达有所不同[161, 163]。

血清降钙素升高进一步证实了 MTC 的针吸细针穿刺的诊断。这些患者还应进行 RET 原癌基因突变检测。基因筛查已经取代了刺激性的五肽刺激试验。当患者被诊断为 MTC 时，仔细筛查遗传性疾病也是必要的。甲状旁腺功能亢进可以通过血清钙水平和适当的影像学检查来评估。患者还应筛查是否存在 24h 尿中儿茶酚胺和肾上腺素升高的嗜铬细胞瘤，并应进行腹部 MRI 检查。漏诊的嗜铬细胞瘤可导致术中高血压危象和死亡。此外，在患者中发现任何遗传性的 MTC 都应进行家族筛查。受影响的家庭成员往往可以在疾病早期发现和治疗，提高生存率[164, 165]。

2. 病理学

MTC 起源于神经外胚层的滤泡旁 C 细胞[166]。细胞向下连接甲状腺，主要集中在上极的外侧。大多数 MTC 病变位于甲状腺中上极。在遗传性 MTC 患者中，这种疾病通常是多灶性的。大体来说，肿瘤质硬，表面呈灰色。病变无包膜，但边界清晰。

这些病变由形状和大小不等的片状浸润性肿瘤细胞组成。细胞被胶原蛋白、淀粉样蛋白和致密的不规则钙化分隔。淀粉样蛋白沉积可能是聚合的降钙素，对 MTC 来说具有特征诊断性，尽管并不是所有的 MTC 含有淀粉样蛋白沉积[167]。更具侵袭性的肿瘤通常表现为细胞有丝分裂增多，核多形性及坏死的区域增多。降钙素的免疫组化和 CEA 常用于本病的诊断。

3. 治疗和预后

美国甲状腺协会最近发表了关于治疗 MTC 的具体指南[168]。术前检查包括测量降钙素和血清 CEA。有种系 RET 突变的患者应筛查嗜铬细胞瘤（MEN-2A 和 -2B）和甲状旁腺功能亢进（MEN-2A）。建议行胸部、纵隔 CT 扫描及颈部超声检查。

甲状腺全切除术是 MTC 患者的首选治疗方法，因为 MTC 病变具有多中心性和侵袭性病程。家族性 MTC 或 MEN-2 患者应切除整个腺体，即使没有明显肿块。

由于常发生颈部淋巴结的转移，早期的外科治疗应包括双侧中央区及侧颈部淋巴结清扫。当累及中央区淋巴结时，或当可触及侧颈部淋巴结时，应考虑包括同侧或双侧颈部广泛的颈部淋巴结清扫术（Ⅱ～Ⅴ区）。当原发病灶＞1cm 时（对于 MEN-2B 患者，＞0.5cm），或者存在中央区淋巴结转移时，应考虑选择性同侧侧颈部淋巴结清扫，因为 60% 以上的患者可能存在淋巴结转移[126, 169, 170]。纵隔上淋巴结（Ⅶ区）也应行常规切除。

潜在的相关疾病，如甲状旁腺功能亢进和嗜铬细胞瘤，必须仔细评估，如果必要，必须在甲状腺切除术前进行治疗。甲状腺病变治疗前可能需要切除嗜铬细胞瘤。此外，术前使用 α 肾上腺素能阻断药（苯氧苄胺）或 α- 甲基酪氨酸是必要的，以避免手术期间的高血压危象。在高钙血症的存在下，甲状旁腺需要在甲状腺切除术中识别。如甲状旁腺异常，应予以切除。否则，他们应该被充分标记，以方便未来的识别，特别是在 MEN-2A 的患者。

患有任何导致 MTC 的遗传疾病的儿童都需要积极治疗。一般情况下，甲状腺全切除手术应在患者 2—3 岁或 C 细胞增生前进行。切除甲状腺可以预防这些患者中 MTC 的发生，提高生存率。然而，7 个月大的 MEN-2B 患者中就有已确诊的 MTC[171]。

手术后，患者需要密切随访和监测血清降钙素和 CEA 水平[170]。降钙素对顽固性或复发性疾病的检测更为敏感，而 CEA 预测生存期更为敏感。降钙素水平升高或持续升高，应怀疑肿瘤残留或疾病复发。应进行局部检查，以确定潜在的疾病受累部位。转移性疾病或局部复发的肿瘤切除可减少潮红和腹泻症状，并可降低复发性中央颈部疾病的死亡风险[159, 172]。然而，MTC 对放射性碘治疗或 TSH 抑制治疗没有反应，因为它们起源于滤泡旁 C 细胞[165]。外照射治疗对于肿瘤切缘阳性或不能切除的患者一直存在争议，目前尚无有效的化疗方案。靶向治疗，包括卡博替尼和凡德他尼，被批准用于晚期复发性疾病的治疗。

MTC 患者的预后与疾病分期直接相关。总体 10 年生存率为 61%～75%，但如果颈部淋巴结受累，生存率会下降到 45%[165, 173]。对于家族性 MTC 患者其预后最好，其次是 MEN-2A，散发性患者和 MEN-2B 的患者。

（七）未分化癌

1. 临床表现

甲状腺未分化癌是最具侵袭性的恶性肿瘤之一，很少有患者能在初次发病后存活 6 个月[75, 174]。这种病变占所有甲状腺癌不到 5%[175]，主要发生于 60—70 岁的患者；少于 50 岁的患者非常罕见的。女性比男性发病率高，比例为 3：2，其中 80% 的恶性肿瘤可能同时存在其他癌，并可能是从分化良好的甲状腺癌转化而来[174, 176]。

通常，患者有一个长期存在的颈部肿块，并

迅速增大。这种突然的变化通常伴有疼痛、言语困难、吞咽困难和呼吸困难。通常肿块相当大，固定在气管壁上，导致声带麻痹和气管压迫。超过 80% 的患者在发病时有颈淋巴结转移，超过 50% 的患者有全身性转移[177]。大多数患者死于上腔静脉综合征、窒息或大出血。

2. 病理学

在未分化甲状腺癌病例中，大体标本显示坏死区域和周围组织的肉眼浸润，通常伴有淋巴结浸润。镜下可见明显不均一的细胞团。梭形、多角形和巨大的多核细胞及很少的分化细胞。这些细胞不产生甲状腺球蛋白，不运输碘，也不表达甲状腺激素受体[174]。这些结果通常可以通过 FNAC 确定，尽管有时需要进行正式的活检来排除淋巴瘤的诊断。

3. 治疗和预后

未分化癌的治疗极其困难，需要多学科与患者及其家属密切协商。必须明确讨论高级护理计划和代理人治疗决策问题。如果局部病变可以完整切除且能保证切缘的阴性，则可以考虑手术切除。最近发表的基于共识的 ATC 患者治疗指南提供了关于疾病手术切除的建议，由于缺乏对局部控制或生存获益，因此不支持肿瘤切除[178]。气管切开术仍有争议。虽然气管切开解决了急性气道窘迫，但也有人提出了关于可能延长痛苦的问题[179, 180]。应该提供营养支持，因为吞咽困难是非常常见的表现，但由于潜在的气道问题，胃造口置管时镇静可能会发生气道紧急情况。所有的治疗方式效果都很差，中位生存期是 2～6 个月[175, 181]。目前的治疗方案包括多柔比星、超分割放射治疗和外科手术切除[182, 183]。虽然 2 年以上的存活率只有 12%，但这是目前唯一适用于这些患者的治疗方案。其他化疗药物和靶向药物已有临床试验，但因为此病发病率低和进展迅速，因此临床试验进展有限。

对各种治疗策略的回顾性评估确定了一小部分长期存活患者的影响因素[8, 100, 184]。独立的预后因素包括局部疾病的可切除性、诊断时无远处转移及辅助放射治疗。此外，许多长期存活者多为在分化良好的癌内有小范围的未分化癌灶。

（八）其他形式的甲状腺癌

1. 岛状甲状腺癌

岛状甲状腺癌是以含有类似岛状细胞的小滤泡的细胞群命名的[185]。这些肿瘤是非常罕见的，表现为一个独立的病变或伴随乳头状或滤泡性甲状腺癌。这些细胞有甲状腺球蛋白抗体染色，但没有降钙素染色。通常在诊断时，发现存在包膜和血管侵犯。

与滤泡癌和乳头状癌相比，这些病变具有很强的侵袭性，当它们作为一个独立的疾病出现时，似乎有更高的复发率和死亡率[186]。然而，位于滤泡癌或甲状腺乳头状癌内的岛状癌似乎不会对临床进程产生不利影响。许多岛状甲状腺癌能够聚集放射性碘。

2. 淋巴瘤

原发性甲状腺淋巴瘤是不常见的，占所有甲状腺恶性肿瘤的不到 5%[187]。女性与男性患淋巴瘤的比例通常为 3：1，淋巴瘤通常出现在 50 岁以上的患者中。患者可能出现类似未分化癌的症状，肿瘤增大迅速但无痛。症状还可能包括吞咽困难和声带麻痹。许多患者出现甲状腺功能减退，或者已经接受了甲状腺素替代治疗，如桥本病[188]。非霍奇金 B 细胞型淋巴瘤是最常见的[189]。甲状腺淋巴瘤可以作为一种全身性淋巴瘤的一部分出现，因为这些患者中有许多人患有桥本病。目前推测这种情况是慢性抗原淋巴细胞刺激导致淋巴细胞转化。

需要明确诊断，而 FNAC 经常可以给出明确诊断。有时，可能需要粗针穿刺或开放的颈部淋巴结活检。由于原发性甲状腺淋巴瘤的发生率较低，必须进行全面的检查以排除其他部位淋巴瘤的存在。

患者通常对化疗反应迅速，尤其是对 CHOP 方案，放射疗法联合化疗方案也已经开发出来，且很有前景[190, 191]。甲状腺切除和结节切除可能被认为可以减轻对治疗反应慢的患者的气道阻塞症状，但外科手术并不是主要的治疗方式。

预后取决于肿瘤的组织学分级和甲状腺外疾病的存在。总的来说，5 年生存率约为 50%。甲状腺内疾病的存活率为 85%，甲状腺外疾病的存活率下降到 40%。

3. 转移性癌

甲状腺是其他癌症转移的罕见部位。然而，转移可能继发于肾癌、乳腺癌、肺癌和皮肤癌（即黑色素瘤）。甲状腺最常见的转移瘤来自肾。此外，大约 3% 的支气管癌转移到甲状腺，但这些占所有转移到甲状腺的 20%[192]。

通常，病史和体格检查可确定转移的来源。FNAC 用于最终诊断。甲状腺切除术可考虑作为姑息治疗，特别是当原发病灶生长非常缓慢时（如肾细胞癌）[193]。

4. 鳞状细胞癌

甲状腺鳞状细胞癌非常罕见，占甲状腺癌的不到 1%[194]。老年患者最常见，随着局部侵袭和转移，病情进展迅速。在检查过程中，需要排除上呼吸消化道其他部位的转移。早期发现和积极的外科治疗似乎是缓解和治愈的最佳选择。与头颈部的其他鳞状细胞癌一样，尽管放射治疗的效果还不明确，但可能是重要的治疗方法[195]。

八、手术治疗与技术

（一）甲状腺手术方法

在任何甲状腺手术之前，任何声音的改变或以前的颈部手术都应立即通过间接喉镜检查评估声带的动度。虽然甲状腺癌患者甲状腺功能大多正常，但对于甲状腺毒症或甲状腺功能减退患者应采取必要的药物治疗，以避免术中代谢紊乱，如高血压危象。这些治疗方案超出了本章的范围，但治疗上应咨询内分泌学家。

患者应仰卧在手术台上，用充气枕头或肩垫，提供足够的头部支撑，以便充分伸展颈部，达到最佳的暴露效果。在环状软骨下方约 1cm 处沿皮肤折痕做对称的横向切口。切口的长度取决于甲状腺的大小。对于颈部短粗、颈部伸展困难，或者是甲状腺低垂的患者，需要更长的切口。皮瓣向上游离至甲状软骨切迹水平，向下至锁骨。

甲状腺显露是通过胸骨舌骨肌和胸骨甲状肌之间颈深筋膜浅层的中线垂直切口获得的。带状

肌被直接分离，沿着甲状腺被膜外侧进行分离，直到在胸骨舌骨肌外侧边缘，颈内静脉内侧看到颈动脉。很少情况下，带状肌必须切断才能显露巨大的甲状腺腺叶或肿瘤。这种切断应该在肌肉的高处进行，以保持舌下神经的神经支配。在皮肤闭合前，带状肌应重新缝合。任何有证据表明甲状腺癌直接侵犯带状肌的都应行受累肌肉的整块切除。

通过钝性解剖，将甲状腺叶向前内侧牵拉（图 50-4A），应识别甲状腺中静脉，将该血管断开，可改善甲状腺外侧的显露。在中线上识别环状软骨和气管，沿甲状腺腺叶后外侧边界游离背侧所有组织。应保持细致的止血，以便鉴别淋巴结、喉返神经和甲状旁腺。

甲状腺上极可通过向外下牵拉甲状腺而显露。这个动作显露出 Joll 三角，它由气管、甲状腺上血管和咽缩肌组成。应在甲状腺被膜附近进行解剖，以避免对单侧喉上神经喉外支造成损伤。通常，可以看到支配环甲肌的 SLN 的外支。上极血管应单独识别并分离，以便在甲状腺叶附近结扎。此时，位于上极后外侧的组织可向后内侧方向游离。

RLN 的识别最好是通过 Lore 及其同事定义的喉后三角间隙来寻找[196]。这个三角由气管外侧、颈动脉鞘内侧和甲状腺下极底面包围。仔细解剖此平行于 RLN 走行的区域应该能安全识别出神经（图 50-4B）。甲状腺肿或异常大的甲状腺肿块可能会推挤神经。在这种情况下，RLN 可以固定在扩大的甲状腺叶的下表面并向外伸展。在这些情况下须非常小心，识别神经可能需要一种更好的方法，于入喉部识别喉返神经。

识别出喉返神经后，应跟随喉返神经进入环状软骨水平的入喉口，于 Berry 韧带后方或穿过 Berry 韧带进入喉深处。神经在进入喉部之前可以分成多个分支[197]。手术中最困难的部分通常是分离喉返神经穿过 Berry 韧带处。喉返神经靠近甲状腺，由韧带连接。出血可能发生在这个部位，在确定神经之前应用温和的压力行压迫止血，以避免损伤。在这一区域应严格避免使用电灼。甲状腺组织的一小部分可能与韧带嵌套，也是甲状腺全切除术后甲状腺组织的残余。虽然对术中常

规使用 RLN 监测存在争议，但如果预期神经识别或处理或两者都较困难，这可能是有用的[198-200]。这种情况的例子包括大型肿瘤或甲状腺肿，气管旁淋巴结转移或清扫，以及甲状腺床或中央区的再手术病例。

　　仔细分离并结扎所有血管，并在囊外解剖，以减少甲状旁腺血供断流的风险（图 50-6）。应仔细检查是否有缺血的甲状旁腺，有无甲状腺前方的甲状旁腺及跟随腺叶被切除的甲状旁腺，标本可通过冰冻切片检查获得确认。甲状旁腺可以切成 $1mm^3$ 的碎块种植于同侧胸骨舌骨肌或胸锁乳突肌内，并予以标记。

　　移动腺叶后，关键结构可被确认，峡部可以在靠近对侧处切断。缝合断缘，仔细寻找锥体叶，并与甲状腺叶和峡部一起被切除。

　　对于甲状腺全切除手术，对侧重复同样的步骤。继续切除对侧的甲状腺叶的决定应取决于之前腺叶切除的过程。甲状腺标本取出后，进行止血检查，并在甲状腺叶床上放置负压引流管。分离的带状肌肉用可吸收缝合线重新对合，并沿中线闭合，以防止气管与皮肤粘连。用可吸收缝合线重新缝合颈阔肌，最后行皮内缝合。

（二）中央区处理

　　颈部中央包括Ⅵ区淋巴结和上纵隔淋巴结（以前称为Ⅶ区淋巴结）。Ⅵ区淋巴结位于由舌骨（上

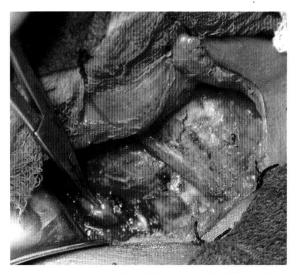

▲ 图 50-6　甲状旁腺靠近喉返神经。甲状腺被膜周围血管分离和结扎，确保向甲状旁腺供应的血管完整

界）、胸骨上窝（下界）、颈动脉（外界）、胸骨甲状肌（前界）、椎前筋膜（后界）围成的间隙。喉前淋巴结（Delphian）通常在锥体叶切除时可见，也可在甲状腺切除时切除。在此解剖过程中，应保留环甲肌上的筋膜。气管前清扫从峡部的下缘开始，从下方气管的正面到无名动脉的水平上清扫含淋巴结的纤维脂肪性软组织。这种解剖可以与气管旁解剖同时进行，尤其是在清扫较低的范围时，以便识别无名动脉。此外，必须非常小心，不要从气管正面向外侧延伸，以免对 RLN 造成潜在损伤。

　　气管旁清扫范围，从环状软骨的下缘延伸到穿过气管的无名动脉。两侧的内侧边界为气管，颈动脉为外侧边界。颈总动脉沿着整个气管旁间隙被识别和解剖。这有助于鉴别上纵隔内的大血管。气管旁淋巴结与 RLN 密切相关，在手术过程中必须清楚地解剖和观察 RLN。在二次手术的病例中，RLN 可能更容易在以前未解剖的区域被发现。考虑到颈部两侧 RLN 的走行，不同的手术入路存在差异。在右颈部，RLN 在气管旁从外侧到内侧移动。无名动脉相对于主动脉弓的腹侧位置越高，右侧 RLN 的路径更靠近腹侧，从而导致神经背侧出现一个能存在淋巴结的组织间隙；因此，在右侧气管旁进行完整的神经解剖通常更为必要。在左侧颈部，RLN 沿气管食管沟内气管旁上升。无论哪种情况，我们的目标都应该是用最少的神经操作完成解剖。

　　在解剖过程中，下甲状旁腺比上甲状旁腺更危险。上甲状旁腺多位于环状软骨水平，易于保留。下甲状旁腺则应尽可能被识别和保留，但它们经常在最后的手术标本中被找到然后经冰冻切片病理确认后回植。

（三）特殊的手术情况

1. 区域淋巴结的治疗

高分化甲状腺癌患者的颈部清扫通常是保守的。颈部淋巴结转移在滤泡癌中很少见，但在乳头状癌中更为常见。目前，在滤泡癌病例中没有预防性颈部清扫的说法。目前的 ATA 指南建议考虑对 PTC 和疑似 Hürthle 细胞癌患者行中央区（Ⅵ区）颈清扫术[82]。如触及或肉眼可见的淋巴结，

乳头状或 Hürthle 细胞型甲状腺癌患者应行中央区淋巴结清扫术，同时行甲状腺全切除或腺叶切除术。

由于 MTC 发生微小肿瘤扩散的频率较高，且缺乏放射性碘的摄取，预防性中央区淋巴结清扫是常见的手术方式。当这些患者出现可触及的颈前淋巴结时，行甲状腺全切除术加双侧中央区淋巴结清扫术，并仔细检查侧颈淋巴结。中央区清扫应包括喉前淋巴结、气管旁淋巴结和上纵隔淋巴结。应明确识别 RLN、甲状腺下动脉和甲状旁腺，并从环状软骨水平向无名动脉水平行完整淋巴结清扫。

在进行双侧中央区清扫时，保存甲状旁腺可能有些困难。在甲状腺病变的解剖中，尤其是甲状腺侧方的解剖中，应注意鉴别和保存甲状腺下动脉的上行支，它是上甲状旁腺的血液供给者。如果向甲状旁腺的血管供应受到损害，应获得该腺体的活检标本并确认甲状旁腺组织，将腺体切成 $1mm^3$ 的小块回植于胸锁乳突肌内，并标记回植点。

当可触及的侧颈部淋巴结存在，并经 FNAC 证实为转移性时，应进行治疗性颈部清扫，包括 Ⅱ～Ⅴ 区。下颌下和颏下淋巴结（Ⅰ 区）很少受累，只有当该区域有临床阳性淋巴结时才应切除[120, 201]。颈部受累常与原发甲状腺病变同侧[202]。如果存在可触及的疾病，将领式切口延伸至乳突尖上方，可充分显露侧颈部。沿着副神经进行仔细的检查和解剖，因为这是转移的一个常见部位[13]。更广泛的改良根治性颈淋巴清扫可能是必要的，而广泛的纵隔转移可能需要通过劈开胸骨获得足够的切除。放射性碘治疗是治疗颈转移的一种重要辅助治疗方法。

在 MTC 患者中，81% 发生淋巴结转移[203]。回顾性分析显示，接受颈清扫治疗的 MTC 患者 10 年生存率为 67%，而未接受颈清扫治疗的 MTC 患者 10 年生存率为 43%[160]。可触及的颈部淋巴结需要中央区清扫和广泛的颈清扫。临床颈部阴性患者，手术治疗应包括甲状腺全切除、中央区清扫、预防性同侧颈清扫。所有患者都应考虑对侧颈部的清扫，尤其是当原发甲状腺病变的大小为 2cm 或更大时，需要双侧颈清扫以最大限度地局部控制[203]。

2. 胸骨后甲状腺肿

不足 1% 的患者可能有部分或完全位于胸腔内的甲状腺[204, 205]。在大多数此类患者中，无须胸骨劈开术即可通过颈部领式切口切除胸骨后甲状腺肿。血管供应通常起源于颈部，确定后可结扎。分开峡部可以促进胸骨后甲状腺肿从胸骨后移动。大缝合线可以深深插入甲状腺肿，以便牵引和钝性剥离，帮助甲状腺肿通过颈部拖出。

以前做过甲状腺手术的胸骨后甲状腺肿患者、一些侵袭性恶性肿瘤患者及颈部没有甲状腺组织的患者可能需要胸骨劈开术。有时，胸骨后甲状腺肿可能太大，实在无法通过颈部切口。在这些病例中，甲状腺切除术通常与胸外科医生合作进行。

3. 喉返神经侵犯

手术中需要牺牲 RLN 的情况并不多见，如术前声带麻痹，术中发现肿瘤侵犯，可牺牲神经。更常见的是 RLN 在没有严重病情的情况下进行解剖。在分化良好的甲状腺癌患者中，RLN 牺牲患者与术后通过放射性碘治疗神经遗留病灶患者的生存率无差异[191]。由于 MTC 对术后放射性碘治疗缺乏反应，必须考虑 RLN 的牺牲，才能完全清除严重的病灶。当 RLN 被切除时，如果可行，应立即进行神经修复，无论是通过直接吻合，神经移植，还是颈襻移植。

牺牲 RLN 需要排除神经浸润的良性病变。Graves 病、桥本甲状腺炎和 Reidel 甲状腺炎可累及伴有或不伴有声带麻痹的 RLN。良性病变可导致 RLN 的牵拉损伤，可通过手术切除肿块来解决。最后，淋巴瘤可以累及 RLN，但治疗很少通过外科手术，并且不应包括神经切除。

4. 扩大手术切除

甲状腺癌的外科治疗应清除所有严重的病灶，尤其是 MTC 患者。固定在甲状软骨或气管上可能需要部分至全层切除这些结构（图 50-7）。如果甲状软骨膜完好无损，甲状腺软骨板可以被切除而不会引起严重的并发症。气管可以部分切除和修复，以便肿瘤整体切除。涉及多达四个气管

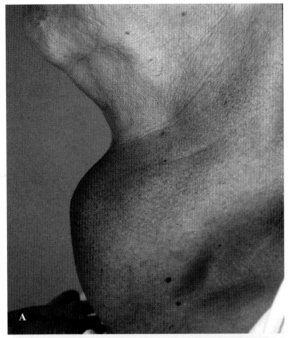

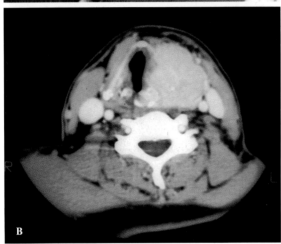

▲ 图 50-7 A. 颈部侧面图显示一个巨大的压迫性甲状腺肿块；B. 轴向断层扫描显示甲状腺病变广泛的局部侵犯，包括甲状腺软骨、喉和食管

环的切除也可吻合[206]。此外，气管刮除可以进行，留下内部完整黏膜。鼻中隔黏膜软骨复合移植可修复孤立的全层缺损。在骨骼受累范围较广的患者中，进行部分喉切除术[207, 208]。全喉切除术应该只在最极端的情况下选择，如广泛的喉腔内侵犯，实质性的环周受累，或双侧 RLN 功能障碍。通常，这一手术将在放射性碘治疗或外照射失败后。咽部和食管的局部侵犯通常需要区域切除和一期吻合（图 50-8）。然而，更广泛和更深的受累可能需要肌筋膜 / 带蒂肌皮瓣或游离皮瓣

重建。

5. 甲状腺再手术

在不同的临床情况下可能需要行甲状腺二次手术。患者可能以前做过甲状腺腺叶切除术，可能需要全甲状腺切除术。疾病复发可能需要重新探查甲状腺床或清扫颈部淋巴结，包括中央区（Ⅵ区）。此外，以前的颈部手术，如甲状旁腺切除术，也可能已经涉及甲状腺床。

再次手术的并发症发生率比首次甲状腺手术高。手术前留下的瘢痕和纤维化可能会导致识别组织困难，从而增加 RLN 损伤的风险。潜在的损伤或颈部一侧甲状旁腺的断流增加了对侧腺体保存的担忧。较早的研究报道了再手术并发症的高发生率[121, 209]。然而，最近的报道显示，永久性甲状旁腺功能低下或 RLN 损伤的风险小于 2%[210-213]。

虽然不能完全避免甲状腺二次手术，但可以采取措施尽量减少再手术的需要。在首次手术前，术前准备应包括对甲状腺肿块是否固定和 RLN 是否麻痹行详尽的评估。在这些患者中，术前影像学检查和与其他外科医生的配合有助于预防术中的意外情况。

甲状腺结节的最小手术范围是甲状腺腺叶切除加峡部切除。单侧甲状腺次全切除术可能包括疑似甲状腺结节，但可能留下残留的病灶。完整切除甲状腺叶是安全的，通常不需要回到原来的手术区域重新探查。

FNAC 的有效性也指导外科医生对特定疾病进行适当的手术。滤泡或 Hürthle 细胞腺瘤应进行单侧甲状腺腺叶切除术，避免探查对侧腺叶。在确定恶性肿瘤的情况下，二次手术是安全的，因为对侧腺叶一直保持原状。当患者有严重的并发症，可能无法再次手术时，可以在初次手术行对对侧甲状腺全切或近全切。FNAC 提示乳头状癌为外科医生准备甲状腺全切除和 MTC（甲状腺髓样癌）行更广泛的手术提供了指导。虽然术中冰冻切片分析存在争议，但冰冻切片分析结合细胞学检查对术前 FNAC 诊断为可疑 PTC 的患者有意义[214, 215]。最后，超声评估甲状腺床和侧颈部对术前评估疾病提供帮助，有利于制定手术计划。即使在可触及淋巴结复发的患者中，超声对侧颈

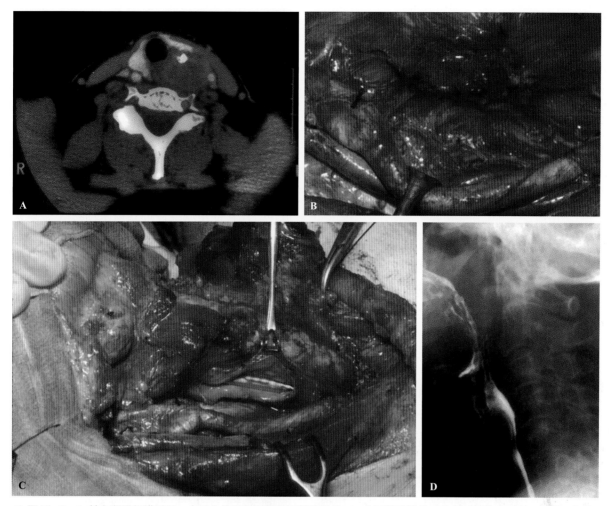

▲ 图 50-8　**A.** 轴向断层扫描显示一个巨大的局部浸润性甲状腺肿块；**B.** 大甲状腺肿块已从邻近结构中剥离，但累及食管；**C.** 切除受累的部分食管；**D.** 术后钡餐吞咽研究显示食管完好，能正常进食

引自 Lai SY, Weber RS. Thyroid cancer. In Ensley JF, Gutkind JS, Jacobs JR, et al, eds: *Head and neck cancer: emerging perspectives*. San Diego: Academic Press; 2002:424.

和中央区的评估也可能改变 40% 二次手术患者的手术操作范围[101]。

　　一般情况下，如果有明确的病理结果，二次手术应在初次手术后 3～4d 内进行，或在 3 个月后进行。早期和晚期的愈合和炎症对于二次手术来说是可以控制的。到目前为止，还没有对照研究解决再次手术中颈部炎症程度的问题。

　　在二次手术前，声带应进行可视化评估，以确定任何潜在的 RLN 损伤。影像学检查在复发的病例中可用于鉴别局部侵犯或颈部淋巴结转移及可能累及 RLN 或甲状旁腺。在手术中，显露RLN 应该从以前未解剖的区域进入手术床。外科医生应该熟悉许多鉴别 RLN 的技术。包括胸

锁乳突肌内侧边界的外侧入路，一种颈前部甲状腺下极入路，以及一种甲状腺上极的内侧入路[212]。术中监测 RLN 是有帮助的，电生理神经刺激器可以方便地确认神经。RLN 的肉眼显露是至关重要的，使用放大镜可能有助于识别 RLN 和甲状旁腺。

　　由于永久性甲状旁腺功能低下较难处理，保存甲状旁腺在二次手术中是至关重要的。如初次甲状腺手术所述，被膜外甲状腺分离和紧密的血管结扎有助于保存甲状旁腺的血管供应。先前的手术可能破坏了腺体的正常解剖位置，或者手术瘢痕使腺体定位困难。在这种情况下，所有的甲状腺周围脂肪都应仔细辨认和保存。当二次手术

包括中央区清扫时，甲状旁腺可随病变一起被整块切除。

手术标本需仔细检查，取疑似的甲状旁腺组织活检。已识别的甲状旁腺组织应重新植入胸锁乳突肌，尽可能保留所有甲状旁腺组织。将甲状旁腺原位保存和甲状旁腺组织自体移植相结合，可显著降低永久性甲状旁腺功能减退的风险[216]。即使其他甲状旁腺完好无损且无低钙血症，重新植入的甲状旁腺组织仍能发挥功能[217]。

术中超声有助于切除甲状腺床或间隙内影像学上可识别的却无法触及的病灶。该技术对于已行 EBRT（体外照射治疗）的患者或小于 2cm、局部浸润性或附着于气道的病变尤其有用。超声可以通过开放性创面的带状肌来进行，针头可以放置在靶区作为指引。

（四）手术的范围

手术是甲状腺癌的主要治疗方法。虽然分化良好的甲状腺癌也可具有极强的侵袭性和致命性，但大多数患者即使有残留或复发，也能长期生存。对于高分化癌患者的手术范围存在争议。外科治疗的主要目标应该是根除原发疾病，减少局部或远处复发的发生率，并促进转移瘤的治疗。这些肿瘤目标应该以最低的发病率实现。

大量关于甲状腺癌及其治疗的文献创造了各种各样的术语来描述甲状腺组织切除的程度。大多数外科医生认为，甲状腺结节的腺叶部分切除是不可接受的，切除甲状腺的最小范围应该是腺叶及峡部切除。在过去，一些外科医生提倡近全甲状腺切除术，保留一侧腺体的后部，以避免对 RLN 和至少一个甲状旁腺的损伤。甲状腺全切除术包括完全切除两个甲状腺叶，[123]I 扫描可能显示 2%～5% 的残留组织[218]。

更保守的手术方法的支持者认为，甲状腺腺叶切除术和峡部切除术对大多数患者来说是足够的（＞80%）。在不同的分类方案中，这些患者将被归类为低风险患者（参见肿瘤分期和分类一节）。甲状腺腺叶及峡部切除术比甲状腺全切除术更简单，也更省时。RLN、SLN 和甲状旁腺损伤的总体发生率更低。最后，与全甲状腺切除术相比，这种保守的方法不会对预后和生存产生不利影响。

许多研究支持这种保守的方法。在 AGES 分类中，低风险的乳头状癌患者无论是否接受甲状腺腺叶切除术或甲状腺全切除术，其 25 年死亡率均为 2%[67]。Shah 和他的同事进行了一项基于 AJCC 分级系统的研究[70]。对于小于 4cm 的甲状腺腺体内肿瘤，20 年生存率无差异；然而，接受甲状腺全切除术的患者发生并发症的风险增加。

虽然没有发现生存差异，但有几项研究报道说，仅接受甲状腺腺叶切除术的患者局部复发的发生率有所增加[219, 220]。关于局部复发与疾病生存的关系，存在一些争议，特别是乳头状癌[137, 213]。最后，在这些分级系统中被归类为高危的患者，需要接受近全甲状腺或全甲状腺切除术和碘消融治疗。

一种激进的手术方法倾向于大多数情况下行甲状腺全切除，而小的、单一的病灶行腺叶切除。这种方法的支持者认为甲状腺全切除术是一种更好的手术术式。整个甲状腺的切除包括腺体外侵犯和多中心病灶。该手术如果术者技术精湛，经验丰富，并发症发生率同样较低[211]。几项研究显示该术式生存率提高，局部或远处复发率降低[116, 129, 221]。研究还表明，即使在各种分类方案中被确定为低风险的患者中，也存在侵袭性疾病的风险[222, 223]。

在去除所有正常甲状腺组织后，行术后甲状腺球蛋白水平监测才更有意义。甲状腺全切除术也有助于术后诊断扫描评估转移和复发。理想情况下，甲状腺全切除术后诊断性放射性碘摄入量应小于 3%。随后的放射性碘治疗不需要清除残余的正常甲状腺组织，可以集中于清除残余癌和远处转移。最后，虽然很少见，但切除整个甲状腺可以降低从分化良好的甲状腺癌转变为未分化癌的风险。

围绕手术范围的争议将继续存在，因为没有一套统一的标准可以用来区分高分化甲状腺癌的侵袭性。治疗结果也将继续因医疗机构和外科医生而异。然而，初次手术应该处理好甲状腺和颈部转移淋巴结。手术的范围应根据患者的危险因素、手术结果和术中进展情况来决定。最终，甲状腺手术的首要目标应该是有效地根除甲状腺癌，将死亡率降至最低。

（五）甲状腺手术技术的发展

在过去的十年里，外科手术方法已经发展到允许更小的切口来施行[224, 225]。其中一些入路从腋窝或胸部的远端切口进入甲状腺床[226, 227]。除了改善外观和减少术后不适外，这些方法还为外科医生提供了通过内镜设备更好地显示关键结构(如SLN)的方法（图50-9）。在经颈入路中，通常不需要手术引流，许多患者在术后观察一天可出院[228]。与传统的开放方法相比，这些方法的实施一直很谨慎，一直强调能够提供等同于或优于传统手术方法的结局[229, 230]。

机器人手术技术的发展相对较快。达·芬奇手术系统（Intuitive Surgical, Sunnyvale, CA）提供了许多功能，这些功能在开发新的甲状腺手术方法时得到了利用，包括真正的三维可视化、高度清晰的可视化和动态缩放。经腋窝甲状腺切除术是为了避免颈部切口[231]。此外，一种经乳房切口方法已经开发出来，就像机器人甲状腺美容手术一样[232, 233]。自然孔口技术目前正在开发中，包括用于机器人仪器的经口内镜甲状腺切除术[234, 235]。由于出现时间较短和需临床数据的持续积累，现在很难确定这些技术的总体应用效果。显然，这些技术需要很多的设备和培训要求。当前还需要继续探索以确定这些技术在成本效益和降低并发症方面有哪些优势。

（六）特殊情况处理

1. 儿童

儿童甲状腺结节性疾病并不常见，发病率为0.2%～1.8%[236]。大多数发生在儿童的颈部肿块是由于先天性或炎症原因。恶性颈部肿块可由淋巴增生性疾病、肉瘤或甲状腺癌引起。不足6%的儿童颈部肿瘤是甲状腺恶性肿瘤[237]，大约10%的甲状腺癌发生在21岁以下的患者[238]。

大多数甲状腺肿瘤患儿表现为甲状腺内或侧颈部无症状肿块。病变通常是无症状的，并经常在父母或儿科医生在例行体检时注意到。完整的

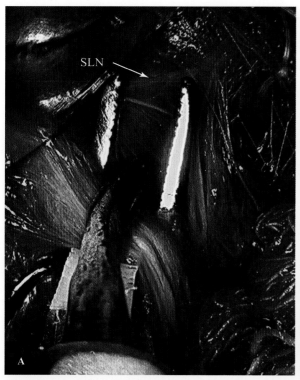
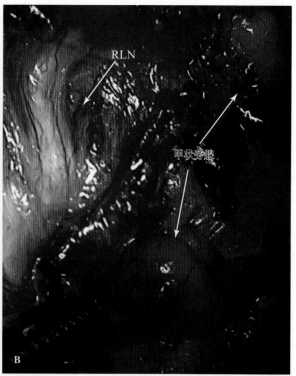

▲ 图50-9　通过5mm 30°内镜提供的放大图像提供很好的术中喉上神经（SLN）、喉返神经（RLN）和甲状旁腺的可视化
引自 Lai SY, Walvekar RR, Ferris RL. Minimally invasive videoassisted thyroidectomy: expanded indications and oncologic completeness. *Head Neck* 2008;30:1403-1407.

病史记录应特别注意家族史和辐射暴露。体格检查应仔细评估甲状腺相对于周围颈部结构的活动性。声带活动应通过间接纤维鼻咽镜记录。中央区和侧颈也应仔细触诊。超过 50% 的分化型甲状腺癌患儿存在淋巴结转移[239]，有 18% 的患者有局部侵犯。此外，15% 的患者有远处转移，常在术后放射性碘治疗时发现[240, 241]。患儿胸片可能正常，也可能显示细小的间质网状结构，可误认为粟粒性结核。肺广泛受累的儿童在剧烈活动时可能出现呼吸困难。

儿童的诊断检查应包括 FNAC 和超声检查。不合作的孩子可能需要镇静后在超声引导下行 FNAC。由于儿童初次发病时晚期较为常见，超声提供了关于甲状腺结节大小和一致性的重要信息。超声检查还可以确定可能的气管旁受累或颈部淋巴受累。

虽然儿童单发甲状腺结节最常见的类型是滤泡腺瘤（68.9%），但在 16%~25% 的结节中发现恶性肿瘤[242, 243]。最常见的恶性组织学类型是乳头状癌，占 80% 以上。与成人甲状腺癌相比，乳头状癌通常为滤泡型，儿童不会出现高细胞型和柱状细胞型变异[244, 245]。Hürthle 细胞癌可表现为多种病变和乳头状结构，为家族性综合征[246]。MTCs 约占儿童甲状腺癌的 10%，需要仔细评估所有家庭成员，鉴别家族性 MTC 或 MEN 综合征。

甲状腺癌患儿的治疗必须平衡治疗引起的并发症和该疾病的低致死率之间的关系。手术的主要目的是原发灶和局部转移灶彻底清除。建议进行甲状腺全切除或近全切除[238, 239, 247, 248]。多灶性疾病在 10%~30% 的患者中存在。此外，全或近全甲状腺切除术便于使用血清甲状腺球蛋白监测疾病复发，并有助于使用放射性碘来确定和治疗远处转移。最近的研究表明，甲状腺全切除术后永久性甲状腺功能减退和 RLN 损伤的发生率较低。甲状腺全切除术患者的复发率低于保守手术患者[249]。

儿童常出现颈部淋巴结转移，需要淋巴结清扫治疗。颈部淋巴结转移的患者，气管旁和气管前淋巴结转移占 90%[38]。颈部转移性病变通常对于周围器官呈压迫式生长，而不是浸润性生长。

很少需要根治性颈清扫。当中央区淋巴结转移时，患者应进行中央区清扫，而不是简单地摘除淋巴结。应注意识别和保留甲状旁腺的血液供应。此外，侧颈部淋巴结转移需要全面的侧颈部清扫（Ⅱ～Ⅴ区）。

虽然儿童和青少年通常比成人的病情更严重，但他们的预后仍然很好。在几个系列研究中，年轻患者的 10 年生存率接近 100%，2～5 年生存率接近 90%[250]。复发最常见于颈部淋巴结，儿童比成人更常见。复发似乎在年轻患者和乳头状癌患者中更常见[251]。颈部转移可以手术切除，肺部转移对放射性碘治疗有反应[252]。

2. 孕妇

由于甲状腺肿瘤更常见于女性，而且往往是育龄女性，医生偶尔需要处理孕妇的这种疾病。据报道，怀孕期间甲状腺结节的发生率为 2%～10%[253, 254]。对这些患者的处理必须注意保护母亲和胎儿的健康，并必须将早产或流产的风险降到最低。妊娠期和哺乳期甲状腺结节处理的一个关键区别是 RAI（放射性碘）的绝对禁忌使用[255]。

怀孕期间，甲状腺的生理功能明显改变。由于碘的相对不足和激素的变化，腺体的大小会显著增加[256, 257]。这些生理和激素的变化可能增加甲状腺结节的发生率或导致现有甲状腺结节的增大。

任何孤立性甲状腺结节均应通过 FNAC 进行评估[258]。一些作者认为，妊娠超过 20 周的孕妇应将 FNAC 推迟到妊娠后，以减轻患者的焦虑[254, 259]。他们认为，可在生产后再治疗，只有当结节显示持续增长或可疑恶性特征时才行 FNAC。其他作者则主张在怀孕的任何阶段立即进行 FNAC 检查[255]。

超声可用于初步评估和持续监测。超声检查对甲状腺和颈部受累的评估是有效的。怀孕期间不建议进行 CT 扫描，但必要时可以进行 MRI 检查。

当 FNAC 结果是良性的，患者应放心，我们可以用超声监测结节在怀孕期间可能出现的增长。滤泡肿瘤可以密切观察或手术探查。如果 FNAC 可疑或显示甲状腺癌，建议在安全时行手术[253]。妊娠晚期甲状腺癌应在产后治疗。在妊娠早期被诊断出的癌症可以在妊娠的第22～26周进行手术治疗，此时胎儿发育和早产的风险最低。然而，研究发现在怀孕期间接受甲状腺或甲状旁腺手术的患者围术期并发症的风险是非孕妇的2倍，其中包括母胎并发症（如胎儿窘迫、剖宫产）[260]。此外，妊娠早期诊断为甲状腺癌的孕妇推迟手术至分娩后，其自然病史和预后可能没有差异[261]。需要患者、妇产科医生、内分泌医生和外科医生共同进行深入的讨论，并考虑将手术推迟到产后，尤其是低风险PTC。侵袭性甲状腺癌生长迅速或侵犯邻近颈部结构，可能需要立即手术治疗。此外，孕妇髓样癌或未分化癌需要及时治疗。这些肿瘤很少见，通常发生于老年妇女。在开始治疗这些疾病之前，可能需要考虑终止妊娠。

（七）并发症

在头颈部手术中，甲状腺手术是非常安全的。死亡率极低，并发症也相对较少。一般来说，甲状腺术后严重的并发症发生率约在2%以下[13]。并发症通常可分为非代谢性和代谢性。特别值得关注的是对RLN和甲状旁腺的损伤。

甲状腺手术围术期并发症少见，甲状腺床血供丰富，术后很少感染。预防瘢痕增宽或肥厚取决于切口的适当位置，而切口往往隐藏在自然的皮肤皱褶内；为了避免胸骨切口处皮肤张力的增加，切口不应该在颈部过低的位置。气胸是非常罕见的，通常与涉及锁骨下剥离的扩大手术有关。乳糜漏多发生在左侧，但当伤口引流充分的情况下，通常自愈。

1. 出血并发症

手术中进行细致的止血，则术后不常见出血。然而，由于未被发现的凝血障碍或操作不当，可能会发生出血。术后立即大量出血可导致危及生命的气道压迫。迅速扩大的血肿需要立即打开手术切口并将血液排出。可以建立气道控制，并回到手术室进行彻底的探查以确定出血部位。尤其当切除一个大的甲状腺肿之后，可能发生皮下积液。如果存在液体积聚，简单的针吸可以控制和预防感染。

2. 喉上神经损伤

喉上神经外支（SLN）的损伤被认为是罕见的，但确切的发生率还未知。SLN功能的紊乱往往是暂时的，患者和外科医生都无法识别[262]。SLN的损伤改变了环甲肌的功能。患者可能难以尖叫，歌手发现音调变化有困难，尤其是在较高的频率。SLN的外部分支通常不可见，位于上极血管附近。甲状腺上极的充分显露和甲状腺被膜上单个血管的紧密结扎可防止单侧SLN损伤。语音治疗可以帮助患者在SLN损伤的情况下进行代偿。

3. 喉返神经损伤

RLN损伤的影响比SLN损伤大得多，也更明显。在甲状腺全切除手术中，永久性RLN麻痹的发生率为1%～1.5%，而近全切除手术的并发症更少[116, 263, 264]。2.5%～5%的患者因神经牵拉而出现暂时性功能障碍[196]。发病率随着第二和第三次手术而增加。RLN损伤在伴有颈淋巴结清扫的甲状腺切除术中也更为常见，尽管这可能反映出更严重的疾病状态[265]。永久性神经损伤的疾病特异性危险因素包括复发性甲状腺癌、胸骨后甲状腺肿和各种甲状腺炎。声带功能应通过喉镜检查来评估和记录，尤其是对有手术史的患者。

单侧RLN损伤导致声带在旁正中位固定，声音可能是嘶哑的，可能缺乏高音。如合并SLN损伤会导致声带向一侧倾斜，并使音质和声门功能更差[266]。偶尔，患者可能有吸气性呼吸困难和肺炎[265]。

双侧RLN损伤症状可能非常明显。术后立即出现喘鸣和呼吸困难可能需要立即重新插管和气管切开。偶尔，双侧RLN损伤可能不会立即被发现，患者可能会适应气道缩小。随着时间的推移，声带向中线移动，阻塞气道。

RLN的鉴别和仔细的解剖可以减少永久性损伤的发生率。外科医生也应该意识到喉不返神经的可能性，最常见的是在右侧。如果神经在手术中被切断，建议进行神经显微外科修复。虽然修复后不太可能恢复正常功能，但再次吻合RLN可减少声带萎缩的程度[267]。一些外科医生提倡将舌下神经与切断的RLN远端吻合，以防止喉联动和声带过度内收[268, 269]。

声带损伤的综合治疗超出了本章的范围。在

大多数情况下，RLN 损伤是术后发现的。有些外科医生在术后即刻发现声带麻痹时倾向于重新探查。在发生暂时性 RLN 损伤后 6～12 个月，声带功能恢复正常，言语治疗是有价值的。应连续检查记录对侧声带代偿的可能性。对于持续发声不全或误吸的患者，针对声带的治疗可能包括声带注射、甲状软骨成形术和杓状软骨内移术。在双侧 RLN 损伤的病例中，治疗的目的是改善气道，而不是完全牺牲气道质量，可能包括杓状软骨切除或声带横向切开术。

4. 低钙血症

甲状腺全切除术后短暂症状性低钙血症占 1%～25%，但永久性低钙血症较少见（0.4%～13.8%）[270, 271]。甲状旁腺功能减退症的危险与肿瘤的大小和浸润程度、病理、手术的范围和外科医生的经验有关[67, 272]。血清钙水平的变化往往是短暂的，可能并不总是与甲状旁腺损伤或血管损害有关。

当术后血钙过低的风险增加时，可以考虑自体甲状旁腺移植[273, 274]。这些情况多见于甲状腺癌，需要进行甲状腺全切除和中央区清扫，以及有甲状腺或甲状旁腺手术史需再次手术。自体移植通常在胸锁乳突肌中进行，也可在非优势前臂的肱桡肌[275]。

暂时性低钙血症通常与围术期酸碱状态、血液稀释和白蛋白浓度变化引起的血清蛋白结合变化有关。这些变化不会引起低钙血症症状。然而，血清钙离子水平的突然变化可导致口周和末梢感觉异常。随着钙水平持续下降，患者可能会出现手足抽搐、支气管痉挛、精神状态改变、癫痫、喉痉挛和心律失常。血清钙水平下降到低于 8mg/dl，Chvostek 征和 Trousseau 征可能随着神经肌肉刺激性的增加而发展。

一般情况下，全甲状腺切除患者血清钙水平测定是在术后即刻和第二天上午测量。患者血清钙水平应稳定或升高。接受甲状腺腺叶切除术的患者通常不需要血清钙监测。甲状旁腺功能减退症的令人担忧的表现包括低钙血症、高磷血症和代谢性碱中毒。PTH 水平也可以用来预测潜在的低钙血症[276]。

如果患者有症状或血清钙水平下降到 7mg/dl

以下，通常要治疗低钙血症。在这些患者中，心脏监测是必要的。患者静脉注射 10ml 10% 葡萄糖酸钙和 5% 葡萄糖水溶液，滴定至症状缓解，随后检测血清钙水平。口服补钙应该从每日 2～3g 碳酸钙开始。并给予骨化三醇（1, 25 二羟基胆钙化醇）。补充钙和维生素 D 的调整应咨询内分泌学家。

九、术后治疗及特殊注意事项

（一）甲状腺激素替代和促甲状腺激素抑制疗法

甲状腺全切除后，需要外源性补充甲状腺激素以预防甲状腺功能减退症状[9, 90]。为了抵消 TSH 可能促进高分化甲状腺癌复发或进展的潜在作用，长期补充左甲状腺素以将 TSH 抑制到低于正常水平（高、中风险患者＜ 0.1mU/L，低风险患者 0.1～0.5mU/L）[80]。接受抑制治疗的患者复发率较低，存活率较高[277, 278]。

术后即刻给予患者左甲状腺素钠，其半衰期短于左甲状腺素，减少了放射性碘扫描前的等待时间。它也可以允许进行碘消融治疗。

（二）放射性碘治疗

40 多年来，放射性标记碘被用于破坏正常甲状腺组织和治疗残余肿瘤和转移[279]。^{131}I 同位素释放的 β 粒子能穿透并破坏 2mm 范围内的组织。PTC 的高危患者和大多数滤泡癌患者应考虑行 ^{131}I 治疗[143]。作为初始治疗的一部分，术后使用 ^{131}I 治疗有助于降低复发和疾病特异性死亡率[280-282]。尽管 Hürthle 细胞和髓样癌对放射性碘的吸收较差，但这些患者经常接受治疗，以期能有所受益。

目前的 ATA 治疗指南推荐放射性碘消融术（RAI）治疗所有原发肿瘤大小大于 4cm 的患者，以及已知远处转移或甲状腺外侵犯的患者，不论肿瘤大小。RAI 对中高危患者的治疗决策根据甲状腺癌复发或死亡的风险，如年龄、肿瘤大小和淋巴结状态，组织学亚型（如高细胞、柱状、岛状和低分化癌），是否存在腺内血管侵犯和（或）微小多灶的病变。在缺乏高风险特征的情况下，对于病灶小于 1cm 的单灶或多灶癌患者，不推荐 RAI

消融。

TSH 水平的升高对甲状腺癌细胞吸收碘是必需的。TSH 水平大于 30mU/L 与肿瘤中放射性碘摄入增加有关[283]。患者在扫描前停止甲状腺激素抑制治疗 2~4 周，并接受低碘饮食[82]。此外，外源性重组人 TSH 已被证明是安全有效的，可刺激放射性碘的摄入，并检测血清甲状腺球蛋白，球蛋白常用来评估的甲状腺癌的存在和复发[284, 285]。

全身诊断扫描能评估患者分期，以及是否需要 RAI 和能否获得潜在益处。然而，当给予扫描剂量时，会诱导滤泡细胞损伤，这是一种令人吃惊的现象。残余甲状腺和转移病灶对 131I 吸收不良会降低这种疗法的效果[286]。治疗前扫描现在均使用小剂量的 131I（2~3mCi）或 123I。123I 物理特性能带来更好的图像质量并减少 131I 的 β 射线可能带来的不良后果[287]。这使得 131I 在诊断性扫描后的消融中能发挥最大作用[288]。

诊断扫描后，给予治疗消融剂量的 131I。简单情况下只有甲状腺床摄取时通常是 100mCi 131I。尽管通常使用较低剂量，为 30mCi，研究表明，这样效果不佳。目前的指南建议使用最低有效量以成功清除残余甲状腺，特别是对低风险患者[82]。颈部淋巴结吸碘、远处转移或更具侵袭性的肿瘤组织学（如高细胞癌、细胞癌或柱状细胞癌）的患者接受 100~200mCi[289, 290]。在大多数情况下，超过 200mCi 的剂量并没有显示出更好的结果。

没有明确的证据表明，131I 经验性固定剂量、肿瘤定量剂量测定或血液/身体测定给药的优越性[291]。此外，目前没有足够的数据来推荐重组人 TSH 介导的治疗。然而，那些可能因为医源性甲状腺功能减退而导致潜在并发症的患者，可以选择重组人 TSH。通常在 RAI 治疗后约 1 周进行治疗后扫描，以观察潜在的转移。

关于放射性碘治疗的使用存在多种替代选择和方案。赞成对大多数甲状腺癌进行甲状腺全切除术的外科医生认为，切除正常组织有助于放射性碘消融术的治疗。更保守治疗的支持者认为，在全身扫描残余肿瘤或转移之前，放射性碘疗法甚至可以去除残留的甲状腺组织。目前的 ATA 指南建议不要使用 RAI 消融术代替甲状腺切除术[82, 135]。该领域的持续工作旨在改善患者的预后和减少疾病复发。

（三）外放射治疗和化疗

由于手术和放射性碘治疗甲状腺癌大多有效，使用外放疗和化疗的经验更有限。外放疗似乎能改善高分化癌的局部控制，尤其是与阿霉素联合使用时[202, 241, 293]。然而，外放疗对存活率的影响尚不确定[293, 294]。高分化癌骨转移患者的姑息治疗似乎可以通过外放疗得到改善[202]。目前的推荐支持考虑对 45 岁以上术中甲状腺外侵非常明显，并且极有可能存在显微镜下残留的患者进行外放疗[82]。外放疗也可用于无法行进一步手术或 RAI 治疗的残留肿瘤患者。

外放疗联合阿霉素/顺铂治疗未分化癌的疗效有限[100, 295]。这种疾病仍然是致命的，通过局部控制和气道保护来缓解是唯一现实的目标。转移性髓样癌患者可通过外放疗和化疗减少局部复发[296, 297]。通常，在手术中发现局部淋巴结转移的患者接受术后外放疗治疗。一般来说，外放疗和化疗没有显著改变髓样癌和未分化癌患者较差的预后。总的来说，常规辅助化疗在分化型甲状腺癌的治疗中没有作用[82]。基于对甲状腺癌发展和进展的生物学基础的进一步了解，许多新的靶向治疗药物，包括激酶和血管生成抑制药，目前正在临床试验中[298]。最近的一项 II 期临床试验显示，BRAF 抑制药如索拉非尼在碘难治性转移性患者中取得了一些有希望的结果[299]。

十、后续治疗

甲状腺癌患者需要长期随访和监测。约 30% 的分化型甲状腺癌患者在大约几十年内有肿瘤复发，其中 66% 的复发发生在初次治疗后的 10 年内[9]。各种甲状腺癌的分期系统，包括 AJCC/IUCC 系统，都是用来预测死亡风险，而不是预测复发[82, 300, 301]。早期手术及残留消融后，低危患者无局部或远处转移，所有肉眼可见的肿瘤全部切除，无局灶性肿瘤浸润，无侵袭性组织学，无血管浸润，治疗后首次全身放射性碘扫描无甲状

腺床外 ^{131}I 摄取。中危患者在初次手术、侵袭性组织学或血管侵犯时，有肿瘤浸润到甲状腺外软组织的显微镜表现。高危患者有肉眼可见的肿瘤浸润、肿瘤切除不全、远处转移或清甲治疗后碘扫描显示甲状腺床外 ^{131}I 摄取。

除了定期体检外，还监测甲状腺激素和 TSH 水平，以确保充分抑制。应密切监测甲状腺球蛋白水平，并进行放射性碘诊断扫描。这些测试应该在前两年每年进行一次，后续每 5 年进行一次，持续 20 年 [302]。一般情况下，甲状腺全切除和放射性碘消融术后甲状腺球蛋白水平应小于 2ng/ml（如果患者停止甲状腺替代治疗，则 < 3ng/ml）。血清甲状腺球蛋白水平升高对甲状腺癌复发具有高度敏感性（97%）和特异性（100%）[303]。甲状腺球蛋白水平升高需要反复进行放射性碘扫描和治疗。最近的研究表明，患者接受两次重组人 TSH 注射后，血清甲状腺球蛋白测定对预测甲状腺癌复发的敏感性高。根据风险分级，附加的后续治疗各不相同。ATA 指南建议对初次手术和放射性碘治疗后约 12 个月的低风险患者进行血清甲状腺球蛋白测定和颈部超声检查，但不建议进行额外的全身放射性碘扫描 [82]。对于中、高风险患者，建议每 6～12 个月进行一次颈部超声检查和诊断性全身放射性碘扫描。

MTCs 患者需要连续测量降钙素和 CEA。怀疑复发也可以用胃泌素刺激试验检测。详见甲状腺髓样癌章节。

十一、总结

大量的文献论述了甲状腺癌的治疗。但是涉及分化良好甲状腺癌的切除范围及其对生存率的影响的问题仍未解决。因为大多数分化良好的甲状腺癌患者的情况都很好，所以诸如此类的问题即使未

解决仍是可以接受的。此外，解决这些问题的研究需要非常大的样本，并需长期随访 20～30 年。

然而，外科医生需要对甲状腺髓样癌和未分化癌的破坏性进展保持警惕。尽管有临床分级方案，但即使是高分化癌也可能具有难以预测的侵袭性临床表现。随着对甲状腺癌分子和遗传机制认识的提高，更好的诊断测试应该能提高我们治疗这些癌症的能力。基于对甲状腺癌发生和发展的生物学基础的靶向治疗目前正在临床试验中，可能为患者提供更多的治疗选择。

推 荐 阅 读

American Thyroid Association Guidelines Taskforce: Management guidelines for patients with thyroid nodules and differentiated thyroid cancer. *Thyroid* 16: 1–33, 2006.

Cognetti DM, Pribitkin EA, Keane WM: Management of the neck in differentiated thyroid cancer. *Surg Oncol Clin North Am* 17: 157–173, 2008.

Fish SA, Langer JE, Mandel SJ: Sonographic imaging of thyroid nodules and cervical lymph nodes. *Endocrinol Metab Clin North Am* 37: 401–417, 2008.

Frates MC, Beson CB, Charboneau JW, et al: Management of thyroid nodules detected at US. Society of Radiologists in Ultrasound Consensus.Conference Statement. *Radiology* 237: 794–800, 2005.

Grubbs EG, Rich TA, Li G, et al: Recent advances in thyroid cancer. *Curr Probl Surg* 45: 156, 250, 2008.

Kloos RT, Eng C, Evans DB, et al: American Thyroid Association Guideline Task Force. Medullary thyroid cancer: management guidelines of the American Thyroid Association. *Thyroid* 19: 565–612, 2009.

Sippel RS, Kunnimalaiyaan M, Chen H: Current management of medullary thyroid cancer. *Oncologist* 13: 539–547, 2008.

Thyroid carcinoma. NCCN Clinical Practice Guidelines in Oncology. V.2.2007. Available at www.nccn.org/professionals/physician_gls/f _guidelines.asp.

Tuttle RM, Leboeuf R, Martorella AJ: Papillary thyroid cancer: monitoring and therapy. *Endocrinol Metab Clin North Am* 36: 753–758, 2007.

甲状旁腺疾病的治疗
Management of Parathyroid Disorders

E. Ashlie Darr   Niranjan Sritharan   Phillip K. Pellitteri
Robert A. Sofferman   Gregory W. Randolph   著

邹纪东　译

第 51 章

要点

1. 早期报道甲状旁腺功能亢进涉及全身疾病，包括骨骼和肾脏疾病。相比之下，目前大多数甲状旁腺功能亢进症患者在确诊时症状极少。
2. 钙稳态由甲状旁腺激素（PTH）、维生素 D 和降钙素复杂地调节。
3. 完整的 PTH 分子是具有生物活性的 PTH 的主要循环形式，其半衰期只有 $3\sim5$ min。
4. 上旁腺通常位于距离环甲关节 $1\sim2$ cm 内。
5. 由于发育过程中下旁腺迁移下降的距离较长，定位更为困难。
6. 单发的腺体增大（腺瘤）占原发性甲状旁腺功能亢进的 80%~85%。
7. 原发性甲状旁腺功能亢进通过高钙血症、血清 PTH 升高和尿液中钙水平升高或正常等生化结果诊断。
8. 在正常血钙水平的情况下，维生素 D 缺乏可能导致 PTH 升高的假性甲状旁腺功能亢进症。
9. 异常高功能甲状旁腺的定位可以使用功能性核素摄取实验或超声或计算机断层扫描的结构成像来完成。
10. 传统的双侧颈部探查是所有其他不太广泛的探查术式的黄金标准。

现代医学关于甲状旁腺功能亢进的记录相对较新。著名的英国解剖学家 Owen 在 1852 年首次描述甲状旁腺存在[1]。在伦敦动物学会印度犀牛死后，Owen 进行尸检，随后向动物学会报告。1877 年，瑞典组织学家 Sandstrom 报道在狗的甲状腺附近存在明显的腺体组织[2]。在随后的 2 年中，其他小型哺乳动物也有类似发现。最终发现人类的甲状旁腺，由 Sandstrom 于 1880 年报道。

最早由 von Recklinghausen 报道合并骨病或纤维囊性骨炎的临床甲状旁腺功能亢进[3]。然而，这些报道并未将甲状旁腺功能亢进的骨骼特征性改变与甲状旁腺异常联系起来。在 1904 年，Askanazy[4] 报道了对骨软化和非愈合性长骨骨折患者进行的尸检，其中在甲状腺附近发现一个大的（＞4cm）肿瘤，并指出它可能是甲状旁腺肿瘤。

当维也纳病理学家 Erdheim[5] 发现骨骼疾病患者的甲状旁腺形态学和组织学异常后，人们开始怀疑骨软化症和甲状旁腺功能的关系。Erdheim 通过对所有死于骨病的患者尸检进行了甲状旁腺的研究，并指出许多骨软化症和骨纤维化的患者表现为甲状旁腺增大。他认为这些腺体肿大为继发于骨骼疾病的代偿性增生。继法国生理学家 Gley 对大鼠进行的初步实验后，Erdheim[5] 实验发现，对大鼠甲状旁腺的烧灼破坏不仅会产生如 Gley 所示的手足抽搐，还会产生与钙沉积不足相关的典型牙齿变化。

随后大量甲状旁腺肿大和骨骼疾病的报道出现，直到 1915 年 Schlagenhaufer[6] 提出，如果诊断只有一个甲状旁腺肿大，应该予以切除。这一建议引领了随后多年的甲状旁腺疾病的治疗；von Eiselberg[7] 完成了第一例动物甲状旁腺移植手术，将猫的甲状腺、甲状旁腺切除后，移植到猫的腹壁，术后动物未出现手足抽搐，解剖发现移植物有新生血管形成。

Halsted 和 Evans[8] 在甲状腺切除术后慢性低钙血症的经验促使 Halsted 在狗实验中研究甲状旁腺移植。他发现，即使很小部分幸存的甲状旁腺组织自体移植也可以使动物存活，而切除后会导致动物手足抽搐和死亡。此外，Halsted 在实验中用静脉注射葡萄糖酸钙治疗甲状腺切除的动物。这些实验使他认识到甲状腺切除术必须仔细地进行，以避免损伤甲状旁腺及其血液供应。Halsted 使用血管铸型技术确定了甲状旁腺的血液供应，并强调甲状腺切除术后的手足抽搐更多是由于对甲状旁腺的血管供应的中断造成的，而不是由于无意中切除甲状旁腺所致[8]。1924 年，Hanson[9] 研制了一种有效的甲状旁腺提取物，注射到动物体内的导致血钙增加，血磷减少，尿液中钙排出增加，但长期使用，会使动物骨质疏松。在美国进行的第一次成功的甲状旁腺腺瘤切除术是由 Olsch 于 1928 年在华盛顿大学巴恩斯医院进行的，大腺瘤切除后，血清钙大幅降低，需要大剂量的甲状旁腺提取物和静脉注射钙来挽救患者[10, 11]。

1963 年诺贝尔奖得主 Berson 和 Yalow[11] 的研究为精确检测血清中的甲状旁腺激素（PTH）水平奠定了基础，并预示着治疗甲状旁腺功能亢进患者的新时代。此外，多通道自动分析系统以常规方式快速评估血液化学成分，包括钙，这改变了甲状旁腺功能亢进症患者的治疗方式。患者一般来就诊时没有任何症状和临床表现，而不是典型的肾结石和骨质疏松。多数情况下，外科医生面临的唯一异常是血清钙和 PTH 水平升高。正是基于这些发现，以及对终末器官损害的风险评估，现代外科医生治疗甲状旁腺疾病必须遵循诊疗规范。

一、甲状旁腺功能亢进的病因和发病机制

甲状旁腺腺瘤是单克隆或寡克隆肿瘤，增殖机制是对钙敏感性改变的细胞的克隆性增殖。Arnold 等[12] 研究表明，引发克隆性增殖的分子机制多种多样。在甲状旁腺功能亢进症的患者中发生的基因突变在其他少数肿瘤中也有发现。确定的机制包括 CCND1（以前称为 PRAD1）或甲状旁腺腺瘤病致癌基因 1（也称为细胞周期蛋白 D1）的基因重排，该原癌基因位于 PTH 产生调控基因区域附近[13, 14]。

在甲状旁腺腺瘤形成中发生的较常见的分子机制是肿瘤抑制基因突变。该基因失活和表达不足，其两个等位基因必定受到突变的影响。肿瘤发生是抑癌基因的两个拷贝的失活而发生的序列事件[15]。其中最常见的是 MEN1 肿瘤抑制基因，其在 20% 的原发性甲状旁腺功能亢进患者中显示两种基因拷贝的体细胞突变[16]。该基因最初确认是通过多发性内分泌腺瘤 1 型（MEN1）综合征患者[17]。抑癌基因丢失的证据在散发性甲状旁腺瘤的发展过程中，染色体 1p 功能丧失更为常见。有研究表明，这种染色体异常的患者可能会发生与 MEN1 综合征相同的内分泌变化，并且可能发生的更早。

钙敏感受体基因中的点突变降低了其活性，已被阐明为家族性低钙尿高钙血症（FHH）和新生儿严重甲状旁腺功能亢进的基础[18]。有确凿的证据表明电离辐射是几种实体肿瘤和体液肿瘤的致病因素。1975 年，Tisell 等[19] 发现幼年头颈部接受电离辐射与后期甲状旁腺功能亢进有关。这一发现得到其他独立观察结果的支持，即甲状旁腺功能亢进可能是头颈部放射治疗的晚期并发症，类似于分化型甲状腺癌。

二、钙稳态与甲状旁腺激素的分泌和调节

钙稳态是通过 PTH、维生素 D 及其衍生物和降钙素的复杂相互关系而维持。具有生物活性的 PTH 的主要循环形式是完整的 1-84 分子；测量完整的激素更清楚地反映了 PTH 代谢的动态变化，与先前的多价分析相比，后者测量了 PTH 分子的主要无活性部分[20]。PTH 的释放主要受血清钙离子水平的调节。血清钙离子的减少促进 PTH 分泌，血清钙离子的升高可抑制 PTH 的分泌。钙离子是血清钙的生物活性成分。

PTH 作用的主要靶向器官是肾脏、骨骼系统和肠道[21]。PTH 通过与骨骼和肾脏中的受体位点结合起作用，从而刺激环磷酸腺苷（cAMP）的产生，cAMP 的作用是实现特定靶组织对 PTH 的细胞反应。肾脏对 PTH 的主要反应是增加肾小管钙吸收，减少磷吸收[22, 23]。PTH 对骨骼调节血清钙的作用是通过破骨细胞和成骨细胞活性的重塑作用。骨中的成骨细胞及其前体细胞具有 PTH 受体位点，PTH 与该位点的结合导致 cAMP 的产生。破骨细胞不具有 PTH 受体位点，但可通过成骨细胞中的 cAMP 反应间接刺激[24]。PTH 最后一个重要功能是增加肾脏 25- 羟基维生素 D_3（骨化二醇）向 1, 25- 二羟基维生素 D_3（骨化三醇）的转化率[25]。PTH 通过对骨骼、肾脏和肠道的协同作用增加钙流入细胞外，从而使血清钙水平升高。

PTH 是细胞外钙水平快速变化的主要调节因子。与 PTH 的直接作用相反，维生素 D 的作用影响平衡的延迟变化[21]。降钙素在钙稳态中发挥的作用要小得多，它由甲状腺的滤泡旁细胞分泌，并抑制骨吸收。降钙素在绝经后妇女中呈下降趋势，而在这些患者中，它可能由于雌激素的使用而增加。在甲状腺髓样癌中发现极高水平的降钙素不会导致低钙血症[26]。

现已发现几种内源性物质，包括肽类、类固醇激素和胺类可影响 PTH 释放[27, 28]。然而，血钙是 PTH 分泌最有效的调节剂。即使在生理钙浓度范围内的微小改变也会引起 PTH 相当大的分泌反应。血浆钙离子浓度降低 0.04mmol/L 可使血清 PTH 升高 100% 或更多。细胞外钙对 PTH 释放的快速影响表明，钙直接干扰了 PTH 的释放过程，但这种干扰的机制尚未完全阐明。

完整的 PTH 1-84 从人体循环中快速清除，半衰期仅为几分钟[29]。没有证据支持外周 PTH 代谢的动态调节，而 PTH 的清除发生在肝脏和肾脏。临床分析免疫测定甲状旁腺功能亢进的患者通常与其他原因的高钙血症患者相鉴别。这种区分对于非甲状旁腺来源的恶性肿瘤尤其明显，尽管这些患者中 5%～10% 显示出在正常范围内的完整血清 PTH，但是产生完整 PTH 的非甲状旁腺肿瘤非常罕见，包括卵巢肿瘤、小细胞肿瘤和胸腺瘤[30-32]。

三、甲状旁腺的解剖和组织病理学

（一）正常甲状旁腺

正常甲状旁腺的重量、大小和脂肪含量各不相同。据报道，正常旁腺最低 40mg，最重为 50～60mg[33]。研究表明，正常甲状旁腺的重量分布有偏差[33]，平均总重量在该研究中为 29.5 ± 17.8mg，上限为 65mg。原发性甲状旁腺功能亢进症患者的手术发现，98% 患者的实际平均值为 75mg。

慢性疾病、种族和其他个体差异可能会影响正常甲状旁腺的重量。在患有慢性疾病的患者中，总腺体重量较低；在男性和黑人患者中，总腺体重量较高。从患者身上移除的腺体重量可能有较大差异；一个腺体可能比另一个腺体小得多，有时两个腺体可能都很小。

文献中很少提到正常腺体的尺寸。正常尺寸的长度为 3～6mm，宽度为 2～4mm，厚度为 0.5～2mm，平均三维尺寸为 5mm × 3mm × 1mm[34]。也有报道正常尺寸为 12mm 或更大的腺体[35]。

相比于腺体尺寸，腺体重量是更好的度量方法。对于外科医生甲状旁腺的正常大小至关重要。因为在大多数手术情况下，外科大夫是根据甲状旁腺尺寸而非重量来判断甲状旁腺增大。

甲状旁腺的基质脂肪含量是评价其功能状态

的标志。对正常腺体的详细研究表明，脂肪含量差异很大[36, 37]，正常脂肪含量的可接受百分比约为 50%。一项研究表明，超过 75% 的正常甲状旁腺基质脂肪小于 30%，50% 小于 10%，只有少数有 40%[36]。不同研究报道的脂肪含量变异表明甲状旁腺内的基质脂肪作为功能指标几乎无用[36、37]。在儿童和青少年中，甲状旁腺含有非常少量的脂肪。青春期后直至 25—30 岁，基质脂肪逐渐增加。

在人体内，甲状旁腺通常有四个。Gilmour 对 428 名人类受试者的解剖研究发现[38]，87% 的患者中有四个甲状旁腺，6.3% 有 3 个旁腺。Akerstrom 等[39] 在对 503 个人的尸检中发现了类似的比例，在这项研究中，84% 的患者发现 4 个甲状旁腺，3% 发现 3 个甲状旁腺。超过 4 个甲状旁腺的较罕见。

在 2015 例因原发性甲状旁腺功能亢进接受手术的患者中，有 15 例（0.7%）患者的高钙来源是第五甲状旁腺功能亢进，第五甲状旁腺大部分位于纵隔内，或位于胸腺（7 例）或与主动脉弓相关（3 例）[40]。Edis 等[41] 报道继发性甲状旁腺功能亢进患者由于甲状旁腺肥大所致的持续性甲状旁腺功能亢进率为 10%。在 762 例原发性甲状旁腺功能亢进患者中，Wang 等[42] 发现了 6 例由功能亢进的额外腺体引起的持续性甲状旁腺功能亢进症（0.8%），这些腺体均位于胸腺内或与胸腺密切相关。

在 Gilmour[38] 的研究中，在 428 个标本中的 29 个（6.77%）中观察到额外的甲状旁腺。在 25 个样本（5.8%）中发现 5 个甲状旁腺，在 2 个样本中发现 6 个（0.47%），在一个样本中发现 8 个（0.23%），而在另一个样本中发现 12 个腺体。根据 Gilmour[38] 和 Akerstrom[39] 等研究发现，额外的甲状旁腺最常见位于胸腺内或甲状腺周围。

（二）甲状旁腺的位置

甲状旁腺的位置可能因发育期间迁移下降程度的不同而不同。80% 的上甲状旁腺位于距离环甲关节约 1cm 处，位于喉返神经（RLN）和甲状腺下动脉并行的外侧[39]。上旁腺与甲状腺上极的后被膜密切相关，通常被气管前筋膜覆盖，其将

甲状腺覆盖，并将其连接到下咽部、食管和颈动脉鞘。上甲状旁腺与气管前筋膜的关系使得腺体本身在这种"假包膜"下可以自由移动。这个特征可用于区分甲状旁腺和甲状腺结节，甲状腺结节不能自由移动，因为它们被真正的甲状腺被膜包裹着。

约有 1% 的正常的上旁腺位于食管后或食管旁间隙[43]。这就使增大的甲状旁腺可能下降至上纵隔和后纵隔的部位。下旁腺位置变异更常见。超过 50% 的下旁腺位于甲状腺下极附近，28% 的下旁腺位于胸甲韧带内或前上纵隔胸腺内。下甲状旁腺的迁移模式倾向于沿着进入前上纵隔的途径，在所有漏诊的甲状旁腺肿瘤中有 1/3 可在这里被发现。

甲状旁腺相对于喉返神经走行的位置是另一个重要的考虑因素，如果喉返神经的走行是冠状位的，则上旁腺将位于其背侧（深面），而下旁腺将位于其腹侧（浅面）[44]。甲状腺内甲状旁腺的发生率存在争议。Akerstrom 在 503 例尸检标本中发现 3 例（0.6%）真正甲状腺内的上甲状旁腺[39]。Wang[45] 认为上旁腺最可能位于甲状腺内，主要是因为上旁腺原基与甲状腺外侧复合体的密切胚胎学关系。在 Wheeler 等[46] 一系列研究中发现，在接受颈部探查的 200 例患者中有 7 例（3.5%）患者共发现了 8 个甲状腺内甲状旁腺肿瘤，其中 7 个甲状腺内旁腺被认为起源于下极。根据文献报道，甲状腺内甲状旁腺的总发生率为 0.5%～3%[47-50]。

（三）甲状旁腺的形态特征

区分功能正常和功能亢进的甲状旁腺对于甲状旁腺手术的顺利进行是必需的，其外观各不相同，这取决于解剖位置及与甲状腺包膜的关系。位于疏松结缔组织中的甲状旁腺通常具有椭圆形、豆形或泪滴形的外观。当甲状旁腺与甲状腺包膜接触紧密并被气管前筋膜压迫时，它们的外观趋于更加一致，并且呈具有轮廓分明的扁平形状。正常甲状旁腺的颜色从黄棕色到红棕色。一般来说，颜色可能取决于基质脂肪的含量、嗜酸细胞浓度和血管密度[51]。年轻患者的正常腺体往往呈

红棕色或铁锈色，而老年人则更多呈黄褐色或烟草色。增大的功能亢进的甲状旁腺有从深棕色到浅黄色的颜色变化。在二度或三度甲状旁腺功能亢进症时增大的腺体可能具有较浅的灰色，而甲状旁腺癌也可显示出斑驳的灰白色表面外观。

（四）甲状旁腺的血管解剖

正常甲状旁腺最常由单一动脉供血（80%）[52]。供应甲状旁腺的主要动脉长度可在1～40mm变化。大多数情况下，上旁腺和下旁腺从甲状腺下动脉获得主要动脉血供。然而，在甲状腺手术中结扎甲状腺下动脉可能并不会完全中断上旁腺的血供。甲状旁腺之间存在丰富的动脉交通支，以及与甲状腺动脉和喉、咽、食管和气管的动脉交通支。在上旁腺中，20%或更多可能仅由甲状腺上动脉供血。在Delattre等[52]尸检研究发现，10%的下旁腺从甲状腺上动脉分支获得了主要的动脉供血。而这种情况多伴有甲状腺下动脉的缺失。原发性纵隔甲状旁腺的动脉血供由内乳动脉的胸腺分支供应[53]。甲状旁腺的静脉引流分布通常伴行于动脉血管并通过邻近的甲状腺静脉支流进入颈内静脉系统。同样，来自甲状旁腺的淋巴管与甲状腺的淋巴管一起汇入气管旁和颈深淋巴管池。

（五）甲状旁腺的组织病理学

甲状旁腺包裹在周缘薄层结缔组织被膜中。这个被膜将隔膜延伸到腺体中，将腺体实质分成小叶状，血管、淋巴管和神经沿着隔膜到达腺体内部[54]。

甲状旁腺的主要功能性实质细胞是主细胞，其嗜酸性着色较浅。主细胞含有许多胞质分泌颗粒，这些颗粒来自高尔基复合体[54]。构成甲状旁腺实质的第二种细胞类型是嗜酸性细胞，尽管它们的功能未知，但据信，嗜酸细胞和第三种细胞类型（有时被称为"中间细胞"）可能代表单细胞类型的非活性期[55]。嗜酸性细胞数量较少，体积较大（直径6～10nm），伊红染色比主细胞染色更深。嗜酸性细胞倾向于富含线粒体，这可以解释具有高嗜酸细胞浓度的异常甲状旁腺浓聚 ^{99m} 锝（^{99m}Tc）增多。

（六）单个腺体增大或甲状旁腺肿瘤

甲状旁腺功能亢进的最常见原因是单个腺体增大或腺瘤。文献报道的甲状旁腺腺瘤占比为30%～90%[57-61]。在较大样本的患者中，遵循更加统一的病理学标准，80%～85%的原发性甲状旁腺功能亢进患者为单发甲状旁腺腺瘤[57-59]。甲状旁腺腺瘤可能发生在四个甲状旁腺中的任何一个，但往往更常见于下旁腺[56]。

甲状旁腺腺瘤的总体外观各不相同，但一般呈椭圆形或豆形，颜色为红棕色，且硬度较一致[62,63]。腺瘤可在结构上呈双叶或多叶形。在70%的腺瘤中，正常的甲状旁腺组织边缘可能位于被替代的正常腺体的细胞部分周围。然而，缺乏这种特征并不排除存在甲状旁腺腺瘤。光镜下，腺瘤与正常的甲状旁腺相似，并且存在薄的纤维被膜，细胞结构呈巢状和索状排列，覆盖着丰富的毛细血管网。其他生长模式包括滤泡型、假乳头型和腺泡型。

在大多数甲状旁腺中，主细胞是主要的细胞类型，嗜酸性细胞和过渡性嗜酸细胞通常以不同比例散布在主细胞之间[61-63]。腺瘤中的主细胞可能比正常腺体中的主细胞大，并且可能表现出更大程度的核多形性和巨型细胞形成[64,65]。然而，核异型在区分甲状旁腺腺瘤和癌方面价值有限。腺瘤中有丝分裂罕见[66]。

代表甲状旁腺腺瘤的单个腺体增大不尽相同，并且包括多种亚型：嗜酸细胞腺瘤、脂肪腺瘤、大透明细胞腺瘤、水样透明细胞腺瘤和非典型腺瘤。

嗜酸细胞腺瘤是甲状旁腺腺瘤的罕见亚型（4.4%～8.4%），主要（> 80%～90%）或仅仅由嗜酸细胞组成[67,68]。以往认为，嗜酸细胞腺瘤无功能，然而，已有嗜酸性腺瘤有关的甲状旁腺功能亢进报道[69-71]。与典型的腺瘤相似，嗜酸细胞肿瘤在女性中更常见，最常发生于60—70岁[70,71]。总体来说，肿瘤往往很大。据报道，其大小范围为0.2～61g。柔软，球形、椭圆形、分叶状或结节状，颜色从浅棕褐色到深橙色或红褐色[70,72]。显微镜下，腺瘤主要由多角形细胞组成，具有丰富、明亮的嗜酸性颗粒细胞质，小而圆形，中央深染的细胞核。脂肪染色显示出与典型腺瘤相同的细胞质脂肪减少，超微结构检查显示胞浆中密集排列着大量线粒体。

脂肪腺瘤是另一种罕见的腺瘤亚型，最初于1958年称为甲状旁腺错构瘤[73]。最初的描述是无功能肿块，随后的报道证明，这些病变可导致甲状旁腺功能亢进[74-76]。肿瘤由分叶状、黄褐色的小叶性肿块组成，由细胞巢、腺泡和主细胞索组成，偶尔有嗜酸和透明细胞与大面积的脂肪组织、黏液样基质密切相关。周围可见正常甲状旁腺组织的边缘。

尽管水样透明细胞腺瘤的存在最初有争议，但现在已经明确[77]。与积聚糖原的大的透明细胞腺瘤相比，真正的水样透明细胞腺瘤表现为无糖原细胞质中充满了膜结合的小泡[78]。

非典型腺瘤是指甲状旁腺腺瘤，表现出非典型的细胞学特征，但没有明显的恶性证据，即血管和（或）软组织侵袭或转移[79]。将这些良性病变与甲状旁腺癌区分开是很重要的。非典型腺瘤在复发或转移行为方面的恶性潜力尚不确定。这些病变可能表现出明显的有丝分裂，与周围组织的粘连，小梁细胞排列，被膜侵犯或宽纤维条索[80]。

（七）多发性肥大或甲状腺旁腺增生

原发性甲状旁腺增生被定义为实质细胞的增殖，其导致在没有 PTH 分泌刺激的情况下多个甲状旁腺腺体重量增加。有两种类型的甲状旁腺增生：常见的主细胞增生和罕见的水样细胞或透明细胞增生[57, 58]。

1. 主细胞增生

1958 年，Cope 等[81]首次发现主细胞增生是原发性甲状旁腺功能亢进的原因，并且在一系列报道中它占甲状旁腺功能亢进的约 15%。尽管大约 30% 的主细胞增生患者患有某种类型的家族性甲状旁腺功能亢进症或 MEN 综合征中的一种[57, 58, 82, 83]，但这种疾病的刺激原因尚不清楚。分子研究表明，主细胞增殖是单克隆增殖[13, 14]。

总体来说，四个腺体的增大明显。腺体可大

小不一或者它们增大的程度一致。通过光学显微镜观察，主要的细胞类型是主细胞。细胞增殖也可能导致结节形成，进而导致不对称的腺体增大[57, 58]。

2. 水样透明细胞增生

水样透明细胞增生较罕见，其特点是多个甲状旁腺中的空泡状水透明细胞的增殖。女性患者较多见，可导致明显的高钙血症和严重的临床疾病。这是唯一上旁腺比下旁腺更大的甲状旁腺疾病。受水透明细胞增生影响的腺体往往更大，形状更不规则，周围软组织有小叶延伸。通过显微镜观察，腺体可见弥漫性透明细胞增生，胞浆清晰，细胞核小而致密。高倍镜下，细胞质充满小液泡。水样透明细胞增生的组织学表现与肾细胞癌相似[84]。

肾功能衰竭导致的继发性甲状旁腺增生不能与原发性增生区别开来，除非在疾病早期，腺体大小更均匀的趋势似乎更大[85]，随着疾病的进展，肾功能衰竭引起的疾病的不对称性变得更加明显。腺体增大的程度反映潜在肾脏疾病的严重程度[86]。肾脏疾病始于儿童时期的患者腺体最大[87]。

（八）甲状旁腺癌

甲状旁腺癌是一种罕见的恶性肿瘤，来源于甲状旁腺的实质细胞。据报道，它与 0.1%～5% 的原发性甲状旁腺功能亢进有关[88-92]。甲状旁腺癌是否确实始于已存在的良性甲状旁腺病变尚不清楚[92, 93]。已证实甲状旁腺癌在原发性甲状旁腺增生的情况下出现，特别是家族性增生[94-96]。只有极少的甲状旁腺癌患者有颈部放射史[90, 92]。

甲状旁腺恶性肿瘤的形态学特征在外科手术中难以明确诊断。在 40 例转移性甲状旁腺癌患者的一系列研究中，50% 的患者在初始探查期间被外科医生和会诊的病理学家认为是良性疾病[97]。转移是恶性肿瘤的唯一确定标志。然而，转移非常罕见[88]。

甲状旁腺癌是典型的大肿瘤，在初次就诊时30%～50% 可触及[88, 89]。肿瘤直径可达 6cm，平均约 3cm[88]。尽管有报道称肿瘤也可在纵隔内的异位腺体中，但通常是位于甲状旁腺位置。大多数甲状旁腺癌的质地一致，并且表面呈灰白色，而腺瘤其外观往往质地偏软，呈棕褐色。病变与周围组织的粘连也较常见，并且可以注意到这部分腺体可延伸到甲状腺周围的软组织或甲状旁腺实质内。这可能不是一个有价值的鉴别特征，因为先前良性腺瘤出血可能导致与周围组织纤维化和粘连[92]。

目前报道的转移较少见，但它们可能在区域淋巴结中发现，尽管这种情况很少见[97]。与区域性转移相反，甲状旁腺癌更常与局部浸润相关，并侵入邻近结构，如甲状腺、带状肌、气管和喉返神经。晚期可发生转移，可能转移到肺部、骨骼、颈部和纵隔淋巴结及肝脏，偶尔位于肾脏和肾上腺[97, 99]。肺转移是最常见的远处转移灶[97]。

甲状旁腺癌的病理诊断较困难。整个腺体被宽阔的纤维带横穿，这些纤维带似乎起源于被膜并延伸到肿瘤的实质中，使其具有分叶状的外观。细胞可能是透明的或很少有嗜酸性，并且在巢和小梁中排列[100]。细胞可能是均一的也可表现出化生，但非典型表现越少的病例越难与腺瘤区分开来[101–103]。

在大多数情况下可以看到核分裂，并且有人认为这是诊断甲状旁腺癌的主要因素[104]。核分裂也可见于甲状旁腺腺瘤和增生，然而，无核分裂并不能排除癌[105, 106]。一般认为甲状旁腺病变中的核分裂应该引起关注，特别是对随访困难但报告显示有核分裂的甲状旁腺良性肿瘤。明确的甲状旁腺癌中核分裂能力的增加是预后不良的一个指标[107]。

甲状旁腺癌唯一可靠的恶性指标是对周围结构的侵袭和（或）转移[107]。肿瘤中的增生反应、核分裂活动、核异型性和坏死等特征可能比良性病变更常见，但不足以诊断恶性肿瘤。在没有浸润性生长的情况下，甲状旁腺病变可表现出其他恶性特征，包括核分裂，可称之为非典型腺瘤[108]。非功能性甲状旁腺癌很少被报道，通常肿瘤较大，由透明细胞或嗜酸性细胞组成[109, 110]。

甲状旁腺癌可能是惰性肿瘤，通常生长缓慢。手术切除后可能在15～20年间出现多次复发[101, 102]。甲状旁腺癌患者常因过量PTH分泌和难以控制的高钙血症而非肿瘤生长而死亡。可通过手术切除复发或转移病灶减少肿瘤负荷并因此减少激素产生，从而减轻患者的痛苦[111, 112]。

四、颈部中央区的外科胚胎关系

甲状旁腺组织起源于胚胎发育第五周时在第三和第四咽囊中形成的原始咽内胚层（图51-1）。第三咽囊的背侧上皮层分化成原始的甲状旁腺组织，而咽囊的腹侧部分分化成胸腺。当胸腺向内侧和下侧移动时，它会将下甲状旁腺拉入胸腺尾部。最终，胸腺的主体部分移动到上胸部的最终位置，其尾部消失，使发育中的甲状旁腺到达甲状腺下极背侧表面。这种腺体组织最终形成下甲

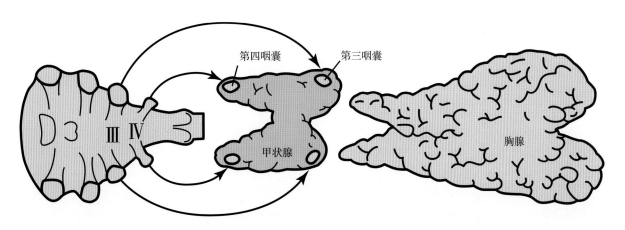

第四咽囊　第三咽囊

甲状腺

胸腺

▲ 图 51-1 甲状旁腺及其相关结构的胚胎起源和随后的下降

状旁腺。同时，第四咽囊背侧上皮开始分化为甲状旁腺组织。从退化的咽囊分离后，它与尾侧迁移的甲状腺的外侧部分相关联，并且与内侧和下侧有一定距离，直到其位于甲状腺的上极后方，最终发展成上甲状旁腺。

由于在胚胎时期胸腺的下降从下颌角延伸到心包，因此副胸腺的迁移异常是造成下甲状旁腺的位置或高或低的原因。沿着颈动脉鞘从下颌骨到甲状腺下极的高位异位的发生率不超过 $1\% \sim 2\%$ [113-115]。如果与胸腺的分离延迟，则低位甲状旁腺可以不同程度地被向下拉入前纵隔。在这种情况下，甲状旁腺通常在胸腺内，在其被膜的后部，或仍然与纵隔的大血管关系密切。据报道，低位的异位情况发生率在 $3.9\% \sim 5\%$ [114, 116]。

上甲状旁腺伴随着甲状腺移位，其向甲状腺的外侧部分移动。与下旁腺相比，上旁腺在颈部内的下降幅度有限，它们与甲状腺叶中间 1/3 的后部保持连续。这种有限的胚胎移植过程解释了为什么上甲状旁腺在没有病理的情况下在其区域分布中保持稳定。由于下旁腺的下降范围更为广泛，因此胸腺的下降导致在发育过程中下部和上部腺体可交叉。由于上旁腺的迁移率较低，这些腺体的异位区域有限，上旁腺的先天性异位不常见。

五、原发性甲状旁腺功能亢进的临床特征

（一）发生率

一项斯德哥尔摩研究在 2 年期间（1971—1973年）调查了 15 000 余名受试者，随访了 10 年[118]。甲状旁腺功能亢进的早期发生率为 0.6%，随访 10 年证实其发病率为 0.44%。这一比例在 20 年内没有明显变化[117]。对于女性，尤其已发生绝经的女性，甲状旁腺功能亢进的发病率似乎更高。斯德哥尔摩在 10 年随访中证实的女性患病率最高，约为 1.3%，其中女性与男性的比例约为 4∶1。这一结果与已发表的报道类似[118-122]。其中一些基于血清钙筛查的研究表明，一般人群中原发性甲状旁腺功能亢进的发生率为 $0.1\% \sim 0.3\%$，而在

60 岁以上的女性中大于 1%[117, 118, 123]。明显的女性倾向表明每个女性在其一生中有 1% 的患有原发性甲状旁腺功能亢进症的风险。然而，据估计，大约 90% 的原发性甲状旁腺功能亢进症患者仍然未被确诊[124]。血清钙的筛查是一个特别重要的因素，可以检测出症状轻微或没有症状的患者，尤其是绝经后妇女。

（二）临床表现

近年来，与原发性甲状旁腺功能亢进相关的临床特征的概念已经发生了变化。所谓的经典的典型的症状，即骨病、肾结石和高钙血症危象，代表了该疾病的明显表现。由于患有非特异性或不明显症状的患者数量增加，临床中患有囊状纤维性骨炎、肾结石和高钙血症危象的患者的相对比例持续下降。目前，大约 1% 的患者出现纤维性骨炎，只有 $10\% \sim 20\%$ 的患者有肾结石[125-127]。非特异性症状包括不适、疲劳、抑郁等精神症状，睡眠障碍、体重减轻、腹痛、便秘、四肢的肌肉骨骼疼痛和肌无力。无症状的甲状旁腺功能亢进通常是指体检发现或医学检查时偶然发现的患者。这些患者通常是常规化验检查中发现血钙升高。尽管在诊断时没有明显临床症状，但在宣布患者无症状前应该谨慎。许多看似无症状的患者可能表现出微小甚至"沉默"的甲状旁腺功能亢进后遗症，如情绪不适、肌肉疲劳、便秘、骨关节疼痛，以及无症状肾结石和骨密度降低等。

在诊断时有症状的患者可以分为两组，在第一组中，疾病在数年内潜伏地进展并且最终表现为肾绞痛；第二组在相当短的时间内表现出症状，血清钙显著升高导致体重减轻、急性胃肠道症状、厌食、骨痛和病理性骨折。传统上，临床表现是根据受影响的器官系统来描述的。

1. 肾脏和尿路

既往来看，超过 50% 的甲状旁腺功能亢进患者会出现由肾结石和肾钙质沉积症引起的肾脏症状。广泛使用血清钙水平筛查后，这一百分比显著下降至约 4%。大多数结石由草酸钙组成，但也可能发生磷酸钙结石[128]。与尿石症相关的症状包括肾绞痛、血尿和脓尿。代谢性酸中毒也可能是

临床综合征的一部分。

2. 骨骼系统

以囊性纤维性骨炎的形式出现的骨骼系统异常，以前是原发性甲状旁腺功能亢进患者常见的疾病，现在很少见（＜10%）。这些变化包括远端趾骨的骨膜下侵蚀、骨质消耗和软化，以及由于骨质疏松而导致的软骨钙质沉积症。骨病可表现为骨痛、病理性骨折、囊性骨改变或局部骨肿胀（牙龈肿瘤或"棕色肿瘤"），提示破骨细胞、成骨细胞和纤维基质的积累。关节病变引起的症状包括痛风和假性囊肿。

甲状旁腺功能亢进症的骨流失发生在皮质骨部分，通常会留下骨小梁[129]。甲状旁腺功能亢进症在骨质疏松症中的作用尚不清楚，特别是对于症状很少或无症状且病情轻微的患者。有骨质疏松症早期症状的原发性甲状旁腺功能亢进症的绝经后妇女，罹患更严重的骨病和后遗症（如椎骨和髋部骨折）的风险很大。甲状旁腺切除术的好处在这些患者中最为明显[130]。

3. 神经肌肉系统

有症状的原发性甲状旁腺功能亢进症中可能会出现肌肉无力，特别是在近端肌肉群，并伴有进行性疲劳和不适。这些患者的肌电图改变可能与骨骼肌萎缩有关[131-133]。虽然轻度原发性甲状旁腺功能亢进患者很少出现严重的症状，但40%的患者可能出现肌肉疲劳和无力的症状。这些症状可表现为起身或爬楼梯时的肌肉酸痛和疲劳。然而，疾病的进展可能最终导致在数周至数月内活动和行走受限。在80%～90%受影响的患者中，甲状旁腺切除术后这种神经肌肉综合征会改善[135, 136]。

4. 神经系统

原发性甲状旁腺功能亢进症的神经系统表现为一系列症状，从焦虑和轻度情绪障碍到精神病。原发性甲状旁腺功能亢进患者通常会不同程度地出现抑郁、紧张和认知功能障碍。甲状旁腺功能亢进症患者偶尔会出现其他神经系统改变，包括耳聋、吞咽困难、嗅觉障碍和感觉迟钝[137]。原发性甲状旁腺功能亢进患者行甲状旁腺切除术后的许多精神症状得到改善[136, 138]，50%的抑郁和（或）

焦虑患者在手术后有所改善，大约50%的器质性脑神经病和痴呆患者也表现出良好的效果。一些老年患者症状得到显著改善。然而，无法预测哪些患者在手术后会有所改善[138]。

5. 消化系统

甲状旁腺功能亢进症中可能发生的胃肠道疾病包括酸性消化疾病、胰腺炎和胆石症。消化性溃疡发生率增加，这些患者继发于高钙血症刺激的血清胃泌素和胃酸分泌增加。甲状旁腺功能亢进可能是MEN1综合征患者内分泌疾病的先兆表现，Zollinger-Ellison综合征患者消化性溃疡发生率最高。下段肠管也可能受到甲状旁腺功能亢进的影响。通常，无症状的患者会诉肠蠕动缓慢或便秘，在手术后和血钙正常后会得到改善。

6. 心血管系统

50%的甲状旁腺功能亢进患者可能会出现高血压[139]，然而致病机制尚不清楚。甲状旁腺切除术会导致少数患者的血压降低[140]。瑞典研究者报道甲状旁腺功能亢进患者心肌缺血和左心室功能不全的各种症状在甲状旁腺切除术后可恢复[141]。

7. 高钙血症

甲状旁腺功能亢进引起的高钙血症综合征表现为烦渴、多尿、厌食、呕吐、便秘、肌肉无力和疲劳、精神状态改变和皮肤异常。血清钙水平升高至接近15mg/dl的患者可能会出现严重的精神状态改变或昏迷，即所谓的高钙血症危象。如果不治疗，这种情况可能发展为急性肾功能衰竭和心律失常，可能导致猝死[142]。其他异常包括角膜巩膜交界处的转移性钙化，即所谓的带状角膜病变。心电图QT间期缩短，各器官异位钙沉积和瘙痒。一些患者也可能出现非特异性的虚弱，表现为厌食、疲劳、贫血、体重减轻和进行性骨炎，这些在甲状旁腺切除术后都是可逆的。

（三）未经治疗的甲状旁腺功能亢进的临床进展

几项8～10年的前瞻性研究显示大多数未经治疗的轻度甲状旁腺功能亢进患者表现为良性病程，没有明显的症状进展，如高钙血症，骨密度降低或肾功能损害，且在观察期间没有发生病理性骨折或肾结石[143, 144]。然而，27%的患者发现疾病进展的证据，包括显著的高钙血症，高钙尿症或骨密度下降10%[145]。

甲状旁腺功能亢进症的临床表现往往与高钙血症的程度相关，但由于疾病进展缓慢，个体易感性及性别依赖性和年龄依赖性不同，症状并不总是很明显。年轻男性特别容易患肾结石，有时只有轻度高钙血症。对于肾结石，个体易感性比高钙血症的水平更重要，并且患者病史可能会更有效地揭示这种特定症状的风险。在绝经后的女性中，肾结石很少发生（通常＜5%），并且通常无明显临床症状。

囊状纤维性骨炎在原发性甲状旁腺功能亢进患者中不常见，最常见于严重高钙血症患者。骨密度测量结果显示，目前原发性甲状旁腺功能亢进症患者的皮质骨平均减少17%，绝经后女性的骨丢失率最高[145-147]。总骨量和小梁骨量通常减少但不显著[148]。患有临界高钙血症的绝经后妇女未发现有骨丢失，但当血钙水平大于2.74mmol/L时，损失明显[149]。

临床上明显的肾功能衰竭是原发性甲状旁腺功能亢进的一种罕见并发症。超过1/3的轻度高钙血症患者发生肌酐清除率和尿浓缩能力降低，这表明可能会发生肾小球和肾小管功能的损害[146]。血清肌酐测定值是粗略估计值，只有在肌酐清除率显著降低后才会增加。随着年龄的增长，血清肌酐水平也随着肌肉量下降而下降[146]。

少数患者最初轻度高钙血症但疾病进展迅速，可能患有甲状旁腺癌[149]。此外，原发性甲状旁腺功能亢进者在观察中可能会逐步出现"临床进展"，可能是继发性突变导致肿瘤快速生长。甲状旁腺肿瘤出血也可能导致血清钙水平突然升高。有1/3的高钙血症患者报告有轻度原发性甲状旁腺功能亢进史。因为不能预测哪个患者疾病会发生进展，如果在原发性甲状旁腺功能亢进症中推迟手术，长期随访至关重要[150-152]。年轻患者发生疾病进展的风险更大，但医疗监测并不适合年轻患者和高钙血症明显的患者。后面将讨论手术干预的指征和医学监测的指征。

六、甲状旁腺功能亢进症的诊断

（一）高钙血症的评估

据报道，成年人高钙血症发生率为1%～3.9%，住院患者发生率为0.2%～2.9%[153]。患者的临床症状差异很大，这取决于血清钙升高的程度。在大多数情况下，轻度高钙血症无症状，但严重的高钙血症可能会危及生命，特别是当血清钙大于14mg/dl时。

高钙血症的定义取决于正常血清钙的范围，通常为8.5～10.5mg/dl。各实验室报告的正常范围的变异很大程度上取决于测定方法的差异。在血清中循环的钙，47%与蛋白质结合，并且约10%主要与白蛋白或复合物结合至循环阴离子，例如碳酸氢盐、磷酸盐、柠檬酸盐或硫酸盐。剩余的43%为游离的离子化形式。只有游离的离子形式的血清钙才能发挥生理作用，血清离子钙是PTH分泌的主要调节因子。

有几个因素会影响血清总钙或离子钙的测定。人血白蛋白水平的改变会增加或减少血清总钙而不影响游离钙水平。在与蛋白质结合的循环钙中，70%与白蛋白结合，每个分子具有12个钙结合区。正常情况下，这些特定的钙结合位点中只有约20%被游离钙占据。人血白蛋白降低小于4g/dl时，人血白蛋白每降低1g/dl，总钙降低0.8mg/dl。人血白蛋白升高大于4g/dl，人血白蛋白每增加1g/dl，血清总钙增加0.8mg/dl。由于脱水会导致血液浓缩，所以会增加总血清钙水平。酸中毒通过减少钙与白蛋白的结合来增加血清游离钙，碱中毒通过增加钙与白蛋白的结合来减少游离钙，而不影响血清总钙量。在大多数临床情况下，测量血清总钙是足够和恰当的，但在白蛋白浓度或血清pH变化的情况下，应测量血清游离钙[154, 155]。

高钙血症的鉴别诊断多种多样且广泛。门诊患者中最常见的高钙血症病因是原发性甲状旁腺功能亢进，住院患者中高钙血症的最常见原因是恶性肿瘤。大多数情况下，高钙血症的鉴别诊断可以明确地分为PTH调控型和非PTH调控型。由PTH调控的高钙血症最常由原发性甲状旁腺功能亢进引起（框 51-1）。

另外，生理性继发性甲状腺功能亢进症（定义不伴有肾功能不全的生理来源引起的甲状旁腺功能亢进），或伴有肾功能衰竭的病理性继发性甲状旁腺功能亢进可能导致 PTH 介导的高钙血症。

非肾脏生理来源的继发性甲状旁腺功能亢进可能发生在钙摄入不足、肠钙吸收减少、维生素 D 摄入不足或吸收不良或肾性高钙尿症的患者。在手术治疗原发性甲状旁腺功能亢进症之前，区分生理性继发性甲状旁腺功能亢进症与原发性甲状旁腺功能亢进症是很重要的。

病理性继发性甲状旁腺功能亢进和三度甲状旁腺功能亢进是由肾功能不全或肾功能衰竭引起的。这些病症相关的甲状旁腺功能亢进症是由轻度的离子化低钙血症引起，这种低钙血症持续数月至数年，可导致甲状旁腺受到慢性刺激。甲状旁腺可能在长期肾病后变得自主，因此，在发生三度甲状旁腺功能亢进的过程中，它们不再对血清游离钙的调节做出反应。

高钙血症的鉴别诊断中必须考虑的一个重要群体是家族性低钙尿高钙血症（FHH）[156, 157]。这种疾病可出现类似原发性甲状旁腺功能亢进的血清生化表现，但不能通过外科手术治疗。FHH 是一种与染色体 3q、19p 和 19q 相关的常染色体显性遗传疾病，主要由甲状旁腺细胞钙敏感受体的失活突变引起[158]。FHH 患者的 24h 尿钙排泄量相对于他们的高钙血症偏低。目前，区分 FHH 与原发性甲状旁腺功能亢进最有用的研究是 24h 尿钙肌酸酐清除率[156]。FHH 患者的比例通常小于 0.01，而原发性甲状旁腺功能亢进患者的比例大于 0.01。

框 51-1　甲状旁腺激素介导的高钙血症的原因

- 原发性甲状旁腺功能亢进
  - 甲状旁腺腺瘤
  - 甲状旁腺脂肪瘤
  - 甲状旁腺增生
  - 甲状旁腺癌
  - 颈部或纵隔甲状旁腺囊肿
- 继发性甲状旁腺功能亢进
- 三级甲状旁腺功能亢进

高钙血症的第二个最常见的病因是恶性肿瘤。恶性肿瘤的体液性高钙血症是由多种类型的肿瘤分泌过多的 PTH 相关蛋白引起的，它是恶性肿瘤相关高钙血症的最常见原因[159]。据报道，许多实体瘤分泌 PTH、过量的 PTH 相关蛋白、1, 25- 二羟基维生素 D，这些可导致高钙血症（框 51-2）[160-166]。恶性肿瘤引起的高钙血症的另一个来源是广泛的溶骨性骨转移释放的钙[167]。

框 51-3 列出了非 PTH 介导的高钙血症的广泛原因[168-172]。在没有恶性肿瘤或内分泌疾病的情况下，肉芽肿病可能是高钙血症的来源，特别是在年轻和中年患者中，并且它可以表现为血清钙水平升高。通常，这种高钙血症的来源是通过增加 1, 25- 二羟基维生素 D 导致的[173-185]。

药物可通过各种机制引起高钙血症。过量摄入维生素 D 或维生素 D 过多症可能刺激肠道钙吸收，噻嗪类利尿药可直接抑制肾脏钙的排泄[186, 187]，锂化物可能会干扰钙与甲状旁腺和肾脏钙敏感受体相互作用，增加甲状旁腺的 PTH 分泌[188]。许多其他药物如雌激素、抗雌激素、雄激素、氨茶碱、茶碱、更昔洛韦和 AIDS 患者的重组生长激素，以及维生素 A 过多症可能影响其他生理机制，并可能导致高钙血症[188-195]。框 51-3 列出了可能与高钙血症相关的其他疾病。

（二）原发性甲状旁腺功能亢进症的诊断

原发性甲状旁腺功能亢进的诊断基于血清总钙和完整 PTH 水平的最低值。一般来说，患者的血清总钙水平升高，而 PTH 水平明显升高或不正常的升高，就应引起关注。一些经手术证实原发性甲状旁腺功能亢进的患者发现血清总钙含量高，而且 PTH 水平异常高或正常。患有原发性甲状旁腺功能亢进症的患者在疾病过程中的血清总钙或游离钙的一直处于增高水平。

对于血清钙正常的患者，即使发现他们的 PTH 水平增加，也较难诊断原发性甲状旁腺功能亢进症，这是由于这些患者可能患有生理性继发性甲状旁腺功能亢进（见前文）。对血钙正常，PTH 升高的患者应进一步评估，以确保他们没有钙或维生素 D 摄入不足、钙或维生素 D 吸收不良，无法将 25- 羟基维生素 D 转化为生物活性的 1, 25- 二羟基维生素 D，或明显的高钙尿症。这些可以解释为什么在正常血清钙的情况下 PTH 水平增加。

原发性甲状旁腺功能亢进患者通常血磷水平在正常至轻度下降范围内。对于同时患有高血钙和高血磷的患者，应进一步检查是否肠道超吸收状态或维生素 D 摄入过多，在原发性甲状旁腺功能亢进症患者中，通过目前的免疫放射或免疫化学发光法测定的完整甲状旁腺激素水平轻度升高或异常升高。当前检测方法防止了 PTH 和 PTH 相关蛋白之间的交叉反应，这可以将原发性甲状旁腺功能亢进和甲状旁腺激素相关蛋白介

框 51-2 引起高钙血症的恶性肿瘤

- 甲状旁腺激素相关蛋白分泌：肺癌、食管癌、头颈部癌、肾细胞癌、卵巢癌、膀胱癌和胰腺癌；胸腺癌、胰岛细胞癌；类癌和肝硬化癌
- 分泌异位甲状旁腺激素，小细胞肺癌，小细胞卵巢癌，鳞状细胞肺癌，卵巢腺癌，胸腺癌，乳头状甲状腺癌，肝细胞癌和未分化的神经内分泌瘤
- 产生异位 1, 25- 二羟维生素 D，B 细胞淋巴瘤，霍奇金病和淋巴瘤样肉芽肿病
- 溶栓性骨转移：多发性骨髓瘤，淋巴瘤，乳腺癌和侵袭性肉瘤
- 肿瘤产生其他细胞因子：T 细胞淋巴瘤 / 白血病，非霍奇金淋巴瘤和其他血液系统恶性肿瘤

框 51-3 非甲状旁腺激素介导，非恶性高钙血症的病因

- 良性肿瘤：分泌甲状旁腺激素的卵巢皮样囊肿或子宫肌瘤
- 内分泌疾病：甲状腺毒症、嗜铬细胞瘤、肾上腺皮质功能减退症、胰岛细胞胰腺肿瘤、血管活性肠肽瘤
- 肉芽肿性疾病：结节病、韦格纳肉芽肿病、铍中毒、有机硅诱导和石蜡诱导的肉芽肿、嗜酸性肉芽肿、结核病（局灶性、播散性、鸟分枝杆菌复合体）、艾滋病、组织胞浆菌病、球孢子菌病、念珠菌、麻风、猫抓病
- 药物：维生素 D 过量（口服或外用）、维生素 A 过量、噻嗪类利尿药、锂、雌激素和抗雌激素、雄激素、氨茶碱、茶碱、更昔洛韦、重组生长激素治疗艾滋病患者、膦甲酸钠、8- 氯环腺苷一磷酸
- 其他：家族性低钙尿高钙血症、有或没有 Paget 疾病的骨骼固定、终末期肝功能衰竭、全胃肠外营养、乳碱综合征、低磷酸酯酶症、系统性红斑狼疮、幼年型类风湿关节炎、最近的乙型肝炎疫苗接种、戈谢病伴急性胰腺炎、铝中毒（长期血液透析）、锰中毒、原发性草酸盐沉积病

导的恶性高钙血症区别开来。原发性甲状旁腺功能亢进症患者在检查时几乎总是抑制 PTH 相关蛋白水平，而 PTH 相关蛋白介导的恶性高钙血症患者几乎总是抑制完整的 PTH 水平。接受噻嗪类利尿药或锂化合物治疗的患者可能有轻度高钙血症和 PTH 水平的升高，因此在评估血清总钙和 PTH 水平以进行正确诊断之前，至少 1 个月内停用这些药物。正在接受噻嗪类或锂化合物治疗且有原发性甲状旁腺功能亢进的高钙血症患者在停药后会出现持续性高钙血症和 PTH 水平升高。

在进行手术探查和甲状旁腺切除术之前，准确诊断原发性甲状旁腺功能亢进至关重要。密切关注血清总钙，血磷和 PTH 的生化指标对于正确诊断至关重要。测定 24h 的总尿钙水平对于排除鉴别诊断中 FHH 的可能性也很重要。

七、定位研究及其应用

虽然术中探查 4 个甲状旁腺腺体是甲状旁腺功能亢进手术的金标准，但更有效的成像方法或甲状旁腺定位的发展使得外科医生能够通过更有限的探查得到相同或者更好的手术效果[56,196]。除了成像技术的应用，定位研究也普遍应用于复发性甲状旁腺功能亢进的评估[197-199]。定位方法可在操作上分为术前应用（无创性和有创性）和术中应用（框 51-4）。

（一）无创性术前定位

1. Pertechnetate（^{99m}Tc） 和 Thallous Chloride（^{201}Tl）成像

Fukunaga 等最早报道甲状旁腺腺瘤对铊的摄取[200-207]。随后，Ferlin、Young 等[201, 202]将锝（^{99m}Tc）和铊（^{201}Tl）联合用于临床。所得到的两个图像相消除有助于定位异常的甲状旁腺。该技术需要延长患者接触时间以获得图像，并且患者在两种放射性核素施用中保持相同的位置。这种定位技术敏感率为 27%～82%[203, 204]。据报道，通过应用单光子发射计算机断层扫描（SPECT）技术和三维成像可提高灵敏度[205]。该成像技术的优点是应用性广，辐射量小且风险低。由于患者在检查期

有更高的分辨率，并且比平面的 MIBI 图像具有两个公认的优点：它可以提供颈动脉鞘内的异位腺瘤的解剖学定位，并且它可以将纵隔病变定位到前纵隔或后纵隔，这可用于规划手术方式，即侧胸廓切开术还是正中胸骨切开术 [215]。

3. CT–MIBI 融合成像技术

CT– 联合或 CT–MIBI 联合是一种组合成像模式，通过将解剖和生理图像融合而创建单个图像，对生理活跃的甲状旁腺组织进行解剖定位。将颈部和纵隔强化 CT 图像和 [99mTc]-MIBI 扫描的平面和 SPECT 图像融合成新的图像。使用专用软件将延迟 3h 的 SPECT 图像与 CT 扫描"融合"，使用坐标矩阵提供自动对准。融合图像内的放射性药物摄取分辨率由放射科医师手动微调，以产生最终的局部区域。图像以三维方式描绘轴向，冠状和矢状在 3mm 切片中以提供精确的解剖学定位。

有位作者（P.K.P.）积累了超过 300 名患者相关经验技术，这项技术明显优于平面和 SPECT 成像的优势。这些设置包括定向微创方法（图 51–3）；准确定位异位腺体（即胸腺、食管、纵隔、甲状旁腺；图 51–4）；对以前手术过的有明显纤维血管变化的区域进行再探查的患者，应该集中入路和限制解剖，以期最大限度地减少并发症的风险。

间活动或伴有甲状腺异常而导致假阳性结果，使得该技术有一定的局限性。

2. [99mTc] 甲氧基异丁基腈（MIBI 显影）

1989 年，Coakley 等 [206] 报道使用 [99mTc] 研究心脏功能。甲状旁腺细胞有大量的线粒体，使 MIBI 更容易进入甲状旁腺组织而不是甲状腺组织 [208]。1992 年，Taillefor 等 [209] 提出了使用 [99mTc] 司他比锝和颈胸平面甲状旁腺闪烁扫描的双相扫描方法。在该方法中，患者静脉内注射 20～25mCi 的 [99mTc] 司他比锝。在注射后 10～15min 和 2～3h 后分别获得图像。后期图像通常优选用于检测甲状旁腺腺瘤，因为甲状腺和甲状腺结节比甲状旁腺肿瘤更快地清除 MIBI。在某些情况下，可以获得斜位或侧位图像以试图在研究中增加第三维图像。该技术的优点包括能够使用该成像方法时无须患者在图像之间固定。

孤立性腺瘤的检出敏感性为 100%，特异性约为 90% [210–212]。使用这种成像技术报道的假阳性结果很少，主要是由于甲状腺实质结节主要是腺瘤 [213]。Hürthle 细胞癌和甲状腺癌淋巴结转移可导致假阳性，然而，甲状腺的囊性病变并不会 [56, 214]。

假阴性结果可归因于甲状旁腺腺瘤较小、[99mTc] 司他比锝的剂量不足或多结节性甲状腺疾病 [56]。甲状腺内、纵隔和深颈部的甲状旁腺可被 [99mTc] 司他比锝定位，位置似乎与其效率无关。该技术可显示存在双甲状旁腺腺瘤形式的多发性疾病（图 51–2）[56]。MIBI 类似于 [201Tl]，对于弥漫性 4 枚甲状旁腺增生的患者判断不准确。

[99mTc] 司他比锝也可以与碘—123 结合，或者它可以与 SPECT 一起使用。SPECT 增强图像具

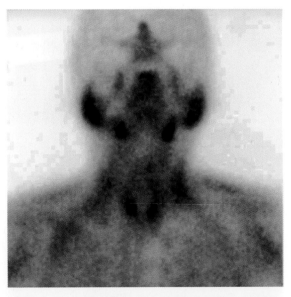

▲ 图 51–2　2h 延迟 [99mTc] 司他比锝核素扫描。继发于双甲状旁腺腺瘤的甲状旁腺功能亢进患者。双侧显示核素摄取，提示 2 枚甲状旁腺，均在手术中证实

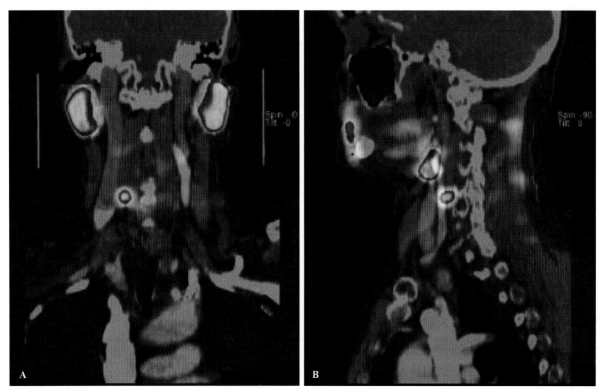

▲ 图 51-3　冠状和矢状平面中的计算机断层扫描和 MIBI 融合图像显示位于甲状腺叶上方的异位上甲状旁腺腺瘤

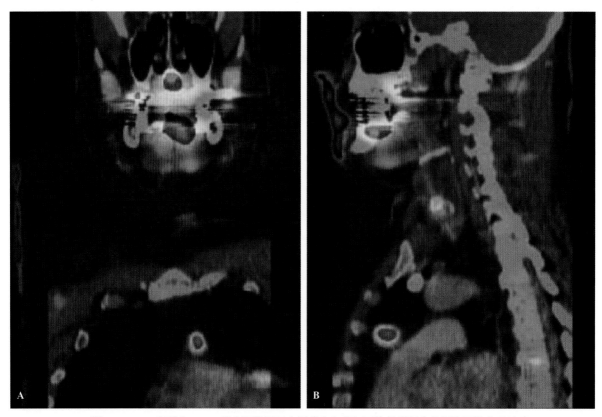

▲ 图 51-4　CT 扫描和 MIBI 融合图像显示在冠状和矢状切面的前纵隔内的异位甲状旁腺腺瘤

相比之下，早期经验表明，CT-MIBI 融合在明确定位孤立的甲状旁腺，尤其是下腺的优势有限，因为甲状旁腺与甲状腺包膜紧密相连。虽然 CT-MIBI 融合显示出优于传统 MIBI 成像，但常规实施的标准尚未确定，需要进一步研究。

4. 四维 CT 扫描

四维计算机断层扫描（4DCT）是一种多相、多检测器、对比增强的 CT 研究方法，可以获取空间分辨率 1mm 或更精细的图像。过程包括预先对比、即时、早期延迟和晚期延迟阶段。这些多相数据可以显示甲状旁腺腺瘤的早期增强和早期清除特征，这有助于将它们与甲状腺组织和淋巴结区分开来。在对 75 例原发性甲状旁腺功能亢进症患者进行各种术前影像学检查的研究中，使用各种成像方法进行区分一侧甲状旁腺腺瘤，4DCT 的敏感性较高，为 88%，明显超过了 ^{99m}Tc-MIBI（65%）和超声（57%）[216]。4DCT 对腺瘤特定象限的定位也更敏感（70%）。在另一个研究中，观察了 148 例异常的甲状旁腺，4DCT 将 94% 异常腺体定位到正确的一侧，且有 87% 定位到正确的象限。其他人报道 4DCT 在与超声结合时定位异常腺体正确一侧的敏感性为 94%，对正确象限的定位敏感性为 82%[218]。在超声和 MIBI 之间缺乏一致性数据的情况下，4DCT 越来越多用作术前定位。

5. 超声

高分辨率超声检查（10MHz 或 12MHz）用于检查甲状腺、颈动脉和颈静脉区域及甲状软骨和胸骨边缘之间的颈部区域。该技术的优点在于它易于操作，患者耐受性好，不需要注射放射性示踪剂，并且成本低。缺点是对食管、气管后、胸骨后和胸腔入口区域增大的甲状旁腺的定位不准确。据报道，超声检查在定位甲状腺内甲状旁腺腺瘤时比其他技术更有效，尽管它们可能与囊性甲状腺病变相混淆[219]。超声检查鉴别异常甲状旁腺的敏感性与超声检查者的经验、超声探头的频率、图像分辨率和甲状旁腺大小有关[220]。

甲状旁腺腺瘤通常在其包膜外位置表现为甲状腺后部或下部的低回声肿块。甲状腺后方病变往往是椭圆形或扁平的，而甲状腺下极病变通常是球形的。有些甲状旁腺腺瘤可能含有囊性部分，

但钙化很少见。^{99m}Tc-MIBI 扫描最常见的假阳性结果是由甲状腺腺瘤引起的（图 51-5），这种特殊的实体可以与辅助超声检查相吻合。彩色多普勒发现甲状腺实质内肿块的不连续血供提示为甲状腺内甲状旁腺腺瘤，而不是甲状腺本身的病变（图 51-6）。甲状腺结节、淋巴结肿大和食管病变可导致假阳性超声结果[220]。据报道，总假阳性率为 15%～20%[219, 221, 222]。

6. CT 检查

计算机断层扫描（CT）比磁共振成像（MRI）灵敏度低。可能对异位甲状旁腺（气管旁、食管和纵隔）有用，但对于位于正常解剖位置的甲状旁腺腺瘤则不太理想。甲状腺周围淋巴结和异位血管可能使腺瘤难以识别[223]。假阳性结果通常比其他技术更多，可能高达 50%，这使得该技术对于大多数临床情况而言不实用[224, 225]。

7. 磁共振成像（MRI）

磁共振成像（MRI）优于 CT，它不需要使用放射性碘化对比剂，并且在初始探查后不会受到留在颈部的手术夹的干扰。甲状旁腺肿瘤通常在 T_1 加权成像（类似于肌肉或甲状腺）中具有低信号强度，并在 T_2 加权成像中具有高信号强度（大于或等于脂肪）（图 51-7）[226]。

MRI 可能对识别异位甲状旁腺组织更有用。在评估顽固性甲状旁腺功能亢进症再次手术患者的调查中，Seelos 等[227]指出，MRI 可定位 79% 的异位腺体，只有 59% 增大的腺体位于正常位置。位于较高位置在环状软骨水平甲状腺上部后方的甲状旁腺腺瘤难以定位识别[228]。

据报道，MRI 的灵敏度优于 CT，灵敏度范围为 50%～80%[224, 227]，与 ^{201}Tl 扫描相似，由于淋巴结肿大可导致 MRI 假阳性结果[229]。甲状腺腺瘤也可能导致 MRI 的假阳性结果。

MRI 和 CT 在术前定位中的应用有限。这些检查成本较高及结果不可靠，影响了其在初步检查中的广泛应用，但是顽固性甲状旁腺功能亢进并需要重新探查的患者需要做 MRI 和 CT 检查。

（二）有创性术前定位

当无创性定位的组合结果为阴性、模棱两可

或相互矛盾时，就需要进行有创性定位诊断。这些检查通常在重新探查顽固性甲状旁腺功能亢进之前进行。

1. 甲状旁腺动脉造影

适当的甲状旁腺动脉造影包括检查双侧甲状颈干，在上纵隔、气管食管沟、甲状腺内或近甲状腺腺体周围寻找甲状旁腺；显示内乳动脉，在胸膜和纵隔内中找到腺体；显示颈动脉，看到甲状腺旁或未下降的腺体；有时选择甲状腺上动脉行导管植入术。甲状旁腺腺瘤看起来高度血管化，

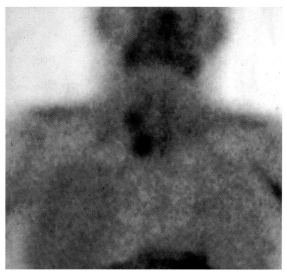

▲ 图 51-5 ⁹⁹ᵐTc-MIBI 核素扫描 1 例甲状旁腺功能亢进和甲状腺结节性患者。右下颈部核摄取的延迟图像显示甲状腺腺瘤的摄取

呈椭圆形或圆形。尽管通过数字减影动脉造影获得的结果稍好一些，但传统的动脉造影报告的灵敏度可达约 60%[230-232]。

2. 甲状旁腺激素的选择性静脉取样

血管造影主要是为了显示出静脉回流途径，以便于 PTH 检测的取样。这项检查费用昂贵且技术难度大[233]。必须从最小的静脉分支中尽可能选择性地获取取样，以记录甲状旁腺肿瘤的确切位置。然而，已发表的报道表明，从大的静脉取样，如颈内静脉、无名静脉和上腔静脉可能产生最佳结果[234]。外周血中 PTH 浓度与选择性取样的静脉支路中 PTH 浓度之间存在双重梯度，这一梯度决定了肿瘤静脉引流部位。

通常认为这种技术是最敏感的，它可定位大约 80% 的甲状旁腺肿瘤[227, 231, 235, 236]。它对纵隔内腺体的定位与颈部腺体定位同样有效，并且它取决于甲状旁腺的生理特性而不是大小。这种方法也可能对多种疾病有帮助，并且能够纠正可疑的无创性检查结果，从而实现定位。

3. 超声引导下细针穿刺

在超声引导下进行的甲状旁腺肿瘤的细针抽吸可以改善超声检查获得的结果。细针抽吸（FNA）可以提供直接的细胞学检查，或者可以使用抽吸物测定 PTH 水平。当吸出物为 PTH 阳性时，说明增大的腺体内存在甲状旁腺组织[237]。PTH 测定通常比细胞学检查诊断甲状旁腺病变更

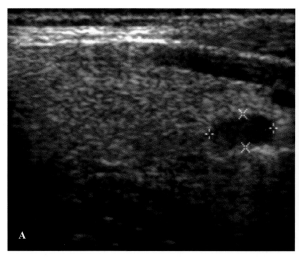
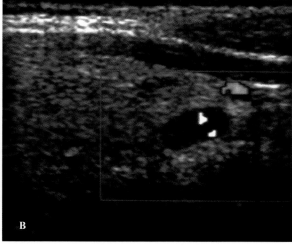

▲ 图 51-6 A. 在矢状超声检查中显示一个小但功能亢进的甲状旁腺腺瘤完全在甲状腺内；B. 多普勒超声检查显示甲状腺内甲状旁腺腺瘤血供不连续，不同于甲状腺腺瘤的弥漫性周围血供

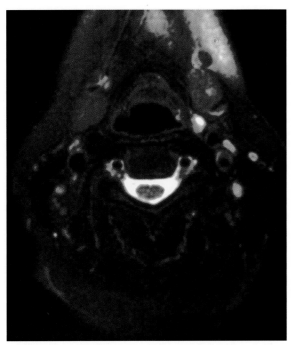

▲ 图51-7 磁共振图像显示左侧下颌三角肿块，符合未下降的甲状旁腺腺瘤

有帮助，因为在这样有限的样本中难以区分甲状旁腺和甲状腺组织[238]。Tikkakosky 等[239]研究发现，100%的异常甲状旁腺通过生物测定诊断，但只有60%通过细胞学检查确诊。

（三）术中定位方法

术中高分辨率超声主要用于颈部甲状旁腺功能亢进的检查，可显示甲状旁腺的明显纤维化。亚甲蓝或甲苯胺蓝的注射几乎没有价值，因为必须确定病理性腺体[240]。亚甲蓝用于初次甲状旁腺切除术后1～2d内持续性甲状旁腺功能亢进再次手术的患者。因为术后术区水肿和组织液渗出使重新探查困难，蓝色可能有助于识别甲状旁腺组织。

Norman 等[241, 242]建议放射引导下识别和切除甲状旁腺。手持γ探针用于检测浓聚 99mTc-MIBI的腺体，通常在手术开始前2h内注射 99mTc-MIBI。初始扫描提供了有关假定腺瘤定位和甲状腺内核素延迟摄取的信息。如果甲状腺中存在过度延迟活动，则在手术前对患者进行甲状腺抑制治疗6～8周，以减少甲状腺床中的背景辐射并提高探针的准确性。

将γ探针应用于颈部前表面，测量甲状腺峡部的放射性，以确定本底放射性计数。γ探测器的阈值被设置为过滤掉本底放射性。在颈部各象限测量放射性计数，用笔标记最大放射性面积，其位置应与 MIBI 扫描中腺瘤的位置相对应。切口的大小可能比常规的四腺双侧甲状旁腺探查小很多。要切开的区域用局部麻醉药麻醉，在放射性最强的区域做一个 2～3cm 的小切口。γ探针用于指导外科解剖，反复将其放置在手术区域，以便进行精确的外科解剖。

在识别并切除了一个或多个异常腺体后，检查最终切除的异常腺体体外放射性水平，并与手术床背景组织做对比。根据先前报道的数据，切除的腺体组织发出的放射量超过手术床组织放射量的 20%，被认为与疾病有关的甲状旁腺功能亢进组织[241]。在大多数情况下，没有必要进行冰冻切片分析，但需要对标本进行永久性的组织病理学检查。随着手术经验的增加，这项技术被更有选择地应用于排除某些临床情况，如食管后深部病变、异位腺体、男性上旁腺腺瘤及持续性或复发性甲状旁腺功能亢进症[243]。

八、甲状旁腺疾病的治疗

（一）手术探查适应证

原发性甲状旁腺功能亢进症患者的手术治疗取决于患者长期暴露于高钙血症的并发症和手术能取得的效果。一般而言，医生应根据患者疾病严重程度来评估并发症发生风险；以前的患者由于诊断的时间较晚，出现并发症的风险很大，可能会产生进一步的问题。

患者年龄不是手术禁忌证的唯一标准，在决定手术方面，患者的一般身体条件和患者的意愿更重要。一般来说，年轻的患者可能经历更长时间的高钙血症，会发生更严重的并发症。

高钙血症的程度是决定手术治疗的指标。虽然目前没有一个绝对的血清钙标准，但大多数内分泌医生认为血清钙水平 ≥ 11.5mg/dl 为手术的绝对适应证。绝经后妇女的手术治疗不应再考虑高钙血症水平，因为这一年龄段的女性全身脱钙和骨质疏松的骨骼并发症的风险更高（如髋部和椎骨骨折）[244]。

决定是否需要手术的主要因素是长期获益和治愈的可能性。85%～90%的患者是由单个旁腺瘤引起甲状旁腺功能亢进。超过95%的患者手术探查和切除腺瘤有效，并且能够治愈。10%～12%的甲状旁腺功能亢进患者为原发性甲状旁腺增生。这些患者手术方式为全甲状旁腺次全切除术，残留的甲状旁腺组织量决定患者的预后。由于残留的甲状旁腺数量不同，且潜在活性不一，此类患者的治愈率较甲状旁腺瘤的患者明显降低[245]。由于上述因素，对无症状且无明显代谢并发症的患者进行手术是有争议的。尽管早期手术干预似乎更受青睐，但患者是否应手术治疗目前尚无定论。

约50%无症状患者在甲状旁腺功能亢进5～7年内出现高钙血症[246]。由于无症状患者手术适应证的不明确，美国国立卫生研究院（NIH）于2002年召开了一次共识会议，对无症状原发性甲状旁腺功能亢进的治疗给出如下建议[247]。

1. 血清钙比正常上限高 1mg/dl 以上。

2. 没有其他原因的肌酐清除率在相应年龄减少超过 30%。

3. 24h 尿钙值大于 400mg/dl。

4. 患者年龄小于 50 岁。

5. 腰椎、髋或桡骨远端的骨密度测量值降低超过 2.5 个标准率。

6. 患者要求手术，或不适合长期随访。

以上推荐的适应证相对保守，为外科决策提供了框架，但不是绝对的或普遍的。对原发性甲状旁腺功能亢进和代谢并发症的患者手术的决策很简单。对于无症状患者，必须评估手术意义、并发症、患者的意愿及外科医生经验。不同外科医生手术成功率和甲状旁腺切除术后并发症的发生率差异很大。研究表明经验丰富的瑞典外科医生术后超过90%的患者血钙正常，并且 RLN 并发症发生率不到1%。每年行甲状旁腺切除术不足10例的外科医生成功率为70%，但15%的患者仍有高钙血症，14%的患者患永久性低血钙[248]。在权衡无症状甲状旁腺功能亢进症患者手术风险和术后获益时，外科医生的技术是首要考虑因素。

轻到中度高钙血症的患者，很少出现血清钙水平快速升高，但高钙血症和隐匿并发症的发生风险及潜在终末器官损害发生风险随时间增加。因此，未经治疗的原发性甲状旁腺功能亢进患者心脑血管疾病的发病和死亡风险增加[249, 250]。在甲状旁腺功能亢进的临床表现一节中讨论了隐匿或轻微症状性患者甲状旁腺切除的益处。此外，甲状旁腺切除术似乎为轻度无症状原发性甲状旁腺功能亢进症患者提供了独特且可测量的优势，如随机试验结果所示，其中患者使用标准化健康调查工具进行主观调查[251]，本次研究中，轻度甲状旁腺功能亢进患者随机分配至手术组或观察组，并在随后2年内每6个月使用 SF-36 健康调查进行评估[252]，与观察组相比，手术切除组患者的功能明显改善。

（二）甲状旁腺切除术

1. 麻醉和准备

甲状旁腺功能亢进症患者颈部的手术一般需要气管插管及全身麻醉，对于不适合全身麻醉的患者，可以使用局部麻醉加静脉镇静进行甲状旁腺探查[253, 254]。

患者颈部后仰过伸拉，手臂应固定至身体两旁，外科医生位于颈部两侧。以直接或微创方式进行探查的患者应可以接触到血管、静脉或动脉内，可从中抽取外周血液样本以评估术中 PTH 水平。可以将手术台反向调整为 Trendelenburg 位置，以减少甲状腺床周围和颈部中央的静脉充血。

2. 颈部探查

于胸骨上窝两指做弧形切口，通常是在自然的皮肤皱褶内，并切开颈阔肌。切口可以根据外科医生探查类型而定。与传统的双侧四腺体探查法相比，更直接、更集中的术式切口更短。但无论如何，切口不应超出胸锁乳突肌。切开颈阔肌后，皮瓣向上分离至甲状软骨切迹处，向下至胸骨上切迹处，拉钩牵引皮瓣，以暴露在甲状腺床区域的中央带状肌。分离胸骨甲状腺肌向外牵引，暴露甲状腺叶，仔细分离甲状腺包膜外肌肉。向对侧牵拉甲状腺，进入甲状腺叶后部的潜在间隙。暴露甲状腺中静脉的主要分支，分离结扎。由于甲状腺前缘旋转充分，不需要结扎甲状腺上、下动脉。

进入该区域后，钝性解剖纤维结缔组织有助于评估正常和异常甲状旁腺组织。这一解剖允许显示和（或）触诊到肿大的甲状旁腺组织，并通过最小的解剖，以防止组织被血液染色。需将甲状腺向前内侧牵拉，以方便暴露视野和随后的探查（图51-8）；打开连接颈动脉鞘和甲状腺的筋膜鞘（气管前筋膜），以利于显露食管旁和食管后间隙。尽管不是必须鉴别分离喉返神经，但无论是食管后间隙还是食管旁间隙的解剖，都需要鉴别神经，以防止损伤。

对甲状旁腺进行系统的术中识别是确保手术成功和避免遗漏异常腺体的关键。重要的是形成一种有序的探查方法，以尽量减少遗漏正常或异常腺体的可能性。触诊异常腺体的能力怎么强调也不为过。通常，在能看到甲状旁腺之前，就可以触诊发现它们，一般位于食管间隙，紧邻 RLN 和甲状腺下动脉。触诊通常会引导外科医生到这个区域，以便对病灶进行细致的解剖，从而最大限度地减少血液对组织的污染和正常甲状旁腺血运受损的可能性。沿着甲状腺上极包膜的后部，尤其是靠近甲状腺下动脉入腺体上方处，最初触诊有时会发现一个增大的上甲状旁腺，紧挨着甲状腺真被膜，表面覆盖气管前筋膜。

根据术者的手术偏好，通常首先识别下旁腺。因为它往往更大、更靠前，然而，它们位置也可能变异导致难以识别。通常，下旁腺位于甲状腺下极附近，或位于甲状腺下方的胸腺舌部，即所谓的胸甲韧带。下旁腺通常位于甲状腺下动脉与喉返神经并列的前部和稍内侧。上甲状旁腺最常

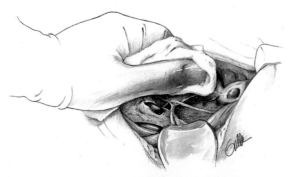

▲ 图 51-8　通过将甲状腺向前内侧牵拉来显露上、下甲状旁腺

见于甲状腺后部被膜，位于喉返神经和甲状腺下动脉并列稍外侧和后方。钝性解剖甲状腺后方被膜常显示上旁腺以泪滴状悬挂在喉返神经入喉处 1cm 以内的区域。暴露这一位置的一个有效的方法是将靠近甲状腺上极的胸骨甲状肌分开，在不去除甲状腺上极的血管的情况下提供最大的内侧活动度。

甲状旁腺通常部分被脂肪包围。在可能存在甲状旁腺的部位，应仔细检查任何脂肪小叶。通过打开覆盖在脂肪小叶上的薄筋膜并施加压力使甲状旁腺从脂肪中挤出或"膨胀"来实现这种检查。大多数正常的甲状旁腺呈浅棕色或烟草色；这种颜色在区分甲状旁腺和脂肪时很重要，后者通常是黄色的，而甲状腺结节则更多是锈红色。

甲状旁腺与甲状腺真被膜之间有一定的活动度。使用 Kittner 解剖器（花生米）沿着甲状腺被膜解剖，有助于显示周围脂肪内结构和甲状腺真被膜。气管前筋膜和甲状旁腺假被膜之间的紧密关系，使钝性分离时有一定活动度。与之相反，类似甲状旁腺的甲状腺结节则不具备自由活动度，它更牢固地附着在甲状腺叶上，与甲状腺之间没有切割平面，也没有血管蒂。

甲状腺周围淋巴结，尤其是胸甲韧带内的淋巴结可能与甲状旁腺混淆。然而，淋巴结的质地比甲状旁腺更硬，并且淋巴结呈半透明灰白色。

在探查正常和异常的甲状旁腺时，应观察腺体的血管解剖结构。解剖上甲状旁腺应从其最外层开始，以防止对甲状旁腺血管的损伤，甲状旁腺血供通常从源自甲状腺下动脉的动脉吻合升支血管。下旁腺的解剖应该从甲状旁腺的尾端开始，因为血管蒂通常进入下甲状旁腺的上侧。如果在解剖过程中怀疑正常甲状旁腺失活通常需要将其自体移植到颈部肌肉内。这个过程需要将腺体立即分割成 $1mm^3$ 大小的碎片，并将它们以无血的方式植入同侧胸锁乳突肌内。

当确定甲状旁腺后，切除异常腺体并进行病理分析。进行彻底的检查，以找到同侧的第二个腺体，若经发现，切除并送病理检查。如果增大的腺体是细胞增生引起，并且第二腺体是正常的或被抑制的，则探查对侧甲状旁腺。手术方式的

偏好，决定了单侧还是双侧手术，以及探查的范围。如果一侧发现的第二个腺体的活检标本被发现异常，或者肿大，那么所有4个腺体都应该被识别并进行组织学检查。在这种情况下，推定诊断是增生，这需要甲状旁腺次全（3.5个腺体）切除术。在冰冻切片分析中，无法区分甲状旁腺腺瘤和增生性甲状旁腺组织；外科医生不能依靠单个腺体的组织学分析来决定治疗方案。

通过外观很容易鉴别正常和患病的甲状旁腺组织，只要组织没有过多的血液污染。与正常的甲状旁腺组织相比，甲状旁腺腺瘤呈锈红色或红色。它们的颜色可能更加斑驳或具有杂色，通常会在切除时变淡。相反，增生腺体通常比腺瘤更暗，并且通常呈深锈色、棕色或巧克力色，更接近甲状腺组织的颜色。

如果不能鉴别出疑似腺瘤的腺体，或者不能找到所有增生的腺体，就必须进行彻底的解剖，以定位异位的甲状旁腺组织。采取系统的方法来检查可能存在异位腺体的所有区域。外科医生必须知道哪些腺体遗漏，并且了解被遗漏腺体的可能位置。手术切除应包括所有经颈部入路可到达的区域，包括切除上纵隔胸腺组织，检查食管后间隙和颈动脉鞘舌骨水平，必要时进行甲状腺叶切除术。约90%的甲状旁腺腺瘤可通过经颈入路切除，缺失的腺体通常是异位的，外科医生在初次手术时就可以找到。

3. 关闭切口

手术完成后，用温盐水冲洗术腔，彻底止血。特别注意观察所有解剖游离过的甲状旁腺血供是否良好。如前所述，甲状旁腺如果供血不良或生存能力受损，应进行自体移植。根据探查的范围、患者的身体状况、颈胸交界处的解剖深度，以及术中出血程度，引流管使用与否均可。在大多数情况下，不需要引流，因为大多数患者解剖范围小，止血较好。根据术者偏好，在中线处重新缝合带状肌，缝合颈阔肌，行皮下缝合关闭创面。切口敷料包扎，以防皮下积液。

4. 术后护理

甲状腺探查和孤立性腺瘤切除会导致总血清钙含量下降，通常在术后48h达到最低点。严重骨骼钙消耗导致"骨骼饥饿"的患者可能会出现术后低钙血症。某些患者血钙水平正常时，也可能出现低钙血症或手足抽搐等症状。这一现象可能是由于甲状旁腺肿瘤切除后血清钙含量迅速下降，导致神经兴奋性增加；但由于伴有低镁血症，它也可能在钙替代后持续存在。根据外科医生的习惯，无论是在病房还是门诊，应在术后24h内至少测量一次总血钙水平。术后6个月的血钙正常是判断手术成功的常用标准，术后1个月和6个月应测定总血清钙水平和完整的PTH水平。

（三）外科策略与探查方法

原发性甲状旁腺功能亢进的最佳手术方法是恢复正常血钙同时减少潜在手术并发症，包括喉返神经损伤、术后低钙血症和持续性或复发性甲状旁腺功能亢进症二次手术。此外，选择的术式应该针对患者和疾病本身（怀疑是单腺还是多腺体疾病），并且具有时间和成本效益。近年来，治疗原发性甲状旁腺功能亢进症的外科策略已经从常规的双侧颈部探查发展到单侧颈部探查。理论上大多数原发性甲状旁腺功能亢进患者都有一个功能亢进的腺瘤作为主要病变，因此理想的手术方法是以最少的侵入和最无创伤性的方式直接切除孤立的异常腺体。将这一理论理想纳入一种实际可靠的手术方法之前曾受到两个因素的限制。首先是精确的术前病变腺体的定位，第二是在没有进行双侧颈部探查和探查所有4个甲状旁腺的情况下，无法确认术中移除所有功能亢进的甲状旁腺组织。传统上，对疑似腺瘤患者进行双侧颈部探查的依据是，经验丰富的手术医生行常规双侧探查，患者恢复正常血钙的成功率高（＞95%治愈）；单侧探查无法准确预测探查哪一侧颈部；遗漏未预料到的多发性疾病的潜在风险，如双重腺瘤或未被怀疑的增生[256-261]。最近的技术进步有助于解决这些问题，并且对于原发性甲状旁腺功能亢进的方法进行局部直接探查的共识正在增加。手术理念转变的第一个原因是^{99m}Tc-MIBI显像、超声和4DCT的应用，影像学对功能亢进孤立腺瘤进行精确定位。第二个主要进展涉及寻求更精确和及时的判断手术成功的方法，如开发测量完整 PTH 分子测定方法。由于能够从生物化学上确定术中是否切除了所有亢进的甲状旁腺组织，从理论上讲，单侧精准颈部手术已日益成为现实[262, 264]。

（四）单腺疾病

1. 定向单侧颈部探查

定向单侧颈部探查采用术前 99mTc-MIBI 定位和术中 PTH 测定法，对继发于甲状旁腺腺瘤的原发性甲状旁腺功能亢进症进行手术治疗。在最初的术前评估中，所有表现为多重增生的疾病，如家族性甲状旁腺功能亢进症和 MEN1 或 MEN2A 的患者，都是标准双侧颈部探查的候选对象，在初次手术前不需要进行定位。对所有其他原发性甲状旁腺功能亢进症患者进行术前 99mTc-MIBI 扫描，根据手术偏好，可结合高分辨率超声评价甲状腺床和颈部中央。如果扫描结果不确定，可使用 4DCT 扫描。如果在上述任何一项检查都没有发现独立病变，则计划进行标准双侧颈部探查，无论是否先在一侧发现一个增大的腺体。在没有明显甲状腺疾病的情况下，未能通过最佳的 99mTc-MIBI 扫描定位，强烈提示甲状旁腺散发性弥漫性增生[265, 266]。如果核扫描在延迟显像中发现一个孤立病灶，提示腺瘤，则对该侧进行定向探查，并通过术中测定 PTH 的方法得到生化确认，以切除所有功能亢进的甲状旁腺组织。

以前曾证明，所有高功能甲状旁腺组织摘除 5min 后 PTH 水平发生急剧下降[267]。PTH 的短半衰期（2～5min）允许术中采集外周血样本，以便在所有疑似高功能甲状旁腺组织切除 7～10min 后进行快速 PTH 检测[265]。在异常腺体识别时（基线水平）和切除所有疑似功能亢进甲状旁腺组织后 10min 分别提取外围血样本进行 PTH 快速测定。与切除前相比，血清甲状旁腺激素水平下降超过 50%，可以从生化上确认切除了所有功能亢进的甲状旁腺组织，这允许在不识别或活检其他甲状旁腺的情况下结束手术。如果术后 PTH 水平大于切除前基线水平的 50%，这表明存在残余功能亢进的甲状旁腺组织，这表明存在残余功能亢进的

甲状旁腺组织，则进行标准的双侧颈部探查。

术中 PTH 测定有诸多方法。其中一种是放射免疫分析法，通过简单的、先前描述的对完整的 PTH 隔夜检测方法的改进而发展出来[266]。完整的 PTH 检测方法是一种双抗体"三明治"系统，其中一种抗体，即捕获抗体，固定在塑料珠上；第二种是与可测量的标记物相结合，通过测量所有未结合溶液被除去后残留的标记物的数量来确定血浆样品中完整的 PTH 的含量。这种快速 PTH 检测的结果通常在提交给放射免疫分析实验室后 8～10min 内就可得到。为了克服快速免疫放射检测的敏感性问题，研究人员开始将标记抗体与化学发光示踪剂结合，以避免其放射性前驱物的处理问题[263, 264, 267]。自 1993 年采用免疫化学发光法以来，研究人员进行了几种不同的试验，一些制造商发明了快速试剂盒。研究人员对这项分析的经验是一致的，即在切除后和基线之间，切除后的 PTH 值下降 50% 或更多，表明所有功能亢进的甲状旁腺组织被切除[265-273]。试剂盒的主要缺点是成本高。如果治疗过程基于这些客观数据，则腺瘤切除后的动力学是非常重要的。Libuttis 等[274] 研究显示 PTH 的半衰期在 0.42～3.81min 的短暂时间内变化。Randolph 等[275] 研究显示最低值发生在 1～3d 内。38% 的患者在成功切除单个甲状旁腺腺瘤后恢复正常血钙，完整的 PTH 水平在 1 个月时仍升高。可能机制是皮质骨再钙化，钙受体设定值升高，以及相对继发性甲状旁腺功能亢进症。

2. 微创技术

微创技术，通常是在局麻下对孤立性腺瘤进行单侧、靶向切除。许多研究者都提倡这种技术且取得良好的手术结果[274, 275]。该技术采用术前 99mTc-MIBI 平面显像，使用平面和 SPECT 显像以及术中 PTH 检测。此技术的优点是提高了患者术后的舒适度，可行门诊手术，并降低成本[274]。缺点是如果没有发现腺瘤就有可能转为全麻。如前所述，放射引导甲状旁腺切除术可与微创技术相结合，改善患者术中病变腺体的定位。

3. 内镜下甲状旁腺探查

随着视频辅助内镜技术的出现，一些学者已

评估内镜甲状旁腺探查术在治疗甲状旁腺功能亢进方面的作用[276-279]。这种方法通常适用于全麻下对影像学检查阳性的患者。该器械可以通过在颈部、上胸壁或腋下的几个很小的切口进行最小范围的手术[277, 279]。Miccoli 等[279] 报道称，137 名患者接受内镜辅助甲状旁腺切除术，并对术中注气进行了限制。

内镜辅助甲状旁腺切除术的潜在优势包括美容效果好，不适感轻微，以及不太影响颈部活动。提倡这种技术的研究者指出，选择好手术适应证是手术成功的关键。通常，考虑该手术的标准包括初次探查、单侧疾病，以及没有显著的甲状腺肿大或多结节。所有患者术前定位检查明确阳性腺体部位，术中应使用 PTH 检测。虽然甲状旁腺疾病的内镜颈部探查是微创手术技术中侵入性最小的，但执行此手术所需的时间可能很长，并且在麻醉时间长和成本高方面有其弊端[280]。虽然这项技术应用前景广泛，但内镜辅助甲状旁腺探查的作用仍不明确。

（五）多腺体疾病

1. 真性双侧腺瘤

双侧甲状旁腺腺瘤的发病率似乎随着年龄的增长而增加。60 岁以上患者中，双侧甲状旁腺腺瘤的发病率为 1%～10%[281, 282]。约 50% 的真双腺瘤在两个位置均能准确成像（图 51-4）。由于腺瘤不对称增生的可能，怀疑双腺瘤需要双侧探查。连续切除第一和第二肥大的腺体后，可见术中 PTH 水平的连续下降。应至少确定一个正常腺体，但如果 PTH 水平最终下降超过切除前水平的 50%，并降至正常范围，则不需要对多余腺体进行手术活检和组织学分析。

2. 散发性增生

10%～15% 的散发性原发性甲状旁腺功能亢进患者可能继发于甲状旁腺弥漫性增生。除非患者患有 MEN 综合征，应进行 MIBI 扫描。在延迟的图像上，没有明确显示核摄取区域怀疑弥漫性增生。在其中一位作者（P.K.P.）所做的一系列研究中，40% 的可疑扫描与多腺体增生有关（图51-9）。对可疑扫描结果要求进行双侧探查，组织学上至少识别一个异常腺体和一个正常腺体，并确保每一侧不存在其他肿大的腺体。在切除了所有单个或多个增大的腺体，并在少于四个腺体疾病的情况下显示了一个组织正常的腺体后，对 PTH 进行了快速评估，以确认所有功能亢进甲状旁腺组织的切除都是按照在定向探索策略中使用的相同方案进行的。未能达到这种程度的 PTH 下降需要进一步探查，无论是异位腺体，还是罕见的多余腺体。

当所有增生腺体都被定位后，切取三个最大的腺体并进行组织学确认。其余腺体次全切除后，至少留下 1/3～1/2 的腺体作为可存活的血管化残体。使用快速法测定 PTH 水平可协助诊断。如果切除后 PTH 水平降至 10pg/ml 以下，应考虑冷冻保存从第四腺体切除的甲状旁腺组织。虽然这种方法很少有必要，但这种方法比常规的甲状旁腺组织前臂自体移植更可取，因为可以避免额外的手术，而且术中检测到 PTH 水平通常可以预测甲状旁腺功能和血钙水平正常[56, 283]。

（六）家族性甲状旁腺亢进症

家族性甲状旁腺功能亢进症占所有甲状旁腺功能亢进症病例的不到 5%[284]。家族性甲状旁腺

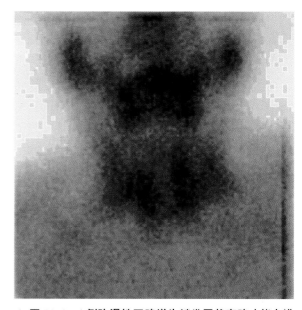

▲ 图 51-9　1 例弥漫性四腺增生继发甲状旁腺功能亢进的患者行 ^{99m}Tc-MIBI 核素延迟扫描
注意图像上没有任何核素摄取的焦点

功能亢进症包括一系列家族性显性遗传性疾病，包括 MEN1、MEN2A、非 MEN 家族性甲状旁腺功能亢进和家族性新生儿甲状旁腺功能亢进。与散发性甲状旁腺功能亢进症相比，家族性甲状旁腺功能亢进症患者年龄较小，在甲状旁腺切除术后更易患多腺体疾病和持续性或复发性甲状旁腺功能亢进症。甲状旁腺次全切除术或全甲状旁腺切除术与经颈双侧胸腺切除术相结合对于治疗更有必要，而不是单纯的腺瘤切除，约 80% 的原发性甲状旁腺功能亢进症患者只需简单切除腺瘤即可。必须对家族性甲状旁腺功能亢进症患者进行长期随访，以尽早发现和治疗与这些疾病有关的其他内分泌肿瘤，并诊断复发性甲状旁腺功能亢进症。此外，对家庭成员的筛查是家族性甲状旁腺功能亢进症全面管理的一个重要方面。由于查明了这些疾病的致病基因成分，现在有可能对家庭成员进行基因筛查，以便为基因携带者制订一项总体的治疗计划。

1. 多发性内分泌腺瘤 1 型

多发性内分泌腺瘤 1 型（MEN1）是一种常染色体显性遗传综合征，其特征是肿瘤病变累及甲状旁腺、垂体前叶、胰腺和十二指肠。患者也可能患有支气管或胸腺类癌、卵巢、甲状腺或肾上腺肿瘤或多发性脂肪瘤。MEN1 是一种罕见病，发病率为每 100 000 人中 2～20 例[285]。因为患者外显率不同，并非所有 MEN1 患者都有完整综合征来就医。原发性甲状旁腺功能亢进是最常见的临床表现，发生在超过 95% 的患者中，通常在 30 岁之前作为该综合征的最初表现[286-288]。胰腺内分泌肿瘤通常是多发的并且分布在整个胰腺中。无功能性肿瘤、胃泌素瘤和胰岛素瘤是最常与 MEN1 相关的胰岛细胞瘤。30%～40% 的患者患有垂体肿瘤，最常见的是泌乳素瘤。

甲状旁腺功能亢进综合征可能比其他内分泌疾病早 10 年出现，任何早期诊断为原发性甲状旁腺功能亢进或多腺病的患者都应考虑 MEN1[287]。MEN1 的甲状旁腺功能亢进是由弥漫性四甲状旁腺增生引起[287-292]。

一般来说，MEN1 患者原发性甲状旁腺功能亢进的临床表现与散发性原发性甲状旁腺功能亢进患者的表现相似。与 MEN1 相关的原发性甲状旁腺功能亢进的一些症状可能被 Zollinger-Ellison 综合征或胰岛素瘤掩盖[287]。另外，与甲状旁腺功能亢进有关的症状也可能因为钙刺激胃泌素分泌加重 Zollinger-Ellison 综合征的临床表现。MEN1 患者的生化结果（血清钙和 PTH 水平）与散发性原发性甲状旁腺功能亢进患者类似[293]。如果甲状旁腺功能亢进患者有家族病史或其他内分泌疾病，则需要进一步筛查垂体和胰腺肿瘤。筛查应该包括血清催乳素、葡萄糖、基础血清胃泌素和胰多肽水平。

Werner[294] 指出，MEN1 患者的后代中有 50% 遗传了这种疾病（无性别差异），而且这种遗传不会跳过几代人。这种遗传模式具有高外显率的常染色体显性特征[288, 295]。MEN1 位点被映射到 11 号染色体的一个部分，进一步研究表明与 11q13 位点的突变有关[296]。随后，MEN1 基因被鉴定为编码蛋白质 menin 的肿瘤抑制基因[297]。超过 90% 的 MEN1 患者具有 menin 基因突变，并且大多数 MEN1 家族具有自己独特的突变[298]。MEN1 的易感性是杂合突变[293]。

MEN1 患者中多发异常甲状旁腺和多发腺体的发现代表了此类患者的治疗困境。在最初探查时无法识别出多余的腺体是久治不愈的病因[287, 299-301]。

手术方法应包括常规双侧颈部探查，并确定四个甲状旁腺。甲状旁腺被确定后，手术切除的范围是有争议的，无论是主张甲状旁腺次全切除术还是全切术。许多学者报道了他们在 MEN1 和甲状旁腺功能亢进患者中进行次全甲状旁切除术的经历，手术成功率不同[287, 289, 290, 299]。MEN1 和甲状旁腺功能亢进患者初次手术治疗治愈率可超过 90%。O'Riordan 及其同事在一份报道中强调了确定这些患者所有 4 个甲状旁腺的必要性。

在这些患者中，94% 的患者得到了即刻治愈；然而，在首次手术中探查到少于 4 个腺体的患者，19% 高钙血症持续存在，而在初次手术时探查到 4 个或更多腺体的患者持续高钙血症为 3%。一般来说，甲状旁腺次全切除术并且在初次手术时发现的腺体少于 4 个的患者，其持续性和复发性疾病的发生率较高[288, 289]。由散发性四腺增生引起的甲状旁腺功能亢进与MEN1相关的甲状旁腺功能亢进之间的手术成功率有差异，其原因可能是一种营养因子的持续暴露。1986年Brand等[302]从患有家族性MEN1综合征的患者的血清中鉴定出潜在的甲状旁腺有丝分裂体液因子，并且发现该体液因子的促有丝分裂活性在完全甲状旁腺切除术后持续存在于患者的血浆中4年。因此，甲状旁腺次全切除术后残留的甲状旁腺将暴露于这种体液因子，并可能增加复发的机会。这一理论得到了Prinz等研究结果的支持，他们报道了一名患有持续性甲状旁腺功能减退症的患者，该患者在复发性疾病发生前进行次全甲状旁腺切除术后需要补钙10年。该患者的重新探查表明残余甲状旁腺增生是复发的原因。Mallete[291]等进一步证实了体液因子可能启动了残余甲状旁腺的生长，他们报道了自体移植全甲状旁腺切除术治疗的MEN1患者复发率高于接受相同手术的散发性增生患者。

其他学者一直倡导全甲状旁腺切除加组织自体移植作为MEN1综合征相关原发性甲状旁腺功能亢进患者首选治疗方案[303, 304]。在这个术式中，切除了4个甲状旁腺，将腺体切碎至几毫米大小，植入非优势前臂的肱桡肌。如果最初的自体移植物不起作用，也可以冷冻保存并成功地进行自体移植。Wells等[304]开创了这种方法，并报道称30%的患者出现移植物依赖甲状旁腺功能亢进症。但冷冻保存的甲状旁腺自体移植仅在50%的患者中成功，会导致永久性甲状旁腺功能减退[305]。

与甲状旁腺细胞增殖的体液刺激因子无关的是，研究发现MEN1相关性甲状旁腺功能亢进与甲状旁腺数目过多有关。该因素增加了初次手术时腺体遗漏的可能性。实施术中PTH测定有助于解决这一问题。

2. 多发性内分泌腺瘤2A型

多发性内分泌腺瘤2A型（MEN2A）是一种以甲状腺髓样癌、嗜铬细胞瘤、甲状旁腺功能亢进、扁平苔藓淀粉样变性和先天性巨结肠症为特征的综合征。1932年，Eisenberg等[306]在尸检中首次报告嗜铬细胞瘤并发甲状腺癌。1961年，

Sipple等[307]认为嗜铬细胞瘤患者甲状腺癌的发病率是正常人的14倍。Cushman等[308]随后报道了一个遗传性甲状腺癌和嗜铬细胞瘤的谱系，其中一名成员患有甲状旁腺肿瘤。这些报道对该综合征进行了描述，以前称为Sipple综合征，但现在称为MEN2A。

MEN2A综合征患者的独立实体的外显率是可变的，但甲状腺髓样癌除外，基本上在所有受影响的患者中都可见。约70%的患者出现嗜铬细胞瘤，20%～35%的患者有甲状旁腺功能亢进[310-314]。

甲状旁腺功能亢进通常是通过筛查MEN2A患者或家庭成员而诊断出来的，但也可能因C细胞增生或甲状腺髓样癌而行甲状腺切除术时偶然发现[315]。罕见的是，诊断为甲状旁腺功能亢进是因为出现了与散发的原发性甲状旁腺功能亢进相似的临床症状[313]。

MEN2A相关性甲状旁腺功能亢进症通常在30岁后出现轻度高钙血症，罕有高钙血症危象[312, 314]。与MEN1或非MEN家族性甲状旁腺功能亢进患者相比，MEN2A患者血清钙水平较低，高钙血症症状或并发症较少，多腺体受累率较低，术后持续性或复发性疾病的发生率较低[289, 313]。与MEN1类似，MEN2A是一种以常染色体显性方式传播的遗传病，具有高度外显率但表达不同。20世纪80年代后期，MEN2综合征的遗传缺陷被定位到第10号染色体周围区域[316, 317]。随后的工作将RET原癌基因鉴定为10号染色体上编码特定细胞表面受体复合物的片段，其确切功能不明确。编码酪氨酸激酶受体蛋白细胞外结构域的RET原癌基因片段的突变是产生MEN2A表型的原因[318]。虽然该突变与甲状腺髓样癌有关，但与甲状旁腺疾病的确切关系尚不明确。

如果需要手术探查MEN2A综合征相关的甲状旁腺功能亢进患者，必须术前排除嗜铬细胞瘤。对患有尚未被诊断的嗜铬细胞瘤患者进行手术可能会导致术中发生高血压危象，并可能引起严重后遗症。应检查患者是否存在产生儿茶酚胺的肾上腺肿瘤，并应在甲状旁腺探查前抽血查患者儿茶酚胺、肾上腺素和去甲肾上腺素水平。排除手

术禁忌证后，这些患者的手术方式通常比 MEN1 相关性甲状旁腺功能亢进患者更为保守。

进行双侧颈部探查，确定所有 4 个甲状旁腺。虽然与受 MEN2A 影响的患者相关的甲状旁腺功能亢进多发性病变的发病率高于散发性原发性甲状旁腺功能亢进患者，但并不像 MEN1 综合征患者那样高。可选择仅切除形态学上明确增大的甲状旁腺。通常不需要经颈部胸腺肿物切除术，因为这些患者中，多腺体受累不常见。如果涉及所有四个腺体，经颈胸腺肿物切除术可以与次全甲状旁腺切除术同时进行。在甲状腺髓样癌的手术中，通常保留正常上甲状旁腺，切下甲状旁腺再行自体移位。以保证中央区和前纵隔淋巴结清扫彻底。

MEN2A 相关甲状旁腺功能亢进症患者的手术探查通常非常有效。Cance 等 [310] 报道手术治疗原发性甲状旁腺功能亢进伴 MEN2A 患者手术成功率 100% 和复发率 3%。在 MEN1 中，甲状旁腺切除术是决定手术成功的重要因素，相比之下，对于 MEN2A 相关的甲状旁腺功能亢进症患者，甲状旁腺切除的程度似乎对手术成功率没有明显影响。O'Riordan 等 [289] 认为，无论是否进行全甲状旁腺切除术，甲状旁腺次全切术或单纯肿大腺体切除术，治愈率均为 100%，且无复发。

3. 非多发性内分泌瘤型家族性甲状旁腺功能亢进症

非多发性内分泌瘤型家族性甲状旁腺功能亢进症，又称为家族性孤立性甲状旁腺功能亢进症（FIHP），是指在患者在没有其他内分泌病的情况下发生的甲状旁腺功能亢进，其与手术证实的甲状旁腺功能亢进相关且没有 MEN 的个人或家族史。家族性甲状旁腺功能亢进（FHP）患者较年轻，平均诊断年龄约为 36 岁。一些患儿会在 10 岁以前发病，尽管较少见 [319]。相比之下，散发性原发性甲状旁腺功能亢进症患者通常 50—60 岁发病 [284]。FHP 似乎比散发性甲状旁腺功能亢进症更具侵略性，FHP 患者常出现严重的高钙血症，并且高钙血症危象更常见 [3, 19, 320]。1/3～1/2 的患者有肾结石，患者还通常出现其他非特异性体征和症状，如疲劳、虚弱、高血压和消化性溃疡 [319]。

据推测，家族性甲状旁腺功能亢进可能与甲状旁腺癌的发病风险增加有关 [3, 331, 321, 322]。

FIHP 的临床特征为治疗效果不佳或者复发率高。有报道 97 名患者中，症状未见缓解或疾病复发率为 33%。此类疾病的顽固性与散发性甲状旁腺功能亢进患者甲状旁腺切除术后复发率极低的情况形成鲜明对比。在制定 FIHP 患者的治疗计划时要着重考虑这一临床特征。

在治疗 FIHP 前，重点排除其他家族性甲状旁腺功能亢进症来源，并排除良性家族性低钙尿高钙血症（FHH）。当排除这些疾病后，由于该疾病生物学行为具有侵袭性，因此应考虑 FIHP 患者进行甲状旁腺探查。多发性腺体高发病率导致初次手术后疾病的高顽固性。与其他家族性甲状旁腺功能亢进症相似，需要双侧颈部探查并鉴别所有 4 个甲状旁腺。

患者通常进行甲状旁腺次全切除或全切术，以及双侧颈部胸腺切除术。术中根据甲状旁腺切除的程度，必要时进行甲状旁腺自体移植。如果只有 1～2 个甲状旁腺形态异常并且增大，则目标是从一侧颈部切除所有异常的甲状旁腺组织并留一侧正常甲状旁腺组织 [319]。直视下切除异常增生的腺体和术中 PTH 检测结果有助于确定手术范围。患者术后需长期跟踪以识别顽固性疾病是否复发。

4. 家族性新生儿甲状旁腺功能亢进

新生儿甲状旁腺功能亢进症较为罕见，临床上表现为严重的高钙血症伴有严重的肌张力减退、营养不良、便秘、发育不良和呼吸窘迫。患儿临床表现通常在出生后一周出现，可能直到患儿 3 个月甚至更晚才十分明显 [319]。大多数报道患有家族性新生儿甲状旁腺功能亢进的患者有良性 FHH 家族病史。目前在 3 号染色体的长臂上鉴定了 FHH 致病基因，且 FHH 患者是突变的杂合子，受等位基因影响 [323, 324]。两个等位基因突变的患儿会发生严重的新生儿甲状旁腺功能亢进 [325]。大多数患儿需要紧急行甲状旁腺探查术，切除所有 4 个旁腺。提倡全甲状旁腺切除术并甲状旁腺自体移植，切除双侧胸腺，并冷冻保存甲状旁腺组织。

5. 肾功能衰竭相关甲状旁腺功能亢进症

肾功能衰竭导致甲状旁腺功能亢进症患者的甲状旁腺探查指征与肾移植前后一致。当药物治疗不能控制继发性甲状旁腺亢进症时，通常需要手术治疗[326-328]。此疾病的临床症状包括持续或恶化的骨骼症状、顽固性瘙痒和软组织钙化[329]。甲状旁腺切除术的其他适应证包括活检证实的高转化性骨病和（或）慢性肾功能衰竭和继发性甲状旁腺亢进患者的钙化[330-332]。肾移植术后，由于临床表现类似于原发性甲状旁腺功能亢进症，包括高钙血症伴肾结石、胰腺炎、中枢神经系统表现，部分患者可行甲状旁腺切除术[333]。轻度高钙血症的存在似乎对肾移植术后的患者不构成严重威胁，但在高 PTH 水平和高钙血症的情况下，肾功能受损是甲状旁腺切除术适应证，肾结石与长期高钙血症也是手术切除的适应证[334-337]。

治疗肾功能衰竭所致甲状旁腺功能亢进症的两种最常用的手术方法是甲状旁腺次全切除术和甲状旁腺全切除加甲状旁腺自体移植，甲状旁腺组织是否冻存均可。在初次探查之前，不推荐进行术前定位检查。如果甲状旁腺次全切除术是首选方法，则选择最小、最正常的甲状旁腺保留在原位。在血管蒂对侧切除部分腺体，留下 1/3~1/2 的腺体，作为一个血管化的残余腺体。完成切除时，所有甲状旁腺必须在原位，这样，如果残体在解剖后被证明是无活性的，则下一个外观最正常的腺体将被选择为残体，而最初的残体需完全切除。由于血管蒂靠近腺体的正常位置，通常留下上残体腺体要比留下残体更容易。残余腺体用不可吸收的缝合线或金属外科夹子标记。

如果全面探查后只发现 3 个甲状旁腺，则 3 个腺体均应切除。但这会导致大约 30% 患者的甲状旁腺功能亢进依旧存在[338]。临床上针对肾功能衰竭引起的甲状旁腺功能亢进的随机对照试验很少见。Rothmund 等[339]报道了唯一的前瞻性随机序列研究，在 40 例肾功能衰竭相关甲状旁腺功能亢进症患者中，全甲状旁腺切除加自体移植对疾病的控制优于甲状旁腺次全切除术。研究中随访至 4 年时，4 名甲状旁腺次全切除术组患者

出现复发。接受全甲状旁腺切除术自体移植的患者，骨痛症状明显改善。3 项独立回顾性研究比较了这两种方法，发现预后相当[340-342]。全甲状旁腺切除加自体移植的成功主要取决于移植腺体的结节性和植入腺体的数量和重量。就像甲状旁腺次全切除术后残余结节复发一样，如果植入结节状腺体而不是弥漫性增生性腺体，则移植腺体复发要高出 3 倍[343]。自体移植的优点是，如果移植腺体再次出现甲状旁腺功能亢进，可以在局部麻醉下部分切除，且潜在的并发症最少。几项研究表明，术后高钙血症的发生率为 5%~38%，原因是移植腺体功能亢进，复发率为 2%~6%，需要进行移植腺体再次手术切除。术后低钙血症的发生率为 5%~30%，而低钙血症的持续时间将超过 12 个月，这是因为移腺体活力不足和功能不佳[344-352]。

（七）顽固性甲状旁腺功能亢进症的再探查

首次手术后持续甲状旁腺功能亢进（或高钙血症）是指持续存在或 6 个月内再次出现。甲状旁腺功能亢进（或高钙血症）复发是指 6 个月后出现。对两者的鉴别太轻率，给外科医生治疗带来困难和挑战。在进行第二次探查之前，必须再次确认甲状旁腺功能亢进症的诊断，因为 2%~10% 的手术失败归因于诊断错误[353, 354]。二次手术病例的适应证必须把握好，因为二次手术的并发症和技术难度都会增加。一般而言，美国国立卫生研究院（NIH）2002 年共识会议中概述的原发性甲状旁腺功能亢进手术指南可作为首次失败探查后需要进行二次手术探查的原则。

1. 探查失败的原因

经验丰富的医生在甲状旁腺再探查中最常见的失误是遗漏单个腺瘤。Akerstrom 等[355]报道了 69 例原发性甲状旁腺功能亢进患者 84 例甲状旁腺二次探查。其中 37 例漏诊腺瘤，4 例患者为双腺瘤，仅 1 例在初次探查时切除。其余多数患者因甲状旁腺增生切除不充分出现甲状旁腺功能亢进，仅有 4 例患者为复发性单发腺瘤。Rotstein 等[356]分析了原发性甲状旁腺功能亢进的 28 例二次手术资料，24 例为孤立性腺瘤，2 例为增生和癌。Norman 等[357]采用微创放射引导甲状旁腺切

除术治疗再次手术疾病，并从 24 例患者中切除了 23 例孤立性腺瘤。Jaskowiak 等 [358] 回顾了他们在美国国立卫生研究院的 288 例患有持续性或复发性甲状旁腺功能亢进症的患者的经历。在这些患者中，222 例（77%）最终显示为孤立性腺瘤。

在大多数情况下，遗漏的腺瘤处于"标准"的位置。Akerstrom 等 [355] 报道称，17 例患者中有 5 例进行了异位腺瘤的胸骨劈开术，但最终在颈部的正常位置发现了病变。尽管在重新探查的过程中进行了 19 次甲状腺切除术，但只有一个真正的甲状腺内旁腺。

Norman 等 [357] 研究发现只有一个腺体位于纵隔，位于右心房的正前方，而两个位于甲状腺内。Jaskowiak 等 [358] 在 27% 的患者中发现后上纵隔腺瘤，特别是气管食管沟中的腺瘤（215 例中的 59 例），这是第一次探查失败中最常见的腺瘤位置。作者指出，这些腺瘤几乎总是与 RLN 并列，这可能表明神经周围的解剖不充分导致了手术失败。另有 24.3% 的患者腺瘤位于在甲状腺附近的正常位置 [359]。

在 NIH 系列研究中，最常见的异位位于胸腺或纵隔腔，占发现肿瘤的 16.7% [359]。该数值低于其他报道，首次胸腺内旁腺占 22%，再次手术胸腺内旁腺 38% [360]。在他们的研究人群中，有 10%（22 例）患者发现甲状腺内旁腺。类似比例的患者有未下降甲状旁腺。这些所谓的甲状旁腺病变位于颈动脉的分叉处，位于颈动脉的高处，它们是从第三鳃囊下降受阻的旁腺。其他典型的异位部位包括颈动脉鞘和食管后间隙。异常异位部位包括主肺动脉窗 2 例，舌根下咽 1 例，鼻咽壁靠近鼻中隔 1 例，C_1/C_2 颈椎水平迷走神经内 1 例。有三位患者的旁腺在带状肌内，可能是第一次探查造成的播散 [359]。

继发性甲状旁腺功能亢进症患者，旁腺会呈增生性改变。Cattan 等 [360] 对 89 例持续性或复发性继发性甲状旁腺功能亢进症患者进行治疗，其中 53 例行甲状旁腺次全切除术，36 例行甲状旁腺全切除术加自体移植术，作者发现残余增生腺体是复发的主要原因。在接受全甲状旁腺切除术的患者中，一半的复发发生在自体移植病例，另一半是颈部或纵隔的增生性腺体。

2. 术前评估

大多数患者复发的主要原因是初次手术遗漏"标准"位置的单个腺瘤，因此必须查阅原始手术记录和病理报告。原始手术记录可以详细描述探查的彻底性，例如哪些甲状旁腺仍在原位，是否探查解剖喉返神经并彻底骨化，以及是否探查任何"非典型"区域。病理报告应记录所确定的组织学项目（即是否所有正常的甲状旁腺均经活检证实）。理想情况是，在初步探查结果为阴性之前，应对所有四个腺体进行识别。无论最初的外科和病理报告如何，内分泌外科医生普遍认为术前影像学检查是甲状旁腺再手术必不可少的组成部分。如前所述，各种侵入性和非侵入性技术可用于异常甲状旁腺的成像或定位。

3. 重新探查中的操作风险

喉返神经损伤是一个潜在且棘手的并发症，喉返神经损伤在颈部二次探查比初次探查损伤概率更大。在两项大型研究中，甲状旁腺再次探查后声带麻痹的发生率超过 6%，与初始双侧探查后极低的发生率（< 1%）形成鲜明对比 [361]。虽然甲状旁腺再探查的技术手段可使探查范围比较局限，如靶向探查或微创放射引导手术等，可能会降低再手术后神经损伤的发生率，但颈部再次手术往往会增加并发症风险。除神经损伤的发生率增加外，患者再次探查术后暂时性和永久性低钙血症的可能性将增大 [362]。最后，虽然有经验医生再次甲状旁腺手术的成功率可能超过 90%，但仍大大低于初始手术接近 100% 的成功率。除了重新确认诊断和仔细术前准备外，还要跟患者交代清楚再次手术相关的风险。

4. 手术策略

再次手术要仔细回顾首次手术的过程，并做好定位检查。理想情况下是在不需要广泛解剖的情况下切除单个腺体。从外侧向内侧入路有利于避开气管食管沟致密的瘢痕组织。从胸锁乳突肌到颈动脉鞘，再直接到椎前筋膜区域。

这项技术利用了 Tenta 等描述的内脏椎角的概念 [363]。这个潜在的解剖空间被定义为外侧为颈动脉鞘，中间由气管和食管构成，前面是甲状腺，后面是颈椎（图 51-10）。在这一区域，外科医生可以利用组织平面，避开血管和纤维组织。这一区域允许外科医生检查上纵隔、食管后间隙和舌骨，所有这些结构都在解剖平面内，以相对自由的方式分离。尽管在大多数情况下是不必要的，但是可以通过遵循该方法来识别和分离喉返神经加以保护。

如果怀疑旁腺位于甲状腺后上区，则应识别神经，因为它可能位于内侧移位的上旁腺的外侧。大多数漏诊的腺瘤都可以通过颈部切口入路进行治疗，如果怀疑是甲状腺内的，也可以进行甲状腺叶切除术。纵隔定位证实旁腺位于纵隔的，可通过胸骨正中切开术或侧切开术，视手术范围而定。在前纵隔腔内发现增大的腺体通常与胸腺相连，可以通过胸骨正中切开术到达。这些腺体通常位于胸腺组织内的无名静脉水平，但也可能位于主动脉弓附近或胸腺与胸膜之间。

如果定位于后纵隔的腺体，则强烈建议行外侧或后外侧胸廓切开术，以避免对前纵隔关键结构进行解剖。这些后纵隔腺体可能在主动脉肺窗口或食管后区域内，左侧开胸术接近后纵隔时，可损伤喉返神经。尽管定位结果可能令人信服，但如果术中初始甲状旁腺激素水平不能确定切除了所有功能亢进的甲状旁腺组织，外科医生仍应准备同时进行颈部探查。

医生面对的最棘手的情况是术前无法确定任何可疑的部位。在这种情况下，对甲状旁腺功能亢进症的再手术可能会不成功。如果无法定位，

通常要求进行双侧颈部探查，全面和系统地找出所有可能隐藏或遗漏的腺体。在这些情况下，需要采用有序的系统化方法来定位遗漏的腺体并控制并发症。

术式操作顺序可能因医生不同而有差异；然而，重要的是要探查所有潜在的区域，以增加成功的机会并避免因失败导致的再次探查。首选的方法是通过内脏椎角探索两侧。解剖区域按特定顺序进行。首先解剖前纵隔，仔细注意胸甲韧带和气管食管沟区域。若第一次手术没有切除胸腺，这次需完成胸腺切除术。然后，转向咽后食管后方，在该区域，钝性解剖椎前间隙，上至环状软骨、喉上方，下至后纵隔。在这一解剖平面可发现甲状旁腺。其次，可结扎甲状腺上动脉，向前旋转甲状腺腺叶，以便可以仔细检查甲状腺后被膜，在被膜下可见折叠的分叶状甲状旁腺。然后从上纵隔至舌骨打开颈动脉鞘，并仔细探查。

未能在一侧探查到旁腺，应以同样的方式在对侧探查。如果双侧探查不能发现腺体，则通常在怀疑隐藏缺失腺体的一侧进行甲状腺腺叶切除术。在这些操作中，重要的是要仔细记录所有正常的甲状旁腺组织，或者如果没有识别出腺体，则由其位置来指示可能缺失的甲状旁腺。

如果以上操作均未发现腺体，则终止这一过程，并采取进一步措施，通过成像和可能的血管侵入性检查来明确腺体的位置。因为缺乏定位，常推迟纵隔探查。

九、特殊情况

（一）甲状旁腺激素水平因素

术中 PTH 检测只有在应用得当时才有价值。由于原发性甲状旁腺功能亢进症患者是在疾病早期进行诊断和手术评估，因此 PTH 基线水平的变化有可能影响 PTH 的降解情况和检测的准确性。

术中 PTH 水平的解释可能会被未被识别的 PTH"峰值"所混淆，即切除前的值可能会超过基线或切口前的水平。PTH 水平的这些急性差异可由各种原因引起，包括检测性能的技术问

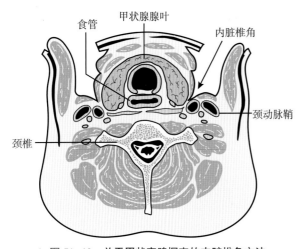

▲ 图 51-10　关于甲状旁腺探查的内脏椎角方法

食管　甲状腺腺叶　内脏椎角

颈动脉鞘

颈椎

题、肾脏状况的急性变化、药物影响和切除腺体前的操作。大多数情况下，当排除技术问题后，切除前对功能亢进腺体的操作似乎是对这些峰值最合理的解释。Riss 等[364] 指出，患者旁腺切除后 10min 以上 PTH 降解明显延迟，表明 PTH 高峰是由于切除前的腺体操作所致。这项研究和我们自己的经验认识到识别 PTH 峰值并通过延迟 20～25min 后 PTH 测量来对它们做出反应的重要性。超过这个区间的阈下降（< 50%）将促使进一步手术探查。PTH 峰值最好的识别方法是将切除前的值与手术前获得的基线进行比较，前提是使用相同的实验室进行检测。

部分患者甲状旁腺手术后血钙恢复正常但 PTH 水平升高。在甲状旁腺手术后达到血钙正常的患者中，约有 20%（甚至更多）患者术后 PTH 水平持续升高，术中 PTH 测定可预测根治性切除。这一现象被认为是由于快速变化的血钙水平引起的继发性甲状旁腺功能亢进的发展而发生的，这可由维生素 D 缺乏、肾功能改变或对甲状旁腺激素的外周抵抗来解释[365, 366]。在甲状旁腺手术后血钙正常的情况下，术后获得的 PTH 水平似乎并没有提高术中 PTH 水平的预测价值。这些患者术后 PTH 水平的进一步升高并不表示手术失败，在大多数患者中，术中 PTH 水平可预测根治性切除[365]。

越来越多的证据表明，在治疗前确定的甲状旁腺激素基线水平较低和较高的患者之间术中 PTH 的预测价值存在差异。此证据表明，PTH 基线水平较低的患者被认为是治疗性手术后，激素水平可能不会出现可预测的下降，这表明该群体患者可能存在尚未确诊的多腺体疾病的风险。

Miller 等[367] 研究了时间指数的 PTH 衰减曲线动力学的概念，该概念具有区分单腺体和多腺体疾病的潜力，并且可能受到基线甲状旁腺激素水平的影响。患者被分成两组，甲状旁腺激素水平高于（高基线组）和低于（低基线组）100pg/ml 的患者。采用 PTH 衰减曲线斜率分析，每组各 2 个时间点，分别生成数据，与病理结果（即单峰）进行对照。并与标准（50% 规则）算术结果进行比较。这项研究针对低基线

（< 100pg/ml）激素水平的患者得出了两个重要的发现：第一，50% 的下降在证实单个腺体疾病时有效性较低；第二，多腺体疾病在低基线患者中更普遍。

其中一位作者（P. K. P.）检查了一系列 304 例手术治疗原发性甲状旁腺功能亢进症的患者，并根据开始治疗前 PTH 的水平将其分为高基线组（> 100pg/ml）和低基线组（< 100pg/ml）。20% 的低基线组（n=146）患有多腺体疾病，而高基线组为 8%（n=158）。15% 的低基线组 PTH 明显下降（> 50%），而高基线组仅 6% 的 PTH 下降不理想。更重要的是，术中 PTH 水平的最佳下降并不能持续显示低基线组中的孤立腺疾病，其中 21 例患者虽然术中 PTH 降解超过 50%，但仍有多个腺体疾病。从这些调查中可以看出，PTH 基线水平的变化可以影响术中激素测定的预测值。PTH 基线水平较低的患者似乎更容易患多发性腺体疾病，而且术中 PTH 降解动力学并不总是能够预测手术治疗。

（二）纵隔探查

纵隔内且低于胸腺水平的异位甲状旁腺在所有异位腺体中占比很小（0.2%）[368]。但是，Wang[369] 和 Norton[370] 等研究表明，异位腺瘤占比更高，18%[369] 和 20%[370] 位于纵隔，且只能通过纵隔途径获得。这些下旁腺几乎都与胸腺相关，在胚胎发育发育期间与胸腺一起下降。进行手术探查前，需要结合定位研究来证实和明确纵隔旁腺的位置。根据大多数研究者的经验，^{99m}Tc-MIBI 扫描的 MRI 成像是定位生理和解剖成像的最佳结合（图 51-11）。

纵隔甲状旁腺切除术式包括经颈胸骨下入路胸腺切除，胸骨前缩切除上纵隔腺瘤，正中胸骨切开术直接进入前、中、后纵隔间隔，后外侧开胸术用于下纵隔内后部腺瘤切除，和用于选择性探查的内镜微创纵隔切开术[371]。大多数腺体是通过胸骨正中切开术来切除，因为此技术能够安全地处理纵隔内的许多组织结构，以及紧靠锁骨头和胸骨柄后的下颈部区域。这项技术还允许全程显示两个喉返神经，从而防止在纵隔内对这些结构无意性损伤。可能有助于腺瘤术中定位的外科

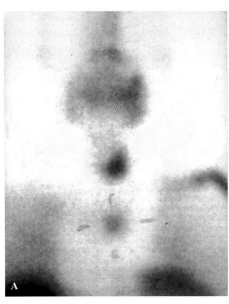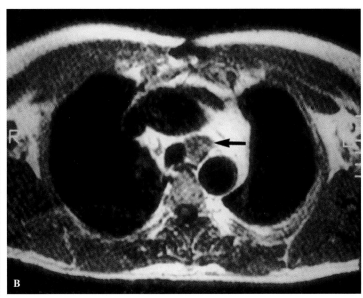

▲ 图 51-11　^{99m}Tc-MIBI 扫描 (A) 和磁共振成像 (MRI) 扫描 (B) 纵隔旁腺腺瘤患者。MIBI 扫描显示的核摄取区域与 MRI 主动脉肺窗显示的结节在解剖学上相关 (箭)。经由左胸侧切开术切除腺瘤

辅助手术，可在胸骨正中切开术后使用，包括术中超声检查和术前 MIBI 注射后的 γ 探针。

（三）伽马辐射检测装置

Norman 等 [241] 开发并倡导使用 γ 辐射探测装置进行微创手术，以积极协助和加快首次甲状旁腺腺瘤手术（见术中定位部分）[368]。该方法利用甲状旁腺对 ^{99m}Tc-MIBI 的核摄取特性，并利用 γ 探针在术中定位这些腺体的能力。

本文作者之一（P. K. P.）将该技术应用于胸骨切开术后的纵隔探查，取得了令人满意的效果。尽管心肌组织摄取了 MIBI，但纵隔腔内的本底放射性似乎比甲状旁腺组织的放射性小，这有助于在对周围纵隔结构影响最小的情况下进行精准剥离。对于继发性和三发性甲状旁腺功能亢进的多腺疾病，再手术可以使用辅助探针探测多发腺体。在这个系列的一个例子中，一名三发甲状旁腺功能亢进症患者，三个甲状旁腺瘤（两个颈部和一个纵隔），在肾移植准备期间接受了四腺甲状旁腺切除术，术后 PTH 恢复正常。在最初的 MIBI 成像中，只有一个甲状旁腺被定位准确，用探针可以识别一个颈部旁腺和一个纵隔旁腺。在二发或三发甲状旁腺功能亢进的情况下，探针也可用于切除自体移植到前臂的功能亢进的甲状旁腺组织。

（四）甲状旁腺癌

据报道，甲状旁腺癌是原发性甲状旁腺功能亢进症的病因之一，甲状旁腺癌只占 0.1%～4%[368-371]。甲状旁腺癌在男性、女性患者中发生频率相等。相比之下，甲状旁腺腺瘤在女性患者中的发病率更高 [372]。甲状旁腺癌的流行病学对其病因和发病机制提供了很少的线索。甲状旁腺癌的发生与慢性肾功能衰竭和透析 [373-375]、家族性甲状旁腺功能亢进综合征（MEN 1 型和 MEN 2A 型）和遗传性甲状旁腺功能亢进 - 颌骨肿瘤综合征有关 [376]；后者以复发性甲状旁腺腺瘤、下颌骨纤维瘤和肾母细胞瘤为特征。

与甲状旁腺腺瘤或甲状旁腺增生的患者相比，甲状旁腺癌患者血清钙、PTH 水平更高，代谢异常更严重。约 70% 的甲状旁腺癌患者血清钙水平超过 14mg/dl，PTH 水平至少是正常上限的 5 倍 [377-381]。80% 的甲状旁腺癌患者有症状或代谢异常，40% 的患者有可触及的颈部肿物 [377, 379]。这一发现与甲状旁腺功能亢进的良性病因患者的表现形成鲜明对比，50% 的患者在诊断时无症状，颈部肿物少见。

甲状旁腺癌的术前无法明确诊断，因甲状旁

腺癌的代谢表现与甲状旁腺腺瘤的表现相似。然而，对于血清钙水平大于 14mg/dl 和可触及的颈部肿物的患者，高度怀疑甲状旁腺癌[377, 379, 381]。声带麻痹的甲状旁腺功能亢进症患者也应该怀疑甲状旁腺癌[382]。

甲状旁腺癌的最佳治疗方法是整体切除肿瘤和潜在的局部浸润和（或）区域转移。甲状旁腺癌经常在颈部中央复发，以典型的自然病史及反复高钙血症为特征。首次手术至关重要，也是甲状旁腺癌最重要的预后因素之一[383]。在解剖过程中应保持甲状腺腺囊的完整性，包括甲状腺腺叶、气管食管沟软组织和淋巴管等同侧组织的整块切除[384]。如果肿瘤侵犯喉返神经、食管壁或肌肉，需切除相应结构以减少肿瘤转移和局部复发的风险。喉返神经切除后的声带麻痹可通过嗓音外科康复手术治疗。

初次手术对于无明显阳性体征的中央区淋巴结（Ⅵ区或Ⅶ区）清扫加上纵隔内软组织的切除非常重要。甲状旁腺癌早期患者中，颈静脉外侧淋巴结转移非常罕见。一般不推荐对 I～V 区淋巴结进行预防性改良根治性或选择性颈淋巴结清扫术[377]。颈清扫术适用于影像学或临床体检发现的颈部淋巴结转移的患者，或者颈部外侧结构有大量软组织侵犯的患者。

虽然复发性甲状旁腺癌切除后治愈非常罕见，但应积极切除局部复发以控制严重的高钙血症。选定的患者在一次或多次手术治疗颈部或前上纵隔复发肿瘤后，仍有希望达到较长的无病生存期[385]。除了甲状旁腺癌的初次手术和局部复发外，还提倡对转移性甲状旁腺癌采取积极的外科治疗，以控制明显的高钙血症。Obara 等[384] 报道了甲状旁腺癌肺转移切除术，其中 32% 的患者血清总钙水平显著降低，14% 的患者获得了 9～30 年的长期生存。局部复发甲状旁腺癌的患者可以做术前定位检查，以更好地确定复发的范围和位置（图 51–12）。然而，这些检查应该慎重参考，因为并不是所有的肿瘤病灶都能被发现，在 PTH 水平很高的患者中，骨（棕色肿瘤）的良性病变可能类似转移[386-390]。

甲状旁腺癌发病率低，难以研究放化疗的

作用。美国国家癌症数据库发布的一份报道称在 286 例病例中，手术联合放疗的比例不到 7%[372]。一些报道主张肿瘤整体切除和联合放疗提高局部控制率[391, 392]。然而，由于这些患者没有难以切除的肿瘤，该研究结果可靠性大打折扣。一项研究认为放疗是导致甲状旁腺癌预后不良的因素。

化疗在甲状旁腺癌治疗中的作用非常有限。联合使用氟尿嘧啶、环磷酰胺、达卡巴嗪和甲氨蝶呤、阿霉素、环磷酰胺和洛莫司汀对治疗有一定的疗效。然而，这些药物并没有在对照研究中使用，并且患者数量极少[393, 394]。

十、妊娠期甲状旁腺功能亢进

孕期的甲状旁腺功能亢进非常罕见[395]。与非妊娠患者一样，甲状旁腺功能亢进最常见的原因是单发甲状旁腺腺瘤，尽管也有旁腺增生和癌的报道[396-398]。

妊娠期，胎盘中的钙转运对母体的高钙血症有一定的保护作用[396]。大量的钙会降低胎儿甲状旁腺功能，导致胎儿甲状旁腺功能减退。分娩后，当母体钙不再供应时，新生儿会因低钙发生手足抽搐，这是孕妇甲状旁腺功能亢进症最常见的首发症状[398]。孕期母亲甲状旁腺功能亢进并发症包

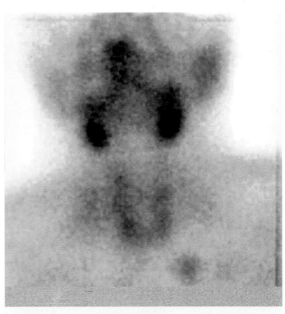

▲ 图 51–12　^{99m}Tc–MIBI 图像显示 1 例患有复发性甲状旁腺癌患者的左上纵隔延迟摄取

括自然流产、早产、宫内生长受限和死胎[395]。虽然许多孕妇没有症状，但妊娠期甲状旁腺功能亢进症的最初症状可能包括肌无力、腹部症状、眩晕、昏迷和死亡[397]。

孕期未接受甲状旁腺功能亢进手术的女性中，产科并发症的风险显著增加[397]。一些学者认为，新生儿低钙血症是暂时的且可治疗，明确诊断后，可成功控制孕妇甲状旁腺功能亢进[398, 399]。反对者认为，无论症状复杂程度如何，所有妊娠合并甲状旁腺功能亢进症的患者都应进行颈部探查，以防止一系列潜在的孕产妇和胎儿并发症[400]。

学者们一致认为，对于症状严重的患者，手术不应推迟到分娩后。甲状旁腺切除术的理想安全时期是孕中期，因为外科手术而导致的流产或早产的可能性极小[400]。如果是孕晚期，通常在分娩后进行甲状旁腺探查。术前高钙血症可以通过调控液体，使用利尿药和口服磷酸盐来控制。普卡霉素（plicamycin）是一种抗肿瘤药物，对胎儿骨髓、肝脏和肾脏有很高的毒性，妊娠期间应避免使用。最严重的高钙血症可能需要血液透析，以控制症状稳定病情[396]。

十一、甲状旁腺功能亢进症的药物治疗

对于某些甲状旁腺功能亢进症患者，可能需要考虑药物治疗，包括由于手术探查导致的严重并发症，无法切除的甲状旁腺癌和无法控制的高钙血症导致其严重并发症的患者。在考虑药物治疗的同时，应考虑到患者的症状复杂程度、年龄、整体医疗状况和健康状况。一些药物可治疗高钙血症，通过水合作用和循环利尿药增加血管内容量可以促进尿钙排泄。减少破骨细胞骨吸收的药物如双膦酸盐、降钙素和普卡霉素，可用于各种临床治疗。

药物选择一般取决于高钙血症的严重程度和临床表现。对于没有手术适应证的患者，在没有严密医疗监测时，除充分的水化和避免噻嗪类利尿药外，不建议任何治疗。雌激素在理论上具有潜在的降低血清钙的作用，可用来预防绝经后妇女骨质疏松。但雌激素可加重子宫和乳腺恶性肿瘤的发展，这限制雌激素的使用。此外，雌激素可能会增加 PTH 的水平。考虑到这些因素，应谨慎使用雌激素，如果需要雌激素来控制钙水平，则应更多考虑手术探查。

对于钙水平为 12mg/dl 或更低的患者，最初的方法是增加尿钙排泄。由于高钙尿症导致的水分流失，容量减少。适当口服液体和盐可以纠正血清钙水平。这些患者谨慎使用利尿药，因为利尿药可能会使加速体液流失并加剧高钙血症。如果需要利尿药来增强钙尿，可以使用襻利尿药如呋塞米。应避免使用可能使高钙血症恶化的噻嗪类利尿药。

在监控下，提倡口服磷酸盐治疗轻度高钙血症[401]。这一方法可通过一系列复杂的机制将血清钙降低 1mg/dl，包括减少肠道钙吸收，减少循环 1, 25-二羟基维生素 D，以及提高血清磷水平来降低血清钙。双膦酸盐是最有效的骨吸收抑制药之一，可作为治疗原发性甲状旁腺功能亢进症所致轻度高钙血症的替代药物，但到目前为止，它们还不能显著降低血清钙水平[402]。最近的临床证据表明，绝经后骨质疏松剂量阿仑膦酸盐（10mg/d）能有效地逆转甲状旁腺功能亢进患者的骨丢失[403]。阿仑膦酸盐可以在 1 年内使脊柱骨密度增加 5% 以上，这与其在绝经后骨质疏松症中的作用相似。提示甲状旁腺功能亢进症引起的骨丢失可以通过双膦酸盐的治疗来控制，这种治疗可以保护无手术适应证患者的骨骼。

对于轻度甲状旁腺功能亢进症患者或不可接受手术风险的患者，长期高钙血症的治疗仍然存在问题。通过调控甲状旁腺细胞上的钙敏感受体，直接降低甲状旁腺激素水平，催生了一类名为拟钙药的新药物[404, 405]。这些药物作用于甲状旁腺细胞钙受体，与受体结合，受体 G 蛋白复合物识别钙为其配体[406]。在胞外钙增加的情况下，受体复合物被激活，它通过 G 蛋白转导途径向细胞发出信号，增加细胞内钙，从而抑制 PTH 的分泌。正在研究中的一种拟钙药是 R-568，它能增加细胞质钙和减少甲状旁腺激素的分泌[405]。在绝经后原发性甲状旁腺功能亢进症的患者中进一步研究表明，服用 R-568 可导致 PTH 分泌减少，血清

钙浓度降低[404]。更大规模的临床试验有望进一步阐明这些拟钙药的治疗潜力，但在高钙血症的长期治疗中，尤其是轻度甲状旁腺功能亢进症和无法手术的患者（即甲状旁腺癌），似乎可以作为甲状旁腺切除术的替代疗法。

十二、总结

甲状旁腺功能亢进症患者的诊疗要求对诊断、患者评估和手术准备采用全面、系统的方法，并制订全面的治疗策略。核成像技术的进步和快速评估血清 PTH 水平的能力，使手术方法变得更准确、更精细，从而改善了治疗效果，减少了治疗时间、并发症和成本。虽然这些变化彻底改变了外科医生治疗甲状旁腺疾病的方式，但它们可能不具有普遍适用性，不能替代外科胚胎学、解剖学和技术方面的传统基础。大多数接受手术治疗的甲状旁腺功能亢进患者都会缓解代谢问题和症状。

推 荐 阅 读

Akerstrom G, Malmaeus J, Bergstrom R: Surgical anatomy of human parathyroid glands. *Surgery* 95: 14, 1984.

Arnold A, Staunton C, Kim H, et al: Monoclonality and abnormal parathyroid hormone genes in parathyroid adenomas. *N Engl J Med* 318: 658–662, 1988.

Bilezikian JP, Potts JT, Jr, Fuleihan Gel–H, et al: Summary statement from a workshop on asymptomatic primary hyperparathyroidism: a perspective for the 21st century. *J Clin Endocrinol Metab* 87: 5353–5361, 2002.

Chen H, Mack E, Starling J, et al: A comprehensive evaluation of perioperative adjuncts during minimally invasive parathyroidectomy. *Ann Surg* 242: 375–383, 2005.

Gao P, Scheibel S, D'Amour P, et al: Development of a novel immunoradiometric assay exclusively for biologically active whole parathyroid hormone 1–84: implications for improvement of accurate assessment of parathyroid function. *J Bone Miner Res* 16: 605–614, 2001.

Genc H, Morita E, Perrier N, et al: Differing histologic findings after bilateral and focused parathyroidectomy. *J Am Coll Surg* 196: 535–540, 2003.

Grant C, Thompson G, Farley D, et al: Primary hyperparathyroidism surgical management since the introduction of minimally invasive parathyroidectomy. *Arch Surg* 140: 472–479, 2005.

Grimelius L, Akerstrom G, Johansson H, et al: Anatomy and histopathology of human parathyroid gland. *Pathol Annu* 16: 1, 1981.

Haustein S, Mack E, Starling J, et al: The role of intraoperative parathyroid hormone testing in patients with tertiary hyperparathyroidism after renal transplantation. *Surgery* 138: 1066–1071, 2005.

Irvin GL, Dembrow VD, Prudhomme DL, et al: Clinical usefulness of an intraoperative "quick parathyroid hormone" assay. *Surgery* 114: 1019, 1993.

Jaskowiak N, Norton J, Alexander R, et al: A prospective trial evaluating a standard approach to re–operation for missed parathyroid adenoma. *Ann Surg* 224: 308–322, 1996.

Jaskowiak N, Sugg S, Helke J, et al: Pitfalls of intraoperative quick parathyroid hormone monitoring and gamma probe localization in surgery for primary hyperparathyroidism. *Arch Surg* 137: 659–669, 2002.

Lee N, Norton J: Multiple–gland disease in primary hyperparathyroidism. *Arch Surg* 137: 896–900, 2002.

Miccoli P, Berti P, Conte M, et al: Minimally invasive video–assisted parathyroidectomy: lesson learned from 137 cases. *J Am Coll Surg* 191: 613–618, 2000.

Mundy GR, Guise TA: Hormonal control of calcium homeostasis. *Clin Chem* 45: 1347–1352, 1999.

Riss P, Kaczirek K, Bieglmayer C, et al: PTH spikes during parathyroid exploration—a possible pitfall during PTH monitoring? *Langenbecks Arch Surg* 392: 427–430, 2007.

Rothmund M, Wagner PK, Schark C: Subtotal parathyroidectomy versus total parathyroidectomy and autotransplantation in secondary hyperparathyroidism: a randomized trial. *World J Surg* 15: 745, 1991.

Sackett W, Barraclough B, Reeve T, et al: Worldwide trends in the surgical treatment of primary hyperparathyroidism in the era of minimally invasive parathyroidectomy. *Arch Surg* 137: 1055–1059, 2002.

Shane E: Clinical review 122: parathyroid carcinoma. *J Clin Endocrinol Metab* 86: 485–493, 2001.

Silverberg SJ, Shane E, Jacobs TP, et al: A 10 year prospective study of primary hyperparathyroidism with or without parathyroid surgery. *N Engl J Med* 341: 1249–1255, 1999.

Talpos G, Bowe H, III, Kleerekoper M, et al: Randomized trial of parathyroidectomy in mild asymptomatic primary hyperparathyroidism: patient description and effects on the SF–36 health survey. *Surgery* 128: 1013–1021, 2000.

Thompson NW: Surgical anatomy of hyperparathyroidism. In Rothmund M, Wells SA, Jr, editors: *Parathyroid surgery,* Basel, 1986, Karger, p 59.

Wells SA, Jr, Farndon JR, Dale JK, et al: Long–term evaluation of patients with primary parathyroid hyperplasia managed by total parathyroidectomy and heterotopic autotransplantation. *Ann Surg* 192: 451–456, 1980.

Yen T, Wilson SD, Krzywda EA, et al: The role of parathyroid hormone measurements after surgery for primary hyperparathyroidism. *Surgery* 140: 665–674, 2006.

Yoshimoto K, Yamasaki R, Hideki S, et al: Ectopic production of parathyroid hormone by small cell lung cancer in a patient with hypercalcemia. *J Clin Endocrinol Metab* 68: 976, 1989.

手术机器人在耳鼻喉科的应用

Surgical Robotics in Otolaryngology

David J. Terris　Michael C. Singer　著

邹纪东　译

要点

1. 手术机器人已经从最初的持镜工具发展到今天复杂而精确的远程机器人系统，拥有"腕控"技术和真正的三维可视化技术。
2. 实验和机器人手术研究集中在颈部和甲状腺、颅底、咽和喉的应用。
3. 迄今为止，临床机器人的应用几乎仅限于经口机器人手术和甲状腺手术。
4. 机器人手术的负担是在增加的时间、费用和技术挑战与改善结果或其他可确定的优势之间取得平衡。
5. 尽管有许多障碍，但未来机器人辅助手术的适应证似乎会越来越多。

一、机器人史

机器人技术的起源可以追溯到 20 世纪初，当时捷克斯洛伐克的 Capek 兄弟引入了自动化设备的概念。Joseph Capek 写了一篇短篇小说《奥皮莱》，其中描述了"机器人"；Karel Capek 写了《罗森的万能机器人》一文。"机器人"一词的引入源于捷克语 robota 一词，意为"农奴"或"劳动者"，在这个虚构的描述中，机器人越来越复杂，最终与人类发明者对立起来 [1]。另一个开创性的虚构作品激发了科学家和社会的共同想象。Isaac Asimov 于 20 世纪 40 年代 [2] 出版的短篇小说集《回旋》（*Roundabout*）中，提出了如下与机器人行为相关的三条定律。

1. 机器人不得伤害人类或坐视人类受到伤害不管。

2. 除非与第一定律相冲突，否则机器人必须服从人类的命令。

3. 在不违反第一或第二定律的前提下，机器人必须保护自己的存在。

长久以来，机器人一直吸引着公众的想象力，这一点在以机器人为中心的电视节目和好莱坞电影中得到了证实。

与此同时，电子和计算机领域的逐步突破为 1958 年第一个有意义的机器人的开发和生产铺平了道路，通用汽车公司称之为"Unimate"。1961 年，它被用于装配线以促进汽车生产，这是自动化在汽车工业中第一次得到广泛应用。本田在开发仿人机器人方面尤其具有创新精神，其最佳者为 ASIMO，它不仅能够行走，还能爬楼梯（图 52-1）。

机器人的其他应用技术也迅速涌现，包括军

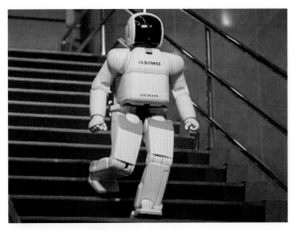

▲ 图 52-1　来自本田的 ASIMO 是一个人形机器人，不仅能够行走，而且能够爬楼梯

事用途、深海和太空探索等广泛用途，以及草坪护理和房屋清洁等普通任务。这些机器人有着各种各样的特点，如自动武器、移动设备、铣床或远程机器人设备。随着这些种类繁多的机器人的出现，一个特定的命名法已经发展出来，用来对它们的行为和机制进行分类。

二、定义

随着机器人在手术室的出现变得越来越普遍，了解机器人语言的基础知识是有用的。我们将在这里介绍的术语是机器人词典编纂的重要基础 [3]。机器人手术意味着使用一个动力装置，它可以在可编程计算机控制下运行，可以用于操纵器械和执行手术任务。主动机器人是指机器人通过编程，在没有操作者控制的情况下独立完成一项任务的机器人；半主动机器人需要操作员的输入来执行已定义的、有动力的任务；被动机器人是那些仅在操作者的方向工作，没有独立动力运动的机器人，有时也被称为遥控机器人。远程机器是指操作者从控制台控制机器人的一种系统，控制台包含一个虚拟的三维（3D）可视化框架，通过控制台，可以再现机器人控制的操作。远程临场是远程机器人手术到远程站点的扩展，因此操作员发出命令的控制台位于距离机器人较远的地方；因此，机器人外科医生可能永远不会与患者接触。远程指导将经验丰富的外科医生与远程培训人员结合在一起，为远程培训或所谓的远程指导提供

了技术框架。

三、医学机器人史

尽管机器人最早的应用是在汽车工业，但国防部认识到远程控制机器人的潜在价值，无论是在他们提供的军事选择上，还是在战场上为受伤士兵提供护理的可能性上，外科医生都能安全地避免伤害。这种将外科医生虚拟置入战场的概念得到了五角大楼国防高级研究计划局的支持和资助。同样，美国国家航空航天局与艾姆斯研究中心和斯坦福大学合作研究所开发了一种头戴式虚拟现实技术显示（图 52-2A）和数据手套（图 52-2B），用户可以在虚拟环境中见证自己与自己的互动。

1985 年，一项不太复杂的技术被用来完成第一次机器人辅助外科手术，即脑立体定向活组织检查 [1]。1992 年，Robodoc（Curexo Technology, Fremont, CA），一种用于股骨头的计算机引导的磨机，被引入欧洲用于髋关节置换术，后来，Acrobot（The Acrobot Company, London）被开发用于膝关节置换术和颞骨手术。

人们对外科机器人应用越来越感兴趣，再加上充足的资金，催生一批医用机器人市场的领导企业，如 Computer Motion 和 Intuitive Surgical 等公司。Computer Motion 开发了自动内镜最佳定位系统（AESOP；图 52-3），与 Hermes（Styker Europe, Montreux, 瑞士）语音激活运动技术相结合，但在腹腔镜手术中应用有限。Computer Motion 还负责创建 Zeus 远程机器人系统（图 52-4）。

Computer Motion 最终被 Intuitive Surgical 收购，Zeus 系统也随之退休了，Intuitive Surgical 的达·芬奇系统成为手术机器人的行业标准。目前主要的应用包括前列腺 [4]、心胸外科 [5] 和高级妇科手术 [6]。例如，超过 85% 的前列腺切除术现在使用达·芬奇系统。

第一次跨大西洋遥控机器人手术由于受"9·11"事件的影响，受到了较少的关注。2001 年 9 月 7 日，Jacques Marescaux 在纽约给 3800 英里（1 英里 =1.61km）外的法国斯特拉斯堡的一名

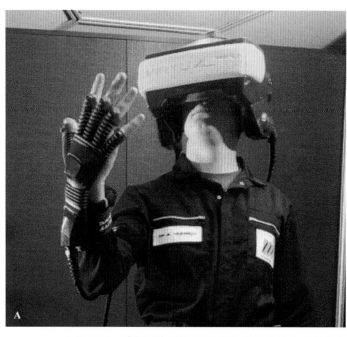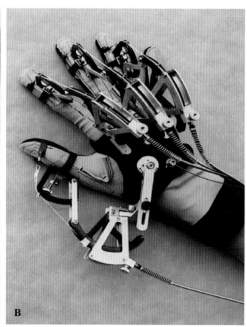

▲ 图 52-2　虚拟现实耳机（A）和数据手套（B）的结合允许用户在观看时与虚拟环境交互的活动

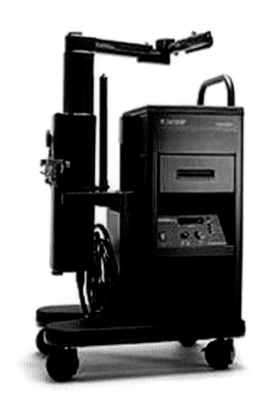

▲ 图 52-3　最佳定位的自动内镜系统（AESOP；Intuitive Surgical, Sunnyvale, CA）将机器人与语音激活相结合，在内镜手术中完成精确的摄像机定位

患者进行腹腔镜下胆囊切除术。该手术是约西奈山医院的 Marescaux 和 Michel Gagner 共同努力的

结果，被称为"林德伯格行动"，以纪念第一个独自完成跨大西洋飞行的飞行员 Charles Lindbergh。提供高速纤维光学连接的法国电信必须尽量缩短时间延迟，外科医生命令和机器人动作之间的响应延迟达到 155ms。尽管这些事件引发了很高的期望，但机器人技术在耳鼻喉头颈外科等领域的应用一直是一个循序渐进、深思熟虑的过程。

（一）机器人在耳鼻咽喉科的初步应用

达·芬奇机器人是目前唯一广泛使用的外科机器人系统。该系统利用了被动机器人技术，使得附在机械臂上的仪器的运动精确地复制了外科医生的手在机械手上的运动。它包括一个外科医生的控制台，两个控制手柄和一个虚拟的三维视觉系统，以及一个患者侧手推车和四个机械臂。该摄像机使用双安装内镜，可作为左右眼提供清晰的视野（图 52-5），从而在控制台上为外科医生提供真正的 3D 视野。安装在机械臂上的一系列器械可用于执行任何手术操作：夹紧、切割、缝合、结扎和组织解剖（图 52-6）。重要的是，这些铰接式器械提供的运动自由度在狭窄的手术中允许精确、细微的动作。该系统的软件还允许按比例移动和减少震颤，这进一步促进了精确的操作。

这项技术在耳鼻喉科学中的作用已逐渐显

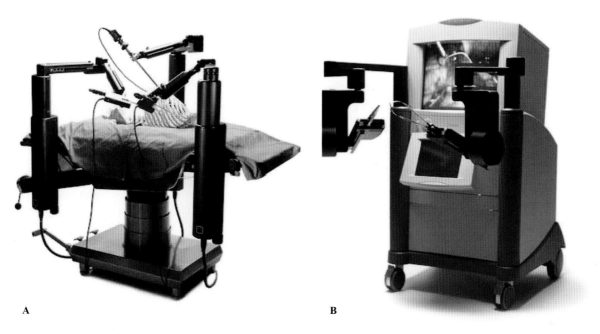

A   B

▲ 图 52-4　宙斯远程机器人系统（**Intuitive Surgical, Sunnyvale, CA**）由患者侧推车（**A**）和控制台（**B**）组成。它是达·芬奇手术系统的前身。一台控制台和一辆患者手推车。宙斯号已经退役，达·芬奇成为美国唯一可商用的手术机器人

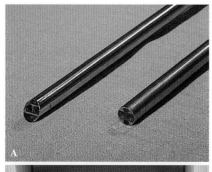

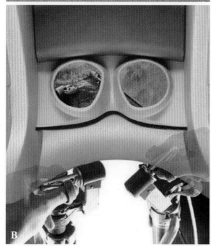

▲ 图 52-5　使用达·芬奇系统（直观手术，桑尼维尔，**CA**）获得的图像是真正的三维图像，其中一张图像是安装在双镜上的（**30°** 或 **0°** 焦距，如 **A** 图所示）投射到控制台上的一只眼睛，另一个图像投射到另一只眼睛（见 **B** 图中的控制台）

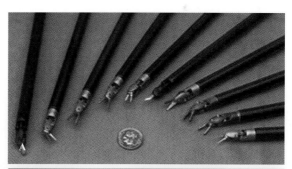

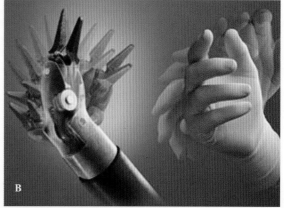

▲ 图 52-6　机器人可以使用一系列的仪器。这些仪器有 **6°** 的运动，以方便在小空间精细的解剖

现，特别是在有精度要求或可视化有限的领域，并且在过去 10 年中已经发表了许多开创性的文献。机器人技术的第一个耳鼻喉科应用是在 2002 年，Terris 和 Haus 及其同事做了一些报道[7-9]并探讨了内镜颈部手术。McLeod 和 Melder[10] 在 2005 年描述了第一例应用于人体的机器人手术，是一例静脉囊肿切除手术。Hockstein 和 O'Malley 及其同事[11-13]，进行了经口机器人应用的密集评估，他们采用逐步实验方法研究了口腔、口咽，以及喉部机器人技术的应用。2009 年，美国食品药品管理局（FDA）批准使用达·芬奇系统对咽部和喉部的恶性肿瘤和良性病变进行经口机器人手术（TORS）[22]。

在 2009 年晚些时候，Woong Youn Chung 和他的团队描述了一种新型的免充气机器人甲状腺切除术方法。这些手术是在美国根据达·芬奇机器人的一般手术适应证进行的。除此之外还有其他技术，包括机器人"整容"方法。2011 年，Intuitive 公司在等待美国食品药品管理局的审查期间，自愿撤回对机器人甲状腺切除术的企业支持，这一问题在论文发表时尚未解决。

（二）临床应用

随着耳鼻喉科机器人手术的最初成功，该技术的许多其他用途很快就会出现。虽然机器人技术的应用已经在一系列耳鼻喉科手术中进行了研究，但被评估最多的是咽、喉、甲状腺和颅底疾病的手术。

1. 咽和喉应用

TORS 是目前耳鼻喉科应用最广泛的机器人。它在美国和国际上广泛用于恶性疾病。最近，人们应用 TORS 治疗阻塞性睡眠呼吸暂停的兴趣增加[14, 15]。应该注意的是，在进行谨慎的临床试验之前，TORS 的基础研究包括在人体模型，动物模型和尸体中进行的研究（图 52-7）[11, 12]。

2. 甲状腺手术

自 21 世纪初以来，微创方法允许在甲状腺手术中使用较小的颈部切口。通过引入微创视频辅助甲状腺切除技术，Miccoli 及其同事[16, 17] 对其进行了描述和改进，实现了这项创新的巅峰之作。虽然这种技术可以通过 1.5cm 的切口进行，但它仍会导致颈部瘢痕。为了完全避免颈部切口，外科医生一直在寻求通过远端（非颈部）切口切除甲状腺的技术。远程切除甲状腺手术的概念受到了极大的关注，特别是在一些亚洲医疗中心。最初的入路是采用内镜，腋窝是进入甲状腺术区的主要入口。Ikeda 及其同事[18] 描述了这些经腋内

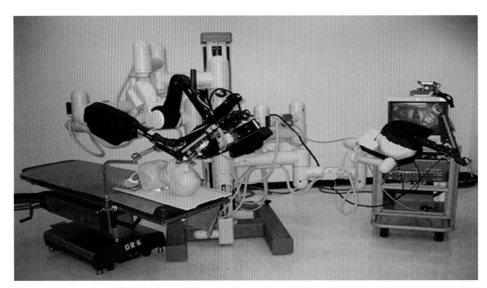

▲ 图 52-7　在临床应用经口机器人手术之前，进行了广泛的临床前研究。这些研究包括使用人体模型来评估机械手臂的最佳位置

引自 Hockstein NG, Nolan JP, O'Malley BW Jr, et al. Robotic microlaryngeal surgery: a technical feasibility study using the daVinci surgical robot and an airway mannequin. *Laryngoscope* 2005;115(5):780-785.

镜手术，这在技术上是困难且耗时的（进行腺叶切除术需要3～4h）。最初的实验工作由Terris及其同事完成，然后Faust及其同事提出了将机器人技术与一个完全的腔镜甲状腺手术结合的概念，以克服在有限的手术空间操作带来的挑战。2005年，报道了首个成功的机器人腋窝甲状腺切除术，该手术应用了术腔注气技术[21]。

2009年，Kang及其同事[22]通过一种免注气机器人辅助的经腋窝手术（RATS），改进了远程甲状腺切除术，该手术使用特殊的牵开器系统来维持手术腔，从而避免了注气的需要（图52-8A）。这个手术方法带来的困难被机器人技术解决（图52-8B）。最初被描述为双切口方法，一个在腋窝，一个在胸壁，外科医生现在通常用单个腋窝切口进行这种手术[23, 24]。来自韩国的大宗手术病例报道显示，并发症发生率低[25, 26]。值得注意的是，亚洲报告中提到的甲状腺病变明显小于大多数美国中心，指标结节通常平均小于1cm。然而，在美国重复这个手术时，出现了一些严重并发症，包括臂丛神经损伤[27]、气管及食管损伤，大量失血[28]，和过多的喉返神经损伤[29]。这些并发症在以前甲状腺手术中较少发生，削减了美国人对这种手术的热情。这些问题引发了关于机器人甲状腺切除术在甲状腺疾病系列中应用的广泛争论[30-33]。

虽然已经描述了许多机器人甲状腺手术方法，但机器人美容手术方法与其他技术的不同，因为它不使用腋窝作为甲状腺[34]的入路；相反，用美容切口从耳后区域接近甲状腺（图52-9）。然后沿胸锁乳突肌的方向进行解剖（图52-10）。该技术2011年首次报道，最初使用无生命模型和尸体来评估可行性和安全性[35]。Terris及其同事[36, 37]现已报道成功的初步临床结果（图52-10）。虽然仍处于早期发展阶段，但仍有必要进一步研究。

（三）颅底手术

内镜和微创方法在过去十年中彻底改变了颅底手术，使得许多患者的病情得到缓解且结构破坏程度明显减少。鉴于在颅底上操作时遇到复杂的解剖结构和难以进入，机器人应用似乎是很自然的选择。Hanna及其同事[38]首先描述广泛的临床前研究，证明了在颅底手术中利用机器人的可行性[39, 40]。这些研究主要集中在颅底的不同入路；然而，迄今为止临床实施受到限制。Lee及其同事[41]描述了一种机器人辅助的齿状突切除术，O'Malley等[39]在2007年用手术机器人切除了高位咽旁间隙肿物，最近没有对临床应用进行描述。这可能反映了当前的机器人技术并不能完全满足颅底手术的需要，尚未提供这些操作所需的精细仪器和钻头。然而，随着仪器和机器人的进一步发展，颅底可能为未来的创新提供了丰富的环境。

（四）机器人技术的采用

目前已经清楚地显示了将机器人技术应用到耳鼻喉科的可行性。然而，关于在耳鼻喉科中使用机器人的更多基本问题尚未得到解决。手术机器人是一种功能强大的工具，但价格昂贵，只能

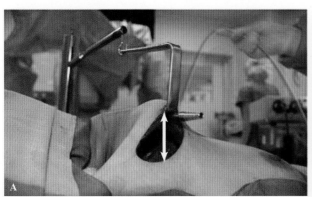
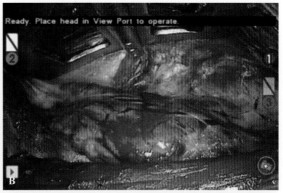

▲ 图52-8 在机器人腋窝甲状腺切除术中，使用一个刚性牵拉钩系统来维持手术腔隙；B. 在经腋窝甲状腺手术所见的术腔
引自 Ryu HR, Kang SW, Lee SH, et al. Feasibility and safety of a new robotic thyroidectomy through a gasless, transaxillary single-incision approach. *J Am Coll Surg* 2010; 211(3): e13-e19.

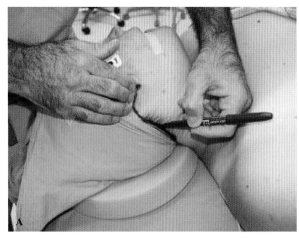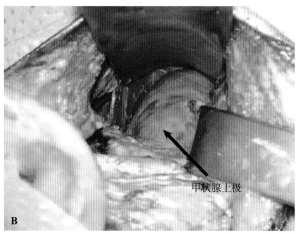

甲状腺上极

▲ 图 52-9　**A.** 用于机器人"美容"甲状腺切除术的切口；**B.** 这种方法提供了极好的甲状腺术腔暴露

引自 Terris DJ, Singer MC, Seybt MW. Robotic facelift thyroidectomy: II. Clinical feasibility and safety. *Laryngoscope* 2011; 121(8): 1636-1641.

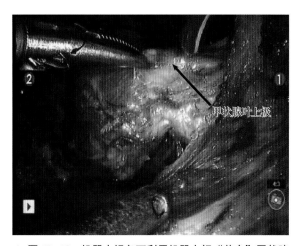

甲状腺叶上极

▲ 图 52-10　机器人视角下利用机器人行"美容"甲状腺切除术中看到的左甲状腺叶上极

引自 Terris DJ, Singer MC, Seybt MW. Robotic facelift thyroi-dectomy: II. Clinical feasibility and safety. *Laryngoscope* 2011;121(8):1636-1641.

在有限的地方使用，特别是对于北美和欧洲以外的地方。此外，虽然机器人手术可能是安全的，但一些作者质疑这些手术相对于更传统的方法是否有着更大的好处 [42-44]。

如果对使用权、成本效益和增值的担忧得到充分解决，那么如何最好地开发和评估这些新机器人技术的问题仍然存在 [45]。这些新程序在不同领域的安全构想和引入依赖于临床前研究的模式。通常，在临床实施之前研究人员会进行动物和尸体研究。因为机器人手术依赖于机器人的正确定位和其操作臂的部署，所以还进行了使用无生命

模型来评估机器人的最佳放置的位置。临床实施后，谨慎的患者选择和广泛的外科医生培训似乎可以提供最佳的初步结果。这项严谨的研究框架被外科医生用于 TORS 的发展和机器人美容甲状腺切除术。未来的机器人应用可能最好遵循类似的研究路径。

在耳鼻喉科采用机器人技术的最后一个挑战是优化患者安全，同时推广适当的技术。目前还没有确定明确的途径。然而，Perrier 及其同事 [46] 描述了采用机器人甲状腺切除技术的框架，其中包括适当的外科医生选择、外科医生和辅助人员培训和资格认证、对初始病例的管理及对结果的严格评估。这种过程可能适用于一系列机器人手术。

四、结论

自 2002 年首次报道以来，手术机器人在耳鼻喉科中的应用不断发展。经口和甲状腺手术现在经常进行，并且新的用途正在出现。关于机器人应扮演何种角色的争论仍在继续，机器人技术仍然是一个复杂的医学、经济和伦理问题。正在进行的评估和结果研究对于确保患者受益并且不会受到伤害将变得越来越重要。随着机器人技术的多功能性和小型化的增加，以及诸如触觉反馈能力之类的整合，机器人手术的用途和适应证可能继续扩大。

推荐阅读

Angelos P: The ethical challenges of surgical innovation for patient care. *Lancet* 376 (9746): 1046–1047, 2010.

Brunaud L, Angelos P: Robot–assisted endoscopic thyroidectomy: should Theodore Kocher's approach be definitively buried? *J Visc Surg* 148 (6): e403–e404, 2011.

Chung WY: Pros of robotic transaxillary thyroid surgery: its impact on cancer control and surgical quality. *Thyroid* 22 (10): 986–987, 2012.

Gourin CG, Terris DJ: Surgical robotics in otolaryngology: expanding the technology envelope. *Curr Opin Otolaryngol Head Neck Surg* 12 (3): 204–208, 2004.

Hanna EY, Holsinger C, DeMonte F, et al: Robotic endoscopic surgery of the skull base: a novel surgical approach. *Arch Otolaryngol Head Neck Surg* 133 (12): 1209–1214, 2007.

Hockstein NG, Gourin CG, Faust RA, et al: A history of robots: from science fiction to surgical robots. *J Robotic Surg* 1 (2): 113–118, 2007.

Hockstein NG, Nolan JP, O'Malley BW, Jr, et al: Robot–assisted pharyngeal and laryngeal microsurgery: results of robotic cadaver dissections. *Laryngoscope* 115 (6): 1003–1008, 2005.

Hockstein NG, Nolan JP, O'Malley BW, Jr, et al: Robotic microlaryngeal surgery: a technical feasibility study using the daVinci surgical robot and an airway mannequin. *Laryngoscope* 115 (5): 780–785, 2005.

Inabnet WB: Robotic thyroidectomy: must we drive a luxury sedan to arrive at our destination safely? *Thyroid* 22 (10): 988–990, 2012.

Kang SW, Lee SC, Lee SH, et al: Robotic thyroid surgery using a gasless, transaxillary approach and the da Vinci S system: the operative outcomes of 338 consecutive patients. *Surgery* 146 (6): 1048–1055, 2009.

Kuppersmith RB, Holsinger FC: Robotic thyroid surgery: an initial experience with North American patients. *Laryngoscope* 121 (3): 521–526, 2011.

Landry CS, Grubbs EG, Morris GS, et al: Robot assisted transaxillary surgery (RATS) for the removal of thyroid and parathyroid glands. *Surgery* 149 (4): 549–555, 2011.

Lee JY, Lega B, Bhowmick D, et al: Da Vinci Robot–assisted transoral odontoidectomy for basilar invagination. *ORL J Otorhinolaryngol Relat Spec* 72 (2): 91–95, 2010.

Lee S, Ryu HR, Park JH, et al: Early surgical outcomes comparison between robotic and conventional open thyroid surgery for papillary thyroid microcarcinoma. *Surgery* 151 (5): 724–730, 2012.

Lin HS, Folbe AJ, Carron MA, et al: Single–incision transaxillary robotic thyroidectomy: challenges and limitations in a North American population. *Otolaryngol Head Neck Surg* 147 (6): 1041–1046, 2012.

O'Malley BW, Jr, Weinstein GS, Snyder W, et al: Transoral robotic surgery (TORS) for base of tongue neoplasms. *Laryngoscope* 116 (8): 1465–1472, 2006.

Perrier ND, Randolph GW, Inabnet WB, et al: Robotic thyroidectomy: a framework for new technology assessment and safe implementation. *Thyroid* 20 (12): 1327–1332, 2010.

Ryu HR, Kang SW, Lee SH, et al: Feasibility and safety of a new robotic thyroidectomy through a gasless, transaxillary single–incision approach. *J Am Coll Surg* 211 (3): e13–e19, 2010.

Singer MC, Seybt MW, Terris DJ: Robotic facelift thyroidectomy: I. Preclinical simulation and morphometric assessment. *Laryngoscope* 121 (8): 1631–1635, 2011.

Terris DJ, Haus B: Endoscopic and robotic surgery in the neck: experimental and clinical applications. *Op Tech Otolaryngol Head Neck Surg* 13 (3): 231–238, 2002.

Terris DJ, Haus BM, Gourin CG, et al: Endo–robotic resection of the submandibular gland in a cadaver model. *Head Neck* 27 (11): 946–951, 2005.

Terris DJ, Haus BM, Nettar K, et al: Prospective evaluation of endoscopic approaches to the thyroid compartment. *Laryngoscope* 114 (8): 1377–1382, 2004.

Terris DJ, Singer MC, Seybt MW: Robotic facelift thyroidectomy: patient selection and technical considerations. *Surg Laparosc Endosc Percutan Tech* 21 (4): 237–242, 2011.

Terris DJ, Singer MC, Seybt MW: Robotic facelift thyroidectomy: II. Clinical feasibility and safety. *Laryngoscope* 121 (8): 1636–1641, 2011.

Vicini C, Dallan I, Canzi P, et al: Transoral robotic surgery of the tongue base in obstructive sleep Apnea–Hypopnea syndrome: anatomic considerations and clinical experience. *Head Neck* 34 (1): 15–22, 2012.

## 第53章

甲状腺眼病的治疗：Graves 眼病

Management of Thyroid Eye Disease: Graves Ophthalmopathy

Douglas A. Girod　Richard D. Wemer　Christopher G. Larsen　著

邹纪东　译

要点

1. Graves 病是一种自身免疫性疾病，与高代谢、甲状腺肿大和眼球突出有关。

2. 在 Graves 眼病（简称：GO）中，球后成纤维细胞分泌糖胺聚糖，这使眼外肌和眼眶脂肪膨胀，导致眼眶内容物体积增加。

3. 晚期 GO 可导致明显的眼球突出和视神经病变，并可能导致视力丧失。

4. GO 的保守治疗措施包括药物治疗、类固醇治疗和放射治疗。保守治疗失败需要手术对眼眶减压。

5. 眼眶减压可以通过外入路、经窦入路、结膜入路、内镜入路或联合入路进行。双壁和三壁减压可在不同程度上减少突出和改善视力。

6. GO 的辅助手术包括视神经减压、眼外肌手术和眼睑手术。

1835 年，Robert Graves 描述了一种临床综合征，包括高代谢状态、甲状腺弥漫性肿大和眼球突出等症状。虽然其他人也认识到这一表现，但 Graves 认为甲状腺在该疾病中发挥核心作用。Graves 病现在被认为是一种多系统疾病，其特征是以下一种或多种：①甲状腺功能亢进伴甲状腺弥漫性增生；②浸润性眼病，导致眼球突出；③浸润性真皮病（胫骨前局部黏液水肿）。一些研究确定 Graves 病是一种以甲状腺中的促甲状腺激素（TSH）受体为靶点的自身免疫过程[1-3]。除此之外，球后成纤维细胞已被发现在一些 Graves 病患者眼病的发展和进展中发挥关键作用[4, 5]。

尽管在对 Graves 病发病机制的认识上取得了这些进展，但在治疗 Graves 病方面进展有限。治疗仍然主要是针对疾病的表现，以姑息的方式，而不是预防潜在的破坏性自身免疫过程。本章重点介绍 Graves 病的眼科表现的评估和治疗。

一、病理生理学

近年来的广泛研究为深入了解 Graves 病和 Graves 眼病（Graves ophthalmopathy, GO）的病理机制提供了重要的理论基础。随着理解的进步，应对这种具有挑战性疾病的能力也会不断增强。

（一）Graves 病

目前描述 Graves 病发展的理论涉及自身反应性 T 细胞，是通过克隆缺失逃逸、抑制性 T 细胞活性失效或分子模拟对 TSH 受体的反应而产生的 [6, 7]。在疾病发生的早期，就以细胞介导的免疫反应为主，1 型辅助性 T 细胞及其细胞因子、白细胞介素 2（IL-2）和肿瘤坏死因子参与其中。参与该反应的 T 细胞主要存在于甲状腺中 [8]。任何病因引起的甲状腺损伤，如慢性甲状腺炎、放射治疗、吸烟或药物，都会导致甲状腺自身抗原（TSH 受体）的释放。随着自身免疫过程的放大，T 淋巴细胞激活，体液免疫产生刺激 TSH 受体的抗体，这导致甲状腺功能亢进症。2 型 T 辅助性细胞（通过细胞因子 IL-4、-5 和 -13）刺激 B 细胞在 Graves 病晚期产生自身抗体并导致 GO。在一些患者中，潜在的慢性甲状腺炎可能会显著减少甲状腺储备，或者 TSH 受体阻断抗体的存在，导致 Graves 病的"甲状腺正常"患者（Graves 眼病患者的 5%～10%）。

（二）Graves 眼病

GO 患者中，眼外肌是临床上变化最明显的部位。虽然肌肉在 CT 扫描时会增大，但肌细胞在组织病理学上是相当正常的 [9]。细胞周围可见成纤维细胞的强烈增殖和密集的淋巴细胞浸润。早期有关于 GO 患者血清中抗眼肌抗原自身抗体的报道，因此认为这种疾病是针对眼外肌纤维的自身免疫反应的结果 [10]。随着对这些自身抗体的研究证实这些自身抗体既不是组织特异性的，也不是疾病特异性的，这一理论就开始失宠。缺乏活体眼肌细胞毒性的组织学证据也反驳了这一理论。

球后成纤维细胞在 GO 的发病机制中起着关键作用。这些成纤维细胞具有多种功能，在眼睛病变中起关键作用。它们分泌一系列的糖胺聚糖，主要是透明质酸，其沉积是 GO 的标志。间质水肿是由于透明质酸盐的亲水性强所致。这些细胞还能产生主要的组织相容性复合物 II 类分子、热休克蛋白和淋巴细胞黏附分子，使它们能够在免疫过程中发挥靶细胞和效应细胞的作用 [11]。此外，在大多数 GO 患者中发现了针对成纤维细胞抗原的自身抗体。这些抗体与 TSH 受体抗体（TRAb）有共同的特点 [5]。最近，TSH 受体信使核糖核酸（mRNA）探针在 GO 患者球后成纤维细胞内标记了 mRNA [6]。已在 Graves 眼病患者的脂肪中检测到 TSH 受体，受体抗体滴度在疾病治疗中具有提示预后的价值 [12-14]。

淋巴细胞在 GO 的免疫过程中也很活跃。在 Graves 和糖胺聚糖沉积的免疫过程中眼眶淋巴细胞浸润主要为 T 细胞，包括 CD4+ 和 CD8+（T-辅助）细胞及 CD8+ve。Grubeck-Loebenstein [15] 等从眼眶减压时取出的组织中培养出球后抑制因子和细胞毒性 T 细胞，发现它们能够靶向球后成纤维细胞。与成纤维细胞的相互作用导致明显的 T 细胞因子的产生和成纤维细胞的增殖，而没有证据表明成纤维细胞的细胞毒性。因此，T 细胞与球后成纤维细胞相互作用可能与 GO 的临床表现有关。

二、流行病学／病因学

Graves 甲状腺功能亢进症相当常见，年发病率为 0.5/1000 [16]。准确估计 GO 的发病率很难，部分取决于确定眼病的诊断标准。例如，眼睑延迟和凝视是一种非特异性的症状，可以在甲状腺毒症中看到，而甲状腺毒症不是由 Graves 病引起的。在对文献的详尽回顾中，Burch 和 Wartofsky [6] 发现，如果排除这些非特异性征象，Graves 病患者的眼病发病率为 10%～25%，如果以眼睑检查结果作为诊断标准，则为 30%～45%。当眼内压和 CT 表现也包括在内时，发病率增加到近 70%。Forbes 和他的同事 [17] 指出，90% 的 Graves 甲亢患者通过 CT 或磁共振成像（MRI）表现出部分眼外肌或眼眶脂肪肥大。幸运的是，最严重的 GO，伴有视神经受累和视力损害 [甲状腺功能失调的视神经病变（DON）]，只发生在 2%～5% 的 Graves 病患者身上 [18, 19]。

三、基因和性别的影响

遗传易感性和主要组织相容性复合体抗原模式在 GO 患者中的作用已被广泛研究，但仍不明确 [6]。种族似乎在其中起了一定作用，因为 Tellez 等 [20] 发现欧洲人患 Graves 病的概率是亚洲人的 6 倍。更重要的是性别对 Graves 病的发展及相关眼病的影响。Graves 病的女男比例为 3∶1 [21, 22]。总体而言，Graves 病男性患者严重眼病的发生率较高，且往往在晚年发生 [6]。根据 Bahn 的数据 [12]，GO 的年发病率为每 10 万人中有 16 名女性和 3 名男性。

四、烟草的影响

几项研究报告称，与不吸烟的人相比，吸烟者中甲状腺肿的发病率有所上升，并将其归因于硫氰酸酯，一种在吸入烟草烟雾中存在的已知的甲状腺激素 [23, 24]。吸烟者与非吸烟者发展 GO 的比值比为 7.7，而且风险与每天吸烟的数量成正比 [25]。吸烟者更有可能发展成严重的疾病，也更有可能对免疫抑制治疗无效 [20, 26, 27]。这种关系在其他形式的甲状腺疾病中没有，这表明烟草的影响只针对 Graves 病。GO 中，女性发病率下降，特别是重症病例，可能反映了男性患者中吸烟率较高，而不是性别差异引起 [6]。

五、甲状腺状况的影响

甲状腺激素状况在 GO 的发展和严重程度中所起的作用尤其难以确定，因为在这些患者中，甲状腺毒症与抗甲状腺治疗重叠。甲状腺毒症本身被认为对自身免疫过程几乎没有直接影响。由于甲状腺功能亢进的患病率和病程与 GO 的病程相关性较差，因此它不能作为疾病严重程度的指标 [6]。在抗甲状腺治疗过程中，眼睛状况的改善和甲状腺功能亢进的维持可能更多地反映了免疫功能的改善，而不是循环甲状腺激素的降低。

循环 TSH 水平升高似乎会促进 Graves 病患者的眼部疾病。Hamilton 等 [28] 报道了在抗甲状腺治疗后进行性眼病合并甲状腺功能减退的发生率增加。Tamaki 等 [29] 描述了在抗甲状腺治疗期间接受甲状腺激素替代治疗的两名患者的眼部状况明显改善，循环 TRAbs 减少。TSH 升高的作用机制尚不清楚，但它可能上调甲状腺细胞和淋巴细胞中的 TSH 受体（明显的自身抗原）[30, 31]。

六、发展史

在总结有关 GO 自然病程的现有文献时，Burch 和 Wartofsky [6] 指出，该疾病倾向于经历快速发展阶段（6～24 个月），其次是一个长达 1～3 年的高水平期，随后缓慢但平稳，眼睛变化不会完全消退。眼睑收缩和软组织改变，如结膜水肿和眼睑水肿，往往是短暂的，1～5 年（60%～90%）改善或消失。虽然 30%～40% 的患者在没有特殊治疗的情况下，眼球运动能力有一定程度的改善，但眼肌麻痹并没有得到完全和快速的解决。眼球突出是最不可能自我改善或恢复的（10%）。Trobe [32] 回顾了 32 例未经治疗的 Graves 视神经病变患者，发现大多数患者的视力自发改善，但 21% 的患者最终视力达到 20/100 或更差，5 名患者发展到接近失明。面对潜在的失明，在过去的 80 年里，进行了药物治疗和手术治疗，其中一些是英勇的尝试也并不奇怪。

七、临床特征

（一）甲状腺疾病

GO 患者通常会去内分泌科医生那里进行甲状腺疾病的治疗，或者去眼科医生那里对眼疾进行评估。做出诊断需要详细的病史、检查和高度的怀疑。典型的，患者会出现甲状腺功能亢进，并在出现眼部疾病时出现预期的代谢异常。然而，在对 800 多例病例的回顾中，Burch 和 Wartofsky [6] 发现 20% 的患者在甲状腺功能亢进前有眼部疾病表现，39% 的患者同时有甲状腺和眼部疾病表现，41% 的患者在临床甲状腺功能亢进后有眼部疾病表现。在两种疾病最终都表现出来的患者中，80% 的人在 18 个月内都出现了明显的临床症状。

（二）胫前黏液性水肿

胫骨前黏液水肿，或甲状腺皮肤病，是局部皮肤增厚，通常在胫骨前区域。它发生在高达4.3%的Graves病患者中，但在GO患者中发生率更高（12%～15%），通常是一种晚期表现[33, 34]。相反，几乎所有胫骨前黏液水肿的患者都有GO，尽管皮肤病可能先于眼病。症状主要包括有光泽的红斑到棕色斑块、结节，或无凹陷性水肿区，最常发生在腿的前部或外侧，或在旧伤及近期外伤的部位。涉及身体其他部位罕见。

八、Graves眼病

如前所述，Graves病更常见于妇女，且年龄范围广泛（16—81岁），平均年龄在第五个和第六个十年[35-37]。Graves病患者的眼球受累大部分是双侧的，尽管5%～14%的患者会有单侧病变，这取决于检测方法。通过仔细检查（例如CT扫描），其中50%～90%的患者会出现双眼病变。相比之下，眼球受累程度不对称是常见的，因此GO仍然是成年人单侧突眼最常见的病因[38]。

（一）眼病分类

眼部变化的范围从眼睑回缩，导致"凝视"，到眼球突出、角膜暴露和溃疡、复视及失明。不幸的是，这种疾病并不一定会通过不同的阶段系统地发展。

虽然已经提出了几个分类系统，但一个国际特设委员会在欧洲Graves眼病小组2008年发表的一份共识声明中建议采用GO报告准则。这些建议见表53-1。该系统被推荐用于尝试客观的临床评估和记录疾病活动，如临床研究。

（二）眼部发现

眼睑滞后和凝视的出现在最轻微的Graves病中。这种情况最初被认为是由于对儿茶酚胺的交感敏感度增加的结果，正如甲状腺功能亢进症患者所见[39]。随着病情的进展，淋巴细胞炎症反应浸润眼外肌肉和眼眶脂肪，成纤维细胞增殖并沉积糖胺聚糖，主要是透明质酸[40, 41]。由此导致的肌肉和脂肪膨胀，结合间质水肿，导致眼压增加。

初级凝视（直视前方）时眼压升高，而向上

表 53-1　Graves 眼病严重程度的评估

分　级[*]	眼睑回缩	软组织	眼球突出[†]	复　视	角膜暴露	视神经状态
轻度	＜2mm	轻度受累	＜3mm	暂时或无	无	正常
中度	≥2mm	中度受累	≥3mm	多变的	轻度	正常
重度	≥2mm	重度受累	≥3mm	不变的	轻度	正常
轻度威胁	—	—	—	—	重度	受压迫的
正常上限升高倍数						
黑人			女性＝23mm 男性＝24mm			
白人			女性＝19mm，男性＝21mm			
亚裔			女性＝16mm，男性＝17mm （泰国人）或18.6mm（中国人）			

引自 www.thyroid.org

*. 轻度是指GO的特征对日常生活影响很小的患者，一般不足以进行免疫抑制或手术治疗。中度到重度是指没有威胁视力的GO患者，其眼疾对日常生活有严重影响，足以证明免疫抑制（如果有效）或手术干预（如果不活动）的风险。威胁视力的GO是指患有甲状腺功能不全的视神经病变和（或）角膜破裂的患者。这一类别需要立即干预

†. 眼球突出是指与每个种族和性别的正常上限或患者基线（如有）相比的变化

凝视（仰视）时眼压升高得更严重。这种眼压的升高会导致青光眼的误诊，并导致延误治疗[36]。随着时间的推移，眼压的增加也会导致结膜水肿、过度流泪、眼眶周围水肿和畏光（美国甲状腺协会Ⅱ类疾病）。

随着眼眶肌肉和脂肪的增大，眼眶内容物的体积增大。眶腔有4个固定的骨壁，平均体积为26ml[42]。健康人眼球占体积的30%，球后结构和球周结构占70%。在没有其他地方可以扩张的情况下，眼眶内容物体积仅增加4ml就会导致6mm的突出。

当眼外肌因水肿和浸润而增大时，它们也会发生功能障碍，导致眼球活动能力下降和复视。随着时间的推移，炎症反应会刺激成纤维细胞沉积胶原蛋白，取代正常的眼部弹性肌肉，最终导致永久性、纤维化、限制性的眼麻痹。

进行性眼球突出还会显著干扰角膜的保护机制，从而导致暴露、干燥、刺激，最终导致溃疡。角膜溃疡成为威胁视力的问题且存在永久角膜瘢痕的风险。

在最严重的情况下，GO涉及视神经和损害视力。典型的甲状腺相关眼病视神经病变表现为无痛性视力或视野的逐渐丧失[18]，尽管它可以在几天到几周内突然发生。虽然最初被认为是由于眼压升高引起神经缺血或静脉充血，但现在有令人信服的证据支持眼眶顶端视神经因眼外肌增大而拥挤和受压，这是神经功能障碍的病因[43]。

视神经功能有几种测量方法，其中一种或全部可能受损。在一项对31例视神经受累患者的研究中[36]，100%患者的视力为20/25或更差；彩色视觉下降64%；视野下降70%，以下中央盲区和中央盲区暗点缺损最为常见。视力正常的患者也可能出现视野受损或色觉受损[35]。

（三）临床评估

1. 鉴别诊断

GO的一系列临床表现易与其他临床疾病混淆。眼部的变化范围从需要详细的眼睛检查或CT扫描来识别的最小的变化到严重的、有缺陷的和威胁视力的变化，这些变化使潜在的甲状腺疾病的表现黯然失色。非对称性眼受累的高患病率也

可能导致临床医生怀疑是单纯疾病过程，而不是全身疾病过程。尽管对突眼的鉴别诊断很广泛（框53-1），但大多数其他疾病只有表面上的相似性，可以很快排除。

2. 甲状腺功能

全面的内分泌检查对Graves病的诊断和治疗至关重要。实验室检查应包括甲状腺功能检查和促甲状腺激素水平。在一些表面上甲状腺功能正常的患者中，可能需要对甲状腺功能进行更详细的动态测试来发现甲状腺功能紊乱。这些研究包括用T_3抑制放射性碘摄取以评估非促甲状腺激素介导的甲状腺刺激，通过促甲状腺激素释放激素刺激试验来确定是否存在对下丘脑-垂体轴的低级别抑制及甲状腺储备的促甲状腺激素刺激试验。还可以对甲状腺自身免疫证据进行血清学评估，包括微粒体抗体、甲状腺球蛋白抗体和TRAB分析。总的来说，经过充分的检查，大多数（如果不是所有）甲状腺功能正常的眼病患者都有一定程度的甲状腺功能障碍[6]。

3. 眼部评价

由熟练的眼科医生进行彻底的眼科检查对于

框53-1 突眼的鉴别诊断

内分泌疾病
- Graves眼病、库欣综合征

眼眶肿瘤
- 原发性肿瘤、血管瘤、淋巴瘤（可能全身性）
- 视神经胶质瘤、脉络膜黑色素瘤
- 泪腺肿瘤、脑膜瘤、横纹肌肉瘤

鼻窦肿瘤侵犯

转移性疾病
- 恶性黑色素瘤、乳腺癌、肺癌
- 肾癌、前列腺癌

炎症
- 眼眶假瘤、眼眶肌炎

肉芽肿性疾病
- 结节病、韦格纳肉芽肿病

传染病
- 眼眶蜂窝织炎、梅毒、毛霉菌病
- 寄生虫病（锥虫病，血吸虫病，囊尾蚴病，棘球蚴病）

血管性疾病及其他疾病
- 颈动脉-海绵窦瘘、锂治疗
- 肝硬化、肥胖、淀粉样变性
- 皮样和表皮样囊肿、异物

诊断和管理 GO 至关重要。需要连续的眼睛检查来监测疾病活动、进展和对治疗的反应。眼睛检查应包括注意软组织的变化，包括眼睑水肿和回缩、球结膜水肿、巩膜充血、眼球运动受限、原发性和向上注视时眼球突出（Hertel 眼底计）和眼内压的记录（Schiotz 眼压计）、斜视和视觉功能敏锐度（Snellen 挂图）、色觉（Ishihara 色板）和视野（Goldmann 视野计）。

4. 影像学研究

眼眶的 CT 扫描有助于甲状腺功能正常患者的 GO 诊断，如果考虑手术干预，它是必不可少的。典型的发现包括眼外肌体积 2～8 倍的扩大，不包括腱部（图 53-1）。90% 的患者会出现双侧改变，但通常情况是受累程度不对称。内直肌和下直肌最常受累，也可累及任何或全部的肌肉。眼眶和眼外肌体积可用 CT 图像估计[17, 45, 46]。虽然眼外肌体积的估计值与视神经病变的存在相关，但随后的研究并未发现肌体积估计值与视神经病变的严重程度或减压的有效性之间的相关性[36-47]，从而限制了这些估计值的实用性。

经证实，眼眶 MRI 对眼眶软组织有很好的评估作用。单次冠状磁共振成像可以很容易地估计眼外肌体积[48]。研究表明，T_2 加权磁共振成像可以提供眼眶内活动性炎症的敏感指标，为疾病活动提供急需信息[49, 50]。不幸的是，磁共振成像几乎没有提供眼眶骨骼解剖的细节，如果考虑到外科手术的可能性，这是必需的。

利用 ^{99m}Tc-DTPA 和 ^{67}Ga- 进行的单光子发射计算机断层成像等核医学研究也被用于眼眶成像，这些研究提供了有关眼外肌肉疾病活动水平的可靠信息[51, 52]。

（四）Graves 眼病的处理

由于涉及多个器官系统，以及为这一复杂疾病提供最佳护理所需的各种诊断和治疗方式，建议采用多专业团队方法治疗 Graves 病和 GO 患者。在内分泌科、放射科、核医学、放射治疗（RT）、眼科、耳鼻喉头颈外科和神经外科的团队成员将在不同程度上参与进来。对于团队中的协调成员（通常是 Graves 病的内分泌科医生和 GO 病的眼科医生）来说，保持记录、跟踪疾病进展和提供长期护理的连续性至关重要[22]。

1. 药物治疗

(1) 甲状腺治疗。Graves 病患者甲状腺的治疗仍存在一些争议，完整的讨论超出了本章的范围。甲状腺治疗对 GO 的影响现在才变得清晰。如前所述，甲状腺功能亢进的严重程度与患病率或病程之间的相关性是很差的。对于甲状腺毒症

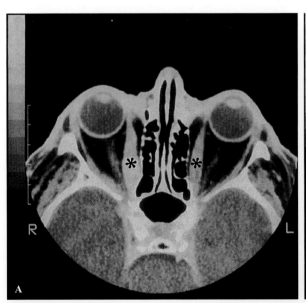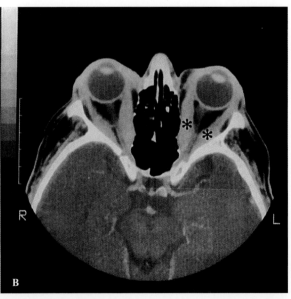

▲ 图 53-1　水平位 CT 扫描两名 Graves 眼病患者的眼眶显示
A. 内直肌增大（*），外直肌正常大小；B. 内侧和外侧直肌均增大（*），压迫眶尖导致视神经疾病

患者，可使用抗甲状腺药物治疗，如丙硫氧嘧啶和甲基咪唑；^{131}I 消融术；或甲状腺切除术，通常为次全切除术。尽管在最近的一项前瞻性研究中，Tallstedt 等[53] 随机将 168 名患者分为抗甲状腺药物治疗组、放射性碘消融组或外科手术组，但关于这些方法对眼病发展或进展的影响的报道在文献中互相矛盾。抗甲状腺药物组与手术组的新发或现有眼病进展率无差异（10%～16%），但在放射性碘消融术组这些问题的发生率较高（33%）。大多数人都同意抗甲状腺药物是治疗没有压迫症状、单个结节或没有恶性肿瘤的 Graves 甲状腺功能亢进的一线疗法。放射性碘（RAI）治疗和手术适用于难治性患者或复发患者。许多作者已经表明[54-57]，Graves 眼眶病变可能因 RAI 恶化，而手术可能阻止恶化或进展。Yip 及其同事指出[58]，这一证据影响了 Graves 甲状腺功能亢进症的手术适应证和治疗，GO 患者首选手术干预而不是 RAI 治疗。

(2) 局部治疗。大多数 GO 患者病程呈自限性，只需要局部措施缓解症状。角膜暴露和干燥对滴眼液和眼睑夜间贴带反应良好。据报道，外用胍乙胺滴眼液通过交感神经阻滞上睑 Müller 肌，可减少眼睑收缩和眼睑迟缓，但耐受性差，因此很少使用。有些人发现利尿药有助于消肿，太阳镜有助于缓解畏光，棱镜也有助于轻度斜视。

(3) 抗氧化剂。早期干预研究表明，抗氧化剂对改善 GO 患者的预后有潜在益处。在一项非随机研究中，服用别嘌醇（每日 300mg）加上烟酰胺（每日 300mg）或安慰剂的患者显示，接受抗氧化剂的患者改善率为 82%，而接受安慰剂的患者改善率为 27%。硒剂量为 100μg，每日两次，可改善眼部参数，改善生活质量[59]。

(4) 类固醇疗法。大剂量皮质类固醇（泼尼松，80～100mg/d）通常用作更严重 GO 的一线治疗。最近的证据表明静脉注射皮质类固醇治疗结果优于口服糖皮质激素[60]。高剂量给药维持 2～4 周，然后缓慢逐渐减量数月。患者的疼痛、红斑和结膜水肿迅速缓解，视力得到改善。Trobe 等[19] 报道治疗 2 个月后成功率为 48%。不幸的是，类固醇治疗效果可能只是暂时性的，药物逐渐减少，视力下降会再次发生。激素治疗也可以改善眼球

突出和眼肌麻痹，但通常情况下不太明显，这些情况更可能在停用激素后复发。类固醇治疗的多种不良反应是众所周知的，包括葡萄糖耐受不良、体重增加、精神病、消化性溃疡病和骨质疏松症伴椎骨骨折。静脉注射类固醇治疗与心悸、失眠和 4 例致命的急性肝毒性病例有关。因此，激素的治疗是临时性的，仍期待疾病的自然消退、稳定或者出现最佳的治疗方案。

环孢素对 GO 有免疫抑制作用，在单药治疗中环孢素效果不如泼尼松[6]。两种药物的有益作用似乎是相加的，维持环孢素治疗可能是激素治疗的替代方案。必须进行仔细的药物水平监测以避免肾毒性。其他常见的不良反应包括高血压、转氨酶升高、牙龈肥大和感觉异常。也尝试过血浆置换去除循环抗体和使用其他免疫调节药物（利妥昔单抗），但结果表明在广泛使用前需要进一步评估。

2. 放射治疗

对于 GO 患者，眼眶放射治疗已使用超过 85 年。在 1989 年的文献综述中，Sautter-Bihl 和 Heinze[61] 在 35%～92% 的患者中发现了良好至极好的反应，并且在 33%～85% 的眼眶放射治疗患者中视力受损得到改善。据报道，辐射对眼眶的作用机制在很大程度上是对渗入眼眶肌肉和脂肪的淋巴细胞的作用。因此，疾病早期接受治疗的明显软组织受累的患者效果更好。眼球突出、眼肌麻痹和视神经病变对放疗反应较差，长期稳定疾病的患者不太可能获益。由于易导致视网膜病变，糖尿病患者不应接受放疗。最近的研究对 GO 放疗的疗效提出了相当大的质疑。在一项前瞻性随机试验中，对每位患者的一个眼眶进行了 20Gy 的放疗，Gorman 等[62] 研究结果显示，在 1 年时放疗组比未放疗组未显示出任何获益。由于放疗具有潜在的长期不良反应，其在 GO 中的应用饱受质疑。虽然有些人提倡放疗作为 GO 的一线治疗，但是通常放疗主要用于那些药物治疗无效或手术失败的患者[63,64]。

3. 外科治疗

多年来，眼眶减压手术的适应证不断发展，包括眼球突出、眼睑下垂、凝视及视神经病变的

治疗[35, 39, 63, 65, 66]。据报道，眼眶减压后复视发生率高达 30%～64%，应谨慎选择患者。因此，许多中心主要在视神经受累、类固醇治疗无效或不能耐受类固醇治疗，或者因类固醇减量后复发的患者进行眼眶减压术[18, 36]。因此，手术治疗通常在疾病的慢性期（在急性期活动性炎症的 6～18 个月之后）进行。Goldberg 及其同事[67, 68]主张先进行侧壁减压术，并指出手术后复视的可能性比内侧壁和下壁入路小得多。

眼眶手术减压的目的只是扩大眼眶骨的范围，为增加的眼眶内容物腾出空间。Dollinger[69]首先描述了手术减压，他主张去除眶侧壁以减压颞窝（Krönlein 手术）。20 年后，Naffziger[70]报道经颅入路切除眶顶并进行颅前窝减压术。鼻窦减压首先是由 Sewell[71]提出的，他描述了筛窦气房减压，而 Hirsch[72]后来报道了切除眼眶底壁，向下减压到上颌窦。Walsh 和 Ogura[73]使用 Caldwell-Luc 入路将下入路和内侧入路合并为两个眶壁的单次经鼻窦减压术（图 53-2）。这种方法是颅外的，将眼眶的两壁减压到最大的空间，并允许重力帮助眼眶内容物扩展到鼻窦。

（1）经鼻窦眶减压术

手术方法：在全麻下，采用经鼻窦减压术（Walsh- Ogura 法）对眶底和眶内侧壁进行减压，口腔用 RingAdair-Elwyn 管固定到位。局部用软膏保护眼睛，不用胶带粘贴，以便在手术期间检查瞳孔。手术前给予广谱抗生素和高剂量皮质类

固醇（地塞米松，8～10mg）静脉注射。采用弧形切口、标准 Caldwell-Luc 上颌窦造瘘术和筛窦切除术（图 53-3）。注意识别和保护骨管中的眶下神经。广泛筛窦切除应同时保留纸样板、中鼻甲和筛凹（图 53-4）。然后小心地从上颌窦顶部剥离剩余的黏膜，记住 29% 的患者下眼眶神经会部分或完全开裂[74]。然后仔细切除眶下神经内侧的上颌窦顶（眶底）骨（图 53-5）。如果不侵犯眼眶底壁，就可以使用带切割钻、金刚石钻或小型骨刀进行这种操作。一些外科医生发现手术显微镜在这一阶段很有用。然后，将纸样板（眼眶内侧壁）向内侧轻轻折断，并向上移至筛窦后神经血管束，保留眶周。使用 12 号手术刀片通过眶周筋膜由后向前切开，使眶脂肪通过切口直接疝入鼻窦（图 53-6）。这个过程开始于中间和上方，以避免由于脂肪从眼眶突出而造成失明。通过评估每次切口后残余眼球突出的程度来确定所需切口的数量。Calcaterra 和 Thompson[39]建议首先对较重的眼睛进行手术，计划性地不完全凹入，因为在手术后的前 3 个月会再形成 1～2mm 的凹入。然后将不太严重的眼睛减压以匹配第一只眼睛的位置。通常在眶骨膜切 4～6 个切口就足够了[75]。最后，创建了一个大的鼻腔窗口。然后用可吸收缝线缝合切口。夜间给患者静脉注射抗生素和皮质类固醇，在出院后改口服。

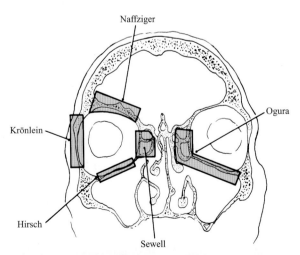

▲ 图 53-2　颅骨和鼻窦的冠状切面图显示了不同的眼眶减压方法所切除的眼眶区域

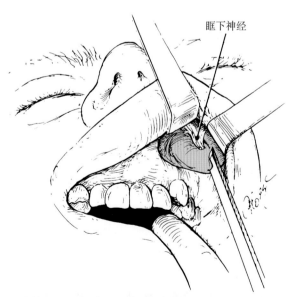

▲ 图 53-3　颊龈下切口暴露上颌窦前壁。凿骨刀用来上颌窦开窗术

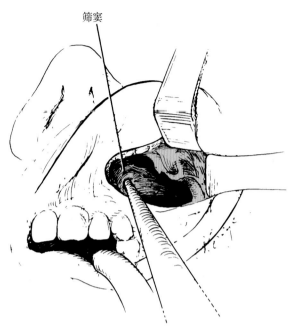

▲ 图 53-4 使用刮匙进入筛窦，然后通过刮匙和咬骨钳刮除组织

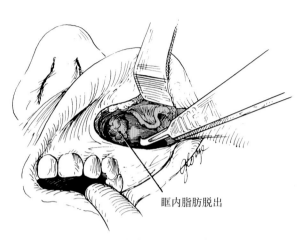

▲ 图 53-6 用手术刀在完整的眶周行放射状切口，使眶内脂肪脱出进入鼻窦

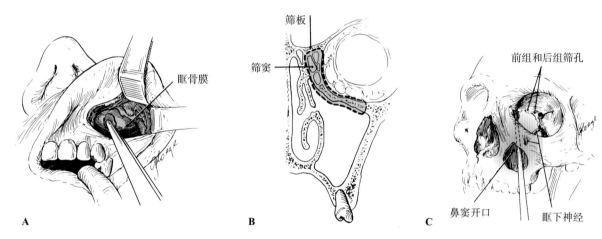

▲ 图 53-5 A. 蛋壳样碎化骨质，切除眶底骨质；B. 鼻窦冠状切面显示取骨的范围；C. 去除筛窦和筛板后显露颅骨

手术后处理：除非有医学禁忌证，所有患者均给予高剂量皮质类固醇，并且剂量缓慢减少。类固醇的减量快慢取决于手术的临床效果。在一项研究中，80% 的患者在手术后 2 个月内停用类固醇[36]。

手术效果：经眶减压手术的效果取决于手术的适应证。对于有视神经病变的患者，WalshOgura 减压能有效改善 92% 的患者的视力。同样重要的是，这些患者在成功减少类固醇药量后病情仍稳定。眼球突出可改善范围 1~12mm，

平均改善 3.4 ~ 5.3mm[36, 48, 53, 66]。这种眼球突出的改善对功能和美容都有好处，但药物治疗或放疗均未见效。减压的其他好处是眼内压力的显著降低（100% 的患者）和眼外运动的改善（36%）。

在因严重眼病而接受手术的患者中，有 3%~8% 病情无法稳定[36, 66]。在这种情况下，冠状位 CT 扫描有助于评估减压的适当性，并有助于决定下一步是采用同一入路手术还是采用外侧入路或上入路手术[76]，还是继续进行放疗。

Graves 视神经病变的诊断和治疗越早，效果

越好。当术前视力仅能看到手动或更糟时，减压对视力的改善微乎其微[36]。当视力允许计数手指或更好时，所有患者都有良好的效果。

尽管进行了减压手术，但眼球运动障碍和复视仍然是手术患者的主要问题。92%的减压患者眼外运动功能受损（主要表现在上睑）；只有1/3的患者有所改善，9%的患者术后运动能力下降。术前复视的发生率为67%~85%，术后复视发生率为71%~80%[36, 66]。一旦眼病稳定下来，70%的患者接受眼外肌手术矫正复视，有些可以只用棱镜矫正。一项对355例减压患者的长期随访（平均8.8年）报道，只有17%的患者大部分时间或一直有复视[66]。

对于美容适应证的经鼻窦减压术应该仔细评估，因为与视力受到威胁时相比，患者接受不良反应的风险更低。Fatourechi和其他研究人员[65]回顾了34例因美观而接受经鼻窦减压手术患者的结果，发现眼球突出（平均5.2mm）有显著改善，但眼球不对称没有发生明显变化。73%术前无复视的患者术后出现复视。一半的患者随后接受了眼外肌手术和眼睑手术。在29名患者（平均术后12年）的长期随访评估中，82%的患者对目前的眼部状况感到满意。因此，针对美容适应证的减压手术，可能适用于愿意接受后续眼肌手术治疗复视的患者群体。

手术并发症：患者一致反馈由于术中眶下神经受到牵拉和刺激，术后立即出现眶下神经分布区感觉减退，这种麻木在随后的内镜检查后能明显减轻。95%以上的患者会在几个月内自行痊愈。在一个大型系列报道中，Garrity等[66]报道了其他不常见的并发症，包括鼻窦炎（4%）、下眼睑内翻（9%）、脑脊液漏（3%）和额叶血肿（0.2%）。由于神经损伤或眼眶出血而失明的情况很少见，但确实会发生[51, 77]。

(2) 内镜眶减压术。随着鼻内镜器械和鼻内镜下经鼻-鼻窦手术技术的迅速发展和推广，将该技术应用于眶内筛窦减压术也就不足为奇了。该技术已取代Caldwell-Luc经鼻窦减压术成为首选技术。尽管存在眶底前通路是否够用的问题，Kennedy等[78]报道了经鼻窦减压和内镜减压的等

效结果。与传统方法相比，内镜下眶壁内、下壁减压术平均可减少3.2~5.1mm的眼球突出[79-81]。Metson及其同事[82]报道了一种改良的内镜减压术，它保留了一个水平的眶周吊索来支撑眼球的位置，而不限制减压程度。这使得术后复视的发生率明显降低。当视力受到威胁时，这种"眼眶吊索"技术是不提倡的，如唐氏综合征。

近年来影像导航技术取得了很大的进展，使得鼻窦内镜手术的术中定位得到了改善。这项技术也在眼眶内镜减压手术中发挥了作用。CT引导技术的应用使眶尖、眶神经（如有指征）和眶内侧壁减压更安全、更积极。眶下神经也容易辨认和保存。同样有用的是，利用CT扫描测量可评估术中鼻窦减压眼眶内容物的程度（图53-7）。

(3) 内镜联合开放入路行眶减压术。对于更彻底的视神经减压，Khan等[83]描述了一种经结膜内镜联合眼眶减压术。增加一个小的内外侧皮肤切口也有助于眼眶内容物的回缩，使后筛神经血管束以外的内侧壁被剥离，直到视神经管。41例患者进行72次眼眶减压手术后，眼球突出平均减少3.65mm，视力改善89%，并发症减少[84]。另一些则采用内镜下眶内减压术与经上眼睑折痕经皮眶外侧壁减压术结合，导致了更多的减压（高达6.9mm）[79, 85]。此外，Metson等[82]在局部麻醉下成功地进行了内镜和侧壁联合减压术。这样做的好处是避免全身麻醉，并允许术中监测视觉功能，这在一只独眼上手术至关重要。在这种情况下，如果两只眼睛都要减压，则要分阶段进行。

(4) 平衡眼眶减压术。为了减少眼眶减压术后新发复视的发生率，手术中，一些手术者提倡在不减压眶底的情况下切除眶内侧壁。这种"平衡"的方法在中部和横向上同样减压，因此不太可能影响眼球的位置[85-87]。术后新发复视的发生率为0%~15%。如果在减压时切除眶内脂肪，这种双壁入路的减压程度可与三壁中-下-外侧减压术相媲美[85]。这种平衡的方法需要眼科和鼻科的合作及相关专业知识，可能最有希望最大限度地减少眼球突出和复视[88]。

(5) 内镜下联合应用眼眶和视神经减压术。最近对标准的内镜下眼眶减压术的辅助是内镜下视

神经减压术。在某些患有进行性视神经病变的甲状腺眼病中，有人认为直接压迫视神经是视力恶化的原因。在一项对视神经病变患者的研究中，CT 扫描分析显示，与对照组相比，患者眼眶尖部或附近的视神经因受到肿大的眼外肌压迫而变平，眶尖拥挤程度增加 [43]。因为视神经保留在其固定的骨管中，压力导致传导阻滞和局灶性脱髓鞘；因此，将神经从其骨管释放出来，可以减轻其受压 [89]。

以前，视神经减压术是针对外伤性视神经病变而出现的，包括经眶、经鼻外筛窦、经鼻窦、经鼻内镜鼻窦和开颅手术。内镜设备、弧形钻石钻和图像导航系统的进步，使内镜视神经减压手术更安全，甚至到达眶尖。在标准的蝶窦切除术后，蝶骨面被广泛打开，在蝶骨外侧壁发现颈动脉和视神经管隆起。然后将眼眶内侧壁减压，覆盖在视神经管上的厚骨用钻石钻削薄，小心避免损伤颈动脉上的突起。然后用微刮刀将骨内侧折断，以便视神经从其骨管中减压。由于视神经纤维或眼动脉可能受损，以及脑脊液漏，初步研究尚未证实是否需要视神经鞘的额外切口来充分减压 [89, 90]。

该技术在文献中仅有初步报道。Luxenberger 及其同事 [90] 描述了 4 例联合内镜下眼眶和视神经减压术的患者。在该研究中，两名患者视力改善，一名患者的视力改善然后恶化，最后一名患者未提供足够的眼科数据。Pletcher 及其同事 [89] 最近对这项联合内镜下视神经减压术与标准内镜下眼眶减压术的新技术进行了综述，他指出 10 例非创伤性视神经病变（包括 Graves 眼病）其中 8 名患者的视力有所改善。

眼眶减压的其他方法。对于患有严重或顽固性疾病的患者，可考虑三壁眶减压（下壁、内侧壁和侧壁）。可以通过多种方法的组合来实现，包括改良的睑成形术切口，唇下或结膜切口加前路眶切开术，或通过双冠状前额皮瓣。三壁减压的优点是可以通过扩大到颞窝和鼻旁窦进一步扩大眼眶容积。其他作者更喜欢采用双冠状前额入路而不是三壁减压，甚至是单侧减压 [91, 92]。虽然报道了有明显的减压效果（平均 7.5mm），但并发症发生率高，包括眶下感觉减退（70%）、眶上感觉减退（60%）和额肌麻痹（30%）[91]。

眼眶减压的经典描述是指移除一个或多个眼眶骨壁。Trokel 及其同事 [64] 报道，通过上下眶切

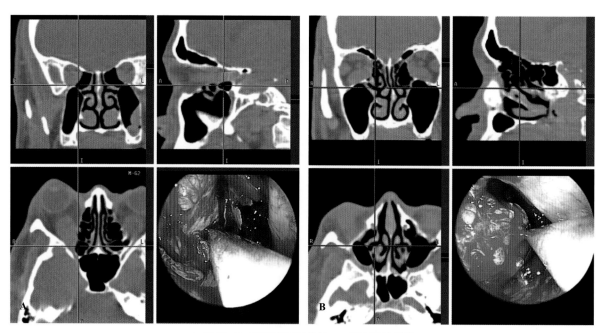

▲ 图 53-7 眼眶减压手术的 CT 图像导航系统

A. 图像显示眶周切口位于眶尖，眶内脂肪突出；B. 图像显示眶周下内侧切口，眶内脂肪广泛减压进入窦腔，减压程度可以很容易地从 CT 图像评估

开术切除眼眶脂肪而没有任何骨移除，成功减压。该方法主要用于患有非活动性疾病的患者的美容手术。平均眼球突出减少了 1.8mm，尽管 CT 扫描显示大量脂肪和术前眼球突出明显的患者有更显著地减少。重要的是，在骨性眼眶减压术中没有新的长期眼球运动问题的报道，这可能是美容适应证的一个重要减压选择，以减少术后斜视和后续眼肌手术的需要。

4. 辅助方法

(1) 眼外肌手术。GO 引起的眼外运动问题不太可能随着疾病的消退而自发消退，并且大多数药物治疗效果不佳。它也是眼眶减压后最容易发展或恶化的眼睛受累的表现[93]。虽然令人不安，但这并不奇怪，因为在疾病晚期可见不可逆的眼外肌纤维化。在一项研究中，一旦眼病稳定，高达 70% 的减压患者最终接受了斜视手术[66]。

眼肌手术的适应证是主要位置和阅读位置的复视，目的是恢复这些位置的单一视力。由于该疾病引起的基线限制性眼肌麻痹，眼肌手术不可能在所有位置实现单一视力。Gorman 及其同事[94]回顾分析了 290 例 GO 患者，他们需要进行眼部肌肉手术，发现 59% 需要一次手术，30% 需要二次手术，12% 需要三次或更多次手术才能在主要位置和阅读位置实现单一视力。

眼肌手术的时机对于手术效果至关重要。对 GO 不需要眼眶减压的患者应在病情稳定后给予 6 个月的皮质类固醇，以避免肌肉随时间发生细微变化。如果这些患者有严重的眼球突出，眼肌手术前应考虑眼眶减压，这可能会加重突眼和角膜问题[94]。此外，减压可能会改变眼球的位置，从而干扰凝视，因此应在眼肌手术前完成。由于眼球后退会在眼眶减压术后持续数月，因此建议将眼肌手术延迟 2~3 个月。

(2) 眼睑手术。在治疗 GO 时，可能需要在早期或晚期进行眼睑手术。在疾病早期，可能需要一个侧睑缘缝合术来紧急提供角膜覆盖和保护，作为一种临时措施，同时进行药物治疗。在疾病的晚期，对于具有永久性眼睑收缩的患者，可以实施眼睑手术用于美容和角膜保护。已经描述了多个上眼睑手术，包括 Müller 肌的切除或回缩，提上睑肌腱膜横断或回缩（带或不带）巩膜移植，以及提上睑肌切开术[6]。下眼睑也有类似的手术方法。在眼睛的整体康复中，眼睑手术应在甲亢控制后 1 年和眼病稳定后至少 6 个月进行。

九、总结

尽管最近关于 Graves 病病因学的研究[95]是一种针对促甲状腺激素受体的自身免疫过程，但这种困难和使人衰弱的疾病仍然无法预防。在治疗发生重大转变之前，必须进一步研究眼睛和甲状腺中的特异性自身抗原作用位点及抗原特异性免疫治疗。在此之前，Graves 病和相关 Graves 眼病的治疗仍将是姑息治疗。由于多器官系统受累及临床表现的复杂性，因此需要对这些患者采用多学科团队治疗。只有通过多学科团队之间的密切合作，才能提供最佳治疗。

推荐阅读

Bahn RS: Graves' ophthalmopathy. *N Engl J Med* 362 (8): 726–738, 2010.

Boboridis KG, Bunce C: Surgical orbital decompression for thyroid eye disease. *Cochrane Database Syst Rev* (12): CD007630, 2011.

Calcaterra TC, Thompson JW: Antral–ethmoidal decompression of the orbit in Graves' disease: ten–year experience. *Laryngoscope* 90 (12): 1941–1949, 1980.

Fatourechi V, Bergstralh EJ, Garrity JA, et al: Predictors of response to transantral orbital decompression in severe Graves' ophthalmopathy. *Mayo Clinic Proc* 69 (9): 841–848, 1994.

Forbes G, Gorman CA, Brennan MD, et al: Ophthalmopathy of Graves' disease: computerized volume measurements of the orbital fat and muscle. *AJNR Am J Neuroradiol* 7 (4): 651–656, 1986.

Garrity JA, Fatourechi V, Bergstralh EJ, et al: Results of transantral orbital decompression in 428 patients with severe Graves' ophthalmopathy. *Am J Ophthalmol* 116 (5): 533–547, 1993.

Girod DA, Orcutt JC, Cummings CW: Orbital decompression for preservation of vision in Graves' ophthalmopathy. *Arch Otolaryngol Head Neck Surg* 119 (2): 229–233, 1993.

Hallin ES, Feldon SE, Luttrell J: Graves' ophthalmopathy: III. Effect of transantral orbital decompression on optic neuropathy. *Brit J Ophthalmol* 72 (9): 683–687, 1988.

Kennedy DW, Goodstein ML, Miller NR, et al: Endoscopic transnasal orbital decompression. *Arch Otolaryngol Head Neck Surg* 116 (3): 275–282, 1990.

Khan JA, Wagner DV, Tiojanco JK, et al: Combined transconjunctival and external approach for endoscopic orbital apex decompression in Graves' disease. *Laryngoscope* 105 (2): 203–206, 1995.

Leong SC, White PS: Outcomes following surgical decompression for dysthyroid orbitopathy (Graves' disease). *Curr Opin Otolaryngol Head Neck Surg* 18 (1): 37–43, 2010.

Metson R, Dallow RL, Shore JW: Endoscopic orbital decompression. *Laryngoscope* 104 (8 Pt 1): 950–957, 1994.

Metson R, Samaha M: Reduction of diplopia following endoscopic orbital decompression: the orbital sling technique. *Laryngoscope* 112 (10): 1753–1757, 2002.

Naffziger HC: Progressive exophthalmos following thyroidectomy: its pathology and treatment. *Ann Surg* 94 (4): 582–586, 1931.

Pletcher SD, Sindwani R, Metson R: Endoscopic orbital and optic nerve decompression. *Otolaryngol Clin North Am* 39 (5): 943–958, vi, 2006.

Schaefer SD, Soliemanzadeh P, Della Rocca DA, et al: Endoscopic and transconjunctival orbital decompression for thyroid–related orbital apex compression. *Laryngoscope* 113 (3): 508–513, 2003.

Shorr N, Neuhaus RW, Baylis HI: Ocular motility problems after orbital decompression for dysthyroid ophthalmopathy. *Ophthalmology* 89 (4):323–328, 1982.

Unal M, Leri F, Konuk O, et al: Balanced orbital decompression combined with fat removal in Graves ophthalmopathy: do we really need to remove the third wall? *Ophthalmic Plastic Reconstructive Surg* 19 (2):112–118, 2003.

Walsh TE, Ogura JH: Transantral orbital decompression for malignant exophthalmos. *Laryngoscope* 67 (6): 544–568, 1957.

Weisman RA, Osguthorpe JD: Orbital decompression in Graves' disease. *Arch Otolaryngol Head Neck Surg* 120: 831, 1994.

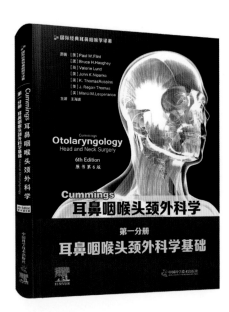

书　名　第一分册　耳鼻咽喉头颈外科学基础
主　译　王海波
开　本　大16开（精装）
定　价　196.00元

本书引进自世界知名的Elsevier出版集团，是 *Cummings Otolaryngology-Head and Neck Surgery, 6e* 中文翻译版系列分册之一。本书特别就耳鼻咽喉头颈外科学临床研究的基础内容进行了阐述，包括研究方法、研究过程中存在的偏倚等问题，以及疗效的评价等，用于指导开展相关规范性临床研究。此外，还对免疫功能异常及系统性疾病在耳、鼻、咽喉、头颈和口腔的表现进行了重点介绍，同时提示专科医生应具有整体观，将患者视为一个整体，不可只关注局部，以免引起误诊、漏诊。书中还专门针对临床难以处理的困难气道问题做了说明，介绍了疼痛管理和睡眠障碍等近年来的研究热点。

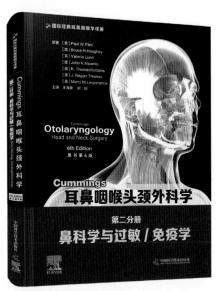

书　名　第二分册　鼻科学与过敏／免疫学
主　译　王海波　史　丽
开　本　大16开（精装）
定　价　186.00元

本书引进自世界知名的Elsevier出版集团，是 *Cummings Otolaryngology- Head and Neck Surgery, 6e* 中文翻译版系列分册之一。本书集中反映了当今鼻腔、鼻窦和鼻部过敏科学及其相关领域中最主要的成就与进展。在病因、临床表现、治疗等方面进行了详细阐述，并提供了大量文献支持。书中不仅包括上气道过敏和免疫学、嗅觉的病理生理研究，鼻腔 – 鼻窦炎性疾病特征及相关肿瘤的处理，还涵盖了鼻 – 眼和鼻 – 颅底相关疾病的治疗等内容。

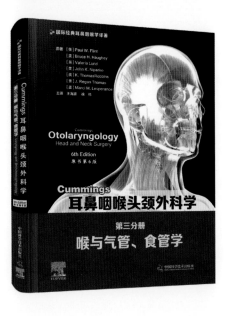

书　名　第三分册　喉与气管、食管学
主　译　王海波　徐　伟
开　本　大16开（精装）
定　价　166.00元

本书引进自世界知名的Elsevier出版集团，是 *Cummings Otolaryngology- Head and Neck Surgery, 6e* 中文翻译版系列分册之一。本书详细介绍了纤维喉镜、动态喉镜及喉高速摄影、喉肌电图、嗓音分析软件和评估问卷量表等技术在喉功能评估方法、嗓音障碍的诊断中的应用价值，涵盖了嗓音疾病外科各种最新的手术技术，包括喉显微外科、喉激光和喉框架手术，同时还介绍了喉神经移植手术，对咽喉部功能障碍导致的慢性误吸诊治进行了详细归纳，对气管狭窄的诊断及手术要点进行了重点介绍。此外，还对咽喉食管反流疾病的发病机制、诊断方法及最新进展进行了深入阐述。

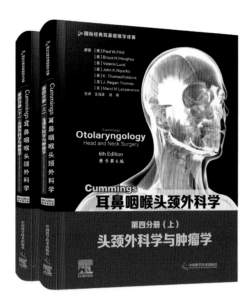

书　名　第四分册　头颈外科学与肿瘤学
主　译　王海波　徐　伟
开　本　大 16 开（精装）
定　价　598.00 元（全两册）

本书引进自世界知名的 Elsevier 出版集团，是 *Cummings Otolaryngology-Head and Neck Surgery, 6e* 中文翻译版系列分册之一。本书共 53 章，涉及总论、唾液腺、口腔、咽与食管、喉、颈部及甲状腺疾病等七篇，涵盖头颈科学的全部方向。书中内容既有涉及头颈部疾病的生理病理、流行病学、影像学特征及诊疗原则的经典内容，也有在近十年中基于诸多分子生物学、免疫学的研究突破及临床多中心临床试验的最新成果介绍。书中对涉及的重点手术方法均以高清图片及实例展示，重点突出、表述精练、条理清晰。各章均以本章提炼要点开篇，便于读者对核心内容的掌握。书中涉及的数据及结论，均在文后附有相关文献支持，便于读者进一步深入学习。

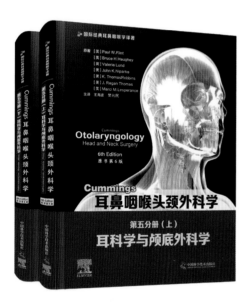

书　名　第五分册　耳科学与颅底外科学
主　译　王海波　樊兆民
开　本　大 16 开（精装）
定　价　548.00 元（全两册）

本书引进自世界知名的 Elsevier 出版集团，是 *Cummings Otolaryngology-Head and Neck Surgery, 6e* 中文翻译版系列分册之一。本书详尽介绍了耳部的应用解剖学、系统解剖学及相关疾病的生理病理学，并从分子机制、遗传学等方面对外耳、中耳、内耳及前庭平衡器官等方面做了全面讲解。同时，对耳显微科学、耳神经 – 侧颅底外科学、内耳疾病、听力修复及康复、听觉植入学、前庭疾病、面神经疾病等方面，就疾病的病因学、听力学及影像学评估、临床表现、诊断及治疗等方面进行了具体、深入的介绍和阐述。

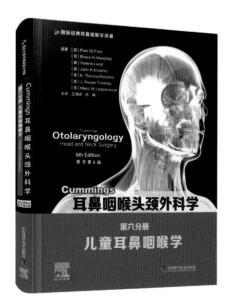

书　名　第六分册　儿童耳鼻咽喉科学
主　译　王海波　徐　伟
开　本　大 16 开（精装）
定　价　286.00 元

本书引进自世界知名的 Elsevier 出版集团，是 *Cummings Otolaryngology-Head and Neck Surgery, 6e* 中文翻译版系列分册之一。本书针对儿童耳鼻咽喉科患者，在充分采集临床证据，吸收临床研究最新成果的基础上，汇聚国际最新研究进展，编写而成。本书先概述了小儿耳鼻咽喉的解剖特点及一般问题，并在麻醉、睡眠呼吸暂停、睡眠疾病等方面做出阐释，然后根据临床实用的原则，分颅面、耳聋、感染炎症和喉、气管、食管等多个方面进行了具体介绍，从临床角度对发生于耳鼻咽喉的儿童疾病进行了深入剖析和规范解释，均采用相关专业共识或指南推荐的治疗手段。